中华医学会医师培训工程（高级系列）

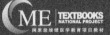国家级继续医学教育项目教材

呼吸内科学
高级教程

主编 / 刘又宁

中华医学会组织编著

中华医学电子音像出版社

CHINESE MEDICAL MULTIMEDIA PRESS

北 京

图书在版编目（CIP）数据

呼吸内科学高级教程/刘又宁主编. —北京：中华医学电子音像出版社，2021.9
ISBN 978-7-83005-257-7

Ⅰ．①呼… Ⅱ．①刘… Ⅲ．①呼吸系统疾病－诊疗－资格考试－教材 Ⅳ．① R56
中国版本图书馆 CIP 数据核字（2019）第 273341 号

呼吸内科学高级教程

HUXINEIKEXUE GAOJI JIAOCHENG

主　　编：刘又宁

策划编辑：裴　燕　史仲静

责任编辑：赵文羽

文字编辑：周寇扣

校　　对：朱士军

责任印刷：李振坤

出版发行：中华医学电子音像出版社

通信地址：北京市西城区东河沿街 69 号中华医学会 610 室

邮　　编：100052

E - mail：cma-cmc@cma.org.cn

购书热线：010-51322677

经　　销：新华书店

印　　刷：北京虎彩文化传播有限公司

开　　本：889 mm×1194 mm　1/16

印　　张：29.75

字　　数：854 千字

版　　次：2021 年 9 月第 1 版　2024 年 6 月第 3 次印刷

定价（含习题卡）：260.00 元

内 容 提 要

　　本书根据对高级卫生专业技术资格人员的要求，结合目前的学科发展状况，系统地介绍了呼吸内科学基本理论和临床理论技术，重点阐述了常见病防治新方法、疑难病例分析、国内外发展现状和发展趋势等前沿信息。本书具有权威性、实用性和指导性，可作为呼吸内科医师专业知识的培训教程，也可作为相关专业医师提高临床诊疗水平的工具书和参考书。

《呼吸内科学高级教程》

编委会

赵一鸣　北京大学第三医院
赵鸣武　北京大学第三医院
胡　红　中国人民解放军总医院
施举红　北京协和医院
姚婉贞　北京大学第三医院
贺　蓓　北京大学第三医院
顾　晴　中国医学科学院心血管病研究所
钱桂生　第三军医大学新桥医院呼吸内科研究所
徐白萱　中国人民解放军总医院
徐永健　华中科技大学同济医学院附属同济医院
徐作军　北京协和医院
殷凯生　南京医科大学第一附属医院
高占成　北京大学人民医院
唐可京　中山大学第一附属医院
黄连军　中国医学科学院心血管病研究所
黄绍光　上海交通大学附属瑞金医院
曹丽华　中国医科大学第一附属医院
崔德健　中国人民解放军总医院 304 医院
康　健　中国医科大学第一附属医院
蒋雄斌　南京医科大学第一附属医院
谢灿茂　中山大学第一附属医院
蔡柏蔷　北京协和医院
缪竞智　卫生部北京医院
魏丽娟　北京协和医院
瞿介明　复旦大学附属华山医院

序

　　我国现有的医师培养过程分为医学院校教育、毕业后医学教育和继续医学教育三个阶段。专科医师规范化培训是毕业后医学教育的重要组成部分，是在住院医师规范化培训的基础上，继续培养能够独立、规范地从事疾病专科诊疗工作临床医师的必经途径。2017年7月，国务院办公厅印发《关于深化医教协同进一步推进医学教育改革与发展的意见》（国办发〔2017〕63号），文件中提出把医学教育和人才培养摆在卫生与健康事业优先发展的战略地位，为建设健康中国提供坚实的人才保障……支持行业学（协）会参与学科专业设置、人才培养规划、标准制（修）订和考核评估等工作，相关公共服务逐步交由社会组织承担。2015年发布的《关于开展专科医师规范化培训制度试点的指导意见》（国卫科教发〔2015〕97号）中明确提出：探索建立有关行业协（学）会协助政府部门做好专科医师规范化培训制度试点的业务指导、组织实施与日常管理监督的工作机制。根据需要，可组建由有关专家和医疗卫生机构、高等医学院校、相关事业单位、行业组织和政府相关部门等多方面代表组成的专科医师规范化培训专家委员会，协助开展有关工作。

　　中华医学会成立于1915年，经过百年的励精图治，已经成为党和政府联系医学科技工作者的桥梁和纽带、中国科协学会的翘楚、全国医学科技工作者的家园，其宗旨是团结医务工作者，传播医学科学知识，弘扬医学道德，崇尚社会正义。由中华医学会第二十五届理事会第四次会议审议通过的《中华医学会章程》中明确将"参与开展毕业后医学教育及专科医师培训、考核等工作"作为学会的业务范围之一。鉴于我国适用于专科医师规范化培训的教材存在系统性较差、内容质量参差不齐、学科覆盖不全面等诸多不足，中华医学会所属中华医学电子音像出版社依托学会91个专科分会的千余名专家力量，配合出版社三十余年传统出版和数字出版相结合的出版经验，策划了《中华医学会医师培训工程（高级系列）丛书》，旨在通过本丛书引导医学教育健康

　　发展和卫生行业人才的规范化培养。本套丛书的内容不仅包括专科医师应该掌握的知识，更力求与时俱进，反映目前本学科发展的国际规范指南和前沿动态，巩固和提高专科医师的临床诊治、临床会诊、综合分析疑难病例及开展医疗先进技术的能力，同时还增加了测试题，作为考查专科医师对专业知识掌握情况的依据。除此之外，本丛书还充分利用新兴媒体技术，就部分内容配备了相应的多媒体视频，以加强医务人员对理论知识和实际操作技术的理解。

　　在2016年举办的"全国卫生与健康大会"上，习近平总书记发表重要讲话，强调"没有全民健康，就没有全面小康"；在第十八届中共中央政治局常委会同中外记者首次见面会上，习近平总书记表达出对人民健康福祉的密切关注：我们的人民热爱生活，期盼有更可靠的社会保障、更高水平的医疗卫生服务、更优美的环境……实现全民健康离不开高水平医疗卫生服务的保障，开展高水平的医疗卫生服务离不开一支高素质、高水平的医疗队伍，这也是中华医学会组织国内各学科学术带头人、知名专家编写本丛书的目的所在。

　　本丛书在编写过程中多次召开组稿会和定稿会，各位参编的专家、教授群策群力，在繁忙的临床和教学工作之余高效率、高质量地完成了编写工作，在此，我表示衷心的感谢和敬佩！

中华医学会副会长兼秘书长

出 版 说 明

为引导我国医学教育的健康发展，加强卫生人才培养工作，助力健康中国战略的实施，在中华医学会及所属 91 个专科分会的支持下，我们精心策划出版了《中华医学会医师培训工程（高级系列）丛书》暨《国家级继续医学教育项目教材》。

本套丛书的内容不仅包括医学各专业高年资从业者应该掌握的基本知识，更力求与时俱进，反映本学科发展的前沿动态，侧重医务人员临床诊治技能、疑难病例处理以及开展医疗先进技术能力的培养，具有专业性、权威性和实用性，因此既可作为正在试点推动的专科医师规范化培训的工具用书，又可作为医务人员或医疗行政管理部门开展继续医学教育的必备教材。同时，本套丛书在系统梳理专业知识的基础上均配备练习题库和模拟考试情境，有助于检验专业知识的掌握情况，亦可作为拟晋升高级职称应试者的考前复习参考用书。

限于编写时间紧迫、经验不足，本套教材会有很多不足之处，真诚希望广大读者谅解并提出宝贵意见，我们将于再版时加以改正。

目 录

第二篇 呼吸系统疾病

第1章

临床呼吸生理及肺功能检查

呼吸功能是维持人体生命的重要环节。机体通过呼吸器官不断地从外界吸入氧气并排出机体内产生的二氧化碳,进行气体代谢以维持器官、组织及细胞的正常活动。这种气体代谢的正常进行有赖于正常的呼吸道、气体在肺内的正常分布、从肺泡到肺泡毛细血管的弥散、肺循环、体循环以及器官组织细胞等的有氧和无氧代谢。呼吸功能与血液循环功能密切配合:肺循环进行着血液与外环境的气体交换,称为外呼吸;体循环则进行组织细胞与血液间的气体交换,称为内呼吸(图 1-1)。

呼吸生理功能研究的逐步深入使呼吸系统疾病的诊断从病理诊断、病因诊断进一步深入至机体器官、组织的功能诊断而更趋完善。胸部 X 线影像、电子计算机断层扫描(CT)、呼吸组织病理及免疫组化等检查反映的是静态的组织学改变,而呼吸生理却是研究活体动态的功能学改变。

呼吸生理主要研究外呼吸过程(即肺的呼吸功能)的各环节,包括肺容量、通气、换气、呼吸动力学、血液运输、呼吸节律控制及通气调节等。此外,呼吸生理在气道反应性、呼吸动力学、睡眠呼吸生理、运动呼吸生理、呼吸影像生理等方面的研究也取得了较大的发展,从而使肺功能检查从不同角度、不同层面去探究呼吸生理与疾病的关系成为可能,也因此为临床疾病诊治提供了全方位的服务。

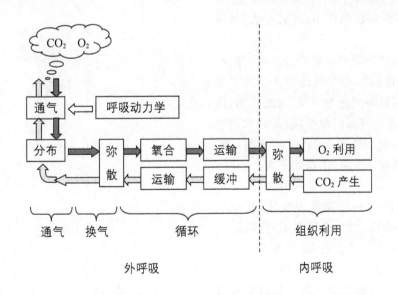

图 1-1　内外呼吸生理模式图

肺功能检查是运用呼吸生理知识和现代检查技术来了解和探索人体呼吸系统功能状态的检查，是临床上胸肺疾病诊断、严重度评估、治疗和预后评估的重要检查内容，广泛应用于呼吸内科、外科、麻醉科、儿科、流行病学、潜水及航天医学等领域。

第一节　临床呼吸生理

临床呼吸生理涉及肺通气功能、换气功能、呼吸调节功能及肺循环功能等诸多方面。其中，肺循环功能将在相关章节详述，本节不予赘述。

一、呼吸力学

(一)呼吸动力

人体在呼吸过程中，胸廓和肺会出现相应的活动，吸气时胀大，呼气时缩小。胸肺活动的发生动力主要来源于呼吸肌的收缩和舒张活动以及胸肺的弹性回缩。神经中枢与体液化学因素的调节，使呼吸肌肉有节律地收缩。

1. 吸气动力　吸气时，呼吸中枢产生的吸气讯号通过神经传导引起吸气肌肉兴奋收缩，膈肌中心部分下移增加了胸廓的长径；肋间外肌的收缩使胸骨及肋骨上抬、胸廓前后径及左右径均增宽，使胸腔容积增大。吸气肌中最主要的吸气肌肉如膈肌、肋间肌、胸锁乳突肌等也参与用力吸气活动。

2. 呼气动力　平静状态下呼气的动力主要来源于扩张的胸廓和肺部产生的弹性回缩力。呼气肌肉不参与呼气活动，但用力呼气时呼气肌肉参与其中，肋间内肌收缩使肋骨下移，胸廓前后径变小，腹壁肌肉的收缩使腹腔容积变小，膈肌上抬，最终使胸肺容积变小。

由此可见，正常的呼吸中枢驱动、神经传导、呼吸肌肉功能及完整的胸廓是呼吸动力正常的主要影响因素，任何原因影响到这些因素〔如脑外伤、出血、炎症、肿瘤等导致的呼吸中枢受损、神经肌肉疾病(如重症肌无力)、胸廓疾病(如开放性气胸)等〕都会使呼吸动力(或称呼吸泵)的功能受损。

(二)呼吸阻力

呼吸动力做功的目的是要吸入气体，使空气(氧气)从肺外进入肺内，而这必须克服呼吸阻力。呼吸系统的阻力如按解剖位置分类，可分为鼻腔阻力、口腔阻力、咽喉部阻力、气管阻力、支气管阻力、肺泡与肺组织阻力以及胸廓阻力等。如按物理特性分类，则可分为黏性阻力、弹性阻力和惯性阻力(图1-2)。

1. 黏性阻力(resistance)　系气体流动通过气道时因摩擦消耗所产生的阻力，分布在大、小气道和肺组织，但绝大部分来自于气道。阻力的大小与气体的性质(密度)、气道的长度和管径以及引起气流的压力差等因素有关，其中以气道的管径影响最大，因而气道狭窄(如哮喘)会导致气道阻力的迅速增加。

2. 弹性阻力(capacitance)　系胸廓和肺组织扩张膨胀所消耗的阻力，主要分布在胸廓、肺组织、肺泡和可扩展的细小支气管。弹性阻力的倒数即为顺应性(compliance)，即单位压力下的容量变化，按部位可分为胸廓顺应性和肺顺应性。气管因有软骨环作支架，气管容积基本变化不大，其顺应性可忽略。

3. 惯性阻力(inertance)　系在气体流动和胸廓扩张运动过程中产生的阻力，主要存在于大气道和胸廓。

如消耗于三种阻力的压力恒定，则黏性阻力的大小取决于呼吸流量，弹性阻力取决于胸肺容积，而惯性阻力则取决于呼吸气流的加速度。呼吸系

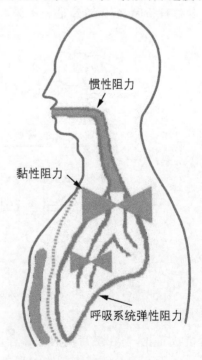

图1-2　呼吸阻力分布

统的黏性阻力、弹性阻力和惯性阻力之总和统称为呼吸总阻力或呼吸总阻抗(impedance)。

呼吸阻力增大使气体进入体内变得困难，患者感到胸闷、气促、喘息等不适。气道阻塞性疾病如支气管哮喘的急性发作期、慢性阻塞性肺疾病(chronic obstructive pulmonary disease，COPD)、支气管肿瘤等，以及胸肺顺应性下降的疾病如肺纤维化、肺水肿、胸廓畸形等疾病均可有呼吸阻力增高的表现。

二、肺通气功能

呼吸做功克服呼吸阻力使呼吸得以进行，气体通过气道进出肺部，肺容量发生相应的改变，是呼吸气体交换的第一步。按改变与呼吸时间的关系可分为静态肺容量和动态肺通气。

(一)静态肺容量

指肺部能容纳的呼吸气量，在不同的呼吸时相位肺容量可有相应的改变，如残气位、功能残气位、肺总量位等的肺容量。肺容量是临床肺功能评估的基础。

(二)肺通气功能

指单位时间随呼吸运动进出肺的气体容积，即呼吸气体的流动能力，是临床评估肺功能最常用和最广泛使用的检查方法。

肺通气的产生机制和过程：在呼吸动力学中已经描述，吸气肌肉的收缩增加了胸廓的长径、前后径以及左右径，使胸肺容积增大，这导致胸腔及肺泡内负压增大低于开口压(大气压)，两者的差异为经肺压。气体压力的差异产生气流，驱动气体从体外进入，经鼻、咽、喉、气管、支气管等大小气道最终进入肺泡，当肺泡压与口腔压相等时吸气气流停止，而增大的胸廓和肺容积亦导致胸肺弹性回缩力增加；当吸气肌肉停止收缩后，胸廓和肺由于弹性回缩力的作用而使胸腔容积和肺容积趋于缩小，肺泡内压高于口腔压，形成自然呼气。通常吸气是主动的，呼气为被动的，呼气时只有肋间内肌与腹壁肌肉收缩参与才构成主动呼气。由于吸气肌、呼气肌的轮流收缩、松弛以及胸廓、肺的弹性力量产生胸部风箱式的呼吸动作和呼吸气流进出肺泡，因此形成通气。

在用力呼气相早期(高肺容量位)时，呼气流量与用力程度成正比；但在中后期的低肺容量位，呼气流量却呈非用力依赖性特点。这一现象可用等压点学说阐明。用力呼气时，由于气流阻力的作用，肺内气体沿周围气道呼出至气管开口端的过程中，气道内压逐渐下降，当气道内压降至与胸膜腔内压相等的某一点，称为等压点。依等压点学说气道可分为两段：自等压点至肺泡侧的较小气道称为上游段；等压点至气道开口的较大气道为下游段。在上游段，气道内压＞胸膜腔内压，管腔不会被压缩；在下游段，气道内压＜胸膜腔内压，故气道被压缩，管腔变小。但等压点在用力呼气过程中并非固定位置不变，它所反映的是动态生理变化。从动力学角度而言，肺泡弹性回缩力是肺泡等压点气道内产生流量的驱动力，而气道阻力则决定肺泡回缩力能有效作用于气道壁上保持通畅的长度(即上游段的长度)。驱动力愈大，气道阻力愈小，而等压点离肺泡则愈远，这见于高肺容量用力呼气时，等压点移至大气道，其下游段气道因有气管软骨环支持而不被压缩，气道阻力小。因此，高肺容量时气流量具有用力依赖性，随呼气肺容积减少、驱动力下降，等压点渐向周围气道移动，这时下游段气道在胸膜腔内压作用下被挤压，管腔狭小，气道阻力增大，抵消了胸膜腔内压作用于肺泡增加呼气流量的作用力，表现为流量自我受限，即低肺容量下呼气流量的非用力依赖性。

凡能影响呼吸频率、呼吸幅度和气体流量的生理、病理因素均可影响肺通气功能。气道阻塞性疾病以及肺容积扩张受限性疾病均可导致通气功能受损。

通气功能在不同的时间或季节可有波动变化，这种变化在气道敏感性增高的病人(如支气管哮喘)更加明显，气道反应性检查多在通气功能检查的基础上进行。

三、气 体 分 布

气体进入肺内后将广泛分布于各肺泡中，但即使在正常人也存在气体分布不均的现象。肺上、下部单位肺容积的通气量不等，不同呼吸时相气体在肺内的分布也有差异，其最主要原因在于经肺压的重力依赖性；另外，胸廓结构的影响和肺门组织的牵拉也导致通气分布不均。

直立位受重力作用的影响，下胸部的胸膜腔内压较上胸部高(即负压较小)，低垂部位的跨肺压低于上肺部跨肺压，呈重力依赖性。平静呼吸时，下肺区的肺单位常常是开放的，但跨肺压常较上肺区低，正常吸气时气体首先进入下肺区，越靠近膈肌，单位肺容积通气量越多，局部肺泡容积和肺泡通气之间存在明显的矛盾现象。吸气过程中,下肺区跨肺压的改变比上肺区改变明显,所以通气在下肺区的分布多于上肺区;由于胸廓上部和底部外形的差异使胸廓上部的活动度较下部少,横膈下降使肺下叶扩张比上叶明显。这种气体分布不均主要出现在功能残气位以下的水平,而在功能残气位以上水平,肺内气体分布则相对均匀。

由于受到重力作用的影响,不同的体位亦影响通气在肺部的分布。健康人于清醒坐位时,右肺通气稍多于左肺,这与右肺容积略大于左肺有关;在仰卧位时,虽然功能残气量减少,但单位肺容积的通气分布相对均匀;而在直立位时,下叶的通气分布较上叶好;同样,侧卧位低垂部位的通气分布较高位部分好,因为在功能残气位时,低侧肺接近残气位,而高侧肺接近最大吸气位,膈肌的低侧部分处在胸廓的较高位置,使低侧肺在吸气时能更有效地收缩,从而获得较大的容积改变。低侧肺的优先通气与低侧肺血液灌注增加,使得其通气/血流比值无明显变化。

胸廓扩张降低胸膜腔内压,使肺组织扩张,但肺门周围肺组织的扩张亦受大气道的牵拉和限制,因而在直立位的任何水平肺组织,吸气动作都使外周肺组织扩张度较肺门周围肺组织明显。所以,除了存在垂直方向的通气不均外,尚有水平位的通气分布不均。

生理因素产生了一定程度的通气不均匀分布,肺和气道的病理改变则加重了此现象。局部肺组织弹性下降如肺纤维化,将使肺顺应性下降。在跨肺压差一定时,肺组织顺应性越小,肺组织的扩张度亦越小。局部气道阻塞如肿瘤压迫气道,增加了气流阻力,使某些肺区域通气不良。胸腔积液可限制肺扩张,使肺顺应性下降,导致通气不均匀分布。

通气分布不均不仅是通气功能异常的结果,而且也是换气功能异常的原因之一。弥漫性支气管肺疾病可加剧这种分布不均,通气/血流分布不均是动脉低氧血症的最常见原因。因此,测定通气在肺内的分布对判断病理状况下病理生理改变有重要价值。

四、肺换气功能

肺除了具有通气作用外,也是人类进行气体交换的唯一器官。气体分子[有呼吸生理意义的主要为氧气(O_2)及二氧化碳(CO_2)]通过肺泡膜进行气体交换。肺泡膜由肺泡上皮及其基底膜、肺泡毛细血管内皮及其基底膜以及两个基底膜之间的结缔组织所构成。由于气体交换是通过被动扩散或称弥散的方式进行,因而也称为肺的弥散功能。

影响肺内气体弥散的决定因素主要有以下4种。

1. 呼吸膜两侧的气体分压差　气体交换的动力取决于该气体的肺泡压与毛细血管压之间的差值。依气体的压力梯度(或浓度梯度)从高压区移向低压区,分压差越大,则进行交换的气体越多。要保证这种压力梯度,需有正常的通气功能及正常的气体分布,以维持动脉血氧分压(PaO_2)、动脉二氧化碳分压($PaCO_2$)在正常范围以及时间常数(=气道阻力×肺顺应性)正常。由于肺泡中的氧气分压(或浓度)较肺泡毛细血管高,而肺泡毛细血管中的二氧化碳分压(或浓度)较肺泡高,因而氧气从肺泡进入肺泡毛细血管,而二氧化碳则从肺泡毛细血管进入肺泡。

2. 气体的溶解度　气体在肺泡内弥散至液体的相对速率与气体的密度及气体在液体中的溶解度有关,后者是影响气体在液体中弥散的重要因素。二氧化碳的弥散能力比氧气大20倍,当患者弥散功能发生异常时,氧的交换要比二氧化碳更易受影响。在临床上,肺弥散功能的障碍可明显影响动脉血氧水平,而非至终末期不会发生二氧化碳弥散障碍,故肺弥散实际上是指氧气的弥散是否正常。

3. 弥散距离　气体在肺内的弥散路径包括表面活性物质层、呼吸膜、毛细血管中血浆层、细胞膜及红细胞内血红蛋白,其中呼吸膜的厚度对弥散功能有重要影响,呼吸膜任何部分的病变(如增厚、渗透等)均可使弥散距离增加从而影响肺弥散。由于氧在液体(血液)中的溶解度很低,氧气必须和血液中的血红蛋白结合才能携带足够的氧气供机体的新陈代谢所需,因而临床上肺的弥散功能试验还包括了氧与毛细血管红细胞内血红蛋白结合的过程,血液中的血红蛋白量少亦会导致弥散距离增加从而影响弥散能力。

4. 弥散面积　是指与有血流通过的毛细血管相接触的具有功能的肺泡面积。任何损害肺血流或肺泡膜结构的因素均可影响肺通气与血流灌注比例($\dot{V}/\dot{Q}$),导致弥散功能下降。

临床上,影响肺泡膜两侧氧分压差的主要原因是环境低氧(如高原);影响气体通过肺泡膜的主要原因是气体交换面积减少(如毁损肺、肺气肿等)或弥散距离增加(如肺纤维化、肺水肿等)。$\dot{V}/\dot{Q}$异常常见于肺气肿、肺动静脉分流、大面积的肺栓塞等;血红蛋白含量减少(如失血、贫血)或特异性改变(如血红蛋白异常、中毒等)也会导致肺的弥散能力下降。

使用氧气进行弥散功能检查是最有临床意义的方法,然而有许多原因限制了氧的弥散功能的测定。临床上,一氧化碳(CO)是测定气体弥散功能的理想气体,因其透过肺泡毛细血管膜以及与红细胞血红蛋白反应的速率与氧气相似;除大量吸烟者外,正常人血浆内一氧化碳含量几乎是零,因而便于计算检查一氧化碳的摄取量;一氧化碳与血红蛋白的结合力比氧气大210倍,因此生理范围内的氧分压不是一个主要干扰因素;另外,一氧化碳在转运过程中几乎不溶解在血浆中。因此,临床多利用一氧化碳做弥散功能检测。

血气分析亦是检查肺换气功能的一项重要指标,临床测定较为简便。引起肺通气和(或)换气功能下降的任何因素都可能引起血气分析的异常,而血气分析异常则说明患者的呼吸功能已处于失代偿状态。血气分析常与酸碱平衡一并分析,详见血气分析与酸碱平衡章节。

五、气道反应性

自然界存在着各种各样的刺激物,如生物性刺激(尘螨、动物皮毛、花粉等)、物理性刺激(冷空气等)及化学性刺激(如甲苯、二氧化硫等)。当这些刺激物被吸入时,气道可做出不同程度的收缩反应,此现象称为气道反应性(airway reactivity)。

气道反应的强度可因刺激物的特性、刺激物的作用时间以及受刺激个体对刺激的敏感性而有所不同。正常人对这种刺激反应程度相对较轻或无反应;而在某些人群(特别是哮喘),其气管、支气管敏感状态异常增高,对这些刺激表现出过强和(或)过早出现的反应,则称为气道高反应性(airway hyperreactivity,或 airway hyperresponsiveness,AHR)。

(一)气道反应性的特点

气道反应性的改变可表现为气道的舒张和收缩,通过气道管径的大小反映出来。由于在整体上检查气道管径有困难,根据流体力学中阻力与管腔半径的4次方成反比这一原理,临床和实验室检查常用测定气道阻力的大小来反映气道管腔的改变。同时,由于气道阻力与气体流量成反比,因此气体流量也常用于反映气道管径的大小。

气道反应随刺激物剂量的变化可通过剂量-反应曲线显示,如图1-3所示。随刺激物剂量的增大气道阻力呈S形增加,对较低浓度的刺激无气道阻力明显反应,为曲线的低平台部分;随刺激物剂量的增加,当达到一定的阈值后,气道阻力开始增加,但当反应达到最大值时,即使再增加刺激物剂量也无反应,出现曲线的高平台部分。图中曲线A为正常曲线;曲线B左移,提示较小剂量的刺激即可引起气道管径的改变,刺激阈值前移,敏感性(sensitivity)增加;曲线C幅度增大,提示其刺激域虽与正常曲线相同,但增加剂量情况下其气道反应的强度即反应性(reactivity)增大。曲线D则为气道敏感性和反应性均增高,AHR者多见此种改变。

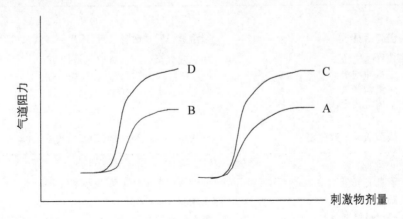

图1-3 剂量-反应曲线

曲线A为正常曲线;曲线B左移,提示较小剂量的刺激即可引起气道管径的改变,敏感性增加;曲线C幅度增大,提示虽然刺激域与正常曲线相同,但增加剂量情况下其气道反应的强度即反应性增大;曲线D则为气道敏感性和反应性均增高

变应原刺激既可引起哮喘的急性发作(速发反应),也可引起哮喘的慢性发作(迟发反应)。迟发反应的强度和持续时间往往较速发反应更为明显和持久,对病人给予变应原刺激者须注意对迟发反应的观察。临床实践中,考虑到受试者的安全性,一般当给予刺激后机体反应达到一定的强度时即终止激发试验,而无须达到反应最大值。

(二)气道反应性的临床检查

1. **支气管激发试验**　支气管激发试验(bronchial provocation test 或 bronchial challenge test)是通过吸入某些刺激物诱发气道收缩反应的方法,借助肺功能指标的改变来判定支气管缩窄或舒张的程度。

支气管激发试验主要适用于协助临床诊断气道反应性增高,尤其是对支气管哮喘的诊断。此外,支气管激发试验亦用于对气道高反应性严重度的判断和治疗效果的分析,并可用于对气道疾病发病机制的研究。

2. **支气管舒张试验**　气道受到外界因素的刺激可引起痉挛收缩反应。与之相反,痉挛收缩的气道可自然或经支气管舒张药物治疗后舒缓,此现象称为气道可逆性(airway reversibility)。气道反应性和气道可逆性是气道功能改变的两个重要的病理生理特征。与支气管激发试验的原理相同,由于直接测定气道管径较为困难,临床上也常用肺功能指标来反映气道功能的改变。通过给予支气管舒张药物的治疗,观察阻塞气道舒缓反应的方法,称为支气管舒张试验(bronchial dilation test),亦称支气管扩张试验。

支气管对支气管扩张药的反应性是气道上皮、神经、介质及支气管平滑肌的综合反应。支气管舒张试验是了解气流受限变化可逆性的最重要的检查,是临床上慢性阻塞性肺疾病的诊断依据之一,也是在吸入支气管舒张药后的肺功能结果作为诊断的金标准。

第二节　常用肺功能检查项目

肺功能检查与临床研究已有数百年的历史。从最初的肺容量检查逐渐发展至呼吸流量检查、肺内气体交换检查、呼吸动力学检查、运动心肺功能检查、影像肺功能检查等多种检查项目和方法。检查项目众多,检查技术也不断推陈出新,每一检查项目也可有多种方法加以测定,并且测定的指标也非常多,反映的临床意义各不相同。这有助于人们从不同的角度去分析呼吸生理的改变以及疾病对呼吸功能的影响。目前临床常用的肺功能检查项目、方法和指标见表1-1。

表 1-1　常用肺功能检查项目、方法及主要指标

项目	方法	主要指标
肺容量测定		
	慢肺活量	肺活量(VC)、深吸气量(IC)、补呼气量(ERV)、潮气量(TV)
	残气测定法	功能残气量(RV)、胸腔气量(TGV)
	氮冲洗法	
	氦稀释法	
	体积描记法	
	慢肺活量+残气测定	残气量(RV)、肺总量(TLC)、残总比(RV/TLC)
肺通气功能测定		
	静息通气量	分钟通气量(MV)、呼吸频率(RF)
	肺泡通气量	无效腔气量(VD)
	最大分钟通气量	最大分钟通气量(MVV)
	时间肺活量	用力肺活量(FVC)、第1秒用力呼气容积(FEV_1)、1秒率(FEV_1/FVC)、最大呼气中期流量($FEF_{25\%\sim75\%}$)
	呼气峰流量	最高呼气流量(PEF)

项目	方法	主要指标
肺换气功能测定		
	弥散功能	
	一口气法	一氧化碳弥散量（DL_{CO}）、比弥散量（DL_{CO}/VA）、Krogh 常数、一氧化碳转移因子（T_{CO}）
	一氧化碳摄取量	一氧化碳弥散量（DL_{CO}）
	重复呼吸法	
	慢呼气法	
	膜弥散功能	肺泡毛细血管膜弥散量（D_M）
	血气分析	动脉血氧分压（PaO_2）、动脉血二氧化碳分压（$PaCO_2$）、动脉血氧饱和度（SaO_2）
	血氧饱和度	动脉血氧饱和度（SaO_2）、体表血氧饱和度（SpO_2）
	呼出气体分析	呼出气 CO_2 浓度和分压、呼出气 NO 浓度
气道阻力测定		
	体积描记法	总气道阻力（Raw）、比气道导气性（sGaw）、吸气阻力（Raw insp）、呼气阻力（Raw exp）
	强迫振荡法	呼吸阻抗（Impedance）、响应频率（Fres）、N 振荡频率下的气道阻力（R_N）、N 振荡频率下的弹性阻力和惯性阻力之和（X_N）
	口腔阻断法	气道阻力（Raw）
	机械通气阻断法	气道阻力（Raw）、胸肺顺应性（C）
支气管反应性测定		
	支气管激发试验	FEV_1 下降率、使 FEV_1 下降 20% 的累积吸入激发物剂量（PD_{20} FEV_1）、使 FEV_1 下降 20% 的累积吸入激发物浓度（PC_{20} FEV_1）、激发阈值、激发时间
	支气管扩张试验	FEV_1 改善率、FEV_1 增加值
气体分布测定		
	闭合气量	闭合气量（CV）、闭合总量（CC）
	核素肺通气功能	局部通气量占全肺通气量的百分比
	胸部电子计算机断层扫描成像（CT）	局部肺容积占全肺容积的百分比、局部肺组织密度
运动心肺功能测定		
	平板运动	最大运动功率（W）、氧耗量（VO_2）、二氧化碳产生量（VCO_2）、千克氧耗量（VO_2/kg）、氧脉（VO_2/HR）、无氧阈（AT）、运动时间
	踏车运动	
	爬梯运动	
	手臂运动	
呼吸肌功能		
	力量	最大吸气压（MIP）、最大呼气压（MEP）、平静吸气压
	耐力	张力时间指数
	肌电	肌电频谱图
肺功能检查的影像学		
	CT	全肺体积、全肺重量、含气肺容积、平均肺体积、平均肺密度
	ECT	局部肺通气量占全肺通气量的百分比 局部肺灌注量占全肺灌注量的百分比

限于篇幅,本文将重点讨论与临床关系最为密切的肺容量、通气功能、气道反应性和换气功能。

一、肺　容　量

(一)常用指标

肺容量(lung volume)反映外呼吸的空间,是呼吸道与肺泡的总容量,为具有静态解剖意义的指标,由以下几部分组成(图1-4)。

1. 潮气量(tidal volume, VT)　平静呼吸时每次吸入或呼出的气量,正常值约500ml。

2. 补吸气量(inspiratory reserve volume, IRV)　平静吸气后所能吸入的最大气量,正常值:男性约2 000ml,女性约1 500ml。

3. 补呼气量(expiratory reserve volume, ERV)　平静呼气后能继续呼出的最大气量,正常值:男性约900ml,女性约560ml。

4. 残气量(residual volume, RV)　补呼气后肺内不能呼出的残气量,正常值:男性约1 500ml,女性约1 000ml,其与肺总量的比值是判断肺内气体潴留的主要指标。

以上四种称为基础容积,彼此互不重叠。

5. 深吸气量(inspiratory capacity, IC)　平静呼气后能吸入的最大气量,由VT+IRV组成,判断吸气代偿的能力,正常值:男性约2 600ml,女性约1 600ml。

6. 肺活量(vital capacity, VC)　最大吸气后能呼出的最大气量,由IC+ERV组成,判断肺扩张能力的主要指标,正常值:男性约3 500ml,女性约2 500ml。

7. 功能残气量(function residual capacity, FRC)　平静呼气后肺内含有的气量,由ERV+RV组成。是判断肺内气体潴留的主要指标,正常值:男性约2 300ml,女性约1 500ml。

8. 肺总量(total lung capacity, TLC)　深吸气后肺内所含有的总气量,由VC+RV组成,正常值:男性约5 000ml,女性约3 500ml。

胸肺部疾患引起呼吸生理的改变常表现为肺容量的变化。

(二)检测方法

部分肺容量如潮气量、肺活量、深吸气量等可通过简单的肺量计直接测量,临床应用较为广泛,而另一部分肺容量如残气量、功能残气量、肺总量等用肺量计不能直接测量,需通过氦稀释法、氮冲洗法或体积描记法测定。

氮冲洗法和氦稀释法都依据闭合回路中的物质不灭定律而设计,氮冲洗法需要有氮气浓度分析仪分析肺内经充分氧气吸入冲洗后剩余在肺内的氮气浓度,而氦稀释法则在呼吸定量氦气达到平衡后通过氦气浓度分析仪定量分析计算求得。体积描记法则根据Bohr定律,即密闭容器内压力与容积的乘积恒定,利用体积描记仪通过检测描记箱内压、经口压和经口呼吸流量计算所得。

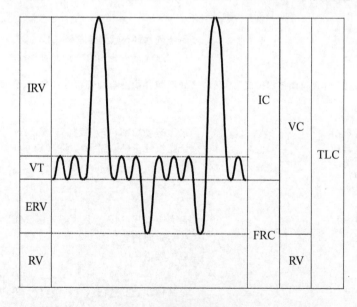

图1-4　肺容积检查曲线图

(三)肺容量的临床应用

肺容量是反映呼吸功能的重要指标,气道的阻塞性病变、肺和胸廓的限制性病变等可导致肺容量的改变(图 1-5),如哮喘的急性发作期及慢性阻塞性肺疾病等气道病变可使肺活量减少、深吸气量减少;而残气量、肺总量以及残气量/肺总量比值等均增加。限制性病变如肺纤维化、胸廓畸形等可致肺活量、残气量、肺总量等均减少。肺组织切除可直接损害肺容量,TLC、VC、RV、FRC 等下降,其中以 VC 在临床上最常用,因其常与有功能的肺组织的切除量呈比例下降,且测定简便,其他引起肺实质损害的病变(如肺炎、肺部巨大占位性病变等),支气管病变(单侧主支气管或叶、段支气管完全性阻塞),胸腔病变(胸腔大量积液、胸膜广泛增厚硬化等),均可引起肺容量的减少,肺间质性病变(如肺间质纤维化、间质性肺炎等)使肺弹性回缩力增高亦可致 TLC、VC、FRC、RV 等减少;而肺气肿等使肺弹性回缩力下降的疾病则可使 TLC、RV、FRC 等增高。

二、肺通气功能

(一)肺通气功能项目及常用指标

常用的肺通气功能项目有每分通气量、肺泡通气量、最大自主分钟通气量、用力呼气量等。

1. 每分通气量(minute ventilation,VE)　是静息状态下每分钟所呼出的气量,即维持基础代谢所需的气量,正常值:男性约 6 700ml,女性约 4 200ml。

每分通气量(VE)=潮气量(VT)×呼吸频率(RR)

2. 肺泡通气量(alveolar ventilation,VA)　是静息状态下每分钟吸入气能达到肺泡并进行气体交换的有效通气量,为潮气量(VT)与生理无效腔量(VD)之差,即 VA=(VT-VD)×RR,潮气量包括可在肺内进行气体交换的肺泡气量,不能在肺内进行气体交换的肺泡无效腔量及在气道内未能进行气体交换的解剖无效腔量。肺泡无效腔加上解剖无效腔合称生理无效腔量(VD),肺泡通气正常情况下解剖无效腔量与生理无效腔量基本一致,生理无效腔量的增加可反映通气功能的异常。临床上通过测定呼出气二氧化碳分压(P_ECO_2)及动脉血二氧化碳分压($PaCO_2$)可间接求出无效腔气量。

$$\frac{VD}{VT}=\frac{PaCO_2-P_ECO_2}{PaCO_2}$$

肺泡通气量能确切反映有效通气的增加或减少。

3. 最大自主通气量(maximal voluntary ventilation,MVV)　是指在单位时间内以尽快的速度和尽可能深的幅度重复最大自主努力呼吸所得的

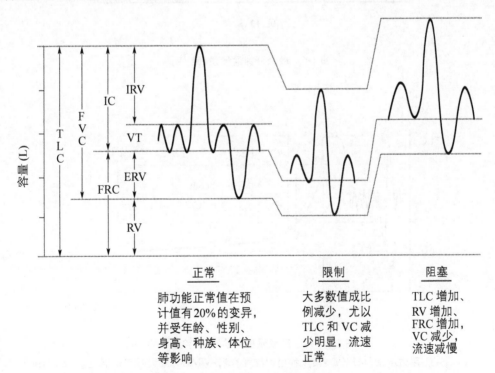

正常	限制	阻塞
肺功能正常值在预计值有20%的变异,并受年龄、性别、身高、种族、体位等影响	大多数值成比例减少,尤以TLC 和VC 减少明显,流速正常	TLC 增加、RV 增加、FRC 增加、VC 减少,流速减慢

图 1-5　不同病理状态下的肺容量改变

通气量(图1-6),是一项简单而实用的负荷试验,用以了解肺组织的弹性、气道阻力、胸廓的弹性和呼吸肌的力量。若设定单位时间为1分钟,亦称为最大分钟通气量。

通气储量百分比(ventilation reserve%,VR%)通过最大自主通气量与静息分钟通气量之间关系的计算,作为通气储备功能的指标,可反映通气功能的代偿能力,常用于胸腹部外科手术前的肺功能评价。

$$VR\% = \frac{MVV - VE}{MVV} \times 100\%$$

VR%正常值>95%。

4.用力呼气量(forced expiratory volume,FEV)　指用力呼气时容量随时间变化的关系,见图1-7。常用指标如下。

(1)用力肺活量:用力肺活量(forced vital capacity,FVC)指最大吸气至TLC位后以最大的努力、最快的速度呼气至RV位的呼出气量,正常情况下与肺活量一致。

(2)第1秒用力呼气容积:第1秒用力呼气容积(forced expiratory volume in one second,FEV_1)指最大吸气至TLC位后1秒内的最快速呼气量,亦简称1秒量。FEV_1既是容量测定,也是1秒之内的平均流量测定,是肺通气功能的最主要指标之一,美国胸科协会(ATS)和欧洲呼吸学会(ERS)2005年的共同指南中肺通气功能的损害程度依据FEV_1进行判断。

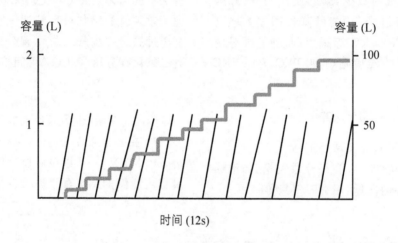

图1-6　最大分钟通气量(MVV)

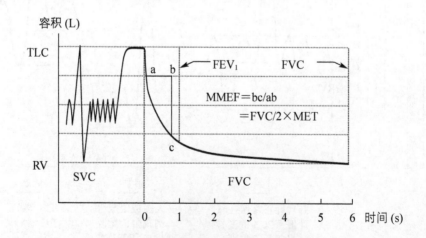

图1-7　用力肺活量检查的时间-容积曲线

FVC:用力肺活量;FEV_1:第1秒用力呼气容积;MMEF:最大呼气中期流量;TLC:肺总量;RV:残气量;SVC:慢肺活量;MET:用力呼气中段时间(图中ab段)

(3)1 秒率:1 秒率是第 1 秒用力呼气容积与用力肺活量(FVC)或肺活量(VC)的比值(FEV$_1$/FVC%或 FEV$_1$/VC),是判断气流受限的常用指标。慢性阻塞性肺疾病(COPD)全球防治创议(GOLD 2007)中 COPD 的诊断标准以吸入支气管扩张药后的 1 秒量低于 0.7 作为判断有否不完全可逆的气流受限的金标准。

(4)最大呼气中期流量:最大呼气中期流量(maximal mid-expiratory flow, MMEF)又称用力呼气中期流量(FEF$_{25\%\sim75\%}$),是指用力呼气 25%~75%肺活量时的平均流量,是判断气流受限(尤为小气道病变)的主要指标。

5.流量容积环 在呼吸过程中,呼吸容积的时间微分即为流量;相反,流量的时间积分即为容积。流量与容积的关系见流量-容积曲线(flow-volume curve)(图 1-8)。

流量-容积曲线的特点是呼气相早期流量迅速增至最高值(最高呼气流量,PEF),峰值点约位于肺总量位至 75%肺总量位之间,其值与受试者的努力程度有关(高肺容量呼气流量用力依赖性),在呼气相中后期,即低肺容量时呼气流量与用力无关(低肺容量呼气流量用力非依赖性),流量容量曲线随肺容积降低而缓慢下降,逐渐向下倾斜至残气位;吸气相流量图形呈半圆形,约在吸气中期达最高吸气流量。

流量-容积曲线上的常用指标:

(1)最高呼气流量(peak expiratory flow, PEF):是指用力呼气时的最高流量,是反映气道通畅性及呼吸肌肉力量的一个重要指标,与 FEV$_1$ 呈

高度直线相关。

(2)用力呼气 25%肺活量的瞬间流量(余 75%肺活量)(forced expiratory flow after 25% of the FVC has been exhaled, FEF$_{25\%}$, V$_{75}$):是反映呼气早期的流量指标,胸内型上气道阻塞时该指标下降。

(3)用力呼气 50%肺活量的瞬间流量(余 50%肺活量)(FEF$_{50\%}$, V$_{50}$):反映呼气中期的流量指标,在气流受限或小气道病变时下降。

(4)用力呼气 75%肺活量的瞬间流量(余 25%肺活量)(FEF$_{75\%}$, V$_{25}$):反映呼气末期的流量指标,意义与 FEF$_{50\%}$相同。

(二)用力通气功能检查的禁忌证

近 3 个月内患心肌梗死、休克者,近 4 周内严重心功能不稳定、心绞痛、大咯血、或癫痫大发作者、未控制的高血压患者(收缩压>200mmHg,舒张压>100mmHg)、心率>120/min、主动脉瘤患者等禁用力肺功能检查。气胸、巨大肺大疱且不准备手术治疗者、孕妇等慎做用力呼气的肺功能检查。

(三)影响肺通气功能的因素

肺通气功能正常与否受到以下因素的影响,任何一方面功能的下降都可导致通气功能异常。包括:①呼吸中枢及其支配神经通路;②呼吸肌的功能(主要为膈肌);③气道通畅性;④肺顺应性(肺泡可扩张及可回缩性);⑤胸廓顺应性。

(四)肺通气功能障碍的评价

1.通气功能障碍的类型 临床上通气功能障碍包括阻塞性通气功能障碍、限制性通气障碍及混合性通气障碍,其时间容积曲线和流量容积曲线见图 1-9。

(1)阻塞性通气功能障碍:是指由于气流受限引起的通气障碍,主要表现为 FEV$_1$ 及其与 FVC 的比值 FEV$_1$/FVC%的显著下降,MVV、MMEF、FEF$_{50\%}$等指标也有显著下降,但 FVC 可在正常范围或只轻度下降。RV、FRC、TLC 和 RV/TLC%可增高,气速指数<1,流量-容积曲线的特征性改变为呼气相降支向容量轴的凹陷,凹陷愈明显者气流受限愈重。

引起气流受限的常见病变有支气管哮喘发作期、慢性阻塞性肺疾病(COPD)、气管支气管疾患(如气管肿瘤、气管结核、气管淀粉样变、气管外伤狭窄等)、原因不明的如纤毛运动障碍等。

特殊类型的通气功能障碍:

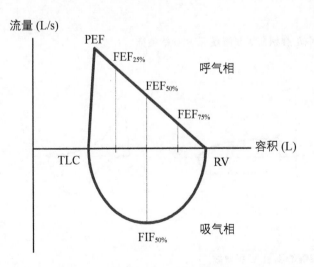

图 1-8 流量-容积曲线及其常用指标

①小气道病变:小气道是指吸气末管径≤2mm的支气管。小气道病变(small airway disorder)是许多慢性疾病早期的病变部位,其数量多,总横截面积大,但对气流的阻力仅占总阻力的20%以下,因此,当它早期发生病变时,临床上可无症状和体征,通气功能改变也不显著(FVC、FEV_1及FEV_1/FVC比值尚在正常范围),但呼气时间容量曲线的MMEF及流量-容积曲线的V_{50}、V_{25}均可有显著下降。反映该病对通气功能的影响主要为呼气中后期的流量受限,呼气流量的改变是目前小气道功能检测中最常用而简便的方法。

②上气道阻塞:上气道是指气管隆嵴以上的气道,上气道阻塞(upper airway obstruction,UAO)是阻塞性通气障碍的一种特殊类型,气管异物、肿瘤、肉芽肿、淀粉样变、气管内膜结核、喉头水肿、声门狭窄等均可发生UAO。依位于胸廓入口以内或胸外的上气道阻塞部分可分为胸内型或胸外型,依

阻塞时受吸气或呼气流量的影响与否可分为固定型或可变型。

可变胸内型UAO:由于吸气时胸膜腔内压下降,胸膜腔内压低于气道内压,肺因向外扩张而牵拉致气道扩张。吸气相气流受限可能不甚明显,但呼气时胸膜腔内压增加高于气道内压,使气管趋于闭陷,气道阻力增加因而阻塞加重,表现为呼气流量受限,尤其呼气早中期,$FEF_{200-1200}$、$FEV_{0.5}$等反映呼气早中期的流量显著下降,流量-容积曲线表现为呼气相平台样改变(图1-10A)。

可变胸外型UAO:与可变胸内型UAO刚好相反,由于阻塞发生于胸廓入口以外,吸气时气道内压下降低于大气压,使气管壁趋于闭陷,吸气阻力增加,导致吸气流量受限明显,但呼气时因气道内压高于大气压而使气道趋于扩张,故气流受限可不明显,流量-容积曲线上表现为吸气相平台样改变,FEV_{50}/FIF_{50}比值>1(图1-10B)。

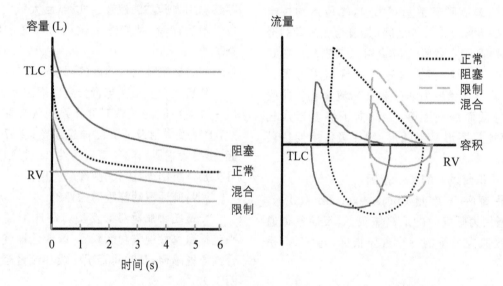

图1-9　各种类型通气功能障碍的时间-容积曲线和流量-容积曲线特征

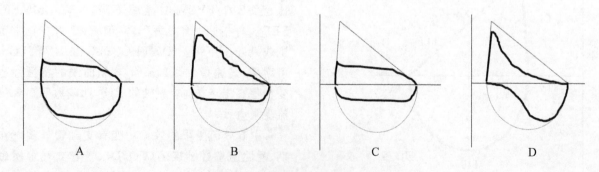

图1-10　特殊类型疾病的流量-容积曲线

A. 胸内可变型上气道阻塞;B. 胸外可变型上气道阻塞;C. 固定型上气道阻塞;D. 单侧主支气管不完全性阻塞

由于胸外型 UAO 表现为吸气性呼吸困难,临床上出现三凹征,喉头部可闻及哮鸣音,临床上较易发现及处理,但胸内型 UAO 临床上不易诊断,易被误诊为慢阻肺或支气管哮喘等疾病而延误治疗,应引起临床重视。

固定型 UAO:当 UAO 病变部位较广泛或因病变部位较僵硬,气流受限不受呼吸相的影响时,则为固定型 UAO,吸、呼气流量均显著受限而呈平台样改变,FEF_{50}/FIF_{50} 比值接近 1(图 1-10C)。

上气道阻塞者其 MVV 下降较 FEV_1 下降更甚,有作者提出 $MVV/FEV_1 \leqslant 25$ 时应考虑 UAO 可能。

③单侧(左或右)主支气管阻塞

单侧主支气管完全阻塞:此时因只有健侧肺通气,而患侧肺无通气,形同虚设,故肺功能检查可表现如限制性通气障碍,肺容量指标 VC(FVC)、TLC、RV 等显著下降,应与引起限制性障碍的其他疾病鉴别。

单侧主支气管不完全阻塞:典型者流量一容积曲线表现为双蝶形改变(图 1-10D),这是因为健侧气流不受限而患侧气流受限,因而吸/呼出相的早中期主要为健侧通气,患侧气则在后期缓慢吸/呼出。此类型病者的呼气相曲线易与一般的阻塞性通气障碍混淆,应结合吸气相的改变及临床资料分析。

(2)限制性通气障碍:是指肺容量减少,扩张受限引起的通气障碍,以 TLC 下降为主要指标,VC、RV 减少,RV/TLC% 可以正常、增加或减少,气速指数>1,流量-容积曲线显示肺容量减少(图 1-9)。

常见于肺病变:如肺手术切除后、肺间质纤维化、肺泡蛋白沉着症、肺巨大肿瘤、矽肺等;胸廓活动受限,如胸膜腔积液、胸膜增厚粘连、胸廓畸形;腹部受压致膈肌活动受限,如腹水、妊娠、肥胖等;呼吸肌无力,如膈肌疲劳、肌无力、肌萎缩、营养不良等;以及单侧主支气管完全性阻塞(见上述)。

(3)混合性通气障碍:兼有阻塞性及限制性 2 种表现,主要表现为 TLC、VC 及 $FEV_1/FVC\%$ 的下降,而 FEV_1 降低更明显。流量一容积曲线显示肺容量减少及呼气相降支向容量轴的凹陷(图 1-9),气速指数则可正常,大于或少于 1。此时应与假性混合性通气功能障碍区别,后者的 VC 减少是由于肺内残气量增加所致,常见于慢阻肺及哮喘病者,作肺残气量测定或支气管舒张试验可资鉴别。

混合性通气障碍见于慢性肉芽肿疾患如结节病、肺结核、肺囊性纤维变和支气管扩张、矽肺、煤尘肺以及充血性心力衰竭等疾病。

各类型通气功能障碍的判断及鉴别见表 1-2。

2.通气功能障碍的程度　不同的专业协会、学术团体对通气功能障碍的程度定义有所不同。美国胸科协会(ATS)和欧洲呼吸学会(ERS)在 2005 年的肺功能共同指南中,依 FEV_1 的损害程度将肺通气功能障碍分为轻、中、中重、重和极重度 5 级。轻度:FEV_1 低于正常预计值的 95% 可信限,但大于 70% 正常预计值;中度:在正常预计值的 60%~69% 区间;中重度:在正常预计值的 50%~59% 区间;重度:在正常预计值的 35%~49% 区间;极重度:低于正常预计值的 35%。

表 1-2　各类型通气功能障碍的判断及鉴别

	阻塞性通气功能障碍	限制性通气功能障碍	混合性通气功能障碍
病因	呼吸道阻塞性疾病,(COPD,哮喘)	弥漫性肺间质纤维化,肺肉芽肿病、肺水肿、胸、腹腔、胸廓疾病	兼有阻塞、限制两种因素
通气功能特征	呼气流量降低	肺总量,肺活量降低,呼气流量正常	呼气流量降低,肺总量,肺活量降低
FVC,VC%预计值	正常或↓	↓~↓↓	↓~↓↓
MVV%预计值	↓~↓↓	正常或↓	↓~↓↓
FEV_1/FVC	↓~↓↓	正常或↑	↓~↓↓
MMEF%预计值	↓~↓↓	正常或↓	↓~↓↓
RV/TLC	↑~↑↑	正常,↓或↑	↑~↑↑
TLC%预计值	正常或↑	↓~↓↓	↑~↑↑

注:↓轻度降低,↓↓明显降低;↑轻度升高,↑↑明显升高

慢性阻塞性肺疾病全球防治创议(GOLD)将不完全可逆的气流受限定义为吸入支气管舒张药后 FEV_1/FVC 比值<0.7,在此基础上依 FEV_1 分为轻、中、重和极重度 4 级。轻度:FEV_1 大于 80% 正常预计值;中度:在正常预计值的 50%~79% 区间;重度:在正常预计值的 30%~49% 区间;极重度:低于正常预计值的 30%。

支气管哮喘全球防治指南(GINA)则将 FEV_1 >80% 预计值归入间歇发作和轻度持续哮喘,而将 FEV_1 在 60%~79% 区间的正常预计值者归入中度哮喘、FEV_1 <60% 预计值者判断为重度哮喘。

当然,上述依据 FEV_1 定义的严重程度还必须结合临床其他资料综合判断。

三、肺弥散功能

(一)测定方法和常用指标

1.测定方法 目前临床上多应用一氧化碳进行弥散(DL)测定以替代氧气。弥散功能的测定方法有一口气法、稳态法、重复呼吸法等,临床上大多采用一口气法。

2.常用指标

(1)肺一氧化碳弥散量(DL_{CO}):指一氧化碳气体在单位时间(1min)及单位压力差(1mmHg=0.133kPa)条件下所能转移的量(ml),是反映弥散功能的主要指标。弥散功能的改变主要表现为弥散量的减少,且均为病理性的改变。

(2)一氧化碳弥散量与肺泡通气量比值(DL_{CO}/VA):由于弥散量受肺泡通气量影响,肺泡通气量减少可致 DL_{CO} 减少,故临床上常以 DL_{CO}/V_A 比值作矫正,这有助于判断弥散量的减少是由于有效弥散面积减少或弥散距离增加所导致。

(3)一氧化碳弥散量与血红蛋白的比值(DL_{CO}/Hb):弥散量亦受 Hb 影响。严重贫血时(Hb 减少),CO 从毛细血管壁到红细胞 Hb 间的弥散距离增加,Hb 与 CO 的结合量减少,使 CO 反馈压产生而影响 CO 的继续弥散。因而亦常以 DL_{CO}/Hb 比值矫正,有作者报道 Hb 每下降 1g,肺弥散量约下降 7%。

(二)弥散功能障碍的评估及临床意义

正常:DL_{CO}、DL_{CO}/VA >正常预计值的 95% 可信限(或>80% 预计值)。

异常:①轻度损害:在 60%~79% 预计值;②中度损害:在 40%~59% 预计值;③重度损害:<40% 预计值。

引起弥散面积减少,弥散距离增加及通气—血流不均的疾病均可导致弥散能力下降,如肺切除或毁损肺、慢性阻塞性肺气肿、弥漫性肺间质纤维化、结节病、肺泡癌、肺栓塞、ARDS、严重贫血等。

四、支气管激发试验

(一)激发试验方法及流程

1.方法 常用的激发剂吸入方法有 Chai 测定法(间断吸入法)、Yan 测定法(简易手捏式雾化吸入法)、Cockcroft 测定法(潮气吸入法)及强迫振荡连续描记呼吸阻力法等。

2.流程 激发前先作肺功能测定(基础值),然后吸入用作稀释激发剂的稀释液(常用生理盐水),以作吸入方法的训练与适应,再测定肺功能(对照值)。观察稀释液是否对肺通气功能有所影响,若对照值与基础值变异<5%者,取其最大值为基础参考值;否则以对照值为参考值,先吸入起始浓度的激发剂(起始激发浓度常为醋甲胆碱 0.075mg/ml,组胺 0.03mg/ml,抗原 1:1 000 000),再测定肺功能,继续吸入下一浓度的激发剂和测定肺功能,直至肺功能指标达到阳性标准或出现明显的临床不适,或吸入最高浓度的激发剂仍呈阴性反应时,停止激发剂吸入,若激发试验阳性且伴明显气促、喘息,应予支气管扩张药吸入以缓解患者症状(图1-11)。

(二)结果评估

1.常用的肺功能评估指标 主要有 FEV_1、比气道导气性(sGaw)及最高呼气流量(PEF)等。FEV_1 通过肺量计测定,重复性好;sGaw 通过体积

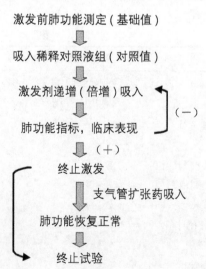

激发前肺功能测定(基础值)
⬇
吸入稀释对照液组(对照值)
⬇
激发剂递增(倍增)吸入
⬇ (一)
肺功能指标,临床表现
⬇ (+)
终止激发
⬇
支气管扩张药吸入
⬇
肺功能恢复正常
⬇
终止试验

图 1-11 激发试验程序

描记仪测定,敏感性较高;PEF 常通过简易呼气峰流量仪测定,操作简便,尤其适用于流调现场调查和病人在家中自我监测随访。目前,在医院检查中以 FEV_1 最为常用。

肺功能指标改变率的计算:

$$改变率 = \frac{基础值 - 测定值}{基础值} \times 100\%$$

2. 结果评定

(1)定性判断:①阳性:吸入激发剂后 FEV_1 下降 20% 或以上;②阴性:达不到上述指标。当 FEV_1 下降 15%~20%,无气促喘息发作,诊断为可疑阳性,应 2~3 周后复查,必要时 2 个月后复查;当 FEV_1 下降<15%判断为阴性,应排除影响气道反应性测定及评估的因素(如吸入方法、使用药物、过敏源接触、呼吸道感染等)。

(2)定量判断:通过累积激发剂量(PD)或激发浓度(PC)可定量测定气道反应性。如 $PD_{20}-FEV_1$ 是使 FEV_1 下降(20%)时累积吸入刺激物的剂量。

BHR 依 $PD_{20}-FEV_1$(组胺)可分为四级:<$0.1\mu mol$(0.03mg)为重度 BHR;$0.1 \sim 0.8\mu mol$($0.03 \sim 0.24mg$)为中度 BHR;$0.9 \sim 3.2\mu mol$($0.25 \sim 0.98mg$)为轻度 BHR;$3.3 \sim 7.8\mu mol$($0.99 \sim 2.20mg$)为极轻度 BHR。

(三)临床意义

1. 气道反应性增高(bronchial hyperresponsiveness,BHR)是确诊支气管哮喘的重要指标之一,尤其对隐匿型哮喘病者的诊断,气道反应性测定是主要的诊断条件之一。

2. BHR 的严重程度与哮喘的严重程度呈正相关,重度 BHR 者通常其症状较明显,且极易发生严重的喘息发作;轻度 BHR 哮喘者病情较稳定;濒临死亡的患者有严重的气道反应性升高。

3. 评价疾病的治疗效果,治疗前后的比较能为治疗效果的评价提供准确的依据。

4. 研究哮喘的发病机制及流行病学。

(四)激发试验的适应证、禁忌证和注意事项

1. 适应证 ①不能解释的咳嗽、呼吸困难、喘鸣、胸闷或不能耐受运动等,为排除或明确哮喘的可能性;②因临床征象不典型或不能取得预期疗效的未被确诊的哮喘病人;③对临床诊断哮喘病人提供客观依据及作随访疗效的评价;④其他疑有气道高反应性的各种疾病,并为科研提供数据。

2. 禁忌证 对诱发剂吸入明确超敏;肺通气功能损害严重(如 $FEV_1/FVC < 50\%$、$FEV_1 < 1.5L$);心功能不稳定;有不能解释的荨麻疹或血管神经性水肿;妊娠(妊娠者作支气管激发试验有可能引起早产或流产)。

3. 注意事项 由于支气管激发试验可诱发气道痉挛,因此在进行本试验时应注意备有支气管扩张药(β受体兴奋药),最好备有雾化吸入装置;备有吸氧及其他复苏药和器械;试验中应有富有经验的医生在场,以利于必要时的复苏抢救。

五、支气管舒张试验

(一)常用的舒张支气管平滑肌的药物及给药方法

常用药物有肾上腺素能 β_2 受体兴奋药、胆碱能(M)受体阻滞药、茶碱等;给药方式包括吸入性给药和非吸入性给药(如口服、静脉给药等),但以吸入性支气管舒张试验为常用,吸入方式有定量气雾剂(MDI)吸入、MDI＋储雾罐(spacer)吸入、干粉(dry powder)吸入、雾化(nebulizer)吸入等方式。

常用吸入支气管舒张药物有:β_2 激动药如沙丁胺醇(Salbutamol)MDI $400\mu g$ 吸入,沙丁胺醇溶液 $1\,000\mu g$ 稀释后雾化吸入,特布他林(Terbutaline)MDI $500\mu g$ 吸入,M 受体阻滞药如异丙托溴铵 $80\mu g$ MDI 吸入等。

(二)结果评定

支气管扩张药的反应可以在肺功能试验中的单剂量扩张药后测试,也可通过 2~8 周的临床试验后测试。评价支气管扩张试验的常用肺功能指标有 FEV_1、FVC、PEF、$FEF_{25\%\sim75\%}$、$FEF_{50\%}$、比气道导气性(sGaw)、气道阻力(Raw)、呼吸阻抗响应频率(Fres)等,其中以 FEV_1 最为常用。

1. 评定指标

(1)变化率:可用下式计算:

$$肺功能指标变化率(\%) = \frac{用药后肺功能值 - 用药前肺功能值}{用药前肺功能值} \times 100\%$$

(2)绝对值改变:绝对值改变=用药后肺功能值－用药前肺功能值

2. 舒张试验判断标准

(1)阳性:FEV_1 增加率≥12%,绝对值增加≥0.2L。

(2)阴性:达不到上述标准。

(三)临床意义

舒张试验阳性说明气流受限是因气道痉挛所致,经用舒张药物治疗可以缓解,且对所用药物敏感。这对临床诊治和正确选用支气管舒张药物具有十分重要的指导意义。

舒张试验阴性有以下可能原因:①轻度气道缩窄者,因其肺功能接近正常,用药后气道舒张的程度较小;②狭窄的气道内有较多的分泌物堵塞气道,如重症哮喘患者支气管腔内常有大量黏液栓,影响吸入药物在气道的沉积和作用;③药物吸入方法不当,致使药物作用不佳,为保证药物的吸入,可采用雾化吸入方法;④使用药物剂量不足,故有时为明确了解支气管的可舒张性,常用较大剂量,如

MDI 或干粉吸入 $400\mu g$ 沙丁胺醇;⑤缩窄的气道对该种支气管舒张药不敏感,但并不一定对所有的支气管舒张药都不敏感,此时应考虑改用别的支气管舒张药再作检查,如由沙丁胺醇转为异丙托品;⑥在做支气管舒张试验前数小时内已经使用了舒张药,气道反应已达到极限,故此时再应用舒张药效果不佳,但并不等于气道对该舒张药不起反应;⑦狭窄的气道无可舒张性,作此结论应排除上述 6 点因素。因此,作舒张试验前 4h 内应停用 β 受体激动药吸入,12h 内停用普通剂型的茶碱或 β 受体激动药口服,24h 内停用长效或缓释剂型的舒张药物。

第三节　肺功能检查临床应用

一、检查结果解读

肺功能诊断应首先回顾及评价检验的质量,虽然不太理想的试验结果仍然包含了有用信息,但评价者应当识别这些问题并了解存在的潜在错误及其程度。只依靠计算机自动给出的评价虽然较为方便,但却容易忽略质量评估。单纯依靠数据结果做出临床决定是一个常见的错误。

确保试验质量后,下一步将进行一系列比较,如测量结果与正常人参考值的比较,与已知疾病或异常生理状态(如阻塞性或限制性)的比较,自身比较以评价患者个体的变化等。肺功能报告的最后一步是回答做肺功能试验所要解决的临床问题。

肺功能结果是否正常,需与相同条件的正常人(如年龄、身高、体重、性别、种族、工作强度等相同)或所推导的正常预计(参考)值进行比较,超出 95% 正常值可信限范围的结果可考虑有异常因素的存在。如有可能,所有参数均应尽量来源于同一参考值。

肺功能检查的结果解读需将检查指标数值与相应的正常值进行比较,判断是否在正常范围。临床实践中,由于部分肺功能指标没有或不能提供 95% 可信限,此时可采用正常值±一定百分比(如常用 $FEV_1 \pm 20\%$)来判断肺功能结果是否正常。

除将检测数值与正常值比较以外,相关指标的关系图(如 F-V 曲线、V-T 曲线等)也是非常重要的检查结果,仅仅是指标数字的改变常常不够直观,一些重要的信息容易被忽视。

另外,需要切记的是不能脱离临床资料单独解释肺功能结果。完整临床资料的提供有助于准确地解读肺功能结果,并对临床提出恰当的指导性建议。

二、诊断思路

尽管肺功能检查的方法众多,但由于它们反映的内容和侧重点不一样,因此在临床工作中,常根据检查方法的难易程度、疾病的病理生理特点以及检查对临床的指导意义等加以选择。

肺通气功能检查,又称肺量计检查,由于它既可反映肺容量的改变,也可反映气道通畅性以及气道反应性的改变,并且具有检测方法简单易行、重复性好、仪器便宜等众多优点,是目前在临床上最为广泛采用的检查。肺通气功能检查可占到所有肺功能检查的 80% 以上。一般而言,绝大多数其他方面的肺功能检查都是在完成肺量计检查后,依据检查的结果和疾病的特点再进一步地选择相应的肺功能检查。因此可以说,肺量计或肺通气功能检查是临床肺功能检查的基础,也是首要检查的方法。

由于检查的内容和临床意义不一,各种检查方法相对应的适应证可能有各自的特点,但总体而言,肺功能检查适用于需要了解呼吸功能状况、疾病的功能损害、疾病的严重程度判断、对疾病治疗效果以及疾病预后的评估等。

进行肺通气功能检查,其检查结果可能有四种:①通气功能正常;②小气道病变;③阻塞性通气

功能障碍;④限制性通气功能障碍。

1. 如果通气功能检查正常,一般情况下该受试者的肺功能是良好的,可大致判断其肺功能正常,在除外以下的情况后,无须进一步进行其他肺功能检查。

(1)准备做胸外科手术者:可考虑加做最大分钟通气量或运动心肺功能检查,因这两者可反映受试者的通气代偿能力,对判断手术耐受力和术后并发症的发生有帮助。

(2)受试者有反复咳嗽、胸闷、喘息发作的病史:这些受试者可能合并有哮喘(包括咳嗽变异型哮喘)。这些受试者往往在夜间受生物钟波动规律的影响而出现夜间发作和通气功能障碍,但在日间肺功能可表现正常。此外,这些受试者在受到外界因素的强烈刺激(如剧烈运动、吸入过敏源、吸入冷空气等)时可诱发其气道痉挛,但如没有暴露于这些刺激因素时也可表现正常。因此通气功能正常并不代表其肺功能没有问题。对这些患者,可考虑给予支气管激发试验。如激发试验阳性,提示气道反应性增高,结合其临床病史,可考虑支气管哮喘的诊断。

(3)受试者有呼吸困难,特别是运动后呼吸困难的病史:由于通气功能检查是反映静态的肺功能状态,即使其基础通气功能正常,也不能反映运动过程中的呼吸功能障碍,因此需要了解运动中的呼吸功能改变,特别是患者伴有冠心病、高血压、心律失常等病史,此时更需要对呼吸困难是由于呼吸系统疾病还是心血管系统疾病所导致的进行鉴别。运动心肺功能检查,通过运动-心-肺偶联,可以检测出运动中出现的呼吸困难是由于运动系统、呼吸系统或心血管系统的原因所导致。如检查结果发现呼吸反应异常,如呼吸储备下降、呼吸频率反应异常等,提示运动受限是由于呼吸系统疾病所致;如检查提示心血管系统反应异常,如氧脉增加、心律失常、无效腔通气增加等,提示运动受限是由于心血管系统疾病所致;如心、肺反应均在正常范围,则运动后呼吸困难的出现可能是心、肺外因素所引起,如异常的呼吸调节(高通气综合征)、贫血、血液系统疾病等,需进一步进行相应的检查。

2. 如通气功能检查显示小气道病变,提示气道功能可能发生了早期的损害,出现呼气流量下降。呼吸气流除受到气道管径的影响外,还受到呼吸压力的影响,故气道阻力测定,同步检测呼气气流及与之相应的呼吸驱动压,可更敏感地反映气道的功能状态。如气道阻力增加,证实了气道功能受损,可考虑予支气管舒张试验,进一步了解气道功能的可逆性和治疗的效果。

3. 如通气功能显示阻塞性通气功能障碍,首先需判断是大气道阻塞还是中、小气道阻塞。流量-容积曲线的特征性图形对判断大气道(上气道)阻塞有非常重要的指导价值。如是呼气相流量受限呈平台样改变,提示胸内型上气道阻塞;如是吸气相流量受限呈平台样改变,提示胸外型上气道阻塞,如有呼、吸双相流量受限,提示固定型上气道阻塞。如流量-容积曲线显示流量受限在用力呼气中后期尤为明显,提示是中、小气道阻塞,此时如前述可再进一步检查做气道阻力测定。同时,为了了解其气道阻塞是否可以得到改善,即了解其气道可逆性改变的情况,可申请做支气管舒张试验。如舒张试验阳性,特别是通气功能恢复正常,可考虑受试者患有哮喘。慢性阻塞性肺疾病(COPD)也可有舒张试验阳性,但即使肺功能有所改善,仍不能恢复至正常,是 COPD 与哮喘的主要鉴别点之一。对于通气功能检查提示气道阻塞者,还可结合胸部 X 线检查,考虑进行肺容量检查,了解患者是否有肺过度充气。如肺容量检查显示残气量、功能残气量、肺总量增加、残总比增高,则提示有肺过度充气,此时需进行是否合并肺气肿的鉴别。弥散功能检查能了解肺泡气体的弥散能力,在肺泡结构受到破坏的肺气肿患者,其弥散功能降低,而仅有肺过度充气的患者弥散功能正常,可资鉴别。

4. 如通气功能显示 VC 或 FVC 下降,提示限制性通气功能障碍,此时需进一步做肺总量、残气量等容量检查,以确认肺容量确实受限。因为在肺过度充气时,主要表现为残气量的增加,可以使肺活量减少,但肺总量应没有减少,甚或会增加。因此肺总量的检查可排除假性限制性通气功能障碍。如确有肺过度充气的表现,可做支气管舒张试验,了解舒张药吸入后肺过度充气是否可以恢复,进而作出是否哮喘的诊断。

如确认是肺总量减少,限制性病变,则需进行弥散功能检查,了解限制肺容量扩张的病变是由于肺内因素[如肺纤维化、肺泡填塞(如肺泡蛋白沉着症)、毁损肺等],或是肺外因素(如胸廓畸形、胸膜增厚粘连等)所引起。如弥散功能是正常的,则可能是肺外因素,反之则可能是肺内因素。如有弥散功能下降,还需进一步考虑是由于弥散距离增加(如肺纤维化、肺水肿等致肺泡膜增厚、贫血等),还是由于弥散面积减少（如肺气肿）所导致。弥散量与肺泡通气量的比值改变对诊断有帮助。部分肺间质性病变的患者，其弥散功能的改变常较肺容量的变化更为敏感，甚至在肺容量尚在正常范围时即出现弥散功能的障碍，弥散功能下降的幅度也较容量的改变更大，对有效治疗的反应也更敏感。

肺功能临床应用诊断思路见图1-12，当然，除这些检查外，其他肺功能检查方法对临床诊断也有帮助。必须强调的是，所有肺功能检查的评估，不能脱离临床资料单独评估，这也是肺功能评估中常常遇到的问题。密切结合临床病史、体征、其他检查结果以及对治疗的反应等，是正确评估肺功能的基础，只看肺功能结果就轻易做出判断常会导致误诊。

三、临 床 意 义

肺功能检查是临床上胸肺疾病及呼吸生理的重要检查内容，有助于临床早期检出肺、气道病变；评估疾病的病情严重程度及预后；评定药物或其他治疗方法的疗效；鉴别呼吸困难的原因；诊断病变部位；评估肺功能对手术的耐受力或劳动强度耐受力；以及对危重病人的监护等。

目前肺功能检查已在我国大中型医院普遍开展，随着我国社区医疗工作受到越来越多的重视，基层及社区医院的肺功能检查也必然开展得越来越广泛。近年中华医学会呼吸病学分会发布的"慢性阻塞性肺疾病（COPD）诊治指南"、"支气管哮喘防治指南"、"慢性咳嗽诊治规范"等疾病的诊治指南中，均将肺功能作为这些疾病的诊断和严重度分级的重要指标，甚至是金标准。

肺功能检查作为客观的检查指标，通过不同的检查方法，从不同的侧面全方位地分析相应的呼吸生理和病理改变，其在临床上的应用是多方面、多层次的。肺功能检查在呼吸系统疾病的诊断、分级和治疗及科学研究中具有十分重要的意义。

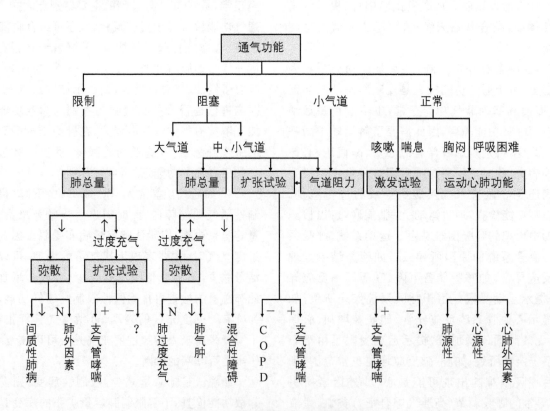

图 1-12　肺功能临床应用诊断思路图

（郑劲平）

■ 参考文献

[1] Miller MR, Crapo R, Hankinson J, et al. Series "ATS/ERS Task Force: Standardisation of lung function testing" #1: General considerations for lung function testing. Eur Respir J, 2005,26:153-161

[2] Miller MR, Hankinson J, Brusasco V. Series "ATS/ERS Task Force: Standardisation of lung function testing" #2: Standardisation of spirometry. Eur Respir J, 2005, 26: 319-338

[3] Wanger J, Clausen JL, Coates A, et al. Series "ATS/ERS Task Force: Standardisation of lung function testing" #3: Standardisation of the measurement of lung volumes. Eur Respir J, 2005,26:511-522

[4] MacIntyre N, Crapo RO, Viegi G, et al. Series "ATS/ERS Task Force: Standardisation of lung function testing" #4: Standardisation of the sin-gle-breath determination of carbon monoxide uptake in the lung, Eur Respir J, 2005,26:720-735

[5] Pellegrino R., Viegi G., Brusasco V., Series "ATS/ERS Task Force: Standardisation of lung function testing". #5: Interpretative strategies for lung function tests. Eur Respir J, 2005,26: 948-968

[6] Global strategy for the diagnosis, management, and prevention of chronic obstructive pulmonary disease (2007). Online. GOLD website. www.goldcopd.org

[7] 吴绍青.肺功能测验在临床上的应用.上海:上海科学技术出版社,1961

[8] 穆魁津,刘世婉.全国肺功能正常值汇编.北京:北京医科大学中国协和医科大学联合出版社,1990

[9] 穆魁津,林友华.肺功能测定原理与临床应用.北京:北京医科大学中国协和医科大学联合出版社,1992

[10] 郑劲平.我国肺功能检测应用现状的调查和分析.中华结核和呼吸杂志,2002,25:69-73

[11] 郑劲平,钟南山.Normative values of pulmonary function testing in Chinese adults. Chin Med J,2002,115:50-54

[12] 朱蕾,刘又宁,于润江.临床肺功能.北京:人民卫生出版社,2004

[13] 郑劲平.用力肺活量检测的质量控制及注意事项.中华结核和呼吸杂志,2005,28:77-78

[14] 郑劲平.肺功能学－基础与临床.广州:广东科技出版社,2007:1-543

[15] 郑劲平.一口气呼吸法肺弥散功能测试的质量控制及注意事项.中华结核和呼吸杂志,2007,30(10):723-725

[16] 郑劲平.肺功能检查//钟南山,王辰.呼吸内科学(全国高等学校医学研究生规划教材).北京:人民卫生出版社,2008:500-524

第 2 章

动脉血气分析与酸碱平衡

酸碱平衡和电解质平衡均是维持人体内环境稳定的重要因素,它们相互影响,相互制约,共同起着维持内环境稳定、保障生命的作用。酸碱失衡和电解质紊乱直接关系到病人的安危,有时成为危重病人致死的直接原因。维持酸碱和电解质平衡是危重病人救治过程中的重要环节。动脉血气分析

自 20 世纪 50 年代应用于临床以来,特别是动态的血气监测对于判断危重病人的呼吸功能和酸碱失衡类型、指导治疗、判断预后尤其在危重病人的救治中扮演了重要作用。本章主要就动脉血气分析的作用及临床常见酸碱失衡作一阐述。

第一节　血气分析与酸碱平衡概论

一、动脉血气分析的作用

(一)判断呼吸功能

动脉血气分析值是判断呼吸衰竭最客观的指标。根据动脉血气分析值可以将呼吸衰竭分为 I 型和 II 型。

1. I 型呼吸衰竭　其标准为海平面平静呼吸空气的条件下,$PaCO_2$ 正常或下降,$PaO_2 <$ 60mmHg。

吸氧条件下 I 型呼吸衰竭判断标准为氧合指数 $= \dfrac{PaO_2}{FiO_2} < 300mmHg$。

2. II 型呼吸衰竭　其标准为海平面平静呼吸空气的条件下,$PaCO_2 > 50mmHg$,$PaO_2 <$ 60mmHg。

吸氧条件下 II 型呼吸衰竭判断标准为 $PaCO_2 > 50mmHg$,$PaO_2 > 60mmHg$。

(二)判断酸碱失衡

1. 单纯性酸碱失衡　呼吸性酸中毒(呼酸)、呼吸性碱中毒(呼碱)、代谢性酸中毒(代酸)和代谢性碱中毒(代碱)。

2. 混合型酸碱失衡

(1)传统认为有四型:呼酸并代酸、呼酸并代碱、呼碱并代酸和呼碱并代碱。

(2)新的进展:混合性代酸(高 AG 代酸＋高 Cl^- 性代酸)、代碱并代酸包括代碱并高 AG 代酸和代碱并高 Cl^- 性代酸、三重酸碱失衡(triple acid base disorders,TABD)包括呼酸型三重酸碱失衡和呼碱型三重酸碱失衡。

二、适　应　证

动脉血气分析检查适用于临床各科的危重病人。动态动脉血气分析监测对于判断危重病人的呼吸功能和酸碱失衡的类型、指导治疗和判断预后均有重要作用。

三、正常值及临床意义

(一)常用的判断酸碱失衡指标

1. pH　系指体液内氢离子浓度的反对数即 $pH = \log\dfrac{1}{H^+}$,是反映体液总酸度的指标,受呼吸和代谢因素共同影响。正常值:动脉血 pH 为 7.35～7.45,平均值为 7.40,静脉血 pH 较动脉血低 0.03～0.05。pH＜7.35 时为酸血症;pH＞7.45 时为碱血症。

2. PCO_2　血浆中物理溶解的 CO_2 分子所产生的压力称为 PCO_2。正常值动脉血 35～45mmHg,平均值 40mmHg。静脉血较动脉血高 5～

7mmHg。它是酸碱平衡呼吸因素的唯一指标。当 $PCO_2 > 45mmHg$ 时，应考虑为呼酸或代碱的呼吸代偿；当 $PCO_2 < 35mmHg$ 时，应考虑为呼碱或代酸的呼吸代偿。

3. HCO_3^- 即实际碳酸氢盐(actual bicarbonate, AB) 是指隔绝空气的血液标本在试验条件下所测的血浆 HCO_3^- 值。正常值 $22 \sim 27mmol/L$，平均值 $24mmol/L$，动、静脉血中 HCO_3^- 大致相等。它是反映酸碱平衡代谢因素的指标。$HCO_3^- < 22mmol/L$，见于代酸或呼碱代偿；$HCO_3^- > 27mmol/L$，见于代碱或呼酸代偿。

4. 标准碳酸氢盐(standard bicarbonate, SB) 在标准条件下(PCO_2 40mmHg、Hb 完全饱和、温度 37℃)测得的 HCO_3^- 值。它是反映酸碱平衡代谢因素的指标。正常值 $22 \sim 27mmol/L$，平均值 $24mmol/L$。正常情况下 AB=SB；AB>SB 且两者均高于正常值见于代碱或呼酸代偿；AB<SB 且两者均低于正常值见于代酸或呼碱代偿。

5. 缓冲碱(buffer base, BB) 体液中所用缓冲阴离子总和，包括 HCO_3^-、Pr^-、Hb^-。血浆缓冲碱(BB_p)=$HCO_3^- + Pr^- + 24 + 17 = 41mmol/L$，全血缓冲碱($BB_b$)=$HCO_3^- + Pr^- + Hb^- = 24 + 17 + 0.42 \times 15 = 47.3mmol/L$。

6. 碱剩余(base excess, BE) 它是表示血浆碱储量增加或减少的量。正常范围 $\pm 3mmol/L$，平均为 0。BE 正值时表示缓冲碱增加；BE 负值时表示缓冲碱减少或缺失(base defect, BD)。它是反映酸碱失衡代谢性因素的指标。全血碱剩余=BE_b=BE_{15}=ABE；细胞外液碱剩余=BE_b=BE_{ECF}=SBE。

7. 总 CO_2 量(TCO_2) 它是反映化学结合 CO_2 量($24mmol/L$)和物理溶解的 CO_2 量($0.03 \times 40 = 1.2mmol/L$)。正常值 = $24 + 1.2 = 25.2mmol/L$。其意义同 HCO_3^- 值。

(二)常用判断低氧血症的参数

1. 氧分压(PO_2) 氧分压是指血浆中物理溶解的氧分子所产生的压力。动脉血氧分压(PaO_2)正常值 $80 \sim 100mmHg$，随着年龄增加而下降，预计 PaO_2 值(mmHg)=$102 - 0.33 \times$ 年龄(岁)± 10.0。静脉血氧分压(PvO_2)正常值 $40mmHg$。在判断呼吸功能时，一定要用动脉血氧分压，绝不能用静脉血氧分压替代。联合应用动脉血氧分压和动脉血二氧化碳分压可判断呼吸衰竭的类型。

2. 血氧饱和度(SO_2) 血氧饱和度是指血红蛋白实际上所结合的氧含量占全部血红蛋白能够结合的氧的百分率。血氧饱和度的计算公式为：

$$SO_2 = \frac{氧合血红蛋白}{全部血红蛋白} \times 100\%$$

动脉血氧饱和度以 SaO_2 表示，正常范围为 $95\% \sim 99\%$，动脉血氧饱和度与动脉血氧分压间的关系通过氧解离曲线表示。

3. 氧合指数 氧合指数=PaO_2/FiO_2，又称通气/灌注指数，正常值为 $400 \sim 500mmHg$。氧合指数小于 $300mmHg$ 可判断为呼吸衰竭。

(三)静脉血取代动脉血行血气分析的可行性

血气分析原则上应采用动脉血，但在临床上常可遇到病人动脉穿刺困难，特别是婴幼儿，此时往往用静脉血取代动脉血测定。但必须牢记静脉血气分析只能用于判断酸碱失衡，不能用于判断呼吸功能。其理由为：①动、静脉血 pH、PCO_2、HCO_3^- 有明显的替代关系，即静脉血 pH 较动脉血 pH 低 $0.03 \sim 0.05$，静脉血 PCO_2 较动脉血 PCO_2 高 $5 \sim 7mmHg$，动、静脉血 HCO_3^- 大致相等；②静脉血 PCO_2 不仅受呼吸功能，而且受循环功能的影响。当微循环障碍时，血液在毛细血管停留时间延长，组织利用氧增加，回到静脉血 PCO_2 可明显下降，此时可表现为动脉血 PO_2 正常，而静脉血 PO_2 明显下降。

四、酸碱失衡判断方法

(一)分清原发与继发(代偿)变化

酸碱失衡代偿必须遵循下述规律。

1. HCO_3^-、PCO_2 任何一个变量的原发变化均可引起另一个变量的同向代偿变化，即原发 HCO_3^- 升高，必有代偿的 PCO_2 升高；原发 HCO_3^- 下降，必有代偿 PCO_2 下降；反之亦相同。

2. 原发失衡变化必大于代偿变化。根据上述代偿规律，可以得出以下三个结论：①原发失衡决定了 pH 是偏碱抑或偏酸；②HCO_3^- 和 PCO_2 呈相反变化，必有混合性酸碱失衡存在；③PCO_2 和 HCO_3^- 明显异常同时伴 pH 正常，应考虑有混合性酸碱失衡存在。一般而言，单纯性酸碱失衡的 pH 是由原发失衡所决定的。如果 pH<7.40，提示原发失衡可能为酸中毒；pH>7.40，原发失衡可能为碱中毒。常见以下 4 种类型。

(1) pH>7.40，$PaCO_2 > 40mmHg$，$HCO_3^- > 24mmol/L$，考虑为代碱。

举例：pH 7.45、HCO$_3^-$ 32mmol/L、PaCO$_2$ 48mmHg。分析：PaCO$_2$ 48mmHg＞40mmHg，可能为呼酸，HCO$_3^-$ 32mmol/L＞24 mmol/L 可能代碱，但因 pH 7.45＞7.40 偏碱，结论：代碱。

（2）pH＜7.40，PaCO$_2$＞40mmHg，HCO$_3^-$＞24mmol/L，考虑为呼酸。

举例：pH 7.35、HCO$_3^-$ 32mmol/L、PaCO$_2$ 60mmHg。

分析：PaCO$_2$ 60mmHg＞40mmHg 可能为呼酸，HCO$_3^-$ 32mmol/L＞24mmol/L 可能代碱，但因 pH 7.35＜7.40 偏酸。结论：呼酸。

（3）pH＞7.40，PCO$_2$＜40mmHg，HCO$_3^-$＜24mmol/L，考虑为呼碱。

举例：pH 7.42、HCO$_3^-$ 19mmol/L、PaCO$_2$ 29mmHg。

分析：PaCO$_2$ 29mmHg＜40mmHg，可能为呼碱，HCO$_3^-$ 19mmol/L＜24mmol/L，可能代酸，但因 pH 7.42＞7.40 偏碱。结论：呼碱。

（4）pH＜7.40，PCO$_2$＜40mmHg，HCO$_3^-$＜24mmol/L，考虑为代酸。

举例：pH 7.32、HCO$_3^-$ 15mmol/L、PaCO$_2$ 30mmHg。

分析：PaCO$_2$ 30mmHg＜40mmHg 可能为呼碱，HCO$_3^-$ 15mmol/L＜24mmol/L 可能代酸，但因 pH7.32＜7.40 偏酸。结论：代酸。

（二）分清单纯性和混合性酸碱失衡

1.PaCO$_2$升高同时伴 HCO$_3^-$下降，为呼酸合并代酸。

举例：pH 7.22、HCO$_3^-$ 20mmol/L、PaCO$_2$ 50mmHg。

分析：PaCO$_2$ 50mmHg＞40mmHg、HCO$_3^-$ 20mmol/L＜24 mmol/L。结论：呼酸并代酸。

2.PaCO$_2$下降同时伴 HCO$_3^-$升高，为呼碱并代碱。

举例：pH 7.57、HCO$_3^-$ 28mmol/L、PaCO$_2$ 32mmHg。

分析：PaCO$_2$ 32mmHg＜40mmHg，HCO$_3^-$ 28mmol/L＞24mmol/L。结论：呼碱并代碱。

3.PaCO$_2$和 HCO$_3^-$同时升高或下降，可采用单纯性酸碱失衡预计代偿公式来区分。

（三）结合临床表现、病史综合判断

动脉血气分析虽对酸碱失衡的判断甚为重要，但单凭一张血气分析报告单作出的诊断，有时难免有错。为使诊断符合病人的情况，必须结合临床、其他检查及多次动脉血气分析的结果。

（四）动脉血气分析在呼吸危重病人诊治中的注意事项

1. 允许性高碳酸血症策略对于减少呼吸机相关性肺损伤是有效的，使用过程中应做到适度 PaCO$_2$升高以及 PaCO$_2$缓慢的升高，确保 PaO$_2$＞60mmHg，pH＞7.20～7.25。此策略也可用于 COPD 并慢性呼吸衰竭患者的救治，在确保 PaO$_2$＞60mmHg 基础上，升高的 PaCO$_2$可缓慢下降。

2. 严重 CO$_2$潴留、特别是急性 CO$_2$潴留患者救治中应以通畅气道，合理地使用机械通气，降低升高的 PaCO$_2$为主，不宜过多补碱性药物。当 pH＞7.20 时可不补，pH＜7.20 时少补。以 5％碳酸氢钠 40～60ml/次为宜；对于短期内不能降低 PaCO$_2$的患者以及呼酸并代酸的患者，可适当加大补碱量。避免 post-hypercapnic alkalosis（CO$_2$排出后碱中毒）的发生。

3. 经皮血氧饱和度监测是一项无创监测技术，已在临床上广泛应用，在危重病人监测中发挥了重要作用，但不能替代动脉血气分析检查。经皮血氧饱和度无正常参考值，因人而异，动态监测是有价值的。危重病人监测时出现 S$_T$O$_2$变化不大，但病情明显恶化时应考虑到 PaCO$_2$升高的可能，必须及时行动脉血气分析检查。休克病人经皮血氧饱和度的监测没有意义。S$_T$O$_2$为 90％时，PaO$_2$约为 60mmHg。

第二节　临床上常见的酸碱失衡

传统认为，酸碱失衡类型仅有代酸、代碱、呼酸、呼碱、呼酸并代碱、呼酸并代酸、呼碱并代碱和呼碱并代酸 8 型。随着 AG 和潜在 HCO$_3^-$ 概念在酸碱失衡领域的应用，认为尚有以下几种酸碱失衡存在。①混合性代酸（高 AG 代酸＋高 Cl$^-$性代酸）；②代酸并代碱，包括高 AG 代酸并代碱和高 Cl$^-$性代酸并代碱两型；③三重酸碱失衡，包括呼酸＋代碱＋高 AG 代酸（呼酸型 TABD）和呼碱＋代碱＋高 AG 代酸（呼碱型 TABD）两型。必须强调，迄今为止，在临床上只能对并发高 AG 代酸的

TABD 作出判断,而对伴有高 Cl^- 性代酸的 TABD,从理论上讲可以存在,但尚缺乏有效的判断手段。

1. **代酸** 原发血浆中的 HCO_3^- 减少称之为代酸。临床上常按 AG 将代酸分为高 AG 型和正常 AG 型(高氯性)。不管何型代酸,其机体代偿作用和动脉血气特点相同。其不同点为:高 AG 代酸 HCO_3^- 下降必有等量 AG 升高,即 $\Delta HCO_3^- = \Delta AG$;正常 AG 型代酸 HCO_3^- 下降必有等量 Cl^- 升高,而 AG 不变,即 $\Delta HCO_3^- = \Delta Cl^-$。

(1)机体代偿作用:代酸时,H^+ 的上升可刺激中枢和外周化学感受器,引起代偿性通气增加,其结果 $PaCO_2$ 下降。此种代偿完全需 12~24h。代酸预计代偿公式为 $PaCO_2 = 1.5 \times HCO_3^- + 8 \pm 2$。其代偿极限为 $PaCO_2$ 10mmHg。

(2)动脉血气和血电解质变化特点:①HCO_3^- 原发下降;②PCO_2 代偿性下降,且符合 $PCO_2 = 1.5 \times HCO_3^- + 8 \pm 2$;③pH 下降;④血 K^+ 升高或正常;⑤血 Cl^-:高 AG 代酸时,血 Cl^- 正常,正常 AG 型(高氯性)代酸时,血 Cl^- 升高;⑥血 Na^+ 下降或正常;⑦AG:高氯性代酸时,AG 正常,高 AG 代酸时 AG 升高;⑧PaO_2 常正常。

2. **代碱** 原发的血浆 HCO_3^- 升高称之为代碱。

(1)机体代偿作用:代碱时,由于 pH 升高,H^+ 下降,抑制了中枢和外周化学感受器,使通气减弱,$PaCO_2$ 升高。以往,认为代碱的呼吸代偿无明显规律,特别是低钾性碱中毒常见不到呼吸代偿。其预计代偿公式为:$\Delta PaCO_2 = 0.9 \times \Delta HCO_3^- \pm 5$。其代偿完全时间为 12~24h,代偿极限为 $PaCO_2$ 55mmHg。

(2)动脉血气和血电解质变化特点:①HCO_3^- 原发升高;②PCO_2 代偿性升高,且符合 $PaCO_2 = $ 正常 $PaCO_2 + 0.9 \times \Delta HCO_3^- \pm 5$;③pH 升高;④血 K^+ 下降或正常;⑤血 Cl^- 下降;⑥血 Na^+ 下降或正常;⑦AG 正常或轻度升高;⑧PaO_2 常正常。

3. **呼酸** 原发的 PCO_2 升高称呼酸。

(1)机体代偿作用:呼酸时机体可通过缓冲对系统、细胞内外离子交换、肾代偿等机制,使 HCO_3^- 代偿性升高。即使机体发挥最大代偿能力,但 HCO_3^- 升高始终不能超过原发 PCO_2 的升高,即 HCO_3^- / PCO_2 比值下降(<0.6),pH 值<7.40。又由于呼酸代偿主要靠肾代偿,因肾代偿作用发挥完

全较缓慢,因此临床上按呼酸发生时间将其分为急、慢性两型。呼酸 3d 以内者为急性呼酸,3d 以上者为慢性呼酸。第三军医大学新桥医院研究表明:在慢性呼酸代偿程度为 PCO_2 每升高 1mmHg,可引起 HCO_3^- 代偿性升高约 0.35mmol/L,即慢性呼酸公式为:$\Delta HCO_3^- = 0.35 \times \Delta PCO_2 \pm 5.58$;其代偿极限为 $HCO_3^- < 42 \sim 45$mmol/L。急性呼酸时最大代偿程度为 HCO_3^- 升高 3~4mmol/L,即 HCO_3^- 代偿极限为 30mmol/L。

(2)动脉血气和血电解质变化特点:①$PaCO_2$ 原发性升高;②HCO_3^- 代偿性升高,但慢性呼酸必须符合预计 $HCO_3^- = 24 + 0.35 \times \Delta PaCO_2 \pm 5.58$ 范围内;急性呼酸 $HCO_3^- < 30$mmol/L;③pH 下降;④血 K^+ 升高或正常;⑤血 Cl^- 下降;⑥血 Na^+ 下降或正常;⑦AG 正常;⑧PaO_2 下降,低于 60mmHg,严重时 $PaO_2 < 40$mmHg。

(3)临床注意点

①对呼酸处理原则是通畅气道,尽快解除 CO_2 潴留,随着 PCO_2 下降、pH 随之趋于正常。

②补碱性药物原则:原则上不需要补碱性药物,但 pH<7.20 时,为了减轻酸血症对机体的损害,可以适当补 5% $NaHCO_3$,一次量为 40~60ml,以后再根据动脉血气分析结果酌情补充。只要将 pH 升至 7.20 以上即可。因为 pH<7.20 时,酸血症对机体有四大危害作用:一是心肌收缩力下降,使心力衰竭不易纠正;是心肌室颤阈下降,易引起心室纤颤,再加上酸血症伴高钾血症存在,更容易引起心室纤颤;三是外周血管对心血管活性药物敏感性下降,一旦发生休克不易纠正;四是支气管对其解痉药物的敏感性下降,气道痉挛不易解除,CO_2 潴留得不到纠正。鉴于上述情况,在 pH<7.20 时应补碱性药物。但切记酸血症对机体危害的 pH 是在 7.20 以下。呼酸并代酸时,由于同时存在代酸,补碱性药物的量可适当加大。但必须要在 pH<7.20 时,一次性补 5% $NaHCO_3$ 量控制在 80~100ml 即可,以后再根据动脉血气分析结果酌情处理。

③纠正低氧血症:应尽快纠正低氧血症,最好将 PaO_2 升至 60mmHg 以上。临床上常出现肺性脑病病人经治疗后,CO_2 潴留减轻并不明显,但只要 PaO_2 升高,大于 60mmHg,病人常可清醒。

④应注意区分急、慢性呼酸和慢性呼酸急性加剧。

⑤应严防 CO_2 排出后碱中毒(alkalosis),特别是使用机械通气治疗时不宜通气量过大,CO_2 排出过多。

⑥注意高血钾对心脏的损害:严重酸中毒可因细胞内外离子交换,而出现细胞外液 K^+ 骤升,即为酸中毒性高钾血症。

4. 呼碱　原发的 PCO_2 下降称呼碱。

(1)机体代偿作用:一旦发生呼碱,机体通过缓冲对系统、细胞内外离子交换、肾代偿等机制使血 HCO_3^- 代偿性下降,其中肾减少对 HCO_3^- 的重吸收,增加尿液 HCO_3^- 的排出是主要的代偿机制。代偿完全约需 3d。因此呼碱 3d 以内者为急性呼碱,3d 以上者为慢性呼碱。第三军医大学新桥医院研究表明:慢性呼碱的代偿程度为 PCO_2 每降低 1mmHg,可使 HCO_3^- 代偿性降低 0.49mmol/L,即慢性呼碱预计代偿公式为:$\Delta HCO_3^- = 0.49 \times \Delta PCO_2 \pm 1.72$,其代偿极限为 HCO_3^- 12~15mmol/L。

(2)动脉血气和血电解质变化特点:①$PaCO_2$ 原发性下降;②HCO_3^- 代偿性下降,但必须符合 HCO_3^- 在 $24 + 0.49 \times \Delta PaCO_2 \pm 1.72$ 范围内;③pH升高;④血 K^+ 下降或正常;⑤血 Cl^- 升高;⑥血 Na^+ 正常或下降;⑦AG 正常或轻度升高;⑧PaO_2 下降,常低于 60mmHg。

(3)临床注意点:对于此型失衡的处理原则是治疗原发病,注意纠正缺氧,对于呼碱不需特殊处理。值得注意的是:呼碱必伴有代偿性 HCO_3^- 下降,此时若将 HCO_3^- 代偿性下降误认为代酸,而不适当补碱性药物,势必造成在原有呼碱基础上再合并代碱。因此,我们认为:呼吸衰竭病人救治过程中,切忌单凭 HCO_3^- 或二氧化碳结合力下降作为补碱性药物的依据,特别是在基础医疗单位,无动脉血气分析检查,单凭血电解质来判断时,一定要结合临床综合分析血 K^+、Cl^-、Na^+ 和 HCO_3^- 的水平。若 HCO_3^- 下降同时伴有血 K^+ 下降,应想到呼碱的可能,不应再补碱性药物。牢记:"低钾碱中毒,碱中毒并低钾"这一规律。

5. 混合性代酸　此型失衡为高 AG 代酸并高氯性代酸。其动脉血气特点与单纯性代酸完全相同:pH 下降、HCO_3^- 原发性下降、PCO_2 代偿性下降,且符合 $PCO_2 = 1.5 \times HCO_3^- + 8 \pm 2$。检测 AG 可提示此型酸碱失衡的存在。单纯性高氯性代酸符合 Cl^- 升高数(ΔCl^-) = HCO_3^- 下降数

(ΔHCO_3^-),若在此基础上再合并高 AG 代酸,HCO_3^- 继续下降数(ΔHCO_3^-) = AG 升高数(ΔAG),其结果为 $\Delta HCO_3^- = \Delta Cl^- + \Delta AG$。因此,一旦出现 AG 升高时伴有 $\Delta HCO_3^- > \Delta Cl^-$ 或 $\Delta AG < \Delta HCO_3^-$,应想到混合性代酸存在的可能。

6. 代碱并代酸　此型失衡的动脉血气变化复杂:pH、HCO_3^-、PCO_2 均可表现为升高、正常或降低,主要取决于两种原发失衡的相对严重程度,按 AG 正常与否,可分为 AG 升高型及 AG 正常型两型。

AG 升高型:此型失衡为代碱并高 AG 代酸,AG 及潜在 HCO_3^- 是提示此型失衡的重要指标。高 AG 代酸时,$\Delta AG \uparrow = \Delta HCO_3^- \downarrow$,$Cl^-$ 不变。而代碱时,$\Delta HCO_3^- \uparrow = \Delta Cl^- \downarrow$,AG 不变。当两者同时存在时,则 $\Delta HCO_3^- = \Delta AG + \Delta Cl^-$;而潜在 HCO_3^- = 实测 $HCO_3^- + \Delta AG$ 必大于正常 HCO_3^-(24mmol/L);$\Delta HCO_3^- < \Delta AG$。当代碱严重时,AG 升高但不伴有 HCO_3^- 下降;HCO_3^- 反而升高。相反当高 AG 代酸严重时,HCO_3^- 下降可与 Cl^- 下降同时存在。

AG 正常型:此型失衡为代碱并高氯性代酸。在临床上较难识别,很大程度依赖详尽的病史。例如急性胃肠炎病人同时存在腹泻和呕吐,腹泻可引起高氯性代酸;呕吐可引起低钾低氯性代碱。详尽的病史及低钾血症的存在可以帮助我们作出较正确的判断。

7. 呼酸并代酸　急慢性呼酸合并不适当 HCO_3^- 下降或者代酸合并不适当 PCO_2 升高,均可称为呼酸合并代酸。

(1)动脉血气与血电解质变化特点:①$PaCO_2$ 原发性升高;②HCO_3^- 可升高、下降或正常,以下降或正常多见,但必须符合实测 $HCO_3^- < 24 + 0.35 \times \Delta PaCO_2 - 5.58$;③pH 极度下降;④血 K^+ 升高;⑤血 Cl^- 下降、正常或升高均可,但以正常或升高多见;⑥血 Na^+ 正常或下降;⑦AG 升高;⑧PaO_2 下降,常低于 60mmHg。

临床上常见有以下 3 种组合:①PCO_2 升高(>40mmHg),HCO_3^- 下降(<24mmol/L),即所谓 PCO_2 升高同时伴 HCO_3^- 下降,此为呼酸并代酸。②PCO_2 升高伴 HCO_3^- 升高,但符合 $HCO_3^- <$ 正常 HCO_3^-(24mmol/L) $+ 0.35 \times \Delta PCO_2 - 5.58$。此时需要结合临床综合判断,起病时间不足 3d,应考虑为单纯呼酸;若起病时间超过 3d,应考虑为呼酸并

相对代酸。③HCO_3^-下降伴PCO_2下降,但符合$PCO_2 > 1.5 \times HCO_3^- + 8 \pm 2$。即所谓代酸并相对呼酸,上述代酸若为高AG代酸,那么AG升高常是提示并发代酸的重要指标。

(2)临床注意点:对于此型失衡应在积极治疗原发病,解除CO_2潴留和纠正缺氧的同时,适当加大碱性药物的补充。但必须要在pH<7.20时,一次补5%$NaHCO_3$量控制在80~100ml,以后再根据动脉血气的分析结果酌情处理。要尽快地消除严重酸血症对心脏、支气管、外周血管的损害作用。

8. 呼酸并代碱 急慢性呼酸复合不适当升高的HCO_3^-或代碱复合不适当升高的PCO_2均可诊断呼酸并代碱。其动脉血气特点为PCO_2升高,HCO_3^-升高,pH升高、下降、正常均可。其pH主要取决于呼酸与代碱成分的相对严重程度。若两者相等,pH正常;若以呼酸为主,则pH下降;若以代碱为主,pH升高。

(1)动脉血气及血电解质变化特点:①$PaCO_2$原发升高。②HCO_3^-升高,且符合实测$HCO_3^- > 24 + 0.35 \times \Delta PaCO_2 + 5.58$。但必须牢记,慢性呼酸最大代偿能力是$HCO_3^-$ 42~45mmol/L,因此当$HCO_3^- > 45$mmol/L时不管pH正常与否,均可诊断为慢性呼酸并代碱。③pH升高、正常、下降均可,其pH正常与否只取决于两种酸碱失衡相对严重程度,但多见于下降或正常。④血K^+下降或正常。⑤血Cl^-严重下降。⑥血Na^+下降或正常。⑦AG正常或轻度升高。⑧PaO_2下降。

临床上常见于下述三种情况:①急性呼酸时,只要$HCO_3^- > 30$mmol/L,即可诊断为急性呼酸并代碱;②慢性呼酸为主时,PCO_2原发升高,HCO_3^-代偿升高,且符合$HCO_3^- >$正常HCO_3^-(24mmol/L)+$0.35 \times \Delta PCO_2 + 5.58$,或$HCO_3^- > 45$mmol/L,pH下降或正常;③代碱为主时,$HCO_3^-$原发升高,$PCO_2$代偿升高,且符合$PCO_2 >$正常$PCO_2$(40mmHg)+$0.9 \times \Delta HCO_3^- + 5$或$PCO_2 > 55$mmHg,pH升高或正常。

(2)临床注意点:①此型失衡中并发的代碱主要为医源性所致。因此在处理呼酸时注意CO_2排出不宜过快,补碱性药物不宜过多,合理使用肾上腺糖皮质激素以及排钾利尿药等。②对于呼酸病人注意常规补氯化钾,只要每日尿量在500ml以上,常规补氯化钾每日3~4.5g,预防呼酸纠正过程中的代碱发生。

9. 呼碱并代酸 呼碱伴有不适当下降的HCO_3^-或代酸伴有不适当下降的PCO_2,即可诊断为呼碱并代酸。其动脉血气特点为:PCO_2下降,HCO_3^-下降,pH下降、升高、正常均可。其pH主要取决于呼碱与代酸的相对严重程度,临床上常见以下两种情况:①以呼碱为主的重度失衡:pH升高,PCO_2下降,HCO_3^-下降且符合:急性为$HCO_3^- >$正常HCO_3^-(24mmol/L)+$0.2 \times \Delta PCO_2 - 2.5$;慢性为$HCO_3^- >$正常$HCO_3^-$(24mmol/L)+$0.49 \times \Delta PCO_2 - 1.72$。②以呼碱为主的轻度失衡或代酸为主的失衡:pH正常或下降,HCO_3^-下降,PCO_2下降且符合$PCO_2 < 1.5 \times HCO_3^- + 8 - 2$。此型失衡并发的代酸常为高AG代酸,因此AG升高是提示合并高AG代酸的重要指标。

10. 呼碱并代碱 呼碱伴有不适当的HCO_3^-下降,或代碱伴有不适当的PCO_2升高均可诊断为呼碱并代碱,共存的呼碱和代碱可引起严重碱血症,预后较差。据Wilson报道:pH为7.60~7.64时死亡率为65%;pH>7.64时死亡率为90%。临床常见为Ⅰ型呼吸衰竭病人在原有的呼碱基础上,不适当使用碱性药物、排钾利尿药、肾上腺糖皮质激素和脱水药等,常可在缺氧伴有呼碱基础上并代碱。但少数病人也可见于Ⅱ型呼吸衰竭呼酸病人,由于使用机械通气治疗排出CO_2过多、过快,或呼吸衰竭病人经有效治疗后CO_2排出而未能注意及时补钾,而引起呼碱或呼碱并代碱,即CO_2排出后碱中毒。

(1)动脉血气和血电解质变化特点为:①$PaCO_2$下降、正常和升高均可,但多见于下降或正常;②HCO_3^-升高、正常和下降均可,但多见于升高或正常;③pH极度升高;④血K^+下降;⑤血Cl^-下降或正常;⑥血Na^+下降或正常;⑦AG正常或轻度升高;⑧PaO_2下降,常低于60mmHg。

临床上常见于以下3种情况:①PCO_2下降(<40mmHg),同时伴有HCO_3^-升高(>24mmol/L),为呼碱并代碱;②PCO_2下降,HCO_3^-轻度下降或正常,且符合急性:$HCO_3^- >$正常HCO_3^-(24mmol/L)+$0.2 \times \Delta PCO_2 + 2.5$;慢性:$HCO_3^- >$正常$HCO_3^-$(24mmol/L)+$0.49 \times \Delta PCO_2 + 1.72$,即所谓呼碱相对代酸;③$HCO_3^-$升高并$PCO_2$轻度升高或正常,且符合$PCO_2 <$正常$PCO_2$(40mmHg)+$0.9 \times \Delta HCO_3^- - 5$,即所谓代碱相对呼碱。

(2)临床注意点:①此型失衡因有呼碱和代碱

的同时存在，可引起严重的碱血症，由于 pH 极度升高，常可引起氧解离曲线左移，使组织缺氧更加明显，以及出现严重的心律失常，而危及生命，这常是病人致死的直接原因。严重碱中毒病人，当 pH ＞7.65 时，病死率在 85% 以上。②补酸性药物的原则：一般情况下，混合性酸碱失衡不必补酸性药物，即使是 pH 升高较为明显的呼碱并代碱。但应注意以下三点：对合并呼碱的混合性酸碱失衡中呼碱不需特殊处理，只要原发疾病纠正，呼碱自然好转；对混合性酸碱失衡中代碱处理应以预防为主，因为代碱绝大部分是医源性所造成的，其中包括慎用碱性药物、排钾利尿药、肾上腺糖皮质激素，注意补钾；对于严重碱血症的混合性酸碱失衡，常见于呼碱并代碱，应尽快将碱性 pH 降下来，可适当补盐酸精氨酸，一次以 10～20g 加入 5%～10% 葡萄糖液中滴注和使用醋氨酰胺每次 0.25g，1～2/d，连用 2d 即可。因为严重碱血症可引起病人直接致死。

11. 三重酸碱失衡（TABD） TABD 是指同时混合存在三种原发失衡，即一种呼吸性酸碱失衡＋代碱＋高 AG 代酸。

(1)三重酸碱失衡类型：三重酸碱失衡因并发的呼吸性酸碱失衡不同，可分为呼酸型 TABD 和呼碱型 TABD 两型。AG 及潜在 HCO_3^- 是提示 TABD 存在的重要指标。必须指出，迄今为止，在临床上只能对并发高 AG 代酸的 TABD 作出诊断；而对并有高氯性代酸的 TABD，从理论上虽然存在，但尚缺乏有效诊断手段。

①呼酸型 TABD：呼酸＋代碱＋高 AG 代酸。其动脉血气和血电解质特点为：pH 下降、正常均可，少见升高；PCO_2 升高；HCO_3^- 升高或正常；AG 升高，$\Delta AG \neq \Delta HCO_3^-$；潜在 HCO_3^- ＝实测 HCO_3^- ＋ΔAG＞正常 HCO_3^-（24mmol/L）＋0.35×ΔPCO_2＋5.58；血 K^+ 正常或升高；血 Na^+ 正常或下降；血 Cl^- 正常或下降；PaO_2 下降，常低于 60mmHg。

②呼碱型 TABD：呼碱＋代碱＋高 AG 代酸。

其动脉血气和血电解质特点为：pH 升高、正常，少见下降；PCO_2 下降；HCO_3^- 下降或正常；AG 升高，$\Delta AG \neq \Delta HCO_3^-$；潜在 HCO_3^- ＝实测 HCO_3^- ＋ΔAG＞正常 HCO_3^-（24mmHg）＋0.49×ΔPCO_2＋1.72；血 K^+ 正常或下降；血 Na^+ 正常或下降；血 Cl^- 升高、正常、下降均可；PaO_2 下降，常低于 60mmHg。

(2)三重酸碱失衡的判断：TABD 的判断必须联合使用预计代偿公式、AG 和潜在 HCO_3^-。其判断步骤可分为以下三步：①首先要确定呼吸性酸碱失衡的类型，选用呼酸抑或呼碱预计代偿公式，计算 HCO_3^- 代偿范围。②计算 AG，判断是否并发高 AG 代酸。TABD 中代酸一定为高 AG 代酸。③应用潜在 HCO_3^- 判断代碱，即将潜在 HCO_3^- 与呼酸抑或呼碱预计代偿公式计算所得 HCO_3^- 代偿范围相比。虽然在临床上往往存在两种情况：一是不使用潜在 HCO_3^-，仅使用实测 HCO_3^- 即可检出 TABD 中代碱存在；二是必须使用潜在 HCO_3^- 才能检出 TABD 中代碱存在，但为了避免漏检 TABD，我们主张常规地使用潜在 HCO_3^-。

举例：pH 7.33、PCO_2 70mmHg、HCO_3^- 36mmol/L、Na^+ 140mmol/L、Cl^- 80mmol/L。判断方法：① PCO_2 70mmHg ＞ 40mmHg、HCO_3^- 36mmol/L＞24mmol/L，pH 7.33＜7.40，示呼酸。按呼酸预计代偿公式计算：ΔHCO_3^- ＝0.35×（70−40）±5.58＝10.5±5.58，预计 HCO_3^- ＝24＋10.5±5.58＝34.5±5.58＝28.92～40.08mmol/L；② AG＝140−（80＋36）＝24＞16（mmol/L），示高 AG 代酸；③潜在 HCO_3^- ＝实测 HCO_3^- ＋ΔAG ＝36＋（24−16）＝36＋8＝44＞40.08mmol/L，示代碱。结论：呼酸＋代碱＋高 AG 代酸（呼酸型 TABD）。若不计算潜在 HCO_3^- 和 AG 必误诊为单纯性呼酸。

（钱桂生）

■ 参考文献

[1] 钱桂生.现代临床血气分析.北京:人民军医出版社,2002:133-147

[2] Halpern ML, Goldstein MB. Fluid, Electrolyte, and acid-base Physiology. 第 3 版(英文影印版).北京:科学出版社,2001:49-72

[3] 中华医学会.临床技术操作规范呼吸病学分册.北京:人民军医出版社,2008:74-77

[4] 毛宝龄,钱桂生.呼吸衰竭.上海:科学技术出版社,2005:46-67

[5] Adrogue HJ, Madias NE. Management of life-threatening acid-base disorders. New Engl J Med, 1998,338(1):26-34

[6] Adrogue HJ, Madias NE. Management of life-threatening acid-base disorders. New Engl J Med, 1998,338(2):107-111

第 3 章

心肺运动试验的临床应用

心肺运动试验(cardiopulmonary exercise testing,CPET)是全球通用的综合评价呼吸、循环、造血、神经心理和骨骼肌系统对运动总体反应的一种功能测试。这种相对无创性、动态的功能生理检查对评价患者最大运动量和普通运动量的反应,为医师的临床决策提供人体动态下的心肺功能,以评价不明原因的运动耐量降低、运动相关症状,并作为功能水平和功能不全的客观指标。安静状态下进行呼吸和心脏功能检查不能确切反映运动时的表现和功能水平,而运动耐量较静息检查更能反映总体的健康状况,有助于探讨疾病的病理生理机制,了解病情的程度及进展,判断疾病的疗效及预后。CPET 曾是生理研究和专业中心的特异性领域,现在临床应用日益广泛,基于以上认识,CPET 在患者管理中的应用日益增多。运动试验应用于临床主要通过以下几种类型:①用于诊断运动性哮喘的运动激发试验;②用于评价心肺功能的运动耐力试验;③用于运动康复。

本文将重点阐述成人 CPET 的临床适应证、诊断标准和解释策略,包括:①CPET 的适应证;②方法学;③运动病理生理学机制;④正常参考值;⑤临床应用。

一、心肺运动试验的适应证

由于心肺运动试验的复杂性和耗时性,心肺运动试验以往并未得到广泛应用。然而,自从有了自动气体分析仪、敏感的测量设备和计算机的应用,心肺运动试验成为一种被广泛接受的、准确而经济实用的无创检测方法。运动试验主要用于鉴别诊断,它避免了很多猜测和偏见。它的应用使伤残评估更为客观。它有助于指导心肺疾病患者的康复训练,确定训练强度,评价训练效果。近年来,心肺运动试验被用于估测疾病的严重程度,并且它能够比现有的心功能分级方法更准确地估测心衰患者的生存期。峰值摄氧量的测定能够比其他方法更为准确地进行心脏移植的排序。它同样可以用于评价拟行肺移植的原发性肺动脉高压患者和拟行肺减容术的肺气肿患者。

心肺运动试验被用于治疗效果的评价。它还可以在疾病进入不可逆转期前进行早期诊断。越来越多的应用使人们更加认识到心肺运动试验在医学领域中的重要作用。诊断治疗效率的提高也为社会节省了大量医疗开销。

CPET 适应证见表 3-1。实际工作中,当病史、体格检查、X 线胸片、静息肺功能检查、静息心电图检查等基本临床资料不能解决特殊问题时,应考虑进行 CPET。

保证患者安全是进行运动试验的前提条件,因此我们要严格掌握运动试验的禁忌证及何时停止该项检查的指征。进行运动试验检查前要行常规的十二导心电图检查,测定患者安静时的血压,对部分患者还要进行血气分析,并且准备行心肺复苏术的一切必要的抢救药物和除颤仪。在运动过程中要监测患者的血压、血氧饱和度和心率等情况,存在以下几种情况者不宜行运动试验:①严重胸痛的患者;②严重呼吸困难的患者;③心肌梗死急性期的患者;④未经治疗的高血压患者;⑤存在室性心律失常的患者;⑥容量性心力衰竭或存在心脏瓣膜疾病的患者;⑦严重的肺动脉高压患者。在运动过程中如出现以下情况需立即停止该检查:①胸痛伴或不伴 ST 段的改变;②出现严重的呼吸困难;③运动中出现眩晕、极度的恐惧和发绀;④经常出现的室性期前收缩;⑤心室纤颤;⑥收缩压大于≥300mmHg 和(或)舒张压≥140mmHg;⑦与运动前比较收缩压或舒张压下降≥20mmHg。

表 3-1　CPET 的适应证

1. 运动耐量评价
　(1)确定功能损伤或水平(VO₂ 峰值)
　(2)确定运动限制因素及病理生理机制
2. 不明原因运动耐量降低评价
　(1)评价并存疾病中心和肺病因的作用
　(2)不与静息心肺检查相应平行的症状
　(3)初步心肺检查未能诊断的不明原因的呼吸困难
3. 心血管患者的评价
　(1)心力衰竭患者功能评价和预后
　(2)心脏移植的选择
　(3)心脏康复的运动处方和对运动训练反应的测量
4. 呼吸疾病患者评价
　(1)功能损伤评价
　(2)COPD:建立运动受限,评价其他潜在的相关因素,尤其是潜在心脏病(缺血);确定缺氧级别和氧疗处方;当需要对治
　　疗措施进行客观确定而无法通过标准肺功能检查恰当实现时
　(3)肺间质病:测定早期(潜在)气体交换异常;肺气体交换的总体评价/测量;确定缺氧级别和氧疗处方;确定潜在运动
　　限制因素;记录治疗反应
　(4)肺血管疾病(须谨慎分析利害关系)
　(5)肺囊性纤维化
　(6)运动诱发支气管痉挛
5. 特殊临床应用
　(1)术前评价:肺切除手术;进行腹部大手术的老年患者;肺气肿之肺减容手术(研究中)
　(2)肺康复的运动评价和处方
　(3)损伤-残疾评价
　(4)肺、心肺移植评价

CPET 的禁忌证包括:①支气管哮喘或 COPD 急性加重期患者;②严重的呼吸困难;③不稳定心绞痛或心肌梗死急性期患者;④严重的高血压患者;⑤严重的室性心律失常患者或高度房室传导阻滞者;⑥严重的心功能不全患者;⑦严重的肺动脉高压患者;⑧已知有冠状动脉主干病变的患者;⑨安装心脏起搏器患者;⑩年老、体弱及行动不便者。

二、心肺运动试验的方法学

心肺运动试验(CPET)的目的是在体力活动强度逐渐增加的情况下,对参与运动反应的器官和系统进行评价。因此,运动试验涉及大量肌群,在进行平板或自行车功量仪运动时涉及下肢肌肉。通常应用功率递增方案最为有效,这样可在短时间内对一系列运动强度进行研究。恰当设计的试验可在 20min 内完成全过程静息,无负荷,递增运动负荷,获取足够的数据,并进行处理。

(一)心肺运动试验的设备

通常有两种运动设备可供 CPET 应用:运动平板和自行车功量仪(表 3-2)。运动平板通过联合运动负荷的增加速度和级别(标高)提供逐渐增加的运动负荷强度。运动负荷升高方案的选择主要取决于试验的目的和患者虚衰的程度。运动平板试验较自行车功量仪法有数项优点。在运动平板上步行较自行车更为大多数人所熟悉,但在运动平板上步行较普通步行更复杂。实际上,在运动平板试验最大运动期间需调动更多肌群并做更多功以对抗重力,对参与运动反应的器官系统形成更大压力。运动平板试验法的最大摄氧量(VO₂max)较自行车功量仪法平均高 5%～10%。这对于需严格确定 VO₂max 的运动员,以及在那些只有最大代谢需求时才出现异常情况(如心肌缺血)的患者来说或许很重要。如果运动试验用来制定序贯运动训练的处方,最好在试验和训练中应用同一种运动模式。

表 3-2　自行车功量仪和运动平板的比较

	自行车功量仪	运动平板
VO_{2max}	较低	较高
功率测量	是	否
血气收集	较易	更难
干扰和人为因素	少	多
安全性	更安全	安全性低
体重影响	少	多
腿部肌肉锻炼程度	少	多
更适用于	患者	正常受试者

运动平板试验的主要缺点是难以对运动时的外部功率进行准确量化。运动平板的速度和分级与所进行运动的代谢氧耗（VO_2）之间的关系只是一种估算，因此，难以用运动平板法确定 VO_2 值。这是因为受试者的体重和步伐是重要决定因素。而应用自行车功量仪法时，体重的影响小得多。运动平板试验时握住扶手会改变（通常为降低）代谢氧耗。所以，应该鼓励受试者尽量不使用扶手。

自行车功量仪与运动平板相比通常价格便宜且占用空间较小，并且监测不易受到运动和人为的干扰。其主要优点是外部活动的功率易于量化。肥胖受试者移动较重下肢时代谢需求略有增加，约 5.8ml/(min·kg)，但只要骑车节奏保持恒定，即可代表恒定偏差。预测功率与代谢能量消耗的关系对于诊断非常重要。

自行车功量仪有两种。机械性自行车通过调节摩擦级别而调节外部功率。电动挡自行车通过电磁方法增加骑车阻力。机械性自行车功量仪通常不能设置足够精确的功率，并且要求受试者以固定节律骑自行车以保持设定摩擦级别下的恒定功率。相反，电动功量仪可对所做功率进行直接量化，并且可以电脑控制；这样可使功率自动增加甚至是持续地增加（如"斜坡模式"）。这种功量仪的构造使中度骑车频率改变（40～70r/min）时并不影响输出功率。利用自行车功量仪可以实现真正无负荷骑车。通过动力"协助"可以克服功量仪内部的阻力，这样患者无须像骑车运动开始那样克服飞轮惯性，这对极其衰弱的患者尤为重要。

有些患者不能进行下肢运动，对这类患者来说，上肢功量仪可用于负荷递增的运动试验。但应用上肢功量仪可提供的代谢压力是有限的；在健康受试者中峰值摄氧量 VO_{2peak} 平均约为下肢运动的 70%，并且乳酸酸中毒经常在较低的功率下出现。应当注意有肺部疾患的患者对上肢功量仪耐受较差；因为上肢运动影响辅助呼吸肌的活动。

因此，临床上多数情况下，运动形式首选自行车功量仪，但是，根据进行 CPET 的目的不同及可应用的设备条件，运动平板也是一种可接受的替代形式。

（二）运动试验方案

运动试验方案主要有两种：次极限运动试验和极限运动试验（表 3-3）。次极限运动试验可以是负

表 3-3　极限运动与次极限运动优缺点的比较

	优点	缺点
极限运动	直接测定耗氧量 提供更多的参数 提供更多的机会观察可能存在的异常反应 重复性好，可用于疗效监测	与努力程度高度相关 完成试验需要更多时间 安全隐患增加 医疗监护要求增加，要求更专业的专家管理和解释
次极限运动	不需要尽最大努力 完成试验需要时间短 安全，并发症风险低 医疗监护要求少 重复性好，可用于疗效监测 对于动机的依赖减少	只能预测耗氧量 丢失潜在的异常反应 获得的参数对于解释和指导干预的作用有限 运动处方的强度不能超过达到的最高功率

荷递增型或恒定负荷型,用于预测摄氧量(VO$_2$),但不能直接评价最大运动能力。另外,次极限恒定负荷运动试验可用于评价运动耐力或摄氧量的持续时间。极限运动试验(最大运动试验)用于测量最大摄氧量(VO$_{2max}$)及其他一些重要参数。由于受试者运动量出现症状或主观受限。因此,运动试验与受试者的努力程度具有极大的相关性,并同时受一些因素的影响,包括希望得到休息。

自行车功量仪和运动平板法的分类均有数项方案,是基于所应用功率的方式:①渐进递增运动负荷(每分钟)或连续斜坡方案;②多级运动方案(每3min,每一水平有一"假"稳定期);③恒定功率(同一功率,多保持5~30min);④非持续方案,由短时(3~4min)恒定功率运动组成,间以休息时间,负荷逐渐增加(很少用于临床)。

最大递增自行车功量仪方案:该方案已广泛应用于临床(图3-1)。逐渐递增功率方案可快速获得诊断数据。因为主要目标参数的反应滞后于功率的变化,因此选择功率恒速增加的方案很重要。同样原因,运动递增期最好从无负荷运动基线开始,而不宜从静息开始。方案包括3min静息、3min无负荷蹬车,继之以每分钟运动递增期(5~25W/min),直至患者意志力竭尽或依据医学监测终止试验。在计算机控制的自行车功量仪引导下,可以实现斜坡式连续增加负荷,通常每隔1~2s增加1次(斜坡方案)。但每分钟负荷总增加量应与初始方案相同,即5~25W/min。应用1分钟递增试验或坡式方案可得到相似的代谢和心肺功能评价值。

递增期延续8~12min的运动试验有效且能提供有价值的诊断信息。对于健康受试者(健康即指其VO$_2$最大值能达到预计值),递增期约10min的运动试验可以评估其功率增长率。因为递增运动试验中其VO$_2$与功率近似为线性关系,斜率约为10ml/(min·W),10min递增运动试验后VO$_2$为:VO$_2$(10min) = VO$_2$unl + (10 − τ) × 10 × S。VO$_2$unl为无负荷蹬车的预计摄氧量,τ为VO$_2$时间常数(阶梯性递增功率反应达到63%所需时间,约0.75min,年轻受试者缩短,老年人或慢性疾病患者则延长),S为功率递增斜率,单位为W/min。

$$S = \frac{\dot{V}O_{2max} - \dot{V}O_2 unl}{92.5}$$

预计值等式可计算VO$_2$最大值和VO$_2$unl,继而可得到10minVO$_2$最大值预计值[VO$_2$(10min) =

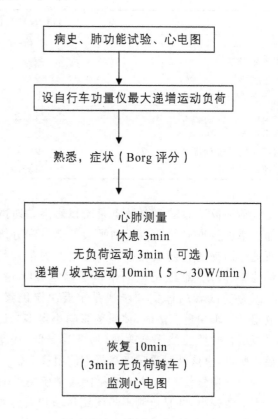

图3-1　最大的症状限制心肺递增运动测试方案流程图

VO$_{2max}$预计值]。实际应用时对等式算出值的调整应基于临床诊断和对患者体能状态的了解进行。若受试者状态良好,功率可以25~30W/min递增。对于虚弱的患者,应选择较低的功率递增(如5W/min)。

现已提出了一些用于临床运动试验的新方案,其中包括标准指数运动方案,在很大范围内,无论受试者的运动能力高低该方案均适用。自行车功量仪和运动平板均可应用该方案。在此方案中,功率以每分钟15%前次负荷进行指数增长。由于自行车运动与体重相对无关,故该方案适用于不同体重的人群。对于不同阶段的个体可得出相似的VO$_2$,单位为ml/(kg·min)。衰弱的患者可运动较短的时间,身体状态好者可运动约15min。这种方案与传统方案相比没有明显的优势。

临床上,为了明确诊断和进行心肺运动试验的原因和目的,选择心肺运动试验检查。根据以上介绍的运动试验方法,现将CPET的流程总结如图3-2。

临床状况评估
临床诊断和申请 CPET 原因
健康问卷（心肺）；身体运动能力概况
用药史、职业史、体格检查
肺功能，X 线胸片以及适当的实验室检查
确定 CPET 的适应证及禁忌证

↓

测试前准备
测试前至少戒烟 8h
测试当天避免运动
按指导用药
知情同意

↓

进行 CPET
实验室步骤
　质控
　设备校准
选择方案
　递增或恒定功率；侵入性或非侵入性
患者准备
　熟悉过程
　1～2 导联心电图，脉搏血氧定量，血压
　动脉置管（如果需要）
　心肺运动测试

↓

CPET 结果解释
数据处理
结果的质量和重复性
结果和理想参考值比较
综合解释 CPET 结果，准备 CPET 报告

图 3-2　心肺运动试验流程图

三、临床常用的心肺运动试验方法

自行车功量仪和活动平板是运动试验中常用的器械。自行车功量仪安全性、舒适性和稳定性较好，易于观察和测定各项生理参数，如心电监测、血压监测和抽取动脉血做血气分析及乳酸测定，且患者的做功量与体重无关；活动平板测得的 VO_{2max} 较自行车功量仪高 10%～15%，但在收集或测定一些生理参数时也没有自行车功量仪方便，而且患者的体重、行走方式等都可能影响做功量。呼吸系统疾病中常用自行车功量仪作为运动器械。

常用的临床运动试验方法包括：

(一)6 分钟步行试验(6MWT)

受试者按其自己的步行频率行走 6min，记录最大的运动距离。该方法简单易行，不受场地和仪器的限制，但不能提供运动时心肺功能的信息，故

在心肺疾病的诊断中无明显作用。主要用于肺切除术、肺减容术的术前和术后的评价；监测治疗干预的反应和肺的康复治疗；以及预测心肺疾病患者的发病率和病死率。

(二)运动激发试验

主要用于运动性哮喘的诊断及防治疗效的评价。

1. 活动平板法　测量基础肺功能，以 FEV_1 作为观察指标。受试者立于活动平板上，双手握柄随平板速度踏跑。以较低的速度和坡度开始，2～3min 内迅速增加，直至达到最大预计心率（220—年龄）的 70%～80% 或最大通气量（$FEV_1 \times 35$）的 40%～60%，并在此基础上维持至少 4min。整个运动过程最好在 6～8min 完成。运动停止后 1、5、10、15、20、30min 再次测量 FEV_1，以 FEV_1 较运动前下降大于 15% 为阳性标准。

2. 自行车功量仪法　根据受试者运动前的 FEV_1，计算出目标运动负荷（$53.76 \times FEV_1 - 11.07$）。运动开始后，在第 1、2、3、4min 使运动负荷分别达到目标负荷的 60%、75%、90% 和 100%，同样使用心率和（或）分钟通气量来监测是否达到运动强度。在达到目标运动强度后，再维持 4～6min。运动停止后测定 FEV_1 的时间同上，其最大降低值大于 15% 为试验阳性。

(三)心肺运动耐力试验

1. 症状自限的负荷递增运动试验　为临床上常用的方法，运动负荷每间隔一定时间增加一定的负荷量，直至最大症状自限。运动负荷以斜坡式递增，其递增幅度视患者情况不同而不同，从每分钟递增 5～25W 不等。患者在 8～12min 内达到最大运动比较理想。具体步骤如下（以自行车功量仪为例）：接好口器、血压袖带和 ECG 导联后，休息 3min，无负荷热身 3min，踏车负荷以 5～25W/min 的速度递增，转速保持在 60r/min，直至出现呼吸困难、腿部、全身疲劳，不能再进行运动或转速 <40r/min，以 0W 恢复 2min。维持 1min 的最高负荷水平定为最大运动负荷。

2. 恒定负荷运动试验　运动负荷在一定时间内（一般为 6min）维持在恒定水平，心率、摄氧量和分钟通气量在 1min 内保持不变，则为达到恒定状态，常以负荷递增运动试验中最大运动负荷的 70% 作为其运动负荷。主要用于评价干预后的疗效。

四、运动试验常用指标及参考值(表 3-4)

1. 最大摄氧量（maximal oxygen uptake,

VO_{2max}）　即每分钟最大的摄氧量。VO_{2max}是反映机体最大有氧代谢能力和心肺储备能力的参数。$VO_2 = CO \times (CaO_2 - CvO_2)$，同时 $VO_2 = VE \times (FiO_2 - Fe\ VO_2)$。$VO_{2max}$正常达预计值80%以上，且图形上应出现平台（图3-3），这是解释CPET的主要依据。VO_{2max}实测值占其预计值71%～80%为轻度下降，51%～70%为中度下降，≤50%为重度下降。VO_{2max}主要由循环系统的功能决定，它表示氧运转系统能力的总和。VO_{2max}也常用$VO_{2max}\ ml/(kg \cdot min)$表示。不同个体因体重的差异，完成同样的功率负荷，$VO_{2max}$也有不同，所以用$VO_2/kg$来衡量个体的运动能力较为客观，具体标准见表3-5。

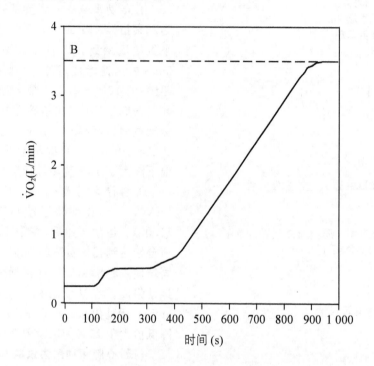

图3-3　随运动时间的延长，VO_2出现了平台即达到了VO_{2max}

表3-4　心肺运动试验的参考值

$\dot{V}O_2\ max$ or $\dot{V}O_2\ peak$	＞84% predicted
Anaerobic threshold	＞40% $\dot{V}O_2$ max predicted；wide range of normal（40%～80%）
Heart rate（HR）	HRmax＞90% age predicted
Heart rate reserve（HRR）	HRR＜15 beats/min
Blood pressure（BP）	＜220/90
O_2 pulse（$\dot{V}O_2$/HR）	＞80%
Ventilatory reserve（VR）	MVV－$\dot{V}Emax$；＞11 L or $\dot{V}Emax$/MVV×100；＜85%
	Wide normal range；72±15%
Respiratory frequency（f_R）	＜60 breaths/min
$\dot{V}E/\dot{V}_{CO_2}$（at AT）	＜34
VD/VT	＜0.28；＜0.30 for age＞40 years
PaO_2	＞80mmHg
$P_{(A-a)}O_2$	＜35mmHg

2.乳酸阈(lactic acid threshold) 用以探讨有氧代谢能力的指标,即尚未发生乳酸性酸中毒时的最高 VO_2。超过该点如继续运动,只有通过无氧代谢提供能量,故也称无氧阈(anaerobic threshold, AT)。目前已较少应用这个概念,因为正常人群即使在较低功率下运动,无氧与有氧代谢也是同时存在的。通过无创的气体交换方法评价得到的该点,称之为气体交换阈"gas exchange threshold";如通过取血测定 pH 方法得到该点,可以称之为乳酸阈"lactate threshold"。VO_{2max} 和 AT 可以识别疾病的严重程度,预测最大心排血量,故可用以标志心功能的损害程度。对反映组织灌注变化而言,AT 较 VO_{2max} 敏感,且相对于受试者是否用力关系较

小。VO_{2max} 受心血管储备功能及肌肉利用氧能力的影响,代表循环系统输送氧的能力,而运动耐力多取决于肌肉线粒体利用氧能力,与 AT 关系较密切。AT 正常应大于 $VO_{2maxpred}$ 40% 以上。

目前常用以下几种方法确定 AT:①递增运动负荷达一定功率后,每分通气量(VE)突然升高的拐点;②运动达一定功率后,VE/VO_2 呈现锐利升高的拐点(图 3-4);③运动达一定功率后,CO_2 排出量突然升高的拐点;④运动达一定功率后,呼出气氧浓度明显变化的拐点;⑤运动达一定功率后,每分钟 CO_2 排出量(VCO_2)与摄氧量(VO_2)的交点(图 3-5);⑥运动达一定功率后,呼吸气体交换率(R)锐利升高的拐点。

表 3-5 以最大摄氧量评估运动能力

VO_2/kg(ml·min)	运动类型	备注
60~80	最高强度的竞技比赛,如马拉松、游泳、划船等	优秀运动员
50~59	高强度的娱乐比赛,如爬山、滑雪、足球等	
40~49	中等强度的娱乐比赛,如舞蹈、滑冰等	
25~39	低强度的娱乐比赛,如赛马、高尔夫球等	胜任日常工作
20~24	娱乐运动,如走路(7km/h)、骑车(14km/h)等	
10~19	休闲活动,如走路(5km/h)、家务劳动等	
6~9	少量活动	

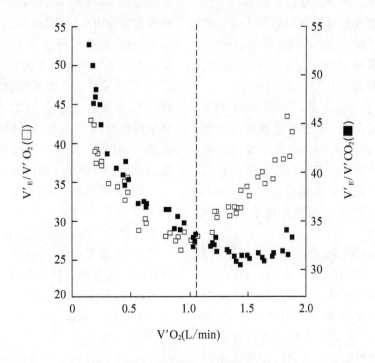

图 3-4 VE/VO_2 呈锐利升高拐点即为 LT

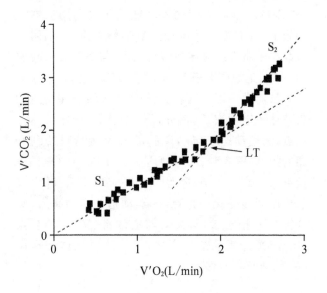

图3-5　VCO_2 与 VO_2 的交点为 LT

3. 氧脉搏（oxygen pulse，VO_2/f）　指单位心跳的摄氧量，氧脉搏 = VO_2/f；$VO_2 = Qc$（心输出量）$\times [C_{(a-v)}O_2]$；$Qc = fc \times SV$（每搏输出量）；故 $VO_2/fc = SV \times C_{(a-v)}O_2$，也可以说 $SV = $ 氧脉搏/$C_{(a-v)}O_2$。静息状态下，每 100ml 血中动脉氧含量为 20ml，混合静脉血中氧含量为 15ml，因此 $C_{(a-v)}O_2$ 为 0.05ml/ml，也即 $SV = $ 氧脉搏$\times20$。而在运动过程中，动脉氧含量仍为每 100ml 血液 20ml，而混合静脉血中氧含量为 8ml，因此 $C_{(a-v)}O_2$ 为 0.12ml/ml，$SV = $ 氧脉搏$\times8.3$。对于经常从事体育锻炼的人员，混合静脉血中氧含量可以降到每 100ml 血液 5ml，因此 $C_{(a-v)}O_2$ 为 0.15ml/ml，$SV = $ 氧脉搏$\times$6.8。理想状态极限运动下，$C_{(a-v)}O_2$ 可以达到 0.20ml/ml，$SV = $ 氧脉搏$\times5$。

静息条件下，对于心输出量为 70～90ml 的个体，氧脉搏为 3.5～4.5ml。最大氧脉搏取决于机体健康状态，20 岁成年人，心输出量在 100～120ml，最大氧脉搏可达 12～15ml，对心输出量在 120～140ml 运动员，最大氧脉搏可达 16～20ml。对于机体健康状态低下，心血管疾病患者，最大氧脉搏减低。

4. 运动负荷（exercise load）　用功率表示，即单位时间内的做功量（kpm/min 或 watts/min）。

5. VO_2 与功率（W）之间的关系　常用运动负荷后增加的 VO_2 与每分钟递增的功率来表示，即 $\Delta VO_2/\Delta W(ml \cdot min^{-1} \cdot W^{-1})$，它反映外界负荷增加时运动者氧的利用量。二者之间的关系也可用氧耗量与做功量坐标图上的斜率表示。氧运输

不足，肌肉不能获得足够的氧，则斜率低于正常，VO_{2max} 降低。

6. 最大心率储备（maximal heart reserve，HRR_{max}）　为最大预计心率与最大实测心率的差值。健康人极量运动时，最大实测心率达预计值，即心脏充分发挥运动能力。

7. 最大运动通气量（maximal expiratory ventilation，VE_{max}）　极量运动时的通气量称为 VE_{max}，简称最大通气量。VE_{max} 的值取决于运动中的潮气量与呼吸频率。机体在运动过程中，随着运动负荷的不断增加，VE_{max} 可由静息状态下的 5～8L/min 升至 100～150 L/min，有着近 20 倍的增加。

8. 呼吸储备（breath reserve，BR）　反映最大运动时的呼吸储备能力。$BR = (MVV-VE_{max})$ 或 $(MVV-VE_{max})/MVV\%$。正常值为（38 ± 22）L/min，或 20%～50%，即健康人极量运动时的通气量仅达 MVV 的 70% 左右，因此心功能是限制健康人运动能力的主要因素，而肺的通气功能则有较大的储备。在呼吸功能减退的情况下，BR 降低是运动受限的因素之一。

9. 呼吸交换率（respiratory exchange ratio，R）　呼吸交换率是指肺内每分钟 CO_2 排出量与每分钟 O_2 摄取量之间的比例。正常 R 值在 0.7～0.95，说明人体代谢主要利用的是碳水化合物和脂肪的混合物。静息状态下，不同个体 R 值随机体营养状态的不同而不同，营养中等的健康成年人如在检查前 4 小时空腹，其 R 值为 0.85，若过多摄入碳水化合物，其 R 值可达到 1.0。运动初期通气量增加，VCO_2 增加常超过 VO_2 的增加，因此 R 值上升，$R>1$ 可作为评价过度通气的指标。随运动不断进行，VO_2 增加明显超过 VCO_2 增加，R 值逐渐下降。有学者认为，R 值可作为判断运动是否尽全力的指标之一，但由于 R 值在不同个体之间差异较大，因此未被用于可终止运动试验的指标。

10. 呼吸模式　正常人极限运动时呼吸频率（RR）不超过 50/min。潮气量（VT）小于静息时的深吸气量（IC）的 70%，VT/IC 不超过 0.8。

11. 氧通气当量（ventilatory equivalent for O_2，EQO_2）　指相同时间内每分通气量与每分钟氧耗量的比值，即 $EQO_2 = VE/VO_2$，是确定无氧阈的最敏感的指标。健康年轻人群氧通气当量正常值为 25，随年龄增长可升至 30。

12. 二氧化碳通气当量（ventilatory equivalent for CO_2，$EQCO_2$）　指相同时间内每分通气量与

每分钟二氧化碳量的比值，即 $EQCO_2 = VE/VCO_2$，也主要用于无氧阈的确定。健康年轻人群氧通气当量正常值为28，随年龄增长可升至33。

13.肺内气体交换的指标 动脉氧分压（PaO_2）、肺泡与动脉氧分压差[$P(A-a)O_2$]、动脉二氧化碳分压（$PaCO_2$）、潮气末二氧化碳分压（$PetCO_2$）、动脉与潮气末二氧化碳分压差（$Pa\text{-}etCO_2$）、无效腔和潮气量的比值（VD/VT）。

正常人体在运动中，PaO_2 保持稳定，$PaCO_2$ 会有轻度下降。慢性肺病患者和伴有右向左分流的心脏病患者静息条件下 PaO_2 降低，运动后下降更为明显。早期间质性肺疾病患者静息条件下 PaO_2 尚在正常范围，运动过程中由于心输出量增加、肺毛细血管交换时间降低导致 PaO_2 下降。

正常年轻人静息条件下 $P_{(A\text{-}a)}O_2$ 为 5～10mmHg，运动过程中由于弥散时间缩短、混合静脉血氧分压下降和动脉氧分压增高共同决定了运动中 $P_{(A\text{-}a)}O_2$ 的增加，大约可增加至静息状态的120％。一个训练有素的运动员，其运动中的 $P_{(A\text{-}a)}O_2$ 可增至 35mmHg。早期间质性肺疾病患者在静息状态下 PaO_2 与 $P_{(A\text{-}a)}O_2$ 可保持正常，随运动不断进行，可出现 PaO_2 下降和 $P_{(A\text{-}a)}O_2$ 增加，这是由于运动加剧了肺内分流所致，其他可导致肺内分流增加的疾病包括：肺实变、肺内巨大肿物、慢性肝病所致的肺内血管扩张以及部分肺动脉高压患者；而严重的肺间质病患者即使在静息状态下也会出现 PaO_2 下降和 $P_{(A\text{-}a)}O_2$ 的增加。因此监测运动中的 $P_{(A\text{-}a)}O_2$ 有助于评价运动过程中的气体交换机制，如 $\dot{V}/\dot{Q}$ 失衡以及分流的增加。

总之，通过CPET可评价心脏功能、通气功能、气体交换和代谢功能（图3-6）。

五、心肺运动试验的临床应用

（一）运动激发试验

运动激发试验用于诊断运动性哮喘（exercise-induced asthma）。运动性哮喘是指有一定运动量引起的一过性支气管痉挛和气道阻力增高的病理状态。据统计有 70％～90％ 的哮喘患者有不同程度的运动性哮喘，运动性哮喘可发生在任何年龄，在儿童和成人哮喘患者中都很常见。另有部分患者，运动是诱发其哮喘发作的唯一激发因素。运动激发试验可用以①评价潜在性哮喘；②诊断运动性哮喘；③区分心源性哮喘；④评价 EIA 防治疗效，为了解平喘药性能、作用时间和适宜剂量提供资

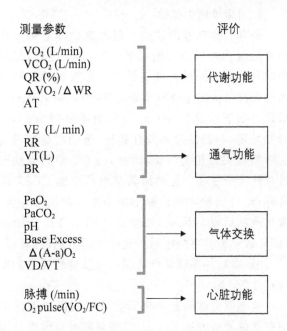

图3-6 通过CPET评价心脏功能、通气功能、气体交换和代谢功能

料。

1960 年 Jones 等人第一次阐述了"在跑步的第1～2min 会产生一定的支气管舒张现象，当运动停止后的 5～10min 就会出现支气管收缩，产生气道阻塞，并出现咳嗽和喘憋"，之后不久，就有学者分别从运动的持续时间、运动的种类、运动强度、运动时吸入气体的温度和湿度等角度来阐述运动性哮喘。哮喘患者和正常人群在 6～8min 的运动期间都会出现 FEV_1（第1秒用力呼气容积）、PEF（最大用力呼气流速）的增加，儿茶酚胺释放的增加可能是造成这种现象的原因。运动结束后，运动性哮喘患者会出现肺功能的大幅度下降，并在运动结束后的 3～15min 内达到高峰。而在运动结束后的 1h 多数哮喘患者能恢复至运动前的水平。

运动时过度通气所导致的水分和热量增加与运动性哮喘的发生有关，除此之外，炎性介质如组胺和白三烯也参与了运动性哮喘的形成。吸入的 β_2 受体激动药类药物、色甘酸钠、阿托品、抗组胺类药物、口服或吸入类糖皮质激素类药物均会影响运动激发试验的结果，因此试验前必须停用，而口服类 β_2 受体激动药和茶碱类药物对其结果并无影响，因此无须停用。除停用相关类药物外，运动试验前 4h 应避免剧烈的体育运动、避免服用含酒精类和咖啡因类的食物和饮料。运动试验前肺功能 FEV_1 应大于预计值的 65％。

(二)运动耐力试验

静息心肺功能的监测不能准确预测心肺疾患者的运动表现和功能水平(VO_{2peak}),而且,运动症状与静息心肺检查相关性差。尽管运动性呼吸困难是呼吸疾病患者的常见症状,但限制运动的症状常包括下肢异常、胸痛、疲劳而不是呼吸困难。研究发现,与肺活量和氧合相比,运动耐量与患者生活质量关系更为密切,因此,CPET 中的运动耐量试验十分重要。运动耐量降低的全面 CPET 综合评价,可独特客观地确定功能水平和损害程度,量化限制运动的因素,解释潜在的病理生理机制(如心肺疾患共存的作用),及时发现早期(已有)疾病(如缺血),并客观评价功能指数以监测疾病的发展和疗效。

运动耐力试验是明确劳力性呼吸困难原因的最有效的检查方法之一,不仅能判断呼吸困难的原因,而且能明确疾病的严重程度并评价药物治疗的效果。其检查内容包括:动脉血气分析、呼出气体的收集和分析、心电图和血压等,近些年来,运动试验还被用来评价 COPD 病情及疗效,并且制定肺康复治疗处方及评价其疗效的依据。

运动需要多种生理机制的密切配合,运动时机体代谢率大幅度增加,肌肉需要大量的氧气供应,同时将肌肉产生的大量二氧化碳排出以减少酸中毒对组织产生的不利影响。运动时需要心脏功能和肺功能的协调作用以及周围循环和肺循环的协调来满足运动期间通气量的增加。

运动耐力试验的有关方案。运动耐力试验的目的是以最准确的资料,患者所承受的最小负荷,最短的时间,了解患者运动受限的病理生理原因,适当的检测可得到满足运动中气体交换需求的有关肌肉、心、肺、循环的同步资料,并能识别出是由于不够用力、肥胖或是过于焦虑等造成的运动能力下降。主要有以下两种运动方案。

1. 每分递增试验 每分递增试验递增功率大小要考虑患者病史(尤其是每天各种强度和工作量),体格检查(肥胖及心肺疾病的迹象),和肺功能(主要是 FEV_1 和 MVV)。对于大多数受试对象,我们可根据以下公式决定患者的递增功率:

递增功率 W/min=(最大 VO_2-VO_2无负荷)/100

无负荷 VO_2 ml/min=150+[6×体重(kg)];

最大 VO_2 ml/min=(身高 cm-年龄)×20(男)

(身高 cm-年龄)×14(女)

递增试验要在 10min 内完成,在选择递增试验时,递增功率宁大勿小,递增量大会缩短运动时间,患者会很快恢复体力,有助于重复试验。若递增量太小,患者会不明原因地停止运动,重复试验会感觉非常疲劳。

2. 恒定功率试验 即在某一固定的亚极限负荷下运动,其运动功率大小依不同患者情况而定。固定功率试验能更准确地判断治疗前后心肺功能改善的程度,并评价治疗前后的运动生理指标如(VO_2,VD/VT,PaO_2)。

(三)6 分钟步行试验(6MWT)

慢性阻塞性肺病的步行运动试验首次被 MC-GAVIN 等提出,是一种低水平的 12min 测试跑,原本是用来评价军队中年轻健康成人的身体状况。很明显,大部分的 COPD 患者不能跑,所以推荐了 12min 步行试验(12MWT)。在这项测试当中,现在通常采用的方法已改进为:①6MWT,2MWT 和 4MWT;②耐力步行试验;③20m 往返跑试验;④10m 渐进式往返步行试验(SWT;ISWT);⑤10m 改良的 SWT;⑥耐力 SWT(ESWT)。

6MWT 被广泛用于其他的临床疾病,包括囊性纤维化,慢性心力衰竭(CHF),肺移植前和原发性肺动脉高压。也被用在间质性肺病的病人中(n=40)。在后面这组人群中的平均距离是 487(271~689)m,与 COPD 人群作了对比分析。这项试验也可用于对周围血管疾病病人的评价中。

6 分钟步行试验(6MWT)受到广泛欢迎。现在,6MWT 和 CPET 均用于功能评价。选择 6MWT 和(或)CPET 取决于要解决的问题和可应用的资源。二者均提供尽管复杂但全面的信息。因此,在临床决策所需信息不能从 6MWT 结果中获得的情况下,6MWT 难以取代 CPET 对心肺疾病患者的评价、呼吸疾病患者的评价、术前评价、肺康复的运动处方、损伤或残疾评估等。

(四)运动康复

运动耐力训练主要用于提高运动能力和生活质量,它对于健康人和许多患者均有作用。人们普遍认为运动训练是康复训练中最有效的部分。运动试验是唯一适合评定运动训练效果的方法。此外,运动试验还可以发现一些不适宜进行严格的运动训练的共存疾病。运动试验也可以用于测试患者和健康人在运动训练中出现的生理性改变。

运动训练的益处包括增加肌肉体积和线粒体数量,改善肌肉血流分布和肌肉氧供,减轻心脏负荷,减少乳酸生成,减少二氧化碳和氢离子生成,降低给定工作负荷下的通气驱动,改善患者的心理状况。

心脏病患者的运动康复训练的目的是改善患者的运动耐力和生活质量。由于运动肌群供血不足,心脏病患者表现为机体不活跃。美国心脏病学会在有关慢性心力衰竭的康复、预防内容中强调了运动的重要作用。运动训练后心脏病患者最重要的生理改变是心率减慢,从而使心脏舒张时间延长、冠状动脉血供增加。由于有氧代谢增强、无氧代谢减弱,相应运动负荷下的乳酸血症减轻。随着呼吸驱动的下降,呼吸负荷减轻。最终,患者主观感觉改善,认为自己的身体更加强壮有力。

慢性阻塞性肺病(COPD)患者的运动康复训练可以改善 COPD 患者的运动耐力、减轻呼吸困难的程度,心肺运动试验的结果证实了这一点。COPD患者通常存在通气受限,其运动耐力取决于通气受限的程度。相应运动负荷下,患者的通气水平下降,运动的通气需求升高。最大通气量的测试结果显示,COPD 患者的通气储备几乎为 0。呼吸肌疲劳可能是由于气道阻力增加、肺过度膨胀导致的呼吸功增加。运动中 COPD 患者的潮气量和分钟通气量下降不明显。运动负荷增加后动脉血二氧化碳分压增高,提示肺泡通气不能满足二氧化碳负荷的增加。

由于 COPD 患者存在通气受限,人们就想是否能够降低患者运动中异常增高的通气驱动。低运动功率时出现的乳酸血症、动脉氧分压下降、组织氧输送减少、肺血管阻力增高、心输出量下降、肌肉的无效灌注等因素都可以导致通气需求增加。以上原因以及使用糖皮质激素所致的肌肉萎缩,都可以导致患者运动能力下降。COPD 新的治疗策略认为通过运动训练,患者的生理功能可以得到改善。经过运动训练后,患者运动时的血乳酸水平下降、二氧化碳和氢离子产生量下降。运动试验结果显示经过严格的运动康复训练后,COPD 患者的运动耐力提高、相应运动负荷下的通气需求减少。

首先确定运动训练的禁忌证;制定运动处方;阐明运动受限的机制。若要进一步提高患者的运动耐力,可以在运动时给患者进行氧疗,即使患者的动脉血气没有提示存在低氧血症。这种做法有很多益处:第一,可以减轻低氧血症和氢离子对颈动脉体的刺激,从而减慢呼吸频率;第二,呼吸频率减慢可以延长 COPD 患者的呼气时间,从而降低患者的呼气末容积;第三,氧气有扩张支气管的作用;第四,氧气可以促进通气血流比较低的区域的氮气排出,使患者的呼气末容积进一步下降。

(五)常见呼吸系统疾病的特点

1. 慢性阻塞性肺疾病(COPD)(表 3-6)
COPD 患者运动反应依据疾病程度不同而不同。中-重度患者运动耐力降低,表现为 Wr_{max} 和 VO_{2max} 降低;而轻度患者运动反应和 VO_{2max} 常与正常人相同。但在 CPET 中,常常可以观察到流量-容积环存在呼气流速受限的异常表现。中-重度 COPD 患者显著区别于其他疾病的特点是通气储备(BR)下降,V_{Emax}/MVV 接近或超过 100%,提示运动受限是由于通气功能受损所致。与正常人相比,在相同水平的 V_E 时,中-重度 COPD 患者在运动中 V_T 增加较少而呼吸频率增加明显。由于动态过度充气,患者呼气末肺容量(end expiratory lung volume, EELV)常增加,导致 IC 下降,患者呼吸功耗增加,出现呼吸困难。虽然中-重度 COPD 患者运动时心率增加,但与正常人相比,常不能达到 HR_{max},因此,COPD 患者与心血管疾病患者相比常有较大的心率储备(HRR)。回顾性研究显示,随着患者病情的进展,VO_{2max} 和 RR 降低,而 HRR 增加。脉氧(O_{2pulse})常与 VO_{2max} 成比例减少,并可能与通气限制、缺氧和不适等综合因素有关。此外,O_{2pulse} 降低也可能是过度动态充气的血流动力学结果。其他呼吸异常反应包括 V_E 和无效通气增加,主要是由于无效腔通气增加。在 COPD 患者中,无氧阈(AT)可能正常、降低或不确定。当 AT 降低时,不利于 COPD 患者运动心肺功能的解释。静息时,COPD 患者 PaO_2 常降低,运动时,PaO_2 可增加、降低或保持不变,但在中-重度 COPD 患者中下降的可能性更大。随着 PaO_2 的降低,$P_{(A-a)}O_2$ 常增加。肺气肿为主的患者运动时 SpO_2 常降低,而慢性支气管炎为主的患者运动时 PaO_2 常增加。可能与通气-灌注失衡以及弥散功能障碍有关。因此,在 COPD 患者中,运动时 PaO_2 增加或保持不变常提示通气-灌注改善。

2. 间质性肺疾病(interstitial lung disease, ILD) ILD 运动时呼吸及心血管的异常变化可能反映不同疾病的严重程度和(或)不同的 ILD 类型。Wr_{max} 和 VO_{2max} 常降低。通气储备降低和通气受限在运动中也常观察到。此外,ILD 患者运动时

表 3-6　几种常见肺部疾病心肺运动试验的反应

指标	COPD	ILD	PVD
VO_{2max}	↓	↓	↓
AT	N/↓	N/↓	↓
HRR	↓/N	↓	N/↓
O_{2pulse}	N/↓	N/↓	↓
BR	↑↑	N/↑	N
VE/VCO_2 (at AT)	↑	↑	↑
VD/VT	↑	↑	↑
PaO_2	变化	↓	↓
$P_{(A-a)}O_2$	↑	↑	↑

无效腔通气增加（VD/VT）、缺氧、早期出现的代酸、肺动脉高压等因素导致通气需求增加。由于容量受限，运动时呼吸形式表现为呼吸频率增加、VT降低、EELV变化小。在严重的ILD患者，运动早期VT即达到IC的水平，VE的增加大部分只能靠增加呼吸频率。由于呼吸困难导致运动停止的ILD患者与由于腿部疲劳而停止的患者相比，其呼气流速明显受限、EELV增加、吸气流速环异常，但运动时SO_2降低的患者较少。静息时，ILD患者PaO_2正常或不同程度的降低，大部分患者表现为PaO_2降低和$P_{(A-a)}O_2$增加。低氧血症也可能是由于心腔内左向右分流的结果。患者运动时氧合降低与静息时D_{LCO}相关，D_{LCO}小于70%运动时常发生低氧。研究表明，低氧是导致ILD患者运动受限的主要原因。运动中，可观察到无效通气增加和低通气现象。气体交换异常，包括VD/VT增加、PaO_2降低，$P_{(A-a)}O_2$增加在轻度患者中就可出现，因此可作为早期诊断的手段。心血管异常较常见，主要表现为肺血管和右室功能紊乱。HRR增高或正常，O_{2pluse}降低，AT可正常或降低。不同的ILD类型，CPET的反应不同。IPF患者运动时动脉氧合下降的程度和肺部异常气体交换较结节病和隐原性间质性肺泡炎（cryptogenic fibrosing alveolitis-scleroderma type）患者明显。

3. 肺血管病（PVD）　包括原发性肺动脉高压、肺栓塞、慢性肺栓塞等疾病，W_{rmax}和VO_{2max}常降低，运动受限原因主要为心血管因素，包括远端肺血管受累、潜在的肺血管病变和右心功能不全等因素。运动早期常出现代谢性酸中毒。HRR基本正常，O_{2pluse}常降低。由于存在VD/VT增加、低氧血症和异常的$P_{(A-a)}O_2$增高等因素，患者运动时呼吸形式表现为呼吸频率增加和VT降低。

4. 运动性哮喘（EIA）　运动激发试验后，由于支气管痉挛，在剧烈运动后5～10min FEV_1常降至最低点，以FEV_1较运动前下降大于15%为阳性诊断标准。

5. 肺囊性纤维化　研究表明，测定VO_{2max}对于指导治疗和判断预后有一定帮助。

（孙铁英）

■ 参考文献

[1] ATS/ACCP Statement on Cardiopulmonary Exercise Testing. Am J Respir Crit Care Med 2003,167:211-277

[2] Weisman IM, Zeballos RJ. An integrated approach to the nterpretation of cardiopulmonary exercise testing. Clin Chest Med 1994,15: 421-445

[3] Wasserman K, Hansen JE, Sue DY, et al. Principles is equivalent of exercise testing and interpretation: including pathophysiology and clinical applications. 3rd ed. Philadelphia: Lippincott Williams & Wilkins, 1999: p. ΧV

[4] 郭岩斐,孙铁英.运动性哮喘.中华呼吸与结核杂志,2000,23:373-375

[5] THE AMERICAN THORACIC SOCIETY. Guidelines for Methacholine and Exercise ChallengeTesting. Am J Respir Crit Care Med, 2000,161:309-329

[6] 孙铁英,郭岩斐,张洪胜,等.白三烯在运动性哮喘中作用的初步探讨.中华医学杂志,2002,82:54-56

[7] 孙铁英,郭岩斐,张洪胜,等.孟鲁斯特钠治疗运动诱发性支气管收缩的临床研究.中华结核和呼吸杂志,2005,28:83-87

[8] 许小毛,孙铁英,张洪胜,等.轻度慢性阻塞性肺疾病患者运动肺功能的研究.中国呼吸与危重监护杂志,2003,2:215-218

[9] 许小毛,孙铁英.70岁以上慢性阻塞性肺疾病患者运动训练的康复效果研究.中华老年医学杂志,2006,25:735-737

第4章

机 械 通 气

机械通气(mechanical ventilation,MV)是利用呼吸机的机械装置产生气流和提供不等氧浓度,建立气道口与肺泡间的压力差,增加通气量、改善换气和减少呼吸功,最终改善或纠正低氧血症、二氧化碳(CO_2)潴留及酸碱失衡。它主要起生命支持作用,为基础疾病的治疗创造条件。

第一节　机械通气的基础知识

根据设计特点,呼吸机的加压方式分为胸腔外加压和呼吸道直接加压,前者称为负压呼吸机,后者称为正压呼吸机,简称呼吸机(ventilator),本章讨论后者。呼吸机大体包括以下三部分:动力部分主要分电动或气动两种基本类型,前者为机械动力驱动密闭容器送气,后者多由高压氧和高压空气共同驱动,目前多为两者的混合类型,简称多功能呼吸机;连接部分主要由通气管路、呼气阀和传感器等构成;主机主要包括通气模式选择、参数调节、监测和报警装置等。

一、机械通气的基本特性

1. 机械通气的基本压力　①间歇正压通气(intermittent positive pressure ventilation,IPPV):是MV的直接动力,其特点是吸气期正压,呼气期压力逐渐降至零,从而引起肺泡的周期性扩张和回缩,产生吸气和呼气。压力变化的最高值称为峰压(peak pressure,P_{peak})。②呼气末正压(positive-end expiratory pressure,PEEP):指MV时呼气末气道压力大于零,与IPPV组成持续正压通气(continuous positive pressure ventilation,CPPV)。PEEP的概念容易被误解,即认为该压力只在呼气末存在。事实上PEEP在整个呼吸周期皆存在,并影响整个吸气过程(升高峰压和平台压)和呼气过程(升高呼气初期和中期的压力,使呼气末期的压力维持在预设水平)。PEEP的作用有:扩张气道、打开并维持陷闭气道或肺泡的开放、改善肺水肿、

增加功能残气量(FRC)等,目前强调最佳或合理PEEP的应用,应用不当(过高或过低)达不到治疗作用并影响血流动力学。③吸气末正压:又称平台压(plateau pressure,P_{plat}),指吸气达峰压后,维持肺泡充盈的压力,气流可能消失(吸气末屏气),也可能存在(流量转换模式)。平台压是肺泡承受的最高压力,是引起气压伤和血流动力学异常的直接原因;但适度应用符合呼吸生理,改善气体分布,故强调平台压不超过压力-容积(P-V)曲线的高位拐点(upper inflexion point,UIP),时间占呼吸周期的5%～10%,一般不超过15%。

2. 吸气向呼气的转换　①压力转换:气道压力达预设值转换为呼气。特点是气道压力恒定;但潮气量(VT)随通气阻力变化,吸气压力呈三角形,肺泡内气压和气体皆分布不均,现已基本淘汰。②容量转换:VT达预设值转换为呼气。特点是VT稳定,但气压和气体皆分布不均,气道压力随通气阻力变化。该转换方式也明显减少。③时间转换:是MV的基本转换方式,其特点是压力达预设值、送气气流逐渐降低(定压型)或VT达预设值(定容型),然后送气气流终止(屏气),吸气时间(Ti)达预设值转为呼气,气压和容量在肺内分布较均匀,有助于改善气体交换和防止气压伤。④流速转换:吸气流速降至峰流速的一定比例(多为25%)或一定流速值转为呼气。⑤复合转换:以上述某一种方式为主,加用其他保护性措施。

3. 呼气向吸气转换　①时间转换:由预设的Ti

和呼气时间(Te)决定,是控制通气的转换方式。②自主转换:自主呼吸触发呼吸机送气。触发水平多可自主调节,有时固定。压力触发最多,但流量触发稳定,敏感度高,应用显著增多。现代呼吸机也出现其他转换方式,如容量、形态等。③自动转换:见于触发水平设置不当、管路积水或抖动等情况,结果导致气道压力降至一定水平提前触发呼吸机送气,是人机不同步的常见原因。

4.流速形态 有方波、递减波、递增波、正弦波等,一般用前两者。正弦波是健康人平静呼吸时的流速波形,但不符合MV的基本要求,不宜应用;递增波不符合自然呼吸和MV的要求,更不宜应用。方波吸气时维持高流量,故吸气时间短,峰压高,平均气道压(P_{mean})低,比较适合于循环功能障碍或低血压的患者。递减波时,Ti长,P_{mean}高,峰压低,比较适合于有气压伤的患者。后者更符合呼吸生理,应用明显增多。

二、机械通气的模式和应用原则

(一)机械通气模式

1.控制通气(control ventilation,CV) 通气量及通气方式由呼吸机决定,与自主呼吸无关,主要有以下两种模式:①容量控制通气(volume control ventilation,VCV或CV):VT、呼吸频率(RR)、吸呼气时间比(I:E)完全由呼吸机控制。现多加用吸气末屏息;②压力控制通气(pressure control ventilation,PCV):分压力转换和时间转换两种基本类型。后者压力为梯形波或方波,流量为递减波,已基本取代前者。

2.辅助通气(assist ventilation,AV) VT(定容型)或压力(定压型)由呼吸机决定,但由自主呼吸触发;RR和I:E随自主呼吸变化,实质是控制模式同步化,也分容量辅助通气(volume assist ventilation,VAV或AV)和压力辅助通气(pressure assist ventilation,PAV)。

3.辅助/控制通气(A/CV或A/C) 是上述两种通气模式的结合。也分定容型(VA/CV或A/C)和定压型(P-A/CV或P-A/C),特点是自主呼吸能力超过预设RR为辅助通气,反之为控制通气。预设RR起"安全阀"的作用,现代呼吸机用此方式取代单纯CV和AV。

上述模式的共同特点是:无论自主呼吸次数的多少和强弱,呼吸机皆在预设Ti内,按预设的VT或压力对每次呼吸给予辅助通气,故称为持续指令

通气(continuous mandatory ventilation,CMV),定压型模式也称为P-CMV;有自主呼吸触发时也称为同步持续指令通气(SCMV),定压型模式也称为P-SCMV。现代呼吸机皆有同步功能,CMV和SCMV有相同的含义;VCV、VA/CV与A/C,PCV、P-A/CV与P-CMV或P-SCMV也有相同的含义。

4.间歇指令通气(intermittent mandatory ventilation,IMV) 与CMV不同,IMV的特点则是呼吸机间断发挥通气作用,每两次MV之间允许自主呼吸,此时呼吸机只提供气源。IMV也分定容型间歇指令通气(V-IMV或IMV)和定压型间歇指令通气(P-IMV)。

5.同步间歇指令通气(synchronized intermittent mandatory ventilation,SIMV) 即IMV同步化,特点是呼吸机皆设定触发窗,一般为呼吸周期的后25%。在这段时间内,自主吸气动作可触发呼吸机送气;若无自主呼吸,在下一呼吸周期开始时,呼吸机按IMV的设置要求送气。现代呼吸机的IMV和SIMV也有相同的含义。

6.压力支持通气(pressure support ventilation,PSV) 自主呼吸触发和维持吸气过程,并间接影响吸呼气的转换和呼气的完成,呼吸机给予一定的压力辅助。压力为方波,流量为递减波,流速转换。吸气流速、VT、RR由自主呼吸能力、通气压力和通气阻力共同决定。

7.持续气道内正压(continuous positive airway pressure,CPAP) 呼吸机只提供恒定的压力,整个通气过程由自主呼吸完成。实际上是以零压为基线的自主呼吸基线上移。其基本作用相当于PEEP,主要用于轻中度低氧血症和阻塞性睡眠呼吸暂停(OSAHS)的治疗。

CPAP和PEEP的概念有时有较大的随意性,比如SIMV+PEEP模式,呼吸机若按预设VT或压力送气为PEEP;但若按自主呼吸要求送气为CPAP,故也有作者称为SIMV+CPAP。也有作者将PSV+PEEP和PSV+CPAP混用,因为PSV既是机械辅助通气模式,又是自主通气(S)模式。需强调正规应用时完全由自主呼吸提供的为CPAP,有呼吸机起辅助或指令作用的为PEEP。

8.叹气样通气(sign) VT大小增加0.5～1.5倍,作用是扩张陷闭的肺泡,其本身不是独立通气模式,可在各种定容型模式下发挥作用。主要用于外科术后、神经-肌肉疾病等导致的呼吸衰竭,以防

治肺泡陷闭,改善肺泡引流和肺顺应性。以上皆为基本通气模式。

9.指令分钟通气(mandatory minute ventilation,MMV)　呼吸机按预设每分通气量(VE)送气,若自主 VE 低于预设值,则由呼吸机补足;若无自主呼吸,则 VE 完全取决于预设值;若自主 VE 已大于或等于预设值,则呼吸机停止呼吸辅助。MMV 的通气辅助可用各种正压通气形式提供,现多用 PSV。

10.反比通气(inverse ratio ventilation,IRV)　常规通气和自然呼吸时,Ti<Te;若设置 Ti/Te≥1 即为 IRV。因背离自然呼吸的特点,需在 CMV 或 IMV 实施,并需镇静-肌松药适度或完全抑制自主呼吸,有定压型(P-IRV)和定容型(V-IRV 或 IRV)两种形式,多用 P-IRV。曾用于重症 ARDS 的治疗。但与自主呼吸不能协调,需药物抑制自主呼吸,加重对心血管功能的抑制,已基本淘汰。

11.气道压力释放通气(airway pressure release ventilation,APRV)　传统呼吸机供气特点为:使肺组织从较低的容积升至较高的容积,产生 VT。APRV 则是肺组织从高容积降至低容积产生 VT,实质是 CPAP(或 PEEP)的周期性降低。若无自主呼吸,通气方式完全同 PCV 和 P-IRV。若压力释放与自主呼吸同步,则为 SAPRV。若压力释放按指令间歇进行,则为间歇指令压力释放通气(IM-PRV)。主要应用于多发性损伤的连枷胸患者,有助于逆转胸壁的部分矛盾运动。但因在 PEEP 的基础上进行,对心血管系统影响大;同步性能较差,逐渐被 BiPAP 取代。

12.压力限制通气(pressure limited ventilation,PLV)　本质是定容型通气,但吸气峰压达预设值后,呼吸机自动减慢送气流速,在 Ti 内将预设 VT 的剩余部分缓慢输送完毕,故压力相对恒定。现逐渐淘汰。以上为较少用的通气模式。

13.定容型通气+自动气流(auto flow)　本质是定容型模式,但在患者吸气气流不足的情况下,呼吸机自动进行一定程度的气流补偿,改善人机配合;VT 增大,压力变为方波。主要用于高碳酸血症患者。

14.压力调节容积控制通气(pressure-regulated volume control ventilation,PRVCV)　首先预设 VT 和最高压力上限,用 PCV 通气,通过微电脑自动测定顺应性和自动调节压力,用尽可能小的压力获得预设 VT,并减少高压损伤的机会,故兼有定容型模式的优点。可用于各种呼吸衰竭,特别是无自主呼吸的患者。

15.容积支持通气(volume support ventilation,VSV)　首先预设 VT 和最高压力上限。用 PSV 通气,由微电脑自动测定顺应性和自动调整 PS 水平,以保障最低 VT,故兼有定容型模式的优点,用于有一定自主呼吸功能的患者。随着自主呼吸增强,PS 自动降低,直至转换为自然呼吸;若自主呼吸减弱,呼吸暂停时间超过一定数值则转换为 PRVCV。

16.压力增强(volume augmentation,VA)　又称为容积保障压力支持通气(volume-assured pressure support,VAPS),其特点为预设支持压力和 VT。首先用 PSV 通气,通气过程中流量下降到一定程度导致吸呼气转换,若转换时的流速仍高于预设值,而 VT 已达或超过预设值,则为 PSV;若流速下降至预设值后 VT 尚未达预设值,则为定容型模式补充,按预设流速送气,直至达预设 VT,故也兼有定压和定容的特点。

17.自适应支持通气(adaptive support ventilation,ASV)　属定压型通气模式,根据患者的胸肺顺应性、气道阻力和呼吸功,设置合适的初始通气参数。通气过程中,呼吸机自动测定上述阻力和呼吸功的变化,并自动调节通气参数。若病情加重,逐渐改为 PCV 为主;反之则逐渐转为 PSV 为主,直至撤机。

18.双相气道正压(biphasic positive airway pressure,BiPAP)　有高压、低压两个水平,且两个压力的调节互不影响。假设 P_1、T_1 为高压和高压时间,P_2、T_2 为低压和低压时间。无自主呼吸时,若 $T_1 < T_2$,为 PCV 或 PCV+PEEP;$P_2 = 0$、$T_1 \geqslant T_2$,为 P-IRV 或 P-IRV+PEEP。有自主呼吸时,若 T_2 较短,为 APRV;$P_1 = P_2$,为 CPAP。它的主要特点是允许自主呼吸在两个压力水平上间断随意发生,从而克服了传统 MV 时,自主呼吸和控制通气不能并存的缺点,提高人机配合的程度。容易与无创通气的 BiPAP 混淆。

19.成比例通气(proptional assist ventilation,PAV)　上述模式的基本特点是呼吸机控制人为主,被通气者仅能进行有限的调节;PAV 则是被通气者完全控制呼吸机,而呼吸机对人的呼吸能力进行不同比例的放大。例如:PAV 1:1 指吸气气道压的 1/2 由呼吸肌收缩产生,另 1/2 由呼吸机给予,故无论何种通气水平,患者和呼吸机各分担1/2的呼吸功。患者通过改变自主呼吸的用力程度改变呼吸机提供的通气量,而呼吸功比例维持不变。理论上PAV完全符合呼吸生理的变化,有最好的同步性和生理学效应,但该模式有些技术指标尚不完善,需进一步研究和积累临床经验。上述通气模式及其相互之间的关系见图4-1。

(二)通气模式的选择原则

1.定容型和定压型模式 如上述,VA/CV、V-IMV的基本特征是VT为预设值,气道压力随通气阻力而变化,故称为定容型通气模式,比较适合气道阻塞性疾病,如慢性阻塞性肺疾病(COPD);P-A/C、P-SIMV、APRV、BiPAP、ASV、PSV的基本特性是预设参数为压力,VT随通气阻力变化,称为定压型通气模式,更适合于肺组织疾病,如急性肺损伤(ALI)/急性呼吸窘迫综合征(ARDS)。根据MV的四大效应:改善通气、改善换气、呼吸机相关性肺损伤(VALI)、抑制循环功能等综合比较,定容型模式仅在保障通气量上有优势,而定压型模式在后三种效应上有较多优点。总体上讲改善通气比较容易,而在后三个方面取得较好的效应比较困难;且强调保护性通气,因此定压型模式的应用逐渐增多。PRVCV、VSV、PA等定压型模式兼有定容型模式的优点,而定容型模式+自动气流则兼有定压型模式的优点,应用也逐渐增多。

2.持续指令、间歇指令和自主通气模式 各种CMV模式的共同特点是MV强制作用于患者的每一次呼吸,而自主呼吸仅可能影响通气初期(触

发),故主要用于自主呼吸消失或比较弱、或需镇静-肌松药抑制自主呼吸的患者。在各种IMV,因自主呼吸和MV交替发挥作用,故主要用于有一定自主呼吸能力或准备撤机的患者。PSV、CPAP、PAV等S模式的主要特点为自主呼吸对整个通气过程皆有一定程度的影响,用于有一定自主呼吸能力和准备撤机的患者。IMV和S模式常联合应用。

3.单一模式和复合型模式 VCV、PCV、PSV等模式和被通气者都有固定的关系,称为单一模式。如用VCV通气时,患者的呼吸形式被完全控制,故仅适合用于自主呼吸没有或非常弱的患者,一旦自主呼吸能力明显恢复,需改用IMV或S模式。BiPAP和ASV通过调整通气参数,可设计出从PCV到P-SIMV和CPAP的多种模式,称为复合型模式或万能通气模式,适合各种病理状态,以及从上机、治疗到撤机的全过程。

4.通气模式的调节 大部分模式,包括单一模式和复合型模式,如VCV、PSV、BiPAP等,通气参数需操作者根据病情调节,称为人为调节型模式。少部分模式,如PRVCV、VSV、ASV等,通气参数由电脑自动调节,直至撤机,称为电脑调节模式或智能模式。后者是前者的完善和发展,适合从上机、治疗到撤机的全过程,应用逐渐增多。

最后强调所谓"新型及智能模式"的智能程度和优点经常过度强调,出现问题的机会有时反而更多,应特别注意。

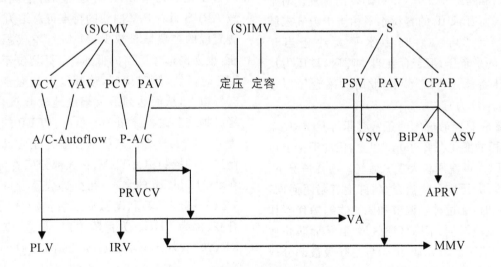

图4-1 通气模式及其相互之间的关系

第二节 机械通气的生理学基础与应用策略

传统 MV 强调改善气体交换和维持正常的动脉血气,这在重症患者常需要较高的通气压力和 VT,容易导致 VALI(简称气压伤)和循环功能抑制,显著增加病死率,因此近年来强调在尽可能不增加或减少肺损伤和循环功能抑制的基础上改善气体交换,维持组织的氧供,即使达不到理想的动脉血气水平也可以接受,称为肺保护性通气策略,如定压通气(pressure target ventilation,PTV)、容许性高碳酸血症(permissive hypercapnia,PHC)。

一、机械通气的呼吸生理学基础与通气策略

现代肺通气的主要呼吸生理学基础是 P-V 曲线。P-V 曲线是以 FRC 为基点,肺泡压力(P)变化为横坐标,肺容量(V)变化为纵坐标的关系曲线(图 4-2)。正常肺的 P-V 曲线分为 2 段 1 点,即陡直段和高位平坦段,2 段交点为 UIP。在陡直段,压力和容量的变化呈线性关系,较小的压力差即能引起较大的 VT 变化,是自主呼吸和 MV 的适宜部位,其中在 FRC 通气可保障最佳的力学关系、最低的肺循环阻力(PVR)、最小的呼吸肌做功和正常的动脉血气水平。在高位平坦段,较小的容量变化即可导致压力的显著升高,增加 VALI 的机会,并加剧 MV 对循环功能的抑制,故 UIP 是肺损伤发生机会多少的转折点。MV 时强调高压低于 UIP。一般情况下,UIP 相当于肺容量占肺总量(TLC)的 85%～90% 和跨肺压 35～50cmH_2O 的位置。对常规控制通气而言,UIP 的容积水平相当于吸气末肺容积(Vei)＝20ml/kg,压力水平大约相当于 35cmH_2O 的平台压,但若存在自主呼吸,该压力反映的跨肺压将超过 UIP 水平,此时的平台压以不超过 30cmH_2O 为宜。

1. **正常容积肺的通气** 正常容积肺从 FRC 至 UIP,肺容积的变化在 2 000ml 以上,因此理论上可用较小 VT,也可使用较大 VT 通气。通常情况下,由于重力作用,下肺区血流量多,肺泡有陷闭倾向,但自主呼吸时,通过神经调节和膈肌收缩的代偿作用,上肺区血流增加,下肺区通气增加,从而防止血管和肺泡的陷闭。MV 时,由于自主呼吸被部分或全部取代,其代偿作用减弱或消失,MV 本身有加重肺泡陷闭和降低肺顺应性的作用,因此在神经-肌肉疾病、药物中毒、外科手术及麻醉等原因导致

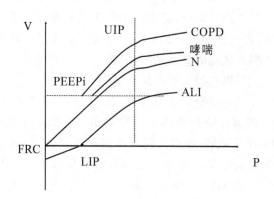

图 4-2 不同疾病的 P-V 曲线

的呼吸衰竭时,需较大的 VT 和较慢的 RR。

2. **小容积肺的通气** 以 ALI/ARDS 为代表,其特点是 P-V 曲线出现低位平坦段和低位拐点(lower inflexion point ,LIP),且 FRC 下降,TLC 仅为正常值的 1/3,这与 ARDS 的病理改变有关。ARDS 的病变具有重力依赖性,大体分为高位正常肺区 30%～40%、低位实变肺区 40%,中间陷闭肺区 20%～30%,陷闭肺区导致 LIP 出现。陷闭肺泡区的存在可发生以下不良后果:切变力损伤;呼气期分流和严重低氧血症;局部肺血管收缩和 PVR 增加。单纯 MV 可加重这些不良反应。ARDS 患者 P-V 曲线的低位平坦段为正常肺泡随压力变化的结果,LIP 则为陷闭肺泡同时开放点,故 ARDS 患者 P-V 曲线的特点可总结为 2 段 2 点,陡直段的容积显著减少,MV 时,不仅强调控制高压,也强调选择适当的低压。PEEP 位于或略高于 LIP 时,可消除陷闭区,使呼气末肺泡容积增大至 50% 以上,从而达到最大幅度地改善氧合,同时减轻肺损伤和改善肺循环的目的,PEEP 的经验数值为 8～12cmH_2O。高压的控制与正常肺相似。高低压力的控制称为 PTV,在大部分患者可保障 VT 在 8～12ml/kg 的水平,在少部分患者可能导致低 VT(6～8ml/kg)和动脉血二氧化碳分压(PaCO_2)升高,称为 PHC。为保障 PTV 实施,应适当控制 RR(20～25/min,不超过 30/min)和 I:E(1:1.5 左右)。

3. **大容积肺的通气** 以 COPD 和危重支气管哮喘等为代表。由于呼出气流严重受限,出现 FRC

增大和内源性 PEEP（PEEPi），其 P-V 曲线的特点是 2 段 1 点，但基点上移，陡直段缩短。采用适度 PEEP 可对抗 PEEPi，减少呼吸功，改善人机配合。COPD 患者 PEEPi 的主要形成因素为气道的动态陷闭，气道黏膜的充血水肿、管壁的增厚等。但在支气管哮喘患者，其主要形成因素为气道黏膜的充血、水肿和气道平滑肌的痉挛，PEEP 可完全对抗气道的陷闭，对其他因素影响很小，故 COPD 患者，应用的 PEEP 在 PEEPi 50%～85% 的水平可对抗 PEEPi，又不影响呼吸力学和血流动力学；但对哮喘患者，则应严格控制，PEEP 水平一般不超过 3～5cmH₂O。原则上 COPD 或支气管哮喘高压的控制与 ARDS 相似，实际应用时更倾向于选择 Vie。因 COPD 的顺应性增加，可容许的 VT 也相应增大，故除非通气早期或有明显的碳酸氢根增加，通气压力可适度增加，并在 RR 较慢时，允许较大的 VT；若 RR 过快，将导致 PEEPi 增大，限制 VT 的增加，因此严格讲，保护性肺通气并不完全适合 COPD 的患者。而支气管哮喘患者，肺组织的基础顺应性不变，呼气末和吸气末的肺容积增加是发生气压伤和循环功能抑制的基础，其 FRC 至 UIP 的容积常缩小至 300～400ml 以下，因此限制肺过度充气是 MV 的核心，主要措施包括减慢 RR，延长 Te，降低 VT，采取 PHC。

综上所述，MV 的主要原则是定压通气，即控制高压，维持适当的 PEEP，选择适当的 RR 和 I：E。高低压力的控制在部分患者可能导致 PHC，在部分重症 ARDS 和哮喘患者多采用此种策略。

二、机械通气的目的

1. 改善组织供氧　MV 不能以单纯改善动脉血氧分压（PaO_2）或动脉血氧饱和度（SaO_2）为目的。强调动脉血氧运输量（DaO_2）和组织供氧比单纯 PaO_2 或 SaO_2 更重要。动脉血氧含量（CaO_2）＝SaO_2×Hb（血红蛋白浓度），DaO_2＝CaO_2×CO（心输出量），因此维持适当输氧量的方法应为维持适当的氧合，适当的血红蛋白浓度和足够的 CO。实际应用时，上述指标的维持皆有一定的限度，其中 PaO_2 等于 60mmHg 可保持合适的氧合功能（SaO_2＝90%），小于该水平，氧合水平将显著下降；但继续增加 PaO_2，氧合水平的增加有限，故强调 PaO_2 维持在稍高于 60mmHg 即可。而血红蛋白浓度以 110～140g/L 为宜，过低则 CaO_2 下降；过高则增加血流阻力。在维持适当血红蛋白水平的情况下，SaO_2＜90%，甚至在 80%～85% 也是相对安全的。

如何确定合适的 CO 比较困难：一是因为足够的补液量是维持 CO 的基础，但在肺组织病变时又强调降低输液量以减轻 Qs/Qt 和肺水肿；二是维持适当氧合常需增加通气压力，而维持适当 CO 又需降低通气压力，为保障氧合与 CO 之间的适当平衡，应控制输液量，CO 维持或接近正常水平即可，因为在通气压力增加导致 CO 下降的情况下，机体可通过一系列的调节维持血压的稳定和重要脏器的血供。但血容量不足，或通气压力较大导致动脉血压下降时，应补充血容量。

能否维持适当的氧合和组织供氧也与机体的代谢有关。在机体代谢量过大的情况下，静脉血氧含量将显著降低，静脉血经分流的肺循环后将导致更严重的低氧血症，此时应注意降低机体的代谢，如降温，应用镇静药和肌松药抑制自主呼吸等，但需控制强度，维持一定程度的自主呼吸存在。

2. 改善组织的代谢　主要有维持水、电解质、酸碱平衡和血糖稳定。水肿和脱水都会导致组织代谢障碍，特别是水肿在临床上更常见；酸中毒和碱中毒皆应注意，特别是避免碱中毒，否则即使充分供氧也将导致氧释放困难和组织缺氧；保障充足的能量供应，特别是及早发现和处理高血糖，因为危重患者容易发生应激性高血糖和使原有的高血糖加重，导致机体有氧代谢障碍和能量供应的严重不足；维持足够的水溶性维生素和适当的电解质水平，特别是防治低钾和低镁，以保障代谢的正常进行。

第三节　人工气道的建立与管理

人工气道是将气管导管直接放入气管或经上呼吸道插入气管所建立的气体通道，主要有气管插管和气管切开，目的是进行 MV 和改善呼吸道的引流。

一、气管导管

气管导管为一略弯的管子。远端开口呈 45°斜面，带有可充气的气囊，气囊充气后阻塞导管与气管壁之间的间隙,保障 MV 的密闭性。根据材料的不同导管可分为橡胶导管、塑料导管和硅胶管等。橡胶导管质地硬,可塑性差,易损伤气道,更重要的是组织相容性差,易刺激黏膜充血、水肿、坏死。适合经口插管,短期应用,但总体上逐渐淘汰。塑料导管组织相容性好,受热软化后比较容易通过弯曲的上呼吸道,既可用于经口插管,也可用于经鼻插管和气管切开,是目前最常用的导管。硅胶导管组织相容性更好,可高压消毒,但价格较贵。

根据气囊特点还可将气管导管分为高压低容、低压高容和"无压高容"三种。高压低容的乳胶气囊弹性回缩力大,密封气道的充气压力很高,常超过 100～150mmHg;而低压高容气囊弹性回缩力小,所需充气压力要低得多,一般小于 25mmHg;所谓"无压高容"气囊是一种含泡沫塑料的气囊,气囊与空气相通,泡沫塑料自动扩张阻塞导管和气管壁的空隙,气囊内压更低,为 10～15mmHg。常用导管的长度为 28～32cm,内径差别较大。内径越小,经过鼻道和声门越容易,但分泌物引流困难,气流通过导管的阻力也显著增大。经鼻气管插管时,男性一般用 7.5～8.5 号,女性则为 7～8 号。经口插管和气管切开可用内外径较大的导管,一般男性为 8～9 号,女性为 7.5～8.5 号。除非短暂应用,如手术后,或患者气管较细,如低身高等应避免应用 7 号以下的导管。

二、人工气道的建立

(一)气管插管的指征及手术前的准备

既往认为神志清楚、烦躁不安的患者,气管插管难度大,且会引起神经反射性心搏骤停,故对该类患者插管有顾虑,因而倾向于患者神志不清后再插管。实际上昏迷患者常有严重低氧血症和呼吸性酸中毒,同样会导致心搏骤停,如插管不顺利,风险更大,甚至造成不可逆性损害,所以经内科非手术治疗、无创正压通气(NPPV)无效、不适合 NPPV 而又具备气管插管指征者,应及早插管。有条件时,插管前可给予高浓度吸氧,静脉应用 5% 碳酸氢钠 50～100ml,地塞米松 5～10mg 或甲泼尼龙 40～80mg,用 2% 的利多卡因和 0.3% 的麻黄碱混合溶液喷入或注入鼻腔和口咽部充分麻醉黏膜和收缩血管,并做好心电监测和心脏复苏准备。

(二)人工气道建立的方法及适应证

1. 经口气管插管　用于心肺复苏、严重呼吸衰竭、外科手术,也可作为气管切开的过渡措施。保留时间一般不超过 1 周。

2. 经鼻气管插管　用于需建立人工气道,且又允许一定时间操作的患者;或经口插管短期内不能拔管的患者,主要用于 COPD 呼吸衰竭患者。与经口插管相比,患者较易耐受,便于固定和护理,一般 2 周换管 1 次。缺点是导管较细,分泌物引流稍差;影响鼻窦引流,可能导致鼻窦感染。

3. 气管切开　主要用于肺功能损害严重、需要较长时间 MV 的患者;也常用于呼吸道防御功能显著减退,咳痰不畅或反复误吸的患者。

三、呼吸道湿化

人工气道建立后,加温湿化功能丧失,水分丢失增多,导致呼吸道分泌物干结,纤毛活动减弱,容易气道阻塞、肺不张或支气管肺感染,故需加强湿化。每日湿化液的需要量为 350～500ml,湿化温度为 32～35℃。

四、呼吸道分泌物的引流

原则是有痰即吸,痰量不多时可 2～3h 吸痰一次。需强调吸痰前应先吸高浓度氧数分钟,吸痰管插入时阻断负压,并超过导管远端,刺激呼吸道黏膜,使患者将痰咳至气管,释放负压,将吸痰管左右旋转,并逐渐拔出。吸痰时观察患者的面色、心律及血氧饱和度,吸痰时间以不超过 15s 为宜。

五、人工气道的并发症及防治

1. 建立人工气道时的并发症及其处理　口腔插管时,直接喉镜应用不当,技术不熟练,致口、舌、咽、喉部损伤或牙齿松动脱落。经鼻插管损伤鼻腔黏膜导致出血。插管前用麻黄碱局部喷入或滴注,塑料导管用热水软化,并在外壁涂搽液状石蜡,用引导管或纤维支气管镜引导插管可减少损伤。导管插入过深进入右侧主支气管或进入食管也时有发生,在操作时应经常听诊,按压简易呼吸器或呼吸机通气时,注意听诊上腹部有无气过水声及双肺部呼吸音是否对称,必要时拍摄 X 线片或使用支气管镜检查。

2. 留置导管期间的并发症　经鼻气管插管压迫或反复与鼻前庭黏膜摩擦,可引起鼻黏膜的损伤。局部明显疼痛时,可用疤痕康或凡士林涂搽,减少摩擦或疼痛。阻塞鼻旁窦开口,引起鼻旁窦炎。阻塞咽鼓管口影响听力。组织相容性差的导管及高压低容气囊导管,或尽管用高容低压气囊导管,但与气管内径不匹配,气囊压力过大,皆可引起鼻、会厌、声带、气管黏膜的糜烂、溃疡、出血、肉芽组织的形成及气管食管漏等。

3.人工气道的阻塞 常见于湿化不良或吸痰不及时引起的分泌物干结,也可由于导管远端斜面与隆突或气管壁紧贴。早期的高压低容气囊可引起气管壁的软化。与气管导管不为一体的乳胶气囊脱落至气管内,封闭远端关口,成为活瓣阻塞或完全阻塞。防治措施:应加强湿化吸痰,采用性能优良的导管。

4.拔管及拔管后的并发症 常有不同程度的咽喉疼痛和声音嘶哑,一般数天到1周可消失,与留置导管期间声门和喉返神经的损伤有关。拔管后发生喉水肿,现较少见,但可引起吸气性呼吸困难。拔管后数日,声门或声门下坏死组织形成的喉气管膜,覆盖于声带或声门下管腔可致气管阻塞,也较少见。吸入腐蚀性气体可引起气道组织的坏死,拔管时脱落引起窒息。拔管后气管局部坏死、瘢痕收缩或肉芽组织增生,造成气管狭窄,现主要见于气管切开。上述并发症的发生与气管导管材料及使用方法(气囊对气管壁的压力)有直接的关系。由于导管性能显著提高,并发症的发生主要取决于导管与气管的匹配程度和气囊压力。

六、拔 管 指 征

符合撤机要求(详见本章第六节)或已撤机,患者有一定的自主咳痰能力可拔管。参考指标为:吸气肌力量足以克服气道和胸肺的阻力(如最大吸气压$\leqslant-25cmH_2O$);有一定储备肺功能(如$VT>5ml/kg$,肺活量$>15ml/kg$);最大咳嗽流速或峰流速$\geqslant3L/min$;经鼻导管低流量吸氧的情况下,动脉血$pH>7.3$,$PaO_2>60mmHg$。

七、导管的拔出

拔管前应做好患者的解释工作。拔管前30min至1h静脉应用地塞米松5mg。充分清除口咽部和气管内的分泌物,吸高浓度氧气数分钟,在吸气期拔出导管。导管拔出时可放置吸痰管以便拔管后吸痰,或急救时引导导管重新插入。吸痰管的放置时间一般不超过24h。在患者能发声,会厌功能恢复后拔出胃管,这需要24~48h。气管切开导管拔出后,可用蝶形胶布固定,无须缝合,数日后创口愈合。

第四节 无创正压机械通气

经面罩(或鼻罩)进行NPPV一般用于气道-肺功能损害轻、神志清醒的患者。随着对呼吸生理认识的深入和通气设备的改善,适应证扩大。

一、无创正压通气的适应证和禁忌证

NPPV原则上可应用于各种情况的呼吸衰竭,昏迷并不是禁忌证,但因发生并发症的机会多,护理难度高,也不应过分追求。理论上轻中度患者可首选;但若病情非常轻,无明显呼吸肌疲劳的表现,而仅有轻度高碳酸血症或低氧血症时,患者不容易耐受面罩,则以非手术治疗为宜。对高碳酸血症导致的昏迷患者,若感染不明显或一般情况较好时,可首选NPPV;若分泌物较多或一般情况较差时应选择人工气道。明显躁动不安的患者也应首选气管插管。平时有高碳酸血症的患者,其残存肺功能多有限,建立人工气道后易发生呼吸机依赖,应首选NPPV。据现有报道,NPPV主要用于OSAHS、神经-肌肉疾病和COPD慢性呼吸衰竭,以及急慢性心功能不全患者,也用于ARDS、肺功能较差的术后患者、肺炎、肺囊性纤维化合并呼吸衰竭患者。不少研究显示成功率达$60\%\sim90\%$,且院内感染率显著下降,住院时间缩短,病死率降低。

呼吸衰竭患者经气管插管治疗后,若感染明显控制,但患者尚不能耐受自主呼吸,可经NPPV过渡,特别是COPD患者。需强调部分患者从人工气道转为面罩通气,容易导致新的不适应;而刚脱离人工气道时,由于声门损伤,患者无法完成有效的排痰,可能会导致感染加重,延迟脱机,因此应慎重。对慢性呼吸衰竭缓解期的患者,用BiPAP呼吸机NPPV,可防治呼吸肌疲劳,提高生命质量,减少急性呼吸衰竭的发病次数,并为急性呼吸衰竭的治疗创造条件。

尽管NPPV应用范围较广,但以下情况皆慎用:①面型不配;②气道分泌物过多;③一般情况较差;④咳嗽反射较弱;⑤通气不稳定;⑥生命体征不稳定;如呼吸停顿或微弱、低血压、心律失常;⑦精神状态不稳定;⑧呕吐有吸入倾向者。

二、用 BiPAP 呼吸机无创通气时的操作要点

1. 通气前的准备和与呼吸机的连接　①准备：检查呼吸机是否能正常运转。更换滤网，一旦滤网变黑，即弃之不用，否则会导致呼吸机供气不足。检查连接管，避免漏气。长时间应用需对机器的内部结构进行维修保养。②调整呼吸机：初始通气的患者，不容易耐受高流量的通气。首选 S 键（PSV 模式）或 S/T 键（PSV/PCV 模式），EPAP 在最低位置（一般为 2～4cmH$_2$O），IPAP 在 8～12cmH$_2$O，但避免 IPAP－EPAP＜4cmH$_2$O，否则应改用 CPAP。RR 10～14/min，吸气时间约占总呼吸周期的 30%。③连接氧气：氧流量为 5～10L/min，并与面罩接头连接。氧流量较高，可迅速改善低氧血症。④固定面罩：将面罩固定在面部，并使患者感觉舒适。⑤连接呼吸机：最后将连接管路与面罩连接。若治疗过程中需暂停通气，则应先断开呼吸机与面罩之间的连接，然后松开固定带，移走面罩。⑥连接接头的选择：有三种基本的接头，性能虽有所不同，但功能基本相似，连接时避免使方向颠倒，更不能同时使用两种或多种接头。

2. 通气调节　①参数的调节：原则上是使呼吸形式符合呼吸生理。逐渐增加 IPAP，每次增加 1～3 cmH$_2$O，2～6min 增加 1 次，初始可较快，然后逐渐减慢，直至呼吸平稳。若需增加 EPAP，则需同步增加 IPAP，以保持通气压力的恒定。②氧流量的调节：根据 SaO$_2$ 或 PaO$_2$ 调节，达 90% 以上或 60mmHg 以上即可。除疾病本身的因素和其他意外因素外，SaO$_2$ 不能改善多见于漏气量过大或通气压力（包括 IPAP 和 EPAP）过高，通气压力增高会导致漏气量增加，FiO$_2$ 下降，导致低氧血症进一步加重。③注意事项：避免强求患者闭嘴呼吸。张嘴呼吸是对通气阻力增加或呼吸肌疲劳的代偿，可显著降低呼吸阻力，一旦通气合适患者会自然闭嘴；现代呼吸机的同步性非常好，应避免强求患者根据医务人员的指令呼吸，否则容易导致人机对抗。④若需 FiO$_2$ 过高（＞60%）、通气量或通气阻力过大应及早建立人工气道，否则需改用 BiPAP Vision 或其他大型呼吸机。⑤MV 时间：除日常护理外，初始通气时间应尽可能长，每日仅用数小时是无效的；患者病情明显改善后应逐渐缩短通气时间，降低通气压力，直至撤机。

第五节　机械通气的临床应用

MV 的应用涉及适应证、禁忌证以及具体应用等方面，简述如下。

一、机械通气的适应证

MV 的适应证是相对和可变的，可从以下几个方面考虑。

1. MV 的目的。若主要是改善组织供氧，维持生命，为原发病的治疗提供时机，则应严格限制指标，且以人工气道为主；若同时作为积极的治疗手段，改善生命质量，促进疾病的恢复，如夜间低通气的治疗、COPD 的康复、预防性通气等则要放宽指标，以 NPPV 为主。

2. 随着对呼吸生理认识的不断深入，MV 的理论和策略发生了重大变化，其适应证也逐渐变化，如既往认为心肌梗死和心功能不全是禁忌证，而现在认为则是较好的适应证；过去对残存肺功能非常有限的 ARDS 或危重支气管哮喘束手无策（或采用代价昂贵的体外膜肺、氦氧混合气等手段），而现在则可采取 PHC 等策略用普通呼吸机通气。

3. 随着微电子技术的发展，呼吸机的性能和功能日趋完善和提高，可满足更多的通气需求；同时也出现了更多满足特殊需求的呼吸机，因此应根据现有设备决定适应证。

4. 呼吸机和患者不同的连接方式，如经面罩或经人工气道有不同的适应证。

5. 操作者的水平更直接影响适应证的选择。

6. 适应证的选择还应考虑疾病的可逆程度，减少没有价值的人力、物力消耗。

7. 最后还应考虑经济承受能力。因此单纯罗列几条适应证标准是合理的，以下生理学指标仅供参考。

① RR＞35/min 或＜6～8/min；② VT＜5ml/kg；③肺活量（VC）＜10～15ml/kg；④呼吸指数（f/VT）＞105；⑤肺泡-动脉血氧分压差：P$_{(A-a)}$O$_2$＞50mmHg，（FiO$_2$＝0.21）；⑥ P$_{(A-a)}$O$_2$＞300mmHg（FiO$_2$＝1.0）；⑦氧合指数（OI＝PaO$_2$/FiO$_2$）＜300mmHg；⑧PaO$_2$＜50mmHg（吸氧时）；⑨PaCO$_2$＞50mmHg，伴 pH＜7.30 或 PaCO$_2$ 进行性升高；VD/VT＞0.6；静-动脉血分流量（Qs/Qt）＞15%；最大吸气压（PImax）＞－25cmH$_2$O。MV 的生理

学指标作为适应证仅适合呼吸衰竭患者,且主要是经人工气道通气的患者;而心肺复苏、预防性通气则不考虑上述任何指标的变化。

二、机械通气的禁忌证

一般在大咯血急性期不适合 MV。多发性肋骨骨折、气胸、张力性肺大疱,在未经适当处理前应慎用。低血容量性休克或有脑损伤、颅内高压的患者,在适当处理前应严格控制通气方式。双侧肺的呼吸动力学参数严重不均者应注意通气策略。

1. 大咯血合并呼吸衰竭　说明患者的呼吸能力和咳嗽反射皆明显减弱,人工气道的建立将进一步限制患者的活动和咳嗽能力,因此应首先保持完善的咳嗽反射,以保障气道内血液的咳出。但血液阻塞大、中、小气道,导致肺不张和严重低氧血症或有窒息倾向时,应尽早建立人工气道,充分冲洗和反复进行气道吸引,解除气道阻塞。在此基础上可适当进行 MV。

2. 气胸合并呼吸衰竭　MV 的高压可能加重气胸,而气胸则可能进一步加重呼吸衰竭,因此该类患者应尽早切开引流,在此基础上可给予人工气道 MV。通气时应注意避免可能加重气胸的因素:①保持良好的人机配合,必要时应用镇静药抑制自主呼吸。②低压力、小 VT 通气。③延长 Te,选择递减流量波。④尽量减少或停用 PEEP。

3. 张力性肺大疱　MV 可加重张力性肺大疱,诱发气胸,因此应尽量避免 MV。若呼吸衰竭较重而必须采用时,通气策略与气胸相同。

4. 多发性肋骨骨折　MV 可导致或加重胸廓的矛盾运动,因此通气前应给予适当固定,选择 APRV 或 BiPAP 也有助于避免胸廓的矛盾运动。

5. 双侧或单侧肺呼吸动力学参数严重不均　MV 可导致一侧或部分肺区严重通气不足,加重呼吸衰竭;而另一侧或另一部分肺区过度充气,诱发气压伤。因此在双侧肺呼吸力学参数严重不均时,应首选双侧肺通气。但实际上除肺手术时,真正须双侧肺通气的机会很少,如肺结核导致的一侧毁损肺,或各种原因导致的一侧肺不张,患侧几乎无通气功能,只需按单肺调整通气参数即可。而单侧肺区严重通气分布不均时,选择合适的通气策略也可取得较好的通气效果。

6. 低血压　MV 可导致低血压,尤其是血容量不足时,因此 MV 时应补足血容量。但如前所述,急性心肌梗死、充血性心功能不全导致低血压合并呼吸衰竭则是 MV 的适应证。

7. 脑缺血　脑血管具有自主调节功能,动脉血压和静脉血压的变化对脑血流量影响不大。但一旦出现脑损伤或明显的颅内高压,将导致脑血管的调节功能失常。在此基础上,MV 导致的低血压可引起脑血流量减少,而胸腔内压的升高又可导致脑内静脉压升高,颅内高压加重,进一步加重脑缺血。因此应严格控制压力和 VT,又要注意维持动脉血气在理想的水平。

三、机械通气的应用范围

1. 心肺复苏　各种原因导致急性呼吸心搏骤停,如窒息、电击、溺水、急性心肌梗死、心室颤动或扑动,经短时人工呼吸和心脏按压急救后,应根据条件迅速进行 MV。经口气管插管应首选。若短时间内无条件建立人工气道,应迅速用简易呼吸器经面罩通气过渡。

2. 呼吸衰竭　任何原因导致的呼吸动力不足,如颅内高压、脑干损害、吉兰-巴雷综合征、运动神经元病、重症肌无力;或通气阻力增加,如 COPD、支气管哮喘、严重的胸廓畸形或胸廓损伤、ARDS、急性肺水肿皆可导致呼吸衰竭,经非手术治疗无效后,应及早 MV。

颅内病变导致的呼吸衰竭患者,多有明显的神志异常,呼吸道分泌物引流困难,多需建立人工气道。而神经-肌肉病变或胸廓病变患者,多神志清醒、有一定的自主呼吸能力、呼吸阻力不大,应首选 NPPV 或负压通气;效果不理想时或呼吸道分泌物较多时,应及早建立人工气道;部分患者需长期通气,应尽可能首选 NPPV;若呼吸道分泌物引流不畅,应及早气管切开。因镇静药、催眠药过量诱发的呼吸衰竭,用中枢兴奋药有较好的疗效;但若患者有明显的呼吸减弱或突然的呼吸骤停,胃内容物误吸,咳嗽反射无力,应建立人工气道。喉部病变或大气道阻塞,应首选气管切开或放置内支架。中、小气道阻塞性病变,如 COPD、支气管哮喘,原则上轻、中度患者首选 NPPV;重症或危重患者应及早气管插管,其中支气管哮喘呼吸衰竭多进展快、病情重,但治疗适当,恢复也较快,一般首选经口气管插管,而 COPD 患者发病缓慢,机体多已发挥一定的代偿功能,且病情缓解也较慢,应首选经鼻气管插管。急性肺组织病变,如急性肺损伤或肺水肿,多有顽固性、致死性低氧血症,需及早建立人工气道。严重肺间质病变如肺间质纤维化,因病变进展相对较慢,而 MV 需时较长,潜在性并发症较多,特别是感染的机会较多,且一旦感染对原发病影响极大,应尽量选用 NPPV。在心功能不全、心肌梗死合并呼吸衰竭患者,适当 MV 不仅能改善低氧血症,也可迅速减轻左心室的后负荷,有助于心功能不全的改善。

3.特殊目的的机械通气

(1)预防性机械通气:呼吸功能减退的患者做胸部、心脏或腹部手术,严重感染或创伤,慢性肺功能损害并发急性感染,估计短时内可能发生呼吸衰竭,可预防性地应用 NPPV。如手术后需保障呼吸道引流通畅,应建立人工气道。

(2)康复治疗:应用逐渐增多,首选 NPPV,主要用于 COPD 等慢性呼吸病、慢性心功能不全、慢性神经-肌肉功能障碍性疾病。

(3)分侧肺通气:用于双肺病变严重不均,导致双侧肺呼吸动力学明显不一致的患者,但实际临床价值有限。

第六节 机械通气的撤离

撤机是 MV 的逐渐撤离过程,也是呼吸肌的逐渐锻炼过程。由 MV 辅助呼吸肌工作转变为患者的呼吸肌独立工作的过程是撤机过程。该过程的实施应结合适当的呼吸肌训练计划,并密切观察病情变化。

一、常用撤机方法

主要为以下几种:直接停机、单独 T 管法或 T 管联合 CPAP 法、间断停机法、SIMV 法、PSV 法、SIMV+PSV 法等。一般为单独使用上述方法或联合、序贯使用上述几种方法完成撤机过程。

1.直接停机法 即患者可不经过任何器械或撤机方法完成整个撤机过程。短期 MV,特别是外科术后的患者,非常容易成功撤机和拔管;甚至对于接受大型外科手术(如冠状动脉搭桥术)患者也能完成早期拔管和成功撤机。Quasha 等发现冠状动脉搭桥术后 2h 拔管与术后 18h 拔管,心、肺疾患的发病率无差异。

2.T 管撤机法 气管插管或气管切开患者经 T 形塑料管呼吸湿化的气体,呼吸稳定后的撤机方法。T 管撤机法一般从辅助通气开始,在患者出现疲劳表现时就应停止,而不应该预先设定训练时间的长短及频率。如果撤机失败,在随后的 24h 内不必要尝试其他的撤机方案。许多呼吸机有相当于持续气流的功能,调节适当,患者通过原连接管路进行自主呼吸也相当于进行 T 管撤机。

不管是否存在基础疾病,T 管联合 CPAP 撤机方案符合人体的生理过程。停机时,声门开放所导致上气道的气流阻力突然降低可能导致 FRC 的减少,5cmH$_2$O 的 CPAP 能抵消该作用;对于气流阻塞患者则能对抗 PEEPi;对于肺损伤或肺水肿患者可改善氧合;对于心功能不全患者,还能改善心功能。

直接使用呼吸机进行 T 管脱机时,可通过调节 CPAP/PEEP 旋钮较好地完成 T 管联合 CPAP 撤机。T 管撤机方案如下。

(1)患者病情改善且趋于稳定、符合撤机要求时,告诉患者何时撤机、撤机的理由及目的。允许患者表达任何担心和感受,并给予解释。

(2)测量撤机前的基础数值,如心率、RR、血压、呼吸运动、气体交换(SaO$_2$)和心律(EKG 监测)。

(3)保证医务人员在患者身边,给予安慰和关心,提供一个良好的撤机环境。

(4)避免使用镇静药,以保障患者最大努力地配合撤机锻炼。

(5)如有可能,鼓励患者在病床上坐起或坐在床旁椅子上。

(6)通过 T 管(或呼吸机的 Y 形管)呼吸已加热、湿化的氧气,使吸入氧气浓度(FiO$_2$)高于 MV 时的 10%。流经 T 管的气体流量至少 3 倍于自主通气量。维持撤机试验,直至出现呼吸肌疲劳或临床情况恶化,如 HR 增加 30/min 以上、出现异位心律、快速室上性心律失常、平均血压增高 15mmHg 以上、连续 5min 出现 RR 高于 35/min、SaO$_2$ 低于 90%。终止撤机试验时,继续使用撤机前的 MV 参数,便于呼吸肌充分休息。依据临床情况调节休息时间、停机时间长短、停机频率。

(7)对于短期 MV(<1 周),无明显基础气道-肺疾病的患者,如自主呼吸恢复良好,能维持合适的动脉血气指标即可撤机。对于长期接受 MV 的患者,特别是 COPD 患者,应遵循循序渐进的撤机原则。

3.SIMV 撤机法 包括逐渐减少 MV 的次数

和逐渐增加患者的自主呼吸。由于 SIMV 时指令性辅助呼吸与自主呼吸相互交替,有益于逐渐完成撤机过程。撤机方案如下。

(1)重复 T 管撤机方案中的第(1)～(5)。

(2)通气模式调至 SIMV,若已采用 SIMV 模式则减少 RR。

(3)与上述相似,对于无基础肺疾病、MV<1w 的患者,可每隔 30min 减少 MV 频率(f_{IMV})。如 f_{IMV} 达 4/min,患者能稳定呼吸 4～6h,且能维持合适的动脉血气指标即可撤机。对于长期接受 MV 的患者,则需逐渐降低 f_{IMV} 至 8～10/min,VT 不变,增加 FiO_2 10%,每小时减少 f_{IMV} 2/min,直至出现呼吸肌疲劳或临床情况恶化,则终止试验,增加 f_{IMV} 至患者舒适水平。如 f_{IMV} 在 4/min,患者能稳定呼吸 4～6h 可撤机。

4.PSV 撤机法 用 PSV 模式时,通气压力和自主呼吸共同完成整个呼吸过程,因此理论上较其他模式更舒适;PS 能对抗气管插管和呼吸管路所增加的呼吸功,且在拔管后能补偿患者自主呼吸的不足,使患者更舒适。撤机方案如下。

(1)重复 T 管撤机方案中的第(1)～(5)。

(2)通气模式转为 PSV;如已采用 PSV 则降低 PS 水平。

(3)无基础肺疾病、MV<1 周的患者,可每隔 30min 降低 PS 水平;如果 PS 水平在 5～7cmH₂O,患者稳定呼吸即可撤机。对于严重肺功能减退、长期接受 MV 的患者,则需提高 FiO_2 10%,逐渐降低 PS 水平,每小时降低 2～5cmH₂O,直至出现呼吸肌疲劳或临床情况恶化。如果患者在低水平的 PS 时不能克服增加的呼吸功,则应增加 PS 至撤机前的水平。当 PS 维持在 5～7cmH₂O 水平 4～6h 时,患者能稳定呼吸即可撤机。

5.SIMV＋PSV 撤机法 可用于各种适合 SIMV 或 PSV 的患者,但主要用于取代单纯 SIMV 模式或单纯 PSV 模式通气时有一定呼吸肌疲劳的患者。调节原则是初始通气时,以 SIMV 为主,随着患者自主呼吸能力的增强,逐渐降低 f_{IMV},直至过渡至单纯 PSV 模式,然后再降低支持压力至撤机。

6.指令分钟通气 调节方式和程序与前相似,特别适合于有一定的自主呼吸能力,但呼吸节律异常的患者。MMV 需预置一定"VE"作为最低通气量。

7.一些较新型的通气方式 如 VSV、PRVCV、ASV、BiPAP、PAV 也已用于撤机过程,但还需积累更多使用经验。

8.间断停机 早期呼吸机无 PSV 或 SIMV 模式,故常采用间断停机。尽管现代呼吸机的性能和模式有明显改善,但由于该方法操作简单、可靠,目前仍作为常用的撤机方法。撤机方案如下。

(1)重复 T 管撤机方案中的第(1)～(5)。

(2)开始白天间断停机,夜间通气;初始停机时间较短,为 10～15min,避免患者出现明显的呼吸困难;然后逐渐延长停机时间;待患者能自主呼吸 2h,且动脉血气稳定,可撤机。无基础肺疾病且短期 MV 的患者,可直接停机观察 2h。

停机过程中保留气管插管,但必须放掉气囊内的气体,给予氧气吸入及湿化。停机时间不宜过长,否则容易导致分泌物干结和阻塞,诱发呼吸肌疲劳。

在有一定的 MV 经验后,可将撤机的时机和方法简化,只要 SIMV、PSV 达上述指标或停机观察 2h 能维持自主呼吸和动脉血气稳定,说明患者的中枢、神经-肌肉、残存肺功能皆能维持在一定水平,即可撤机。

二、非常规撤机方法

1.吸气肌阻力锻炼法 主要用于长期接受 MV 患者。患者使用吸气肌阻力调节器进行自主呼吸,以达到锻炼呼吸肌耐力的目的。

2.生物反馈 将一些患者不能感知或不注意的生物功能反馈传送至患者,达到帮助患者撤机的目的。例如,借助床边显示器可显示患者的肺活量、VT 等参数,并鼓励患者积极参与撤机过程,达到呼吸锻炼及增强撤机信心、能力的目的。

第七节　非常规呼吸支持技术

常规 MV 是治疗重症呼吸衰竭的救治手段,但也存在一定的局限性,故近年来非常规呼吸支持技术也逐步得到发展和完善。

一、高频通气

高频通气(HFV)是指 RR 高于正常的 4 倍以

上,而 VT 接近或低于解剖无效腔量的 MV 方式,主要分为高频正压通气(HFPPV)、高频喷射通气(HFJV)和高频振荡通气(HFOV),其主要特点为:①通过多种气体流动方式完成通气和改善气体交换。②在非密闭气路条件下工作,低 VT、低气道压力,减少肺损伤;低胸腔内压,对循环系统影响小。③反射性抑制自主呼吸。HFOV 呼吸机结构较复杂,价格较贵,同样需要气管插管,故国际上推荐的使用指征也仅限于常规 MV 无效或有禁忌的呼吸衰竭患者。高频胸壁振荡(HFCWO)是一种特殊的高频通气方式,主要特点是无创性,但其实际临床应用价值需进一步研究。

二、气管内吹气

气管内吹气(TGI)指通过放置于气管或主支气管内的细导管连续或定时(吸气或呼气时相)向气管内吹入新鲜气体,以达到通气或辅助通气的作用。TGI 的作用:①直接增加肺泡通气量(VA),降低 $PaCO_2$ 和升高 PaO_2。②减少无效腔,间接增加 VA。③提高气管内氧浓度,特别是呼气期气管内吹气,升高 PaO_2。④吸气期气管内吹气可增大 VT,呼气期气管内吹气可增大 PEEP。仅限于 ARDS 患者 PHC 的辅助治疗。

三、一氧化氮吸入疗法

一氧化氮(NO)吸入疗法的主要作用机制为:适当吸入 NO 可选择性地经过通气尚好的肺泡弥散到肺血管而使肺血管扩张,降低 PVR 和肺动脉压,增加有通气肺区的血流,使相应病变区血流量减少,从而改善肺内 V/Q 失调,改善氧合;进入血液中的 NO 很快与血红蛋白结合而灭活,对体循环无影响;NO 还可抑制中性粒细胞等炎症细胞而发挥抗炎作用。主要用于 ALI/ARDS 和肺动脉高压相关的疾病,特别是小儿。

四、液　体　通　气

液体通气(LV)分全液体通气(TLV,简称 LV)和部分液体通气(PLV)两种,其作用机制如下:①提高 O_2 和 CO_2 溶解度;②降低肺泡表面张力;③使病变肺泡复张,恢复 FRC;④调节肺内血流分布;⑤局部抗炎作用;⑥促进分泌物排出。主要用于 ARDS 的治疗。

五、氦-氧混合气辅助通气

氦气是一种低密度惰性气体,氦氧混合气的低密度特性可降低阻塞气道湍流的强度,甚至将湍流变为层流,减少气流阻力;气流阻力的下降必然伴随 FRC 的降低,过度充气的减轻和 PEEPi 的降低;并进一步导致呼吸功降低、人机配合改善。气流阻力的降低,氦气与氧及 CO_2 共同弥散性的增强还可以改善肺内气体分布,增加气体的弥散,升高 PaO_2,促进 CO_2 的排出。主要限于危重支气管哮喘和部分手术后患者的短期应用。

六、体外氧合疗法

体外氧合器于 20 世纪 30 年代末期被应用于临床,但效果差,并发症多,其后氧合器的形式逐渐改进,至 50 年代出现膜式氧合器,也称为膜肺(ECMO)。目前认为 ECMO 是治疗可逆性、严重呼吸衰竭的有效手段,但仅能延长患者的生存时间,为原发病的治疗创造条件,因此一旦估计病变不可逆,就不应选择 ECMO;属于高技术和复杂的治疗手段,在人力、财力、物力方面的消耗非常巨大,应加强监测和检查,一旦病情缓解,应及早撤机。

七、体　位　疗　法

主要用于重度 ARDS 的辅助治疗,与其他治疗手段结合使用,可以起到协同或叠加效应。其改善氧合的主要机制为:俯卧位时胸膜腔压力梯度的"逆转"引起陷闭肺泡开放,肺内气体重新分布,血流量无明显变化,最终使分流量减少,V/Q 改善。这与 PEEP 改善氧合的作用相似。其他一些机制也可能参与氧合的改善,如分泌物引流的改善。

(朱　蕾)

■ 参考文献

[1] 朱　蕾,钮善福.机械通气.第 2 版.上海:上海科学技术出版社,2007:66-76

[2] 钮善福,朱　蕾.危重支气管哮喘治疗体会.中华结核和呼吸杂志,1998:372-373

[3] 连宁芳,朱　蕾,王齐兵,等.持续气道正压对急性心源性肺水肿犬呼吸和循环功能的影响.中华结核和呼吸杂志,2005:382-384

[4] Collaborative Research Group of Non-invasive Mechanical Ventilation for Chronic Obstructive Pulmonary Disease. Early use of non-invasive posi-tive pressure ventilation for acute ex-

acerbations of chronic obstructive pulmonary disease: a multicentre randomized controlled trial. Chin Med J, 2005:2034-2040

[5] ARDS Network Investigators: Ventilation with lower tidal volumes as compared with traditional tidal volumes for acute lung injury and the acute respiratory distress syndrome. The Acute Respiratory Distress Syndrome Network. N Engl J Med,2000:1301-1308

[6] Broccard A, Shapiro RS, Schmitz LL, et al. Prone positioning attenuates and redistributes ventilator-induced lung injury in dogs. Crit Care Med, 2000:295-303

第 5 章

介入肺脏病学

第一节　概　　述

相对于"介入心脏病学"来说，"介入肺脏病学"无论是起步，还是发展和普及的速度，均滞后于"介入心脏病学"。追溯历史，真正将呼吸系统的介入诊断和治疗技术作为一门科学来加以定义和研究，也不过 10 年时间。

20 世纪 90 年代中期开始，国外逐渐有学者在文章中开始使用"Interventional Pulmonology"一词。在 1999 年，由两位美国学者 John F Beamis. Jr 和 Praveen N. Mathur 主编的《Interventional Pulmonology》一书，正式由 McGraw-Hill 出版公司正式出版，并在世界各地发行。应该说该书的出版发行，对于推动和普及各种呼吸病介入诊断和治疗技术，起到了积极的推动作用。同时也使"介入肺脏病学"这一名词逐渐被越来越多的人所接受，但遗憾的是，在这本书中并未就"Interventional Pulmonology"一词给出具体的定义。

2001 年，美国著名的临床医学期刊《The new England Journal of Medicine》邀请了美国宾夕法尼亚医学中心的 Danel H. Sterman 等撰文，就"介入肺脏病学"的概念、相关技术及其临床应用评价等进行了介绍。在文中，作者将"介入肺脏病学"定义为：它是肺脏病学的一个新的领域，是着重将先进的支气管镜和胸膜腔镜技术应用到以气管、支气管狭窄至恶性肿瘤所引起的胸腔积液等一系列胸部疾病的治疗。

在此文发表以后，很快引起了欧美等国的介入肺脏病学专家的广泛关注，之后欧洲呼吸病学会 (European Respiratory Society，ERS)和美国胸科学会(American Thoracic Society，ATS)共同组织了欧洲和北美等国的专家，起草了一份关于介入肺脏病学方面的纲领性文件《ERS/ATS Statement on Interventaional Pulmonology》，并发表在 2002 年 Eur Respir J 的第 19 卷上。文中将"介入肺脏病学"定义为：是一门涉及呼吸病侵入性诊断和治疗操作的医学科学和艺术，掌握它除了需要接受标准的呼吸病学的专业训练之外，还必须接受更加专业的相关训练，并能作出更加专业的判断。

介入肺脏病学诊治范围侧重于：复杂气道病变的处理，良、恶性病变所致的中央气道的阻塞；胸膜疾病；肺血管性病变等的诊断和治疗。涉及的技术主要包括：硬质支气管镜检术、经支气管针吸活检术(transbronchial needle aspiration，TBNA)、自荧光支气管镜检术、支气管内超声、经皮针吸肺活检术、支气管镜介导下的激光、高频电灼、氩等离子体凝固(argon-plasma coagulation，APC)、冷冻、气道内支架植人、支气管内近距离后装放疗、光动力治疗、经皮扩张气管造口术(percutaneous dilatio nal tracheotomy)、经气管氧气导管置入术、内科胸腔镜以及影像引导的胸腔介入诊疗。

随着介入肺脏病学的发展，其诊治范围和相关技术也不断扩展，近年开展的经皮介入对肺部肿瘤进行射频消融、放射性粒子植入及微波、氩氦刀冷冻治疗，以及经支气管内肺减容术治疗重度肺气肿等，已取得一定的临床疗效。

第二节　诊断性技术

一、经支气管镜活检术

经支气管镜活检术的适应证包括各种气管、支气管腔内病变：良、恶性肿瘤、肉芽肿、感染（结核、曲菌等）、淀粉样变等。所需器械为支气管镜、细胞刷、活检钳等。患者的术前准备及麻醉同常规支气管镜检查。

操作时在支气管镜抵达病变部位上方后，先将其表面覆盖的分泌物及血迹予以清除。观察病变的性质、估计其可能出血的程度。对于可能出血量较大的病灶，应准备好活检后止血的预案，如局部喷洒凝血酶溶液、高频电刀、氩气刀或激光等止血手段，以避免活检后出血，使得操作者手忙脚乱。根据病变的部位和性质选择最佳的活检器具。几乎所有的文献报道结果都显示，一次检查中使用两种或两种以上的器具（如毛刷、活检钳、穿刺针及刮匙等），可以提高肺部疾病诊断的阳性率。对于黏膜病变可采用穿刺针进行取材，可显著提高阳性率。有时甚至是唯一能获得恶性细胞阳性标本的方法。取材一般 3～4 块。有研究显示，对于一个内镜可视的肿病灶，取活检组织 3～4 块可达到最高的诊断准确率。而多于 4 块以上，诊断效率并不随之提高。

支气管腔内病变最多见的是中心型支气管肺癌，支气管镜在临床得以广泛应用后，肺癌，尤其是中心型肺癌的确诊率有了非常显著的提高，但由于肿瘤所在部位、采样方法及技术的不同，其诊断的阳性率有很大差异。一般而言，支气管镜下可见肿瘤的活检阳性率高于未见肿瘤者，增殖型的阳性率高于浸润型者，增殖型的钳检阳性率高，浸润型则刷检阳性率相对较高。亦有作者认为刷检的总体阳性率要高于钳检。其实阳性率在很大程度上与使用的工具本身、操作者的技术、病理科技术员操作习惯和熟练程度以及病理科医师的经验与水平有关。

对于支气管腔内的其他病变，如支气管内膜结核、支气管淀粉样变及结节病等，其在诊断操作技术方面与支气管腔内肿瘤大同小异，只是所采取的病理学方法不同而已。

除了在进行支气管镜检查时常见的并发症，如喉痉挛、支气管痉挛和低氧血症等，使用毛刷和活检钳检查时，最常见的两个并发症是出血和气胸。有研究报道，9％的经支气管镜活检病人发生少量至大量的出血，在免疫功能受损病人为 29％，尿毒症病人为 45％，大量出血可导致死亡。

二、经支气管肺活检术

对肺周边部位病变，常规支气管镜检查不能窥见时，将活检钳通过病变部位相应的支气管达到远端病灶进行活检，即经支气管肺活检（transbronchial lung biopsy，TBLB）。对局灶性病变，可在 X 线透视或 CT 引导下施行，以达到准确取材，提高手术成功率的目的。如为弥漫性病变，可通过支气管镜直接进行肺活检，无需 X 线或 CT 引导。

TBLB 的适应证包括：经各项非创伤性检查不能确诊的肺弥漫性病变和肺周围肿块、结节或浸润，同时无出血体质，心肺功能能够耐受该项检查。肺动脉高压和肺大疱患者不宜接受 TBLB 检查。

对局灶性病变肺活检者，完成常规检查后，将支气管镜直接插入病变区的段支气管，在 X 线导向下将活检钳循所选择的亚段支气管插入，转动体位多轴透视，核对活检钳位置对准活检目标无误后，张开活检钳，向前推进少许，在患者呼气末关闭活检钳，并缓慢退出。如无明显出血，可同法钳取活组织 3～5 小块，置入 10％甲醛溶液中，如为肺组织则呈绒毛状飘浮于固定液中。为防止钳取后出血，可在活检前预先滴入 1∶10 000 肾上腺素 1～2ml。

对弥漫性病变肺活检者，活检部位应选择病变多的一侧肺下叶，如两侧病变大致相同，则选择右下叶。支气管镜送达下叶支气管后，经活检孔插入活检钳至事先选择的段支气管内，直至遇到阻力或感到微痛时，再将活检钳后退 1～2cm。此时嘱患者深呼吸，在深吸气末张开活检钳，并向前推进至遇阻力时，一般推进 1cm 左右，于呼气末关闭活检钳并缓慢撤出，术者此时可感到对肺组织的牵拉感。按同样操作在不同的段或亚段支气管取肺组织 3～5 小块，置入固定液中送检。

TBLB 宜限制在一个肺叶内进行，不宜在中叶、舌叶或左右两侧肺同时进行。活检钳必须锐利，关钳用力宜适当，既要钳断肺组织而又不造成肺撕裂伤。活检时病人应无剧烈咳嗽或深大呼吸动作。

通过 TBLB 可以有效获取远端肺组织内的病灶标准,是诊断肺实质局灶型病变和弥漫型肺部病变的有效技术手段。研究表明对表现为周围型肺结节的肺部恶性病灶,在无透视引导下行 TBLB 检查的阳性率可以为 54.2%,其中腺癌为 50.9%;鳞癌为 61.5%;低分化癌为 72.7%;小细胞癌可达到 100%,值得注意的是肺内转移性肿瘤的阳性率只有 12.5%。当有透视引导时,其整体阳性率可以达到 82.4%。

三、经支气管针吸活检术

经支气管针吸活检术(trans bronchial needle aspiration,TBNA)是一种通过穿刺针吸或切割,获取气道壁、肺实质以及气管、支气管相邻部位纵隔内病变的细胞学、组织学或微生物学标本的技术。近年来,随着病灶定位方法和穿刺针的不断改进,已广泛应用于各种良、恶性肺癌及纵隔疾病的诊断,极大地提高了气管镜的诊断率,并拓展了其临床应用范围。由于该项技术可对纵隔淋巴结进行活检,确定肺癌患者纵隔肿大淋巴结的性质,使气管镜检查直接参与肺癌的临床分期和纵隔疾病的诊断,一些发达国家已将此技术列为呼吸专科医生必须掌握的技能。

TBNA 最初是为纵隔病变的诊断而设计的,但随着技术的发展和经验的积累,其适应证范围已大大拓展。其主要适应证包括:①对纵隔和肺门淋巴结的取样,以明确诊断,同时对支气管源性肿瘤进行分期;②对气管(支气管)旁的肿块、黏膜下病变和肺外周结节进行取样;③适用于支气管内坏死和出血性病灶的病因诊断;④预测气管、支气管源性肿瘤外科手术的切除范围;⑤纵隔囊肿和脓肿的病因诊断及引流。

受操作者技术水平、穿刺针本身以及助手和病理医师配合等方面的影响,各单位报道的阳性率差异较大。对于肺癌病人,影响 TBNA 阳性率的主要因素是纵隔淋巴结转移的发生率和操作者的熟练程度,因为受到纵隔淋巴结转移发生率的限制,应用 TBNA 对肺癌进行分期,其阳性率在 30%～50%,但其特异性高达 95% 以上。在评价肺外周型结节方面,TBNA 技术可以将常规支气管镜下的刷检和活检的检出率提高 20%～25%。在诊断结节病方面,Trisolini 等报道,以 TBNA 诊断 1 期结节病,阳性率可达到 72%,如联合使用 TBLB,可使阳性率达到 87%。Morales 等的研究表明在原有方法上加用 TBNA 技术诊断结节病,可以使 1 期患者的诊断率提高 23%,2 期患者的诊断率提高 7%。此外,TBNA 技术还可以显著提高黏膜下病变、结核及淋巴瘤等纵隔淋巴结增大的病因检出率。

由于 TBNA 的操作者不能直接窥见病灶,要提高活检的阳性率,准确定位是关键。现有影像学检查只能提供纵隔的平面图像,操作者必须对纵隔解剖结构非常熟悉,并且拥有良好的空间想象力,在想象中重构纵隔的立体结构和病灶的相对位置,才能准确指导穿刺的定位,避开重要结构,保证操作的安全。但新近开发出的支气管腔内超声(endobronchial ultrasound)引导下的 TBNA(EBUS-TBNA)可在超声显示下对病灶或淋巴结实施实时穿刺,有效地克服了盲目 TBNA 定位难的缺陷,使 TBNA 的阳性率大幅度提高。研究表明,和传统 TBNA 相比,EBUS-TBNA 对隆突下淋巴结的穿刺阳性率由 76% 提高到 84%;而对其他部位淋巴结的穿刺阳性率更由 58% 提高到 84%;对于 CT 可见的肺门、纵隔淋巴结,其敏感性和特异性更分别达到 95.7% 和 100%,诊断准确率达到了 97.5%。可见 EBUS-TBNA 在对肺癌的淋巴结分期方面不仅优于传统 TBNA,而且无论是在敏感性还是准确性方面均优于纵隔镜检查,故有人预测 EBUS-TBNA 将取代纵隔镜成为肺癌分期的"金标准"。

近 30 年的临床应用证明,TBNA 是一种安全、实用的活检技术。已有报道显示,仅少数患者术后发生气胸,其发生率不足 1%。此外,有极少数的患者发生纵隔气肿和纵隔出血等。TBNA 对支气管黏膜损伤最小,尖端具有斜面的穿刺针穿刺时其出血程度较之活检钳撕裂组织所致者小,仅在穿刺部位有少许出血,即使刺入血管或刺入易脆的肿瘤组织内,引起出血量亦不多,目前尚无致命性出血的报道。熟练掌握纵隔结构的解剖学知识,术前认真复习胸部 CT 片,可有效地避免不必要的组织损伤。除此之外,还应避免穿刺针对支气管镜的损伤。

四、支气管肺泡灌洗术

支气管肺泡灌洗术(bronchoalveolar lavage,BAL)检查是利用纤维支气管镜向支气管肺泡注入生理盐水并随即抽吸、收集肺泡表面液,检查其细胞成分和可溶性物质的一种方法。主要用作有关疾病的临床诊断以及研究肺部疾病的病因、发病机制,评价疗效和预后等。BAL 还可通过液体的直接冲洗,清除呼吸道和(或)肺泡中滞留的物质,以缓解气道阻塞,改善呼吸功能,控制感染,用于某些疾病的治疗。

支气管肺泡灌洗术的适应证包括:①为了明确肺部肿块、复发性或持续性肺不张或肺浸润、肺部弥漫性疾病等的病因诊断;②支气管-肺感染需要获取标本用作病原微生物检查以及作药物敏感试验者;③为研究支气管-肺疾病的病因、发病机制等需要获取标本者;④需要冲洗和清除呼吸道和(或)肺泡中滞留的物质者。而禁忌证包括:①严重心、肺功能损害者,如呼吸衰竭、心力衰竭、严重心律失常;②新近发生急性心肌梗死的病人;③新近大咯血者;④活动性肺结核未经治疗者。

BAL 在纤支镜检查时进行。先向需要灌洗的肺叶支气管注入 2%利多卡因 1ml 局部麻醉后,将纤支镜前端嵌入肺段或亚段支气管开口,经纤支镜吸引管推注生理盐水 25~50ml 至肺段或肺亚段,共 4~6 次,总量 100~250ml,一般不超过 300ml。儿童灌洗量一般为 3ml/kg。每次注入后,随即负压吸引。灌洗部位通常在右肺中叶或左肺舌叶,其他肺叶亦可以进行。负压吸引的压力为 25~100mmHg(3.3~13.3kPa),不能过大、过猛。中叶或舌叶灌洗回收量应达到灌洗液的 40%以上,下叶或其他肺叶应为 30%以上。

回收的支气管肺泡灌洗液(BALF)应记录回收量,置于内壁涂硅的容器(或其他防止巨噬细胞贴壁的容器)中,周围宜被冰水-4℃包围,30min 内送至实验室,通常在 2~3h 内处理。分别注入的液体每次回收后混合在一起进行检查,第一份回收的标本往往混有支气管内成分,可将第一份标本与其他标本分开检查。先用单层纱布过滤以去除黏液,将滤液离心后分离上清液供生化和免疫学检查,沉淀物供细胞学检查,微生物检查的标本需严格无菌操作。合格的 BALF 标准:①达到规定的回收比例;②不混有血液,红细胞数小于 10%;③不应混有多量的上皮细胞(一般小于 3%)。

回收的 BALF 作计量后,取少量标本置于白细胞计算盘进行细胞计数。在高倍显微镜下计数除上皮细胞及红细胞以外的所有细胞(巨噬细胞、淋巴细胞、粒细胞等)。以每毫升回收液的细胞数和灌洗液回收细胞的总数表示。

BAL 的最大特点是能获取肺泡表面衬液,通过对其所含成分进行研究,可研究多种肺部疾病的发病机制。在临床诊断方面,BAL 主要用于肺部感染、肿瘤、间质性肺病等的诊断。

五、荧光支气管镜

早期诊断是支气管肺癌治疗成功的关键。支气管肺癌的发生早期为不典型增生或原位癌,而肺癌高危人群中有 10%的人存在不典型增生或原位癌。从正常组织发展成肺癌的过程中,不典型增生阶段可长达 3~4 年,原位癌的阶段也有 6 个月的时间;同时肺癌中的 50%~60%(特别是鳞状细胞癌),主要的发病部位在中央气道。因此,以上两点为经支气管镜早期诊断支气管肺癌提供了时间和空间上的可行性。

普通白光支气管镜(white light bronchoscopy,WLB)诊断肺癌主要是根据支气管黏膜改变,如局部隆起、黏膜粗糙、水肿、出血等,再行活检、针吸活检、刷检等操作加以明确。但由于不典型增生或原位癌阶段支气管黏膜局部的改变并不明显,因此诊断的阳性率较低,仅为 15%。随着光学和计算机技术的发展,近 20 年来已研制出主要用于肺癌早期筛查的自荧光支气管镜(autofluorescence bronchoscopy,AFB)。文献报道,WLB 基础上加用 AFB,支气管腔内型早期肺癌的诊断阳性率可增加到 78%。

"荧光"是一种特殊的物理现象,是指某些物体在特定波长光线的照射下,该物体可以受激发,辐射出波长比照射光线长的光。辐射出的波长较长的光线就是荧光。20 世纪初,人们就发现人体组织存在荧光现象,并发现肿瘤组织和正常组织的荧光显像不同。人体内的荧光反应物质(荧光载体)有很多种类,包括:色氨酸、胶原、弹性蛋白、紫莱碱、磷酸吡哆醛等。人体组织辐射荧光的波长和强度决定于其中不同荧光载体的含量、入射光的最大吸收和反射值以及入射光源自身的特性。

当一束 442nm 的单色光照射在黏膜上时,上皮下的荧光载体被激发,辐射出波长较长的光线。这种荧光是混合光,由波长 520nm 的绿光和波长 630nm 的红光组成。其中,绿光较强、红光较弱,显示屏上看到的是绿色图像。在有组织增生和原位癌(carcinoma in situ,CIS)的部位,荧光辐射会减弱,并且以绿光减弱更明显,图像就会偏红色。引起荧光减弱的原因可能有:上皮增厚(吸收入射光增加)、组织充血(血红蛋白吸收绿光增加)、肿瘤基质中的还原性物质减低了荧光载体的含量等。利用肿瘤组织和正常组织荧光显像的不同,就能分辨普通光线下无法发现的早期肿瘤病灶。

与肉眼可以看见的普通光线不同,支气管黏膜的自发荧光非常微弱,不通过一定的辅助技术,肉眼是无法看到的。目前通常采用的技术分为两大类:①增强照射光的强度和纯度,采用特殊摄像机增加感受荧光的灵敏度;②应用能在肿瘤组织浓聚的光敏药物,增强肿瘤组织的荧光辐射。根据所用技术的不同,可将荧光支气管镜分为两大类。

1. 激光成像荧光支气管镜(laser imaging fluorescence endoscopy,LIFE) 此类荧光支气管镜统称为LIFE,通过外源性光源照射,激发组织的自发荧光,来分辨肿瘤组织,而不需使用光敏药物。LIFE系统使用低能量氦-镉激光产生的442nm紫外光作为照射光。摄像系统采用两台高分辨率CCD荧光摄像机,灵敏度达到普通摄像机的30 000倍,分别单独感受绿光和红光,并将数字信号传送到主机进行合成。这样,在监视屏上就能看到支气管黏膜的实时荧光图像。在LIFE系统中,肉眼看不到入射的紫外光,正常黏膜为绿色,增生或CIS黏膜为红色或棕色。此类荧光支气管镜的代表是加拿大Xillix公司生产的LIFE®系统(laser imaging fluorescence endoscopy)和日本Pentax公司生产的SAFE-1000系统。

2. 自荧光支气管镜(autofluorescence imaging bronchoscopy,AFI) 此类荧光支气管镜工作时,入射光波长范围380～460nm。观察时,为增加对荧光的分辨率,需要将大部分直接反射的蓝光屏蔽。同时,为了增强视野的总体光线强度,还要保留一小部分散射蓝光。这样,观察正常黏膜时,由于绿色荧光较强,掩盖了蓝光,显示绿色;增生或CIS黏膜的绿色荧光明显减弱,黏膜显像就呈蓝/红色或是两种颜色融合成的暗视野区。某些光敏药物能选择性浓聚在肿瘤组织中,使用这些药物能增强病变部位的荧光显像,提高成像质量和检出率。早期常用的光敏剂是血卟啉衍生物,因为其光过敏副反应较明显,20世纪90年代起,逐渐被5-氨基乙酰丙酸(5-aminolevulinic acid,ALA)取代。当患者使用ALA后,以荧光支气管镜检查,就可以在肿瘤组织见到较强的红色光。

两种荧光支气管镜系统各有特点。LIFE系统在北美使用较广,具有副反应小、分辨率高、不需使用光敏剂的优点;但是费用昂贵、系统结构复杂、操作时白光和自荧光模式转换不便。AFI系统在欧洲使用较广,具有价格较低、白光和自荧光模式转换方便的优点;但是自荧光模式下分辨率不如LIFE系统、使用光敏剂会带来药物不良反应的风险。

AFB在中央气道黏膜不典型增生、原位癌诊断中是一种有效的早期定性、定位诊断工具,其一般联合WLB开展工作。Moro-Sibilot等联合检查244例肺癌高危人群(有症状的吸烟者及有肺癌手术史或头颈部肿瘤手术史者),所有发现异常者都进行活检确认,共发现92处低度病变、42处高度病变(中、重度增生和原位癌)及39处侵袭性肿瘤病灶。当用于早期中央型肺癌的诊断时,与单独WLB检查相比,WLB和AFB联合检查发现病变的敏感性可提高10％～30％,但是特异性会降低5％～10％。这些研究提示WLB联合AFB对癌前病变和早期肿瘤的监测有很高的价值。通过对痰检阳性而影像学阴性的肺癌患者的研究发现,AFB可以观察到的病灶范围要大于WLB单独检查,AFB检查的分期更准确,而根据AFB检查的结果调整了分期和治疗原则以后,患者的预后获得了相应的改善。说明AFB在早期肿瘤的分期中同样有很高的价值。

六、内科胸腔镜技术

内科胸腔镜(medical thoracoscopy),又称"胸膜腔镜(pleuroscopy),它有别于外科电视辅助胸腔镜。其操作通常是在清醒镇静加局麻下进行,一般在胸壁上仅行单点穿刺,整个操作可以在支气管镜室或诊所内进行。内科胸腔镜检术主要用于诊断胸膜和部分肺部疾病,并可实施胸膜粘连术。

内科胸腔镜检术的适应证包括:①不明原因的胸腔积液;②胸膜占位性病变;③气胸;④弥漫性肺病变及肺外周病变;⑤肺癌分期。

患者术前需建立人工气胸,可于局麻下以过滤空气400～800ml注入胸膜腔,对胸腔积液患者应在抽胸液后再注入空气,并行胸部X线透视或摄片确认。进镜切口的选择不宜离病灶太近,最好取病灶相对方向,以便于观察病灶;如为弥漫性病变,一般取侧卧位,切口定于腋中线或腋后线第6～7肋间,此处进镜便于观察整个胸膜腔。同时,切口的选择应避开胸膜粘连处,以免进镜时使粘连带撕裂出血,影响观察、干扰检查结果。为全面了解病变的范围,检查中必须养成一定的习惯,按顺序观察整个胸腔以免漏诊,然后再观察异常组织的大小、数目、侵及范围、硬度、有无搏动等情况。对每个病变部位需取活检 2～4 块,活检后应仔细观察,如有出血可用冰肾上腺素盐水局部灌注,仍不止血可用凝血酶或电凝止血。术毕,缓慢抽尽胸腔内气体,并留置胸腔引流管行闭式引流,持续引流残余气体或胸液,同时观察有无漏气、出血,必要时可向胸腔内注药或冲洗。

传统的内科胸腔镜多为硬质镜,而新近问世的"软硬镜"为一种改良型的胸腔镜,其镜身的硬质,远端则可弯曲,这样大大地扩展了其视野。在我国有一些单位采用纤维支气管镜代替胸腔镜进行胸膜疾病的诊断,也取得了一定的疗效,其不足就是在活检时,镜体不太容易固定,活检部位的准确性受到一些影响。另需注意的就是镜体的消毒必须彻底,以避免因此而导致的医源性感染。

因为癌性病灶在胸膜上往往呈点状分布,结核病灶多分布于胸膜基底部或膈胸膜,所以直接经胸壁进行胸膜穿刺活检的阳性率较低。而通过内科胸腔镜检查可以直接窥视整个胸膜腔,能发现微小病灶;在直视下进行活检,能避开大血管、清除病变表面糜烂坏死组织及覆盖物,活检标本质量大大提高;不仅能取脏层胸膜、纵隔、膈面胸膜,也能取肋胸膜及肋膈窦处病变,使胸腔积液病因诊断的阳性率明显提高。文献报道以内科胸腔镜检查结合胸液的癌标及细胞学结果,对于癌性胸腔积液,其诊断的准确性可达 90%以上;而对于结核性胸腔积液,其诊断的准确性可达 100%。此外,对于一些孤立性胸膜转移、结节病等,其诊断的准确性要显著高于常规胸腔穿刺和闭式胸膜活检术。其并发症包括:活检部位的出血(绝大多数为自限性)、持续性气胸、肋间神经和血管的损伤。其操作的相关死亡率低,仅为 0.01%～0.24%。

七、经皮肺活检术

经皮肺活检术(transthoracic needle aspiration/biopsy,TTNA/B):是一种经皮穿刺获取包括胸壁、肺实质及纵隔在内的病变标本,从而进行细胞学、组织学及微生物学检查的技术。

1883 年 Leyden 成功地进行了第一例局灶性肺部疾病的经皮肺针吸活检,找到了致病的肺炎链球菌。3 年后,Menetrier 首次采用经皮肺穿刺诊断了一例肺癌患者。在 20 世纪上半叶曾有不少学者尝试经皮针吸活检,但由于穿刺针和定位技术的限制,这一技术的应用未能得到推广。20 世纪 60 年代后期,随着 X 线透视机的改进,穿刺针的改进,细胞学诊断技术的进步,经皮肺穿刺活检才得到了广泛应用。

经皮肺活检的适应证包括:通过针刺抽吸或组织切割,诊断肺外周的结节或浸润性病变、胸膜肿块、部分空洞性病变、纵隔肿块以及其他通过经皮穿刺可及的胸部病变。禁忌证包括:①无法纠正的凝血性疾病;②严重的低氧血症;③血流动力学不稳定;④肺动脉高压;⑤伴有肺大疱的肺气肿;⑥病变太靠近血管。相对禁忌证还包括既往有肺切除术或 $FEV_1 < 1L$。除此之外还应强调,对于双肺均有病灶者,一般不宜同时对两肺进行穿刺。

电视透视和 CT 引导是经皮肺穿刺活检的常用导向方法。电视透视具有费用低、设备普及、可实时观察和调整穿刺方向和针尖位置等优点,适宜对较大病灶的定位。但对小病灶的定位不够准确,对靠近心脏、大血管部位的病灶穿刺危险性较大。CT 对解剖结构显示清晰,可引导穿刺 5mm 以上的结节,对靠近重要部位的病灶也可以准确引导,根据增强 CT 还可以判断病灶内的坏死区域和周围的炎症或不张肺组织,使穿刺更准确。CT 还可以显示叶间胸膜和肺大疱,有利于选择合适进针路线,减少气胸的发生。最新的 CT 透视技术还可以实时引导穿刺过程,提高了穿刺准确性,缩短了穿刺时间。这些优点使 CT 引导成为目前肺穿刺活检最常用的导向方法。

TTNA/B 可以比较准确地获得肺内结节病灶的组织标本,通过 TTNA/B,许多患者可以避免不必要的开胸手术,并可以节约大量的医疗费用。TTNA/B 总的诊断敏感性为 68%～96%,其特异性可接近 100%;对于所有大小的病灶来说,其诊断的准确性为 74%～96%,通常病灶越小,诊断的准确性越低。TTNA/B 最常见的并发症是气胸,大多文献报道气胸的发生率为 20%～40%,但是其中的大部分患者气胸量非常小,无须特殊处理,仅不足 10%的患者需要胸腔闭式引流。此外,偶有咯血,多为自限性,大咯血非常少见。

第三节 治疗性技术

一、在人工气道建立中的应用

在急诊和危重病抢救中,在 ICU 病房,为保持气道的通畅,或为进行机械通气,通常需进行气管插管。有经验的麻醉师和医师,通常在几分钟内即可顺利完成气管插管的操作,但偶尔也会遇到困难,如果连续 2 次插管均未成功,或插管时间超过10min 以上仍未插入气管,称为困难插管。此时,应让患者休息 5～10min,然后重插,但更可取的办法是用可弯曲支气管镜作引导来完成插管。如果患者肥胖、短颈、头颈部外伤、颈椎或颌面部骨折,或患强直性脊柱炎或口咽部肿瘤等,预知插管困难者,可一开始就应用可弯曲支气管镜,而不是在多次插管不成功后再用。需安放双腔气管插管、更换气管插管或拔管因发生上气道阻塞而失败时,也可借助可弯曲支气管镜来完成操作。如果患者有上气道阻塞的临床表现,应用纤支镜既可查明原因,又可进行治疗。

(一)气管插管

经可弯曲支气管镜引导行气管插管,可分为经鼻气管插管和经口气管插管两个径路来完成。由于经鼻气管插管时较少需要患者配合,气管套管插入时与喉的角度也较小,加上插管后行机械通气期间患者的进食和舒适程度均优于经口径路,故目前较多采用。

经鼻气管插管:①选择较通畅一侧的鼻腔,滴入或喷入 2% 的利多卡因和 1% 的呋麻滴鼻液,稍后用蘸有液状石蜡的棉签涂抹鼻腔四周以利润滑。②将气管导管涂抹液状石蜡后套入支气管镜,并撤到支气管镜的最近端。③按照常规支气管镜检查的方法,将可弯曲支气管沿后鼻孔→鼻咽→喉→声门,送入气管内。④在确认支气管镜远端进入气管腔内后,固定患者头部及支气管镜,并将气管导管沿支气管镜送入气管内,气管导管的远端一般距离隆突 3～4cm 为宜。⑤检查气管导管的位置后撤出支气管镜,并固定气管导管。

经口气管插管采用咬口器保护支气管镜免遭患者咬坏。其余步骤基本同经鼻气管插管步骤。

(二)更换气管插管

临床上需要更换气管插管的情况有:气管插管的套囊漏气,经鼻插管因鼻窦感染而换成经口插管,或经口插管因口腔糜烂,患者不能忍受须换成经鼻插管等。一般更换导管可以用标准换管技术来进行,并不需要应用纤维支气管镜。但如果估计重建气道的技术难度大,或患者病情危重,耐受性差,那么应用纤支镜来更换气管导管,至少失败的可能比较少。应用可弯曲支气管镜更换气管导管可有以下几种。

1.将经口气管插管换成经鼻气管插管,具体步骤如下。①将新的气管导管套入可弯曲支气管镜并撤至最近端,方法同气管插管。②鼻腔滴入 2% 的利多卡因和 1% 的呋麻滴鼻液,同时鼻腔内涂抹液状石蜡。③经鼻腔插入支气管镜,沿途吸净鼻咽腔内的分泌物以保持视野清楚。④将支气管镜送至声门上,将旧的气管导管的气囊放气后,在撤出旧气管导管的同时将支气管镜插入气管。⑤固定患者头部及支气管镜,将新的气管导管沿支气管镜送至气管中段。⑥撤出支气管镜,接呼吸机,提高吸入氧浓度。⑦待患者机体氧合状态改善后,经三通管对气道分泌物进行进一步清理,固定新的气管导管,术毕。

2.将经鼻气管插管换成经口气管插管。

3.经口插管仍换成经口插管。

4.经鼻插管仍换成经鼻插管。

具体步骤方法基本相同,故不再赘述。基本与上述相同。

(三)协助拔除气管导管

临床上,有些患者在拔除气管插管后突然发生呼吸窘迫,其中部分原因是由于上气道阻塞(upper airway obstruction,UAO),这种 UAO 多发生在声门下或声门处。发生 UAO 必须重建人工气道。虽然重新插管后能很快解除患者的呼吸窘迫症状,但却仍未搞清楚 UAO 的原因。而对可能发生 UAO 的患者,于撤管时先插入支气管镜,使支气管镜与气管插管一同撤出,这样可发现 UAO 的原因,与此同时可以立即重新送入气管插管,避免 UAO 对患者的影响。然后根据所发生情况寻找处理方法。UAO 的发生一般与患者以前曾插过管并且插管困难并经反复多次插管的尝试以及机械通气时间过长等有关。

二、气道异物的摘除

气管、支气管异物是小儿常见的临床问题。据国内的一组 1 304 例气道异物的资料显示,10 岁以下的儿童占了所有患者的 96%。其临床表现常与吸入异物的大小、异物沉积的气道水平和管径、沉积处气道阻塞的程度、是否造成局部的水肿和出血等有关。轻者可以表现为刺激性咳嗽、气促等,少数患者亦可无明显症状;重者可有喘憋、呼吸困难,甚至窒息死亡。气道的异物吸入通常要求临床医生要在不开放损伤气道或周围结构的情况下,将异物完整地取出。这在支气管镜问世之前,亦是困扰医学界的一大难题。随着硬质支气管操作过程中通气技术的改建和视觉效果的提高,可弯曲支气管镜以及异物摘取所需器材的完善,使得气道异物的诊断和摘除变得更加安全、有效和便捷。

医生应根据患者病情及年龄等因素,选择支气管镜的种类和型号(包括硬质支气管镜),异物摘除的方法和工具,并且预测异物摘除所需时间和可能的并发症,并将其告知患者及家属以取得患者的合作。对于无明显呼吸障碍的患者,术前应至少禁食 4~6h 以上,以防止胃内容物反流而导致误吸,成人患者可在术前 30min 肌内注射阿托品 0.5mg,地西泮 5~10mg,必要时可肌内注射哌替啶 50mg,儿童患者的术前用药可根据身高、体重酌减。对于异物吸入后有明显呼吸功能障碍者,则应立即行急诊异物摘除术,为减少胃内容物反流的发生,可让患者取坐位行纤维支气管镜检查。对于有心、肺基础疾病患者,术前还应进行心电图、血气分析及肺功能等项目的检查,以评估患者对手术的耐受程度和手术的风险。一般成人或 12 岁以上的儿童拟行软性支气管镜下取异物者,多采用局部表面麻醉;而对于 12 岁以下的儿童或拟行硬质支气管镜下取异物者,则需要采用全身麻醉,全麻下的机械辅助通气可通过硬质支气管镜进行通气,或采用喉罩下机械通气。

异物摘除器具包括:鳄口型异物钳、V 字形、W 字形、橡皮头型异物钳、三爪钳、篮形钳、圈套器、球囊导管以及冷冻电极等。操作者应根据异物的大小、种类、异物与周围组织的关系等不同来加以选择。V 字形异物钳是异物摘除中最常用的异物钳,但对于体积较大的异物则可采用 W 字形、三爪形异物钳加以钳取;对于像花生米、橡子等表面较为光滑的类圆形异物则可试用套篮钳;而对于沉积在周边支气管的类圆形异物,则须先用球囊导管逐步将异物驱赶至中央气道后,再用套篮钳将其取出;而对于一些易碎的异物(如药片),则可用冷冻探头将其冷冻在探头上一并取出。

无论支气管镜采取哪条径路(口、鼻或人工气道)插入,操作者均应仔细地观察咽喉部、声门下、气管、左右主支气管及各叶、段支气管。顺序一般是先检查健侧,后检查患侧。若不知道异物的确切部位时,可先查右侧,后查左侧。在发现异物时,应特别注意勿将异物推向更远端支气管,以免给摘除造成困难。对沉积在远端支气管内的类圆形异物,在摘除过程中可配合患者体位的变化(如采取头低足高位或健侧卧位等)来协助异物的取出。对较大的异物并嵌在主支气管造成一侧全肺不张的患者,在异物取出过程中应特别小心,谨防异物滑脱后阻塞对侧主支气管而造成窒息。对于异物已完全被容易出血的肉芽组织所包裹的患者,企图直接将异物取出可能很困难,而且易造成术中和术后的出血。有条件的单位可在异物摘除之前,采用微波、高频电刀或冷冻等手段将肉芽组织予以清理,并充分将异物暴露后再行摘除。对这类患者术前短时间(一般 1~3d)静脉使用糖皮质激素(如甲泼尼龙,每日 40~80mg),可能有益。

支气管镜下异物摘除术的常见并发症:①由于操作不当而将异物推进远端支气管,导致异物摘除失败,最终不得不行经胸膜支气管切开术取出异物。②异物摘除过程中损伤血管而引起的大出血。③支气管壁的损伤而引起支气管瘘、纵隔气肿和气胸。④手术操作所造成的喉痉挛、喉气管水肿以及异物在钳取过程中滑脱落在声门下区,而造成的呼吸道梗阻。⑤由于缺氧所引起的各种心律失常,严重者可出现致命性心律失常,甚至心搏骤停。

操作者必须意识到,即使异物吸入患者是在呼吸平稳的状态下进行诊断性的支气管镜检查,由于偶然机会所引起的异物移位也可以造成气道阻塞,因此操作必须是在有充分复苏设备的环境下进行。通常在异物取出后,应常规对整个气管及左、右主支气管及叶、段支气管进行检查,观察是否存在其他异物或异物碎片残留。对于行硬质支气管镜异物摘除者,最好用可弯曲支气管通过硬镜仔细检查。

三、经支气管镜介导腔内热烧灼治疗

目前用于支气管镜介导下的腔内治疗的各种

方法中,以热烧灼方法最为常用。其中包括了微波、高频电凝、高频电圈套、氩等离子体凝固(argon-plasma coagulation,APC)和激光等。其原理均是通过将能量聚积到病变组织,使组织产热,进而使病变组织变性、凝固或是炭化和气化,以达到将病变组织去除,使气道重新恢复开放状态的目的。

气道内热烧灼治疗能够在治疗的当时即刻清除气道内病变组织,迅速达到疗效。所以对导致通气功能障碍,并产生明显症状的中央气道(即气管、主支气管、中间段支气管和叶支气管)的腔内型病变,多数学者均首选上述方法对病灶实施清除,一般都能取得很好的即刻疗效。其适应证包括:①失去手术机会的气管、支气管腔内恶性肿瘤的姑息性治疗;②气管、支气管腔内各种良性肿瘤的根治;③各种炎性、手术、外伤及异物性肉芽肿的切除;④支气管镜可及范围内的气道组织的出血。但是,因为热烧灼治疗只能清除可见范围内的病变组织,不能解除根本的病因,尤其对于肿瘤组织不能有效抑制手术野以外组织的生长。所以,单纯热烧灼治疗的疗效维持时间较短,有条件者需联合支架植入、放疗、化疗等综合治疗,以延长疗效维持的时间。需要注意的是气道外压性狭窄是热烧灼治疗的绝对禁忌,治疗前必须仔细鉴别,彻底排除,否则会造成气道穿孔。

因为以上方法的产热原理不尽相同,在临床应用时有其各自的特点。激光(常用的有 Nd-YAG 激光和 KTP 激光)的能量最高,对组织的切割效果好,治疗深度最深、速度最快,但容易造成组织的穿孔和出血,掌握不好还会损坏支气管镜及其他硬件设备,而且价格昂贵;而微波所释放的能量低,对组织的凝固作用比较慢,不适合治疗严重的气管阻塞,但同时也就相对比较安全,而且价格非常便宜;相对前两者,高频电凝及 APC 都是利用高频电放电的原理产生热量,能够较迅速地去除病变组织,同时治疗深度又不太深,便于操作者掌握,是目前较为理想的腔内治疗手段,除此之外,其价格比较适中,较为适合我国国情。

文献报道以上各种气道内热烧灼治疗方法对于恶性疾病导致的气道阻塞,其近期疗效均可达到 90% 左右;对于腔内型的良性肿瘤则可以完全治愈。其主要并发症包括出血和局部组织的穿孔。对于严重的气管阻塞、心肺功能差或预计术中有可能会有出血的患者,操作最好能在全麻下进行,这样可将治疗的风险降至最低限度。

四、气道内光动力治疗

气道内光动力治疗(photodynamic therapy,PDT)需先全身给予光敏剂,该类药物具有亲肿瘤特性而在瘤体内聚集,一定时间后通过支气管镜用特定波长的光照射肿瘤,激发光敏剂,使其将能量传递给氧原子而产生具有氧化作用的单线态氧($^1O_2$),后者使肿瘤细胞坏死。

PDT 技术自 20 世纪 80 年代应用于临床,先后被用于治疗皮肤、胃肠道、泌尿系统以及呼吸系统恶性肿瘤的治疗,均取得了满意的疗效。其中肺癌的治疗以日本开展得较早,美国和欧洲也积累了一定的病例,发现 PDT 对早期中央型肺癌、支气管腔的癌性阻塞以及周围型肺癌有较好的效果,远期有效率为 50%~70%。美国 FDA 分别于 1997 年和 1998 年批准 PDT 作为治疗晚期食道癌、膀胱乳头状瘤、晚期非小细胞肺癌以及早期肺癌的治疗手段。我国几乎与国外同时开展 PDT,长海医院呼吸内科曾于 1984 年采用 PDT 对 10 例不能切除的支气管肺癌进行治疗,结果 6 例显效,4 例有效。但由于病例选择、光敏剂和激发光源使用等方面存在一些问题,PDT 始终未能成为一种主流的治疗方法。近年来,随着半导体激光器以及稳定的新型光敏剂不断进入临床试验,国内外学者开始对 PDT 治疗肿瘤的效果寄予了新的希望。

气道内光动力治疗的适应证包括:①病变表浅的早期肺癌,不能耐受手术或拒绝手术者;②中、晚期肿瘤患者的姑息治疗;③手术、放化疗后局部残留或复发的小肿瘤。

两项包括 16 个欧洲中心,20 个美国/加拿大中心的随机对比 PDT 和 YAG 激光对部分阻塞性肺癌疗效的前瞻性研究结果显示,治疗 1 周后肿瘤对两种方法的反应相似;但 1 个月后 PDT 组欧洲和美国/加拿大中心各有 61% 和 42% 的患者有效,而 YAG 激光组分别只有 36% 和 19% 的患者有效。结果显示 PDT 在缓解气急、咳嗽和咯血方面优于 YAG 激光,尤其在疗效维持时间上明显优于热烧灼治疗。其他研究也得出相同的结论,即在适应证范围内,PDT 缓解阻塞及其他症状的效果要好于 YAG 激光。

气道腔内光动力治疗的主要并发症是光过敏和咯血,所以术前必须行过敏试验,术后 2 周内要注意避免强光照射和观察有无咯血症状。值得注意的是,由于 PDT 术后肿瘤组织会有明显水肿,如肿瘤已侵犯气管或同时侵犯两侧主支气管,术后可能发生严重气道狭窄,甚至出现呼吸衰竭。对于这样的患者,PDT 治疗应慎重采用,如必须使用者,需备好气管插管等抢救措施,或于支架植入后进行。

五、气道腔内近距离放射治疗

放射治疗是肺癌重要的治疗手段,其中外照射是标准的治疗方式。但因为正常组织对辐射耐受力有限,限制了对肿瘤组织放射的剂量,所以外照射的疗效受到很大的限制。气道腔内近距离放射治疗,是将放射源导入气道内贴近肿瘤组织进行照射。其大大减少了对正常组织的辐射剂量,故能对肿瘤组织施以较高剂量的照射,可以尽快打通气道、清除腔内及其周围肿瘤组织,而且安全性高、患者易于耐受。

放射性同位素^{192}Ir 以释放 β 射线为主,局部作用强,穿透力较弱,对正常组织损伤小,易于防护;并且其能量率高,可制成体积很小的放射源,进入人体的各个部位进行放疗,是目前最好也是应用最广的腔内近距离放射源。1983 年,Mendiondo 首次报道通过纤维支气管镜插入装有^{192}Ir 的聚乙烯管进行支气管腔内近距离放疗,其后气道腔内近距离放疗得到了迅速的推广。

腔内近距离放疗的适应证主要有:①中央型肺癌侵犯纵隔或大气道;②气管、支气管腔内恶性病变引起的呼吸困难、阻塞性肺炎、咯血或难治性咳嗽等;③肿瘤术后残端未尽或残端复发;④作为 Nd:YAG 激光治疗或其他腔内介入治疗的后续治疗。

Satio 报道,以外放疗联合近距离放疗治疗 64 例放射学阴性的腔内型鳞癌患者,中位随访期 44 个月,有 9 例复发,其中 5 例通过进一步手术治疗和外放疗再次缓解,4 例死亡,随访满 5 年的患者中无病生存率达 87.3%。对于中、晚期肺癌患者,以近距离放疗和外放疗联合或序贯治疗,缓解肿瘤腔内侵犯引起的呼吸困难、阻塞性肺炎、咯血或难治性咳嗽等症状,有效率达到 70%左右,并且维持时间较长。对于大气道阻塞,已接受热烧灼、支架植入等治疗取得良好疗效的患者,也可以通过腔内近距离放疗进一步抑制周围肿瘤组织的生长,大大延长疗效维持时间。

腔内近距离放疗最主要的并发症是咯血和放疗后气道水肿。大咯血可能与剂量高有关,也可能是由于肺动脉与主支气管和上叶支气管非常靠近,放射后造成坏死出血。也有学者发现鳞癌接受近距离放疗后较易发生大咯血。所以,当肿瘤是鳞癌、肿瘤位于主支气管或上叶支气管时,要考虑到大咯血的可能性较高。轻度气道水肿不需特殊处理,如果原有重度气道狭窄或肺功能严重减退,气道水肿可能引起致命性呼吸衰竭。对于这些患者除做好气道的前期准备外,还可以在治疗前后给予皮质激素减轻水肿。

六、气道内支架植入术

气道支架的应用最早可追溯到 19 世纪 90 年代,但是直到 20 世纪 80 年代,随着材料科学的不断发展和可弯曲支气管镜在临床的普及,气道内支架置入才真正得以在临床被广泛应用。

气道内支架置入的适应证主要包括三个方面:①中央气道(包括气管和段以上的支气管)狭窄的管腔重建;②气管、支气管软化症管壁薄弱处的支撑;③气管、支气管瘘口或裂口的封堵。

支架主要分两种类型,即由硅酮或塑料制成的管状支架和由金属材料制成的可膨胀式金属网眼支架。相对于金属网眼支架而言,硅酮管状支架的价格便宜,调整位置及取出支架较方便,即便是在支架植入数年以后还能方便地调整位置。但是其贴壁性较差,影响黏液纤毛清除功能,比较容易发生支架移位,植入过程需通过硬质支气管镜进行,操作不便。而金属网眼支架植入方便,大多数患者均可在局麻下采用可弯曲支气管镜进行置入,并且植入后移位的发生率较低,同时可在一定程度上保留气道的黏液清除功能。同样金属网眼支架也存在着不足,主要包括:价格较贵,植入后移出比较困难,无覆膜支架肿瘤或肉芽组织穿过网眼生长致支架腔内再狭窄的发生率较高等。

因此,对于恶性气道阻塞或仅仅需要暂时性支架置入的患者,有条件开展硬质支气管镜操作的单位可优先选择硅酮管状支架。然而金属网眼支架由于其有置入相对方便等优点,已使其在临床的应用范围变得越来越广,涵盖了各种良、恶性气道病变。但需要强调的是,对于良性气道狭窄,特别是病变部位尚处于急性炎症期的患者,金属网眼支架置入应当慎重。对血管外压性气道狭窄,多数学者认为金属支架一般不宜使用。

金属支架种类繁多,应用最多的是镍钛记忆合金支架。目前国内常用的镍钛记忆合金支架根据其编织方法的不同又可以分为 Ultraflex 支架和网状支架。Ultraflex 支架设计独特,允许金属丝做轴向及冠向运动,因此支架贴壁性好,与气道壁之间不易产生无效腔,适用于不规则或表面凸凹不平的气道病变。但正因为此,支架局部应力不易向周围传递,如长期植入气管,在反复咳嗽动作的作用下容易产生金属疲劳,导致支架断裂。网状支架采用一根镍钛合金丝编织成网,结构简单。当支架受到环周或侧向压力时,应力可以向周围传递,支架仍保持圆筒状,同时支架长度变长。所以支架的贴壁效果较差,支架与气道壁之间的空隙容易导致分泌物潴留成为反复感染的源头。但也因为支架应力可以向周围传递,如长期植入气管,不易发生金属疲劳产生支架断裂。所以 Ultraflex 支架适合植入支气管或短期植入气管,而网状支架植入气管的长期安全性相对较好。

Dumon 等报道了他们采用硬质支气管镜放置 Dumon 硅酮支架的多中心研究结果:在 1058 例患者中植入 Dumon 硅酮支架 1 574 枚;在良性病变中,支架放置的平均时间是 14 个月(最长 74 个月);在恶性患者中放置的平均时间是 4 个月(最长 55 个月),术后所有患者的症状均显著改善。Teruomi 等进行了一项前瞻性的多中心研究评价 Ultraflex 镍钛合金支架的疗效和安全性。分别在透视和支气管镜直视下将 54 枚 Ultraflex 支架植入 34 例恶性气道狭窄的患者气道内,支架植入后 82% 的患者呼吸困难症状立即缓解,气促指数较支架放置前有显著改善,随访过程中未发生支架移位。对于肿瘤向管腔内生长的患者同时接受了激光、电凝等联合治疗,结果支架置入后的中位生存期为 3 个月,1 年生存率为 25.2%。以上研究均提示支架植入是快速解除气道狭窄的有效方法,但其长期疗效还有赖于原发病的控制情况。

支架植入最常见的并发症是植入后的再狭窄。包括肿瘤性的和炎性肉芽肿性的再狭窄,处理包括采用 APC、高频电灼或冷冻将支架腔内的组织予以清除。对于恶性阻塞,还可选择腔内近距离后装放疗进行处理。除此之外,还有一些少见的并发症,如大咯血,多见于恶性气道狭窄;支架本身的疲劳性断裂,多见于良性狭窄金属支架植入后。

七、支气管动脉插管化疗与栓塞治疗

经支气管动脉灌注化疗(bronchial arterial infusion,BAI)和支气管动脉栓塞(bronchial artery embolization,BAE)治疗是支气管肺癌的主要介入治疗手段。与静脉化疗相比,BAI 的局部药物浓度高 2～6 倍,同时还可减少药物与血浆蛋白结合,提药物的细胞毒性作用。

栓塞材料较多选用吸收性明胶海绵颗粒或超液态碘油(Lipodol)。单纯应用吸收性明胶海绵颗粒,只能栓塞相应小动脉,侧支循环仍可建立,肿瘤不容易彻底坏死。超液态碘油能聚集在血管末梢,栓塞肿瘤毛细血管床,栓塞后侧支循环难以建立,肿瘤坏死比较彻底。碘油还可携带化疗药物选择性停滞于肿瘤血管内,具有导向化疗作用。同时,高密度碘油在原发病灶及转移淋巴结内的沉积显示非常清楚,有利于术后 CT 随访。

支气管动脉灌注化疗与栓塞的疗效与肺癌的组织学类型、分期、抗癌药物的种类和用量、支气管动脉供血情况、是否行 BAE 及其他综合治疗措施有关。因所选择的病例差异、药物种类、用药量及治疗次数不同,各家报道疗效有一定差异。但大部分研究认为除化疗反应较小外,疗效并不优于静脉化疗。目前认为影响疗效的因素有:①治疗次数少。②肿瘤对药物不敏感。③肿瘤血供不丰富。④支气管动脉因化疗药物刺激和栓塞致管腔狭窄、闭塞,侧支循环形成。⑤肿瘤有多支血供,尤其是侵犯胸壁、纵隔淋巴结及锁骨上淋巴结转移者,邻近体循环动脉往往增粗,供应肿瘤生长。

支气管动脉化疗栓塞的并发症除肋间动脉栓塞、咯血、咳嗽等,最严重的并发症是脊髓损伤。虽然其发生率低,但后果严重,严重者可造成截瘫。故 BAE 时宜使用 3F 微导管超选择插管以避开脊髓前动脉和神经根滋养动脉,同时应适可而止,切忌过分栓塞,以防反流。脊髓缺血损伤的临床表现为治疗后即感到四肢麻木,大小便障碍,双下肢活动不便等。一旦发现应尽早使用血管扩张药如烟酰胺、低分子右旋糖酐、丹参等改善脊髓血液循环,并用地塞米松或甘露醇脱水治疗以减轻脊髓水肿以及其他相应对症处理。如治疗及时,大部分患者可以恢复神经功能。

八、胸部肿瘤的经皮穿刺介入治疗

对于周围型肺癌需要接受介入治疗的患者,因为支气管镜不能到达病变部位,所以需要选择经皮穿刺的途径进行治疗。与气道腔内介入治疗相比,经皮穿刺介入治疗发展相对较晚,目前常用的治疗方法有射频消融治疗和放射性粒子植入治疗。其适应证为不愿或无法接受手术治疗的早期周围型肺癌及中、晚期周围型肺癌、能耐受肺穿刺操作者。

（一）经皮胸腔穿刺射频消融治疗

采用射频消融（radiofrequency ablation，RFA）技术治疗恶性肿瘤是 20 世纪 90 年代初兴起的一项新技术。消融电极刺入肿瘤，组织中的导电离子和极化分子在射频发生器产生的射频交变电流作用下快速反复振动，但由于各种导电离子的体积、质量以及所带有的电荷量不同，它们的振动速度也就不同，因此会剧烈摩擦，产生大量热量。由于消融电极周围的电流密度极高，因此电极周围就会形成一个局部高温区。当温度达到 60℃ 以上时，组织中的蛋白质会变性，肿瘤细胞成不可逆转性坏死。同时，在凝固坏死区外，还有 43～60℃ 的热疗区，在此区域内的肿瘤细胞被杀灭，而正常细胞可恢复。

1990 年 McGahan 和 Rossi 等先后报道了用射频消融术治疗肝肿瘤，从此在世界范围内得到广泛的应用。目前，射频消融更多用于肝脏恶性肿瘤的治疗，应用于肺癌治疗领域尚处于探索阶段。Dupuy 等报道 CT 引导下经皮穿刺射频消融治疗 126 例肺癌患者，共 163 个病灶，106 例达到局部控制，其中 24 例接受了 2 次以上治疗。在局部控制的患者中，随访 21 个月，生存率达到 62%。该研究中，以射频消融联合放疗治疗 24 例 I 期非小细胞肺癌，2 年生存率和 5 年生存率分别达到 50% 和 39%，明显优于单独放疗。Fernando HC 等报道，以经皮射频消融治疗 11 例早期周围型肺癌，随访 18 个月未见肿瘤局部复发。提示射频消融在肺癌治疗领域有良好的应用前景。但相对于肝癌，肺癌治疗的病例数和经验还有待进一步积累。

作为一种局部治疗方法，射频消融与放疗相比最大的优势在于没有最大剂量的限制，并且如果患者全身情况允许还可以进行反复治疗或与其他方法联合治疗，有利于达到最佳的疗效。但是，因为电极周围温度梯度的存在，对于直径超过 3cm 的结节就很难将肿瘤完全杀灭。Nguyen 等治疗 8 例能接受手术的肺癌患者，治疗后切除病灶，病理研究发现其中 3 例肿瘤组织完全灭活者，其瘤体直径均 <2cm。这也证实了这一点。所以，射频消融治疗对于肿瘤直径较小者优势更明显，如何提高对体积较大结节的疗效将是下一步研究的重点。

（二）经皮胸腔穿刺放射性粒子植入近距离放射治疗

肿瘤生长过程中，在繁殖周期内 DNA 合成后期及有丝分裂期对射线最敏感，而静止期的细胞对射线不敏感。体外放疗分次短时间照射只能对肿瘤繁殖周期中的一小部分时相的细胞起治疗作用，必然影响疗效。经皮放射性粒子植入治疗是在 CT 或 B 超的引导下，根据三维立体治疗计划将微型放射性粒子源植入肿瘤内或受肿瘤浸润侵犯的组织中，持续放出的低能量的 X 射线及 γ 射线，在一段时间内连续不间断地作用于肿瘤组织，使得任何进入活跃期的肿瘤细胞都被射线抑制和杀灭，经过足够的剂量和半衰期，即可使局部肿瘤得到最为有效的控制。而正常组织则不受损伤或仅受到微小损伤。

20 世纪 80 年代后期，^{125}I 等低能量放射性粒子研制成功，同时影像设备和计算机技术快速发展，使放射性粒子植入治疗肿瘤得以迅速推广。目前，在前列腺癌、鼻咽癌和术中残余肿瘤组织等情况中植入放射性粒子治疗已获得广泛的认可。已经有许多学者开展了经皮放射性粒子植入治疗肺癌的研究工作，但文献报道的病例还比较少。Heelan RT 等以经皮放射性粒子植入治疗 6 例周围型肺癌，其中 4 例肿块完全消失。2003 年，Lee W 等报道对 33 例不能进行根治切除的早期肺癌患者，采用部分切除加放射性粒子植入治疗，5 年生存率 I a 期达到 67%，I b 期达到 39%，疗效达到了根治性手术切除的水平。根据作者单位的观察，经皮放射性粒子植入对于目标病灶的控制有肯定的疗效，尤其对病理为鳞癌的患者，最快 1 周左右肿瘤体积即有明显缩小，大部分患者能达到满意的局部疗效。放射性粒子植入的并发症主要有气胸、咯血、术后发热、粒子脱落、移位等，大多不需特殊处理。

第四节　介入肺脏病学在我国的现状与展望

在我国，尽管支气管镜检查应用于临床已有近 30 年的历史，但涉及的各种介入肺脏病学的治疗技术则起步较晚，与国外同行之间还存在着不小的差距。其中有很多技术（如自荧光支气管镜检术，气道内超声，气管、支气管腔内近距离后装放疗，光动力治疗等）很少有单位开展，即使是前述的一些常用技术,也很少有单位在系统地开展。这其中除与我国目前的经济发展水平较低,资金有限,技术设备不能及时到位等因素有关外,也可能与主观努力不够有关。这包括:①在我国尚缺乏系统开展介入肺脏病学的组织机构和协作网络。导致一些技术只是在为数不多的几家大医院开展,且各自为政。因此,很难拿出多中心的、有循证医学根据的临床资料来。②从事介入肺脏病学技术操作的从业人员缺乏系统的训练和严格的准入制度。一些单位和个人,在不具备开展相应技术的条件下,贸然行事,导致了一些本可避免的并发症的发生,动摇了进一步开展这项工作的信心。③呼吸、影像、麻醉、病理和检验等科室医师之间的配合不够,导致操作风险的增加和阳性结果的下降,势必会影响到各项技术持续开展的信心。④医务工作者与材料科学和医学工程技术人员之间的研究脱节,致使很难创造出一些具有自主知识产权的相关医用器材和实用技术。针对这一现状,我们应采取的对策:①在中华医学会的领导下,成立介入肺脏病学相应的学术机构,积极地推广各种先进的诊疗技术,有效地组织开展临床协作和科学研究。②依托中国医师协会呼吸分会,在全国不同地区选择8～10家,具有一定规模和条件的医院分别建立介入肺脏病学医师培训基地,负责对开展相关技术的从业人员进行系统的培训,对考试合格者发给证书,实行严格的准入制度。③加强介入肺脏病学专家与相关学科专家间的配合,共同探索,最大限度地降低手术风险,提高诊断的正确率和治疗的成功率。④倡导和培育介入肺脏病学的从业人员,积极地开展与材料科学和医学工程技术人员的科研合作,力争从源头上创新,创造和发明一批具有自主知识产权的实用临床技术和器材,以造福于广大患者。

综观我国介入肺脏病学的发展现状,我们也欣喜地看到,在一些老专家的呼吁和大力扶持下,一批中青年医务工作者不畏困难、创造条件、努力拼搏,并在自发性气胸及支气管胸膜瘘的封堵、气道恶性肿瘤、支气管结核等腔内介入诊断与治疗,肺癌的经皮介入射频消融、氩氦刀冷冻、微波及组织间放射性粒子植入等方面均做了很多有益的探索。特别是随着国内外同行间的交流的日益增多,我们与国外同行间的差距也正在缩小。相信在我们全体呼吸界同仁及相关领域专家的共同努力下,介入肺脏病学会取得更大的发展。

（李　强）

■参考文献

[1] Hsiao CJ, Tang CC, Hui-Chen, et al. The value of transbronchial lung biopsy in the diagnosis of peripheral lung tumors according to cell type [J]. Chang Gung Med J, 2000, 23 (10): 584-589

[2] Rocco Trisolini, Luigi Lazzari Agli, Alessandra Cancellieri, et al. The Value of Flexible Transbronchial Needle Aspiration in the Diagnosis of Stage I Sarcoidosis [J]. Chest, 2003, 124: 2126-2130

[3] Kazuhiro Y, Masako C, Yasuo S, et al. Real-time endobronchial ultrasound-guided transbronchial needle aspiration of mediastinal and hilar lymph nodes [J]. Chest, 2004, 126: 122-128

[4] Bolliger CT, Mathur PN. Interventional Bronchoscopy [J]. Switzerland : Karger, 2000: 159-186

[5] Moro-Sibilot D, Jeanmart M, Lantuejoul S, et al. Cigarette smoking, preinvasive bronchial lesions, and autofluorescence bronchoscopy [J]. Chest, 2002, 122(6): 1902-1908

[6] Sutedja TG, Codrington H, Risse EK, et al. Autofluorescence bronchoscopy improves staging of radiographically occult lung cancer and has an impact on therapeutic strategy [J]. Chest, 2001, 120(4): 1327-1332

[7] 薛立福,苏莉莉,刘国梁.胸腔镜术在内科的应用价值[J].中华结核和呼吸杂志,2001,24(4):198-200

[8] Li H, Boiselle PM, Shepard JO, et al. Diagnostic accuracy and safety of CT-guided percutaneous needle aspiration of the lung: comparison of small and large pulmonary nodules [J]. AJR Am J Roentgenol, 1997, 167: 105-109

[9] Wallace MJ, Krishnamurthy S, Broemeling LD, et al. CT-guided percutaneous fine-needle aspiration biopsy of small ($<$ or = 1cm) pulmonary lesions [J]. Radiology, 2002, 225(3): 823-828

[10] Ohno Y, Hatabu H, Takenaka D, et al. CT-guided transthoracic needle aspiration biopsy of small ($<$ or = 20mm) solitary pulmonary nodules [J]. AJR Am J Roentgenol , 2003, 180 (6): 1665-1669

[11] Moghissi K, Dixon K. Is bronchoscopic photodynamic therapy a therapeutic option in lung cancer? [J] Eur Respir J, 2003, 22(3): 535-541

[12] Satio M, YoKoyama A, Kurita Y, et al. Treatment of roentgenographically occult endobronchial carcinoma with external beam radiotherapy and intraluminal low dose rate brachytherapy [J]. Int J Radiat Oncol Bial Phys, 2000, 47(3): 673-680

[13] Schraube P, Frith P, Becker HD, et al. The results of the endoluminal high dose rate irradiation of central non

small cell bronchial carcinomas [J]. Strahlenther Onkol, 1993, 169:228-234

[14] 李强.气管及支气管支架的临床应用 [J].中华结核和呼吸杂志,2003,26 (7):393

[15] Teruomi Miyazawa, Michio Yamakido, Sadao Ikeda, et al. Implantation of Ultraflex Nitinol Stents in Malignant Tracheobronchial Stenoses [J]. Chest, 2000,118:956-959

[16] Nakanishi M, Umeda Y, Demura Y, et al. Effective use of multi-arterial infusion chemotherapy for advanced non-small cell lung cancer patients: four clinical specified cases [J]. Lung Cancer,2007,55(2):241-247

[17] Dupuy DE, DiPetrillo T, Gandhi S. Radiofrequency ablation followed by conventional radiotherapy for medically inoperable stage I non-small cell lung cancer [J]. Chest. 2006, 129 (3):738-745

[18] Fernando HC, De Hoyos A, Landreneau RJ. Radiofrequency ablation for the treatment of non-small cell lung cancer in marginal surgical candidates [J]. J Thorac Cardiovasc Surg,2005, 129(3):639-644

[19] Nguyen CL, Scott WJ, Young NA. Radiofrequency ablation of primary lung cancer:results from an ablate and resect pilot study [J], Chest,2005,128 (5):3507-3511

[20] Lee W, Daly BD, DiPetrillo TA. Limited resection for non-small cell lung cancer: observed local control with implantation of I-125 brachytherapy seeds [J]. Ann Thorac Surg,2003,75 (1):237-242

第6章

胸部影像学

第一节 胸部疾病的放射诊断分析

随着影像学的迅速发展,各种新型影像设备及技术不断更新,影像学检查在临床诊断和治疗中的运用日益广泛并成为不可或缺的诊断方法。传统影像学检查主要是显示组织器官的形态学异常,近年来影像学检查已经可以显示器官功能状态、正常组织与病变的代谢情况。因此,作为一位高级职称的呼吸科医师,有必要了解并掌握相关的胸部影像学知识,主要包括下列几个方面:①如何合理选择各种影像学检查;②正确的读片方法;③胸部放射学检查的主要征象;④常见胸部疾病的影像学表现。

一、各种影像学检查方法的特点

胸部影像学包括普通 X 线检查、CT、MRI、超声与核医学,还包括介入放射学在胸部疾病的运用。核医学近年来发展迅速,将在随后的独立章节进行叙述,而超声检查在胸部的运用比较局限。在这一节主要介绍普通 X 线检查、CT、MRI 及影像学引导的经皮穿刺活检。

1.普通 X 线检查 在胸部常用的普通 X 线检查主要包括胸部透视、胸部 X 线摄影及床旁 X 线胸片三个部分。

胸部透视具有方便、经济及能动态观察病变的优点,有助于观察肺门血管的搏动和膈肌的运动,鉴别少量胸腔积液和胸膜增厚。但是由于其分辨率较低,易遗漏较小的病灶,最主要的缺点是缺乏永久性图像记录,无法进行前后比较,以了解病变的转归。目前胸部透视仅作为胸部 X 线摄影的一个补充检查方法。

胸部 X 线摄影也即胸片,是胸部疾病首选的也是最常用的影像学检查方法,广泛运用于胸部疾病的诊断、疗效观察、随访检查过程中。近年来由于数字化 X 线摄影的广泛运用,提高了胸部 X 线摄影的显示能力,同时有利于影像资料的存储传输及远程医疗服务的开展。但是胸部 X 线摄影存在下列不足:①密度分辨率低,故对纵隔及胸壁病变通常只有在其轮廓或形态有明显变化才能显示;②前后组织结构的互相重叠,使肺门区、纵隔旁、心后和近横膈区等部位的病变难于显示,有 20%～25% 的肺野被遮盖;③对弥漫性病变诊断的敏感性及准确性较低。

床旁胸片是采用移动式 X 线机,对因病情不允许到放射科行胸部 X 线摄影的患者进行胸部 X 线检查。主要用于:①发现胸部新病变;②对原有病变进行复查以观察其变化;③对手术后或各种介入操作后检查,以观察各种导管或插管位置,是否有并发症。床旁胸片的主要缺点是 X 线机的容量较小,摄片效果较差;X 线球管与胶片的距离短,图像有一定的放大和模糊效应;防护条件差。

2.CT 常规 CT 具有极佳的密度分辨率和横断面图像而无影像重叠的优点。高分辨率 CT(简称 HRCT)技术的应用,使 CT 能更清晰地显示肺组织结构的细节,已达到或接近大体解剖的分辨能力,从而大大地提高对肺弥漫性病变的诊断和鉴别诊断的价值。多层 CT 的运用有助于更好显示病变及组织结构的三维关系。

胸部 CT 检查的适应证很宽,简单概括为下列四个方面:①常规 X 线平片发现异常需进一步定性或定位诊断,如纵隔或大血管病变、肺内局灶或弥漫性病变、胸膜病变合并肺内病变的复杂病例,胸壁和胸膜病变等;②常规 X 线检查阴性而临床高度怀疑胸部病变,如痰细胞学阳性、肺功能异常、不明原因的咯血、肺外恶性肿瘤怀疑肺转移、可疑肺动脉栓塞、免疫抑制的患者中不知来源的感染等;③导向经皮肺穿刺活检及某些介入治疗;④有条件对肺癌的高危人群可进行低剂量肺癌筛查。

CT 造影剂及增强扫描是胸部 CT 扫描中重要的组成部分,广泛运用于纵隔病变和肺局灶性病变,特别是可疑大血管病变的检查。随着多层 CT 的广泛运用,尤其是 CTA(CT 血管造影)技术的运用,胸部 CT 检查中造影剂的使用也明显增加,但是值得注意的是由于胸部解剖特点决定无论肺野及纵隔均有天然的对比,通常能较好显示病变并进行诊断,加上造影剂的注入存在一定的不良反应,因此对胸部 CT 检查建议慎用造影剂。下列几种情况可选用造影剂增强:①可疑血管病变,包括肺栓塞、主动脉夹层和冠状动脉病变等;②纵隔肿块难以与大血管区分;③平扫不易诊断的孤立性肺结节或肿块;④肿块合并肺不张或阻塞性肺炎时为显示肿块的大小;⑤可疑胸腔积液中胸膜转移结节。

肺 HRCT 的基本条件是:①现代工艺技术的 CT 扫描机,固有空间分辨率<0.5mm;②薄层扫描(0.5～1.5mm);③图像重建使用高空间频率算法;④应用 512×512 矩阵。

HRCT 主要适用于:①病人有明显呼吸道症状而胸片正常者,包括不能解释的急性或慢性呼吸困难、咯血等,特别是肺功能检查异常的病人;②弥漫性疾病的诊断和鉴别诊断,特别是癌性淋巴管炎、淋巴管肌瘤病、肺朗汉斯组织细胞增多症、特发性间质纤维化,肺气肿,支气管扩张等,当出现典型 HRCT 表现,几乎可以代替进一步的病理学检查而作出明确诊断;③估计间质性疾病的活动性,有助于选择活检部位、治疗后疗效观察;④对肺内结节能更好地显示其形态学特征,如发现钙化、脂肪成分、边缘形态估计等有助于诊断和鉴别诊断;⑤可疑小气道疾病。

3.MRI　磁共振影像具有无创性、无放射损伤的特点,同时具有判断组织化学特性的潜力,能提供软组织及肺内含水的定量,血流的定量和定性等信息,直接多层面扫描方式等优点。但是由于受到一些技术因素的限制,在胸部疾病的影像检查中,其运用的广泛性及重要性现在仍远不及 CT。不过,随着磁共振技术的发展,结合它本身应有的特性,目前磁共振成像在胸部影像检查中作为二线检查方法,补充解决一些 CT 难于诊断的问题,并起到相当的作用。

磁共振技术在下列一些方面仍有较大的诊断价值:

(1)大血管病变:胸主动脉夹层、动脉瘤及术后复查;肺动脉栓塞。这部分与增强 CT 相似,主要用于碘过敏患者的检查。

(2)纵隔占位性病变:有一定的定性作用,特别是一些囊性病变,因出血或含脂类、蛋白等成分较高时 CT 可误认为实性占位,如支气管囊肿等;评价恶性肿瘤对纵隔结构的侵犯;淋巴瘤放疗后纤维化或复发的判断。

(3)胸膜及胸壁病变:对有广泛胸膜病变的患者,MRI 比较容易区别胸腔积液还是肺内病变,胸壁或纵隔侵犯,还可在一定程度上鉴别胸腔积液的性质。

(4)肺内病变:有些病变可作出定性诊断如肺内血管瘤或动静脉畸形,尤其对不宜做 CT 增强扫描的患者;肺泡蛋白沉积症的诊断;有可能作为肺灌注及通气等功能性检查手段之一,估计肺功能性改变。

胸部 MRI 检查的禁忌证与其他部位检查一样。尤其是有心脏起搏器的患者是绝对禁忌证。另外,扫描时起搏器可能接收射频信息而导致出现很快的心率。

4.影像学导引的经皮穿刺活检术　影像学导引的经皮穿刺活检术是通过微创技术以获得细胞学、组织学或细菌学的诊断,在肺部疾病诊断中起重要的作用。主要适应证:①肺内孤立结节、肿块或实质性病变的鉴别诊断;②纵隔肿块的鉴别诊断;③肺部感染病灶的细菌学诊断;④某些难于诊断的弥漫性或多发性肺内实质性病变的诊断。影像学导引主要有两种,即 X 线透视导引及 CT 导引。前者方便、快捷,但准确性相对较低,只适用于较大的肺内病灶。后者具有较高的准确性且适用于各种病变而在临床上应用较广泛。主要禁忌证:①严重肺气肿、广泛肺纤维化、肺动脉高压;②可疑肺内血管性病变,如动脉瘤、动静脉畸形等;③严重出血倾向患者;④一般状况差或无法配合者。主要并发症为气胸及出血。

二、正确读片方法

为了作出正确的 X 线诊断,在分析和诊断中应遵循一定的原则和步骤。在观察分析 X 线图像前,首先应注意投照技术条件,即照片质量是否满足 X 线诊断需要。

为了避免遗漏重要的 X 线征象,应按一定顺序,全面而系统地进行观察。分析胸片时,应注意胸廓、肺、纵隔、膈及胸膜,并应结合临床,着重对其中某一方面进行观察。在分析肺部时,应从肺尖到肺底,从肺门到肺周依次进行观察,并注意两侧对比观察。否则易被引人注目的部分所吸引,忘记或忽略观察其他部分,而观察这些部分可能发现更重要的征象而避免误诊。

在观察分析胸部 CT 图像时,首先注意扫描是否覆盖整个胸部,其次是至少有两套不同窗条件的图像,即肺窗及纵隔窗。肺窗(窗宽 1 500HU,窗高 −650～−700HU)主要观察肺内病变的形态、分布,病变与周围肺组织的界面特征。纵隔窗(窗宽 400HU,窗高 35HU)主要观察纵隔、胸膜及胸壁异常,肺内病变的密度。

X 线摄影或胸部 CT 诊断步骤:发现异常征象;分析各种异常征象并找出一个或一些有关键意义的影像表现;提出若干可能的疾病并进行鉴别;最后结合临床资料提出初步的 X 线或 CT 诊断。

三、主要的 X 线和 CT 征象

1. 肺气肿 病理上肺气肿可分为小叶中心型、全小叶型、间隔旁型和瘢痕旁型。

肺气肿的典型 X 线平片表现为:两肺透亮度增高,两肺纹理稀少,胸骨后间隙增大,肋间隙增宽,横膈低平,心影狭长,心尖离开膈肌。但是 X 线胸片对肺气肿诊断的敏感性较低,出现典型的肺气肿征象时通常提示为中到重度肺气肿。

CT 尤其是 HRCT 是目前诊断肺气肿最敏感的无创性检查方法,而且能区分不同类型的肺气肿。小叶中心型肺气肿是最常见的肺气肿类型,CT 表现的特点是在肺野内出现散在分布的小圆形、无壁的低密度区,直径为 2～10mm,位于肺小叶中央,其小叶中心分布特点需 HRCT 扫描才能见到。病变多分布于肺上部,根据病变无壁特点与囊肿区别。当病变进展,病灶融合成较大范围的低密度区,易与全小叶型肺气肿相混淆,但根据病变分布特点及其他部位残留较多的小灶性无壁透亮灶有助于鉴别。全小叶型肺气肿是罕见的肺气肿类型,其 CT 特点是全小叶的破坏而形成的较大范围的低密度区,无明显的边界,病变区内血管纹理明显减少,形成弥漫性"简化"的肺结构。病变分布

特点为两肺内弥漫分布但不均匀,以下叶及前部为重。间隔旁型肺气肿并不少见,在年轻患者常单独出现,且易出现自发性气胸。老年患者常与小叶中心型肺气肿同时存在,其 CT 特点为胸膜下小透亮灶,常可见壁但很薄,当透亮灶直径大于 1cm 时称为肺大疱,病变分布以两上肺尤其是肺尖部为主。瘢痕旁型肺气肿主要见于邻近局部肺内瘢痕处,如肺结核和局部纤维病灶尤其是尘肺大块纤维灶旁。当 CT 上可见的肺内纤维灶旁小灶性透亮灶时,容易作出该型肺气肿的诊断。

2. 肺不张 是指肺组织含气量过少或消失,导致肺泡不能完全张开甚至肺泡塌陷关闭的状态,肺体积缩小。如肺组织体积缩小程度较轻时又称为肺膨胀不全。肺不张可分为阻塞性肺不张、压缩性肺不张及回缩性肺不张。引起肺不张的常见原因为支气管的腔内阻塞或外压所致,包括肿瘤、结核、异物、大量气胸或胸腔积液等。

肺不张的 X 线征象主要为病变部位肺组织密度增高,体积缩小。其他间接征象包括:肺门移位,向病变肺叶靠拢,患侧膈肌抬高,纵隔向患侧移位,邻近肺叶代偿性过度充气,患侧肋间隙变窄等。

根据受累范围可分为:一侧肺不张、肺叶肺不张、肺段肺不张和盘状肺不张。各肺叶不张的 X 线表现各不相同。一侧肺不张:患侧肺野均匀致密变,纵隔及气管向患侧移位,肋间隙变窄,健侧呈代偿性过度通气。右上叶肺不张:右上叶密度增高,体积缩小呈扇形,水平裂外侧上移,呈右上纵隔旁三角形致密影,肺门升高,气管右移。右中叶不张:右下肺野心缘旁片状模糊影,右心缘模糊不清,侧位像表现为水平裂下移,可见自肺门向前下方的带状影或呈尖端指向肺门的三角形致密影。左上叶不张:左侧上中肺野片状模糊影,密度较淡,气管左移,侧位上可见斜裂向前移位,斜裂上方密度增高。下叶肺不张:肺下野内侧可见尖端向上,基底在下的三角形致密影,肺门下移或变小,左下叶肺不张时由于病变位于椎旁心脏后方,正位像容易漏诊,侧位像主要表现为斜裂向后下移位。

3. 肺实变影 肺实变影为肺泡内的气体被液体或其他组织细胞所替代。X 线平片和 CT 的表现为肺野内片状密度增高影,边缘模糊,但当实变影蔓延至叶间胸膜时可形成锐利边缘,受累肺叶体积正常或可有轻微改变,在 CT 平扫时病灶掩盖其中的肺血管,并常可见支气管充气征。增强 CT 扫描时病灶内血管影可见且分布正常。

引起肺实变的病因很多,包括肺内感染、肺水肿、肺出血、细支气管肺泡细胞癌、血管炎和活动期的间质性肺炎。

4.磨玻璃影　磨玻璃影是一个非特异的术语,是指局部的肺密度的增高,但不伴掩盖相应区域内的血管影。如果血管影被掩盖,则应该称为肺实变影。严格地说,这一征象仅用于 HRCT,因为 X 线胸片上或常规厚层 CT 扫描上,由于前后重叠或容积效应可使实变影或结节影表现为"磨玻璃影"。

引起磨玻璃影的原因包括肺泡间质或肺泡壁的增厚,肺泡内有少量液体或组织细胞的存在,也可能是毛细血管容积增加导致的肺密度的增高。磨玻璃影的检出具有重要的临床意义,它的存在通常说明该疾病是正在发展中的、活动的并且是可以治疗的。

对于磨玻璃影的鉴别诊断,患者症状是急性的、亚急性的还是慢性的是很重要的。表现为急性过程的包括肺水肿、肺出血、卡氏肺孢子菌肺炎、病毒性肺炎和 ARDS 等。亚急性或慢性疾病的磨玻璃影的常见的原因包括:间质性肺炎(可以是特发性的或伴有其他疾病的,如硬皮病或其他的胶原血管疾病)、过敏性肺炎、细支气管肺泡细胞癌、肺泡蛋白质沉积症等。

5.HRCT 的间质性阴影　常规 CT 所显示的间质性阴影为网状或结节网状阴影,偶也可见蜂窝样阴影。HRCT 的间质性阴影包括:小叶间隔增厚,肺长线状影、胸膜下线、支气管血管间质增厚、蜂窝样阴影和界面征。

(1)小叶间隔增厚:在 HRCT 上表现为肺外围 10～20mm 长的线状影,延伸到胸膜面。在下肺野或肺尖,几条这样的短线可围成一多边形的小叶结构,中央可见呈点状的小叶中心动脉影。正常人肺内有时可见几条淡小叶间隔影,但在 HRCT 上可见大量的小叶间隔总是提示有间质性疾病。小叶间隔增厚可以表现为光滑的、串珠状的或粗细不均的线影。通常光滑的小叶间隔增厚提示间质水肿;串珠状小叶间隔增厚见于癌性淋巴管炎或结节病;而粗细不均的小叶间隔增厚提示间质纤维化。

(2)肺长线状影:2～5cm 长的线状影,粗细较均匀,从肺野延伸到胸膜面,通常提示明显的间质纤维化,但应注意与粗瘢痕影或盘状肺不张鉴别。前者通常粗细不均,后者多表现在连续多个层面呈相似的表现或合并磨玻璃影。

(3)胸膜下线:平行于胸膜,距胸膜面不超过

1cm 的弧线形,最初被报道见于石棉肺病人,现认为这一征象无特异性,也可见于其他间质纤维化疾病。

(4)支气管血管周间质增厚:HRCT 呈支气管壁增厚但管腔不扩张。通常见于癌性淋巴管炎、结节病或其他肺纤维化疾病,支气管炎也有支气管壁增厚表现。这一改变如果是轻度增厚而且分布广泛时则不易发现,如果呈灶性分布(癌性淋巴管炎常见)则通过与正常支气管壁比较容易发现。

(5)蜂窝状阴影:较小的囊状阴影,大多数直径几毫米至十毫米,少数可达几厘米,有厚的边缘清楚的纤维壁,多见于肺的外围和胸膜下,且呈多层排列。蜂窝状阴影明显的部位正常结构扭曲,小叶结构无法辨认,通常与蜂窝状阴影相连的胸膜轻度增厚。它是晚期间质纤维化的表现。

(6)界面征:是指含气肺实质与血管,支气管或脏层胸膜面之间呈不规则交界面。在 HRCT 上,血管、支气管或脏层胸膜面边缘可见不规则细线或类似毛刺状影。界面征是一个非特异性征象,提示为间质性纤维化病变,绝大多数特发性肺纤维化患者均可见界面征。

6.钙化　钙化通常发生于退行性变或坏死组织内,钙化灶的发现是疾病诊断和鉴别诊断的重要依据。明显的钙化在平片上即可辨认,但细微的钙化常常遗漏。薄层 CT 扫描是检出钙化的最敏感的方法。CT 不但能准确显示钙化,还可以显示钙化的形态、分布以及含量。结核的钙化灶多分布于两上叶的尖后段和下叶的背段,肺内病灶中的钙化形态对鉴别诊断有重要价值,结节中的钙化如呈靶心状、层状、爆米花样及散在的多为良性,如呈偏心性点状或不规则状小钙化应考虑有恶性的可能。

7.肿块或结节　结节和肿块表现为肺内球形和类球形病变,以长径≥3cm 为肿块,长径<3cm 为结节。引起肺内结节或肿块的主要病变包括良、恶性肿瘤和肉芽肿。良恶性结节或肿块的鉴别主要根据其大小、形态、边缘、其内的密度、与周围血管或胸膜的关系,增强扫描还可以通过结节或肿块的强化方式进行鉴别。

孤立性肺结节或肿块的良恶性鉴别需综合上述多种征象进行判断。肺内良性肿瘤的表现为边缘锐利光滑,生长缓慢,薄层 CT 扫描时结节或肿块内发现脂肪灶是错构瘤特征性的表现。恶性结节常表现为边缘不规则、呈分叶状或可见脐样切迹、可见短细毛刺、胸膜凹陷征。值得注意的是这

些病变征象与病灶的大小有一定的关系,当恶性结节直径<1cm时,其表现可类似良性结节。两肺出现散在分布的多发结节或肿块影时首先考虑转移瘤的可能。

8.空洞和空腔　空洞是指肺内病变发生组织坏死液化,并经支气管引流排出而形成的,如结核灶发生干酪样坏死、肺脓肿或肺癌的液化坏死等。空腔性病变是指肺内原有含气间隙的异常扩大,如肺大疱、囊状支气管扩张等。

分析空洞病变主要观察其壁的厚薄、内壁光滑或不规则、有无壁结节、中央性或偏心性空洞等。如空洞病变与支气管相通时空洞内可出现气液平面。肿瘤性空洞多为偏心性厚壁空洞,壁不规则,可有壁结节。壁厚度≤4mm倾向于良性,≥15mm倾向于恶性。

9.胸腔积液和气胸　根据其形态学特点可分为游离性积液和包裹性积液。

(1)游离性积液:当游离积液超过200ml时,后前位胸部平片显示肋膈角变钝。由于后肋膈角位置低于侧肋膈角,因此侧位胸片可以比后前位胸片较早发现胸腔积液。采用侧卧水平投照的胸片是发现少量胸腔积液的方法,少至10ml积液即可发现。中等量积液呈外高内低的弧形阴影。大量积液时患侧密度均匀增高,纵隔向健侧移位,仅肺尖可见少量含气或完全一侧肺野致密变。CT和超声对胸腔积液均有很高的敏感性和特异性。

(2)包裹性积液:可以发生于胸腔的任何部位,大小不等,呈光滑的、边缘清楚的均匀密度,向肺野凸出。部分包裹积液位于叶间裂,后前位胸片呈肺野内椭圆形肿块影,可误认为肺内肿块,结合侧位胸片容易鉴别,通常叶间积液呈梭形致密影,长轴与叶间裂平行。

(3)气胸:进入胸腔的气体自外围将肺组织向肺门方向压缩,肺边缘呈细线样影,胸廓与肺之间呈无肺纹理的透亮带。少量气胸在胸部后前位像仅位于肺尖边缘,容易漏诊,大量气胸可将肺完全压缩于肺门区,形成肺门区肿块影,外周无血管纹理影。

大多数胸腔积液患者采用X线胸部平片可以做出诊断,通常无须进一步CT检查。但是在一些情况下,CT检查能发挥相当重要的作用,包括:准确估计包裹性胸腔积液的范围及位置;鉴别胸腔积液及肺内疾病,尤其是对无法站立摄影的患者;发现胸腔积液中的转移灶以及被胸腔积液掩盖的肺内病变。

CT上,胸腔积液于胸膜腔的下垂位置形成新月形密度增高影,但少量胸腔积液通常位于后胸腔的中部。其密度呈均匀的水样密度,与软组织密度的胸膜增厚或肿块有明显的区别。测量胸腔积液的CT值对其性质的判断价值不高,CT无法鉴别渗出性、漏出性和乳糜性胸腔积液。只有当急性出血形成的血性胸腔积液时,其密度明显高于水的密度且不均匀,CT可以检出。

薄层扫描有助于明确叶间积液与叶间胸膜的关系。胸腔包裹积液的典型表现为表面光滑、呈凸面突向肺内的致密影,其长度常大于高度,由于内含液体的重量,使其最大的短径并不一定位于病变的中央,尤其是位于侧胸膜区的胸腔积液。包裹性积液和胸壁相交处呈钝角,局部胸膜抬高呈"胸膜尾"征。当有胸膜增厚时产生胸膜劈开征,增强扫描中表现更明显。包裹性积液常使邻近的肺产生压迫性肺膨胀不全或结构扭曲改变。

四、常见肺部疾病的X线和CT表现

1.支气管哮喘　支气管哮喘胸部X线平片表现通常无特异性,而且在病变的缓解期可表现为正常。哮喘发作时的影像学表现主要是肺部过度充气,两肺透光度增加,肺纹理稀少,胸廓前后径增宽,肋间隙增宽,膈肌低平。与肺气肿相似。其主要鉴别点是肺纹理稀少但纹理分布均匀,未见扭曲征象,肺透光度增高为弥漫性分布,与大多数肺气肿以上肺分布为主不同。

2.支气管扩张症　支气管扩张是局灶性的支气管的不可恢复性的扩张,常伴有支气管炎症。支气管扩张的X线表现不敏感,目前公认HRCT是诊断该病首选的无创性检查方法。根据扩张支气管的形态,HRCT表现可分为下列三种:

(1)柱状支气管扩张:为轻度支气管扩张,且外形规则。CT显示当扩张的支气管走行和CT扫描层面平行时表现可呈"轨道征",即远端支气管管径与近端支气管管径相等。当扩张支气管走行和扫描平面垂直时则表现为"印戒征",即扩张的支气管呈环状影,且其内径大于伴行的肺动脉直径,该征象具有特征性。正常时,肺动脉直径稍大于伴行的同级支气管直径,当这种大小关系发生倒转时,提示支气管扩张的存在。

(2)静脉曲张状支气管扩张:支气管扩张程度大于柱状支气管扩张,且外形不规则并伴局部收缩,CT 表现与柱状支气管扩张相似,但管壁外形不规则,同时可见扩张及收缩部分,可呈念珠状改变。

(3)囊状支气管扩张:表现为一组或成簇的多发性含气的囊状影,若囊内充满液体呈一串葡萄状,囊内出现气液平面是其最具特异性的征象。

HRCT 在本病诊断上的意义在于明确诊断和了解病变范围,后者很重要,以有助于胸外科医师判断是否适宜手术治疗。

3.肺炎　肺部感染性病变的分类最好是根据其病因进行,有助于指导治疗。然而,影像学检查几乎无法对它们作出病因学诊断。根据其形态学的表现,肺炎的 X 线平片表现可分为支气管肺炎、大叶性肺炎、球形肺炎和间质性肺炎四大类。大叶性肺炎的主要 X 线表现为肺叶实变,病变肺叶内密度均匀增高,边缘为胸膜所局限,其内充气支气管征常见,肺叶体积无明显改变。小叶性肺炎是日常工作中最常见的类型,尤其是在老人和儿童中更常见,其特点是一侧或两侧下肺多发小斑片状模糊影或腺泡结节,最常见的发病部位为两侧中下肺野的内中带,上肺少见。但有时不易与支气管扩张感染或结核的支气管播散相鉴别。球形肺炎在临床中并不少见,X 线表现为肺内球形阴影,大小不等,边缘较模糊;如临床表现不典型时 X 线平片难于与其他原因的球形病灶(如周围性肺癌)相鉴别。间质性肺炎较少见,X 线平片呈支气管壁增厚和模糊网状阴影,有时可见 Kerley'B 线,病变常呈两侧性分布。

(1)肺炎球菌肺炎:肺炎球菌肺炎的典型 X 线表现为大叶性肺炎,呈一个肺叶的全部或大部分密度增高影,内见充气支气管征,受累肺叶体积不缩小,病变受叶间胸膜限制而边缘清楚。但目前临床上大多数患者就诊时呈类似小叶性肺炎的小斑片模糊影,偶可呈肺内球形阴影,边缘较模糊。

(2)葡萄球菌肺炎:葡萄球菌性肺炎是一种急性的化脓性肺部感染,其 X 线表现具有一定的特征性。病变进展较快,不同时期 X 线表现有明显区别。炎症早期呈支气管肺炎样改变,呈斑片状模糊影,可呈小斑片状到大片实变,段性分布,充气支气管征罕见。实变影可累及一叶或多叶,也可呈两侧性,下叶常见。少数病变可发展成为肺脓肿。单侧胸腔积液常见。

(3)克雷伯杆菌肺炎:克雷伯杆菌肺炎的 X 线表现有一定的特征性,典型者呈大叶性肺炎改变,表现为均匀的肺叶实变,内含充气支气管征,与肺炎球菌肺炎相似,但是其病变肺叶的叶间胸膜具有向外膨隆的倾向性,当出现该表现时首先考虑克雷伯杆菌肺炎。病变中空洞形成常见,常呈病变内多发空洞,且具有出现早和发展迅速的特点,胸腔积液常见。

(4)肺炎支原体肺炎:肺炎支原体肺炎的 X 线表现主要呈间质性肺炎和肺实变阴影,在肺炎的早期,多表现为肺内细网状阴影,随后病变部位出现斑片状实变影,病变呈单侧性及段性分布,累及一叶以上或两侧性少见,病变中空洞形成罕见。胸腔积液少见,且呈少量及单侧性。

4.肺脓肿　急性肺脓肿的 X 线表现:多呈单发,也可多发,多见于上叶后段或下叶背段。呈圆形软组织阴影,边缘模糊,出现空洞时内壁光滑,有时可见气液平面。CT 显示病灶中央密度稍低,增强扫描时,脓肿呈周边环状增强而中心坏死部分不强化。当脓肿直接与胸膜相连时,CT 显示圆形影与胸壁交界呈锐角,经治疗后可完全吸收或仅见少许条索影。

5.肺结核　肺结核是肺部的常见疾病,其 X 线平片特点为结节、肺实变、空洞、纤维化和钙化等多种征象混合存在,且在不同病程的表现明显不同。患者机体免疫状况的差别也可导致 X 线征象的变化。

(1)原发性肺结核:原发病灶可以位于两肺的任何部位,但以两上叶的下部或下叶的上部靠近胸膜下的肺野内常见。病灶一般都是单个,少数有两个或更多的病灶,表现为小斑状阴影,边缘模糊,呈 1~2cm 大小。病变发展可呈大片状密度增高阴影,边缘模糊。淋巴结炎是原发综合征的重要组成部分,肿大的淋巴结一般位于原发病灶的同侧肺门,有时可见一条或数条较模糊的索条状密度增高阴影,自原发病灶伸向肺门,形成典型的原发综合征。

(2)血行播散性肺结核:既可见于原发性肺结核也可发生于继发性肺结核。急性血行播散型肺结核从血液播散到 X 线平片能显示出来大约需 6 周的时间,表现为两肺弥漫的细小点状影,直径 1~2mm,边缘清楚,其特点为均匀分布于各肺野,肺尖和肺底都不例外,病变分布与支气管走行无关,呈弥漫分布。CT 的表现相似且可能比 X 线平片更早发现肺内病灶。

亚急性血行播散性肺结核呈两肺多发结节影,病灶大小不一,上肺结节多于且大于下肺结节,部分可见钙化。慢性血行播散的病人的肺结节影多仅见于两上肺。

(3)继发性肺结核:X线表现复杂多变,其特点呈肺内多种影像征象同时存在,包括渗出性病灶、增殖性病变、结节、空洞、钙化和纤维化;另一个特点是病变以上叶的尖后段分布为主。常见三个类型:浸润性阴影、空洞和结核球。

①肺内浸润性阴影:这一种表现是继发性肺结核的最常见改变。肺腺泡结节影是浸润性病变中最常见的改变,X线及CT显示上肺多发小斑片状致密影,边缘模糊,部分较清楚,多呈散在的分布,但以两上叶分布为主。阴影内出现小空洞并不少见,周围或病灶内可见不规则钙化灶。少数病人病灶融合可呈肺段或肺叶阴影。

②结核空洞:以空洞为主要表现的浸润性肺结核,空洞多见于上肺,其周围或下叶可见支气管播散灶,有时可显示空洞与支气管间的通道。空洞壁的厚度和外缘清晰度取决于不同的病程。在活动早期,外缘通常不清晰,壁较厚,经有效的抗结核治疗后空洞壁逐渐变薄,外缘逐渐变清晰,气液平面少见。空洞病灶附近胸膜通常增厚。总之,空洞的存在往往提示结核有活动性。

③结核球:结核球是浸润性肺结核的一种特殊形式。呈孤立性圆形或椭圆形阴影,大多数位于上叶,大多数直径2～4cm,CT表现为圆形、类圆形阴影,边缘清楚,当病灶边缘模糊时提示有活动或溃破的可能,少数边缘可呈分叶状、毛刺征及胸膜凹陷征。大多数阴影密度不均并可见钙化,或呈中央较低密度。卫星灶较多见。如结节或肿块内有钙化且钙化呈靶心状,层状或钙化占横截面积的10%以上时有助于结核球的诊断。病灶无钙化时增强CT扫描显示结核球增强后中心不强化,典型呈边缘环状强化。

6.肺癌　肺癌的X线及CT表现主要根据肺癌原发部位的差别产生两大类不同的表现。依据肺癌的原发部位可分发生在段或段支气管以上的为中心型肺癌;发生于段支气管以下为周围型肺癌。

中央型肺癌的表现包括直接征象和继发征象。直接征象包括支气管壁不规则增厚、支气管腔狭窄以及肺门肿块。继发征象主要包括由于支气管狭窄阻塞引起的阻塞性肺炎及肺不张。阻塞性肺炎为受累支气管远端肺实质内实变影;阻塞性肺不张即受累支气管相应的肺叶或肺段密度增高体积缩

小,如位于右上叶时右肺门肿块及右上叶肺不张的外下缘连在一起形成反"S"征。部分患者支气管狭窄尚未完全阻塞时可引起相应肺叶或肺段过度充气,受累肺组织透亮度明显增高,即阻塞性肺气肿。

周围型肺癌的X线及CT表现为肺实质内孤立性结节或肿块。肺内孤立性肺结节或肿块既可以是恶性也可以是良性,因此其诊断及鉴别诊断的过程仍然是影像学诊断上具有挑战性的一个难题,虽然有一些征象对鉴别诊断有一定的提示作用,但是值得注意的是其中任何一种征象都不是特异的。这些征象包括分叶征、毛刺征、胸膜凹陷征、小泡征和支气管充气征。

CT增强扫描在肺孤立性结节和肿块中具有一定的价值:一般认为肺癌增强后CT值高于良性结节但低于炎性病变。目前认为肺内孤立性结节增强后CT扫描显示比平扫增加20～60HU时,有助于肺癌诊断。在CT强化的形态上,肺癌表现为完全强化,在动态CT增强扫描检查中,肺癌的时间/密度曲线呈逐渐上升的形态,5min达到高峰。

细支气管肺泡细胞癌是一种特殊类型的肺癌,有三种基本的X线表现:孤立结节型、肺炎型及弥漫型。

7.特发性间质性肺炎　特发性间质性肺炎是一组复杂的肺部疾病。最新统一的新分类法根据临床上相对的发病率的高低,排列如下:特发性肺纤维化(IPF),非特异性间质性肺炎(NSIP),隐匿型机化性肺炎(COP),急性间质性肺炎(AIP),呼吸性细支气管炎并间质性肺病(RB-ILD),脱屑型间质性肺炎(DIP)和淋巴细胞型间质性肺炎(LIP)。

特发性肺纤维化(IPF)是一种不明原因疾病,也是最常见的间质性肺部疾病。特发性肺纤维化的X线表现不敏感且缺乏特异性。CT表现在不同时期有明显不同。早期,HRCT显示中下肺胸膜下斑片状磨玻璃阴影,提示为活动性病变,是可逆性病变,这时的间质性改变不明显。进一步发展成纤维化,CT表现为网状阴影,HRCT显示小叶间隔不规则增厚,小叶内的细小血管和细支气管由于壁的增厚而变得明显。在晚期,HRCT呈广泛蜂窝状阴影,小叶结构变形,牵引性支气管扩张。广泛蜂窝状阴影以中下肺胸膜下最明显。特发性肺纤维化的HRCT主要表现为小叶内间质增厚,不规则界面征,蜂窝影,牵引性支扩,磨玻璃影,上述表现呈外周性分布,尤以下肺及后部为著。CT和HRCT对诊断本病有重要价值,更重要的是评估本

病的活动性,指导治疗及疗效观察。

8.肺泡蛋白沉积症

(1)胸片表现:呈双侧对称性斑片阴影,通常下肺更明显。许多病人呈蝴蝶状阴影,偶尔可见 Kerley's B 线或网状影,与肺水肿改变相似,但由于不伴心影增大且无胸腔积液有助于鉴别。

(2)CT 表现:呈多样性。主要表现为两肺磨玻璃影,小叶间隔增厚,肺实变阴影从模糊结节状阴影至大片肺实变影。病变可呈灶性分布,肺实变阴影或磨玻璃影与周围正常肺组织有明显分界,如地图状改变。典型呈地图状分布的磨玻璃影及光滑的小叶间隔增厚,也即"碎石路"征。"碎石路"征的出现强烈提示是肺泡蛋白沉积症,但需与引起此征的其它疾病相鉴别,如肺水肿、卡氏肺囊虫肺炎、成人呼吸窘迫综合征等。

9.肺水肿　胸片表现在不同时期有明显差异,最初表现为肺血管边缘模糊,上肺野血管的直径比下肺野者更粗或相仿,即血流的重新分布,为肺淤血期;随后出现 Kerley'A 线和 Kerley'B 线,提示为肺间质性肺水肿;进一步发展表现为两肺对称性的斑片状密度增高影,边缘模糊,以肺门周围分布为主,提示为肺泡性肺水肿。如为心源性改变时,同时可见心影增大。

心源性肺水肿的 CT 和 HRCT 表现通常为小叶间隔增厚和磨玻璃影。不同病人可以是以小叶间隔增厚为主或以两肺磨玻璃影为主。少数病人可见斑片状实变。部分病人可见肺门周血管、支气管周间质模糊增厚及小叶中心小圆淡影。叶间胸膜增厚常见。

10.肺朗格汉斯组织细胞增多症　胸片特点是网状影、结节状影或网结节影、蜂窝肺等,呈两侧性分布,以中上肺为明显,肺门纵隔淋巴肿在成人罕见,而在儿童则较常见。典型的 HRCT 表现为两肺可见直径<10mm 大小囊状影,多数呈薄壁,囊状影多呈圆形,也常见不规则形,如两叶状、分支状或其他奇怪形状。囊状影以中、上肺分布为主,大多数病人肋膈角区基本正常,少数可呈弥漫分布。大多数病例同时见多发小结节影,结节大小通常小于 5mm,偶尔可见>10mm 的结节,结节影通常不规则,较大结节可出现小空洞。

11.尘肺　长期过量吸入有害粉尘并在肺内积著,引起肺组织的反应所形成。最常见为矽肺。早期 X 线表现为肺纹理增粗显著,最主要的表现为圆形或不规则形小阴影,直径或宽度为 1.5~10mm。

大多数在两侧肺野中,下部内中带区域开始出现,呈密度较高、轮廓较清楚的针尖状或颗粒状阴影。当阴影的直径或宽度大于 10mm 时称为大阴影,典型的大阴影呈密度均匀、边缘清楚、周围有肺气肿的致密阴影。晚期,小阴影互相融合形成团块,多见于两肺中上部,可呈对称性,表现为八字形或长条形阴影。

如为石棉相关疾病的 X 线表现主要为两侧胸膜斑及肺纤维化改变。

12.过敏性肺炎　急性期的 X 线胸片可呈两肺斑片状实变影和小的模糊结节状阴影,通常为双侧性和对称性分布;亚急性期主要呈不规则小结节影,边缘较模糊;慢性期大多数病人呈两中下肺分布为主的纤维化改变。

亚急性期的 CT 表现有一定的特征性,见于首次吸入抗原的几周到几个月内。最常见的两种表现是两肺斑片状磨玻璃阴影和小叶中心结节影。两肺广泛模糊小结节影直径为 1~4mm,边缘模糊,主要分布于中下肺野,且呈小叶中心分布。另外的常见表现是边缘清楚的低密度区或空气潴留,多呈散在小灶性,为单个小叶或相邻几个小叶大小。

慢性期虽仍可见磨玻璃样阴影和小结节影,但纤维化明显。可见不规则条状阴影伴肺结构扭曲,呈胸膜下分布或均匀分布。大多数病人中,肺尖、肋膈角区和肺底相对正常。蜂窝样阴影不少见。由于慢性外源性过敏性肺泡炎可见纤维化改变及蜂窝影,也可呈下肺分布,故部分病人在影像上难于与特发性间质纤维化相鉴别,需依靠临床病史和实验室检查确诊。

13.肺淋巴管平滑肌瘤病　胸片可呈正常表现,其异常表现多呈非特异性,包括两肺广泛网状、网结节状或粟粒样阴影。后期呈蜂窝样改变,肺容量正常或稍增大。胸腔积液可单侧或双侧,胸腔积液检查全部是乳糜性。部分病人可见反复气胸。

常规 CT 显示两肺广泛小透亮区或囊状阴影,边缘大多不甚清楚。HRCT 显示弥漫性分布的薄壁囊状透亮影,囊状影之间为相对正常的肺组织结构,囊状影直径为 1~60mm,大多数囊状影<10mm。囊状影有随病变发展而增大的趋势。囊状影多呈圆形或卵圆形,少数呈多边形或不规则形。囊壁厚度大多数<1mm。本病的另一个特点是囊状影呈弥漫性分布,即使在早期病人也如此,肺底肋膈角区也不例外。当 CT 特别是 HRCT 显示典

型的两肺广泛小囊状阴影,分布均匀遍及全肺,无明显的间质纤维化和结节影时,特别是生育期妇女且伴有乳糜胸腔积液时即可作出本病的诊断。

14. **结缔组织疾病肺损害**　结缔组织疾病是一组全身性疾病。常见的有类风湿关节炎、系统性红斑狼疮、进行性系统性硬化症、多发性肌炎和皮肌炎、混合性结缔组织病、干燥综合征等。所有的结缔组织疾病都可以侵犯呼吸系统,引起灶性或广泛病变。当它出现慢性间质性肺炎时,大多数病人的临床、X线、CT以及病理特征与特发性肺纤维化很难鉴别,其中以类风湿疾病和进行性多发性硬化最常合并肺间质性纤维化。但是,一般来讲,结缔组织疾病的肺改变与特发性间质性纤维的HRCT有所区别,前者更倾向于呈网状影而轻蜂窝影,磨玻璃影常见,可伴胸腔积液。

类风湿关节炎患者,胸片发现间质性改变者仅占10%。CT表现与特发性肺纤维性化相似,其他病变如支气管扩张、空气潴留、胸膜增厚等。少见的表现为肺内结节阴影,直径约1cm或更大,通常多发但数量不多,以上、中肺外围分布为主,50%可出现空洞。这些结节在病理上与类风湿病皮下结节完全相同。当关节炎加重时肺内结节影增多、变实,而当关节炎改善时空洞壁可变薄甚至消失。

系统性红斑狼疮的CT表现比较复杂。X线胸片表现为广泛间质性肺炎和纤维化较少见,胸腔积液是本病胸片上最常见表现,多呈双侧少量积液。HRCT上SLE病人的间质性改变并不少见,主要表现是小叶间隔增厚和小叶内间隔增厚,引起蜂窝影少见。磨玻璃影和小片状影少见。

进行性系统性硬化症无论是胸片还是CT、HRCT均与特发性肺纤维化的表现无法鉴别。但是无症状性食管扩张相当常见,达40%～80%,因此如肺内间质性纤维化改变同时有食管扩张时有助于该病的诊断。

15. **结节病**　根据X线表现,通常把胸部结节病分为3期:Ⅰ期为仅有纵隔、肺门淋巴结肿大;Ⅱ期为有淋巴结肿大及肺内改变;Ⅲ期为肺内病变但不伴有淋巴结肿大。CT的作用主要不在于显示比胸片更多的淋巴肿,而是更好显示肺内的病变,为临床治疗和随访疗效提供依据。结节病的CT表现包括两个方面:纵隔和肺门淋巴结增大;肺内病变。

纵隔和肺门淋巴结增大是结节病最常见的胸内表现。纵隔各区均可被累及,两侧对称的肺门淋巴结肿大伴有某些气管旁淋巴结肿大是结节病的典型表现。

肺内病变的CT表现为两肺广泛不规则小结节影,分布于两肺外围、胸膜下和肺门周的支气管血管束的两侧。其他表现包括斑状磨玻璃影、大块致密影。晚期纤维化病变表现为病变肺体积缩小,结构变形,分布于肺外围,胸膜下区,但主要在两中上肺,胸腔积液较少见。

16. **成人呼吸窘迫综合征**　成人呼吸窘迫综合征最早的X线表现是两肺斑片状模糊影,呈弥漫性分布。随后斑片状模糊影迅速融合呈大片实变影,可见充气支气管征,病变累及全肺包括肺尖和肺底。这一期的X线表现常需要与心源性肺水肿相鉴别,主要鉴别点是心影不增大,无胸腔积液,肺内阴影呈弥漫性分布而非以肺门旁分布为主。

大约病变发作一周以后,两肺野弥漫或大部呈均匀的密度增高阴影,但是更倾向于呈网状或泡状阴影,反映出间质和肺泡纤维化的开始。有时可出现气胸或纵隔气肿。

CT和HRCT上表现与非心源性肺水肿的表现相似,因为此时的肺内改变主要仍然是继发于ARDS的肺水肿,即呈两肺广泛磨玻璃影和肺实影,且在重力部位更明显,但通常小叶间隔增厚不明显,另外病变变化较快。因此单纯CT或HRCT表现与其他非心源性肺水肿无法鉴别。慢性期呈网状阴影及磨玻璃影,其中网状影主要分布于两肺的前部。

17. **弥漫性泛细支气管炎**　X线胸片主要表现为弥漫性分布于两肺内的直径约2mm的微结节,以下肺部较多,肺过度充气也较明显,重症者可见囊状阴影。

CT和HRCT主要表现为两肺小叶中心结节,小叶中心分支状阴影或树芽征,可累及两肺各叶,但以两下叶最常见,受累区域细支气管壁增厚或扩张,其他表现包括支气管扩张、肺容积增大及外围肺密度减低。

18. **肺韦格纳(Wegener)肉芽肿**　肺韦格纳肉芽肿的X线胸片表现主要呈两肺多发结节影或肿块,空洞常见,偶见单发结节。有时可见片状或弥漫实变影,可能与出血有关。

CT典型表现呈两侧大小不等的多发结节,病灶边缘光滑或稍模糊,有1/3～1/2结节呈厚壁空洞,内壁粗糙不规则,经治疗后空洞壁可变薄甚至完全消失。结节影直径从几毫米到十厘米,但肺内结节影的数量通常并不多，呈散在分布，少数病例呈单发结节。片状实变影常见，但不同病人可呈小片状、大片状甚至弥漫片状或磨玻璃影，主要与合并出血有关。其他不典型改变包括巨大空洞病灶甚至达整叶，胸腔积液不少见，肺门及纵隔淋巴肿少见。

19. **肺栓塞**　螺旋 CTA(CT 血管造影)能直接在肺动脉内见到充盈缺损而诊断肺栓塞，正确性高。目前该技术已被认为是对可疑肺栓塞病人首选的影像学检查方法。CT 的基本征象为造影剂充盈的肺动脉内的充盈缺损。当造影剂能从栓子周围通过时，在血管与扫描层面垂直时，栓子在动脉腔内呈中心或偏心的充盈缺损；在血管与扫描层面平行时，则呈"轨道征"。当栓子完全阻塞了一根较小肺动脉时，则不能见到栓子周围的造影剂，而呈无造影剂充盈的血管影。被栓塞的血管远侧的肺实质内缺血，CT 上表现为血管的数目减少和管径变细，肺实质 CT 值降低。其他表现包括少量胸腔积液。

约 10% 的肺栓塞发生肺梗死，表现为以胸膜为基底、尖指向肺门的锥状或三角形的均匀的磨玻璃影或气腔实变影，直径多为 3～5cm，内部常有小透亮区，为残存充气的肺，无梗死的栓塞后出血常在 1 周内吸收，而肺梗死的愈合要 3～5 周。肺梗死病灶的吸收和肺炎不一样，表现为从病灶外围开始逐渐变小，但维持原来的形态，类似正在融化的冰块。梗死灶可完全吸收或遗留瘢痕。

20. **肺动脉高压及慢性肺源性心脏病**　肺动脉高压的胸部 X 线平片表现：肺动脉段不同程度突出，主动脉结正常，肺门影增大，右下肺动脉增宽（直径＞15mm），肺外周动脉变细。慢性肺源性心脏病正位胸片不易显示右心室增大，右心室明显增大时显示心影向两侧增大，心尖上翘。CT 可准确显示肺动脉主干及两侧肺动脉的直径增大，增强扫描可清晰显示右心室增大。胸部 X 线平片和 CT 检查更重要的是显示可引起肺动脉高压的胸部病因，如肺气肿、支气管扩张、肺间质纤维化、肺结核和尘肺等肺原发病变，对脊柱和胸廓畸形的诊断更具价值。

21. **间皮瘤**　恶性间皮瘤最常见的 CT 表现为不同范围、各种厚度的不规则的胸膜增厚，于下胸部多见，少数累及包括纵隔胸膜在内的整侧胸腔，肿块侵犯纵隔也不少见，甚至可通过后纵隔侵犯对侧胸腔。肿瘤也可沿着纵隔胸膜和叶间裂蔓延。少数可通过血液或淋巴转移到远处。另一个 CT 征象是叶间裂增厚和结节形成，特别在斜裂的下部。胸腔积液常见，但因胸腔积液密度低，通常不掩盖其内的肿瘤病变。增强扫描时肿瘤有增强，约半数以上的病例有纵隔淋巴结肿大。值得注意的是大多数的情况下，CT 难于鉴别恶性间皮瘤和胸膜转移瘤。

良性间皮瘤也称胸膜纤维瘤，肿瘤常起始于脏层胸膜，因此可位于叶间裂内，但累及壁侧胸膜面者更多。CT 表现为孤立的、边缘光滑锐利的以胸膜为基底的肿块，常较大。小病灶通常密度均匀，钙化罕见，大肿块常见病灶中央有坏死区，出现多发性囊状区。

（陈起航）

第二节　胸部 PET、PET/CT 和核医学

一、核医学成像基础

【放射性核素与示踪剂】

(一)放射性核素

自然界由元素构成。迄今为止，人类已经发现了 107 种元素，并且已经根据元素的化学规律绘制了元素周期表。每一种元素都有其在周期表上的原子序数(Z)，原子序数代表了该种元素。元素的基本性质由原子核内的质子数量决定，故特定的元素又称为核素。同位素表示原子序数相同但原子质量(A)不同的元素。由于原子序数是相同的，所以同位素的原子核里有相同的质子数和不同的中子数。一种元素可以有一种或多种同位素。以 X 代表元素的化学符号，在其左上角标明原子质量，左下角标明原子序号是核素的标准表达方式。

$$_{Z}^{A}X$$

由于同位素的原子序号相同，实际应用时常以化学符号加原子质量数的方式就足以清楚地表达一种核素。如 ^{131}I、^{60}Co 等。

很多元素的天然同位素和人工同位素是不稳定的，在释放出某种粒子和能量以后达到稳定状态。这个过程称为放射性衰变，这种同位素称为放射性核素。

有些核素的原子核内的质子数和中子数均相同,但它们所处的能级不同,这种核素称为同质异能素。例如^{99m}Tc和^{99}Tc的质子和中子数均相同,但^{99}Tc处于激发态。处于激发态的核素,在符号左上角质量数之后,加写一个"m",以示区别。

(二)示踪剂

通过化学方法,将放射性核素,如^{99m}Tc、^{18}F等,与生物学相关的特定分子连接即成为放射性药物,也称为放射性示踪剂或显像剂。它可以是简单的无机化合物,如Na^{131}I、^{3}H$_2$O、Na^{99m}TcO$_4$;也可以是很复杂的有机化合物,如用于脑和心肌SPECT显像的^{99m}Tc-6-甲基丙烯胺肟(^{99m}Tc-HM-PAO)、^{99m}Tc-甲氧基异丁基异腈(^{99m}Tc-MIBI)及用于肿瘤PET显像的^{18}F-氟脱氧葡萄糖;还可以是生物分子,如^{131}I或^{99m}Tc标记的抗原和抗体、^{99m}Tc或^{111}In标记的血细胞;甚至仅是含放射性核素的树脂或陶瓷微球等微小颗粒或胶体。

放射性示踪剂的一个重要特点是化学极微量,因此不具备药理作用。另一特点是其在体生物活动(过程)的同时发出射线所具有的可视性。

注入体内后,示踪剂参加相应生物活动,同时发出射线,经显像设备接收,并转化为可视图像。核医学图像反映的不仅是体内结构,更反映体内该种示踪剂所代表的分子及其生物活动的信息,可以协助临床和影像医生判断疾病的性质、范围和程度,还可以通过特殊的分子生物学特征,补充和完善病理和组织学检查对疾病本质和特征的客观分析,为临床诊治提供更准确的信息。

(三)单光子类放射性核素

单光子发射断层扫描仪(SPECT)使用单光子发射类核素,即其衰变时仅释放光子(如γ射线),而不释放其他带电粒子。γ射线电离密度较低,在体内引起的电离辐射损伤小,但又具有较强的穿透力,容易在体表探测到。因此SPECT显像多利用能发射γ射线的放射性核素,γ射线的能量以100~300keV为宜,物理半衰期以几小时为宜。如^{123}I、^{201}Tl和^{111}In等,其中^{99m}Tc最为理想,应用最普遍。^{99m}Tc可直接由钼-锝发生器淋洗得到,能量为141keV,物理半衰期为6.02h。

(四)正电子类放射性核素

正电子发射体层显像(PET)使用发射正电子核素标记的放射性药物。正电子发射核素有一些特点:

(1)正电子核素多为组成生命的最基本元素的放射性同位素,如:^{11}C是^{12}C的同位素、^{13}N是^{14}N同位素、而^{18}F取代羟基后化合物的生物学性质不变。用这些核素标记的化合物,不改变标记底物的生物学性质,更有利于研究人体的生化、生理、病理状态。

(2)核素所发射的正电子在发射后极短时间和距离内即与周围电子发生湮灭反应,产生两个方向相反、能量均为511keV的光子。

(3)正电子核素的半衰期一般很短,因此可以在较短时间内重复给药,以研究不同生理、病理状态下示踪剂的分布。

(4)由于半衰期短,除^{18}F标记药物为一剂多人次使用外,其余核素标记药物均为单剂单人次使用。药物的标记要求快速、自动化。

正电子核素大多由回旋加速器生产,少数由发生器产生。

【现代核医学显像设备】

(一)单光子发射断层扫描仪(SPECT)

SPECT实际上是一种安装于可旋转机架上的单或多探头γ照相机,围绕患者全方位采集数据,并经计算机处理,获得显像剂在体内的分布信息。γ照相机由准直器、NaI(T1)晶体、光导、光电倍增管矩阵、位置电路、能量电路、显示系统和成像装置等组成。

注入体内的显像剂发射γ光子,透过准直器按一定的规律到达晶体,在晶体中产生闪烁光,经过光导被光电倍增管接收。位置电路根据被排列成一定矩阵的光电倍增管的位置和输出脉冲幅度,确定闪烁光的位置。能量电路累加各个光电倍增管的脉冲,幅度与γ光子能量成正比,作为能量信号供脉冲幅度分析器对位置信号归一化,并输出显示系统的启辉(即发光)信号。成像装置记录所有发光点,构成显像剂的空间分布图像。

现代SPECT的采集方式包括静态、动态、全身和门控等多种方式,使图像具有断层显示、全身检测、半定量分析等功能,具有广泛的临床应用范围和功能显像的性能。

另外,近10年来,通过加厚晶体、采用符合探测线路的方式,可以用双(多)探头完成正电子核素显像功能,称为符合探测成像。目前在国内这类设备应用较多,一定意义上可以发挥PET的功能。

鉴于PET/CT的成功,部分厂家推出了SPECT/CT,其优势与PET/CT相仿,是结合了CT的解剖结构和核医学功能、分子图像,为临床提供新诊断信息。

(二)正电子发射体层显像(PET 及 PET/CT)

PET 与普通核医学一样,利用示踪原理显示活体生物活动。其设备结构、成像原理及所有显像剂均与 SPECT 有所不同,是目前医学影像技术中较先进的设备。

正电子是一种核粒子,因本质与电子相同,但电荷相反而得名。正电子发射核素多为原子序数小而原子核内质、中子比例失调的元素。正电子是一种反物质,在自然界中难以独立存在,因此在产生后 $10^{-11} \sim -12}$s 内,便与环境中的普通电子结合湮灭,转化为两个方向相反、能量各为 511keV 的 γ 光子。利用对向排列在发射体两边的闪烁探头,同时接收这一对光子,即可确定正电子湮灭(发射)的位置。连接这一对对向排列探头的连线被称为符合线,这种探测方式则称为符合探测。符合线自身携带空间位置信息。足够多的探头对产生的千万条符合线,通过计算机反投射或迭代方式重建发射体在空间中的分布,并以断层方式加以显示,就生成了 PET 图像。

将 PET 与 CT 共同组装在同一机架上,即为 PET/CT,兼具 CT 的高清晰解剖结构显示和核医学功能、代谢、分子显像能力,目前成为核医学设备发展最快、临床意义最明显、提供信息最独特的技术之一。

【核医学显像方式与操作】

(一)检查前准备

核医学显像是一种相对简单、无创的检查。绝大多数的 SPECT 检查无需特殊的检查前准备。部分有功能信息要求的检查有一定要求,如:肾功能检查前应充分水化、心血管和心肌检查前应暂停服用影响心血管系统功能的药物、呼吸系统核医学检查一般无需特殊准备等。

PET 和 PET/CT 检查要求严格一些,一般要求病人检查前禁食 4h 以上,以控制血糖水平,防止因血糖过高时竞争性抑制肿瘤摄取显像剂(^{18}F-FDG)。同时,禁食有助于减少消化道的非特异性摄取。糖尿病人如果血糖偏高,应请内分泌科协助控制血糖-胰岛素水平。为防止体内组织特别是肌肉的非特异性摄取干扰检查结果,注射示踪剂前病人应保持安静、舒适的休息状态,尽量放松。有些特殊部位的肿瘤,为减少周邻组织的干扰,需要采取一些简单措施,如头颈部肿瘤显像前漱口,胃肿瘤检查前饮水等。

(二)示踪剂注射

绝大多数核医学检查通过外周静脉注射显像剂。少数检查需要特殊途径给药,如肺通气显像通过面罩或口含方式吸入显像剂;淋巴显像时在淋巴引流区下游皮下软组织内注射显像剂等。注射时应防止示踪剂漏出血管外,放射性血管外漏可以造成注射侧肢体引流淋巴结显影,甚至造成相邻结构的图像畸变,对诊断有一定干扰。

为防止干扰,凡需要了解局部淋巴结情况时,应选择病变对侧或远离病变的部位(如下肢)进行注射。一旦发生血管外漏,应注意采集时将放射性外漏部位放置于采集视野外。

多数核医学检查显像前需要 40～120min 的药物吸收时间,个别检查甚至需要更长时间,但也有部分检查不需要药物吸收时间。

(三)数据采集与图像显示

核医学显像的基础是采集送入人体内显像剂的信号,并将其转换成具有生物学或临床意义的图像。根据采集的具体方式,核医学显像可以分为多种类型。

1. **静态显像**　当显像剂在脏器或病变处的浓度处于稳定状态时采集图像称为静态显像。这种显像允许采集足够的放射性计数用以成像,故所得显像清晰,多用作观察脏器和病变的位置、形态、大小和放射性分布。

2. **动态显像**　显像剂随血流流经或灌注脏器或被脏器不断摄取和排泄或在脏器内反复充盈和射出等过程,造成脏器内的放射性在数量上或在位置上随时间而变化。以一定的速度连续采集这些变化的信息,把它们系列化或以电影方式显示,便成为能够反映上述各种变化过程的动态影像。

3. **局部显像**　指只显示身体某一部位或某一脏器的影像,是最常用的显像方式。

4. **全身显像**　通过检查床移动,使 SPECT 或 PET 探头依序采集全身从头至足各部位的放射性,并将之组合显示为全身影像。这里需要说明,由于 PET 和 PET/CT 显像特点,一般除特殊要求或注明外,其"全身显像"仅包括从颈上部到盆底,实质上只是"躯干显像"。

5. **平面显像**　将放射性显像装置的放射性探头置于体表的一定位置,采集某脏器的放射性成像,称为平面显像,仅适用于 SPECT。

6. **断层显像**　围绕患者身体长轴连续或间断采集全方位数据,再由计算机重建成为各种断层影像,包括横断层影像、冠状断层影像和矢状断层影像等。断层影像在一定程度上避免了放射性的重叠,能比较正确地显示脏器内放射性分布的真实情况,有助于发现深在结构的放射性分布轻微异常,检出较小的病变,并也有利于进行较为精确的定量分析。

【核医学显像结果的判读】

(一)核医学图像特点

1.SPECT 图像与分析 SPECT 图像以放射性显像剂在体内的分布为判断的基本依据,这种分布表现为不同部位的不同程度的浓聚。脏器和病变内放射性的浓聚程度与显像剂的聚集量有关,取决于血流量、细胞功能、细胞数量、代谢率和排泄引流等因素,在显示脏器和病变的位置、形态、大小的同时,提供有关脏器和病变的血流、功能、代谢和受体等方面的信息。

2.PET(PET/CT)的图像 PET 图像同样以放射性在体内不同部位的分布为判断的依据,根据所用示踪剂的自身生物特点,不同组织的放射性分布不一,判断时必须根据所用示踪剂调整对结果的判断标准。另外,PET 常规以冠状面、横断面和矢状断面同时显示的方式表达图像结果。断层显示可以去除同一方向组织间的重叠,显示一定层面上放射性分布的情况,有助于提高信号/噪声比值,突出病变与周围组织的反差。缺点是减少了信息量,图像本身不清楚;且受所示层面部位、层厚的影响,不易反映相邻解剖关系,也可能漏掉小于层厚的病灶。

有时,现代 PET 图像也以全身最大密(灰)度投影(MIP)方式显示。其优点是将全身示踪剂摄取情况"一览无余",防止偶然漏看的信息,也有助于了解异常浓聚灶与周围组织的关系、比较不同部位浓聚程度。缺点是图像清晰程度、病灶显示的层次不够。

PET/CT 将 PET 和 CT 两种各自独立的影像组合并产生了新的影像表达方式。除 PET、CT 的图像外,还提供融合图像,将功能、代谢和解剖结构重合在一起显示。新图像有利于理解和把握体内的生物信息,特别是有助于与放疗计划的衔接,有助于病灶部位、形态、相邻关系、生物特征等的同步表达,提高了单一设备各自的功能。但同时也带来设备复杂化、质量控制复杂化、技术依赖性等更多的要求。CT 与 PET 不同的阅片习惯(PET 以冠状断像、CT 以横断像进行阅片),以及两种模式间

的真正充分利用,仍然有待进一步改进和提高。

(二)定量和半定量分析

虽然与常规影像技术相比,核医学图像的数据量小得多,但其利用示踪剂的靶向性,常可获得 CT、MRI 和超声等不易达到的病灶与周围组织的靶-本底高对比度,和对随靶组织内生物活动而发生的示踪剂浓度变化。为更好地反映上述特点,核医学显像时常采用定量和半定量分析指标协助判断结果。定量与半定量指标属于图像处理分析,不是直接的显像结果,但 PET 结果判断多离不开这类指标。常用的定量和半定量指标的意义包括:

1.病(瘤)灶/非病(瘤)灶比值(L/N 或 T/NT) 通过感兴趣区(region of interest,ROI)技术计算 PET 显示的病(瘤)灶部位与非病(瘤)灶部位放射性计数的比值,反映病变与正常组织对示踪剂摄取率的差别,根据比值的大小,提供病变性质、变化程度等信息。其优势是操作简单,适用范围广;缺点是结果粗糙,受 ROI 选择、设定时的操作因素影响大,准确性相对较低。

2.时间-放射性曲线(TAC) 动态采集图像利用计算机 ROI 技术可以提取每帧影像中同一个感兴趣区域内的放射性数据,生成时间-放射性曲线,进而计算出动态过程的各种定量参数。使脏器和病变的血流功能情况得以动态而定量地显示,给出多种功能参数,与静态显像相配合能提供疾病更为早期的表现。

3.标准摄取值(SUV) 用于 PET 和 PET/CT 图像分析。通过公式根据受检者体重对注射的示踪剂量进行标准化,再求出不同组织的摄取分数。包括最大 SUV(SUV_{max},即 ROI 内单一像素最大摄取值)和平均 SUV(SUV_{mean},即 ROI 体积内平均摄取值)两种表达方式。SUV 值克服了不同检查时注射剂量差异、注射-显像时间间隔差异、不同患者体内放射性分布差异等因素,比 L/N 比值更准确、稳定,重复性和可比性好。SUV 受设备、采集模式和图像重建算法的影响,SUV_{max}不受 ROI 设定的影响,但易受计数的统计涨落影响,SUV_{mean}则与之相反。

4.不同时间点摄取差 通过注射示踪剂后不同时间点采集同组织部位示踪剂摄取率之间的差值,或差值百分比,表达组织对示踪剂代谢的特点,协助对病灶性质的判定。如有文献报道,与常规显像比较,延时显像 SUV 上升提示恶性病变,而 SUV 不变或下降则提示良性(对此结论尚有较大

争议）。摄取差相对独立于注射剂量、体重、机体状态等因素，在摄取量的基础上增加了动态变化的自体对照信息；缺点是增加了检查次数和时间，还要求两次显像结果分析的采集、分析操作应该尽可能保持一致。

5. 定量分析指标　要求通过动态采集结果进行时间-放射性曲线分析和室模型，计算出示踪剂在体内特定组织内的代谢动力学参数，如局部氧摄取率、局部葡萄糖代谢率、受体结合或解离常数、室间物质转运参数等。定量分析给出了组织内示踪剂代谢和生物活动相关的各种绝对值，不受患者本身和检查操作等因素的影响，能最大限度地反映所用示踪剂代表的体内生理、生化或病理生理参数，准确性、可比性高。但定量分析技术条件要求高，操作和计算复杂，目前主要用于研究，临床常规使用并不普遍。

二、常见呼吸系统疾病的核医学显像

【SPECT 诊断肺部良性疾病】

（一）肺灌注显像

1. 原理　肺泡毛细血管的直径为 $7\sim9\mu m$，静脉注入直径为 $10\sim60\mu m$ 的放射性颗粒，这些颗粒随血流进入肺血管，均匀地栓塞于肺毛细血管床，局部栓塞的量与该处的灌注血流量成正比。

2. 显像剂与显像方法　常用显像剂为 ^{99m}Tc 标记的大颗粒聚合人血清白蛋白（^{99m}Tc-MAA）。患者一般取坐位或仰卧位，缓慢静脉注入示踪剂，给药后即刻行前、后、左、右四个体位采集，必要时加作斜位。

3. 注意事项

（1）注意在注射过程中不可抽回血，以免与 MAA 凝结成大的颗粒，引起不应有的栓塞，同时密切观察病人的情况，如有不良反应，立即停止注入并采取必要的措施。

（2）严重肺动脉高压及肺血管床受损者禁用。

（3）有右向左分流者慎用。

4. 显像所见　正常人各体位的双肺影像清晰，放射性分布基本均匀，因重力影响肺尖部血流量较低，放射性较少。

（1）前位：右肺面积稍大，左肺略小，肺外带边缘及肺尖部放射性分布稍稀疏。左肺上部与右侧对称，内下有心脏压迹，因受心脏搏动影响而使两肺内缘稍不规整。

（2）后位：左右两侧肺影大小接近，中间空白区

为脊柱、纵隔及心影。

（3）侧位：右侧位肺影呈椭圆形。仰卧位注射，双肺后下部放射性较多，左叶内下缘在心脏部位放射性很低，侧位影像上的放射性 $20\%\sim30\%$ 来源于对侧。

（4）斜位：前斜位显示肋膈角最清楚；左前斜位显示肺前侧缘有弧形减低区，为心脏所在处；后斜位显示下叶后基底段和外基底段最清楚。

正常老年人肺显像中常有肺内放射性分布稀疏，外带楔形或新月形缺损，这些老年人无气道阻塞性病史，在分析判断图像时应予以注意。

（二）肺通气显像

1. 原理　肺通气显像是一种将放射性气体或类气体引入气道和肺泡内，随后让其呼出，在此过程中，用放射性显像装置对体表各个部位的放射性进行探测，显示肺内放射性的分布和动态变化，并可计算出肺通气功能参数。

2. 显像剂与显像方法

（1）放射性气体通气显像：反复吸入密闭系统中的 ^{133}Xe 或 ^{81m}Kr 等放射性气体，待其充盈气道和肺泡并达平衡后，γ 照相机多体位采集，显示肺部放射性分布，为平衡影像。接着停止吸入，使放射性气体自然呼出，5s/帧，连续采集 2min，可获得动态清除影像。$5\sim10min$ 再进行静态显像，显示滞留在肺内的放射性气体分布，为滞留影像。

（2）放射性气溶胶通气显像：使用 ^{99m}Tc 标记的气溶胶雾粒来评价肺通气情况。由于雾粒在短期内不能从肺内排出，故这种方法是一种非典型的通气显像。受检者经雾化装置的口罩吸入 ^{99m}Tc-乙二撑三胺五乙酸（DT-PA）气溶胶雾粒，γ 照相机采集，待肺内达到一定计数时停止吸入，吸入停止后呼出气体仍需继续收集处理，待检测呼气中无放射性后方可脱机自由呼吸。由于气溶胶较长时间沉积在肺内，故一次吸入后可进行多体位显像。

（3）^{99m}Tc 气体显像：使用专门设备，通过高温方式将 ^{99m}Tc 溶液与微碳粒共同气化，其吸入肺内的特征介于放射性气体和气溶胶之间。目前开始逐渐在临床获得推广。其图像特点与判断要点与气溶胶相仿，但放射性分布更均匀、肺显示效果更好。

3. 显像所见　正常肺通气显像的图像，与灌注肺显像相似，动态清除影像特点是全肺各部位放射性一致性迅速下降，通常在 90s 内清除完毕。

放射性气溶胶经过反复吸入而沉积于有通气

功能的气道和肺泡内,清除很慢,故不能得到清除影像。正常肺影像内放射性基本均匀,周边略减低。根据气道和肺泡状况的不同,可有以下几种沉积方式。

(1)气道通畅、肺泡也正常时,示踪剂分布均匀。

(2)气道狭窄时,由于狭窄部位的两侧有涡流存在,使流经该处的部分雾粒沉积,呈现放射性"热点"。

(3)气道完全阻塞时,雾粒不能进入远端,呈放射性缺损区。

(4)气道和肺泡内有炎性物或液体充盈,或肺泡萎陷,放射性雾粒进入很少,出现放射性减低区。

有时需要同时了解肺通气和血流情况,可先后分别进行肺通气和肺灌注两种检查。

(三)肺栓塞的诊断

肺栓塞的栓子主要来自静脉系统或右心,当栓子进入肺循环后,可造成肺动脉主干或其分支的广泛栓塞。由于早期无特异的症状体征和 X 线征象,诊断相对较困难,肺动脉造影是最准确的方法,但属创伤性检查。目前 CT 血管造影应用较广泛,核素肺灌注显像现在一般多认为是诊断肺栓塞的二线检查。

有实验证实,在肺栓塞形成后,显微镜下的变化出现在栓塞发生 1h 之后,大体解剖变化在 4h 以上出现。肺灌注显像可立即呈阳性表现。

1. 灌注缺损 由于肺的动脉是按肺叶的节段分布的,因此一支动脉栓塞导致其供血的肺叶或节段灌注不良,肺灌注显像表现为节段性或多发性放射性缺损区。但此种表现也可见于肺部其他疾病,如肺炎、慢性阻塞性肺部疾病、肺结核、肺大疱等。因此,不能单纯依靠灌注显像对肺栓塞确定诊断,其总的灵敏度约75%,特异性仅65%左右。

2. 通气/灌注不匹配 肺栓塞后,在局部灌注不良的同时,局部肺泡的气道并无明显变化,仅2%～8%发生反射性局部细支气管痉挛,数小时后恢复正常,因此发病初期胸部 X 线检查和肺通气显像多为正常。早期显像表现为灌注显像呈现放射性缺损区,而相应部位的通气影像基本正常,二者结果不匹配,则肺栓塞的可能性很大。值得注意的是,此检查必须于发病早期进行。

此外,肺栓塞约有 10%发展成为肺梗死,多次显像动态观察有助于掌握病情的变化,指导临床治疗。

(四)慢性阻塞性肺疾病与肺血管高压的诊断

慢性阻塞性肺部疾病(COPD)是老年常见病,其发展结局是肺心病,严重者将危及生命。肺灌注和吸入显影能较客观地反映肺局部血流和通气状态,可用于本病的诊断、分期和疗效观察。

肺灌注显像的典型表现为:与通气显像基本匹配,散发的放射性减低区或缺损区,与血流分布无确定关系。疾病早期,在放射性气体通气显像的吸入像和清除像上即出现异常,其中以清除像上出现散在放射性滞留最为明显。气溶胶显像对不同原因所致的气道不完全阻塞有较高的灵敏度和特异性,显像表现为阻塞局部"热点",比放射性气体通气显像更敏感。较大支气管的病变或受压所致的不全阻塞,表现为近肺门的中心型放射性异常沉积。

COPD 患者常伴肺血管高压的肺灌注影像表现,且左侧较右侧明显,可能由于左肺动脉与总肺动脉的走行较为一致,当两侧肺动脉压增高时,血流容易进入左肺动脉之故。经与超声心动图、心电向量图、X 线胸片、心电图等比较,本法对肺血管高压的诊断最可靠,还可用于估计心肺功能、观察病情和评价有关先天性心脏病的手术效果等。

【PET(PET/CT)肺肿瘤显像】

(一)孤立性肺结节(SPN)

目前的循证医学证据认为,CT 结合^{18}F-FDG PET 显像是评价肺部结节最可靠的无创性诊断方法。据 2001 年的一组 2 572 例综合分析,^{18}F-FDG PET 鉴别诊断 SPN 灵敏度为 96%,特异性为 80%,FDG PET 阴性预测值较高,一般可达92%～96%。

综合国内外文献及国内多年的实践,体会到:①SPN 良恶性鉴别在很大程度上依赖形态学特征(CT 征象)或 PET 有关的参数值。②SPN 动态变化很重要,通过影像学随访,无变化或生长缓慢意味着良性概率大。③FDG PET 全身显像发现肺外其他原发癌病灶,则提示 SPN 为转移性结节;或发现肺外转移征象(肝、肾上腺、骨骼、脑等),则为肺癌重要佐证。④肺结核(结核球)与支气管肺癌的鉴别仍有一定困难,结合延迟显像 SUV 对临床诊断有较大意义,但互相之间仍有重叠,还有个别病例在肺结核基础上发生肺癌(瘢痕癌),易造成误诊。⑤即使 PET 阴性预测值高,但由于某些肺癌生长缓慢,例如细支气管肺泡癌,特别是结节<8mm 时,有 4%～10%的漏诊率。国内外证据均主

张需定期复查。

(二)肺癌分期

肺癌的临床分期对治疗方案的选择和病人的预后至关重要,准确的分期可以避免不必要的治疗,达到减少医疗费用,延长生存期和提高生活质量的目的。

1.T分期　CT的精细解剖结构显示能提供肺癌的T分期。PET反映肿瘤的代谢情况,有利于鉴别肺部病变的恶性程度。PET/CT根据CT的解剖信息评价肺癌对胸壁、周围血管支气管及纵隔的侵犯,结合PET提供的生物学信息,提高了T分期的准确性。Lardinois等研究40例NSCLC患者,结果显示,对肿瘤原发病灶,CT、PET、PET结合CT、PET/CT的诊断正确率分别为58%、40%、65%、88%;分期失误比例前三种方法分别为22%、20%、22%,而PET/CT只有2%。Antoch等的研究结果也同样显示PET/CT对肺癌T分期的评价比单独的PET和CT更精确,PET/CT正确分期16例患者中的15例,而PET和CT仅正确分期12例。

2.N分期　CT一般以10mm为标准,依靠淋巴结的大小判断转移,而有的转移淋巴结体积并不增大,单纯依靠CT难以准确区分肿大淋巴结性质,难以诊断未增大的转移淋巴结,因而限制了CT的诊断价值。研究表明PET在N分期上优于CT,但是单纯PET对淋巴结的准确定位有一定困难,近肺门区的淋巴结(即N1或N2)有时很难区分。特别对伴有肺不张或术后解剖结构改变的病人,由于纵隔偏移,单个异常浓聚的淋巴结就更难准确定位。而按国际肺癌TNM分期标准,肿瘤转移至同侧肺门为N1期,转移至同侧纵隔内为N2期。对T1M0病人来说,N1、N2的确定将区别肿瘤ⅡA、ⅢA期,而两者的治疗方案不同,预后也有很大差异。PET/CT既可以发现异常的淋巴结又可以对淋巴结进行精确定位,这种精确定位可以提高对N1和N2的分辨力。文献综合4 238例NSCLC的分期,发现PET/CT对纵隔淋巴结的分期优于单独的PET和CT以及PET和CT的联合分析,分期灵敏度、特异性和准确性依次为83%、91%、82%。

3.M分期　肺癌远处转移对决定能否手术及其预后有关键作用。终末期肺癌患者尸检发现,肺癌远隔转移占93%,常见转移部位有肝(占10%~40%)、肾上腺(18%~38%)、脑(8%~15%)、骨骼

(38%)、腹膜后淋巴结(11%~29%)、肾(16%~23%)等脏器。PET全身显像是发现肺癌远隔转移的有效的方法。Antoch等研究结果显示,CT检测出4个病人的14个转移灶,PET检测出2个病人的4个转移灶,PET/CT检测出4个病人的17个转移灶。Lardinois等发现PET和PET/CT均能发现未知的远隔转移8例,但PET只能正确定位其中6例,另2例联合PET和CT分析也未能定位,而PET/CT对这2例都可以明确定位。

肺癌肝转移通常为非孤立性病灶,而且多数病灶由B超或CT检查可得到诊断。没有资料专门研究NSCLC的肝转移,不过对NSCLC分期的研究显示PET比CT更准确,主要因前者特异性更高。一项对多种类型肿瘤的研究显示PET的灵敏度、特异性分别为97%、88%,而CT分别为93%、75%。PET价值在于能鉴别诊断常规显像诊断不明确的病灶。有研究显示,PET提示11例病人肝转移可能,其中2例常规显像阴性,9例常规显像诊断不明确,另外PET也排除了4例常规显像可疑的病灶。值得注意的是:肝脓肿、肝寄生虫病等可出现FDG摄取的假阳性。

一般双侧的肾上腺肿大或肿块基本可以确定为转移,如为单侧肿块则需排除腺瘤的可能。20%的NSCLC病人明确诊断时已有肾上腺肿块,其中2/3为无症状的肾上腺腺瘤。这种孤立的肾上腺肿块常需进一步穿刺活检,明确其性质。PET对肾上腺转移的检出灵敏度高。PET阴性通常可以除外CT诊断不明确病灶的转移可能。但对肾上腺的小病灶判断有假阴性。PET诊断肾上腺转移的特异性为80%~100%。部分肾上腺腺瘤也有FDG的摄取。把肾上腺病灶的摄取程度与肝脏的摄取作比较分析,可提高诊断的特异性。腺瘤常是低摄取,等于或低于肝的摄取,而转移灶常是高摄取。

Marom等以病理学分期作对照,比较FDG PET和胸部CT、骨扫描、增强脑CT或MRI等常规影像学手段对20个月内新诊断的100例肺癌分期的准确性,PET为83%,常规手段为65%;对纵隔淋巴结分期的准确性,PET为85%,CT为58%;对骨转移的准确性,PET为98%,骨扫描为87%。

因为正常脑组织葡萄糖代谢高,PET检测脑内转移的灵敏度低,PET不太适合检测脑内的转移。[11]C-Choline、[11]C-MET对脑转移诊断有一定的帮助。但对高度怀疑脑转移而PET(或PET/CT)

检查阴性者,建议增强 MRI 检查,MRI 被认为是脑内转移灶诊断的最佳方法。

PET 还能检测出易被忽视部位的转移灶,如常规 CT 隐匿部位的肺内小结节病灶、软组织内的病灶、皮下结节、腹膜后淋巴结或触诊阴性的锁骨上淋巴结转移等。有的肺癌的首发表现是颈部淋巴结转移,或转移性皮下结节。已有相关文献资料报道 PET 或 PET/CT 对副癌综合征潜在恶性病灶或不明原发灶颈部淋巴结转移的诊断价值。

(三)肺癌骨转移

骨骼的主要成分是表面积很大的羟基磷灰石晶体,依靠化学吸附和离子交换从血中获取磷酸盐和其他元素来完成代谢更新。^{99m}Tc-磷酸盐(MDP)静脉注入后,约有 1/2 通过吸附方式与晶体表面结合而沉积在骨骼内,其余部分迅速由肾排出体外,因此可以特异地显示骨影像。示踪剂在骨骼内的沉积主要受以下两个因素影响:①局部血流量;②骨骼无机盐代谢和成骨活性。由于以上特点,在骨病变的早期核素骨显像即可有明显改变,通常较 X 线片提早发现 3～6 个月,因此对骨转移,尤其是无症状者的早期诊断具有特殊的价值。

^{99m}Tc 标记的亚甲基二磷酸盐(^{99m}Tc -MDP)骨显像是临床诊断骨转移灶的常规方法,其灵敏度约为 90%,但特异性较低,如外伤、代谢性骨病、骨质疏松、关节病、关节炎等均可出现骨显像的假阳性。文献资料显示 PET 诊断肺癌骨转移的灵敏度与骨显像相似,但其特异性更高,可达 98%。但是通常全身 PET 显像并不包括下肢和颅骨,可能会遗漏这些部位的转移病灶。为此,美国第 51 届核医学年会中提出真正意义的全身显像(true whole body scan),Osman 等报道 84 例非小细胞肺癌有 25% 的骨转移病灶位于常规采集视野之外(包括下肢 16.6%、上肢 4% 和颅骨 4.6%)。因此,对晚期肿瘤全身转移应进行 TWB PET 显像。

由于转移癌多为血行播散,约 90% 的病灶呈随机多发性异常浓集,文献报道 527 例肺癌患者,骨显像阳性者占 52.3%,其中 91.3% 人为多发性,平均每例 6.3 个转移灶。转移好发部位依次为胸部、脊柱、骨盆、肢体和颅骨。孤立病灶诊断要慎重,如 X 线骨片未见相应部位异常,则转移灶的可能性将增加,应在 2～3 个月后随访,如病灶扩大或出现新病灶,基本可以确诊骨转移。

值得注意的是,少部分肺癌骨转移患者在经过几个疗程的化疗之后,复查核素骨显像示原转移灶放射性增强和(或)有新的病灶出现,而完成化疗后,病灶缩小或消失。这种化疗过程中出现的特殊现象被称为"火花现象",它可能预示转移灶的愈合过程,应与病情进展相鉴别。

(四)治疗相关应用

1. *肺癌分期与治疗计划*　Seltzer 等对临床医师进行问卷调查,结果表明,在 PET 检查目的中,肺癌分期占 61%,诊断占 20%,追踪治疗或病程估测占 6%;44% 的患者改变了肺癌分期,其中分期上调 29%,下调 15%;39% 的患者改变了治疗方式,15% 的患者虽治疗方式相同但改变了具体的治疗手段。笔者医院 PET 中心对 82 例 NSCLC 患者进行 FDG PET 与常规影像检查对分期的比较,有 37 例(45.1%)分期得到改变,修正了原有的治疗方案。对 1993－2000 年 6 月的文献进行 META 分析,由于 PET 可发现更广泛的病灶,在 1 565 例患者中,37% 改变了临床处理方案。Steinert 等报道与单独的 PET 和 CT 比较,PET/CT 对 Ⅰ、Ⅱ 期影响较小,改变了 9 例中 1 例(1/9),而对 Ⅲ$_A$、Ⅲ$_B$、Ⅳ 期病人的影响分别为 5/6、6/6、8/8,Antoch 等对 27 例 NSCLC 病人的研究显示,1 例病人(5%)的分期上调,7 例(26%)病人分期下调,这种分期的改变带来对 5 例(19%)病人治疗计划的影响。

2. *放射治疗计划的优化*　利用多种不同性质的显像剂,PET 可以从肿瘤组织的血流灌注、代谢、增殖活性、乏氧、肿瘤特异性受体、血管生成及凋亡等方面完成肿瘤生物靶容积(BTV)的定位,进而调整放疗照射野和不同瘤区的辐射剂量,提高疗效,降低不良反应。Ciernik 等应用 PET/CT 对 39 例肿瘤患者制订放疗计划,改变了 56% 患者的 GTV,其中 46% 患者的 PTV 修订>20%。PET/CT 已成为三维适形放射治疗(3D CRT)和调强适形放射治疗(IMRT)的理想工具。Caldwell 等报道不同医师对 30 例 NSCLC 患者勾画 GTV,结果 CT 勾画靶区最大和最小比为 2.31∶1,PET/CT 勾画者为 1.56∶1。这种勾画差异很大程度上是源于医师对肺不张和肿瘤组织以及转移淋巴结的判断存在分歧。PET/CT 可分辨肺不张区域内存在的肿瘤组织,并识别 CT 上未能发现的淋巴结和肺内转移,在一定程度上减少不同观察者间的差异,提高靶区勾画的准确性和一致性。采用放射性核素标记的乏氧显像剂进行 PET 显像可以确定乏氧组织体积及乏氧水平,有助于调强放疗生物靶体积的制订。氟硝基咪唑(^{18}F-FMISO)、^{64}Cu-ATSM 是两种最常用的乏氧显像剂。有报道对治疗有反应的病人 ^{64}Cu-ATSM 的平均 T/M（1.5±0.4）显著低于无反应者（3.4±0.8），提示 ^{60}Cu-ATSM 可反映肿瘤的缺氧情况，预测肿瘤对治疗的反应。肿瘤放射治疗计划的优化是 PET/CT 临床应用研究的热点之一，国内已有数家单位开展这方面的工作。需要注意与之有关的技术环节：如 PET/CT 的激光定位系统（包括检查房间的激光定位）、专用平板床、计算机工作站硬盘容量、PET/CT 与放疗计划系统间图像传输及格式匹配、放射治疗机器本身的精确度等。

3. 疗效判断与再分期　肺癌经过手术、放疗、化疗等各种治疗后是否有残留、复发和转移，对于判断治疗效果及预后十分重要。而治疗后局部形成纤维化、坏死及瘢痕等，很难从形态学上与肿瘤的残留、复发相鉴别。PET 利用肿瘤代谢旺盛，坏死纤维化组织代谢极低甚至没有代谢的特点，能较好地进行鉴别，及时发现复发、转移，调整治疗方案。Akhurst 等报道 365 例 NSCLC 患者经过多种治疗后，FDG PET 显像判断治疗后原发灶残留、复发的阳性预测值为 98%，对远处转移灶诊断灵敏度达 100%。

部分小细胞肺癌对化疗产生抗药性，虽然化疗后 X 线胸片可显示肿瘤范围缩小，但如果肿瘤局部的 FDG 摄取增高，常提示化疗无效和肿瘤的抗药性；相反，即使在化疗后肿瘤范围未见明显变化，但局部 FDG 摄取明显减低，仍提示治疗方案有良好的效果。

需注意，放疗后短期内，由于放射性肺炎或肿瘤坏死组织中巨噬细胞的影响，可能出现假阳性结果。故一般建议放疗后间隔 4～6 周再接受 PET 检查，以便正确分析肿瘤活性。

4. 预后评价　NSCLC 的葡萄糖代谢率是一个独立的预后指标，这可能由于 NSCLC 的 FDG 代谢与肿瘤细胞的生长率和增殖能力相关。文献报道对 148 例肺癌患者进行 FDG PET 显像，21 例死亡患者中，7 例 PET 阴性，14 例 PET 阳性；PET 阴性者无病生存时间较 PET 阳性者长；FDG PET 阴性与低死亡率和无病生存时间相关。Ahuja 等报道 118 例 NSCLC 患者 SUV<10，排除肺癌临床分期、病理类型、治疗方式等因素的影响，其平均中位生存期为 24.6 个月；另外 37 例患者的 SUV>10，其平均中位生存期仅为 11.4 个月。还有报道 I 期 NSCLC 患者的 PET 显像，如 SUV<5.0，5 年生存率达 80%，若 SUV>5.0，5 年生存率为 17%，COX 回归分析证明 SUV 是影响患者生存率的特异性指标。还有研究认为对接受初期治疗后的病人，若 PET 结果阳性，其生存时间中位数为 12 个月，若 PET 阴性，则其存活率达 85%。

（五）恶性胸膜间皮瘤（MPM）

1. 诊断与鉴别诊断　文献报道大多数 MPM 的特征表现为胸膜受累区域 ^{18}F-FDG 明显异常浓集。Bénard 等对 28 例临床疑为 MPM 的病人进行了 ^{18}F-FDG PET 显像，显示定性和半定量（SUV>2.0）诊断 MPM 的敏感性、特异性和准确性分别为 92%、75%、83% 与 91%、100%、92%。MPM 原发病灶平均 SUV 为 7.6。Gerbaudo 等最近报道了 15 例临床和 CT 扫描疑为 MPM 的结果：11 例经活检证实为弥散性 MPM 的 ^{18}F-FDG 显像均呈阳性，而 4 例良性病变无 ^{18}F-FDG 摄取；^{18}F-FDG 显像正确识别 29 处恶性病灶中的 28 处，5 处良性病灶中 4 处 ^{18}F-FDG 摄取阴性，最小检出病灶为 0.8cm；^{18}F-FDG 显像诊断 MPM 的敏感性、特异性和准确性分别为 97%、80% 与 94%。因此，在 ^{18}F-FDG 显像的指导下，结合常规解剖影像，选择代谢活性最高的胸膜病变部位进行针吸活检或胸腔镜活检具有极为重要的临床应用价值，既能有效地提高活检的阳性率，也可减少依据解剖影像活检所造成的取样中仅含反应性纤维性改变和无活性肿瘤组织的误差。

^{18}F-FDG 显像半定量统计分析表明，MPM 摄取 ^{18}F-FDG 明显高于良性胸膜病变及正常肺组织。研究资料显示，恶性病灶平均 ^{18}F-FDG 摄取指数为 3.99±1.92（1.5～9.46），正常肺组织为 1.09±0.04（1.06～1.12）；双时相显像正常肺组织晚期（2h）摄取 ^{18}F-FDG 比早期高（6±4）%，而 I、II、III、IV 期 MPM 晚期摄取分别增加（13±1）%、（34±2）%、（57±3）%、（97±25）%，明显高于正常肺组织。但上皮型 MPM 的 SUV（3.78±1.96）与混合型或肉瘤型的 SUV（6.16±3.46）间则无明显差异（P=0.095）。

临床实践中，上皮型 MPM 需与源于肺、卵巢、乳腺、前列腺和肾的腺癌胸膜转移灶相鉴别；肉瘤型 MPM 则需与恶性纤维组织细胞瘤、神经鞘瘤、纤维肉瘤相区别。此外，上皮型与肉瘤型间皮瘤生物学行为不同，前者的生存期长于后者，故两者的鉴别也很重要。然而，由于 ^{18}F-FDG 是一种非特异性显像剂，胸膜病灶摄取 ^{18}F-FDG 的类型或强度既不能鉴别 MPM 亚型,也不能准确区别间皮瘤与腺癌或肉瘤。因此,有创性检查方法仍具有重要的作用,准确的鉴别诊断仍主要依赖于免疫组化病理检查。

2. 评估胸内病变范围 恶性胸膜间皮瘤[18]F-FDG PET 可呈灶性、线性、弥漫性和不均匀性等摄取类型,与常规解剖显像和手术所见胸膜与肺实质受累范围基本一致。病变早期肿瘤[18]F-FDG 摄取多呈灶性或线性,若表现为弥漫性或不均一性摄取通常预示疾病处于进展期,但与组织学类型或分级无关。

^{18}F-FDG PET 能正确显示大多数 MPM 胸内病变的高代谢部位与范围。因此术前与解剖显像联合应用有助于客观判断肿瘤的可切除性。Gerbaudo 等进行的对比研究资料显示,29 处活检证实为 MPM 的病灶中,[18]F-FDG 显像准确检出所有 21 处胸膜、肺实质或胸壁病灶,并正确显示了病变范围,其中 3 例弥漫性胸壁受累者均被[18]F-FDG 显像准确识别,而 CT 仅发现 1 例阳性;8 处纵隔病灶[18]F-FDG 检出 7 例(88%),CT 阳性 6 例(75%)。

受 PET 分辨率的限制,[18]F-FDG 显像尚不能鉴别无胸腔积液患者壁层与脏层胸膜放射性的摄取,也难以判断病变对胸壁、膈肌或心包的局部侵犯,也无法区别病变侵犯纵隔器官单个结构的摄取。当胸廓的[18]F-FDG 摄取呈弥漫性显著增强,并伴形态改变时方能确定胸壁受累;基底部胸膜的摄取不能与横膈相区别,仅横膈呈弥漫性摄取时才是判断膈肌受累的唯一可靠证据。在上述情况下,[18]F-FDG PET 与 CT 或 MRI 的联合应用,能够更为客观地反映 MPM 胸内病变的范围。

3. 临床分期 ^{18}F-FDG PET 三维全身成像能准确识别胸内转移淋巴结,并探测 MPM 远处播散和全身转移。有研究提示[18]F-FDG PET 有助于改进 PMP 的手术分期,其敏感性和特异性分别为83%~88%与75%~82%,为避免不必要的开胸手术提供了准确而客观的依据。

胸内转移淋巴结 PET 显像假阴性可见于:①N1 转移淋巴结摄取[18]F-FDG 过少;②巨大的原发肿瘤侵犯到肺门或纵隔时,难与 N1 转移淋巴结摄取区分;③存在 N2 淋巴结的微转移。而胸膜外 N2 的假阴性和假阳性将影响[18]F-FDG PET 的作用。因此,在上述情况下对胸膜外 N2 淋巴结转移的判别应特别慎重。

CT 仅提供横断层面图像,有时难以判断横膈的播散灶。MRI 虽能显示多断面图像,但在分辨横膈病灶时易受心脏和呼吸运动的影响。PET 易于发现高度摄取[18]F-FDG 的横膈播散灶,矢状和冠状断层能直观显示自下胸部至前和(或)后腹部范围的弥漫性异常[18]F-FDG 摄取。因此,[18]F-FDG PET 能准确地检出 CT 与 MRI 疑为膈胸膜折返区的病灶。

恶性胸膜间皮瘤的全身转移通常出现在病程的晚期。文献报道[18]F-FDG 显像检出了腋窝及颈部淋巴结、肝、腹壁、腹膜等部位转移灶,也探测到了隐匿性骨转移灶。Gerbaudo 等报道,MPM 远处转移灶的[18]F-FDG 摄取指数(5.17±2.00)明显高于原发灶(3.42±1.52)及胸内转移淋巴结(2.99±1.00)。文献报道 MPM ^{18}F-FDG PET 的胸外假阳性可见于部分结肠切除后的手术部位。因此,在判断 MPM 胸外转移灶时,应充分了解患者的有关病史,并注意与生理性摄取及其他病理摄取相区别。

4. 监测 MPM 术后复发 根据文献,接受综合治疗(胸膜外切、肺切除、化疗及放疗)的 MPM 患者首次复发的平均时间为 20 个月,非综合治疗患者的平均复发时间为 11 个月,然而统计分析表明两组间的平均生存时间无显著性差异。复发部位包括外科手术切口、胸壁、横膈、胸膜腔、心包、纵隔,此外还可能波及腹膜、腹膜后、腹膜后淋巴结及中枢神经系统。

生存统计分析显示,复发患者的存活时间缩短,平均生存期为 3 个月。资料表明,[18]F-FDG 显像在探测 MPM 的隐匿性复发和确定手术后 CT 异常部位的代谢活性方面具有极为重要的价值和很高的敏感性;胸内、外复发灶高度摄取[18]F-FDG,绝大部分复发灶的[18]F-FDG 摄取明显高于诊断初期的原发病灶。

5. 预后判断 初步研究发现,MPM 病灶的[18]F-FDG SUV 与患者生存时间呈负相关。MPM 患者原发灶[18]F-FDG SUV 为 6.6±2.9 者,平均生存期为显像后 5.3 个月,而病灶平均 SUV 为 3.2±1.6,平均生存期为显像后 15.6 个月,SUV 与患者生存期高度相关($r=0.87,P<0.05$);高 SUV 组患者的生存时间明显短于低 SUV 组($P<0.01$)。其他研究提示,N2 淋巴结转移患者预后更差;肿瘤[18]F-FDG 的恶性代谢潜在指数(MMPi)是有效的预测肿瘤进展的指标,优于组织学分级。因此,[18]F-FDG PET 的半定量分析指标有助于判断 MPM 患者的预后。

^{18}F-FDG 显像的假阳性可见于良性炎症性胸膜炎、结核性胸膜炎、胸膜石棉沉积斑块、肺周围渗出等病变，还见于胸膜腔内滑石、抗生素、化疗等制剂的治疗者。假阴性主要见于极少数无明显代谢的低恶性胸膜间皮瘤。因此，应用 ^{18}F-FDG PET 显像诊断恶性胸膜间皮瘤时，应充分结合临床表现及其他客观检查结果，综合分析，作出切合实际的诊断。

【PET(PET/CT)诊断肺良性病变】

(一)肺结核

部分活动性结核灶可见 ^{18}F-FDG 摄取。包括 4 种基本类型：肺结节局限性浓聚（9 例）；肺内病灶同时伴有肺门或纵隔淋巴结浓聚（5 例）；肺伴有锁骨上和（或）腹腔淋巴结异常浓聚（3 例）；广泛胸膜异常浓聚（2 例）。平均 SUV_{max} 为 3.64 ± 2.58（$1.4\sim7.6$）。肺外结核 PET 显像亦可呈阳性。而陈旧性肺结核未见 ^{18}F-FDG 摄取。因此，结核病 ^{18}F-FDG 摄取可作为结核活动性的标志。肺部结节阳性 ^{18}F-FDG 摄取的鉴别诊断应慎重，特别是多发高代谢病灶或背景不清晰时，或结核菌素试验阳性，应考虑结核可能。

(二)结节病

有研究显示，24 例结节病患者病灶均分布于双侧肺门和纵隔，呈结节形串珠状连接，其中 1 例有症状患者还伴有左侧腋窝 ^{18}F-FDG 摄取。5 例有症状患者，结节大小为（2.16 ± 0.67）cm，SUV 为 2.68 ± 0.58；19 例无症状患者，结节大小为（1.55 ± 0.21）cm，SUV 为 1.46 ± 0.24。结节大小和 SUV 均有明显差异。值得指出的是，此 24 例中 CT 仅发现 1 例肺门及纵隔病变而提示为结节病。

(三)老年性反应性肺门、纵隔淋巴结改变

健康老年人纵隔淋巴结浓聚并不少见，有报道在 300 位 FDG PET 健康查体者中占 9.67%，年龄均在 51 岁以上，且随年龄的增长，比例逐渐增高，其中 81－90 岁比例最高，占该年龄段人数的 66%，而 35－50 岁者均无异常，一般认为是亚临床感染诱发的淋巴结反应所致：老年人鼻腔及支气管黏膜萎缩，纤毛上皮细胞和纤毛运动减弱，清除异物功能减退，而且由于杯细胞增多，分泌物增多且黏稠，易在支气管内潴留，使细菌或病毒繁殖，因而易患呼吸道感染，感染可伴有典型临床表现也可无明显临床症状，后者即亚临床感染。PET 所见假阳性淋巴结，一般体积较大，巨噬细胞含量明显较高。

肿瘤转移和亚临床感染所致的肺门、纵隔淋巴结改变具有不同的形态学特征：前者或单个或多个出现，大小、形态不规则，常沿病灶侧肺门及纵隔呈纵向排列，与淋巴引流路径一致；而后者一般为两侧数个淋巴结的形态、大小相近，沿呈横向或弧形排列。前者 SUV 明显高于后者。国外有研究提示，将 $SUV_{max}3.4$ 作为纵隔良恶性淋巴结的鉴别阈值，具有较高的灵敏度和特异性。

(四)肺内感染

肺部炎症多数通过 X 线片、CT 检查可以明确诊断。有时，X 线片或 CT 不能确定肺内病变性质，通过 PET 显示局部病灶形态，^{18}F-FDG 摄取程度、分布以及 SUV 值变化等相关表现，可以协助鉴别肺内病变是良性或恶性。但需注意，一些特殊感染、炎症及其他一些特殊良性病变，如结核、肉芽肿、结节病、炎性假瘤等，有时在 PET 表现为 ^{18}F-FDG 浓聚灶，会给 PET 结果解释造成困难。这种情况下，需结合 PET 表现特点、CT 及相关影像学资料、肿瘤标志物等化验检测结果以及相关疾病的临床和病理生理特点进行综合分析、鉴别。此时，CT 及相关影像学资料，对协助 PET 鉴别诊断的深入，有重要帮助。

肺内一般的感染、炎症，局部炎症细胞的浸润或其他炎性变化不重，如间质性肺炎、机化性肺炎、陈旧性肺结核等，CT 表现多较典型，^{18}F-FDG 浓聚轻微或不浓聚，SUV 值在 2.0 以下。放射性肺炎也可表现 ^{18}F-FDG 浓聚，且可持续相当长时间，但一般浓聚程度不高，结合放疗史和 CT 表现，不难判断。

肺内感染伴有剧烈的炎性反应时，^{18}F-FDG 浓聚程度可以很高，特别是有肉芽组织形成时，浓聚程度可以表现相当强烈。肺内感染性病变通常较为弥漫，PET 表现特点是多形性与边界不清。多数情况下，肺内感染灶呈片状、条索状、网状，示踪剂摄取强弱不一，可分布不均，且常见延时显像 SUV 值下降，这是炎性病变的典型征象。有学者报道仔细观察病灶的数目（相邻）、不规则形状等示踪剂分布特点，有助于与恶性病变相鉴别。一些特殊感染、炎症病变常较局限，如真菌、隐球菌等感染性肉芽肿、结核球、炎性假瘤等，PET 显像表现兼具炎症和肿瘤的特点。此时，单靠 PET 影像表现难以鉴别，需结合 CT 及相关影像学资料、肿瘤标志物等化验检测结果以及相关疾病的临床和病理生理特点进行综合分析判断。必要时可借助于 ^{18}F-FLT、^{11}C-胆碱等显像进行鉴别。

肺内感染、炎症可单独发生，也可继发于肺肿瘤。当临床有肺不张、阻塞性肺炎、肺实变以及弥漫性病变、胸腔积液等表现时，PET 有重要的鉴别诊断意义。PET 的"彗尾征"和"提兜征"征象，对鉴别诊断有帮助。肿瘤合并炎症时，炎性改变多因瘤体压迫引起肺不张、阻塞性肺炎和血液回流障碍，基于肺血管、支气管的解剖分布特点，其淡于肿瘤的炎性摄取位于瘤灶的远心侧，形成以肿瘤为核心向肺外周弥散的"彗尾征"；而炎性病变，受胸腔压力作用和肺小叶结构影响，最高浓聚常位于病变区域的外围，呈现"提兜征"。此外，全面观察肺门和纵隔淋巴结是否受累，以及肺外组织器官是否有异常浓聚灶等，也可能提供一定的辅助诊断信息。

基于肺内感染、炎症的 PET 表现特点，临床上可以用其判断病变活跃程度，监测治疗效果，寻找对治疗不敏感的残存病灶。有相当比例的病人 CT 上发现陈旧性肺结核，病灶常伴有不同程度的钙化，PET 上无 ^{18}F-FDG 摄取。有资料表明，当这种陈旧性病灶 PET 显示 ^{18}F-FDG 摄取增高时，需考虑复发，并与瘢痕癌相鉴别。但需注意结合 CT 显示的钙化程度（HU 值），识别因过高钙化密度所致的过度射线衰减校正造成的假阳性。

三、非呼吸性肺功能研究

非呼吸性肺功能指不直接参与气体交换的功能，主要包括肺纤毛上皮清除功能、肺上皮通透性、肺血容量、肺间质液体量及肺代谢功能等方面的核医学研究。这些功能都是近年才开始试验摸索，以下仅介绍几项较有前景的工作。

（一）呼吸系统上皮清除功能测定

呼吸道黏液-纤毛清除功能（MCC）是呼吸系统三大防御功能之一。随呼吸活动，大量灰尘、细菌等进入肺内，呼吸系统的黏液-纤毛清除功能是保证呼吸系统不受有害物体侵犯的重要前提。放射性胶体随呼吸进入肺泡，不被吸收，而是作为异物被肺泡内表面活性物质和吞噬细胞固定，并随之流向支气管系统，然后由支气管内的纤毛上皮向喉部传送最终排出体外，通过对其传送全过程的显像可观察呼吸系统的清除功能。

1. 方法　与气溶胶肺通气显像方法相似，吸入放射性核素标记气溶胶后立即取坐位对肺部进行计数和显像，观察 90～120min，通过肺内、支气管各段到喉头各段感兴趣区（ROI）及时间放射性曲线（TAC）计算清除率及移动速度。并通过显像观察气溶胶形成的团块在气道内移动的方式。

2. 正常所见　气溶胶吸入后肺内清除较迅速，每分钟清除 2％～3.5％，进入气道后基本匀速、单方向移动，速度约为（4.7±1.3）mm/min。一般认为，沉积在有纤毛气道内的气溶胶在 24h 内可被完全清除，24h 仍未被清除的气溶胶主要沉积在肺泡内。

3. 临床应用　严重的老年呼吸道疾病，尤其是支气管扩张及纤毛上皮功能不全症，气溶胶的清除极慢，甚至无清除。慢性支气管炎、哮喘、肺纤维化和流感，以及睡眠和年老等生理因素亦使清除率减低。气道内示踪剂移动方式改变，表现为左右肺交流、上下移动、"之"字形移动等，迁移速度也明显减慢。这种现象提示肺清除障碍可能是其肺部病变的致病原因之一。

（二）肺内皮代谢显像

过去一直采用侵入性方法对内皮代谢功能进行研究，包括开胸及经皮活检、组织切片及细胞培养等，根据特定物质的动、静脉浓度差分析肺的摄取及代谢。近年来，人们逐渐认识到血管活性物质与肺代谢的关系。放射性标记的胺类化合物，如 ^{123}I-IPM、^{123}I-HIPDM 及 ^{131}I-MIBG 等，可用于显示肺对胺类可能的代谢方式及其变化，如被动弥散、载体运送、受体结合等方面的信息。

1. 方法　静脉注射 ^{123}I 或 ^{131}I 标记的 IMP、MIBG 或 HIPDM 后，坐位或卧位连续动态采集 15～30s/帧，采集至 60min，改用 1min/帧采集至 120min，分析方法包括测定 2min 摄取率及肺局部清除过程的分析。

2. 正常所见　注射后 2min 肺摄取达峰值，占注射总量的 40％～57％，上肺野放射性低而中、下肺野放射性高，可能与肺内胺受体分布状态有关。肺内清除呈快慢双相，快相 $T_{1/2}$ 为（35±6.7）min，慢相 $T_{1/2}$ 为（406±150.4）min。60min 肺内残存率（47.8±8.1）％。

3. 临床应用　吸烟者与不吸烟者相比，清除快相比重变小，清除率减低；哮喘病人的快相比重略高于正常人；而慢性阻塞性肺气肿，特别是其中吸烟者的清除极慢；肺间质病变者的肺部放射性存留时间延长，成人呼吸窘迫综合征、肺动脉高压患者肺清除时间延长；而心源性肺水肿的肺廓清时间可正常或轻度延长；肺癌、肺脓肿、肺大疱表现为局部缺损；肺气肿肺内示踪剂分布不均，其清除快相比重与速率明显低于正常组，且有与临床症状呈正相关性改变趋势,提示缺氧等因素可以影响肺上皮细胞受体数量或功能。

(三)肺上皮通透性测定

肺上皮具有选择性通透功能,在肺泡上皮及其表面活性物质作用下,肺上皮对 O_2 和 CO_2 等通透性极高,而对另一些物质则通透性甚低。使用一些可以透过肺上皮的放射性物质,以气溶胶方式吸入肺内,其从肺内消散速度反映了肺内清除机制和肺上皮吸收的共同作用,其清除速度与不经肺吸收的气溶胶清除速率之差反映了经肺上皮吸收的净速度。

1. 方法　采用与呼吸系统上皮清除功能测定相同的采集条件,改用经肺上皮吸收的 ^{99m}Tc-DT-PA。采集结束后通过肺内各部 ROI 及 TAC 计算局部清除率。

2. 临床应用　正常人上肺野通透性略高于下肺野,运动后由于上肺血流及淋巴流增加这种差别可进一步扩大。吸烟者的上皮通透性高于正常人,这可能是上皮损伤的早期征象。另外 ^{67}Ga-铁蛋白进行的肺血管通透性的测定显示,ARDS 病人在发病后 2 周至整个恢复期,肺渗透性都有改变。

四、核医学显像的注意事项

(一)核医学显像的优势

放射性核素显像可以概括为一种有较高特异性的功能性显像和分子显像,除显示形态结构外,它主要是提供有关脏器与病变的功能和分子水平的信息。与目前仍以显示形态结构为主的 X 线、CT、磁共振显像(MRI)和超声检查等相比较,这一特点极为突出,也十分重要,是本法的突出优点。

(二)核医学显像的不足

受引入放射性活度的限制,成像的信息量很不充分,也受制于核医学显像仪器较低的空间分辨率,影像的清晰度较差,影响对细微结构的显示和病变的定位精确性,在这方面远远不如 X 线、CT、MRI 和超声检查。但需要指出,这种不足尚不致影响本法上述几个基本特点是优点。因此,根据临床需要,适当联合应用功能性显像和形态学显像将可获得最为全面而必要的信息,以对疾病作出既早期又全面的诊断和定位,有助于进行及时而准确的治疗。

(三)核医学显像的放射防护

随着核医学诊断和治疗的日益普及,相应的辐射防护也日益受到重视,以便尽量减低辐射的有害影响,有利于更好地运用放射性药物为病人服务,

保证工作人员的健康,减少环境的污染。

1. 电离辐射生物效应　电离辐射的生物学效应分躯体效应和遗传效应。国际放射防护委员会(ICRP)第 26 号出版物(1977 年)中总结了各种辐射生物效应的发生规律。从放射防护的目的出发,将它分为随机性效应(stochastic effect)和非随机性效应(non-stochastic effect)。ICRP 在第 60 号出版物(1990 年)中将非随机性效应改称为必然性效应(deterministic effect)。

(1)随机性效应:指效应发生概率与辐射吸收剂量(以下简称剂量)大小有关的效应,对于这种效应,不存在剂量的阈值,而且效应的严重程度与剂量无关。因此小剂量也不能排除发生随机性效应的可能性,包括辐射致癌和遗传性疾病。

(2)必然性效应:指严重程度随剂量而变化的效应,对于这种效应可能存在着剂量的阈值。效应的严重程度取决于所受剂量的大小,在剂量阈值以下不会见到有害效应,在阈值以上,效应的严重程度随剂量增大而增加。这种效应包括眼晶体混浊、白内障、皮肤红斑、脱毛、造血障碍、血管结缔组织损伤、不育等。事实上辐射能量在物质中的沉积是个随机过程,细胞被辐射致死也是随机过程,因此过去称这种效应为非随机效应并不确切,故改称为必然性效应。

2. 核医学检查的辐射危险度　核医学显像诊断的放射性药物用量小,因此,使用纯 γ 射线核素(^{99m}Tc)显像,一次检查受检人接受的全身辐射剂量为 2～4mSv,与我国平均自然本底辐射吸收剂量相似。一次 PET 检查所接受的有效剂量当量与作一次 CT 检查(2～10mSv)相当。在 PET 的各种检查项目中,以 ^{18}F-FDG 全身扫描的有效剂量当量(10.5mSv)为最高。这有效剂量只是《辐射防护规定》中一次应急照射限值(100mSv)的 1/10,远低于发生非随机辐射操作的阈值,而由此可能引发随机性效应的概率也只有万分之二。因此,核医学是一种比较安全的检查。

3. 工作人员的辐射防护　和其他电离辐射场所一样,辐射防护三手段同样适用于核医学检查场所:时间、屏蔽、距离。

(1)缩短受照时间:通过优化药物分装、注射及接触病人的工作计划,事先做好各种准备工作,与放射源有关的各个操作过程尽可能缩短时间。

(2)使用屏蔽设备:核医学操作、药物生产、分装、注射和病人候诊时要充分考虑高能 γ 射线的辐

射防护。有效屏蔽高能γ射线一般需要铅做原料，防护带电粒子（包括正电子）射线则使用树脂玻璃。手工操作进行药物分装和注射时，必须考虑正电子射线对手指的照射。

（3）增加操作距离：对γ射线点源，照射量与距离的平方成反比。因此增加辐射源和人员间的距离是一种便宜而有效的辐射防护措施。

（徐白萱　田嘉禾）

■ 参考文献

[1] 李果珍.临床 CT 诊断学[M].北京：中国科学技术出版社，1994：255-260，316-374

[2] 潘纪戍，陈起航，刘甫庚.肺部高分辨率 CT [M].北京：中国纺织出版社，1995：8-20，67-146

[3] 李松年，唐光健.现代全身 CT 诊断学[M].北京：中国医药科技出版社，2007：1957-1958

[4] 刘士远，陈起航.胸部影像诊断必读[M].北京：人民军医出版社，2007：135-170

[5] N. L. Müller. Radiologic Diagnosis of diseases of the chest [M]. Saunders, 2001：50-119

[6] David M. Hansell. Imaging of Diseases of the Chest [M]. Fourth Edition. Elsevier Mosby, 2005：1-21，75-133

[7] 中华医学会.临床诊疗指南·核医学分册[M].北京：人民卫生出版社，2006

[8] 中华医学会.临床技术操作规范·核医学分册.北京：人民军医出版社，2004

[9] 田嘉禾.PET 结果的判读[M]//田嘉禾.PET、PET/CT 诊断学.北京：化工出版社，2007：110-128

[10] Zhuang H, Pourdehnad M, Lambright ES, et al. Dual time point ^{18}F-FDG PET imaging for differentiating malignant from inflammatory processes. J Nucl Med, 2001, 42：1412-1417

[11] 赵 军，林祥通，管一晖，等.双时相 PET 显像在肺良恶性病变鉴别诊断中的应用[J].中华核医学杂志，2003，23(1)：8-10

[12] 付占立，陈英茂.PET 图像定量分析方法[M]//田嘉禾.PET、PET/CT 诊断学.北京：化工出版社，2007：75-109

[13] 徐白萱，田嘉禾.核医学在老年呼吸系统疾病的应用[M]//黄念秋，吴 善.现代老年呼吸病学.北京：人民军医出版社，1998

[14] 赵 军.肺癌与 PET/CT[M]//田嘉禾.PET、PET/CT 诊断学.北京：化工出版社，2007：264-282

[15] Lardinois D, Weder W, Hany TF, et al. Staging of Non-small-cell lung cancer with integrated positron-emission tomography and computed tomography [J]. N Engl J Med, 2003, 348：2500-2507

[16] Antoch G, Freudenberg LS, Beyer T, et al. To enhance or not to enhance? ^{18}F-FDG and CT contrast agents in dual-modality ^{18}F-FDG PET/CT [J]. J Nucl Med, 2004, 45：56S-65S

[17] Marom EM, McAdams HP, Erasmus JJ, et al. Staging non-small cell lung cancer with whole body PET. Radiology, 1999, 212：803-809

[18] 张锦明，田嘉禾，杨 志，等.自动化制备[N-甲基-^{11}C]胆碱及初步临床应用[J].中华核医学杂志，2004，24：46

[19] Osman MM, Cohade C, Nakamoto YJ, et al. Clinically significant inaccurate localization of lesions with PET/CT: frequency in 300 patients [J]. J Nucl Med, 2003, 44：240-243

[20] Seltzer MA, Yap CS, Silverman DH, et al. The impact of PET on the management of lung cancer: the referring physician's perspective [J]. J Nucl Med, 2002, 43：752-756

[21] Caldwell CB, Mah K, Ung YC, et al. Observer variation in contouring gross tumor volume in patients with poorly defined non-small cell lung tumors on CT: the impact of ^{18}F-FDG-hybrid PET fusion [J]. Int J Radiat Oncol Biol Phys, 2001, 51：923-931

[22] Akhurst T, Downey RJ, Ginsberg MS, et al. An initial experience with FDG PET in the imaging of residual disease after induction therapy for lung cancer [J]. Ann Thorac Surg, 2002, 73：259-264

[23] Ahuja V, Coleman RE, Herndon J, et al. The prognostic significance of fluorodeoxyglucose positron emission tomography imaging for patients with non-small cell lung carcinoma [J]. Cancer, 1998, 83：918-924

[24] Benard F, Sterman D, Smith RJ, et al. Prognostic value of FDG PET imaging in malignant pleural mesothelioma [J]. J Nucl Med, 1999, 40(8)：1241-1245

[25] Gerbaudo VH, Britz-Cunningham SH, Di Carli MF, et al. Metabolic significance of the pattern, intensity and kinetics of F^{18}F-FDG uptake in malignant pleural mesothelioma [J]. (Abstract) Eur J Nucl Med, 2002, 29：265

[26] 李前伟.恶性胸膜间皮瘤与 PET/CT[M]//田嘉禾.PET、PET/CT 诊断学.北京：化工出版社，2007：283-290

[27] Tian JH, Yang XF, Yu LJ, et al. A Multicenter Clinical Trial on the Diagnostic Value of Dual-Tracer PET/CT in Pulmonary Lesions Using 39-Deoxy-39-^{18}F-Fluorothymidine and ^{18}F-FDG [J]. J Nucl Med, 49(2)：186-194

[28] 朱 虹.感染、炎症与 PET/CT [M]//田嘉禾.PET、PET/CT 诊断学.北京：化工出版社，2007：528-539

[29] 田嘉禾.正电子发射体层显像(PET)图谱[M].北京：中国协和医科大学出版社，2002

[30] 陈英茂，耿建华.PET/CT 防护及相关法规[M]//田嘉禾.PET、PET/CT 诊断学.北京：化工出版社，2007，217-226

第 7 章

睡眠呼吸监测

睡眠呼吸障碍（sleep disordered breathing，SDB）是一组与睡眠相关的呼吸疾病，它指在睡眠时呼吸的节律及幅度发生变化，以睡眠过程中发生异常呼吸事件为特征。SDB 患者的诊断及病情评估主要依靠夜间的多导睡眠图（polysomnography，PSG）监测。

一、睡眠对呼吸及呼吸肌运动的影响

1. 人体睡眠分期　根据脑电、眼球运动及肌电表现，人体睡眠可分为非快速眼动（NREM）睡眠、快速眼动（REM）睡眠，NREM 睡眠又称为慢波睡眠或同步睡眠，REM 睡眠又被称为非同步睡眠、快速睡眠。整夜睡眠中，NREM 睡眠和 REM 睡眠以 90～100min 的间歇交替出现，这种周期性变化称为睡眠周期。人们入睡后首先进入 NREM 睡眠，按 1→2→3→4→3→2→1 的顺序，接着出现 REM 睡眠，完成第一个睡眠周期，持续约 90min。整夜睡眠中可出现 6～7 次睡眠周期。一般 NREM 睡眠持续 60～100min 后出现第一次 REM 睡眠，每次 REM 睡眠大约持续 20min。整夜睡眠中出现 5～6 次 REM 睡眠。

2. 睡眠对呼吸运动的影响　在睡眠状态下每分通气量减少 13%～15%，潮气量减少 16%～18%。一旦进入睡眠状态，呼吸潮气量中的胸腹运动成分立即发生变化，胸廓运动成分增多，腹部运动成分减少。进入睡眠状态后胸廓运动成分增加的同时膈肌肌电活动轻度增加或不变，而肋间肌的肌电活动明显增加。

进入 NREM 睡眠后总气道阻力增加了 23%，肋间肌电活动增加 34%，跨膈压增加 20%，而膈肌肌电活动并无增加。提示在 NREM 睡眠期呼吸肌收缩效率增大。在 REM 期尽管膈肌肌电活动增加，但跨膈压降低，说明在 REM 睡眠期膈肌的收缩效率降低。进入 REM 睡眠期后胸廓运动明显减弱。这主要是由于 REM 睡眠期间肋间肌及辅助呼吸肌受到抑制所致。

在某些情况下甚至出现吸气相胸廓内陷的反常呼吸运动，导致这种胸腹呼吸运动异常最常见的原因为睡眠期上呼吸道的完全阻塞。在上呼吸道阻塞的情况下，胸膜腔内压的波动幅度远远大于正常状态。肋间肌的活动不足以平衡吸气相胸膜腔内负压的下降，胸廓下部的外向运动幅度可能会增大。在上气道部分阻塞情况下（如打鼾时）胸膜腔内压轻度下降。吸气开始时胸廓的呼吸运动可能会出现一些延迟，然后和腹部运动一起做外向运动。当上气道阻塞程度进一步加重时，胸膜腔内压下降幅度增大，吸气开始时胸廓运动可出现内向运动（矛盾运动）。在重症打鼾者可以观察到这一现象。当上气道完全阻塞时（呼吸暂停），大多数患者胸廓的内向运动可见于整个吸气相。

3. 睡眠对呼吸肌活动的影响　在 NREM 睡眠期肋间肌及辅助呼吸肌的紧张性活动减弱，而时相性活动减弱程度小，因此 NREM 睡眠状态对膈肌收缩活动的影响较小，即使在 REM 睡眠期，膈肌的活动受到的抑制仍很轻微。而其他呼吸肌由于清醒时存在显著肌缩活动，故在 REM 睡眠期其活动受到明显抑制。进入睡眠状态后全身骨骼肌活动普遍受到抑制，但不同的呼吸肌，肌肉张力减小的幅度并不一致。

在人类 NREM 睡眠期，60% 的呼吸潮气量由肋间肌活动完成，但在 REM 睡眠期主要由膈肌活动完成。

4. 睡眠期呼吸运动的变化　与清醒状态相比，在 NREM 睡眠期二氧化碳及血氧的变化导致呼吸反应水平降低。正常人在 NREM 睡眠期动脉血二氧化碳水平常较正常升高 3～5mmHg。提示肺泡通气幅度的降低大于二氧化碳的产生水平。可见睡眠状态下体内二氧化碳和氧的动态平衡过程与清醒状态时存有很大的区别。在打盹或进入浅睡眠状态后,呼吸幅度呈现一定的起伏波动。正常人睡眠期出现这种呼吸周期性波动的概率为 40%~80%。据报道该现象的发生率随年龄的增加而增加。

二、呼吸调节障碍和睡眠呼吸暂停

睡眠可引起呼吸类型和对外界刺激反应的改变,包括呼吸暂停和呼吸控制功能的改变。

1.中枢性呼吸暂停与呼吸控制功能异常 发生中枢性呼吸暂停(central sleep apnea,CSA)时呼吸驱动暂时丧失,气流及胸腹部呼吸运动全部消失,胸腔内负压为零,CSA 的发生与呼吸中枢控制功能异常关系密切,呼吸中枢驱动消失或减低可引起 CSA,中枢神经系统疾病患者,如病变累及呼吸中枢,其睡眠时发生的呼吸紊乱以 CSA 为主。但 CSA 患者死后尸体解剖,发现脑部组织多无病理异常,提示大多数是由于呼吸控制异常所致,其中常见者是因呼吸调节器调节不稳定引起,例如陈-施呼吸(Cheyen-Stokes)及周期性呼吸(periodic breathing)都是中枢性呼吸暂停的特殊类型,多在 NREM 睡眠 1、2 期出现,多见于左心功能不全患者,及进入高原后因缺氧过度通气者。他们的呼吸控制功能常常不稳定。当患者从清醒进入睡眠状态时呼吸中枢对高 CO_2 刺激的反应性下降,即 CO_2 刺激的反应阈值升高,只有通气量下降,血压中 CO_2 水平相应升高,才能维持化学感受器的兴奋性。如果反应阈值足够高,超过血中 CO_2 所能达到的最高水平,即有可能出现中枢性睡眠呼吸暂停;随着呼吸暂停时间的延长,$PaCO_2$ 逐渐升高,达到一定水平后,呼吸恢复,患者发生短暂觉醒,中枢对高 CO_2 的反应阈值随之下降,较高的血中 CO_2 水平即引起过度通气,CO_2 再一次降至较低水平。重新入睡后再次发生中枢性睡眠呼吸暂停,周而复始,反复循环。在 NREM 睡眠 1、2 期,由于睡眠较浅容易发生觉醒,而在觉醒与睡眠时 CO_2 反应阈值的不同可造成呼吸调节的不稳定,容易发生 CSA。随着睡眠的加深,进入 NREM 睡眠 3、4 期,觉醒次数减少,呼吸调节趋于稳定,CSA 次数减少。进入 REM 睡眠期,随意调节功能仍起一定作用,呼吸对化学性调节的依赖程度减轻,CSA 也有减少趋势。此外,上气道阻力忽高忽低,肺水肿引起的传入呼吸刺激加强等,都可以引起呼吸调节不稳定而诱发 CSA。许多反射活动都可以暂时抑制中枢呼吸驱动而引起 CSA,如肺牵张反射。

2.阻塞性呼吸暂停与呼吸控制功能异常 阻塞性睡眠呼吸暂停(obstructive sleep apnes,OSA)发生时上气道气流消失,但仍然存在胸腹部的呼吸运动。已知上气道解剖异常与睡眠时上气道阻塞有一定关系,但经气管切开完全解除上气道梗阻后,睡眠时仍可出现呼吸紊乱,提示除了解剖因素以外,功能因素在睡眠呼吸暂停中也起着重要作用。有研究表明 OSA 患者也存在呼吸控制功能异常。

OSA 患者在入睡后呼吸肌的激动信号比正常人入睡后弱,加上患者咽腔解剖结构上的狭窄容易导致 OSA 或低通气的发生,在 REM 睡眠期,由于呼吸调节不稳定,过度通气就可以抑制呼吸中枢,引起 OSA 频繁发作。

大部分患者在清醒时其呼吸中枢对低氧及高二氧化碳刺激的反应与正常人无异。多数 OSAHS 患者在清醒状态下并无明显的呼吸异常,而呼吸暂停只在睡眠时发生,其清醒时的中枢驱动及其反应性并不能代表睡眠状态的情况,也不能说明 OSA 的发病机制。OSAHS 患者,在 NREM 睡眠 3、4 期,其 $P_{0.1}$ 较清醒时无明显降低,上气道的稳定性好于其他睡眠时相;而进入 REM 及 NREM 睡眠 1、2 期,$P_{0.1}$ 明显降低,呼吸驱动减弱。所以 OSA 多发生在 REM 及 NREM 睡眠 1、2 期。NREM 睡眠 3、4 期上气道稳定性增加可能与呼吸驱动较强有关。以上结果说明 OSAHS 患者呼吸中枢的敏感性在各睡眠时相确有降低,其中,中枢呼吸驱动在 NREM 的 1、2 期及 REM 睡眠期减弱明显。

三、多导睡眠图监测

1957 年 Dement 和 Kleitman 创建了多导睡眠图(polysomnograph,PSG),并且发现睡眠是由两种不同的周期性时相所组成,即快速眼球运动(REM)睡眠期与非快速眼球运动(NREM)睡眠期。

PSG 是一种在整夜睡眠过程中可以根据需要连续同步监测与记录多项生理指标的检查方法。可以由仪器对其监测结果进行自动分析,再由人工逐项核实,以便对睡眠的结构与进程、睡眠期的异常脑电、呼吸功能和心脏功能做出量化判断。结合临床对于检查结果进行综合分析,为睡眠相关疾病的分类、诊断和鉴别诊断提供客观依据,也可以为选择治疗方法及评价疗效提供重要参考信息。PSG 检查结果被认为是诊断多种睡眠呼吸障碍的重要手段,同时,PSG 已经成为睡眠呼吸病学科学研究工作中极其重要的工具。

（一）多导睡眠图的监测内容

PSG 是在脑电图的技术基础上发展起来的,是睡眠脑电图的进一步发展与完善。PSG 包括脑电图(EEG)、肌电图(EMG)、眼动电图(EOG)、心电图(ECG)和呼吸描记装置等,根据需要可同时监测血压、脉搏等反映心血管功能的生理指标,测定鼾声与胸腹运动,脉氧饱和度测定、监测体位和肢体动度,还可以测定阴茎勃起功能、食管压力等。对于检查结果进行综合分析,可对睡眠全过程进行科学描述和客观评估,有利于多种类型睡眠呼吸障碍的诊断与鉴别诊断,帮助评估各种治疗睡眠呼吸障碍方法的疗效及其机制。

PSG 监测时通常利用 2～4 个导联记录 EEG,头皮电极的规格和安放位置与进行常规 EEG 检查相同。有 2 个导联记录 EOG,一侧 EOG 电极安置在左眼外眦向外、向上各 1cm 处,其参考电极可放置于乳突或耳垂;另一个电极安置在右眼外眦向下、向外各 1cm 处,其参考电极置于对侧乳突或耳垂。一个导联记录 ECG。1～2 个导联记录 EMG,于下颌中线旁各 1.5cm 处相连,记录下颌肌的肌电活动,下颌肌电的显著减弱是判断 REM 睡眠的重要标准之一。若要明确是否存在夜间睡眠期下肢出现不自主运动,可将电极放置于胫骨前外侧(两个电极放置距离应在 2cm 以上),记录胫前肌的肌电活动。呼吸方面的监测包括口鼻气流、胸式或腹式呼吸动度,通过 CO_2 分析装置、热敏电阻反应呼吸气流,此外还可监测血氧饱和度和鼾声。

患者均应在睡眠实验室进行通宵的 PSG 监测。如果条件允许每位患者需在睡眠实验室连续监测 2～3 夜。首夜(或次夜)为适应检查环境的训练,第 2(或第 3)夜才能真正安电极并记录整夜的 PSG。记录时间一般应在 7h 以上,可取自然入睡至次日晨自发醒来这段时间。

（二）记录指标

(1)脑电图:脑电主要记录中心部的 α 波、皮质锐波、睡眠梭形波(纺锤波)。K 复合及 δ 波。

(2)眼动电图(electrooculogram,EOG):快动眼相睡眠(REM)的判断主要依赖于 EOG 和下颌肌电图分析结果。

(3)肌电图(electromyogram,EMG):在多导睡眠监测中,肌电图记录电极放置位置包括下颌、肋间及下肢。下颌肌电的显著减弱为判断快动眼睡眠的重要标准之一;记录胫骨前肌肌电活动可以发现患者周期性下肢运动。

(4)呼吸气流及呼吸运动:可通过多种装置如 CO_2 分析装置、热敏装置、喉气管部小型录音器及肺阻抗图检测口鼻气流。如要区分中枢性和阻塞性呼吸事件,应测定食管压或呼吸流速。如果要辨认与呼吸运动相关的觉醒或上气道阻力综合征,食管压测定为推荐方法。

(5)血氧饱和度:经耳垂或脉搏血氧饱和度仪检测睡眠期间的动脉血氧变化。

(6)体动:使用压电式传感器检测受检者体动。

(7)微拾音器/鼾声检测仪。

(8)心电图:检测睡眠期睡眠相关的心律失常。一般使用 II 导联或 V_5 导联,可提供足够信息并对紧急发作做出及时处置。

（三）多导睡眠图的分析指标

1.睡眠过程

(1)总记录时间:是指在睡眠实验室作总记录的卧床时间,即从关灯开始记录到开灯停止记录的这段时间。

(2)总睡眠时间:实际睡眠的总时间是指经 PSG 检查显示的实际睡眠时间,即从开始入睡到睡眠结束并扣除中间醒来的时间。正常情况下实际睡眠的总时间常与生活环境、年龄及个体差异有关。

(3)睡眠潜伏期:从记录开始到出现持续 3min 实际睡眠的时间。正常为 10～30min。睡眠潜伏期超过 30min,提示入睡困难。

(4)觉醒反应:觉醒反应(arousal response)是指在背景为睡眠脑电活动期间,突然发生 EEG 频率的变化,出现 3～14Hz 的脑电波,但不包括睡眠纺锤波。在出现觉醒反应之前,必须至少存在连续 10s 的睡眠脑电波(任何睡眠期),这种觉醒反应变化持续时间为 3s 或 3s 以上。在 NREM 睡眠期,觉醒反应可以不伴有下颌肌电活动幅度的增加。而在 REM 睡眠期,觉醒反应必须伴有下颌肌电活动幅度的增加,否则不能定义为觉醒反应。无论在 NREM 睡眠期或 REM 睡眠期,不伴有 EEG 变化的下颌肌电活动幅度的增加,均不能认为是觉醒反应;同样,单独出现的短暂 δ 波(不伴有其他变化)也不能认为是觉醒反应。通常整夜每小时觉醒反应不超过 20 次。正常情况下觉醒反应主要出现在

NREM 睡眠的浅睡期,深睡中极少出现。

(5)觉醒次数与时间:觉醒的标准是在睡眠分期的一个时段(20s 或 30s)中,出现时间超过 50%以上觉醒脑电,且伴随肌电活动而增加。正常情况下持续时间大于 5min 的觉醒次数应小于 2 次,觉醒总时间不超过 40min。

(6)觉醒比:睡眠中总觉醒时间与总睡眠时间之比。

(7)睡眠维持率:指总睡眠时间与入睡开始到晨间觉醒之间的时间百分比。正常参考标准≥90%。

(8)睡眠效率:总睡眠时间占总记录时间的百分比。一般以≥80%作为正常参考标准。青少年的睡眠效率应≥90%,而中老年则应≥65%。

2.各期睡眠的比例 各期睡眠的比例是指各期睡眠占总睡眠时间的百分比。通常为:NREM 睡眠占 75%～80%,其中 NREM 睡眠第一期(S1)占 5%～10%,NREM 睡眠第二期(S2)占 50%,NREM 睡眠第三、四期(S3、S4)占 20%,REM 睡眠占 20%～25%。

(四)PSG 报告内容

1.基本信息 多导睡眠图检查报告的基本内容包括:①患者姓名;②患者出生年月;③患者编号;④患者的一般资料,如身高、体重、BMI;⑤检查日期;⑥申请医师姓名;⑦签发报告的医师姓名;⑧PSG 分析的技术员。

2.睡眠及心肺事件 ①各期睡眠所占的百分比;②总睡眠时间;③睡眠效率;④睡眠潜伏期;⑤呼吸事件的类型,包括每小时睡眠时间内的事件总数、各个事件持续时间范围及平均值、与睡眠分期的关系、睡眠体位与呼吸事件类型之间的关系;⑥氧饱和度;⑦心率、心律及睡眠紊乱与心肺事件之间的关系;⑧技术员的结论。

3.经常报告的项目

(1)睡眠期觉醒反应次数。

(2)睡眠期周期性肢体运动(PLMS)一般记录 PLMS 总次数、伴觉醒反应的 PLMS 总数及 PLMS 指数。

(3)血氧饱和度有关的一些参数,包括血氧饱和度最低值、平均值、每种睡眠分期内血氧饱和度的平均值、血氧饱和度降低 4%的次数。

多次小睡潜伏时间实验(the multiple sleep latency test,MSLT)和清醒状态维持实验(maintenance of wakefulness test,MWT)均可为临床提供有关患者嗜睡程度的客观资料。MSLT 主要提供患者嗜睡程度的信息,而 MWT 提供患者维持清醒状态能力的信息。

多次小睡潜伏时间实验(MSLT)即通过让患者白天进行一系列的小睡来客观判断其白天嗜睡程度的一种方法。每 2h 给患者接上必需的多导睡眠仪电极,让患者躺在安静且完全避光的检查室内,闭上眼睛入睡。技术员通过电脑屏幕观察患者入睡潜伏时间的长短及 REM 睡眠出现。每次小睡持续 25～35min。观察项目包括 EEG、EOG、EMG、ECG。通常睡眠潜伏时间＜5min 为嗜睡,＞10min 为正常。

四、阻塞性睡眠呼吸暂停低通气综合征患者睡眠结构改变

OSAHS 睡眠结构紊乱、浅睡眠增多、深睡眠减少、觉醒时间增多,睡眠效率降低,因而这些患者常主诉有白天嗜睡、困倦、乏力、头痛、记忆力下降、注意力不集中、精神萎靡等,通过 PSG 监测,发现 OSAHS 患者有明显的睡眠结构紊乱、各期睡眠所占比例严重失调、睡眠周期不全。浅睡眠(1 期)占整夜睡眠时间的 65.18%±17.72%,而深睡眠(3 期+4 期)明显减少,仅占 0.38%±0.89%,觉醒时间明显增加,从而导致大脑学习记忆功能受损。OSAHS 患者的记忆障碍是大脑广泛性损害的结果,这种病理生理变化是由夜间反复发生的间歇低氧血症和睡眠剥夺引起对缺氧敏感的海马杏仁核等结构受到损害。同时 OSAHS 患者食欲旺盛、白天精神萎靡、记忆力明显减退与海马杏仁核因缺氧而受损关系密切,而食欲旺盛、白天嗜睡、精神萎靡、运动少又加重了 OSAHS 患者的肥胖,使病情进一步加重。

OSAHS 患者睡眠时微觉醒明显增多,同时伴有较多的腿动、呼吸紊乱、鼾声及氧减事件。OSAHS 比单纯鼾症患者微觉醒明显增多,说明 OSAHS 患者的睡眠是一种极不稳定的睡眠,患者频繁觉醒,睡眠进程不断被打乱。据报道 OSAHS 患者 REM 睡眠仅占 11.37%±9.17%。可见 OSAHS 患者有明显的 REM 睡眠剥夺现象,有人认为 REM 睡眠时相是脑组织处理代谢产物的最佳时期。此外强力的胸腹运动对上气道的机械感受器的刺激也是患者觉醒的重要机制。频繁觉醒打乱了患者睡眠的自然过程,使患者无法进入深度睡眠。

(何权瀛)

■参考文献

[1] McNicholas W. T. Phillipson EA. Breathing Disorder in sleep [J]. Saunders,2002

[2] 何权瀛,陈宝元.睡眠呼吸病学[M]. 北京:人民卫生出版社,2008

[3] 李延忠.睡眠呼吸障碍性疾病[M].济南:山东科学技术出版社,2005

第8章

氧 气 疗 法

一、概 述

氧是维持人类生命所必需的物质,但是人体内氧的储备极少。有人测定健康成人体内存储的氧含量为 $1.0 \sim 1.5L$,仅够 $3 \sim 4min$ 的消耗。人体代谢所需的氧靠呼吸器官不断地从空气中摄取,并借助循环系统和血液系统的功能运往全身的器官和组织。缺氧可导致体内的代谢异常和生理功能紊乱,严重者可致使重要的脏器组织损伤和功能障碍,甚至危及生命。

氧气疗法(oxygen therapy,简称氧疗)是一种通过增加吸入不同的氧浓度(FiO_2),提高肺泡氧分压(P_AO_2),加大呼吸膜两侧氧分压差,促进氧弥散,提高动脉血氧分压(PaO_2)和血氧饱和度(SaO_2),用以纠正缺氧的治疗方法。氧疗的最终目的是在心肺做功最小的情况下维持适当的组织氧供。①纠正已证实的或被怀疑的低氧血症;②减轻慢性缺氧的症状;③减少因缺氧导致的心脏负荷的增加,维持 $PaO_2 > 60mmHg$ 或者 $SaO_2 > 0.9$,以避免组织缺氧。

二、引起组织缺氧的常见原因与氧疗

(一)呼吸系统疾病

1. **肺泡通气不足** 因气道疾病、神经肌肉和胸廓疾病所致的急慢性肺泡通气不足,可引起 P_AO_2 下降和肺泡二氧化碳分压(P_ACO_2)升高。虽氧疗能明显提高 P_AO_2,但无助于 CO_2 排出。人工或机械通气能有效提高肺泡通气量(V_A),以纠正缺氧。

2. **通气与血流比例失调** 由于吸入气体或血流在肺内分布不匀会引起通气与血流比例失调,当 V_A 与血流(Q_A)之比值小于 0.8 时会发生不同程度的右向左分流,产生低氧血症;若 V_A/Q_A 大于

0.8,会使生理无效腔增加。氧疗能提高通气不足的肺泡氧分压,可使 PaO_2 上升。

3. **右至左的分流增多(即静脉血掺杂,Q_S/Q_T 增加)** 健康人心脏排出量中约有 3% 的静脉血不经过肺毛细血管进行气体交换而直接进入动脉血,称为右至左的分流。少量分流不会引起低氧血症。由于先天性心脏病、肺动脉-静脉瘤等病理性分流及肺炎性实变、肺水肿或肺不张等使肺泡无充气而致的肺毛细血管分流,使右至左的分流增加,会引起低氧血症。氧疗不能提高分流的静脉血的氧分压,若分流量(Q_S/Q_T)超过 35%,则吸纯氧亦难以纠正低氧血症。

4. **弥散功能障碍** 呼吸面积减少,弥散膜增厚、弥散距离增加,均可影响弥散功能,导致低氧血症。一般弥散障碍所致的低氧血症,吸中等浓度氧($0.35 \sim 0.45$),可缓解缺氧。

以上原因引起的低氧血症,多无 CO_2 潴留。由于缺氧刺激化学感受器引起通气过度,使动脉二氧化碳分压($PaCO_2$)反而偏低,重者可发生呼吸性碱中毒。

(二)大气性缺氧

因由于高原、高空的大气压过低,或其他因素,如谷仓因湿热促使稻谷代谢增加,消耗空气中的氧,使空气中氧含量降低,从而导致缺氧,这些均可通过氧疗加以纠正。

(三)氧耗量增加

由于发热、寒战发抖、抽搐等使机体耗氧量增加,加重患者缺氧。在氧耗量增加的情况下,要维持 P_AO_2 正常,必须增加肺泡通气量。有通气功能障碍的患者,肺泡通气量不能增加,则发生低氧血症。氧疗可提高 P_AO_2,改善缺氧。

(四)氧运载障碍

严重贫血引起组织缺氧,因 PaO_2 和 SaO_2 均正

常,氧疗无效,只有输血或治疗贫血方能改善组织缺氧。CO中毒时由于生成$HbCO$,HbO_2减少,且结合成的$HbCO$的离解又比HbO_2离解慢得多,还会影响HbO_2释放氧,导致组织细胞缺氧。PaO_2正常或偏低,只有高压氧疗,在2～3个大气压下吸纯氧,能满足组织需要,并可加速$HbCO$的离解,促进CO清除。

(五)循环障碍

心功能不全、血容量不足、休克等引起微循环障碍造成组织缺氧。氧疗有一定帮助作用。

(六)组织细胞不能利用氧

一些物质中毒,如氰化物中毒阻断了细胞氧化过程中的电子传递,使组织细胞不能利用氧。主要靠4-二甲氨基苯酚或亚硝酸解毒药。吸高浓度氧使PaO_2升高,提高组织细胞对氧的摄取能力,并对失活的细胞呼吸酶具有启动作用。

三、氧疗的适应证与目标

(一)低氧血症性组织缺氧

理论上,只要PaO_2降至正常水平以下就可以氧疗,但实践中要根据具体情况而定。轻度的低氧血症,患者可通过增加对氧的摄取等机制来完全代偿,不需要氧疗。成年低氧血症患者,氧疗的标准是$PaO_2 < 60mmHg$。在不同海平面和环境里,PaO_2的标准应作相应调整。一些长期缺氧的患者对低氧的环境已有较好的代偿,氧疗的标准还需针对其病情进行调整。急性呼吸衰竭患者,氧疗则要积极。

低氧血症分为两类:单纯性低氧血症(如急性肺损伤、ARDS、重症肺炎等)和低氧血症伴高碳酸血症(常见于COPD、慢性肺源性心脏病等),氧疗应有所不同。

1.单纯性低氧血症(Ⅰ型呼吸衰竭) 可给予吸入较高浓度氧(FiO_2 0.35～0.50)或高浓度的氧($FiO_2 > 0.50$)以迅速提高PaO_2,增加氧弥散量,改善低氧血症,缓和通气过度,但不必担心CO_2潴留的发生。氧疗一开始就可调节FiO_2接近0.40,以后根据动脉血气分析结果调整吸氧浓度。其PaO_2的目标值往往定为60～80mmHg。

2.低氧血症伴高碳酸血症(Ⅱ型呼吸衰竭) 给氧后因PaO_2升高而又有抑制呼吸中枢的危险,应采取控制性氧疗。其具体方法是:①先吸入25％～29％的氧,之后复查PaO_2,并观察患者的神志,若PaO_2轻度升高,$PaCO_2$不超过10mmHg,患者神志仍清楚,可适当提高氧浓度,但不超过35％;②2h持续给氧;③长期氧疗,一般不少于3～4周,以后根据病情,可采用长程氧疗。其目标值为$PaO_2 > 60mmHg$且PCO_2的上升不超过20mmHg。

(二)血氧正常的氧疗

能发生组织缺氧而没有低氧血症或仅有轻度低氧血症的情况包括心排血量减少、急性心肌梗死、贫血、CO中毒、血红蛋白-氧饱和度动力学的急性紊乱和急性高代谢状态。在这些情况下,PaO_2对判断是否需要氧疗,氧疗后缺氧是否改善并不是很恰当,但目前尚未找到能反映组织氧合情况的替代指标。临床上通常做法是在明确这些疾病后,不管PaO_2是否处于需要氧疗的水平,一般均给予氧疗。对于此种类型的缺氧,氧疗只是作为一个短期的支持过渡手段,组织缺氧更需要对因处理。

(三)机械通气时的氧疗

机械通气能通过多种手段改善机体组织缺氧的病理生理。吸入氧浓度FiO_2受多种因素影响。

1.吸入器氧浓度的调节 机械通气能对呼吸节律进行控制,所以即使是在Ⅱ型呼吸衰竭患者,也可以将PaO_2的目标设定于较合适水平(60mmHg左右)。同时,由于机械通气氧浓度调节范围广,从0.21～1.0,并且高浓度氧的不良反应也有一定的反应时间,所以在疾病早期可以给予高浓度氧甚至纯氧,以迅速逆转机体缺氧状态,维持PaO_2在65～80mmHg水平。而后根据患者病情变化、血气监测和高浓度氧使用时间逐渐调低FiO_2。

2.影响PaO_2的其他参数和措施 呼气末正压PEEP、吸呼比、潮气量、气道压等参数都能影响PaO_2。机械通气的存在为气道通畅、通气支持和适当的镇静提供了条件,同时又降低了呼吸功和氧耗量,改善PaO_2和全身氧合。综合上述这些措施,一般能使FiO_2维持在一个适当的水平。

但是,在机械通气时,可能会出现通气过度和心排出量下降,而影响全身氧合。所以,除注重提高PaO_2外,还要注意控制通气压力,观察血压和重要脏器的血流灌注情况。

四、氧疗的装置和方法

临床上有各种各样的给氧装置可供选择和应用,主要分为两大系统:低流量给氧系统和高流量给氧系统。所谓低流量给氧系统是指它的氧流量并不能为患者提供全部吸入氧的需要,也就是说应用低流量系统,每次潮气量均含有数量不等的室内空气,结果进入气道的吸入氧浓度有较大的差异,因为它取决于氧气流量、患者的潮气量和呼吸频率,如鼻导管或鼻塞、简单面罩、附储气囊面罩。高流量给氧系统提供的气流量可以完全满足患者吸入的需要,患者的通气方式对 FiO_2 没有影响,如 Venturi 面罩。

(一)鼻导管或鼻塞给氧

因其具有简单、方便、价廉和舒适等优点,而且不影响患者咳嗽、咳痰、进食和说话,是国内外最常用的轻、中度低氧血症的治疗工具。鼻导管为顶端和侧面开孔的橡胶、塑料导管,使用时需要插入鼻腔到达软腭水平。已有试验证实鼻咽部给氧的效果并不比鼻前庭好,反而对患者有刺激,增加管腔阻塞的机会。鼻前庭一般插入深度约 2cm。为了减轻鼻导管对患者的不舒适感觉,现在多改用鼻塞。鼻塞由塑料或有机玻璃制成球形或椭圆状,大小以能塞入鼻孔为宜,氧疗时置于鼻前庭部分,与前庭壁基本密接,给氧效果大致与鼻导管相当。

吸氧浓度与氧流量的关系的经验公式为:FiO_2(%)$=21+4\times$吸氧流量(L/min)。这种吸入氧浓度的估算较为粗略,因为经验公式没有考虑通气量和吸呼时间比的变量因素。所以当患者低通气量或吸呼比较长时,实际吸入氧浓度要比经验公式计算的值要高,而在高通气量,吸呼比较短时,则实际吸入氧浓度比计算值低。

一般来说,吸氧流量 5L/min 以上时,对局部有刺激作用,干燥氧气致鼻黏膜及痰液干燥;若吸氧流量 7L/min 以上,患者不能忍受,因此一般吸入氧浓度不超过 50%。

(二)面罩给氧

面罩给氧浓度比较恒定,提供中等氧浓度,可根据需要调节,可部分或基本避免重复呼吸,适用于需氧浓度较高的患者。主要缺点是使用时不能咳痰、进食和说话。常用的面罩有以下几种。

1. 简单面罩 简单面罩为无储气囊、无活瓣的开放式面罩,面罩两侧有气孔,利于气体呼出。一般用塑料或橡胶制作,面罩需要紧贴患者的口、鼻周围,用绑带固定于患者头面部,应松紧合适而不漏气。简单面罩覆盖住患者口鼻以后,一般 FiO_2 能达 0.4 以上。如果给氧流量太低,不仅 FiO_2 下降,而且呼出气的 CO_2 可在面罩内积聚。为减少重复呼吸,一般给氧流量需大于 4L/min。简单面罩的耗氧量较大,提高的氧浓度较高,适用于无 CO_2 潴留的明显低氧血症的患者。它的缺点是影响患者进食和咳痰,夜间睡眠变换体位时容易移位或脱落。

2. 可调节氧气面罩(又称 Venturi 面罩) 面罩根据 Venturi 原理制成,即氧气经过狭窄的孔道进入面罩时在喷射气流的周围产生负压,将衡量的空气从面罩的孔吸入,以稀释氧气所需的浓度。由于喷射入面罩的气体流速超过患者吸气时的最高流速和潮气量,所以它不受患者通气量变化的影响,耗氧量亦少,吸入氧浓度恒定,不受张口呼吸的影响。因高流速的气体不断冲洗面罩内部,呼出气中的 CO_2 难以在面罩内滞留,故基本无重复呼吸,面罩也不必与面部紧密接触,佩戴舒适,患者不感觉面罩内有明显的潮热感。Venturi 面罩可控制吸入氧浓度在 $0.25\sim0.50$ 范围内。Venturi 面罩已广泛应用于临床,尤其是需要严格控制的持续低浓度氧疗时应用更为普遍,其效果和可靠性已得到反复证实。这类面罩对于 COPD 患者尤为适宜,因为这些患者常常需要控制吸入氧浓度以避免 CO_2 潴留的加重。

3. 附贮袋的面罩 这类面罩是在简单面罩上装配一个乳胶或橡胶制的储气囊,以便为没有进行气管插管或气管切开的患者输送高浓度的氧。呼吸或呼吸间歇期间,氧气进入储气囊,吸气时则由储气囊供氧。该类面罩比简单面罩的耗氧量要小,如果面罩合适能紧贴面部不漏气,应用这种面罩可达到很高的吸氧浓度。附贮袋的面罩根据其面罩和贮袋间有无单向活瓣又可分为以下两种类型。

(1)部分重复呼吸面罩:面罩和贮袋间无单向活瓣,即呼出的气体部分能进入储气囊,与囊内氧气混合再重复吸入呼吸道。该面罩在提供高浓度氧的同时,又可以吸入一定浓度的 CO_2,适用于严重低氧血症伴过度通气呼吸性碱中毒的患者。

(2)无重复呼吸面罩:面罩和储气袋之间有单向活瓣,即患者只能从储气袋吸入气体,呼气时气体从气孔溢出,不能再进入储气袋。

(三)鼻罩

鼻罩主要用于轻、中度呼吸衰竭以及机械通气脱机或睡眠呼吸暂停综合征患者。应用持续正压通气(CPAP)或双相正压通气(Bi-PAP)等通气模式治疗时,鼻罩与面罩相比较为小巧,因其戴在鼻子上,患者较为舒适。鼻罩要求密封性能要好,患者应用时需要用鼻子呼吸;若张口呼吸,则治疗效果会降低。

（四）经气管给氧

该方法主要用于慢性阻塞性肺疾病长期慢性缺氧的患者。经气管给氧常规不进行气管切开，在局麻下将穿刺针于第 2、3 气管软骨环间穿刺进入气管内，经穿刺针将塑料导管（直径为 1.7～2.0mm）放入气管内，拔出穿刺针，留置导管在气管内约 10cm，使管端在隆突上约 3cm，外端固定于颈部，并与输氧管相接。此法的优点是呼气时氧气损失少，故氧流量可比鼻导管法减少一半，且可提高血氧的效果。由于节省氧气，有利于家庭长期氧疗。缺点是需每日冲洗导管 2～3 次，应用不便，且可产生局部皮下气肿、皮肤感染、出血、肺部感染等并发症。

（五）氧帐或头罩

氧帐或头罩主要用于儿童或重症疾患不能合作的患者。现有各种制作材料和大小不同的氧帐或头罩。一般罩内的氧浓度、气体的湿度和温度均可控制，并根据需要调整，附有射流氧稀释装置，可避免重复呼吸。患者用之一般较舒适，且吸入氧浓度比较恒定，但耗氧量较大，有的设备较复杂。在夏季，密闭的头罩内温度和湿度都会较室内略高。

（六）机械通气氧疗

机械通气本身可通过改善肺泡通气量和换气以及降低呼吸功、减少氧耗量等作用，纠正低氧血症；可根据患者之需供给不等的氧浓度来纠正缺氧。还能通过一些机械通气模式，如呼气末正压通气（PEEP）或 Bi-CPAP，以使陷闭小气道和肺泡复张，增加功能残气，改善通气与血流失调和减少肺内分流，减轻肺水肿，使 PaO_2 上升，降低吸氧浓度，减少氧中毒的发生。

（七）高压氧疗

高压氧疗是指在超过 1 个标准大气压的高压条件下给氧。一般将患者放入高压氧舱，在 1.2～3.0atm 下给氧，这不仅可以提高吸入气体的氧分压，还可显著增加动脉血中物理溶解的氧量。高压氧下随着肺泡氧分压增高，动脉血氧分压也相应增加，从而提高了循环血液中的氧含量，提高组织氧的弥散量。因此，在血红蛋白大量丧失，或血红蛋白与其他有毒物质（如一氧化碳、氰化物等）牢固结合，失去携氧功能时，只要维持正常的循环血容量，高压氧下仍能维持组织和重要脏器的正常氧供，这是高压氧疗法的基本原理。

高压氧疗目前临床主要运用于 CO 中毒、各种有害气体和毒物的中毒、各种原因造成的脑缺氧与脑水肿以及烧伤、植皮和断肢（指）再植术后等。它主要的并发症及副作用有：①如应用不当可引起氧中毒；②可降低化学感受器对呼吸的兴奋作用，使肺换气量减少和 $PaCO_2$ 升高；③出现气压伤。因此，高压氧疗法需要专门受过训练的医护人员来使用，以避免严重副作用的发生。

五、长 期 氧 疗

（一）长期氧疗及长期家庭氧疗的定义

长期氧疗（long-term oxygen therapy，LTOT）是指给慢性低氧血症（包括睡眠性和运动性低氧血症）患者每日吸氧，并持续较长时期。长期家庭氧疗（long-term domiciliary oxygen therapy，LT-DOT）是指患者脱离医院环境后返回小区或家庭而施行的长期氧疗。目前大多数学者认为氧疗时间至少应达到 6 个月以上。标准的长期氧疗应为每日 24h 吸氧，即持续氧疗。部分患者由于各种原因难以完成 24h 吸氧，因此，每日吸氧 18h 以上称为持续氧疗；而把每日仅在夜间（包括睡眠时间）吸氧 12h 称为夜间氧疗。目前一致认为，每日吸氧至少 15h，使 PaO_2 至少达到 60mmHg，才能获得较好的氧疗效果。

（二）长期氧疗的指征

1. 慢性呼吸衰竭稳定期　稳定期的 COPD 患者，休息状态下存在动脉低氧血症，即呼吸室内空气时，其 $PaO_2 < 55mmHg$ 或 $SaO_2 < 88\%$。这是长期氧疗最主要的适应证。

慢性阻塞性肺疾病患者其 PaO_2 为 55～65mmHg，伴有以下情况之一者，也应进行长期氧疗。①继发性红细胞增多症（血细胞比容 > 0.55）；②肺心病的临床表现；③肺动脉高压。

2. 运动性低氧血症　运动可使低氧血症加重，缺氧反过来又限制活动。由于可携氧装置的发展和应用，为运动性低氧血症的治疗提供了条件，使这类患者亦成为长期氧疗的对象。一系列的研究结果表明，氧疗可以提高肺心病患者的运动耐受性。目前认为仅在运动时出现低氧血症，而在休息状态时消失的患者，进行运动试验如 6min 行走距离（6MD）测验结果发现吸氧比呼吸空气为好，则只在运动时给予氧疗即可。

六、氧疗的注意事项

（一）适时监测

氧疗过程中需要监测动脉血气分析，包括

PaO_2，$PaCO_2$和pH。指测血氧仪测量SO_2可用于观察变化趋势，调整吸氧设置。防止组织缺氧的同时要注意CO_2潴留的问题。如发生CO_2潴留，要监测血酸碱度。如有酸中毒明显，考虑机械通气。

(二)注意吸入气的湿化

从氧气瓶或中心供氧管道放出来的氧气，湿度较低，应注意气体的湿化。低流量给氧一般采用鼓泡式湿化瓶，高流量给氧宜用加热湿化器。

(三)预防交叉感染

所有供氧装置、给氧装置，包括鼻导管、鼻塞、面罩、湿化器等一切氧疗用品均应注意定期消毒，一般专人使用。更换给别的患者应用时，要严格消毒，防止交叉感染。

(四)注意防火和安全

氧是助燃剂，严禁将火源带入氧疗病区，也不能在氧疗患者附近打火和吸烟。氧气钢瓶内系高压，为防止高压气体伤人，安装氧气表时必须将螺母妥善拧紧后再开放钢瓶阀门；卸下氧气表时必须先将钢瓶阀门关紧。氧气钢瓶的放置要妥当，以防倾倒。

(五)重视全面综合治疗

因为氧疗只是纠正低氧血症和组织缺氧，对于导致缺氧的基础疾病，必须针对病因采取各种综合性措施，如维持患者的水、电解质平衡及控制感染、消除气道的痉挛等。氧疗的直接作用是提高P_AO_2，继之使PaO_2升高，组织缺氧是否确实得到改善还取决于循环、血流、血液本身等多种因素。另外，引起低氧血症及组织缺氧的病因也各不相同，因而在氧疗的同时必须重视综合治疗及支持疗法。

(六)长期氧疗者需要定期访视

医护人员需要经常给予患者指导和管理，如指导氧疗患者正确使用氧疗装置，说明长期氧疗的重要性，以提高用氧的顺从性；指导氧疗装置的消毒；注意患者病情变化，根据医疗条件嘱咐患者每月或3个月到门诊随诊1次，观察症状、体征、血红蛋白含量、红细胞计数、血细胞比容以及肺功能检查和血气分析等。在国外发达国家，通常开具氧疗处方，处方内容包括氧流量或吸氧浓度、用氧频率、每日吸氧时间、吸氧期间、疾病诊断等。

为了指导操作者更好地提供安全有效的治疗，美国呼吸治疗协会(AARC)出台了氧疗临床操作指南，供大家参考(表8-1)。

表8-1　氧疗临床指南

指征：
明确的低氧血症
成人、儿童和28d以后的婴儿：$PaO_2 < 60mmHg$或$SaO_2 < 0.9$
新生儿：$PaO_2 < 50mmHg$，$SaO_2 < 0.88$或毛细血管$PaO_2 < 40mmHg$
急症时考虑有低氧血症
严重创伤
急性心肌梗死
短期治疗(如麻醉复苏)
禁忌证：
有适应证时，氧疗一般无特殊的禁忌证
预防措施和(或)可能的并发症：
$PaO_2 > 60mmHg$可能会抑制某些慢性高碳酸血症患者的通气
$FiO_2 > 0.5$时可能造成肺不张、氧中毒和(或)纤毛或白细胞功能低下
在早产儿，当$PaO_2 > 80mmHg$时，可能会产生新生儿视网膜病
如果对于百草枯中毒或接受博来霉素治疗的患者，增加其FiO_2，可能会增加肺损伤
进行支气管镜激光治疗时，应用最小的氧浓度，以防止支气管内燃烧
高浓度氧的存在增加了火灾的危险
同时进行雾化或湿化治疗时，有增加细菌感染的危险

（续 表）

氧疗前评估：

通过有创或无创的方法，和（或）临床表现判断 PaO_2 和（或）SaO_2 是否降低，以决定是否进行氧疗

效果的评估：

在患者对治疗有足够的反应后，通过临床和生理学评估，了解氧疗的效果

监测：

病人：

临床监测包括心、肺和神经系统状态

对 PaO_2、SaO_2、SpO_2 等生理参数进行评估：治疗开始时以及

当 $FiO_2 < 0.40$ 时，每隔 12h

当 $FiO_2 \geqslant 0.40$ 时，每隔 8h

心肌梗死时，每隔 72h

主要诊断为 COPD 时，每隔 2h

如果是新生儿，每隔 1h

设备：

所有的氧输送系统至少每天检查 1 次

在下列情况下需要更频繁些

氧流量变化可能较大的系统（如头罩、高流量混合系统）

人工气道支持者

输送含有被加热的气体

临床症状不稳定或需要 $FiO_2 > 0.5$ 的患者

对新生儿的标准操作是，至少每 4h 一次 FiO_2 监测，但并不一定每次监测时都做记录

（姚婉贞 伍 蕊）

■ 参考文献

[1] 刘又宁.呼吸系统疾病治疗学[M].北京：科学技术出版社，2005：31-40

[2] 蔡柏蔷.协和呼吸病学[M].北京：中国协和医科大学出版社，2005：465-484

[3] 朱元珏.呼吸病学[M].北京：人民卫生出版社，2003：634-640

[4] 陈文彬.呼吸系统疾病诊疗技术[M].北京：人民卫生出版社，2000：286-301

[5] (American Association for Respiratory Care) clinical practice guideline. Oxygen therapy in the acute care hospital. Respir Care, 1991, 36(12):1410-1413

第9章

吸 入 疗 法

吸入治疗是将干粉剂或转化为气溶胶的药物，经吸入途径直接吸至下气道和肺达到治疗目的的一种治疗方法。气溶胶是指能悬浮于空气中的微小液体或固体微粒。气溶胶微粒有一个十分有利的表面积与容量的比例，有利于药物迅速弥散，进入气道后有广泛的接触面（成人肺泡面积 $40 \sim 70m^2$）且作用部位直接。给药剂量很低，肺内沉积率高，体内的吸收很少，因此副作用很轻微。药物开始作用的时间迅速而作用持续的时间满意，在治疗呼吸系统疾病时，呼入治疗和静脉及口服用药相比有独特的优势，近年来已被广泛应用于临床并取得了较好的治疗效果。因此，一般情况下常首选吸入治疗。

一、雾化治疗装置

常用的吸入装置有喷射雾化器、超声雾化器、定量吸入器和干粉吸入器。

(一)喷射雾化器

它是临床上最常用的雾化器，其以压缩空气和氧气气流为驱动力，高速气流通过细孔喷嘴，根据 Venturi 效应在其周围产生负压携带贮罐内的液体卷入高速气流而被粉碎成为细小的雾滴，再通过喷嘴两侧的挡板拦截筛选，使雾滴变得均一细小。一般喷射型雾化器每次置入药液 $4 \sim 6ml$，驱动气流量 $6 \sim 8L/min$，常可产生理想的气雾量和雾化微粒。氧气驱动雾化吸入是以氧气作为驱动力，氧气驱动雾化吸入过程中患者可以持续得到充足的氧气供给，在雾化吸入治疗同时 SaO_2 上升，吸入雾气对患者呼吸道刺激性小，患者感觉舒适，但对慢性呼吸衰竭低氧血症伴高碳酸血症患者应慎用。喷射雾化吸入是以压缩空气作为动力，将雾化液制成气溶胶微粒，药液迅速到达深部细支气管和肺组织等病变部位，起效快，吸入时间短，操作方便，简单

易行。氧气驱动雾化吸入和喷射雾化吸入的液体量少，且雾化颗粒小，一方面使水蒸气对吸入氧浓度的影响减少，另一方面也减少了湿化气对呼吸道的阻力，减轻了患者的呼吸做功，避免了呼吸肌疲劳。

(二)超声雾化器

它是利用超声发生器薄板的高频震动将液体转化为雾粒，同时将部分能量转化为热能使雾粒加温。由于一些药物在超声雾化后可能会影响其稳定性，目前超声雾化器一般仅用于化痰、湿化等治疗，而不主张使用平喘药和糖皮质激素等药液的雾化吸入治疗。此外有研究显示，老年 AECOPD 患者采用超声雾化治疗的不良反应（发绀、心悸、胸闷、喘息加重）发生率较高。原因可能是：①吸入气雾中水蒸气含量大，使吸入气体氧浓度降低，从而使患者的 SaO_2 明显降低；②吸入过多的水蒸气后气道阻力增加，同时气道内干稠分泌物吸水后膨胀，加大了气道阻力，使呼吸做功加大，耗氧量增加，产生膈肌疲劳，难以维持必要的肺泡通气量；③老年 AECOPD 患者，由于肺功能受损，肺储备降低，代偿能力差，在雾化吸入治疗过程中容易受到吸入气溶胶的刺激，引起剧烈咳嗽，诱发支气管痉挛，加重低氧血症。因此，建议老年 COPD 患者在雾化吸入治疗时选择氧气驱动雾化吸入或喷射雾化吸入，以减少不良反应的发生，提高舒适度。

(三)定量吸入器(metered dose inhalers,MDI)

装置内含有加压混合物，包括推进剂、表面活性剂和药物（仅占总量的 1%）等。使用 MDI 无需额外动力，操作简单、便于携带，且无继发感染的问题。但使用 MDI 必须要掌握正确的缓慢吸气与手的同步动作，才能将药液吸入到肺内。

(四)干粉吸入器(dry power inhalers,DPI)

吸入器内可装多个剂量，每次传送相同剂量，

操作简便,携带方便。干粉吸入器是呼吸驱动的,因此不需要患者像应用 MDI 那样掌握动作的协调性。但吸入器有一定的吸气阻力,需要达到一定的吸气峰流速才能吸入药物。

二、吸入治疗的常用药物及临床应用

支气管扩张药

支气管舒张药能够通过松弛呼吸道平滑肌、减少气道炎症细胞释放介质、降低血管通透性等作用,最终达到扩张支气管管腔,改善症状的目的。常用于 COPD、支气管哮喘,其他具有喘息、气道阻塞性疾病也可选用。目前常用的支气管舒张药包括:β_2-受体激动药、抗胆碱能药等。

1. β_2-受体激动药 它可以选择性作用于 β_2 肾上腺素能受体,激活腺苷酸环化酶从而使细胞内 cAMP 浓度增加,引起细胞内的蛋白激酶 A 脱磷酸化,并抑制肌球蛋白的磷酸化,引起细胞内的 Ca^{2+} 泵和气道平滑肌上的 K^+ 通道激活,从而使细胞内的 Ca^{2+} 排出细胞外,细胞内 Ca^{2+} 浓度下降,造成细胞内粗细丝微细结构发生改变、肌节延长,达到支气管扩张的目的。根据药物种类,药物的起效时间和作用时间不同,分为短效和长效的 β_2-受体激动药。

(1)短效 β_2-受体激动药:沙丁胺醇(salbutamol)、特布他林(terbutaline):为选择性 β_2-肾上腺素受体激动药,是目前临床最常用的短效的快速起效的选择性 β_2-受体激动药。它能选择性地与支气管平滑肌上的 β_2 受体结合,对心脏 β_1 受体作用弱,对 α 受体几乎无作用。由于它选择性高,选择性指数(即气道平滑肌与心肌作用所需的等强度浓度之比)沙丁胺醇为 250,特布他林为 138,异丙肾上腺素只是 1.4,所以较少发生心血管系统不良反应,且它有较好的稳定性,作用维持时间长,给药途径多等优点。剂型有雾化吸入剂、雾化溶液和干粉剂。沙丁胺醇每次吸入 $100\sim200\mu g$,雾化溶液每次 $2\sim4mg$。

(2)长效 β_2-受体激动药(LABA):福莫特罗(formoterol)、沙美特罗(salmeterol)为长效定量吸入剂,作用持续 12h 以上,与短效 β_2-激动药相比,作用更有效与方便。福莫特罗吸入后 $1\sim3min$ 起效,常用剂量为 $4.5\sim9\mu g$,2/d。沙美特罗 30min 起效,推荐剂量 $50\mu g$,2/d。

2. 抗胆碱能药物 是目前治疗 COPD 最有效的支气管扩张药物。抗胆碱能药物主要作用于气道平滑肌和黏膜下腺体的胆碱能受体,抑制细胞内环磷酸鸟苷(cGMP)的合成,降低迷走神经张力,抑制胆碱能神经对支气管平滑肌和黏液腺的兴奋,使支气管平滑肌松弛、黏液分泌减少。由于 M_3 受体主要分布在大气道,故胆碱能药物对大气道的作用优于周围支气管。抗胆碱能药物的起效时间较 β_2-受体激动药慢,作用时间因药物种类而异。常用药物有异丙托溴铵与噻托溴铵。

(1)异丙托溴铵(ipratropine):是阿托品的第四代衍生物,有舒张支气管作用。由于它脂溶性低,降低了黏膜表面对它的吸收及其对中枢神经的侵入性。它是一种强效高选择性抗胆碱药,是一种水溶性季胺类,口服不易被吸收,所以该药很少被全身吸收($<1\%$),即使在实验给药高达 $1\,000\mu g$ 也不会产生明显药物毒性,临床安全性显著。临床主要采用雾化/气雾吸入给药。雾化吸入后直接进入气道,作用于胆碱能节后神经节,吸入后 $5\sim10min$ 起效,$30\sim60min$ 达最大效应,能维持 $4\sim6h$。阻断支气管平滑肌 M_3 胆碱受体,可有效地解除平滑肌痉挛,既对大气道又对小气道具有较强的支气管弛张作用。其半衰期为 $3\sim4h$。多次用药不会导致耐受,对呼吸道腺体及心血管作用较弱。它能选择性地抑制迷走神经,阻断支气管平滑肌 M_1 胆碱受体,有效抑制气道的胆碱能神经功能,降低迷走神经张力,抑制肺内活性物质的释放(如 5-羟色胺),从而促使支气管平滑肌松弛,发挥解痉作用。异丙托溴铵是仅次于速效 β_2-激动药的另一种急性缓解药物。与 β_2-激动药联合应用可产生更好效果,副作用更小。本品有气雾剂和雾化溶液两种剂型。雾化剂常用剂量为 $20\sim40mg$,$3\sim4/d$;雾化溶液经雾化泵吸入,常用剂量为 $50\sim125mg$,$3\sim4/d$,主要用于治疗支气管哮喘、COPD。在 COPD 急性加重和哮喘持续发作时一次最大剂量可 $500\mu g$,$3\sim4/d$。

(2)噻托溴铵(tiotropium bromide):选择性作用于 M_3 和 M_1 受体,为长效抗胆碱药,作用长达 24h 以上,为干粉剂,吸入剂量为 $18\mu g$,1/d。长期吸入可增加深吸气量(IC),减低呼气末肺容积(EELV),进而改善呼吸困难,提高运动耐力和生活质量,也可减少急性加重频率。

3. 糖皮质激素 糖皮质激素是最有效的控制气道炎症的药物。多用于气道炎症性疾病,主要有过敏性鼻炎、慢性阻塞性肺病及支气管哮喘等。品种有二丙酸倍氯米松、布地奈德、丙酸倍氯米松等。

常用的剂型有定量雾化吸入、干粉吸入与雾化溶液吸入。雾化溶液是布地奈德,每次 $2\sim4mg$,2/d,用于哮喘急性发作和 COPD 急性加重,儿童和老人不能配合 MDI 吸入时,也可应用。吸入治疗药物直接作用于呼吸道,所需剂量小,副作用小。吸入后应及时用清水漱口,减少或避免声音嘶哑、咽部不适和念珠菌感染。

4. 联合制剂　联合用药较单独用药效果要好,在我国常用的联合制剂有激素/LABA、异丙托溴铵/沙丁胺醇。激素和 LABA 两者具有抗炎和平喘协同作用。联合应用效果更好。

三、雾化吸入治疗的注意事项

1. 指导患者配合治疗、保证吸入治疗效果:治疗前、后充分做好解释工作,根据具体情况给予耐心解释与说明,介绍吸入方法、时间、效果及作用原理,教会患者如何配合呼吸。定量雾化吸入和干粉吸入应先做呼气动作,然后深吸气,将药物吸入下呼吸道,屏气 10s,恢复正常呼吸。溶液雾化吸入过程中嘱患者深吸气,吸气末尽可能稍作停顿,使雾粒吸入更深。对不适应且难以坚持吸入的患者可采用间歇吸入法,即吸入数分钟暂停片刻后继续吸入,反复进行直到吸完治疗药液。治疗时宜选择坐位,有利于吸入的药液沉积于终末细支气管及肺泡局部。对体质较差的患者可采取侧卧位或床头抬高 $30°\sim45°$,有利于横膈下降、增大潮气量。雾化吸入用的面罩或口含器应专人专用,用后以浓度为 $500mg/L$ 的含氯消毒剂浸泡 30 min,灭菌蒸馏水冲洗干净后晾干备用。

2. 溶液雾化吸入过程中,严密观察不良反应、保持呼吸道通畅:治疗过程中严密观察病情变化,密切监测患者的神志、心率、SaO_2、呼吸变化,并注意监测动脉血气指标变化,如患者在治疗过程中出现不适症状,如胸闷、憋气、喘息、心悸、呼吸及心率加快、发绀、呼吸困难等,或出现血氧饱和度下降至 90% 以下时,应暂停雾化治疗,予以吸氧,积极采取措施,分析原因,对症处理。雾化吸入前、后要始终保持呼吸道通畅,雾化过程中痰液稀释、分泌物增多,应及时将痰液排出,对痰液阻塞呼吸道明显者应先进行排痰处理,积极指导并鼓励患者进行有效咳嗽、咳痰,及时拍背及体位引流,必要时行负压吸引协助排痰以使雾粒进入呼吸道深部,有利于药液吸入和气体交换并防止痰堵。

3. 凡吸入激素者,应及时漱口,以防口咽部念珠菌感染和不适。

(姚婉贞)

■ 参考文献

[1] Melani AS, Bracci LS. Nebulizer therapy in pulmonology:review of the literature. Current respiratory medicine reviews,2006,2:211-235

[2] Global Initiative for Chronic Obstructive Pulmonary Disease. Global strategy for the diagnosis, management and prevention of chronic obstructive pulmonary disease, Available at www. goldcopd.com,2006

[3] 中华医学会呼吸病学分会 COPD 学组. 慢性阻塞性肺疾病(COPD)诊治指南[J]. 中华结核和呼吸杂志,2002,25:433

[4] 武淑萍,谈燕聪. 老年慢性阻塞性肺疾病患者急性发作期雾化吸入方式的选择及护理[J]. 中国全科医学,2006,9:1944-1946

[5] Hanania1 NA & Donohue JF. Pharmacologic Interventions in Chronic Obstructive Pulmonary Disease [J]. Proc Am Thorac Soc,2007,4:526-534

[6] The COMBIVENT Inhalation Solution Study Group. Routine nebulized ipratropium and albuterol together are better than either alone in COPD [J]. Chest, 1997,112:1514-1521

[7] Snow V, Lascher S, Pilson C, et al. The evidence base for management of acute exacerbations of COPD [J]. Chest,2001,119:1185-1190

第10章

临床流行病学和卫生统计学

医疗、教学、科研是医生职业生涯中必须做的三件事,其中科研是具有高级专业技术资格医生必须熟练掌握的职业技能。本章通过复习和介绍临床流行病学和卫生统计学的理论、方法和技术,帮助呼吸内科医生在已有科研工作的基础上,进一步提高临床研究的理论水平和实践能力,适应高级专业技术职称工作的需要。

在科研方面,医生要做三件事:读论文,做科研,审稿。这三件事都与临床研究有关,与论文有关。作为呼吸内科医生晋升高级专业技术职称的考试辅导用书,有必要结合呼吸内科医生的需求和本书定位,将临床流行病学和医学统计学的理论、方法和技术与呼吸内科临床研究的具体问题相结合,通过具体案例的分析和相关知识的复习,有重点、有针对性地分析读论文、做科研和审稿中经常遇到的方法学问题,并介绍解决这些问题的方法。

第一节 临床研究的目标、过程和实施要点

一、临床研究目标

临床研究以临床工作中遇到的问题为主要研究目标,以医院就诊的患者为主要研究对象,以疾病的诊断、治疗、预后和病因为主要研究内容,以临床流行病学、统计学等为主要研究方法,以医院为基地开展研究工作。临床研究的参与者主要是医生和患者,同时还需要辅助人员参加,如科研护士、统计专业人员等。

二、临床研究过程

临床研究过程是一个长周期,多环节的线性过程。图 10-1 显示临床研究的起点是临床工作和临床问题,后面是一系列具体的操作。这一过程是经过多年摸索和积累形成的,有合理性和必要性。呼吸科医生按这一过程做临床研究,可以达到事半功倍的效果。

根据临床研究过程的特点和实施的阶段性,可

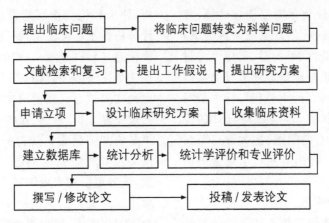

图 10-1 临床研究过程

以将临床研究分为三个阶段:顶层设计阶段,研究方案设计与实施阶段,分析、总结、评价和论文撰写阶段。

(一)顶层设计

顶层设计包括了从提出临床问题到申请立项的全过程,是一个不断提出临床和科学问题的过程,是一个不断复习和积累文献信息的过程,是一个认识不断深化和创新的过程,是一个将新的研究设想落实在基金申请标书中的过程。

顶层设计的起点是从临床实践中发现问题和提出问题;将临床问题转变为科学问题;然后要复习文献,评价提出的临床问题和科学问题是否已有研究,哪些问题解决了,哪些没有解决,是否有必要继续研究,需要研究的问题有哪些等。在上述工作基础上,研究者要针对需要研究的问题,提出工作假说。工作假说的特点是简单、创新和有一定的可行性。例如,"介入疗法在耐多药肺结核综合治疗中的作用"[中华结核和呼吸杂志,2008,31(3):201-205]一文研究的临床问题是,如何改进耐多药肺结核的治疗;科学问题是,在现有耐多药肺结核综合治疗的基础上,应用介入疗法能否进一步提高疗效;工作假说是,在现有耐多药肺结核综合治疗的基础上应用介入疗法有可能提高疗效。

在上述工作基础上,研究者要将设想落实到一个具体的临床研究设计方案中,如病例-对照研究,随机对照研究等。要确定研究设计方案的一些基本指标和参数,如分组的名称和数量,纳入研究对象的人数,研究对象的基本特征,研究中主要观察指标和观察时点等,形成一个粗略的研究设计方案,作为基金申请标书的核心组成部分。

基金标书撰写按标书的格式要求进行。撰写中要注意的问题是,如何让评审专家能够看懂,能够了解申请者要研究的问题、创新点和研究方案,进而对项目的科学性、创新性、可行性、实用性等进行评估,决定是否资助。基金申请者通常没有答辩的机会,评审专家多是"大同行,小外行",标书撰写要针对基金评审的这些特点,围绕顶层设计的要点,注意突出评审专家关心的问题,把关键点写清楚,以便于专家了解情况,做出有利于申请者的决定。

(二)研究方案设计与实施

基金申请批准后,临床研究进入实质性的设计和实施阶段。在研究方案设计前,要复习基金申请时的基本问题和基本想法,结合近期的文献报道和方法学进展,提出改进优化的临床研究方案框架。在临床研究方案框架基础上,研究者要根据临床研究的过程,设计病例入选、资料收集、数据处理等工作的流程,给每个操作环节设计标准化操作流程(SOP),设计各种收集临床数据的表格和电子文档格式,以便临床研究实施时可以按事先设计好的流程有条不紊地开展工作。研究方案设计中的许多内容在论文可以直接引用,如研究的分组,研究对象的入选标准和排除标准,研究对象获取的来源和方法,主要评价指标的名称、测量工具和方法、质量控制措施,主要评价指标的观察时点等。在阅读论文时,可以通过这些内容的介绍评价临床研究设计是否规范,研究结果的质量是否符合要求。

临床研究项目实施的要点是保证项目按研究计划进行,保质、保量、按时完成研究工作。研究项目实施的优劣在论文中可以反映,如研究对象的失访情况可以反映研究人群的代表性,质量控制措施落实的评价指标可以代表研究数据的质量优劣。在质量不高的临床论文中,这些内容通常看不到,间接提示研究工作的质量不高,结果不一定真实可信。

统计的主要任务是计算和分析。但在临床研究中,统计学最重要的作用不是计算,而是要求研究者根据统计学对数据同质性、代表性、完整性等的基本要求,做好数据收集过程中每一个环节的工作。统计学计算和分析的基础是数据真实可靠和研究者在项目设计和实施过程中主要解决的关键问题。

(三)分析、总结、评价和论文撰写

完成了数据收集整理,建立了数据库,临床研究就进入分析总结阶段。在实际工作中,统计分析、评价和论文撰写通常放在一起进行,即随着统计分析数据陆续出来,研究者不断评价这些结果的临床意义和科学意义,同时考虑如何将这些素材组成一个完整的"科学故事",即构建一条数据链,作为论文的核心。阅读论文时,读者看到的是研究者通过反复分析、总结、评价后凝练的精华,题目和结果是论文中最重要的部分。通过题目可以还原出论文作者所研究的问题,工作假说和因果关系模型,读者可以在大致了解了这些情况后决定是否继续阅读论文。论文结果中证据的价值在于证实或否定工作假说,得出明确的结论。在证实或否定工作假说时,通常使用统计学工具,通过统计学评价指标对研究的因果关系/相关关系进行分析,在数

量上寻找关联,并对数量上的关联进行统计学评价和专业评价。对象与方法/材料与方法部分的介绍很重要。这部分的作用在于说明研究的设计、操作实施和质量都符合科学原则,为论文的科学性提供方法学支持。讨论部分的作用在于将本次研究结果与文献报道进行对比,结果异同的意义,创新点在哪里,有什么临床意义/科学意义等。论文的其他部分按常规撰写,在此不赘述。

三、临床研究的实施要点

临床研究实施的基本要点是如何保证项目按计划实施,保质、保量、按期完成。在项目实施过程中,不可避免会遇到许多具体的困难。解决这些困难的对策,一方面是在研究设计阶段要充分考虑项目实施的可行性问题,要设法把临床研究任务嵌入到临床常规工作之中,部分临床常规中没有的工作,要设法落实到可以在临床工作中解决。如表格过录、通知研究对象复查、生物样品转移等辅助性工作需要增加人员才能完成,可以配置科研护士。

规范的临床研究中文件化管理已成为通用的标准方法,包括两类文件:标准化操作流程(SOP)和各种记录文件。SOP 是针对某一具体工作环节所制定的详细的操作流程说明,规范操作者的行为,以保证研究项目自始至终按相同的方法收集临床资料,转移和保存临床资料,保证最终获得的资料的同质性、真实性和完整性。在临床研究项目的设计实施过程中要采用文件化管理的方法做好每一件事情,在论文撰写中也要注意介绍相关情况,以便读者了解研究工作采用了文件化管理方法,从而认可研究结果的同质性、真实性和完整性。

许多人通过分工合作参与临床研究的模式已经越来越广泛地在临床研究项目实施中使用,每一位参研者只参与研究的某一个或某几个阶段的工作,看不到研究的最终成果,很难在研究者中维持高昂的士气,给项目组织者带来管理上的困难。为此,需要给不同的参研者设置阶段性目标。可以将病例报告表完成的数量和质量作为阶段性目标,评价参研者和参研单位的工作情况,通过引进竞争机制,保证参研者和参研单位的积极性,保证项目按计划实施。

在项目实施过程中,不可避免地会出现各种困难,在克服困难的过程中,必然会遇到科学性与可行性之间的矛盾。在临床研究项目执行中,可以根据具体情况对原设计方案进行微调,但不能破坏原设计的基本原则,如保证研究对象的同质性、完整性和可比性,保证研究数据的同质性等。在可行性与科学性之间出现矛盾时,研究者的任务是寻找各种解决方案,对比分析不同解决方案对可行性与科学性的影响,在科学性和可行性之间寻找可以接受的平衡点。

第二节　临床研究方法

临床研究的对象和问题往往是复杂的,但解决问题的研究方法通常是简化复杂的问题,把其中最重要的内容突现出来,通过方案设计中的各种技巧平衡其他干扰因素,使研究可以在比较简单的条件下进行,从而达到回答一个临床问题或科学问题的目的。"用简化的方法处理复杂的问题"是临床研究方案设计的总原则,在具体落实这一原则时,通常要把研究的问题简化为一个因果关系模型和一个数学模型。

一、因果关系模型和数学模型

(一)因果关系模型

临床研究的目的是回答一个临床问题或科学问题。多数临床研究的核心可以简化为一个因果关系模型,在研究的题目中可以找到因果关系。例如:

论文"阻塞性睡眠呼吸暂停低通气综合征患者膈肌对经颅刺激的反应"中因果关系可以总结为:"因"——阻塞性睡眠呼吸暂停低通气综合征,"果"——膈肌对经颅刺激的反应性。[中华结核和呼吸杂志,2008,31(7):497-500]

论文"β_2-肾上腺素能受体多态性/单倍型与支气管哮喘表型的相关性"中因果关系可以总结为:"因"——β_2-肾上腺素能受体多态性/单倍型,"果"——支气管哮喘表型。[中华结核和呼吸杂志,2008,31(3):201-205]

论文"介入疗法在耐多药肺结核综合治疗中的作用"中因果关系可以总结为:"因"——介入疗法,"果"——疗效和安全性。[中华结核和呼吸杂志,2008,31(2):95-98]

以上案例显示,因果关系模型在临床研究中普遍存在,读者可以在读论文时注意寻找因果关系,作为提高阅读论文速度和效率的基础。好的论文题目中通常可以找到因果关系模型的雏形,进一步阅读结果可以从因果关系角度切入,分析作者的研究思路和探索过程,评价研究工作的意义和科学价值。

因果关系模型也可用于临床研究的顶层设计。在凝练科学问题的基础上,因果关系自然形成,需要研究者将其提炼出来,作为顶层设计的基础。在确定因果关系的基础上,可以选用合理的临床研究设计方案。可以依据模型,设计与"因"有关的观察指标,与"果"有关的结局指标,把模型作为筛选指标的依据。

部分临床研究探讨相关关系,如诊断试验,研究新的诊断方法能否代替金标准,不存在因果关系。由于这类研究的数量不多,可以作为特例对待处理。

(二)数学模型

目前临床研究的主流是群体研究方法,需要用数学工具对患者群体中存在的共性规律做归纳总结,数学成为非常重要的研究工具。数学在临床研究中应用基础是因果关系,可以把研究的因果关系转变为数学关系,即预报变量与结局变量之间的关系,选用适当的数学模型对结果进行分析的诠释。临床研究中可以选用的数学模型很多,最常用的模型之一是四格表。

1. **四格表**　四格表是临床研究中使用数学模型的典型代表。下面以四格表为例,展示临床研究中使用数学工具进行分析、总结和评价过程中的关键环节和关键评价指标(表 10-1)。

表 10-1　临床研究中使用的四格表

暴露	临床结局		合计
	阳性	阴性	
有	a	b	a+b
无	c	d	c+d
合计	a+c	b+d	a+b+c+d

在表 10-1 中,临床结局是各种临床终点,可以是疗效(研究治疗问题),可以是研究对象是否患病(研究病因或诊断问题),可以是随访中是否出现终点事件(研究疾病预后问题)等。"暴露"是公共卫生研究中产生的一个名词,意思是各种影响疾病发生、发展和转归的因素,典型的例子是吸烟与肺癌的研究中,吸烟是"暴露"。"暴露"的概念通过四格

表引入临床研究,在临床研究中"暴露"可以是研究对象接受外来的各种干预,或研究对象某些内在的特征,这些"暴露"因素可能与临床结局有关。"暴露"在临床研究中可以是某种治疗措施,可以是研究对象的某些个人特征(如年龄、性别、吸烟等),可以是所患伴随疾病(如糖尿病),可以是基因多态性等。四格表的核心是 a、b、c、d 中的数字,表示每个格子中的例数,由于是四个格子,表格被命名为四格表。表 10-2 是一个治疗性临床研究案例,呼吸机类型是干预措施(暴露),患者对治疗的依从性是临床结局。通过临床研究形成两个暴露组:用改良国产机型或进口机型依从性好(36 例)、不好(5 例)和用国产旧机型依从性好(31 例)、不好(46 例)。每组的例数是临床研究结果中非常重要的基础数据。

表 10-2　CPAP 呼吸机类型与睡眠呼吸暂停综合征患者使用呼吸机治疗依从性的关系

呼吸机类型	依从性		合计
	好	不好	
改良国产机型或进口机型	36	5	41
国产旧机型	31	46	77
合计	67	51	118

引自:中华结核和呼吸杂志.2002,25(7):401

2. **相对数(率和构成比)**　在表 10-2 中,两个暴露组中依从性好的例数接近,但两组的总例数不同,直接比较例数很难得出明确的结论,需要对数据做"标化"处理,即用相对数比较两组的疗效。在使用改良国产机型或进口机型的患者中,依从人数占总例数的比例为(36/41=87.8%);使用国产旧机型的患者中,依从人数占总例数的比例为(31/77= 40.3%)。比较两组计算的相对数 87.8%和 40.3%可以得出以下结论:使用改良国产机型或进口机型患者依从的比例高于使用国产旧机型的患者。显然,用相对数进行比较的效果优于例数。

用相对数进行组间比较时,区分相对数是"率"还是"构成比"非常重要,两者的统计学意义不同,专业评价时的价值不同,使用的范围也不同,需要掌握鉴别的原则和技巧。

"率"的基本概念是,在所有可能发生某种情况的人有多少人出现了某种情况。

$$率=\frac{实际发生某种情况的人数}{可能发生某种情况的人数}\times100\%$$

在表 10-2 案例中,暴露组所有患者中每个人都有可能依从使用呼吸机,实际使用(依从)呼吸机的患者在总人数中占的比例符合率的定义。同理,非暴露组的情况也符合率的定义。因此,暴露组和非暴露组都可以计算依从率:依从率$_{暴露组}=\frac{a}{a+b}\times100\%=\frac{36}{41}\times100\%=87.8\%$,依从率$_{非暴露组}=\frac{c}{c+d}\times100\%=\frac{31}{77}\times100\%=40.3\%$。

在相对数中还有一个指标是构成比。构成比在数学形式上与率相同,需要结合统计学基本知识和专业对具体问题进行分析后才能确定相对数是率还是构成比。

表 10-3　人类白细胞抗原 2DQB1 3 0201 基因多态性与支气管哮喘遗传易感性的关系

HLA2DQB1 3 0201	哮喘组	对照组	合　计
阳性	71	19	90
阴性	54	77	131
合计	125	96	221

引自:中华结核和呼吸杂志,2002,25(6):381

表 10-3 是一个采用病例-对照设计方案的病因学研究,在基因多态性与哮喘易感性之间形成四格表。在该研究中,病例组的例数和对照组的例数是综合研究需要和实际可行性后由研究者决定的,如表 10-3 的例数比较均衡,可行,符合统计学原则,是一个合理的设计。但病例-对照研究中病例组和对照组的比例与实际不一致,不符合率的定义,不能计算率,其中$\frac{a}{a+b}$和$\frac{c}{c+d}$是构成比。

在许多临床研究中,构成比是常用指标。如调查呼吸内科住院患者占全院住院患者的比例,调查 COPD 急性加重住院患者占呼吸内科住院患者的比例等,都是构成比。

构成比与率之间最大的区别在于,构成比的高低受许多因素影响,而率是稳定的。在表 10-2 的例子中,只要患者群体的特征基本不变,呼吸机及呼吸机的使用方法不变,睡眠呼吸暂停综合征患者使用两类不同呼吸机的依从率可以重复出现,在实际工作中可以利用"率的稳定性"指导临床工作,综合患者的情况和已有的规律性认识,指导患者选用合适的呼吸机。构成比是不稳定的,受许多因素影响。如在表 10-3 的例子中构成比由研究者决定;在调查 COPD 急性加重住院患者占呼吸内科住院患者比例时,构成比受该医院治疗 COPD 急性加重的技术水平,RICU 病床数量,呼吸内科的床位数,平均住院日,病床周转率等许多因素影响。医院与医院之间,同一医院不同时间之间很难直接用构成比进行比较,构成比差异原因的临床分析解释往往很困难,通常不宜推论。

呼吸内科医生在看到相对数时,首先要结合专业和统计学知识,确定相对数是率还是构成比,然后结合相对数的性质和专业知识对相对数的临床意义进行分析和解释。

3. 相对比例　在使用相对数评价临床研究结果的基础上,能否将暴露组和非暴露组的相对数放在一起,形成新的评价指标? 这类评价指标称为相对比例,有两个指标:RR(relative risk,相对危险度)和 OR(odds ratio,比数比/优势比)。这两个指标在临床研究中经常使用,以下结合表 10-2 和表 10-3 的案例简要介绍其原理和使用方法。

(1)RR:RR 的定义是暴露组的率与非暴露组的率之比,即 $RR=\frac{P_{暴露组}}{P_{非暴露组}}=\frac{a/(a+b)}{c/(c+d)}$。在表 10-2 中,$RR=\frac{36/(36+5)}{31/(31+46)}=\frac{36/41}{31/77}=\frac{87.8\%}{43.7\%}=2.18$,RR 的临床意义可以解读为,使用改良国产呼吸机或进口改良国产机型或进口机型的患者可以依从使用呼吸机睡眠的可能性大约是使用国产旧机型呼吸机患者的 2 倍。该四格表可以做卡方检验,其公式为 $\chi^2=\frac{(ad-bc)^2(a+b+c+d)}{(a+b)(c+d)(a+c)(b+d)}$。当 $\chi^2>3.84$ 时 $P<0.05$,提示"暴露"因素与疾病/临床结局无关联的无效检验假设出现的概率很低,小于 5%,统计学支持"暴露"因素与疾病/临床结局相关。

(2)OR:在不能计算率的临床研究中,不能使用 RR,原因是 RR 的定义是两个率之比,不能计算率,也就不能计算 RR。在这种情况下,相对比例可以用另一个指标——OR。在介绍 OR 前首先要介绍一个新的概念——odd。odd 是暴露组或非暴露组中临床结局阳性例数与阴性例数之比。对暴露组有 $odd_{暴露组}=\frac{a}{b}$;对非暴露组有 $odd_{非暴露组}=\frac{c}{d}$。odds ratio 的定义是,暴露组的 odd 与非暴露组的

odd 之比。其计算公式为 $odds\ ratio = OR = \frac{odd_{暴露组}}{odd_{非暴露组}} = \frac{a/b}{c/d} = \frac{ad}{bc}$。在表 10-3 中，$OR = \frac{71 \times 77}{19 \times 54} = 5.33$，其临床意义可以解读为，人类白细胞抗原 2DQB1 3 0201 基因突变型携带者患支气管哮喘的风险大约是基因正常者的 5 倍。OR 还可以计算 95% 可信区间，公式为 $OR\ 95\% \ CI = OR^{1+1.96/\sqrt{\chi^2}}$。在表 10-3 中，OR 95% CI 为 $[2.88, 9.85]$。

（3）RR 与 OR 的评价：当 RR 或 OR 等于 1 时，"暴露"与疾病/临床结局无关；OR 大于 1，"暴露"是危险因素；OR 小于 1，"暴露"是保护因素。OR 距离 1 越远，"暴露"与疾病/临床结局的关联程度越大。用四格表可以做卡方检验，其公式为 $\chi^2 = \frac{(ad-bc)^2(a+b+c+d)}{(a+b)(c+d)(a+c)(b+d)}$。当 $\chi^2 > 3.84$ 时 $P < 0.05$，提示"暴露"与疾病/临床结局无关联的无效检验假设出现的概率很低，小于 5%，统计学支持"暴露"与疾病/临床结局相关。

比较 RR 与 OR 的公式可见两者非常相似，$RR = \frac{a/(a+b)}{c/(c+d)}$，$OR = \frac{a/b}{c/d}$，只是 RR 的公式中多了一个 a 和一个 c，当 a 和 c 的数值很小可以忽略不计时，RR 和 OR 在数值上非常接近；当 a 和 c 的数值较大时，OR 的数值大于 RR。因此，在使用 OR 评价暴露与结局的关联强度时通常要打一点折扣，如 5.33 可以调整为 5 甚至 4。

（4）RR 与 OR 的应用范围：RR 是两个率之比，概念非常清楚，但只能用于可以计算率的临床研究，应用面比较窄。OR 是两个 odd 之比，可用于各种类型的临床研究。OR 的另一个用途是，Logistic 回归模型的主要评价指标是 OR，做单因素模型时，Logistic 回归模型计算的 OR 与四格表计算的 OR 完全相同，可以利用这一原理评价用软件做 Logistic 回归分析的过程是否正确，也可以在单因素分析基础上做多因素 Logistic 回归模型，比较单因素分析的 OR 与多因素模型的 OR 有何区别，进行统计学评价和专业评价。

二、临床研究设计方案

在读论文和审稿的过程中，快速判别临床研究设计方案是提高阅读论文效率，提高审稿质量的捷径。在临床研究顶层设计时，选择合适的研究设计方案是保证临床研究科学性和可行性的重要基础。在长期的临床研究实践中，人们总结出一批比较成熟的临床研究设计方案，其科学性得到学术界的公认。呼吸内科医生可以通过熟悉、掌握和应用这些方案，提高自身的科研能力和科研水平。

（一）个案研究

个案研究是临床研究中最早出现的研究设计方案，其特点是以单个病例为研究对象，通过认真细致的临床观察记录和试验性治疗，总结单个病例的临床特点（图 10-2）。

个案研究多用于新出现疾病的临床研究（如我国第一例人患禽流感临床报道），新的治疗方法的探索性研究，临床少见特殊病例的临床资料积累，疑难重症的临床研究等。个案研究要求研究者有扎实的临床工作基础和认真严谨的工作态度，丰富的临床经验，持续不断地跟踪文献，敏感的科研意识，以及良好的软硬件工作环境和实验室条件的支撑，是一个在临床研究中"有准备的头脑"和实践家。

个案研究适用于早期探索性阶段的临床研究，要求有创新，创新点往往与临床需求紧密结合，通过个案提出重要的临床问题和科学问题，往往具有提示性。个案研究应根据其定位决定哪些是最重要、最有价值的内容，要突出创新点，同时结合类似病例的文献报道进行综合分析评价。目前对个案研究的方法学尚未进行系统的研究，也没有明确的规范，有待完善。

（二）单组病例小样本临床研究

在个案研究中仅以单个病例为观察对象，所得的结果只能反映单个观察病例的规律，研究结果验证经常遇到困难，研究结果在临床应用往往受到限制。为了克服个案研究的缺陷，人们提出用一组类似的病例代替单个病例作为研究对象的技术路线。这样进行研究可以从一组病例中总结出疾病发生、发展及转归过程中的共性规律。这种群体研究的结果可以在另一组类似病例中得到验证，可以重复验证研究结果，其科学性得到学术界的认可。

图 10-3 是用一组患者进行自身前后对照的治疗性研究模式图，要求患者相似，治疗措施相同，观

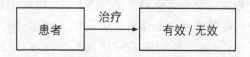

图 10-2　个案治疗性研究

察指标相同,观察时点相同,在同质可比的条件下评价一组患者接受某一种治疗的疗效和安全性。

单组病例小样本临床研究通常在探索性临床研究阶段使用,主要用于初步了解疾病的诊断、治疗、预后等方面的大致规律,为继续深入研究奠定基础。例如:"支气管结石症的临床识别及支气管镜下处理"[中华结核和呼吸杂志,2008,31(1):18-21]回顾总结了两家医院 7 年积累的 31 例支气管结石患者的临床资料,从临床特征、影像学表现、支气管镜下表现和支气管镜下取石四个方面进行了分析总结,对支气管结石的诊断和治疗提供了有价值的临床资料。该研究选用单组病例小样本临床研究方案的主要原因是,支气管结石在临床上是少见疾病,很难收集到大宗病例资料,同时该疾病的诊断治疗尚未规范,有继续研究的必要。在这类研究中,统计学以基本评价指标为主,如例数、均数、标准差等,不用复杂的数学模型。

对单组病例小样本临床研究设计的基本要求是同质性。要求研究的疾病是单病种,研究对象的入选要有明确的标准;观察指标要规范同质,观察时点要相同;治疗措施要相同,包括手术术式、治疗药物、给药剂量、疗程等。同质性为统计学分析奠定了基础,也为分析解释临床研究结果奠定了基础。医生的临床工作习惯是"个体化诊疗",同质性的要求是每个病例要按相同的标准、方法和流程处理,两者之间有矛盾。研究者在这类临床研究中,需要处理好临床工作与科研工作之间的矛盾,在保证医疗质量和医疗安全的前提下开展临床研究。

(三)病例-对照研究

病例-对照研究是临床研究中经常使用的设计方案,在临床杂志发表的论文中占有较高的比例。该研究设计方案具有研究的难度相对较低,实施比较容易,研究周期短等优点,是医生进入临床研究领域起步阶段经常选用的设计方案,也是病因学研究探索阶段常用的设计方案(图 10-4)。

病例-对照研究方案设计的切入点是临床结局,即选择合适的病例组和对照组,然后通过查阅病历记录、回忆既往情况、检测基因等手段回顾两组研究对象既往危险因素的暴露情况,在获得两方面资料的基础上,评价危险因素暴露与疾病之间的关系,最终做出危险因素与疾病之间的因果关系推断。

病例-对照研究设计方案的主要优点是可行性

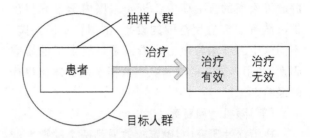

图 10-3　自身前后对照治疗性研究

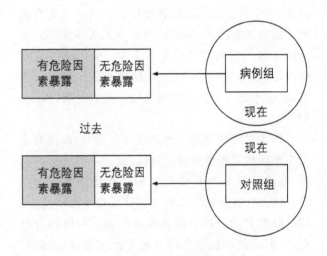

图 10-4　病例-对照研究

好,在临床研究中应用广泛。但病例-对照研究的技术路线与认识基本因果关系的顺序正好相反,即从结果找原因。在因果关系顺序颠倒的条件下,了解既往危险因素暴露经常遇到困难,回忆偏性是最常见的问题,即遗忘、记忆不清楚、不同研究对象对回忆既往情况的重视程度和花费的时间不同等,可以引起数据缺失和系统误差,造成因果关系判断出现偏差。

(四)队列研究

在讨论病例-对照研究优缺点的基础上,调整研究设计方案中资料收集先后顺序可以克服病例-对照研究的缺陷,可以形成新的临床研究设计方案——队列研究(图 10-5)。

队列研究收集资料的顺序按因果出现的先后顺序设计,即先收集与"因"有关的数据,然后观察终点事件的发生。理顺因果关系后,先收集与"因"有关的数据是实时的,研究对象和研究者不知道今后是否会发生终点事件,可以避免回忆偏性和数据缺失,记录终点事件也可以做到实时记录。

队列研究设计方案在临床研究中应用较少,主要难点是研究周期长,应用面比较窄,目前多用于肿瘤等疾病的预后研究。近年来国内学术界提出扩大队列研究应用范围的设想,试图将不同医院、不同医生的临床常规治疗看成是自然发生的暴露因素,利用大样本的临床队列数据总结个体化治疗的经验。

(五)随机对照研究

在治疗性研究中,确定疗效遇到两个关键性的困难。一是找不到两个完全相同的患者,患者之间的个体差异对疗效的影响无法与治疗措施的效果分开;二是自身前后对比评价疗效无法回答安慰剂效应的作用有多少,在许多情况下无法客观评价由治疗措施产生的效果究竟有多少。为了解决这两个问题,20世纪40年代提出随机对照研究设计方案,在临床研究方法学领域取得了重大进展(图10-6)。

随机对照研究的设计思想非常简单,即研究者找不到两位相同的患者,但可以找到一组相似的患者,通过随机分组获得两组各种特征都相似的患者。该设计方案用群体研究设计代替个案研究,用随机分组方法解决组间均衡性问题。在随机分组后,研究者给试验组实施新的干预措施,给对照组常规临床治疗,治疗结束后比较两组间疗效的异同。由于组间均衡可比,两组干预措施统一规范,对组间疗效异同的临床解释只能是两组干预措施不同造成的结果,其他干扰因素的影响都被排除了。如组间的各种影响因素通过组间均衡性得到排除,安慰剂效应通过对照组排除。因此,随机对照研究是目前治疗性研究中科学性得到学术界公认的一种高质量的研究设计方案。

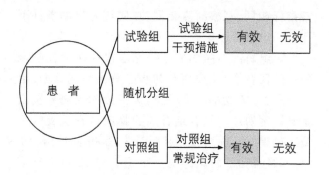

图 10-6　随机对照研究

为多见,新的干预措施与常规治疗相比只增加或变化一个因素(如一种药物)。为了保证研究结果评价的临床意义,终点评价指标通常是学术界公认的,要求临床意义明确,能够反映新的干预措施疗效特点,在临床中意义重大的指标有死亡、转移、复发等。新的指标、实验室指标、新技术含量高的指标(如基因多态性、激素水平、受体表达水平等)通常不作为终点评价指标。

(六)现况研究

在临床观察性研究中,还有一类以了解疾病危害程度为目的的研究,称为现况研究。在现况研究的模式图中,只有现在,没有过去和将来,即现况研究将现在研究对象中暴露与疾病的关系作为研究的重点。现况研究的这一特点,决定了这一研究设计方案只能做现况的描述,不能做因果关系的推断(图10-7)。

现况研究在时间上定位为"现在",这个"现在"通常不能太长,以控制在2~3个月内为宜。对于特殊情况的研究,这个时间可以适当延长,但要注意时间过长可能影响现况研究的科学性。现况研究的主要评价指标是患病率,即危险因素暴露人群中有多少人患病,比例是多少;无危险因素暴露人

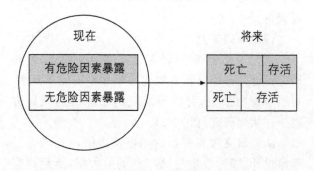

图 10-5　队列研究

随机对照研究设计方案成功的原因在于简单,一次研究只回答一个问题。因此,好的随机对照研究的设计方案都是非常简单的,组的数量以两个组

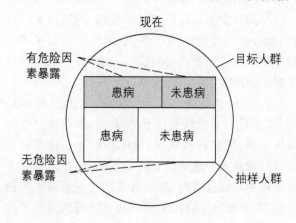

图 10-7　现况研究

群中有多少人患病,比例是多少。如调查吸烟人群中 COPD 的患病率和非吸烟人群中 COPD 的患病率。患病率水平受抽样观察人群的代表性和完整性影响,在实际研究工作中,要注意抽样人群的定义应该与目标人群一致;实际观察人群该与研究设计方案确定的调查人群的入选标准和排除标准一致;实际观察人群占应调查人群的绝大部分,失访率应低于 80%。

临床诊断试验是比较新的诊断方法与金标准之间的一致性,用灵敏度、特异度、准确度等指标进行评价,两种诊断指标的检测在同一时点,可以将这类研究看成为一类特殊的现况研究。

小结:①临床研究的目标和要求各不相同,需要用针对不同目的设计的临床研究方案解决各种不同的问题,不同临床研究方案之间无法互相替代,各有不同的适用范围,临床研究设计方案没有高低优劣之分。②以上介绍的各种临床研究方案都是经过长期临床实践获得的经验总结,有良好的科学性和可操作性。选用规范的临床研究设计方案,可以达到事半功倍的效果。对于不是非常熟悉临床研究方案设计的初学者,最好选用规范的临床研究设计方案。③临床研究设计方案的核心非常简单,多为因果关系模型,个别的是相关关系模型(如现况研究)。④在一个临床研究中,最好不要同时设计多个临床研究方案。⑤临床研究方案设计的核心是简单,针对单一目标进行设计有利于集中力量回答一个重要的临床问题/科学问题。

三、临床研究项目实施

临床研究项目组织实施的核心是,在保证质量的前提下按计划完成病例入选、数据收集、实施干预措施和观察随访,按时、保质、保量完成项目实施任务。

项目实施的难点是可行性问题。在研究方案设计时,研究者更多地关注研究工作的科学性,对实施细节的可行性论证很可能不充分。在项目实施过程中,设计方案的缺陷、研究对象不依从等问题成为项目实施的难点。为此,研究者在项目实施前要认真考虑项目实施过程中的各个细节,充分论证方案实施的可行性。甚至通过预试验,证实方案设计的可行性,并发现存在的缺陷和问题,采取措施补救完善。

在以群体研究为基础,以流水线模式组织的临床研究中,文件化管理已经成为惯例和"标准做法"。研究者可以充分发挥文件化管理的优势,把任务分解,由不同的人员完成,只要做好质量控制工作,就有可能利用现有的临床软硬件条件,把临床研究项目组织起来,并按要求完成临床资料的收集工作。

临床研究方案实施的原则是,按研究方案执行。在项目执行过程中,研究者要关注可行性问题,及时解决各种问题,推动项目实施,保质、保量、按时完成研究任务。

(一)研究对象

为了保证研究对象的同质性,在方案设计时明确规定了研究对象的入选标准和排除标准。在方案实施过程中,研究者的主要任务是按方案的规定收集合格的病例。入选标准和排除标准是项目实施前规定的,在实施过程中不能随意改变,否则整个研究将无法达到预期目标。在特殊情况下,入选标准和排除标准需要做调整,则应专门进行论证,确认标准的调整不会影响研究项目达到预期目标,还要将项目调整方案再次送伦理委员会审查批准才能按新方案实施。

(二)观察指标

收集临床信息是临床研究中的重要内容,观察指标决定了临床研究过程中应收集哪些信息。与观察指标相关的问题,涉及使用何种测量工具,由谁操作,测量的过程和规范是什么,测量精度如何等,这些问题在方案设计时已经落实。研究者应按研究方案的要求收集临床资料。在收集临床资料的过程中,应注意及时收集资料,尽量不要事后补数据,以保证数据真实可靠。

(三)干预措施

治疗性研究与其他研究的不同之处在于,研究的主要内容是新的干预措施的疗效和安全性。因此,在方案中规定了每个组的治疗内容和流程。研究者应严格按方案执行干预措施,不能随意改变。当研究对象的病情发生变化,不能继续按研究方案进行治疗时,研究对象可以按实现规定的程序退出研究,但一定要按要求做好所有的工作,并做好记录。

(四)文件和文件链

文件化管理是规范的临床研究通常采用的方法。研究方案中制定了许多文件,包括标准化操作流程(SOP)和各种记录文件,这两类文件保证了临床研究可以按事先的设计按部就班进行,所有的操作过程都有文件规范,所有工作都有文件记录。在文件化管理的过程中,与收集临床资料有关的各个环节的工作都设计了SOP,这些SOP组成了一个文件链,其作用是保证研究过程的所有操作均按事先提出的要求进行,以保证操作的规范性;这种记录文献在收集临床资料的过程中形成了第二条文件链,其作用是记录了所有临床资料的收集和转移过程,以保证研究资料的可回溯性。研究者在了解了这些做法的意义和作用后,要主动适应这些要求,按要求做好各项工作,并做好文件记录。

(五)病例报告表

病例报告表(CRF)是研究中收集临床资料的工具,其主要功能是从研究对象处收集临床资料,将信息记录在CRF上,同时完成临床信息翻译成数字的工作。CRF填写完成后,将进一步录入数据库,供后续研究使用。在这一过程中,CRF是事先设计好的,研究者的任务是按要求收集临床信息,并将信息填写在CRF上,要注意填写的正确性和完整性。

(六)流程图

研究对象进入临床研究后,往往要做一系列询问、体检、化验、检查和干预,很容易遗漏。为了避免遗漏,方案设计时已经准备了流程图,即按研究对象入选后所要做的工作程序,制作相应的表格,完成工作后就在表格上做记录。通过流程图可以随时了解每个研究对象的进展情况,及时补做遗漏的工作,事先安排下一步的工作。

(七)数据库

临床研究获得的大量数据在处理过程中需要使用数据库,将临床数据按一定的规则存放在数据库中,以便后期可以方便地取用分析,提高研究工作的质量和效率。数据库的建立涉及软件、人员、工作流程和质量控制措施等问题,在研究方案设计中已经有相关的设计和安排。为了保证质量,数据录入过程通常采用二次录入的方式,即两名录入员分别录入数据,再用软件核对两名录入员录入数据的一致性,一致的数据通过,不一致的数据全部挑选出来,进一步核对。数据库在录入过程中,通常将部分数据先录入各个不同的小数据库中,然后再合并,以提高管理的效率。二次录入数据的核对、多个数据库的合并等工作由数据管理员负责。

(八)伦理

临床研究以人为研究对象,必然涉及伦理问题。在临床研究中,伦理方面的主要考虑是如何保护研究对象的健康,不能以各种理由伤害研究对象

的健康。在伦理评价中,主要方法是分析评价一个临床研究项目可能给研究对象健康带来的益处和可能造成的潜在风险之间是否相称。益处大于风险,临床研究可以进行;风险大于益处,临床研究不能进行。临床研究项目是否符合伦理,能否进行,由临床研究所在单位的伦理委员会进行评价,并做出最终能否进行研究的决定。伦理委员会同意的临床研究项目可以进行研究,不同意的不能进行研究,伦理委员会对临床研究项目有"一票否决权"。在临床研究实施过程中,还要让研究对象了解研究项目的来源、目的、意义、要做哪些事情、可能的益处、潜在的风险和处理方法,然后在研究对象自愿的情况下签署知情同意书。伦理委员会审查批准和知情同意是规范的伦理管理内容,在研究中应按这些要求执行。

(九)阶段性标志性成果

在大样本多中心临床研究中,多数研究者只能参与一部分工作,工作完成后不能马上看到最终结果,参与临床研究缺乏成就感。为了解决这个问题,可以设置阶段性标志性成果,让所有有参加临床研究的人员都能从研究中获得成就感和快乐。临床研究中的阶段性标志性成果可以设置两个——CRF和数据库。CRF是收集临床资料的工具,能够收集到符合要求的CRF,意味着临床研究收集资料的系统在某一个单位已经可以运行,其运行质量已经达标。通过收集CRF的速度和总量,可以评估不同医生、不同临床研究单位之间的工作进度。可以用CRF的质量、收集速度和总量作为考核指标,推动临床研究项目实施的质量和进度。强调这些指标的重要性,给予适当的奖励,可以提高临床研究人员的工作积极性,获得成就感。建立数据库是一项非常复杂细致的工作,很容易出现问题,必须在研究中投入相当多的人力和管理资源才能做好。数据库的录入和完成情况标志着临床研究距离统计分析还有多远。把数据库构建好,研究工作继续进行就有了基础,是非常重要的阶段性标志性成果。

小结:临床研究项目组织实施涉及的面很广,要注意的细节问题非常多。在项目实施过程中,研究者要学会工作方法。一是学会用文件进行项目管理;二是用阶段性标志性成果进行项目管理。"细节决定成败"是项目组织实施的至理名言,按方案要求把每个细节的工作做好,在很大程度上可以保证临床研究项目的质量。按期完成计划任务是

项目实施中始终需要高度关注的问题。要学会通过积极有效的管理,加上动用各种资源,推动临床研究项目按计划进行。

四、统计学评价和专业评价

采用群体研究方法开展的临床研究广泛使用统计学原理和工具,在研究结果解读时,往往将统计学评价方法作为重要的工具加以利用,这无疑是正确的。但是,研究结果的评价除了统计学评价之外,千万不能忽略专业评价,不能仅仅依据统计学评价的结果下最终结论。临床研究的结论应该在统计学评价基础上,进行专业评价,以专业评价为主。当专业评价结论与统计学评价结论出现矛盾时,以专业评价为准。

例如,某研究观察常规腹腔镜和超细腹腔镜的疗效与安全性,其中有一个指标是观察腹壁切口出血量,常规腹腔镜的出血量平均 2ml,超细腹腔镜的出血量平均 0.3ml,两组间的出血量经检验有显著性差异。如何评价这一结果?从统计学角度评价,超细腹腔镜的出血量明显少于普通腹腔镜,应该说超细腹腔镜在这一点上优于常规腹腔镜,但从临床角度评价,2ml 和 0.3ml 没有差别,出血量都很少,对于腹腔镜手术都没有问题。显然,最终应该以临床评价为最终判定的依据,即两种腹腔镜手术腹壁切口的出血量都很小,完全能够满足临床的要求。

在阅读论文、评价临床研究结果和评审论文时,统计学很重要,但不能完全依赖统计学下结论。临床专业知识,甚至常识在评价中都非常重要,专业知识在解释统计数据的临床意义时具有独特的不可替代的作用。

第三节　论文的阅读、撰写和评审

呼吸科医生要获得高级专业技术职称,基本要求是在本专业领域具备独立从事医疗、教学、科研工作的能力。具体到科研方面,应该熟练掌握本专业临床研究论文的阅读、撰写和评审。临床研究论文的阅读、撰写和评审看似三项不同的工作,其本质都是围绕临床研究的目标和任务,在不同阶段,用论文的形式整理、总结、归纳、展示和传播临床研究的成果,推动临床学科的发展,论文是三项任务共有的内容,也是临床研究工作的标志性成果。在这一认识基础上,可以对论文的定位和要求做出基本判断,并探索论文阅读、撰写和评审中的共性规律,以便指导我们更好地做好这三项工作。

一、临床意义和科学价值

论文发表意味着学术界承认了研究者的劳动,是研究工作的标志性成果。一篇临床研究论文能否在学术杂志上刊用,是否有价值,关键在于论文是否有临床意义,是否有科学价值。临床意义是指研究工作在发现和解决临床问题方面提供了新的信息、思路、方法等,对改进临床工作有帮助。科学价值是指研究工作在对某一临床问题规律性的认识方面有新的进步、新的发现。临床意义和科学价值可以归结为创新性和实用性,即一篇研究论文应该在创新性或实用性方面有可取之处,创新性或实用性可多可少,但必须有,这是论文发表的必备条件。在评价论文能否刊用时,要根据杂志的定位和特点,评价论文创新性和(或)实用性有没有,是什么,水平如何,是否达到杂志定位的要求。在临床研究选题时,研究者对创新性和实用性已经有了认真仔细的考虑,对研究做了初步定位,只有在创新性或可行性达到一定水平时,研究者才能下决心做研究工作。相反,如果一个临床研究在立项时的定位就是一个简单的重复性工作,没有创新,没有研究,这样的工作不宜开展,即使做了意义也有限,论文写了也很难发表。

二、还原法

论文是用一种虚拟的形式介绍临床研究的设计操作过程以及获得的结果,读者和研究者根据论文还原临床研究过程,对研究结果进行独立的分析和评价。因此,读者、作者和审者都是在还原临床研究过程,区别在于作者亲自做了研究,读者和审者没有做研究。作者亲自做了研究,对各个细节了如指掌,在撰写论文时往往写得比较简单,因为许多细节问题对作者而言是非常简单的事情,不需要在论文中详细介绍。但对于读者和审者,由于没有参加临床研究,对许多具体细节问题不了解,只能从论文的介绍中了解作者是如何做的,在信息不完整的情况下,研究过程的还原出现问题,评价研究结果的科学性、真实性时就会出现疑问,影响读者和审者对论文的评价。因此,作者在撰写论文时可以做"角色转换",假定自己是没有做过研究的读者和审者,论文这样撰写能否满足还原临床研究过程的要求,还存在哪些缺陷。用这种方法可以很快找到论文中存在的缺陷,是提供临床研究论文质量的一种有效的方法。

三、论文各个部分的还原

(一)论文题目

在读论文和审论文时,首先接触到的是论文的题目。从论文题目可以还原出临床研究提出的问题、研究目标、研究的定位(如治疗性研究、病因学研究等),多数临床研究还可以还原出研究的因果关系模型,具体方法详见本章第二节。

对于读者,在还原论文题目的基础上要决定是否继续阅读这篇论文,题目写得好不好,直接影响读者是否选中论文继续阅读。对于审者,题目是作者给审者的第一印象,对于后续的审稿有一定的影响。要提高论文的录用概率,题目是一个需要下工夫的环节。

在论文撰写中,题目是最难写的部分。实际操作中通常起草一个题目,作为继续修改的基础,在论文撰写过程中可以不断调整和修改题目,在论文基本完成后再根据全文的成稿情况最后修改题目。临床研究论文的题目在字数上有限制,中文论文的题目原则上控制在 20 个字左右比较合适,英文要控制在 18 个单词以内。题目太短往往意味着题目偏大,难以准确地反映研究的具体内容和特点,如"糖尿病的临床研究",显然太大了。增加限定词可以缩小范围,使题目与研究内容一致,但题目长度有字数限制,不宜过长。因此,论文题目的修改往往是在"短"和"长"之间不断调整变化,每次调整都是对所研究问题进一步深入的认识过程。目前中文论文题目的字数原则上控制在 30 个字以内,最好是 25 个字以内,20 个字左右比较合适。

(二)结果

写一篇论文,实际上是在讲一个"科学故事",这个"科学故事"以事实为依据,事实在论文的结果中。在"一篇论文回答一个问题"的原则指导下,论文的结果应该按"回答一个问题"进行数据组织和撰写。

结果中的数据要按认识某一事物的规律进行组织,由浅入深,由表及里,在数据支撑下分阶段逐步统计、分析和评价所研究的问题,这个过程可以形成一个符合认识规律和有内在逻辑关系的数据链。这个数据链以图表为核心,以数字、文字描述等作为补充,构成结果的主体。在数据链基础上,文字所起的作用是引导读者阅读结果中的图表,并对图表的意义进行统计学评价和专业评价。对于图表中没有包括的内容,文字部分可以补充。

多数临床研究结果总结需要大量使用统计分析方法。论文中使用统计分析方法的原则是,根据需要选用合适的方法,只要正确使用就不会有大问题。目前成功的临床研究,多数采用简化方法突出所要研究的问题,统计分析通常使用单因素分析即可解决主要问题。当研究的问题可能同时受到其他因素影响,研究结论可能有多种解释时,要考虑多因素分析方法使用的可能性。多因素模型通常有理论假设,研究的数据符合模型的理论假设,所得到的结果可能反映真实情况,如果不一致,多因素分析有可能误导研究者得出错误的结论。

结果是研究工作的核心,是回答研究工作假说的主要支点。研究结果中应该有与题目中因果关系对应的数学模型,能够用数学模型的结果回答因果关系是否存在。

(三)对象与方法

阅读论文时,读者通常先假定研究的对象设计合理、数据真实可信,在此基础上评价研究结果能否回答工作假说,提出的设想是否正确。在结果的分析评价结束后,读者或审者还要回来评估研究方案及其操作实施是否符合科学研究的基本原则,数据是否真实可信,研究过程是否严谨。

1. **研究对象** 介绍研究对象入选标准和排除标准的意义在于:①界定研究对象的基本特征和同质性;②界定研究组与对照组的可比性。读者和审者可以结合结果中的介绍和专业知识,评价这部分设计是否合理,能否支持研究结果的科学性。入选标准和排除标准在研究完成时已经存在,作者要做的工作是如实在论文中完整准确地介绍。

研究对象的例数在方法部分需要介绍和说明,一方面是对每组例数做明确的交代,便于读者和审者对方法中介绍的例数和结果中的例数进行比对,确认例数统计准确无误;另一方面是通过例数介绍说明研究过程中研究对象的入选过程,如有多少病例进入筛选程序,多少病例通过筛选进入临床研究,多少病例完成全部的临床试验等。通过对研究对象数量的介绍,说明研究对象的代表性和完整性,为研究结果的推论奠定科学基础。在部分论文中,还需要说明研究对象例数设计的统计学依据,要说明分组、统计模型、统计参数设置、计算工具等,并提供计算结果。

　　研究对象在入选过程中,可能存在入选和分组的方法学问题,如用什么方法抽样,用什么方法分组,需要在对象部分介绍清楚。尤其要注意的是,随机对照研究对于随机分组部分的撰写要求很高,需要详细说明许多具体的细节,具体要求详见CONSORT 标准。

　　失访和脱落在临床研究中很难避免,在论文中要注意介绍这方面的情况,尤其是横断面研究、队列研究和随机对照研究对失访和脱落的要求很高,以便读者和审者了解实际情况,并依据论文的介绍评价研究的质量。

　　2. 观察指标　论文中介绍观察指标应有重点。如与结局有关的终点评价指标是重点,要说明什么指标是主要终点评价指标,什么是次要终点评价指标,并要说明评价的时点。介绍观察指标时不但要介绍指标的名称,还要介绍用什么工具进行观察,与指标测量配套的条件、计算公式、测量精度、测量过程中的质量控制措施等。重要观察指标的介绍要详细到没有用过该方法的读者根据论文的介绍可以重复作者的方法。

　　3. 干预措施　治疗性研究都有新的干预措施,在论文中要详细介绍,主要目的是让读者和审者了解研究工作是如何做的,从专业角度评估干预措施的合理性。同时,详细介绍干预措施有利于读者在临床工作中应用论文的研究成果。

　　4. 人员培训　方法部分介绍人员培训情况有利于说明研究工作的质量和数据的同质性。人员培训介绍不但要有方法和内容的介绍,而且最好有培训效果的数据,如一致性检验的数据,包括 Kappa 或 ICC 一致性检验结果的范围。

　　5. 质量控制　目前多数临床研究论文不介绍质量控制方面的情况,很可能是作者在研究过程中没有考虑质量控制问题。对于规范的临床研究,如果做了质量控制方面的工作,在论文中要写出来,否则读者和审者无法确认作者做这方面的工作,影响论文的质量评价。

　　6. 统计分析　统计分析在方法部分通常会做

介绍,详细程度差异较大。对于这部分内容的撰写,原则上要求方法学和统计分析工具应介绍完整。如统计分析的工具,包括建立数据库的软件和统计分析软件;主要统计学评价指标,如例数、均数、标准差、病死率等;主要统计检验方法,如成组 t 检验,卡方检验等;数学模型,如 Logistic 回归模型等。

　　7. 伦理　国内外多数杂志对于以人为主要研究对象的临床研究都要求说明符合伦理。论文中伦理方面要说明的问题有两个:伦理委员会审查批准,研究对象的知情同意及签字。如果临床研究项目通过伦理委员会审查批准,可以在投稿时在论文后面附上论文委员会审查同意批件的复印件。

　　(四)讨论和结论

　　讨论部分撰写要避免写成"小综述"。论文的讨论应以论文的研究工作和结果为核心,辅以前期文献报道。讨论中要注意区分哪些结果是作者在研究中获得的,哪些来源于文献;哪些观点是作者的,哪些来源于文献。讨论部分的撰写没有固定的格式,可以根据作者的研究情况和文献情况决定重点讨论哪几个问题。审者对于讨论部分的评审要注意不要过度干预作者的意向,只要原则上没有大的问题,以尊重作者的意愿为主。如果有原则性问题,可以在审稿意见中提出,请作者遵循某一原则进行修改。

　　研究结论通常在讨论和摘要中写。研究结论必须建立在本研究结果的基础之上,不能依据别人的研究结果或专业知识推论得出研究的结论。研究结论要实事求是,不能扩大化,不能超出本次研究的范围。

　　(五)其他部分

　　论文其他部分的撰写都是固定格式,只要按要求撰写即可。如摘要部分基本上是论文的浓缩版,可以根据投稿杂志的要求和惯例(可以参看近期该杂志摘要的格式和书写习惯),从论文中提炼出合适的内容,组成摘要。

　　关键词通常选用与研究核心内容密切相关的专业名词,数量在 3~5 个之间。

(赵一鸣)

第11章

呼吸病学中的伦理学问题

医学伦理学是研究、规范医学专业道德的一门学科,医学伦理学属于医学交叉学科。它既是伦理学的重要分支,又是现代医学不可缺少的重要组成部分。医学伦理学以医德为研究对象,揭示医德形成发展规律。其内容十分广泛,本章只简单介绍与呼吸科医生相关的临床疾病诊断及科研活动中相关的医学伦理问题。特别是疾病诊断、治疗和人体试验中患者的知情同意权、选择权相关问题。

一、知情同意权

患者的知情同意权,包括知情权、同意权和拒绝权。选择权包括对诊断与治疗措施的选择、对医师和医院的选择、对健康状况(治疗和恢复的水平)的选择、对医疗保险种类的选择。

在医疗保健过程中履行知情同意原则,是对患者生命权的尊重;同时也是建立医务人员与患者之间相互信任、密切医患关系、减少医患纠纷所必需。这也有利于患者主动参与治疗,有利于保护医方的正当权益。

二、医疗告知

医生应当全面、科学、准确地向患者告知如下信息:

1.患者所患疾病的概况及现实所处的进程,当即应采取的诊断措施(包括侵入性诊断)和方法,采用这些诊断措施和方法可能发生的意外。

2.患者所患疾病的诊断或暂时不能确定的诊断及其根据。

3.拟采取的治疗措施(包括药物治疗及其他治疗措施)及其近期和远期效果,包括可能出现的理想效果、某种程度的好转、可能出现的副作用及并发症,以及可预见的风险。如采用存在有多种可能的治疗措施时,应同时向患者说明这些不同措施的效果及可预见的风险,并尽可能向患者提供学术界认可的相关资料,以供其选择。

4.治疗过程中发生的病情变化及需要采取的处置措施。

5.诊断和治疗所需支出的费用,特别要告知哪些是医疗保险(或公费)的付费项目,哪些是自费项目。

6.患者或家属应予配合及注意的事项。

7.如遇本院难以诊断、治疗的情况,应及时向患者或家属说明,并提供转院治疗或邀请外院专家来院会诊、治疗的建议。

8.告知患者需要详读知情同意书上的内容,明确表明本人的意见。

9.告知负责主治患者的医师姓名、职称或职务,医院的相关情况和应遵守的院规。

对患者或家属的告知,其内容应当是真实的、准确的、充分的。对其暂时难以确定诊断、难以预测的预后或其他事项,也应如实地向患者或家属说明。

对患者的告知,要注意与保护性医疗结合起来进行,避免因告知加重病情发展、增加患者心理负担等情况的发生。凡可能增加患者心理负担的告知,应首先告知家属或者其他法定代理人,待病情允许后再告知患者本人。

对患者的告知,应尽可能将专业术语转化为通俗易懂的语言。如果医患双方直接交流有困难,应当设法通过翻译、文字书写等方法,让医患双方准确了解彼此表达的意愿,避免发生误解。

应尽量保证告知内容的科学性,切忌夸大疗效、并发症及低估疗效、并发症及其他等不实之词,特别是涉及疗效、可能出现的并发症等方面,更要实事求是,力求严谨、准确。

在告知患者时应鼓励患者提出自己的疑惑,并尽可能地解答患者的质疑,在医患双向交谈中完成对患者的告知。

对患者的告知一般由该患者的主治医师进行。非主治该患者的医师或护士由于不了解该患者的诊疗计划,在回答患者的有关询问时应当谨慎。如对治疗方案有不同意见,可向主治该患者的医师或上级医师反映,不宜直接向患者透露。

对患者的告知,应注意不同的文化背景、不同宗教信仰、不同种族和民族差异,尊重他们的习俗和文化特点,以便他们更好地理解和接受。

对弱势群体及特殊患者告知要注意的事项包括:

1.对危重患者病情的告知,应视患者心理承受能力及病情发展阶段的不同情况,分别向患者本人或患者家属告知。并应尽量避免对患者的生理和心理产生不利影响。对昏迷或失去知觉的患者告知,一般应向患者家属或其他法定代理人告知。

2.对晚期癌症或其他终末期患者,如患者仍未了解其所患疾病的诊断及治疗可能的后果,应与家属配合,选择适当的时机告知本人疾病真相,以便为患者提供临终支持,为了却其心愿提供方便。

3.对婴幼儿、未成年人和有精神障碍而不能自主的患者,应向其父母、子女或其他法定监护人告知。

对患者的告知应贯穿于整个诊疗过程中,并由诊疗各个环节相关人员执行:

1.对患者的告知,应当贯穿于医疗全过程的每一个环节,不可能一次完成。

2.对患者的告知及在告知基础上的同意,一般集中体现于诊断结束或基本结束、治疗开始前知情同意书的签订。

3.告知应体现在诊治、病情急剧变化、康复的各个环节,其中包括诊断、治疗、麻醉、发药与服药、注射、膳食、交往、休息与活动,乃至转院、出院复查及医嘱。这些和治疗、康复有关的告知,都是必要的,切不可忽视。

4.对某些与诊断、治疗及康复有重要意义的事项应向患者或者家属反复告知。

5.对已经履行告知程序,但在手术或其他治疗过程中发现有新的病变,如情况允许,仍应再向患者或家属补充告知,并履行必要的手续;如情况紧迫也要简明地向患者或家属说明必须立即处理的紧迫性,并在病历上记录清楚,同时向医院行政主管部门报告。

在履行知情同意原则时,要注意处理知情同意与保密的关系:

1.在履行知情同意过程中,医师应当遵守不向他人、媒体公开其病情、隐私、个人相关资料及治疗方案;不向他人、媒体公开其接受人体试验的情况;不向他人、媒体公开其治疗和试验过程中的有关情况及信息等原则。

2.对患者隐私的保密,应根据不同情况对病人和家属加以适当区分,一些严重危急的病情如果告知患者可能加重病情时,应取得家属的同意对患者暂时保密;某些隐私如告知家属可能影响患者的家庭关系但不危及社会时,应为患者保密而不告知家属。

3.患者提出的保密要求,其内容有违国家法律规定或者对患者健康恢复不利,或有害他人健康者,则应向患者说明保密的不利影响,按国家有关法律或其他规定处理。

三、同意及同意权

(一)同意必须在知情、充分理解和自愿的基础上进行

重要的、特殊的检查和治疗,同意必须以书面的形式表示。知情同意书是同意的一种重要形式。一般要求患者对告知中的重要内容,特别是需要进行的特殊检查、手术、特殊治疗、试验性治疗等重大医疗行为可能出现的后果,其中包括治疗后可能发生的副作用、并发症、后遗症、某种不适等,经过慎重考虑,表明态度。

在实施重大医疗行为中,对操作过程复杂,有可能发生严重并发症,或治疗效果难以准确判定的有创检查、治疗,应签订知情同意书,范围包括:输注血液及血液制品;实施化疗、放疗;实施临床试验性治疗;病情危重情况下的紧急救治措施;属于临床开展的新业务、新技术项目;患者或其亲属要求的出院、转院、终止治疗。

诊疗知情同意书的基本构架及一般内容。

1.病情及基本诊断;

2.拟实施治疗、手术或检查方案;

3.本方案的优点、风险及可能发生的并发症;

4.治疗、检查、手术中紧急情况的处置及采取的控制措施;

5.实施治疗检查、手术人员的姓名、职称。

一般应由患者本人表示同意并履行必要的文书签订手续;未成年人、丧失意识的患者或有精神

障碍的患者,或因某种情况暂时不宜让患者了解的同意,应由家属或其他法定代理人表示同意并履行文字手续。

对于某些能够表示本人意愿,但执意授权配偶、子女或其他法定代理人代为表示自己意愿的老年患者,医师应亲自与患者本人交谈并听取本人的真实意愿以判断授权的真实性,并出具书面委托书。如配偶、子女的意见与患者利益相吻合时,医方可接受上述人员履行同意手续;如配偶、子女或其他法定代理人出于种种原因,表示的意愿背离患者健康利益或意愿时,而患者神志清楚且明确不同意配偶、子女或其他法定代理人的意见,医方应执行患者本人的意见;如患者因病情变化无法自主表示自己的意愿,家属或其他法定代理人的意愿违背患者的健康利益,医师应耐心地、及时地向他们做出解释,要求他们慎重对待,并提醒他们可能要承担的后果。如执意坚持,则必须在知情同意书上注明,明确责任。

某些不能表达本人意愿且家属众多的患者,可要求他们确定一名家属履行知情同意权,并出具委托授权书;如病情紧急,众多的家属无法商定、推选委托授权人,医师可按患者利益最大化原则处理;对医师提出的治疗方案,众多家属存在分歧时,医方应反复向他们说明治疗方案的科学性与必要性,便于他们慎重选择,形成一致意见。

法定代理人履行知情同意原则时,应遵循:①配偶、父母、成年子女;②成年兄弟姐妹;③祖父母、外祖父母、成年孙子女、成年外孙子女或其他依法确定的法定代理人的次序。

对知情且同意医方的诊断、治疗意见但拒不在知情书上签字的患者或家属,如病情允许,可再向其解释,劝其签约;如病情危及生命,可争得医院伦理委员会的同意或在医院律师见证的条件下继续医疗过程。

对所有经授权代理患者的家属或其他代理人,如医师发现其代理身份有明显疑问时,可要求其出示身份证明。

(二)下述情况下可以免除履行同意程序

1. 主治医师及治疗组或主管专家认定病情危急,履行知情同意可能延误治疗与处置,危及患者的生命;

2. 由于患者失去知觉,或家属、其他法定代理人不在场等各种原因无法告知并获得患者的同意;

3. 其他不免除知情同意,就无法对患者进行治疗、挽救患者生命的特殊情况。

免除同意应当履行必要的手续:

1. 对任何免除知情同意的患者,医师必须即时向医院行政主管部门或医院总值班报告。

2. 对任何免除知情同意的患者,在对其进行紧急处置后,都必须做好记录并注明没有履行知情同意的理由。

3. 事后告知患者、患者家属,并与患者、患者家属或其他法定代理人补充履行知情同意手续,同时向医院伦理委员会备案。

四、临床研究、试验治疗和教学实习中的告知和同意

在临床研究人体试验中坚持知情同意,是对受试者个人权利的尊重和个人利益的保护,同时也有利于达到试验的目的。

(一)临床研究

1. 对试验的目的、试验的预期时限和研究程序的说明;在试验期间受试者可以随时了解与其有关的信息。

2. 可能预见的风险与不适,当受试者为孕妇时应说明对受试者及胎儿的风险。

3. 试验研究对受试者和其他人合理的预期利益。

4. 公开说明对受试者是否有其他适宜的治疗方案。

5. 说明如遇风险或发生伤害时提供的赔偿或提供的治疗。

6. 说明为了得到有关研究的受益以及发生风险或伤害时提供补偿的责任者。

7. 接受试验是自愿的,并有权随时退出试验,不参加或在任何时候退出不影响受试者理应享有的服务;告知受试者决定退出的后果和受试者中止参加试验的正常程序;受试者以正常程序退出试验时不承担任何责任。

8. 为受试者提供保密的保证及保密范围。

9. 说明在什么情况下没有受试者的同意可以中止其试验。

10. 说明参加试验的受试者需支付的额外费用。

11. 参加研究的受试者大致人数。

(二)试验性治疗

只限于医师认为现有疗法已无济于事,只有采取某些新的治疗措施才能挽救生命时方可允许进

行,但必须向患者或家属充分解释,并取得了受试者或相应的法定监护人的同意,同时得到医院伦理委员会或医院的批准后方能进行。

试验性治疗应在知情基础上同意,并签订知情同意书。知情同意必须是自愿的,必须是在没有任何强迫或利益诱惑下进行的。

必须严格认定受试者的同意和代理同意。不适合作为受试者的人,即使受试者或代理人同意也不能接受其参加试验;相反,即使法定代理人同意,没有受试者本人同意不能认为同意是有效的。

(三)教学实习

对于对因教学需要提供学生实习的患者,必须取得患者本人的同意。如患者不能独立明确表示自己意见,必须得到患者家属或其他法定代理人的同意方能进行;对因实习需要可能暴露个人隐私的患者,要提供特需的保护;如患者或患者家属拒绝提供实习,不能强迫患者接受。

五、知情不同意及医师的干涉权

知情不同意是指患者、患者家属或其他法定代理人,不同意医方对疾病的诊断措施、诊断或提出的治疗方案。

知情不同意可区分为部分不同意与全部不同意。

对患者或其家属提出的种种不同意,医师经谨慎分析后仍认为医师的意见是科学合理的,应再次向患者或患者家属耐心说明,并陈述利害关系,说服他们同意医方的意见。如患者仍然坚持己见,则应分别就不同情况予以处置。

知情不同意是患者的自主权利的另一种表现,患者有权表示自己的不同意,医师不能轻易地否定患者的不同意。

医师应当对患者表示的知情不同意进行具体分析,确定患者表示不同意的合法性和确定处理不同意的合法性。

但患者的不同意必须建立在不侵害他人、社会利益基础上,必须符合社会正义和人类整体利益,对于法定传染病,若患者或家属拒绝治疗,医方有权按国家的相关法律规定,对患者实施强制治疗。

医师必须认真、谨慎地处理医师干涉权与病人自主权的关系。就一般情况而言,医生的干涉权不能否定患者的自主权。

六、医疗知情同意的法律属性

全国人大常委会通过的《职业医师法》和国务院颁布的《医疗事故处理条例》有明确的规定,医务人员在诊疗工作中对患者履行知情同意,是职业医师必须履行的一种法定义务,不能违背,不能拒绝执行。

诊疗中的知情同意权是指患者有权了解自己的病情和医务人员所要采取的诊治措施及其预后、风险和费用等信息,并自主对医疗措施决定取舍。医务人员在患者同意的前提下为其提供诊疗服务,使医患关系建立在医疗服务合同的基础上,也使医务人员为患者实施的侵袭性检查治疗行为合法化从而免受刑事责任的追究。患者的知情同意权包括知情权、选择权、同意权与拒绝权。

患者知情同意是医疗行为合法性的基础之一,知情同意书是患者及其家属行使知情同意权的重要形式,也是医疗机构履行告知义务的重要形式。知情同意书(包括手术同意书等)表明患者同意并授权医师进行医疗,起着授权作用。知情同意书不具有免除医师因医疗过错而给患者造成损害后果应承担的民事责任的法律效力。

(何权瀛)

■参考文献

[1]　全国人民代表大会常委会.医师法,1998

[2]　中华人民共和国国务院.医疗事故处理条例,2002

[3]　陈亚新,王大建,冯照祥,等.当代医学伦理学[M].北京:科学出版社,2002;50-59, 101-111

[4]　编辑部.履行知情同意系列的指导意见.医学与哲学临床决策论坛版,2008,29(10):2-12

第12章

呼吸系统症状学及进展

第一节　咳　嗽

一、概　述

咳嗽是一种突然的、暴发式的呼气运动,有助于清除气道内的分泌物或异物,其本质是一种保护性反射。咳嗽分为干咳和有痰的咳嗽(或称湿性咳嗽)。咳痰是借助气管支气管黏膜上皮细胞的纤毛运动、支气管平滑肌的收缩及咳嗽时的用力呼气将气道内的痰液排出的过程。

咳嗽反射的反射弧构成包括以下环节。①神经末梢感受器:引发咳嗽的感觉神经末梢多分布于咽部和第二级支气管之间的气管和支气管黏膜。其他部位如咽部、喉部、肺组织、胸膜甚至外耳道都有咳嗽感受器的分布。分布于上呼吸道的神经末梢对异物敏感,属于机械感受器,而分布在较小气道内的神经末梢对化学物质,尤其是对有毒的化学物质敏感,属于化学感受器。分布在气管支气管树中的神经上皮可以延伸到细支气管和肺泡,但是一般认为肺泡中分布的神经感受器不会引起咳嗽。当肺泡中产生的分泌物到达较小的支气管时才会引起咳嗽。②传入神经:引起咳嗽的刺激通过迷走神经、舌咽神经、三叉神经和膈神经等传入。其中迷走神经传导的刺激来源于咽、气管、支气管和胸膜。舌咽神经传导来自于喉部的刺激。三叉神经则主要是鼻和鼻窦。膈神经传导来自心包和膈的刺激。③咳嗽中枢:位于延脑。④传出神经:舌下神经、膈神经和脊神经。⑤效应器:膈肌和其他呼吸肌。咳嗽的具体过程依次为吸气、声门紧闭、呼气肌快速收缩在肺内产生高压,然后声门突然开放、气体快速从气道中暴发性的呼出,通过这种方式带出气道中的物质。

引起咳嗽的三种常见刺激类型为:物理性、炎症性和心因性。物理性刺激有吸入烟雾、颗粒、气道内新生物或气管支气管外压迫、肺纤维化和肺不张所致的气道扭曲等。炎症性刺激包括气道炎症、气道和肺实质渗出物等。心因性刺激是由中枢神经系统直接兴奋咳嗽中枢后发放冲动形成,无外周感受器传入的具体刺激。

咳嗽是否有效取决于咳嗽反射通路中各个部分的功能是否正常,以及发生咳嗽时的肺内气体量。镇静药或麻醉剂可以削弱咳嗽感受器的敏感性;神经肌肉病变可以损害咳嗽反射的通路以致患者不能有效地咳嗽。气管插管或切开时,由于声门无法闭合,不能在肺内形成足够的高压,也会影响咳嗽的效果。另外,通气功能损害(COPD、胸廓畸形等)、黏膜纤毛运动障碍以及痰液黏稠等都会使患者的气道廓清能力减弱。

剧烈的咳嗽会对患者的日常生活和睡眠造成很大的影响。剧烈而持久的咳嗽可能会造成患者胸壁软组织的损伤,甚至肋骨骨折。剧烈的咳嗽还可引起胸膜腔内压显著增加,某些患者可出现咳嗽性晕厥。

二、常见病因

心、肺疾病是咳嗽最常见的病因,包括:急慢性呼吸系统感染、非感染性呼吸系统疾病、心血管病等。另外,咳嗽的病因还包括药物、理化刺激和焦虑症等。

1. 呼吸系统感染　各种病原微生物或寄生虫等引起的呼吸系统感染均可引起咳嗽。包括急慢性上呼吸道感染、急性气管支气管炎、肺炎、COPD急性加重、支气管扩张、肺脓肿、胸膜炎、肺结核、肺部真菌感染、寄生虫病等。

2.非感染性呼吸系统疾病　哮喘、慢性支气管炎、气道异物、嗜酸性粒细胞性支气管炎（EB）、过敏性鼻炎、支气管肺癌、间质性肺病、肺血管疾病（如肺栓塞）等。

3.其他　肺水肿（心力衰竭、肾衰竭）、结缔组织病、胃食管反流等；药物所致咳嗽（ACEI 类、β受体阻滞药）；心因性咳嗽（焦虑症等）。

三、咳嗽的病因诊断

对咳嗽患者的病史询问具有重要意义，80％的患者可以通过问诊获得较为明确的诊断或为获得明确诊断提供重要的线索。详细的病史采集和体格检查（重点在上呼吸道、肺和心脏）后，再根据可能的病因选择影像学、肺功能等有针对性的检查。

(一)病史采集

1.咳嗽的病程　是了解咳嗽病因的重要因素。根据咳嗽发生的时间可将咳嗽分为：①急性咳嗽：小于 3 周；②亚急性咳嗽：持续时间 3～8 周；③慢性咳嗽：病程超过 8 周。咳嗽的病程不同，引起咳嗽的常见疾病构成也各不相同（X 线胸片正常的咳嗽的常见病因见表 12-1）。急性起病的咳嗽往往提示急性呼吸道感染；持续存在的咳嗽则提示患者有慢性疾病；反复发生的、冬春季加重的咳嗽是慢性支气管炎诊断的重要线索。

表 12-1　X 线胸片正常的咳嗽的常见病因

分类	时间	常见病因
急性咳嗽	＜3 周	普通感冒 急性气管支气管炎 急性鼻窦炎 过敏性鼻炎 慢性支气管炎急性发作 哮喘
亚急性咳嗽	3～8 周	感染后咳嗽（又称感冒后咳嗽） 细菌性鼻窦炎 哮喘
慢性咳嗽	＞8 周	咳嗽变异型哮喘（CVA） 上气道咳嗽综合征（UACS） 嗜酸性粒细胞性支气管炎（EB） 胃食管反流性咳嗽（GERC） 慢性支气管炎 支气管扩张 支气管内膜结核 变应性咳嗽（AC） 心因性咳嗽

2.咳嗽的诱因　接触冷空气、异味或运动时出现咳嗽常见于哮喘、AC。

3.咳嗽本身的特点　发生于上呼吸道和大气道疾病的咳嗽，往往是一种短促的刺激性咳嗽。鼻后滴流引起的咳嗽，常常被描述为清喉的动作，是一种短促而频繁的干咳，或告之有来自后鼻腔的分泌物。发生于较小气道和肺部病变的咳嗽则往往是深在的、非刺激性咳嗽。

4.干咳　干咳常常是急性上、下呼吸道感染最开始的表现。吸入刺激性烟雾或异物也可以引起持续性干咳。临床上持续干咳的常见原因有感染后咳嗽、CVA、UACS、EB、GERC、服用血管紧张素转换酶抑制药（ACEI）类药物、支气管内肿物或肺淤血等疾病。少见的原因包括气管或支气管外的压迫，特别是纵隔肿物或主动脉瘤；慢性肺间质病变，尤其是各种原因所致的肺间质纤维化也常常表现为持续性干咳。胸膜病变是干咳的原因之一。

5.咳痰及痰的性状　脓性痰常常是气管支气管树和肺部感染的可靠标志。急性疾病有咳痰时，痰液性状常常对诊断有提示作用。如，铁锈色痰可见于肺炎球菌肺炎、砖红色胶冻样痰见于肺炎克雷伯杆菌感染、带有臭味的脓性痰常常见于厌氧菌感染，如吸入性肺脓肿。慢性支气管炎缓解期痰液的外观为白色，黏液性，合并急性感染后痰液常常变为黄绿色，剧烈咳嗽有时可以痰中带血。黏液性痰对诊断帮助不大，任何原因所致的长期支气管刺激都可以产生黏液样痰。持续性脓性痰见于支气管扩张和慢性肺脓肿等慢性化脓性肺部疾病，痰液往往较多，留置后可出现分层，上层为泡沫，中层为半透明的黏液，下层为坏死性物质。粉红色泡沫样痰见于急性左心衰竭。大量白色泡沫样痰是细支气管肺泡癌一种少见但有特征性的表现。

6.一天之中咳嗽发生的时间　慢性支气管炎、慢性肺脓肿、空洞性肺结核、支气管扩张等疾病的咳嗽、咳痰经常发生于早晨起床时。由于夜间潴留在支气管树中的分泌物较多，晨起时体位发生改变，分泌物会刺激气管支气管黏膜产生咳嗽和咳痰。肺淤血、CVA 的咳嗽往往在夜间发生，咳嗽常常会使患者醒来。其中肺淤血所致的咳嗽在患者坐起后可明显缓解。在某些特定体位才出现的咳嗽见于带蒂的气道内肿瘤。进食时出现咳嗽提示吞咽机制紊乱（常常由脑血管病变引起）、食管憩室炎或食管支气管瘘。

7.伴随症状的问诊　咳嗽伴发热多见于急性

气管支气管炎、肺部感染、胸膜炎等感染性疾病；部分患者可自觉有哮鸣音，常见于哮喘、气道狭窄（如气道内肿物）。

8.既往病史的询问 有无慢性肺部疾病（包括肺结核）、鼻炎和鼻窦炎、心脏病、高血压、糖尿病、结缔组织病、过敏史；有无呼吸道传染病接触史等。

9.个人史的询问 对咳嗽患者吸烟史的详细询问具有重要意义，长期吸烟史不但有助于慢性支气管炎的诊断，而且对于肺癌的诊断有提示意义。需要特别注意的是，慢性咳嗽患者如果咳嗽的性质发生了改变，要注意肺癌发生的可能，尤其是长期吸烟者。职业病史（刺激性气体、毒物或粉尘接触史）。环境中是否存在过敏原或刺激性物质（宠物、花草、家居装修情况）等。

10.诊疗情况的询问 是否进行血常规、胸片、CT等胸部影像学检查、肺功能（舒张试验或激发试验）、支气管镜、皮肤过敏原试验；ECG、UCG等检查。有无使用抗生素和镇咳药物、平喘药、吸入激素、抗过敏药等，疗效如何。有无使用 ACEI 类药物、β-受体阻滞药等。

（二）体格检查

进行常规体格检查时，除关注心、肺疾病外，需要特别关注的情况有：鼻和鼻窦的检查（注意有无鼻塞、鼻窦压痛等，必要时请耳鼻喉科医师进行专科检查）、咽后壁情况（黏膜鹅卵石样改变是诊断上气道咳嗽综合征的重要线索）、有无杵状指（常见于慢性化脓性肺部疾病，如支气管扩张、肺脓肿等，也见于部分肺间质疾病或支气管肺癌）等。

（三）相关辅助检查

下述诊断措施有助于明确咳嗽的病因，可选择性使用。

1.影像学检查 胸片仍然是最常采用的检查手段，对于明确肺实质、间质病变、胸膜病变等的诊断具有重要的参考价值和除外诊断的意义。对于病因不明的咳嗽，时间超过3周者应考虑胸片的检查。胸部 CT 有助于发现 X 线胸片不能很好显示的隐蔽部位的肺部病变、纵隔病变，高分辨 CT（HRCT）对于支气管扩张和间质性肺病具有重要的诊断价值。鼻窦 CT 对鼻窦炎的诊断非常重要。

2.肺功能检查 常规通气功能检查＋舒张试验对支气管哮喘和 COPD 的诊断具有重要的价值，同时有助于较早发现上气道病变。支气管激发试验阳性对 CVA 具有重要的诊断价值。

3.诱导痰检查 对于慢性咳嗽患者，利用超声雾化吸入高渗盐水的方法进行痰液诱导，并进行其白细胞分类，对诊断 EB 具有重要意义。也可用于支气管结核和支气管肺癌的检查。

4.支气管镜检查 可有效发现气管支气管腔内病变，如肿瘤、异物、黏膜病变等。

5.食管 24h pH 监测 是目前诊断 GERC 最有效的方法。

6.耳鼻喉相关检查 包括鼻咽镜、纤维喉镜等，对明确上呼吸道病变有意义。

7.有关过敏性疾病的检查 对 CVA 和 AC 的诊断有意义，包括外周血嗜酸性粒细胞计数、皮肤过敏原试验（SPT）、IgE 和特异性 IgE 测定等。

8.咳嗽敏感性检查 通过雾化使受试者吸入一定量的刺激物气雾溶胶颗粒而诱发咳嗽，并以咳嗽次数作为咳嗽敏感性的指标。常用辣椒素吸入进行咳嗽激发试验。咳嗽敏感性增高常见于 AC、EB、GERC。

四、引起咳嗽的常见疾病

（一）急性咳嗽

普通感冒即急性鼻炎，是引起急性咳嗽的常见病因。临床表现为鼻塞、流涕、打喷嚏和鼻后滴流等鼻部炎症症状，常常有咽喉部刺激感或不适，可有或无发热。常见病因为病毒感染。

治疗无需使用抗生素，以对症治疗为主。常用治疗药物为含有退热药物、减充血剂、第1代抗组胺药物（H_1受体拮抗药）和镇咳药物等不同成分组成的 OTC 感冒药物。但也有研究显示，对于卡他和打喷嚏等症状，各种类型的抗组胺药物在疗效之间并无显著性差异，而且第1代抗组胺药有镇静的副作用。

（二）亚急性咳嗽

感染后咳嗽是引起亚急性咳嗽的常见病因。患者在发生急性上呼吸道感染后，持续咳嗽超过3周时应考虑感染后咳嗽。感染后咳嗽常呈自限性，持续时间一般不超过8周，多属于亚急性咳嗽。发生机制可能和感染后出现气道高反应性、黏液分泌过多等有关。咳嗽持续8周以上者需要除外 UACS、CVA 和 GERC 等的可能。

患者常常对抗菌治疗无反应，可短期应用 H_1 受体拮抗药及中枢性镇咳药。吸入异丙托溴铵有可能减轻咳嗽症状。少数顽固性咳嗽患者在上述治疗无效时可试用吸入或者口服糖皮质激素（10～20mg/d）治疗，疗程为 3～7d。

需要注意的是部分成人患者也可发生百日咳杆菌感染，主要表现为阵发性干咳，可出现痉挛性咳嗽和喘鸣（阵发性咳嗽后，由于喉痉挛，出现的吸气性高调喉鸣音），以及咳嗽后呕吐等。多数以夜间症状为著。咽拭子培养出百日咳杆菌可确诊，但常常需要较长时间。治疗首选大环内酯类抗生素，疗程2周。但如果咳嗽症状出现1~2周后使用常常不能有效控制症状，治疗的目的更多地在于防止疾病的传播。支气管舒张药、H_1受体拮抗药和吸入糖皮质激素往往无效。可对症使用镇咳药物控制症状。

(三)慢性咳嗽

CVA、UACS、EB、GERC在所有慢性咳嗽的门诊患者中占70%~95%。这些患者容易被误诊为"慢性支气管炎"，有些甚至长期服用抗生素或镇咳药物，需要引起注意。现简介如下。

1.CVA 其本质为哮喘，咳嗽为其主要临床表现，常表现为刺激性干咳。患者可无明显喘息、气促等典型的哮喘症状。但是，其发作特点和诱因与哮喘基本一致，比如容易在夜间出现咳嗽，常常在接触冷空气、刺激性气体或上呼吸道感染后诱发或原有症状加重。一般镇咳药效果欠佳，但支气管舒张药和糖皮质激素治疗常常有效。

因为其本质为哮喘，因此具有气道高反应性。肺通气功能检查常正常，但是支气管激发试验阳性为其重要特征。

其治疗和哮喘相同，主要使用吸入糖皮质激素和支气管舒张药。

2.UACS 曾称为鼻后滴漏综合征（PNDs），在欧美国家是引起慢性咳嗽的首位病因。病因包括一系列上呼吸道炎症：①各种原因所致的鼻炎：感染性鼻炎（如普通感冒、细菌性鼻炎）、过敏性鼻炎（常年性过敏性鼻炎和季节性过敏性鼻炎）、血管运动性鼻炎（药物、理化因素、情绪等所致）、药物性鼻炎（主要包括阿司匹林等NSAIDs）等；②鼻-鼻窦炎：病因包括感染和过敏（主要针对真菌或NSAIDs）。

咳嗽以白天为主，常常在清晨或体位改变时出现，睡后较少咳嗽。除咳嗽外，患者常常有鼻塞、流涕、咽干、异物感、反复清咽喉、咽后壁黏液附着感或滴流感等症状。这些症状虽不具备特异性，但对诊断具有一定的提示作用。查体可见口咽部黏膜呈鹅卵石样改变，或发现咽部有黏液附着。

UACS引起咳嗽的主要机制为分布在上气道内的咳嗽反射传入神经受到了机械刺激。由于部分患者并没有后鼻滴流症状，而且后鼻滴流并不一定是咳嗽的直接原因，因此目前PNDs的名称逐渐被UACS所取代。

UACS的治疗主要是针对引起咳嗽症状的鼻和鼻窦疾病的治疗。根据不同的病因选择不同的治疗措施。

(1)避免过敏原暴露：主要是过敏性鼻炎患者。

(2)改善炎症反应和分泌物的产生：对于非过敏性因素所致者，可首选第1代抗组胺药（代表药物为马来酸氯苯那敏）和减充血剂（常用药物为盐酸伪麻黄碱）。多数患者在治疗后数天至2周内症状改善。针对过敏性鼻炎则可选用无镇静作用的第2代抗组胺药联合鼻腔吸入糖皮质激素（常用药物丙酸倍氯米松，每鼻孔50μg/次，1~2/d，或相当剂量的其他吸入激素）。

(3)控制感染：细菌性鼻窦炎需应用抗菌药物。急性细菌性鼻窦炎的常见病原为肺炎球菌和流感嗜血杆菌，因此可选用β内酰胺类、新型大环内酯类、氟喹诺酮等药物。阿莫西林（或加酶抑制药）可作为首选治疗药物。注意根据细菌的耐药性选择治疗药物。对于抗感染治疗效果欠佳或分泌物较多者，可同时使用鼻腔吸入糖皮质激素、抗组胺药及减充血剂减轻炎症。慢性细菌性鼻窦炎以厌氧菌、链球菌等为主要病因，可有生物被膜形成。治疗仍然以β内酰胺类为主，可采用大环内酯类抗生素抑制生物被膜的产生，对减少复发有一定的效果。抗生素一般用至症状消失后数天至1周。

治疗效果欠佳时选择鼻腔冲洗、引流或手术治疗。

(4)纠正鼻腔解剖学异常：处理鼻中隔、鼻息肉、鼻甲等问题。

3.EB EB是以气道嗜酸性粒细胞浸润为特征的支气管炎，是慢性咳嗽的重要原因。和哮喘不同，EB缺乏气道高反应性。其主要临床表现为慢性刺激性干咳，且常常为唯一临床症状。咳嗽白天或夜间均可出现，部分患者对油烟、灰尘、刺激性气味或冷空气敏感，可诱发咳嗽症状。体格检查常常无异常发现。肺通气功能及呼气峰流速变异率（PEFR）正常。支气管激发试验阴性。

EB的临床表现缺乏特异性，诊断主要依靠诱导痰的细胞学检查。诱导痰细胞学检查示嗜酸性粒细胞占白细胞比例≥3%，结合上述临床症状和肺功能检查，在除外其他嗜酸性粒细胞增多性疾病后,可诊断为 EB。

EB 对糖皮质激素治疗反应良好,治疗后咳嗽常常明显减轻或消失。常用丙酸倍氯米松(250～500μg/次,2/d)或等效剂量的其他吸入糖皮质激素。连续使用 4 周以上。初始治疗时可联合应用泼尼松口服,每天 10～20mg,使用 3～7d。支气管舒张药治疗无效。

4.GERC 胃食管反流病(GERD)是引起慢性咳嗽的重要原因之一。患者多表现为白天、直立位时出现的咳嗽,少部分患者可以有夜间咳嗽。少数患者有 GERD 的典型表现,如胸骨后烧灼感、反酸、嗳气、胸闷等。部分患者可因为存在微量误吸,出现咽喉部症状。大部分患者咳嗽症状为唯一表现。其发生机制并未完全明了,可能包括:刺激上呼吸道咳嗽反射的传入神经、反流物吸入下呼吸道以及刺激食管-支气管咳嗽反射等。最后一种机制可能是最重要的原因,即反流至远端食管时就可以引起咳嗽。应当注意的是,GERC 的反流并非都是酸反流,少数患者也存在碱反流的情况。

对于慢性咳嗽患者,在除外 CVA、EB、UCAS 后应考虑 GERC 的可能。尤其是患者存在反流症状,或和进食有关的咳嗽时,更应注意其可能。通过 24h 食管 pH 监测可明确 GERD 的诊断,并可能发现反流和咳嗽的相关性。其他检查如胃镜、上消化道造影等对诊断的价值有限。

对于诊断明确的患者,首先应规范地治疗GERD,措施如下。

(1)调整生活方式:减重、少食多餐、避免过饱和睡前进食,避免加重反流的食物、饮料和行为,如酸性食物、油腻食物、咖啡、吸烟等。夜间休息时应采取高枕卧位。

(2)制酸药:首选质子泵抑制药,或选用 H_2 受体拮抗药。

(3)促胃动力药:如多潘立酮。

(4)治疗胃十二指肠的基础疾病:如慢性胃炎、消化性溃疡等。

内科治疗 2～4 周后才能出现明显的疗效,总疗程常常需要 3 个月以上。少数内科治疗失败的严重反流患者,可考虑抗反流手术治疗。

5.AC AC 是慢性咳嗽的病因之一。患者表现为阵发性刺激性咳嗽,多为干咳,常有咽喉发痒。刺激性气体、冷空气或讲话等可诱发症状。多数患者有特异质,可表现为皮肤过敏原皮试阳性、外周血 IgE 增高等。肺功能正常、支气管激发试验阴性

可和支气管哮喘鉴别,诱导痰嗜酸性粒细胞比例无增加可和 EB 鉴别,患者亦不具备过敏性鼻炎的典型症状。

治疗可选用抗组胺药物和(或)糖皮质激素。

AC 目前还不能确定为一种独立的疾病,它和其他疾病之间的关系有待进一步的观察和研究。

6.血管紧张素转换酶抑制药(ACEI)诱发的咳嗽 咳嗽是 ACEI 类药物的常见不良反应,发生率为 10%～30%。主要症状为刺激性干咳,多有咽干、咽痒、胸闷等,症状以夜间为重,平卧后可加重。其主要机制为 ACEI 类药物抑制缓激肽及其他肽类物质的分解,这些炎症介质可刺激肺内 J 受体,引起干咳。同时,ACEI 可引起气道反应性增高。停用 ACEI 后咳嗽症状缓解可确诊。通常在停药1～4 周后咳嗽明显减轻或消失。对于 ACEI 类药物引起咳嗽的患者,可使用血管紧张素 II 受体拮抗药(ARB)替代 ACEIs。

7.心因性咳嗽 又称习惯性咳嗽,常常与焦虑、抑郁等有关。儿童更为多见。典型表现为日间咳嗽,可表现为高调咳嗽,当注意力转移时咳嗽症状可消失,夜间休息时无咳嗽。

心因性咳嗽的诊断需要排除其他器质性疾病所致的咳嗽。成年患者在治疗时以心理咨询或精神干预为主,可适当辅助性应用抗焦虑药物。

五、慢性咳嗽的诊断程序

对慢性咳嗽的患者进行诊断时应重视下述问题:

1.注意询问咳嗽发生的时相、特点、伴随症状和诱发因素。

2.病史的采集,除了解下呼吸道疾病(如急慢性支气管炎)的相关症状外,还应特别关注:上呼吸道疾病(耳鼻咽喉)症状和病史、消化系统疾病(尤其是胃食管反流性疾病)、个人和家族过敏性疾病史、药物治疗史(包括 ACEI 类等药物的使用、对抗生素、支气管舒张药等药物的治疗反应)。

3.根据上述情况选择相关的检查。首先进行 X 线检查以明确有无明显的肺、心脏和胸膜病变等。如果胸片有阳性发现,可根据具体情况选择进一步的检查和治疗。如胸片基本正常,可参考图12-1 的慢性咳嗽诊断流程[引自中华医学会呼吸分会制定的咳嗽的诊断与治疗指南(草案)],逐步明确咳嗽的病因。

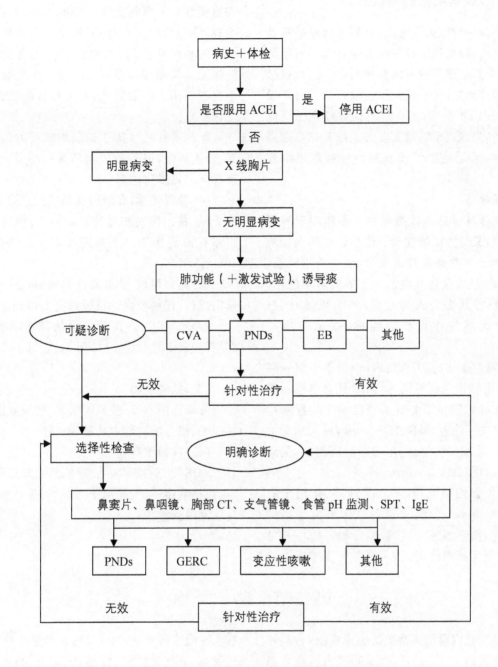

图 12-1　慢性咳嗽的诊断流程

4. 对于临床症状较为典型的慢性咳嗽患者,可根据疾病的临床特征进行初步的判断,并同时进行试验性治疗。

5. 对于临床症状不典型的患者可按照先常见后少见、先易后难、先无创后有创的检查顺序进行。如可先后进行肺功能(包括支气管激发试验)、诱导痰、耳鼻喉科的鼻咽镜检查、鼻窦 CT、特异质的相关检查(外周血嗜酸性粒细胞、IgE、SPT)、24h 食管 pH 值监测等。

6. 对于慢性咳嗽常规检查仍不能明确病因的患者,应进行 HRCT、支气管镜和心脏的相关检查,以明确有无不典型的气道病变(如支气管内膜结核、支气管扩张)、慢性充血性心力衰竭等。

六、常用咳嗽治疗药物

咳嗽作为一种防御性反射,有利于清除呼吸道分泌物和异物,因此程度较轻时无须处理。对于分泌物较多,尤其是感染后痰液黏稠的患者应以抗感染和化痰治疗为主,应避免使用镇咳药物。对于慢性咳嗽,在病因不明确时,一般不建议使用强镇咳药物。但是,当剧烈干咳对患者的工作和休息造成严重影响时,可适当给予镇咳药物控制患者的症状。

(一)镇咳药

1.中枢性镇咳药　该类药物主要作用于延脑的咳嗽中枢,又分为依赖性和非依赖性镇咳药。前者包括吗啡类生物碱及其衍生物,镇咳作用明显,但也具有成瘾性,仅在其他治疗无效时短期使用。非依赖性镇咳药多为人工合成,如喷托维林、右美沙芬等,无镇痛作用和成瘾性,临床应用广泛。

(1)依赖性镇咳药:①可待因:作用于中枢 μ 阿片肽受体,止咳作用强而迅速,同时具有镇痛和镇静作用。在有效剂量下具有成瘾性和呼吸抑制作用。口服或皮下注射,每次 15~30mg,每天用量为 30~90mg。②福尔咳定:作用与可待因相似,但成瘾性较弱。口服每次 5~10mg。

(2)非依赖性镇咳药:①右美沙芬:作用于中枢和外周的 sigma 受体,是目前临床上应用最广泛的镇咳药,用于多种 OTC 镇咳药物。作用与可待因相似,但无镇痛作用,偶可引起轻度嗜睡。治疗剂量下对呼吸中枢无抑制作用、不产生依赖性和耐受性。口服每次 15~30mg,3~4/d。②喷托维林:作用强度为可待因的 1/3,有轻度的阿托品样作用和局麻作用,大剂量时还具有抗惊厥和解痉作用。口服每次 25mg,3/d。青光眼及心功能不全者慎用。③右啡烷:右美沙芬的代谢产物,耐受性良好。

2.外周性镇咳药　抑制咳嗽反射弧中的感受器、传入神经,以及效应器的某一环节。包括局部麻醉药和黏膜防护剂。

(1)苯丙哌林:非麻醉性镇咳药,作用为可待因的 2~4 倍。抑制咳嗽冲动的传入,同时对咳嗽中枢亦有抑制作用。不抑制呼吸。口服每次 20~40mg,3/d。

(2)莫吉司坦:非麻醉性镇咳药,是一种乙酰胆碱拮抗药,作用较强。口服每次 100mg,3/d。

(3)那可丁:为阿片所含的异喹啉类生物碱,作用与可待因相当。口服每次 15~30mg,3~4/d。

(二)祛痰药物

可以选用 N-乙酰半胱氨酸、盐酸氨溴索、愈创甘油醚、桃金娘油和中药祛痰药等。

(三)抗组胺药物

常用的 H_1 受体拮抗药包括氯苯那敏、氯雷他定、西替利嗪等,主要用于 UACS、普通感冒和感染后咳嗽的治疗。

(李海潮)

第二节　咯　　血

咯血是呼吸内科临床常见的临床症状,占到呼吸内科门诊量的 7%~15%,也是呼吸内科经常遇到的急症之一。所谓咯血是指喉以下呼吸道任何部位的出血,经喉头、口腔而咳出。据统计,咯血 5% 来自肺动脉系统出血,由于肺循环压力低,多数出血量不大。另外 95% 则来源于支气管动脉,由于支气管动脉属于体循环,其血管腔内压力高,因此常常出血量较大。

一、咯血的病因学

引起咯血的病因众多。据统计有超过 100 种以上的疾病可以引起咯血,包括很多系统疾病,例如呼吸系统、心血管系统、血液系统等众多系统疾病。呼吸系统疾病中引起咯血的常见病主要有支气管炎、支气管扩张、肺结核、肺炎、肺癌、肺脓肿、矽肺等。比较少见的疾病包括肺吸虫病、肺包虫病、肺阿米巴病等;心血管疾病中引起咯血的常见病包括风湿性心脏病、高血压心脏病、动静脉畸形、肺动脉高压、主动脉瘤等;血液系统疾病中引起咯血的常见病有:血小板减少、白血病、再生障碍性贫血等。另外某些药物可引起咯血,例如阿司匹林、青霉胺、华法林、肝素、溶栓药物等。其他少见的原因有:氧中毒、胸部外伤以及妇女替代性月经等。根据其发生的原因及特点将咯血加以分类(表12-2),以帮助理清临床上诊断和鉴别诊断思路。

表 12-2　大咯血的原因

感染性因素
- 分支杆菌感染（主要为结核杆菌感染）
- 真菌感染
- 肺脓肿
- 坏死性肺炎（克雷伯杆菌、葡萄球菌、军团菌感染）
- 寄生虫感染（肺包虫、肺吸虫病）

医源性因素
- Swan-Ganz 导管
- 支气管镜检查
- 透支气管壁活检
- 经支气管壁针吸活检

创伤性因素
- 肺部顿挫/贯通伤
- 吸引性溃疡
- 气管支气管动脉瘘

肿瘤性因素
- 支气管肺癌
- 支气管腺瘤
- 支气管、肺转移瘤
- 肉瘤

儿童咯血
- 支气管腺瘤
- 异物吸入
- 血管畸形

血管疾病
- 肺梗死、栓塞
- 二尖瓣狭窄
- 动脉血管瘘
- 动静脉畸形
- 支气管毛细血管扩张症
- 左心衰竭

凝血障碍
- 血管性血友病
- 血友病
- 抗凝药治疗
- 血小板减少性紫癜
- 血小板功能障碍
- 弥散性血管内凝血

血管炎
- 白塞病
- 韦格纳肉芽肿病

肺疾病
- 支气管扩张症
- 慢性支气管炎
- 肺气肿性大疱

其他
- 淋巴管平滑肌瘤病
- 子宫内膜异位症
- 尘肺
- 支气管结石
- 子宫内膜异位症
- 特发性

感染为咯血的最常见原因，占全部咯血原因的

60%～70%。其机制是由于感染引起炎症反应，导致黏膜充血水肿，血管扩张，继而破裂造成出血。根据美国统计资料，感染性支气管炎占咯血原因的26%，肺炎占10%，结核占8%。而在发展中国家则以结核为咯血的最常见原因，例如南非咯血的原因中，由结核引起的可高达73%。侵袭性感染为导致咯血最常见的感染因素，除结核外，主要为细菌，例如金黄色葡萄球菌、肺炎克雷伯杆菌等细菌的感染，侵袭性真菌感染也比较常见。与其他感染相比，肺鼠疫更容易出现咯血。病毒感染，例如流感病毒、SARS、高致病性禽流感也可出现咯血。HIV感染者出现咯血的最常见原因也是肺炎，但部分可因 Kaposi 肉瘤等并发症而出现咯血。

原发肺部肿瘤可占到咯血患者的23%，其中支气管源性肿瘤占到50%。良性或恶性肿瘤的出血可继发于浅表黏膜的受累、糜烂或血管过于丰富造成血管破裂。转移瘤很易引起咯血。肿瘤可引起继发感染，也可导致咯血。

二、咯血的病理生理

气管支气管树黏膜的急慢性炎症反应可导致血管扩张、黏膜剥脱、萎缩及糜烂甚至溃疡，常常可导致局部出血。由于气管、支气管血管丰富而且脆弱，轻微的创伤即可引起出血，例如支气管检查中进行的负压吸引。

肺组织的坏死也是引发咯血的常见机制。肺栓塞、各种病原引起的肺炎、肺血管炎均可导致肺组织缺血坏死。

肺静脉回流受阻可以导致肺静脉及肺泡毛细血管压力升高，严重时可以导致毛细血管通透性增加甚至破裂，从而导致咯血。这种机制主要见于左心功能不全及二尖瓣狭窄所致的咯血。

肺结核是引起咯血的常见原因。活动期结核出血主要由于局部组织坏死。严重者可以形成空洞，而空洞壁的动脉血管扩张可以形成梨形的 Rasmussen 动脉瘤，可引起致死性咯血。尸体解剖表明，这种动脉瘤的发生在肺结核咯血死亡的病例中不到10%。更为常见的是支气管循环血管的增生、扩张及扭曲，也可见到支气管动脉与肺动脉的短路。这些异常在支气管扩张、囊性纤维化和肺脓肿也是非常多见的。然而更多的咯血发生在结核痊愈后数年，主要由于局部形成支气管结石、继发于瘢痕组织的肿瘤以及结核继发的支气管扩张。

支气管肺癌血供丰富，但选择性支气管动脉造

影显示仅约不到4%存在血管异常,因此很少会出现大血管破裂。此类患者主要由于肿瘤浸润黏膜或肿瘤组织坏死所致,因而多数为少量出血,罕有大咯血发生。

三、咯血的诊断与评价

咯血的诊断有时相当困难,而病史、体格检查对病因诊断是不可或缺的,因此诊断的第一步是进行详细的病史询问和体格检查。通过这些可以比较明确地确定咯血的量和出血速度,从而为下一步的检查、治疗提供依据。关于非大咯血的诊断流程见图12-2。对于大咯血患者的处理应以积极挽救生命为主要目的,同时应尽可能进行相应的检查,其处理流程有别于非大咯血的诊断流程(图12-3)。

(一)咯血量的判定

咯血诊断最重要是确定咯血的速度,但是临床上对咯血准确定量比较困难。可以将痰液收集在标有刻度的容器内进行估测。速度不快,量不大,则会有充分的时间对病因、出血部位做出评价,进而进行相应的治疗。如果为快速而大量出血,则在进行必要检查的同时应积极进行治疗,例如维持气道的通畅,输血,进行侵袭性治疗。咯血量速度的界定一般根据24h内咯血量,可以将咯血分为:小量咯血,即指每24h咯血少于100ml;中等量咯血,指每24h咯血100~500ml;大咯血,通常指在24h超过500ml或一次咯血量在100ml以上。当然,这种分类是人为定义的,目前存在着不同的分类方法。

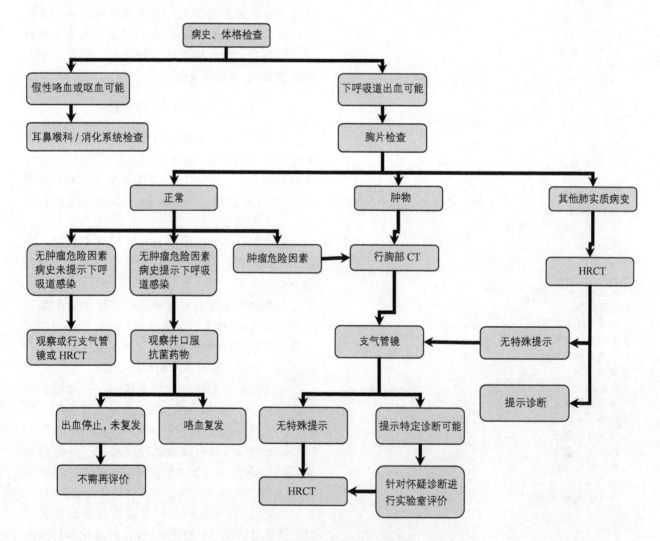

图12-2 非大咯血的临床诊断流程

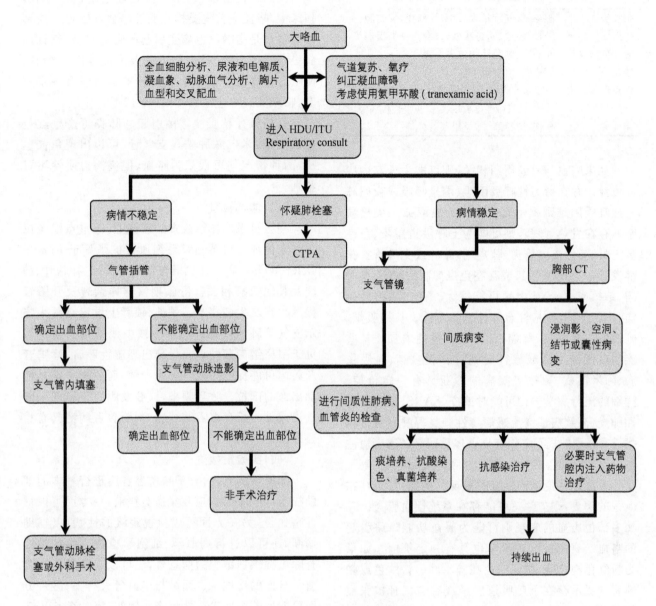

图 12-3　大咯血的临床处理流程

(二)病史

　　详细地询问病史可以为判断出血的部位和原因提供重要线索,因此一定要认真询问患者的现病史、既往史、个人史等信息(表 12-3 和表 12-4)、年龄、营养状态、合并存在的疾病或某些特异性表现,这些将有助于诊断和鉴别诊断。出现咯血时的年龄对判断原因有一定帮助。一般支气管扩张和二尖瓣狭窄咯血首次发生的年龄多在 40 岁以前,而支气管肺癌发生咯血的年龄多在 40 岁以后。咯血与其他呼吸道症状的关系具有一定的诊断价值。例如,单纯咯血很少是支气管肺癌的首发症状,支气管肺癌通常多有咳嗽性质改变、疲劳等症状。另

外,如果肿瘤发生于大的支气管,则可能较早出现咯血,而外周性肿瘤咯血则出现较晚。

表 12-3　咯血询问病史时的注意事项

年龄
发病特点:发病的急缓,是否反复发作
咯血发生的时间及与其他症状的关系
是否伴随胸痛
心肺疾病的历史
吸烟史
痰液的性状
上呼吸道及消化道症状

表 12-4 具有鉴别诊断价值的病史信息

脓性痰	感染:支气管扩张、细菌性肺炎、肺脓肿
咯血无脓性痰	结核、肿瘤、病毒感染、自身免疫性疾病等
粉红色泡沫痰	左心衰、弥漫性肺泡出血等
伴发热	感染性、血管炎等
伴多部位出血	血液系统疾病、抗凝或溶栓药物、钩端螺旋体病、流行性出血热、自身免疫性疾病等
伴胸痛	外伤、肺栓塞、肺炎累及胸膜等

如果咯血与月经周期相关,则可能为子宫内膜异位症。存在劳力性呼吸困难、端坐呼吸或夜间阵发性呼吸困难则提示充血性心力衰竭或二尖瓣狭窄。存在发热、咳痰,则可能为上呼吸道感染、急性鼻窦炎、急性支气管炎、肺炎、肺脓肿或支气管扩张继发感染。HIV 感染或存在免疫抑制的状态,则肿瘤、结核或 Kaposi 肉瘤可能性大。存在胸膜性胸痛、小腿压痛,则应注意肺栓塞的可能。长期吸烟,则慢性支气管炎、肺癌、肺炎的可能性增加。某些疾病疫区的生活或旅行史则对肺吸虫病、血吸虫病、阿米巴病、鼠疫等疾病的诊断具有一定价值。详细的流行病学史则可能对鼠疫、SARS、流感病毒性肺炎、高致病性禽流感病毒性肺炎等呼吸道传染病具有强烈的提示。伴有显著体重减轻的患者应注意肺癌、肺结核、支气管扩张、肺脓肿及 HIV 感染。

应注意其他系统受累的表现。例如,如果存在血尿的病史,则应注意可能存在系统性血管炎。存在多部位出血的表现则可能为凝血功能障碍引起的咯血。痰的性状对诊断也具有一定价值。如果为粉红色泡沫痰,则说明存在肺水肿。铁锈色或脓性痰常提示存在下呼吸道感染或有支气管扩张症的基础。

当然,咯血诊断的第一步是确定咯血的存在。临床上,咯血应首先要排除假性咯血和呕血。所谓假性咯血是指喉以上病变引起的咯血,应仔细询问病史,了解"血痰"排出的方式及相应伴随的症状。而呕血和咯血在临床上鉴别起来有时还有一定难度,临床实践中应注意鉴别(表 12-5)。

另外患有黏质沙雷菌引起的肺炎可产生红色色素痰,阿米巴脓肿破入支气管,可以出现鱼酱色痰,两种情况均可误认为咯血,但痰潜血阴性可资鉴别。

(三)体格检查

在全身系统体格检查的基础上,应重点注意以下临床体征。口唇黏膜毛细血管扩张见于 Rendu-Osler-Weber 病。杵状指与支气管扩张、肺脓肿、肺癌及其他疾病相关。舒张期雷鸣样杂音及开瓣音提示存在二尖瓣狭窄。颈部、锁骨上淋巴结肿大提示支气管肺癌可能。鼻中隔或中线结构的溃疡可见于韦格纳肉芽肿病。局部出现湿性啰音、哮鸣音及鼾声可能提示为血块吸入导致,而并不一定是活动出血的部位。呼吸频率、口唇发绀对于客观判断气道或肺内积存血液的情况,判断患者病情具有重要意义。

(四)实验室检查

如果情况允许,对于咯血患者应进行基本的辅助检查(表 12-6)。应收集所有痰液,一方面可以估计咯血量,另一方面可以检视痰液的性状,以辅助诊断,还可以进行病原学、细胞学检查。血常规检查除可提供白细胞的信息外,还可以观察是否有贫血。贫血的出现一方面可与出血量大有关,另一方面可能反映某些系统性疾病。例如,肺血管炎引起

表 12-5 咯血与呕血的鉴别

	咯血	呕血
病史		
	无恶心及呕吐	存在恶心及呕吐
	肺病史	胃病或肝病史
	可出现窒息	窒息少见
痰检查		
	多泡沫	泡沫少
	液状或有血块	咖啡样
	鲜红或粉红	棕色至黑色
实验室检查		
	痰液为碱性	痰液为酸性
	混合有巨噬细胞和中性粒细胞	混合食物残渣

表 12-6　咯血需要进行的基本辅助检查

外周血全细胞计数、分类计数、血小板计数
凝血酶原时间、部分凝血活酶时间、国际标准化比值
尿常规
痰普通细菌、抗酸杆菌、真菌涂片及培养
痰细胞学检查
结核菌素纯蛋白衍化物试验(球孢子菌、组织胞浆菌皮肤试验、血清学试验)
血气分析
X 线胸片

的弥漫性肺泡出血,常可出现显著的贫血,而且贫血与肺部阴影及缺氧情况密切关联,这为其重要特征。血小板及凝血象的检查常可揭示患者是否存在血液系统疾病。

(五)胸部影像学检查

胸片为咯血患者的常规检查。通常胸片可以提示咯血的原因,例如发现左房增大、Kerley B 线提示二尖瓣狭窄。空洞中出现可移动的团块,或更为典型的表现新月征,则提示曲菌球的可能。中央团块而远端肺组织含气量减少,甚至肺不张,则常常提示支气管肺癌可能。有一点必须强调,胸片上出现异常的部位有时并非是出血部位。如果胸片未见明显异常,则应常规进行胸部 CT 检查。CT 为咯血诊断的非常有用的工具,胸部高分辨 CT 有助于支气管扩张、弥漫性肺病的诊断。

(六)支气管镜检查

支气管镜常常是确定咯血原因必不可少的检查,除此之外还能够帮助定位。轻、中度咯血患者,可行支气管镜检查。如果原因明确,则支气管检查并非必需。大咯血患者应进行支气管镜检查以确定出血部位,确定病因则并不是主要的。如需要急诊手术,则此检查更为必要。

一般下列情况需要进行可弯曲支气管镜检查:

1. 怀疑有局部病变者;

2. 对于胸片正常或非局限性异常为除外支气管内病变者,应尽可能早做以提高诊断阳性率;

3. 有肺癌可能或为高危险因素者,例如男性、年龄超过 40 岁、有吸烟史;

4. 咯血超过 1 周或每次咯血超过 30ml 者,应尽快明确诊断;

5. 大咯血准备进行气道内介入治疗或外科手术治疗者,需要准备好抢救措施,在严密监护下进行可弯曲支气管镜检查,以明确出血部位或病因指导下一步手术方案的制订。

是否在活动出血时进行支气管镜检查曾有争议,有学者担心支气管镜检查会加重活动出血。但目前的共识是在活动出血时进行支气管镜检查是安全的,并且诊断价值很高。活动出血时,有更高的概率来判断出血部位,从而进行进一步诊断采样。而没有活动出血时,仅约 50% 患者能够确定出血部位。

对于非大咯血的患者,应使用可弯曲支气管镜检查。由于可以观察到段乃至亚段水平的病变,因此可以显著提高诊断阳性率。而对于大咯血者,则主张使用硬质支气管镜。由于硬质支气管镜有较大的腔道,可以及时吸除血块,一方面可以保持气道通畅,保证患者安全;另一方面,则可使视野更清楚,以利于诊断。必要时,还可进行机械通气或进行局部止血治疗。可以将硬质气管镜与可弯曲镜结合使用。

(七)支气管肺血管造影

大咯血经初步保守治疗咯血无好转者,或出血危及生命的大咯血应行血管造影。由于大咯血多由支气管动脉引起,因此首选支气管动脉造影。对于肺循环异常,例如肺动静脉瘘、医源性肺动脉破裂或肺动脉栓塞引起的咯血则应进行肺动脉造影。

四、咯血的治疗

1. **一般治疗**　对于咯血的患者应卧床休息,保持安静,避免过度紧张,必要时适当镇静。咳嗽对止血存在影响,因此应适当镇咳治疗。如果能够确定为何侧出血,则应向患侧卧位。对于病因明确的咯血,则应针对病因进行治疗。例如肺血管炎引起的弥漫性肺泡出血,则应进行血浆置换和肾上腺皮质激素冲击治疗。而感染因素引起的咯血则应积极控制感染。

2. **大咯血的紧急处理**　如果出血非常严重,出现了明显的呼吸衰竭,此时应紧急进行气管插管。通过气管插管吸出积血以挽救患者生命。建立人工气道后便于进行可弯曲气管镜检查。如果判断出血的部位,则可视情况插入双腔气管插管,将出血侧和健侧主支气管隔离,至少保证一侧肺功能。清理呼吸道后如患者呼吸衰竭仍不缓解,则应及时进行机械通气治疗。

3. **药物治疗**　静脉滴注垂体后叶素或血管升压素可使动脉收缩,从而达到止血目的。但其可以引起全身血管的收缩,并可引起子宫收缩,因此在存在冠心病或高血压者应慎用,妊娠者则禁止使用。国内主要使用垂体后叶素,为脑垂体后叶的水溶性成分,内含催产素与加压素,是大咯血的常用急救药物。大咯血时给予垂体后叶素 5～10U,用 5%葡萄糖液 20～40ml 稀释后缓慢静脉注射(10～15min),必要时 6h 后重复注射。每次最大剂量不能超过 20U。在给予负荷剂量后,可以 10～20U 加入 5%葡萄糖溶液中以 0.1～0.2U/min 静脉滴注维持。也可选择其他血管升压素类药物。注意这类药物使用后,有可能减少出血,从而在进行支气管动脉造影时无法清晰显示出血部位,为后续的诊断、治疗造成困难。

酚妥拉明为 α-肾上腺素能阻滞药,对于大咯血患者可给予 10～20mg 加入 5%葡萄糖或 5%葡萄糖盐水 500ml,静脉缓慢滴注。其止血机制推测为通过直接扩张血管,使肺血管阻力降低,肺动静脉压降低,从而减轻出血。由于其为血管扩张药,对于存在高血压、冠心病患者更为适用。其他扩张血管药物例如压宁定、硝酸酯类也可能具有一定效果。

普鲁卡因也具有一定扩血管作用,在其他治疗效果不佳时也可试用。具体用法为:0.5%普鲁卡因 10ml(50mg),用 25%葡萄糖液 40ml 稀释后缓慢静脉注射,1～2/d。或取 150～300mg 溶于 5%葡萄糖液 500ml,持续静脉滴注。用药量不能过大,速度不宜过快,否则可引起颜面潮红、谵妄、兴奋、惊厥,对出现惊厥者可用异戊巴比妥或苯巴比妥钠解救。用药前须行皮试,有本药过敏史者禁用。

浸润性肺结核、肺炎所致的咯血经上述治疗效果不佳时,可考虑应用肾上腺糖皮质激素,以抑制炎症反应、稳定细胞膜、降低体内肝素水平。可口服泼尼松 30mg/d,或静脉注射氢化可的松 100～300mg/d,见效后减量,使用时间不宜超过 2 周。

其他促进凝血的药物例如氨甲环酸(tranexamic acid)、卡巴克洛(安络血)、酚磺乙胺、5-氨基己酸、巴曲酶、维生素 K、云南白药均可试用。对于肝素抗凝治疗引起的咯血或存在凝血功能障碍或肝功能不全者可用鱼精蛋白 50～100mg 加入 25%葡萄糖注射液 40ml 缓慢静脉注射,2/d,不能超过 3d。

4.支气管镜治疗　为控制出血,可在行支气管镜检查时局部给予止血药物。通常使用 1∶20 000 的肾上腺素,还可试用凝血酶溶液。但这些治疗对

大咯血的确切疗效尚不肯定,缺乏可靠循证医学的证据。

对于大咯血患者,可通过放入球囊导管至出血的支气管,充气阻塞出血的支气管,以防止血液吸入其他大气道,保证其畅通,维持通气、气体交换,防止发生呼吸衰竭甚至窒息。球囊的直径可视出血支气管的大小而灵活选择。近来有人设计了一种双腔止血球囊,通过气管镜活检腔道放置,可同时注入止血药物。留置后可将气管镜撤出,以方便球囊留置及此后再进入内镜观察出血情况。球囊阻塞治疗仅是临时性的治疗措施,长时间压迫可能会使支气管黏膜坏死,因此一般留置不超过 24h。

在支气管镜下还可通过电烧蚀、冷冻、激光等技术,对出血的病变进行直接的处理,从而达到止血的目的。对于出血部位位于支气管远端,支气管镜不能看到出血确切部位者,不宜使用电烧蚀或激光治疗,这可能会造成支气管的穿孔。这种情况下可使用镜体或球囊直接阻塞出血的支气管,达到止血目的。

5.支气管动脉栓塞治疗　随着技术的逐渐成熟,应用支气管动脉栓塞治疗支气管大出血越来越普遍。通过选择性支气管动脉造影首先确定出血的血管。某些表现常提示为出血的部位,例如造影剂从血管壁溢出或见到管径增粗或动脉瘤样扩张的扭曲血管。通过向出血部位的供应血管局部注入聚乙烯醇泡沫、异丁基-2-氰基丙烯酸盐、Giant-urco steel coils 或可吸收的明胶海绵等颗粒来进行栓塞止血。这种治疗方法控制大咯血的成功率在 64%～100%。但是 16%～46%的患者会复发,但一般不会再出现大咯血。支气管动脉栓塞的失败率可达 13%,主要是由于来自膈动脉、肋间动脉、内乳动脉或锁骨下动脉的吻合支的出血。支气管肺动脉栓塞的并发症主要包括血管穿孔、内膜撕裂、胸痛、发热、全身其他部位栓塞及神经系统并发症,另外栓塞本身也可引起咯血。如果发现脊髓前动脉自支气管动脉发出,则不能进行栓塞治疗,因可能导致脊髓梗死而致截瘫。应用同轴微导管系统可以减少这一并发症的出现。

6.外科手术治疗　对于局部病变引起的出血可考虑外科手术治疗。报道的手术死亡率为 1%～50%不等。对于呼吸功能储备不足或无法切除的肺癌,则不适合于外科手术治疗。一般仅在支气管动脉栓塞治疗不能进行或可能无效时才考虑外科手术切除,但主动脉瘤破裂、动静脉畸形、包虫病、

医源性肺动脉破裂、胸部外伤、支气管肺腺癌、其他治疗无效的足分枝菌病引起的危及生命的大咯血仍然以手术治疗为主。

7.其他治疗　经各种治疗,咯血仍不能控制者,外科手术禁忌或无法进行,可考虑进行肺萎陷

疗法。若出血部位明确,可采用人工气胸法,若出血部位未明或出血来自下肺者,可用人工气腹疗法。膈肌及胸膜粘连、严重心肺功能不全则不宜采用萎陷疗法。

(王广发)

第三节　呼吸困难

【定义】

呼吸困难是一种觉得空气不足、呼吸费力和胸部窒息的主观感觉,或者患者主观感觉需要增加呼吸活动即为呼吸困难。由于呼吸困难只是一种主观感觉,在出现呼吸急促、端坐呼吸、鼻翼扇动、辅助呼吸肌参与、发绀或间歇性呼吸等体征前,检查者不一定能发现,或者需要通过一些检查进行鉴别和证实。

【分级】

呼吸困难严重度的评价,可分为四级:

Ⅰ级:在生理活动下无呼吸困难;

Ⅱ级:在重体力活动如上楼时出现呼吸困难;

Ⅲ级:在轻体力活动下如平地步行出现呼吸困难;

Ⅳ级:静息时即有呼吸困难。

【病因和机制】

可分为肺外因素、呼吸系统和心血管系统疾病引起的呼吸困难,以后两者更为常见。

1.肺外因素引起的呼吸困难　包括缺氧、机体氧耗量增加、贫血、中毒、药物作用、神经精神性因素等,较为常见的有:

(1)氧耗量增加:机体氧耗量增加,如较强的体力活动、发热、甲亢等。

(2)急性和慢性贫血:贫血和大量失血、休克可引起红细胞携氧减少,导致血氧含量下降,组织供氧不足,刺激呼吸中枢引起呼吸困难。

(3)中毒性呼吸困难:包括各种原因引起的酸中毒和药物及化学物质中毒。酸中毒主要是通过刺激颈动脉窦和主动脉体化学感受器作用或直接作用于呼吸中枢,引起深大呼吸,增加肺泡通气,比如糖尿病酮症酸中毒时的 Kussmaul 呼吸。一些化学毒物可以作用于血红蛋白,使其失去携带氧的能力,造成组织缺氧,引起呼吸困难,比如一氧化碳中毒时形成的碳氧血红蛋白,亚硝酸盐和苯胺中毒时形成的高铁血红蛋白等。氰化物中毒时,氰离子可以与细胞色素氧化酶中的三价铁结合,抑制细胞呼

吸功能,导致组织缺氧引起呼吸困难。吗啡类药物、巴比妥类等镇静安眠药物中毒时,可以直接抑制呼吸中枢,使呼吸浅而慢,肺泡通气量减少,造成缺氧和二氧化碳潴留。

(4)神经精神性呼吸困难:包括颅脑器质性疾病和精神或心理疾病引起的呼吸困难。各种颅脑疾病,如脑血管病、颅脑外伤、脑炎、脑膜炎、脑脓肿和脑肿瘤等,可因颅内压升高影响呼吸中枢,使呼吸中枢兴奋性减低,引起呼吸困难,并常出现呼吸节律异常。心身性疾病包括癔症和神经症,这类患者常可感觉胸闷、气短,高通气综合征是由于通气过度超过生理代谢所需而引起的一组症状,表现呼吸困难、气短、憋气等,不伴有相应的器质性原因,症状的发生与呼吸控制系统异常、自主呼吸调节丧失稳定性有关。

(5)其他肺外疾病引起的呼吸困难。

①空气氧含量下降:在海拔 3 000m 以上,即使在静息状态下也会出现低氧血症,在海拔3 500～5 500m 时,在静息时也可出现中重度低氧血症,在这种情况下,代偿性过度通气也不能满足机体需要,从而出现呼吸困难。

②睡眠呼吸暂停综合征:是睡眠中反复出现的呼吸停止,即可因上气道部分阻塞引起,也可因中枢调节异常造成,常伴有打鼾和白日嗜睡,需进行血氧检测和多导睡眠仪诊断。

2.呼吸系统疾病引起的呼吸困难

(1)上气道疾病,如急性喉炎、喉头水肿、白喉、喉癌等,有时甲状腺肿大也会压迫气管。

(2)气管疾病:如异物和肿瘤阻塞气道、急慢性支气管炎、支气管哮喘、慢性阻塞性肺疾病(COPD)、重症支气管扩张、弥漫性泛细支气管炎、支气管肺癌、纵隔肿瘤压迫气管等。

(3)肺实质疾病:如肺炎、重症肺结核、肺脓肿、肺气肿、肺不张、尘肺、弥漫性肺间质疾病、肺囊性纤维化、ARDS 等。

(4)胸廓和胸膜疾病:如气胸、大量胸腔积液、

广泛胸膜肥厚、间皮细胞瘤、胸廓外伤和严重畸形等。

(5)神经肌肉疾病累及呼吸肌或药物引起呼吸肌麻痹：如运动神经元病、吉兰-巴雷综合征、重症肌无力、肌松药引起呼吸肌无力等。

(6)膈肌运动障碍：如横膈麻痹、大量腹水、腹腔巨大肿瘤、胃扩张、妊娠晚期等。双侧膈肌麻痹可导致吸气时上腹运动和膈肌运动相反，引起呼吸困难，甚至严重的通气障碍。创伤($C_{3\sim5}$横切伤)和感染(脊髓灰质炎)也可引起吸气时膈肌反向上移。

(7)肺血管疾病：如肺动脉高压、肺栓塞、原发性肺动脉闭塞等。较大的肺栓塞可引起反射性支气管痉挛，血栓本身释放 5-羟色胺、缓激肽和组胺等也促使气道收缩，栓塞后肺泡表面活性物质减少，肺顺应性下降，均使肺通气量减少；栓塞部分可形成无效腔样通气，未栓塞部分的肺血流相对增加，导致通气血流比例失调，可引起呼吸困难和低氧血症。原发性肺动脉高压时，心排血量下降，肺通气血流比例失调和每分通气量下降等因素可引起劳力性呼吸困难。

3.心血管系统疾病引起的呼吸困难　各种原因引起的心力衰竭、心包积液或心包缩窄等，以及输液过多和过快，均可引起心源性呼吸困难。由于左心搏出量减少，引起肺淤血，导致肺间质水肿，弥散功能下降；急性肺水肿伴肺泡渗出增多，可引起肺顺应性下降，同时呼吸道阻力也会增加；输液过多和过快可以引起肺血管静水压增高。以上情况发生时，也会引起呼吸困难。

【临床表现】

1.肺源性呼吸困难　根据临床表现可分为：

(1)吸气性呼吸困难：特点为吸气困难，伴有干咳，重者可出现吸气时胸骨上窝、锁骨上窝和肋间隙明显凹陷，即"三凹征"，可有高调吸气性喉鸣，提示喉、气管和大气道阻塞和狭窄，如突然出现，要考虑各种原因引起的喉头水肿和喉痉挛，伴有发热且出现较快，可能为急性喉炎或白喉，逐渐出现要考虑喉部肿瘤。

(2)呼气性呼吸困难：特点是呼气费力，呼气时间延长，常伴有干啰音或哮鸣音。主要见于下呼吸道阻塞的疾病，由于小支气管痉挛和狭窄、肺组织弹性减弱引起呼吸困难，如急性细支气管炎、支气管哮喘、COPD、ABPA(过敏性支气管肺曲菌病)等。

(3)混合性呼吸困难：吸气、呼气都有困难。可见于广泛的肺间质和肺实质疾病、胸廓和胸膜疾

病、神经肌肉疾病等。呼吸频率可以变浅快，并可听到病理性呼吸音。

2.心源性呼吸困难　左心功能不全引起呼吸困难的特点为活动和仰卧位明显，休息和坐位时减轻，严重者可出现粉红色泡沫痰、大汗，双肺底部可闻及吸气末细湿啰音，有时可出现哮鸣音等。由于坐位可以使回心血量减少，减轻肺淤血，同时还可以使膈肌降低，增加 $10\%\sim30\%$ 的肺活量，因此在病情较重者，常被迫采用端坐呼吸。有的患者可出现夜间阵发性呼吸困难，在睡眠中被迫坐起，惊恐不安，伴有咳嗽，轻者数分钟或数十分钟可以缓解，重者则可出现上述严重症状。

3.中毒性呼吸困难　因酸中毒所致者多为深大呼吸，根据病因不同呼出气可有尿(氨)味(尿毒症)或烂苹果味(糖尿病酮症酸中毒)。如果镇静药或安眠药中毒抑制了呼吸中枢，则呼吸困难表现为呼吸浅表、缓慢，可有节律异常。

4.中枢性呼吸困难　由颅内压升高或呼吸中枢抑制引起，表现为呼吸浅慢或呼吸过快和过慢交替、呼吸暂停，比如潮式呼吸(Cheyne-Stokes 呼吸)、间停呼吸(Biots 呼吸)等。

5.癔症患者呼吸困难　常表现为呼吸浅表、频数，常因过度通气出现呼吸性碱中毒表现，如口周和肢体麻木、手足搐搦等，神经症患者有时可出现叹息样呼气，长出气后自觉好转。高通气综合征患者的临床症状可涉及多个系统，包括胸闷、气短和呼吸困难，同时可有头晕、头昏、心慌心悸、焦虑等，常为深快呼吸，可由过度通气激发试验诱发。

【诊断和鉴别诊断】

由于呼吸困难存在器质性和心因性原因，因此，要仔细问诊进行鉴别，同时还要根据一些实验室检查结果综合分析。

1.根据呼吸困难发生时间的长短鉴别

(1)急性发生的呼吸困难：可见于气管异物、喉头水肿、支气管哮喘、肺栓塞、气胸、急性呼吸窘迫综合征、急性左心功能不全、高通气综合征等。

(2)慢性发生(逐渐发生)的呼吸困难：见于支气管炎、肺炎、COPD、胸腔积液、肺不张、肺癌、弥漫性肺间质疾病、结节病、肺血管炎、弥漫性泛细支气管炎、尘肺、肺动脉高压、神经肌肉疾病等。

2.根据肺功能检查结果鉴别

(1)限制性通气功能障碍：肺的通气和换气均受到影响，肺活量和肺总量下降，可由肺外或肺本身因素引起，一般在活动时无明显不适，但在活动

后出现明显的呼吸困难,包括各种原因引起的呼吸受限、胸腔积液、广泛胸膜增厚、肺间质纤维化等。

(2)阻塞性通气功能障碍:气道阻力增加引起呼吸困难,呼气流速减慢,第 1 秒用力肺活量占肺总量比值下降,可见于支气管哮喘、COPD、弥漫性泛细支气管炎等。

3.根据伴发症状鉴别

(1)伴胸痛:见于肺炎、肺栓塞、胸膜炎、气胸、急性心肌梗死、肺癌等。

(2)伴咳嗽、咳痰:见于慢性支气管炎、COPD、

肺脓肿等。

(3)伴发热:见于肺炎、胸膜炎、肺脓肿等。

(4)伴意识障碍:可见于脑血管意外、急性中毒、肺性脑病等。

(5)伴咯血:可见于肺结核、肺癌、支气管扩张等。

4.其他　还要注意询问患者的职业接触史、药物使用史、有无诱发因素、与体位和活动的关系以及其他疾病史等。

第四节　胸　　痛

【病因和机制】

1.胸壁疾病　如皮下蜂窝织炎、带状疱疹、肋间神经炎、非化脓性肋软骨炎(Tietze 病,第 1 和第 2 肋软骨疼痛肿胀)、流行性胸痛(bornholm)、肌炎和皮肌炎、肋骨骨折、强直性脊柱炎、颈椎病、急性白血病、多发性骨髓瘤等。这些疾病累及或刺激了肋间神经和脊髓后根传入神经引起疼痛。

2.胸腔内脏器疾病　主要通过刺激支配心脏和大血管的感觉神经、支配气管、支气管和食管迷走神经感觉纤维引起胸痛,累及胸膜的病变则主要通过壁层胸膜的痛觉神经(来自肋间神经和膈神经)。

(1)心血管疾病:如心绞痛、急性心肌梗死、心肌炎、急性心包炎、肥厚性心肌病、主动脉瘤、夹层动脉瘤、肺栓塞、肺梗死、心脏神经官能症等。

(2)呼吸系统疾病:如胸膜炎、胸膜肿瘤、气胸、血胸、血气胸、肺炎、肺癌等。

(3)纵隔疾病:如纵隔炎、纵隔气肿、纵隔肿瘤、反流性食管炎、食管裂孔疝、食管癌等。

3.其他相邻部位疾病　肝脓肿、膈下脓肿、肝癌、脾梗死等。膈肌中央部位的感觉神经由膈神经支配,而外周部位由肋间神经支配,其感觉中枢分别位于第 3、4 颈椎和第 7~12 胸椎,腹腔脏器的病变刺激或影响膈肌可以引起疼痛,同时疼痛还可放射至肩部或下胸部等部位。

【诊断和鉴别诊断】

要注意询问病史,了解胸痛部位、性质、持续时间、影响因素和伴发症状。

1.根据胸痛部位鉴别　胸壁疾病引起的疼痛常局限,有明显的压痛点,可伴有红、肿、热。带状疱疹的疼痛沿肋间神经走行,常伴有局部皮肤疼痛和异常敏感。Tietze 病的肋软骨疼痛常侵犯第 1、2

肋软骨,在胸壁呈单个或多个隆起。食管和纵隔疾病的疼痛主要在胸骨后,食管疾病时胸痛可能与进食有关。夹层动脉瘤破裂引起的疼痛常在胸部中间,可向下放射。胸膜炎的疼痛常发生在腋前线与腋中线附近,与呼吸有关。心绞痛和心肌梗死的疼痛则在胸骨后和心前区,可放射至左肩、左臂内侧,达环指和小指。肺上沟癌引起的疼痛以肩部为主,可向上肢内部放射。

2.根据胸痛性质和特征鉴别

(1)根据疼痛发生的时间:急性或突然发生的胸痛常见于急性心肌梗死、肺栓塞、气胸、动脉瘤破裂等。

(2)根据与体位的关系:食管炎引起烧灼痛,饱餐后和仰卧位时加重,服用抗酸药和胃肠动力药后可缓解。而心包炎引起的疼痛,于卧位时加重,坐起或身体前倾时减轻。

(3)根据疼痛的特征:心绞痛为闷痛伴有窒息感,休息或含硝酸甘油可以缓解,而心肌梗死的疼痛则更为剧烈,伴有恐惧和濒死感,同时有大汗、血压下降和休克。肋间神经痛为阵发性灼痛和刺痛。胸膜疼痛常在深呼吸和咳嗽时加重。

(4)根据伴发症状:严重肺炎、肺栓塞、气胸引起的疼痛可伴有呼吸困难。夹层动脉瘤破裂和大块肺栓塞时也可出现血压下降或休克。心包炎、胸膜炎、肺脓肿和肺炎常伴有发热。食管疾病所致胸痛可伴有吞咽困难。肺梗死和肺癌的胸痛可有咯血或痰中带血。带状疱疹发生时,在胸壁出现沿肋间神经分布的成簇水疱,疱疹不越过体表中线。肺上沟癌出现胸肩部疼痛,可伴有霍纳综合征。结核性胸膜炎引起的胸痛可伴有结核中毒症状。

(贺　蓓)

■ 参考文献

[1]　陈敏章.中华内科学[M].北京:人民
　　　卫生出版社,1999:1413-1759
[2]　欧阳钦.临床诊断学[M].北京:人民
　　　卫生出版社,2001:19-23
[3]　邝贺龄.内科疾病鉴别诊断学[M].第

5版.北京:人民卫生出版社,2006:
95-115,213-238
[4]　Walter Siegenthaler 主编,苗懿德,陆
　　　再英主译.内科鉴别诊断学[M].北

京:中国医药科技出版社,2002:191-
211,448-467
[5]　朱元珏,陈文彬.呼吸病学[M].北京:
　　　人民卫生出版社,2003:263-265

第 13 章

流行性感冒和 A/H5N1 感染

流行性感冒（influenza，简称流感）是由流行性感冒病毒引起的急性呼吸道传染病，是人类面临的主要公共健康问题之一。人类进入 20 世纪以来，因流感病毒的突变共发生了 4 次全球范围内的流感大流行。第一次为 1918－1919 年的西班牙流感，首发于美国，数月内传遍世界，导致 2 000 万～4 000 万人死亡，估计最低的死亡人数是 2 100 万，近期有关学者估计的死亡人数为 5 000 万～1 亿，但当时全球居民仅为现在的 28％，这是人类历史上最严重的一次流感，其致病毒株为 A（H1N1）；第二次为 1957－1958 年的亚洲流感，首发于我国贵州，然后传播至世界各地，全球 10％～30％的人受影响，但死亡率较西班牙流感低，死亡人数为 100 万～200 万人，其致病毒株为 H2N2；第三次为 1968－1969 年的香港流感，首发于我国香港，全球死亡人数约 70 万，致病毒株为 H3N2；第四次为 1977 年的前苏联流感，首发于我国北部地区，流行毒株为 H1N1。

人感染高致病性禽流感 A/H5N1（简称"人禽流感"）是人类在接触该病毒感染的病/死禽或暴露 A/H5N1 污染环境后发生的感染。在 2003 年下半年世界上多个国家暴发家禽和野生禽类的 A/H5N1 病毒感染，其中有 15 个国家出现人禽流感病例。截止到 2008 年 9 月 10 日，由世界卫生组织报道的全球确诊病例共 387 例，其中 245 例患者死亡，病死率高达 63.3％。我国大陆从 2005 年 10 月底确诊第 1 例人禽流感病例以来，现已确诊 30 例，其中 20 例患者死亡，病死率为 66.7％。近来由美国科学家在白令海峡一位死于 1918 年西班牙大流感女尸中发现，H1N1 病毒与来源于禽类的流感病毒仅存在少数几个氨基酸的差异，与目前发生的人感染高致病性禽流感 H5N1 病毒基因片段之间仅存在很小的差异。因此，如对 H5N1 等禽流感的监测不力，则有可能在人-人间形成感染链，暴发流感大流行。而最近 3 次大流感均起源于我国的不同地区，因此，我们国家流感的监控情况现也备受世界卫生组织和全球各国的密切关注。据专家推测，迄今为止每一次流感大流行的发生均与禽流感病毒和人类流感病毒整合后形成新的种型有关（图 13-1）。

【病原学与致病性】

流感病毒呈多形性，其中球形直径为 80～120nm，有囊膜。流感病毒属正黏病毒科，流感病毒属，基因组为分节段、单股、负链 RNA。根据病毒颗粒核蛋白（NP）和基质蛋白（M_1）抗原及其基因特性的不同，流感病毒分为甲、乙、丙 3 型。

甲型流感病毒基因组由 8 个节段的单链 RNA 组成，负责编码病毒所有结构蛋白和非结构蛋白（图 13-1）。甲型流感病毒囊膜上有 3 种突起：H、N 和 M_2 蛋白，血凝素（H）和神经氨酸酶（N）为 2 种跨膜糖蛋白，它们突出于脂质包膜表面，分别与病毒吸附于敏感细胞和从受染细胞释放有关。第 3 种跨膜蛋白是 M_2 蛋白，这是一种离子通道蛋白，为病毒进入细胞后脱衣壳所必需。根据其表面 H 和 N 抗原的不同，甲型流感病毒又分成许多亚型。甲型流感病毒的血凝素共有 16 个亚型（$H_{1\sim16}$），神经氨酸酶则有 9 个亚型（$N_{1\sim9}$）。所有 16 个亚型的血凝素和 9 个亚型的神经氨酸酶都在禽类中检测出，但

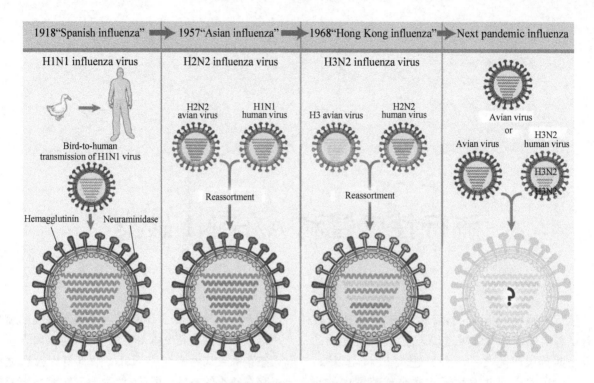

图 13-1 几次流感大流行时流感病毒的演变示意图

　　1918 年与禽流感相关的 A/H1N1 病毒在适应人类后实现了有效的复制和扩增,形成"西班牙"流感大流行;1957 年和 1968 年分别形成新的种类,其中 A/H2N2 亚洲流感病毒从禽流感病毒中获得一段血凝素、一段神经氨酸酶和一段多聚酶基因(PBI),而 A/H3N2 香港流感病毒从禽流感病毒中获得了两段基因(血凝素和 PBI),对今后新的引起暴发的流感病毒株也可能会通过类似的途径出现,但究竟会从禽流感病毒中得到哪些 RNA 片段则需在流感大流行发生后方可确定

只有 H_1、H_2、H_3、H_5、H_7、H_9、N_1、N_2、N_3、N_7,可能还有 N_8 亚型引起人类流感流行。

　　A/H5N1 病毒目前之所以未能产生广泛传播感染,主要是其识别和结合宿主细胞表面的受体为 α-2,3-糖苷唾液酸,而人甲型流感病毒主要识别和结合宿主细胞表面受体为 α-2,6-糖苷唾液酸。人上气道和气管上皮细胞(人流感病毒复制部位)不含 α-2,3-糖苷唾液酸。降低了人感染 A/H5N1 的可能性,也大大降低了通过飞沫进行人-人间传播的可能性;A/H5N1 基因组中无人流感病毒基因节段;A/H5N1 连接肽含碱性氨基酸数目不同,所有人流感病毒 HA 蛋白分子上,HA1 与 HA2 之间的连接肽仅含一个碱性氨基酸即精氨酸(R),经呼吸道上皮细胞中的 Clara 细胞所分泌的类胰蛋白酶裂解,发生感染;而 A/H5N1 流感病毒 HA1 与 HA2 之间的连接肽含 4 个或以上碱性氨基酸(如 R-K-K-R,其中 R 为精氨酸,K 为赖氨酸),最多可达 8 个碱性氨基酸(如 R-E-R-R-R-K-K-R),其裂解酶为类福林蛋白酶,将其裂解为双碱性氨基酸,但该酶在人呼吸道上皮细胞基本不存在。因此,如果机体抵抗力下降和(或)感染病毒的负荷载量过大时,则会发生以散发病例为主的感染。

　　【流行病学】

　　流感传染源主要为流感患者和隐性感染者。人禽流感的传染源主要是患禽流感或携带禽流感病毒的鸡、鸭、鹅等家禽及其排泄物,特别是鸡;其他途径包括①环境-人传播;②母-婴间垂直传播;③少数和非持续证据支持人际间的有限传播,对是否还可通过消化道或伤口传播,至今尚缺乏证据。

　　人对流感病毒普遍易感,新生儿对流感及其病毒的敏感性与成年人相同。青少年发病率高,儿童病情较重。流感流行具有一定的季节性。我国北方常发生于冬季,而南方多发生在冬夏两季,然而流感大流行可发生在任何季节。由于人禽流感病例数有限,其发生尚无规律,但就目前而言,主要集中在长江以南地区,无明显季节性。

　　【临床表现】

　　(一)流行性感冒

　　流感的潜伏期一般为 1～3d。起病多急骤,症状变化较多,主要以全身症状为主,呼吸道症状轻微或不明显。季节性流感多发于青少年,临床表现和轻重程度差异颇大,病死率通常不高,通常恢复快,不留后遗症,死者多为年迈体衰、年幼体弱或合并有慢性疾病的患者。根据其临床表现可分为单纯型、肺炎型、中毒型、胃肠型。

1. 单纯型 最为常见,先有畏寒或寒战、发热,继之全身不适、腰背发酸、四肢疼痛、头昏、头痛。大部分患者有轻重不同的打喷嚏、鼻塞、流涕、咽痛、干咳或伴有少量黏液痰,有时有胸骨后烧灼感、紧压感或疼痛。发热可高达 39～40℃,一般持续 2～3d 渐降。部分患者可出现食欲缺乏、恶心、便秘等消化道症状。年老体弱的患者,症状消失后体力恢复慢,常感软弱无力、多汗,咳嗽可持续 1～2 周或更长。体格检查:患者可呈重病容,衰弱无力,面部潮红,皮肤上偶有类似麻疹、猩红热、荨麻疹样皮疹,软腭上有时有点状红斑,鼻咽部充血水肿。本型中较轻者病情似一般感冒,全身和呼吸道症状均不显著,病程仅 1～2d,单从临床表现难以确诊。

2. 肺炎型 本型常发生在两岁以下的小儿,或原有慢性基础疾病,如二尖瓣狭窄、肺心病、免疫力低下以及孕妇、年老体弱者。其特点是在发病后 24h 内可出现高热、烦躁、呼吸困难、咳血痰和明显发绀。全肺可有呼吸音减低、湿啰音或哮鸣音,但无肺实变体征。X 线胸片可见双肺广泛小结节性浸润,近肺门较多,肺周围较少。上述症状可进行性加重,抗菌药物无效。病程 1 周至 1 个月余,大部分患者可逐渐恢复,也可因呼吸循环衰竭在 5～10d 内死亡。

3. 中毒型 较少见。肺部体征不明显,具有全身血管系统和神经系统损害表现,有时可有脑炎或脑膜炎表现。临床表现为高热不退,神志不清,成人常有谵妄,儿童可发生抽搐。少数患者由于血管神经系统紊乱或肾上腺出血,导致血压下降或休克。

4. 胃肠型 主要表现为恶心、呕吐和严重腹泻,病程为 2～3d,恢复迅速。

(二)人禽流感

人禽流感患者临床上主要表现为常见的症状为高热、咳嗽、咳痰、呼吸困难等,其中呼吸困难多呈进行性加重,可在短时间内出现急性呼吸衰竭的表现。相当比例病人在病初表现为流感样症状(肌痛、咽痛、流涕等)和消化系统症状(呕吐、腹痛、腹泻等)等。个别患者在病程中出现精神神经症状,如烦躁、谵妄。但由于绝大部分确诊病例均来自重

症"不明原因肺炎",故单纯以"上呼吸道感染"诊断者甚少。肺部体征主要与肺内受累的部位和范围有关。

A/H5N1 感染肺部后,患者 X 线胸片和肺 CT 检查可见肺内片状高密度影,且动态变化较快。疾病早期(发病 3d 左右或较长时间)肺内出现局限性片状影像,可呈肺实变或磨玻璃状改变,多局限于一个肺段或肺叶内的病灶。绝大多数病例肺内病灶在短期内进展迅速,发展为大片状或融合斑片状影,其间可见"支气管充气征",累及多个肺叶或肺段,严重时发展为"白肺"样改变。少数病人可合并单侧或双侧胸腔积液。一些病例在初次影像检查时病变已经累及较大肺野,呈多叶段病变。

实验室检查可见大部分患者在病程中存在外周血白细胞、淋巴细胞和血小板不同程度减少,并可见多种酶学异常,如丙氨酸转氨酶、天冬氨酸转氨酶、磷酸肌酸激酶、乳酸脱氢酶等。我国人禽流感患者中,相当比例患者(近 40%)出现蛋白尿(十～卌)。

【诊断和鉴别诊断】

(一)流感和人禽流感诊断

流感和人禽流感 A/H5N1 的诊断主要依据流行病学资料,并结合典型临床表现确定,但在流行初期,对散发或轻型的病例诊断比较困难,尤其是人禽流感病人。

其确诊需实验室病毒分离、病毒特异性抗原、病毒核酸或血清特异性抗体等检测,包括以下几个方面:

(1)病毒分离:病毒分离阳性并经亚型鉴定确认。

(2)血清学检查:①患者恢复期血清进行红细胞凝集抑制(hemagglutination inhibition,HI)试验(抗体效价≥40);②微量中和试验(microneutralization,MN),流感病毒亚型(包括 H5 亚型)抗体阳性(抗体效价≥40);③恢复期血清抗体滴度比急性期血清高 4 倍或以上。

(3)病毒抗原及核酸检测:从患者的临床标本检查到流感病毒特异性的核酸或特异的 H 亚型抗原(包括 H5 亚型)。

(二)人禽流感流行病学史定义

1. 发病前 7d 内,接触过病、死禽(包括家禽、野生禽鸟),或其排泄物、分泌物,或暴露于其排泄物、分泌物污染的环境;

2. 发病前 14d 内,曾经到过有活禽交易、宰杀的市场;

3.发病前14d内,与人禽流感疑似、临床诊断或实验室确诊病例有过密切接触,包括与其共同生活、居住,或护理过病例等;

4.发病前14d内,在出现异常病、死禽的地区居住、生活、工作过;

5.高危职业史:从事饲养、贩卖、屠宰、加工、诊治家禽工作的职业人员;可能暴露于动物和人禽流感病毒或潜在感染性材料的实验室职业人员;未采取严格的个人防护措施,处置动物高致病性禽流感疫情的人员;未采取严格的个人防护措施,诊治、护理人禽流感疑似、临床诊断或实验室确诊病例的医护人员。

(三)人禽流感的诊断标准

1.疑似病例　具备流行病学史中任何一项,且无其他明确诊断的肺炎病例。

2.临床诊断　病例有两种情形:①诊断为人禽流感疑似病例,但无法进一步取得临床检验标本或实验室检查证据,而与其共同接触史的人被诊断为确诊病例,并且没有其他疾病确定诊断依据者。②流行病学史中任何一项,伴有相关临床表现,实验室病原检测患者恢复期血清进行红细胞凝集抑制(HI)试验或微量中和试验(MN)A/H5N1抗体阳性(HI抗体或中和抗体效价≥40)。

3.确诊病例　有流行病学接触史和临床表现,从患者呼吸道分泌物标本或相关组织标本中分离出特定病毒,或经两个不同实验室证实禽流感病毒亚型特异抗原或核酸检查阳性,或发病初期和恢复期双份血清禽流感病毒亚型毒株抗体滴度4倍或以上升高者。

另外,在流行病学史不详的情况下,根据临床表现、辅助检查和实验室检查结果,特别是从患者呼吸道分泌物或相关组织标本中分离出特定病毒,或经两个不同实验室证实禽流感病毒亚型特异抗原或核酸检查阳性,或发病初期和恢复期双份血清禽流感病毒亚型毒株抗体滴度4倍或以上升高,也可以确定诊断。

4.重症人禽流感的诊断标准　由于人禽流感患者有相当比例发展为重症肺炎,在短期内出现急性呼吸窘迫综合征(ARDS),如何及时甄别干预重症人禽流感患者,对控制病情至关重要。但鉴于目前病例数有限,根据现有A/H5N1病例的临床表现,参考2003年重症SARS的诊断标准,具备以下三项之中的任何一项,均可诊断为重症人禽流感。

(1)呼吸困难:成人休息状态下呼吸频率≥30/min,儿童安静状态下出现呼吸急促(2个月以内婴儿呼吸频率>60/min,2个月至1岁婴儿呼吸频率>50/min,1岁以上儿童呼吸频率>40/min),且伴有下列情况之一:① X线胸片显示多叶病变或病灶总面积在正位胸片上占双肺总面积的1/3以上;② 病情进展迅速,24～48h内病灶面积增大超过50%,且在正位胸片上占双肺总面积的1/4以上。

(2)出现明显低氧血症,氧合指数低于300mmHg(1mmHg = 0.133kPa)。

(3)出现休克或多器官功能障碍综合征(MODS)。

(四)鉴别诊断

1.普通感冒　普通感冒可由多种呼吸道病毒感染引起。除注意收集流行病学资料以外,通常流感全身症状比普通感冒重,而普通感冒呼吸道局部症状更突出。

2.不明原因性肺炎　在诊断肺炎型流感或人禽流感所致ARDS时,应注意与SARS等病毒性和非典型病原(如军团杆菌、肺炎支原体、肺炎衣原体)等所致的肺炎进行鉴别。尤其是对中国疾病预防和控制中心新近提出的"不明原因肺炎"病例,更应提高警惕,注意及时加以甄别(详见有关章节)。

【治疗】

1.隔离患者　流感患者发病后应予以有效隔离,流行期间对公共场所加强通风和空气消毒,避免传染他人。对人禽流感患者,则应在有关医疗行政部门的监督下进行隔离治疗。其原则是限制病人只在病室内活动,原则上禁止探视、不设陪护,与病人相关的诊疗活动尽量在病区内进行。

2.一般管理和监护　无论流感还是人禽流感患者在住院隔离治疗期间,应予以良好的监护条件,包括生命体征和外周血氧饱和度等;具备完善的供氧设施,保证鼻管、面罩、无创和有创通气顺利实施。所在救治单位应具备动态监测病情变化的条件,如外周血实验室检测指标(血常规、血生化等)、床旁影像仪器(床旁胸片和B超)及动脉血气分析等。

对轻症患者主张尽可能卧床休息,清淡饮食,多饮水。对食欲减退者,可给予适当补充液体和营养,维持水电解质平衡。重症患者主张保守的液体平衡策略,避免短期内迅速调整液体入量。改善营养状态,保证机体所需热量。对症治疗,可选用物理降温、非甾体类药物及中成药退热治疗,注意保护消化道黏膜,避免消化道出血。预防下肢深静脉血栓形成,必要时给予适当抗凝治疗。

小儿患者由于病情变化较快,应尽早转入重症监护病房治疗。由于存在 Reye 综合征的风险,18 岁以下 A/H5N1 感染疑似或确诊患儿退热时不宜使用阿司匹林(乙酰水杨酸)或水杨酸制剂。

3. 抗病毒药物治疗　流感和人禽流感抗病毒药物治疗措施基本一致,均主张早期使用(起病48h 内),可能取得较好的临床疗效。其现有药物包括离子通道 M₂ 阻滞药(表 13-1)和神经氨酸酶抑制药两类(表 13-2),前者包括金刚烷胺(amantadine)和金刚乙胺(rimantadine),对抗流感病毒的药理作用主要是通过抑制病毒在胞质内脱壳,从而阻断了病毒在细胞内的复制;神经氨酸酶抑制药奥司他韦(oseltamivir)和扎那米韦(zanamivir)的抗病毒机制主要是抑制病毒在出芽后脱离病毒时神经氨酸酶的水解活性,抑制成熟病毒自细胞膜脱落,感染新的细胞(图 13-2)。

(1)离子通道 M₂ 阻滞药:这类药物包括金刚烷胺和金刚乙胺。在发病 24～48h 内使用,可减轻发热和全身症状,减少病毒排出,防止病毒扩散。金刚烷胺在肌酐清除率≤50ml/min 时酌情减少用量,并密切观察其不良反应,必要时停药。血液透析对金刚烷胺清除的影响不大。肌酐清除率<10ml/min 时,金刚乙胺应减为 100mg/d;对老年和肾功能减退患者应监测不良反应。不良反应主要包括中枢神经系统有神经质、焦虑、注意力不集中和

表 13-1　金刚烷胺和金刚乙胺用法和剂量

药名	年龄(岁)			
	1～9	10～12	13～16	≥65
金刚烷胺	5mg/(kg·d)(最高 150mg/d)分 2 次	100mg 每天 2 次	100mg 每天 2 次	≤100mg/d
金刚乙胺	不推荐使用	不推荐使用	100mg 每天 2 次	100mg 或 200mg/d

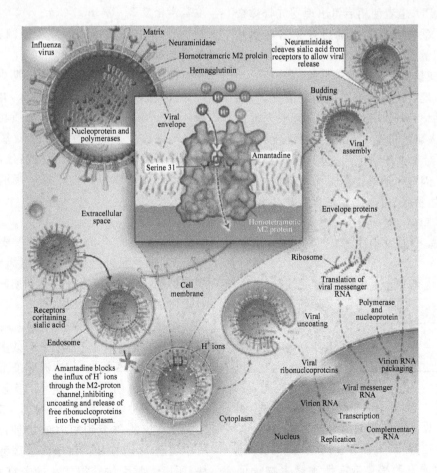

图 13-2　抗病毒药物的作用机制

轻微头痛等,其发生率金刚烷胺高于金刚乙胺;胃肠道反应主要表现为恶心和呕吐。这些不良反应一般较轻,停药后大多可迅速消失。因 M_2 抑制药只对甲型流感病毒有效,但易发生耐药,一般不主张与神经氨酸酶抑制药联合应用。我国目前分离的 A/H5N1 病毒株仍对金刚烷胺和金刚乙胺敏感,在发病时可给予相应治疗,用法同流感的治疗。

(2)神经氨酸酶抑制药:神经氨酸酶抑制药对甲、乙两型流感病毒都是有效的,目前有 2 个品种,即奥司他韦和扎那米韦,我国临床目前只有奥司他韦。①用法和剂量。奥司他韦:成人 75mg,每天 2 次,连服 5d,应在症状出现 2d 内开始用药。儿童用法见表 13-2,1 岁以内不推荐使用。扎那米韦:6 岁以上儿童及成人剂量均为每次吸入 10mg,每天 2 次,连用 5d,应在症状出现 2d 内开始用药。6 岁以下儿童不推荐使用。②不良反应。奥司他韦不良反应少,一般为恶心、呕吐等消化道症状,也有腹痛、头痛、头晕、失眠、咳嗽、乏力等不良反应的报道。扎那米韦吸入后最常见的不良反应有头痛、恶心、咽部不适、眩晕、鼻出血等。个别哮喘和慢性阻塞性肺疾病(COPD)患者使用后可出现支气管痉挛和肺功能恶化。③肾功能不全的患者无需调整扎那米韦的吸入剂量。对肌酐清除率<30ml/min 的患者,奥司他韦减量至 75mg,每天 1 次。

有些病人常规应用奥司他韦抗病毒治疗,但临床情况仍不断恶化,WHO 建议方案为给予大剂量个体化治疗,成人可加量至 150mg,每日 2 次,疗程延长至 10d。但对青少年应慎用,因其神经心理副作用仍不清楚。因奥司他韦主要在胃和小肠吸收,对胃蠕动不良、胃扩张、腹泻或胃肠功能紊乱者,其生物利用度会不同程度受到影响,建议对胃蠕动不良、胃扩张者经鼻-空肠管给药。

表 13-2　儿童奥司他韦用量

药名	体重(kg)			
	≤15	16~23	24~40	>40
奥司他韦(mg)	30	45	60	75

4.抗菌治疗　确诊 A/H5N1 感染的病例,如无细菌感染的证据或能够排除混合细菌感染,不具备抗生素使用的指征,则不推荐预防性应用抗菌药物。对合并细菌或真菌感染或有明确微生物学证据者,则可给予特异性抗感染治疗。

对需要机械通气的患者,因其细菌感染的风险和概率明显增加,临床医师应遵循有关抗菌治疗指南,尽早给予适当广谱抗菌药物治疗,以预防性治疗呼吸机相关性肺炎或医院获得性肺炎,同时,积极寻找病原微生物,以给予基于病原微生物的特异性治疗策略。

5.糖皮质激素　应用糖皮质激素的目的在于抑制肺组织局部的炎性损伤,抑制炎症因子产生的"瀑布"效应,从而减轻全身的炎症反应状态,防止肺纤维化等。目前其疗效在临床探索中。由于治疗的病例数有限,目前尚未证实应用糖皮质激素对人禽流感患者预后有任何有益的效果,尤其是使用大剂量激素增加了继发感染的风险,糖皮质激素一般不推荐常规使用。但根据我国对严重急性呼吸综合征(SARS)治疗的经验,成人禽流感患者在发病初期(7~10d 内)如出现下列指征之一时,可考虑短期内给予适量糖皮质激素治疗,如氢化可的松 200mg/d 或甲泼尼龙 0.5~1mg/(kg·d);儿童选择的剂量为泼尼松/泼尼松龙/甲泼尼龙 1~2mg/(kg·d)或琥珀酸氢化可的松 5~10mg/(kg·d)或地塞米松 0.2~0.3mg/(kg·d)。在临床状况控制好转后,及时减量停用。疗程控制在 1 周左右,一般不超过 2 周。

糖皮质激素应用指征:①短期内肺部病变进展迅速,出现氧合指数<300mmHg,并有迅速下降趋势;②合并脓毒血症伴肾上腺皮质功能不全。

6.其他　其他治疗包括有效氧疗(包括无创、有创序贯治疗)和对并发症的治疗,至于治愈患者的恢复期血浆或特异性免疫血浆治疗仍在探索阶段。

【预防】

1.隔离患者　流行期间不仅要对患者进行有效隔离,也要对公共场所加强通风和空气消毒,切断传染链,终止流感流行。流行期间减少大型集会及集体活动,接触者应戴口罩。

2.接种疫苗　目前接种流感病毒疫苗是当今预防流感疾病发生、流行的最有效手段。当疫苗和流行病毒抗原匹配良好时,流感疫苗在<65 岁的健康人群中可预防 70%~90% 的疾病发生。由于免疫系统对接种疫苗需要 6~8 周才起反应,所以疫苗必须在流感季节到来之前接种,最佳时间为 10 月中旬至 11 月中旬。由于流感病毒抗原性变异较快,所以人类无法获得持久的免疫力,进行流感疫苗接种后人体可产生免疫力,但对新的变异病毒株

无保护作用。因此在每年流感疫苗生产之前,都要根据当时所流行病毒的抗原变化来调整疫苗的组成,以求最大的保护效果。

流感疫苗包括减毒活疫苗和灭活疫苗。至今对于病毒快速有效的减毒方法和准确的减毒标准仍存在许多不确定因素,因此减毒疫苗仍不能广泛应用。现在世界范围内广泛使用的流感病毒疫苗以纯化、多价的灭活疫苗为主。

美国疾病预防控制中心制定的流感疫苗和抗病毒剂使用指南推荐,每年接受一次流感疫苗接种的人员包括学龄儿童;6 个月至 4 岁的儿童;50 岁以上的成年人;6 个月至 18 岁的高危 Reye's 综合征(因长期使用阿司匹林治疗);将在流感季节妊娠的妇女;慢性肺炎(包括哮喘);心脏血管(高血压除外)、肾、肝、血液或代谢疾病(包括糖尿病)患者;免疫抑制人员;在某些条件下危及呼吸功能人员;居住在养老院人员和其他慢性护理人员;卫生保健人员;接触年龄小于 5 岁和年龄大于 50 岁的健康人员和爱心志愿者(特别是接触小于 6 个月婴儿的人员);感染流感可引发严重并发症的人员。

流感疫苗接种的不良反应主要为注射局部疼痛,偶见发热和全身不适,可自行恢复。

3. 应用抗流感病毒药物　明确或怀疑某部门流感暴发时,对所有非流感者和未进行疫苗接种的医务人员可给予金刚烷胺、金刚乙胺或奥司他韦进行预防性治疗,时间持续 2 周或流感暴发结束后 1 周。

【案例分析】

患者,女,31 岁,个体养鸡户,自家养鸡 3 000余只。自×年 10 月 27 日起家中饲养的鸡开始发病、死亡,到×年 10 月 29 日相继死亡 400 余只。患者在未采取任何个人防护情况下每日都到鸡舍内将病鸡和死鸡分类捡出、装入筐中,由其家人运出、处理掉。患者于×年 10 月 30 日始感劳累、乏力,继之出现发热,体温 38℃,伴畏寒、寒战、周身不适,右上肢肌肉酸痛,在家间断自服对乙酰氨基酚(扑热息痛)退热。发病第 4d 出现咳嗽,咳少量白痰,偶有痰中带血,伴轻微胸闷、气短,仍口服退热药治疗。发病第 7d 出现腹泻,为水样便,每天 2~3次,体温达 39℃,村诊所给予阿奇霉素静脉点滴一次,但上述症状未见好转。发病第 8d 到当地县医院发热门诊就诊,以"发热待查"收住该院传染科隔离病房。

体征:T 38.4℃,P72/min,R20/min,BP118/64mmHg。神志清晰,浅表淋巴结未触及肿大。双鼻导管吸氧(4L/min)情况下口唇略发绀,咽部轻度充血,扁桃体无肿大。右下肺叩诊浊音,右肺中下野可闻细小湿啰音,左肺呼吸音粗。心界不大,心律齐,各瓣膜听诊区未闻及杂音。腹部平软,无压痛,肝脾肋下未触及,双下肢无水肿。

实验室检查:患者外周血白细胞(WBC)在发病第 10d(×年 11 月 8 日)为 $2.3 \times 10^9/L$,中性粒细胞 $1.1 \times 10^9/L$,淋巴细胞 $1.0 \times 10^9/L$,血小板 $157 \times 10^9/L$。患者在病程中出现肝功能酶谱和心肌酶谱 ALT、AST、LDH 的异常。ALT 最高值为 166 U/L,AST 最高值 110 U/L,LDH 最高值达 1680 U/L。

病原学检测:常见细菌、肺炎支原体、肺炎衣原体、军团杆菌及病毒检测均阴性。实时定量 PCR 法检测咽拭子中 A/H5N1 型禽流感病毒核酸阴性。用血凝抑制试验检测血清 A/H5N1 型禽流感病毒抗体,应用微量中和试验检测患者发病初期与恢复期血清 A/H5N1 型禽流感病毒抗体,证实双份血清抗体滴度呈 4 倍增高。

胸部影像学:患者发病第 8d X 线胸片示右上肺斑片影,右下肺大片状影,右侧膈肌及肋膈角显示不清。第 9d X 线胸片示右上肺斑片影变大,左肺门及左下肺也出现小淡片影,同日肺部 CT 见右肺上叶小片状、右肺中下叶大片状阴影,密度不均,可见支气管气体充填影,右胸腔少量积液,左肺门旁及左肺下叶片状阴影。

该患者根据流行病学、临床表现和实验室病原检测被诊断为 A/H5N1 感染的确诊病例,遂给予奥司他韦抗病毒和其他综合治疗,临床症状逐步控制,肺部炎症逐渐吸收消散。由此可见,增强对人禽流感等特殊病原感染的鉴别诊断意识,可实现及时发现、早诊断、早隔离、早治疗。

(高占成)

■ 参考文献

[1] Clinical management of human infection with avian influenza A (H5N1) virus. WHO Updated advice 15 August 2007. http://www.who.int/csr/disease/avian_influenza/guidelines/clinicalmanage07/en/index.html

[2] Schünemann HJ, Hill SR, Kakad M, et al. Transparent development of the WHO rapid advice guidelines. PLoS

Med,2007 May,4(5):e119

[3] http://www. who. int /csr /disease /a-vian_influenza /country /cases_ table_2008_09_10 /en /index. html

[4] Henter J,Tondini C,Pritchard J. Histiocyte disorders. Crit Rev Oncol Hematol,2004,50(2):157-174

[5] Belshe RB. The Origins of Pandemic Influenza -Lessons from the 1918 Virus. N Engl J Med, 2005, 353 (21): 2209-2211

[6] Abdel-Ghafar AN,Chotpitayasunondh T,Gao ZC,et al. Update on Avian Influenza A (H5N1) Infection in Humans (Writing Committee of the Second World Health Organization Consultation on Clinical Aspects of Human Infection with Avian Influenza A (H5N1)

Virus). N Engl J Med,2008,358:261-273

[7] 中华医学会呼吸病学分会.流行性感冒临床诊断和治疗指南(2004 年修订稿).中华结核和呼吸杂志,2005,28:5-9

[8] 钟南山.传染性非典型肺炎(SARS)诊疗方案.中华医学杂志,2003,83(19):1731-1752

[9] WHO Rapid Advice Guidelines on pharmacological management of humans infected with avian influenza A (H5N1) virus. http://www. who. int /csr /disease /avian _ influenza /guidelines /pharmamanagement /en /index. html

[10] Zhou B, Zhong N, Guan Y. Treatment with convalescent plasma for influenza A (H5N1) infection. N Engl J Med, 2007,357(14):1450-1451

[11] Hayden FG. Antiviral Resistance in Influenza Viruses - Implications for Management and Pandemic Response. N Engl J Med,2006,354(8): 785-788

[12] 中华医学会呼吸分会.社区获得性肺炎诊断和治疗指南.中华结核和呼吸杂志,2006,29(10):651-655

[13] Chen RC, Tang XP, Tan SY, et al. Treatment of severe acute respiratory syndrome with glucosteroids: the Guangzhou experience. Chest, 2006, 129(6):1441-1452

[14] 刘研,王旭,高虹,等.流行性感冒病毒疫苗临床研究进展.中国预防医学杂志,2005,16:275-277

第14章

肺　炎

第一节　社区获得性肺炎

社区获得性肺炎（community-acquired pneumonia，CAP）亦称院外肺炎，是指在社区环境中机体受微生物感染而发生的肺炎，包括在社区感染，尚在潜伏期，因其他原因住院后而发病的肺炎，并排除在医院内感染而于出院后发病的肺炎。

【流行病学】

CAP 的发病率缺少可靠资料，因为它不是规定登记和报告的疾病，没有国家或地区的统计数据。许多流行病学的调查存在偏倚，多数仅是住院 CAP 的资料，很少包括门诊 CAP，而门诊 CAP 占全部 CAP 的 39%～85%；此外 CAP 诊断缺少"金标准"，各家研究所定标准不同，很难比较和汇总。表 14-1 是 20 世纪 70 年代至 90 年代国际上有代表性的几项经 X 线确认的成人 CAP 发病率的调查。一些研究显示男性发病率稍高于女性，季节分布一般以冬季和秋季较高。

住院 CAP 的病死率从 3% 至 24% 不等，住 ICU 的 CAP 病死率介于 22% 和 54% 之间，全部 CAP（包括门诊）的病死率为 1%～5.5%。据美国人口调查推算，CAP 死亡率约 1/100 000，居心血管病、肿瘤、脑血管病和 COPD 之后，是第 5 位的高死亡率疾病。有关病原体相关病死率的研究表明，成人肺炎链球菌肺炎归因病死率为 5%～29%，根据血培养诊断的肺炎链球菌肺炎病死率高达 77%。入住 ICU 的流感嗜血杆菌肺炎占该类肺炎的 6%～12%，其病死率为 30%。军团菌肺炎病死率为 18%～27%。

CAP 发病和预后相关危险因素很多，见表 14-2。

【病原学】

CAP 的病原学诊断颇多困难，目前多数资料是通过住院和住 ICU 患者获得的，在社区（门诊）治疗的 CAP 其病原学研究甚少。在 CAP 各种病原体分布频率差别很大，与研究人群、地区、季节和出入院诊断的差别等许多因素有关，而结果也会因为是否采用特异性标本和微生物学检测方法以及不同研究关注点不同而产生偏倚。

1. CAP 病原体的分布频率和排序　见表 14-3。

表 14-1　经 X 线确认的成人 CAP

研究者	研究时间	研究地点	病人来源	年龄（岁）	发病率（%）
Oseasohn 等，1978	1971—1973	印第安、亚利桑那、新墨西哥	门诊和住院	15～49	4.0
				50～59	9.0
				≥60	53.0
Austria，1980	1974—1976	旧金山卫生组织	疫苗对照	≥45	15.5
Woodhead 等，1993	1984—1985	英国诺丁汉	家庭医生诊断	15～79	5.0
Jokinen 等，1993	1981—1982	芬兰	家庭医生和联系医院	15～59	6.0
				60～69	15.0
				70～79	21.0
				≥80	42.0
				总计＞14	9.05
Almirall 等，1993	1990—1991	西班牙 Catalonia	家庭医生和联系医院	＞14	2.6
Almirall 等，2000	1993—1995	西班牙 Catalonia	家庭医生和联系医院	＞14	1.6

表 14-2　CAP 发病和死亡相关因素

与发病直接相关的因素	与病死率显著相关的因素
年龄	男性
酒精中毒	胸膜性胸痛
支气管哮喘	呼吸频率≥20/min
免疫抑制药治疗	收缩压<100mmHg
心脏病	低体温(<37℃)
近 1 个月内上呼吸道感染	白细胞减少(<$1.0×10^9$/L)
先前肺炎史(X 线确认)	多肺叶浸润
慢性支气管炎或 COPD 临床发作	菌血症
体重超重	糖尿病
职业性尘埃暴露	肿瘤
单身状态	神经系统疾病
解雇	
类固醇和支气管扩张药治疗	
吸烟	

表 14-3　不同治疗场所 CAP 主要病原体的分布频率(%)

病原体	门诊 CAP	住院 CAP	入住 ICU 的 CAP
肺炎链球菌	0～36	3～76	10～46
流感嗜血杆菌	0～14	0.9～19	0～12
卡他莫拉菌	0	0～2	0
金黄色葡萄球菌	0	0～23	0～23
G‾杆菌	0～1	0～28	0～34
铜绿假单胞菌	0	1.5～18	5～10
肺炎支原体	1～37	0～24	0～7
嗜肺军团菌	0～13	0.5～15	0～30
肺炎衣原体	0～16	0～21	0～10
考克斯体	0～5	0～11	0～2
病毒	0～33	0.6～22	1.5～20

据 IDSA/ATS 指南,不同治疗场所 CAP 前位主要病原体排序:①门诊治疗患者依次是肺炎链球菌、肺炎支原体、嗜血流感杆菌、肺炎衣原体、呼吸道病毒(流感病毒、腺病毒、呼吸道合胞病毒和副流感病毒);②住院患者依次为肺炎链球菌、肺炎衣原体、军团菌、吸入性肺炎;③入住 ICU 患者则为肺炎链球菌、金黄色葡萄球菌、G‾杆菌和嗜血流感杆菌。

2.CAP 病原体的流行病学特点　在北半球 1－3 月是肺炎链球菌、金黄色葡萄球菌、卡他莫拉菌和甲型流感病毒呼吸道感染和肺炎的好发季节;乙型流感自 1 月起,高峰在 3 月,延续至 4 月;4－6 月可出现立克次体感染(Q 热),7－8 月肠道病毒,8－10 月军团菌和副流感 3 型病毒;而 11 月至翌年 2 月则是流感嗜血杆菌、呼吸道合胞病毒以及副流感病毒 1 型和 2 型的好发季节。肺炎支原体每 3～6 年出现流行,持续 2～3 个冬季;肺炎衣原体感染亦有散发和流行交替出现的特点,流行期持续 2～3 年,而散发期则持续 3～4 年,没有季节性;军团菌肺炎虽然好发于夏季,但散发病例一年四季均有所见。

宿主状态及其相关状况是影响 CAP 病原体的重要因素,是经验性治疗估计可能的病原体时必须参考的基本要点之一(表 14-4)。

表 14-4 影响 CAP 病原体的宿主因素

因素或状态	常见病原体
酒精中毒	肺炎链球菌(包括耐药株)、厌氧菌、G⁻杆菌、结核菌
近期抗菌药物治疗	耐药肺炎链球菌、铜绿假单胞菌
COPD/吸烟	肺炎链球菌、流感嗜血杆菌、卡他莫拉菌
口齿卫生不良	厌氧菌
居住在护理院	肺炎链球菌、流感嗜血杆菌、厌氧菌、G⁻杆菌、金黄色葡萄球菌、结核菌
流感	金黄色葡萄球菌、肺炎链球菌、流感嗜血杆菌
接触鸟或动物	鹦鹉热衣原体、考克斯体、新生隐球菌
流感流行	肺炎链球菌、流感嗜血杆菌、金黄色葡萄球菌
吸入性肺炎	厌氧菌
结构性肺病	铜绿假单胞菌、洋葱假单胞菌、金黄色葡萄球菌
毒瘾	金黄色葡萄球菌、厌氧菌

3. 常见病原体的抗菌药物 肺炎链球菌对青霉素耐药已在全球大多数国家出现,虽然地理分布的差别很大。目前青霉素不敏感肺炎链球菌(penicillin non-sensitivity pneumoccous,PNSP)的流行率(prevalence)超过 40% 的国家有美国、法国、西班牙、匈牙利、日本、韩国等。我国收集实验室菌株的药敏测试 PNSP 流行率偏高,而基础临床成人 CAP 的病原谱流调表明 PNSP 在 20%～30%。无论如何,与 20 世纪 90 年代初比较,我国肺炎链球菌耐药率在增加,在儿童耐药问题显得更加突出。大环内酯耐药近年来也在增加,欧洲部分国家和东亚国家(中国、日本、韩国)尤其严重。

流感嗜血杆菌对氨苄西林耐药在部分欧美国家较高,达 30% 左右。我国缺少系统资料,初步估计不若西方国家严重。部分资料显示在我国流感嗜血杆菌对环丙沙星耐药率偏高,是否存在 β-内酰胺阴性氨苄西林耐药(BLNAR)值得研究。

卡他莫拉菌对青霉素耐药率普遍很高,但对 2、3 代头孢菌素和含酶抑制药的复方青霉素制剂仍然十分敏感,不构成临床上的困难。还有胃酸抑制药治疗、吞噬障碍、生活在护理院等。不同病原体感染预后不同,铜绿假单胞菌、克雷伯菌属、大肠埃希菌、金黄色葡萄球菌感染的死亡率明显为高,分别为 61.1%、35.7%、35.3% 和 31.8%。

【病理学】

1. 大叶性肺炎 病变局限一叶,以胸膜或叶间裂为界。炎症过程分 4 期,即充血期、红色肝变期、灰色肝变期和消散期。这 4 期有时并不按时序出现,可以在同一病肺有 2～3 期同时存在。典型的大叶性肺炎见于肺炎链球菌,而肺炎克雷伯菌、流感嗜血杆菌、金黄色葡萄球菌、军团菌和其他链球菌肺炎也多呈大叶性改变。

2. 支气管肺炎 表现一个或多个肺叶小片实变。因为渗出物(分泌物)重力作用,病变通常在肺底部或后部。病变界限不清楚,呈现较干的颗粒状,灰红色或黄色。有时病变影响整个肺小叶,而间隔的另一侧肺组织完全正常。组织学上见化脓性中性粒细胞渗出充满支气管、细支气管和毗邻肺泡。常见病原体为葡萄球菌、链球菌、流感嗜血杆菌、铜绿假单胞菌和大肠埃希菌。

3. 间质性肺炎 病变呈斑片状或弥漫性,单侧或双侧。肉眼观肺实质呈现红色和充血,无明显实变。胸膜光滑,很少出现胸膜炎或胸腔渗液。镜下炎症过程累及肺间质包括肺泡壁和支气管血管周围的结缔组织。肺间隔见单核细胞(淋巴细胞、浆细胞、组织细胞)浸润。没有明显的肺泡渗出,但不少病例在肺泡腔内见有蛋白样物质。常见病原体包括肺炎支原体、病毒(呼吸道病毒、带状疱疹病毒)、衣原体属、考克斯体以及肺孢子菌等。

4. 混合性病变 病毒性肺炎并发细菌二重感染时间质和肺泡的病变同时存在,导致纤维脓性气腔炎症反应,有单核细胞间质性炎症和细支气管上皮坏死。

5. 粟粒性病变 除血行播散性肺结核外,粟粒性病变亦可见于疱疹病毒、难治性组织胞浆菌、球孢子菌等所致肺炎。其组织学表现从干酪性肉芽肿到灶性坏死、纤维素渗出、急性坏死性出血灶各不相同,但共同特点是细胞反应甚少。

【临床类型】

从不同角度 CAP 可以有不同分类。如按病原体、解剖定位(病理、X 线)和病程(急性、亚急性和慢性)分类等。近年又普遍按宿主或发病场所分类,区分为儿童、青壮年、老年(又分为居家和居住护理院)、免疫抑制宿主肺炎等。最理想者当属按病原体分类,但实践中有困难,而不同宿主状况和发病场所的肺炎其病原体分布有一定特点和规律。但存在界定不够清晰、重叠和例外情况较多等缺陷。

【临床表现】

1. **起病**　CAP 大多呈急性起病,但可以因病原体、宿主免疫状态和并发症、年龄等不同而有差异。

2. **胸部症状**　咳嗽是最常见症状,见于80%~90%的患者,大多(约 64%)伴有咳痰;呼吸困难占 66%~75%,此 3 种症状频率在成年人和老年人各年龄段的分布上无大的差别。但是胸痛的发生率随年龄增长而减少(从 60%左右降至 30%左右);而呼吸增速的发生率随增龄呈现增加(从36%增至 65%);咯血在 CAP 并不少见(10%~20%)。免疫低下宿主肺炎的临床表现受免疫损害类型及其程度等因素影响,变化甚大。以中性粒细胞减少为主者肺部炎症反应受抑制,呼吸道症状很少或者缺如,而 HIV/AID 患者并发 CAP 其症状与免疫健全患者可以没有明显不同,器官移植和肿瘤放、化疗等严重免疫低下并发 CAP 则可能呈“激进”型或“暴发型”临床经过,呼吸困难、低氧血症进行性加重,迅速陷于呼吸衰竭。

3. **全身症状和肺外症状**　绝大多数有发热和寒战,随年龄增长而减少(从 88%降至 53%)。高热见于 30%~37%的患者,随增龄而略减。乏力很常见(90%左右)。其他常见(>60%)症状为出汗、头痛、肌肉酸痛、厌食,老年组发生率低于青壮年组。相对少见症状(<50%)有咽痛、不能进食、恶心、呕吐、腹泻等,不同年龄段差别不大。有研究认为老人肺炎临床表现常不典型,呼吸道症状少,而精神不振、神志改变、活动能力下降和心血管方面改变较多。

4. **体征**　患者常呈热性病容,重者有呼吸急促、发绀。胸部检查可有患侧呼吸运动减弱、触觉语颤增强、叩诊浊音、听诊闻及支气管呼吸音或支气管肺泡呼吸音,可有湿啰音。如果病变累及胸膜可闻及胸膜摩擦音,出现胸腔积液则有相应体征。胸部体征随病变范围、实变程度、累及胸膜与否等情况而异。心率通常加快,如并发中毒性心肌病变

则可出现心音低钝、奔马律、心律失常和周围循环衰竭。老年人心动过速可以比较常见。相对缓脉见于军团菌病、Q 热和鹦鹉热支原体肺炎,有诊断参考价值。

【实验室和辅助检查】

1. **血细胞计数**　中、重度细菌性肺炎常见周围血白细胞升高,伴菌血症者,白细胞总数大多超过$10 \times 10^9/L$。部分患者白细胞减少。有人报道,肺炎患者白细胞$>20 \times 10^9/L$ 或$<5 \times 10^9/L$ 其病死率约 20%;老年 CAP 白细胞$>20 \times 10^9/L$ 者的病死率是白细胞正常者的 12 倍。白细胞减少、酗酒和肺炎链球菌感染“三联征”是年轻 CAP 患者不良预后的重要征兆。一般地说非典型病原体支原体和衣原体所致肺炎白细胞很少升高,军团菌肺炎白细胞计数超过$10 \times 10^9/L$ 的比率亦低于肺炎链球菌肺炎(分别为 60%和 85%)。但各家报道并不完全一致。

2. **C-反应蛋白(C-reactive protein,CRP)**　是一种机体对感染或非感染性炎症刺激的急性期蛋白,由肝合成。它是细菌性感染很敏感的生物反应标志物,感染后数小时即见升高,在肺炎患者大多超过 100mg/L,而急性支气管炎和慢性阻塞性肺疾病急性加重(AECOPD)虽亦升高,但数值较低。老年 CAP 与 HCAP 患者 CRP 均见升高,水平相仿。肺炎链球菌肺炎伴与不伴菌血症 CRP 增高没有差别。病毒性肺炎 CRP 通常较低。抗菌药物治疗后CRP 迅速下降,持续高水平或继续升高高度提示抗菌治疗失败或出现感染性并发症(静脉炎、二重感染、肺炎旁渗液等)。

3. **降钙素原(procalcitionin,PCT)**　是降钙素的前肽物,生理状态下主要由甲状腺髓质细胞分泌,而感染时各种器官尤其是肝的巨噬细胞和单核细胞也是主要分泌细胞,它可能是一种继发性介质,对感染的炎症反应具有放大效应,本身并不启动炎症反应。对入住 ICU 的 CAP 研究发现,细菌性感染血浆 PCT 升高是病毒型感染的 2 倍,是正常人的 5 倍,以 PCT$>0.1\mu g/L$ 为界,PCT 诊断细菌性感染的敏感性特异性分别为 64.4%和79.6%。严重脓毒血症合并 ARDS 时血浆 PCT 大多高于$>5\mu g/L$,而非感染性因素所致 ARDS 血清PCT 大多低于$<3\mu g/L$($P<0.01$)。连续监测PCT 水平可以作为评估 CAP(也包括 HAP/VAP)严重程度和预测预后的指标。有意义的是 CAP 患者监测 PCT 水平可以指导临床抗菌治疗,减少不

必要的抗菌药物使用和早期停药。但是 PCT 用于诊断、鉴别诊断和指导抗菌药物应用的界限值尚无统一标准，也存在假阳性和假阴性，而被认可的精确测定 PCT 的超灵敏检测仪器由于价格昂贵尚难普遍推广。

4. 血氧 脉氧仪测定血氧饱和度被不少 CAP 指南列为常规，包括门诊 CAP 初诊患者。在入院 ICU 患者则需行动脉血气分析以了解动脉血氧分压（PaO_2）和酸碱状态。氧合状态是肺炎严重程度的基本评价参数，也是估计预后的重要参考。

5. 血生化 血清电解质、肝肾功能是住院包括 ICU 患者的基本检测项目。低钠血症在 CAP 颇常见，低钠血症和低磷血症是军团菌肺炎诊断的重要参考。尿素氮是 CAP 严重程度的评价参数之一，肝肾功能是选择抗菌药物的基本考虑因素。

6. 影像学检查

(1)胸部 X 线检查：虽然欧洲对于主诉呼吸道症状和发热的就诊者不主张普遍作 X 线检查，仅在具备下列情形之一时才作胸部摄片：①新的局限性胸部异常体征；②呼吸困难；③呼吸频速；④发热>4d。但美国等都认为在这类患者应当进行标准的胸部正侧位摄片，只有显示肺部浸润提示肺炎的患者才有经验性抗菌药物治疗的指征；如果没有肺部炎症浸润，则仅能诊断急性气管支气管炎，大多为病毒所致，绝无应用抗菌药物的指征。这些差异固然与二者观察问题的角度不同有关，但也与医疗体制不同有关。在我国 X 线检查相当普及，反之抗菌药物不合理使用非常普遍，因此凡怀疑肺炎的患者无疑都应该进行 X 线检查，不仅有助于诊断和鉴别诊断，而且对于评估病情严重程度，有否并发胸腔积液以及推测可能的病原体非常有意义。

肺炎 X 线上常见有 3 种基本改变。

①肺实变：亦称气腔不透光阴影，是肺泡腔内被密度近似的炎性渗出物或其他物质充填，取代肺泡气体，因而呈现均匀的不透光阴影，边缘模糊。呈肺段或肺叶分布。可以伴有胸腔渗液，空洞和淋巴结增大少见。但结核、厌氧菌、金黄色葡萄球菌和 G^- 杆菌肺炎则常有空洞形成；而肺门或纵隔淋巴结增大，偶可见于结核、某些真菌、病毒和非典型病原体感染。当水肿液、出血、非感染性炎症、肿瘤浸润、肺泡蛋白沉着症的脂蛋白物质或液体吸入致肺泡气体被取代时亦呈现类似的肺泡实变。因此这一征象虽然是肺炎最常见的 X 线改变，但需要注意鉴别诊断。

②间质性病变：炎症位于肺间质（肺泡壁、支气管血管周围结缔组织），在 X 线上显示网状、微结节、网状微结节状和肺泡隔增宽。主要见于病毒性肺炎。

③混合性病变：兼具上述两种影像特点，支气管肺炎是其典型例子。见于吸入性肺炎、病毒和细菌混合感染等。

肺炎按其在 X 线上的形态可分以下 4 种类型，与肺炎的病理类型基本一致，只是表述语汇上有些差异。

①大叶性肺炎：病变始于初级气腔（初级肺小叶），小的周围性亚段或亚亚段不透光阴影，如未得到控制，病变扩展至整个肺段，经 Cohn 孔和终末气道扩散至整个肺叶，呈现均匀一致的不透光阴影。抗生素时代此种典型的大叶性肺炎已经相当少见。

②支气管肺炎：病变始于气管或细支气管，迅速播散至细支气管周围的肺泡。早期在 X 线上可能仅有弥漫性或双侧肺纹理增强和支气管壁增厚。随着病程进展，病变出现在次级小叶，呈现多区域的斑片状阴影。进而病变可以融合，累及一个或多个肺叶，与大叶性肺叶不易区别。在支气管肺炎由于炎性脱屑导致阻塞、肺不张比较常见。在严重病例可发展为双侧弥漫性实变。病变坏死导致肺气囊、空洞和脓肿形成也是支气管肺炎的常见继发改变。

③结节性肺炎：从单个圆形阴影到多发性广泛分布的小结节，大小 1～10cm（肿块），幅度变化很大。病灶边缘大多比较模糊。病理基础各异，包括灶性气腔实变、脓毒性栓塞和肉芽肿病变。分布可以区域性，亦可以是弥漫性。多发性腺泡大小或较大结节性阴影可以见于支气管肺炎早期。此种类型肺炎的病原体有金黄色葡萄球菌、肺炎链球菌、军团菌、诺卡菌、结核杆菌。血行播散性分枝杆菌病和真菌病（组织胞浆菌、粗球孢子菌）可以呈现<5mm 的弥漫性粟粒状改变，亦可归入此型肺炎。

④弥漫性肺炎：通常由于间质性肺炎引起，亦可以是支气管肺炎、小结节性肺炎分布在一侧或双侧大部分肺野所形成。见于病毒和许多病原体的感染，肺孢子菌肺炎可以作为此型肺炎的代表。

(2)胸部 CT 扫描：尽管多数情况下普通 X 线胸片（正、侧位）足以满足肺炎的诊断与病情评估，而且从节约医疗费用而言不应使用 CT 扫描，但是毋庸置疑，CT 特别是薄层 CT 或高分辨率 CT（HRCT）敏感性更高，在显示气腔病变、腺泡水平的细小结节、磨玻璃样阴影、支气管充气征以及病灶分布等方面远较普通 X 线胸片为优,而在肺间质病变的发现和病变特征的揭示上更是普通 X 线胸片所不能达到的。此外 CT 对于了解肺炎并发症(肺炎旁胸腔渗液等)、发现掩蔽部位肺炎(心脏后、纵隔)等非常有帮助。在选择性肺炎病例胸部 CT 检查是必要的,这包括普通胸片上病灶显示不清、怀疑掩蔽部位病变、结节性肺炎、弥漫性肺炎、病灶需要鉴别诊断、重症肺炎而需要更进一步评估、免疫抑制宿主肺炎、抗菌治疗反应不佳等。

(3)超声检查:肺炎患者超声检查目的在于探测肺炎旁胸腔积液和贴近胸膜病灶的引导经皮穿刺肺活检。与 CT 相比,超声检查可以显示胸液是否分隔,所以指导胸腔穿刺更具优势;缺点是不能显示叶间黏液、纵隔胸膜积液和被肩胛遮盖的包裹性积液。超声引导经皮肺活检较 CT 定位方便,且可实时监测,不足之处是显像分辨率不高。

7. 病原学检测

(1)检测标本和方法:检测不同病原体所需标本和方法不完全相同。呼吸道感染细菌的检测仍以培养分离为主。

①呼吸道分泌物:咳痰标本来源最方便,为减少上呼吸道定植菌污染和避免培养结果解释上的混乱,强调在标本采集和处理时应注意以下几点。

深部咳痰,选取脓性或黏液脓性痰,并在培养接种前进行涂片细胞学筛选,在非粒细胞缺乏患者只有白细胞>25 个/低倍视野或鳞状上皮细胞<10 个/低倍视野才是合格标本,可供培养。

涂片和培养结果互相印证和补充。如果涂片革兰染色镜检发现典型肺炎链球菌或嗜血流感杆菌之类的苛养菌,即使培养阴性,则仍有重要参考意义,在痰培养阴性 CAP 患者涂片发现细菌的阳性率可达 30%～90%;但其他革兰阴性杆菌仅在培养和涂片均呈阳性时才有意义,仅有培养阳性而涂片阴性则大多属污染菌或低浓度定植菌。

尽可能采半定量和定量培养。

侵袭性下呼吸道采样,包括防污染标本毛刷(protected speciem brush,PSB)、支气管肺泡灌洗(bronchial alveolar larvage,BAL)等,适用于免疫抑制宿主或抗菌治疗无效的 CAP 以及需要与非感染性肺部浸润性疾病鉴别的患者。有人主张在难治性 CAP 患者 BAL 是首选的诊断采样技术,只要气体交换状态允许,所有气管插管或未插管患者均应考虑经纤维支气管镜从下呼吸道获取诊断标本。

这些标本在相当程度上可减少上呼吸道细菌感染,但也需作定量培养。

②血液:未治疗的 CAP 患者血培养阳性率 4%～18%,重症患者阳性率高。以肺炎链球菌最常见(占 60%),其次是流感嗜血杆菌(2%～13%)。为避免表皮葡萄球菌污染,穿刺点的皮肤应先用 80%～90%酒精、随后用 2%碘消毒,消毒剂应在穿刺部位停留至少 1min。每一培养采血量应至少 20ml。因为菌血症常为间断性的,故应在 1h 内从 2～3 处不同部位抽血。目前主张住院 CAP 都应做血培养;菌血症低风险患者可做 1 次,而高风险患者应做 2 次。

③胸腔积液:凡有可穿刺的胸腔积液都应穿刺抽液作细菌培养、胸液常规、pH 和乳酸脱氢酶测定。

④免疫血清学检测:用于非典型病原体的流行病学研究,不作为个体患者的临床检测常规。

⑤抗原检测:嗜肺军团菌Ⅰ型作抗原检测在入住 ICU 的重症 CAP 敏感性 88%～100%,而轻症患者仅 40%～53%。近年来应用尿液检测肺炎链球菌抗原研究取得进展,对流免疫法敏感性 70%～80%,特异性>95%,具有良好应用前景。在真菌性肺炎目前已推广抗原检测,如隐球菌荚膜多糖乳胶凝集试验、曲霉半乳甘露聚糖(GM)试验曲霉及念珠菌 1-3-β-D 葡聚糖(G)试验,有参考价值。

(2)检测结果临床意义的解释:可确定诊断的检测结果。①血或胸液培养到病原菌;②经纤维支气管镜或人工气道吸引的标本培养到病原菌浓度≥10^5 cfu/ml(半定量培养＋＋)、支气管肺泡灌洗液(BALF)标本>10^4 cfu/ml(＋～＋＋)、防污染毛刷样本(PSB)或防污染 BALF 标本≥10^3 cfu/ml(＋);③呼吸道标本培养到肺炎支原体、肺炎衣原体、嗜肺军团菌;④血清肺炎支原体、肺炎衣原体、嗜肺军团菌抗体滴度呈 4 倍或 4 倍以上变化(增高或降低),同时肺炎支原体抗体滴度(补体结合试验)≥1:64、肺炎衣原体抗体滴度(微量免疫荧光试验)≥1:32、嗜肺军团菌抗体滴度(间接荧光抗体法)≥1:128;⑤嗜肺军团菌Ⅰ型尿抗原检测(酶免疫测定法)阳性;⑥血清流感病毒、呼吸道合胞病毒等抗体滴度呈 4 倍或 4 倍以上变化(增高或降低);⑦肺炎链球菌尿抗原检测(免疫层析法)阳性(儿童患者除外)。

有意义的检测结果:①合格痰标本培养优势菌中度以上生长(≥＋＋＋);②合格痰标本细菌少量

生长,但与涂片镜检结果一致(肺炎链球菌、流感嗜血杆菌、卡他莫拉菌);③3d 内多次培养到较高浓度的相同细菌;④血清肺炎衣原体 IgG 抗体滴度≥1∶512 或 IgM 抗体滴度≥1∶16(微量免疫荧光法);⑤血清嗜肺军团菌试管凝集试验抗体滴度升高达1∶320 或间接荧光试验 IgG 抗体≥1∶1 024。

无意义的检测结果:①痰培养有上呼吸道正常菌群的细菌(如草绿色链球菌、表皮葡萄球菌、非致病奈瑟菌、类白喉杆菌等);②痰培养为多种病原菌少量(＜＋＋＋)生长;③不符合上述可确诊或有意义的检测结果中的任何一项。

(3)根据特定病情选择病原学检测方法:由于 CAP 病原体较多,在不同临床情况下病原体分布有一定规律,应当根据特定病情选择检测方法,提高针对性,减少不必要的检测,以节约资源(表 14-5)。

【诊断和鉴别诊断】

CAP 诊断需要依据临床症状、体征、实验室和影像学检查所见综合分析判断。由于 CAP 的病原学诊断困难,实验室检测敏感性和特异性低,病原学诊断不是诊断的主要依据,而抗菌药物治疗有效在多数情况下却是常见细菌性肺炎诊断的重要参考条件。因而 CAP 的诊断是一个动态的过程。

1. 临床诊断

(1)新出现或进展性肺部浸润性病变;

(2)发热≥38℃;

(3)近期出现的咳嗽、咳痰,或原有呼吸道症状加重,并出现脓痰,伴或不伴胸痛;

(4)肺部实变体征和(或)湿性啰音;

(5)WBC＞$10×10^9$/L 伴或不伴核左移。

诊断标准:①＋②～⑤的任何 1 条。

必须强调以下几点。

(1)根据临床和 X 线表现,CAP 最初诊断病例有 8%～30%最终确诊其他疾病,故在 CAP 初步确定诊断后必须继续随访和动态观察,补充和完善各项诊断检查,以排除某些特殊病原体所致肺炎如肺结核、肺真菌病、肺寄生虫病和"模拟"肺炎的非感染性肺部疾病(如肺部肿瘤、肺不张、肺水肿、肺栓塞、肺嗜酸性粒细胞浸润症、肺间质性疾病和肺肉芽肿病等)。

(2)老年人和免疫低下患者应用上述诊断标准时应适当灵活掌握,前者罹患 CAP 时发热和呼吸道症状可以不明显,而突出表现为神志或精神状态以及心血管系统的方面改变,应及时行 X 线检查;后者并发 CAP 时发热可以是唯一表现,应严密动态观察,及早行影像学(包括 CT)和动脉血气检查。

(3)传统非典型肺炎虽然无非常特征性表现,单纯依据临床和 X 线表现不足以诊断。但下列症状、体征和实验室检查的某些组合可以作为临床诊断的重要参考,以帮助临床进行经验性抗菌治疗和做进一步选择实验室检查。

①肺炎支原体肺炎和肺炎衣原体肺炎:年龄＜60 岁、无基础疾病、社区或家庭中发病、剧咳少痰、

表 14-5　根据病情选择诊断试验指征

指　征	血培养	痰培养	军团菌尿抗原	肺炎链球菌尿抗原	其他
入住 ICU	√	√	√	√	√①
门诊抗菌治疗无效		√	√	√	
空洞性浸润病灶	√	√			√②
白细胞减少	√			√	
酗酒	√	√	√	√	
慢性重症肝病	√			√	
重症阻塞性/结构性肺病		√			
无脾(解剖性或功能性)	√			√	
近期旅行(近 2 周内)			√		√③
尿军团菌抗原阳性	√④	不再适用			
肺炎链球菌尿抗原阳性	√	√		不再适用	
胸腔渗液	√	√	√	√	√⑤

①若气管插管可采用支气管内吸引物,或尽可能采用经支气管镜或非支气管镜的支气管肺泡灌洗;②真菌或结核菌培养;③参考地方流行性感染性疾病;④选择性培养基;⑤穿刺胸液培养

胸部体征很少,血白细胞正常,X线显示磨玻璃状或病灶变化迅速。

②军团菌肺炎:急性起病、发热、意识改变或脑病、腹痛或伴腹泻、相对缓脉、肾功能损害、低钠血症、低磷血症、一过性肝功能损害、β-内酰胺类治疗无效。

所有指南均主张在住院CAP患者除病原学检测外,均需作血细胞、血液生化、脉氧仪测定氧饱和度或测定动脉血气。欧洲指南还指出CRP虽然不能区分细菌与非细菌性感染,但能反映疾病的临床过程。IL-6和降钙素原测定有助于区别感染与非感染以及估计预后,但价格昂贵,不列为常规。

2.病情严重程度评估 依据临床和必要的实验室资料对CAP病情严重程度作出评估,从而决定治疗场所(门诊、住院或入住ICU),也是选择药物及用药方案的基本依据。评估病情的主要有PSI(pneumonia severity index)和英国胸科学会(BTS)CURB-65(Confusion、BUN>20mg/dl、Respirator rate≥30/min、BP<90/60mmHg、Age>65)两种评分系统。日本指南提出A-DROP评分系统,与CURB-65不同的是将年龄界定岁数提高至男性≥70岁,女性≥75岁;改呼吸频率与氧合状态(SpO$_2$≤90%或PaO$_2$≤90mmHg),尚缺少对该评分系统的研究和评价。

PSI和CURB-65评分系统其危险度分组与预后相关性都很高,但前者有20个参数,而且包括很多实验室参数,在就诊初期不可能短时间获取这些参数,后者仅需要主要生命体征(意识、呼吸、血压)、年龄和尿素氮一项实验室参数,每一项计1分,0~1分门诊治疗,2分需住院,≥3分则需入住ICU。如果在初级保健机构CURB-65系统可以简化为CRB-65,即不需要实验室BUN参数,同样有助于临床决策。美国过去推荐PSI,新指南则同样推荐CURB-65。由于PSI和CURB-65系统缺少关于入住ICU决策前瞻性的研究,包括2001年ATS关于重症肺炎的规定标准亦缺少检验。

回顾性研究显示,按这些标准入住ICU显得过于敏感,缺少特异性。为此美国新指南对重症CAP的标准作了较大修改。次要标准包括:R≥30/min,PaO$_2$/FiO$_2$≤250,多肺叶浸润,意识模糊/定向辨认(时、空、人)障碍,BUN≥20mg/dl,白细胞降低(感染所致),≤4×10^9/L,血小板减少,≤100×10^9/L,低体温<36℃,低血压需要积极的体液复苏。主要标准为:需要有创机械通气,或脓毒休克需要血管升压素。诊断重症肺炎符合主要标准任何1项即需立即入住ICU,而次要标准则需要同时具备3条才能入住ICU。与2001年ATS指南比较,次要标准中增加了意识状态、BUN、血细胞计数等,而主要标准删除了入院48h肺部浸润扩大≥50%,关于肾功能参数则移至次要标准。新指南认为次要标准还可以包括低血糖(非糖尿病患者)、急性酒精中毒/酗酒、低钠血症、不能解释的代谢性酸中毒或乳酸升高、肝硬化和无脾。但这些标准中有许多在选择时可能重叠,而且其实用价值仍有待研究。新指南认为如果呼吸频率≥30/min或PaO$_2$/FiO$_2$<250需要无创机械通气,可诊断重症CAP,但仍不算作主要标准。

3.鉴别诊断 许多非感染性肺病表现为肺部浸润和呼吸道症状,甚至也有发热、周围血白细胞计数增高,非常类似于生物致病原引起的肺部炎症,有人称其为类肺炎疾病(pneumonia mimics),在临床上它们对抗菌治疗无效,常被误作肺炎,造成混淆,需要认真进行鉴别。类肺炎疾病包括肺栓塞、肺部肿瘤、隐原性机化性肺炎、药物性肺损伤、过敏性肺炎、血管炎、急慢性嗜酸细胞肺炎、肺泡蛋白沉着症、肺间质性疾病等。病种甚多,诊断颇为困难。

(1)肺栓塞:常发生于50~60岁年龄组,但20~39岁女性发生率高于同年龄组男性的10倍。发病危险因素包括深静脉炎、静脉曲张、心肺疾病、创伤、手术、肿瘤、制动、妊娠和肥胖等。临床表现有气急(84%~90%)、胸痛(70%)、咯血(30%)、惊恐(55%)、咳嗽(37%)、晕厥(13%)。可以有发热,但不超过38.5℃。主要实验室异常为低氧血症、血浆D-二聚体升高(阴性预测值较高,<500μg/L可以排除肺栓塞诊断)、心电图异常(T波改变如ST段下降,比较有意义的是S$_1$Q$_{III}$T$_{III}$型改变)、X线改变(楔形浸润影、胸腔积液)和血性胸液(26%)。诊断价值较高的非创伤性检查有核素肺通气-灌注扫描、心脏和下肢静脉超声检查、快速螺旋CT造影。难诊断病例则需要有创性肺动脉造影以确诊。

(2)肺部肿瘤

①支气管肺癌:小细胞癌和鳞癌生长于支气管管腔易引起阻塞性肺炎,而腺癌特别是肺泡细胞癌可以呈现炎症样表现,后者表现为片状浸润,并常有支气管充气征,酷似肺炎。但是支气管肺癌除非晚期,通常没有发热,周围血白细胞计数不会升高,

痰找病理细胞是最常用的无创性诊断方法,而经纤支镜活检或经皮穿刺活检是确诊肺癌最实用的技术。

②转移性肿瘤:血行转移性肺部肿瘤大多表现肺内多发性结节影,边缘光滑;淋巴管转移所致癌性淋巴管炎,呈现网织样或伴微小结节状改变,与肺炎鉴别不难。但恶性黑色素瘤、乳腺癌和胃肠道肿瘤可转移至支气管壁,引起阻塞性炎症,易与肺炎混淆。参考原发肿瘤和纤支镜检查可资鉴别。

③原发性肺淋巴增生性疾病:本组疾病包括反应性和肿瘤性两大类。原发性肺淋巴增生性疾病(表14-6)远较继发性者少见,但诊断困难。过去所谓肺假性淋巴瘤现在认为大多数为低度恶性的BALT淋巴瘤,少数为结节性淋巴样增生。原发性肺淋巴瘤在影像学上表现为单发性或多发性结节、肿块或实变,后者可见支气管充气征,与肺炎极难区别。原发性肺淋巴增生性疾病类型复杂,大多显示为结节或弥漫性间质性病变。无论淋巴瘤还是增生,都需要病理学确诊,以剖胸或胸腔镜下活检诊断率为高。

(3)隐原性机化性肺炎(cryptogenic organizing pneumonia,COP):本病过去称闭塞性细支气管炎伴机化性肺炎(bronchiolitis obliterans with organizing pneumonia,BOOP),好发于50岁左右中年人,但可以从20~80岁不等,性别分布无差异,非吸烟者高于吸烟者(2:1)。本病原因不清楚,可以作为肺炎的并发症,常常发生于军团菌、支原体或病毒性肺部感染之后,也可以与各种自身免疫性疾病相关联,因此有人认为它可能代表了宿主对于气道损伤的实体型反应(stereo-typic response)。早期症状类似流感,有发热、干咳、乏力、周身不适等。

随病情进展可出现气急,甚至呼吸衰竭。发热持续不退,病程2周至6个月不等。体征可以有吸气相爆裂音。极少有肺外表现。影像学表现可分为3种类型。

多发性肺泡型:最常见。两肺多发性斑片状影,中下肺野多见,胸膜下明显。CT示90%患者有气腔实变,有时呈游走性,颇似"过敏性肺炎"。病变范围从1~2cm到整个肺叶,变化不定。密度不甚均一,从磨玻璃状到肺泡实变。支气管充气征相当常见。

孤立局灶型:呈局灶性致密的肺泡浸润。上肺多见,可以有空洞,支气管充气征多见。病灶大小相当稳定,易误诊肺癌。此型可能伴随比较急性的病程,而对激素治疗反应较快。

弥漫性网织样浸润型:表现为弥漫性网织样或伴小结节样浸润,类似普通型间质性肺炎,但没有后者通常可见的小囊状或蜂窝状改变。COP的病理特征为呼吸性细支气管、肺泡管和肺泡腔内斑片状分布的内成纤维细胞组成的息肉样肉芽组织,其病理过程扩展至邻近肺泡管和肺泡腔时便呈现"机化性肺炎"。肺泡结构保存完整,不形成蜂窝肺和严重纤维化。纤支镜下经支气管肺活检见上述典型组织学改变即可确诊。但有时因所取标本太小或病变呈灶性分布,纤支镜检查不足以诊断,需要经胸腔镜或剖胸肺活检才能确诊。

(4)药物性肺损伤:许多药物可以引起肺浸润,伴或不伴全身症状,颇似CAP。通常分两类。

过敏性肺炎:见于甲氨蝶呤、呋喃妥因、金盐制剂、磺胺等药物。病理显示肺泡腔和肺间质以淋巴细胞为主的炎症浸润,伴松散的肉芽肿或巨细胞形成。

表 14-6 原发肺淋巴增生性疾病

疾病	细分
B-细胞非霍奇金 MALT[①]/BALT[②] 淋巴瘤	低度恶性
	高度恶性(WHO分类:弥漫性大细胞非霍杰金淋巴瘤)
反应性肺淋巴瘤样增生	淋巴细胞间质性肺炎
	滤泡性细支气管炎/支气管炎
	结节性淋巴样增生
淋巴瘤样肉芽肿病	
移植后淋巴增生性病变	浆细胞增生
	多形细胞增生
	单形细胞增生(按淋巴瘤分类)
肺浆细胞瘤	

①MALT:黏膜相关淋巴组织;②BALT:支气管相关淋巴组织

中毒性肺炎:抗肿瘤化疗药物(如白消安、博来霉素)和抗心律失常药物胺碘酮所致肺损伤是药物毒性作用的结果。病理上表现不同程度的弥漫性肺泡损伤、间质性炎症、大量泡沫细胞形成、苍白巨噬细胞伴胞内包涵体。根据用药史、支气管肺泡灌洗或肺活检组织学检查确立诊断。

(5)过敏性肺炎(hypersensitivity pneumonia):也称外源性变应性肺泡炎(extrinsic allergic alveolitis),是一种细胞介导的、肺组织对于吸入有机物、环境或职业性致病因子的免疫炎症反应。由于吸入抗原及其来源不同,本病有多种名称,如农民肺、蘑菇肺、蔗尘肺、养禽者肺、湿化器肺和空调器肺、皮毛商人肺等。急性过敏性肺炎症状出现在暴露后4~12h内,有发热、咳嗽、周围血白细胞升高和肺部浸润。影像学上早期可无异常,其后随病情加重可见双侧肺泡或间质浸润,或呈细小的、边缘模糊的散在结节状阴影。在脱离抗原暴露后24~48h内症状和影像学改变可以较快消退。如果反复少量吸入或长期暴露则呈现慢性过敏性肺炎,表现逐渐加重的呼吸困难和弥漫性肺纤维化。特异性抗原的支气管激发试验是确诊依据,但在伦理上和临床上是不可能进行的,因此诊断应根据暴露史、临床、影像学表现、支气管肺泡灌洗液淋巴细胞特别是 $CD8^+$ 增高、针对可疑抗原的抗体滴度等综合分析而作出。

(6)肺血管炎:系统性坏死性血管炎(systemic necrotizing vasculitis,SNV)的肺部 X 线异常大多变化不定,但其中韦格纳肉芽肿(Wegener's granulomatosis,WG)、变应性肉芽肿和血管炎(即 Churg-Strauss syndrome,CSS)和显微镜多血管炎(microscopic polyagiitis,MPA)特别好发肺部侵犯,临床常有发热,需要与 CAP 鉴别。SNV 还可以引起肺出血,称为肺泡出血综合征,亦容易与 CAP 混淆,需要鉴别。肺血管炎常伴有抗中性粒细胞胞浆抗体(antineutrophil cytoplasmic antibodies,ANCAs)增高。它对不同抗原亲和力不一样,有助于区别各种 SNV,如对蛋白酶-3(PR3)特异的胞浆 ANCA(C-ANCA-PR3)对肉芽肿血管炎特别是 WG 特异性相对较高,而抗髓过氧化酶的抗体是一个核周型抗体(P-ANCA),其特异性较低。

①WG:本病病程中累及肺部者占 70%~85%。典型表现为肾脏、上呼吸道和下呼吸道病变三联征,也可以仅有 1~2 个部位受累。而多器官受累亦不少见,如非坏死性关节炎(60%)及皮肤

(40%~50%)、眼(20%~50%)、中枢或周围神经系统(10%~34%)、心脏(10%~15%)和胃肠道(5%)等处病变。影像学上 WG 表现为两肺多发性浸润或结节,大小不一,可伴坏死。边缘大多比较清晰。坏死形成空洞,其壁厚薄不一。当病变累及气管时则显示管壁增厚,腔内可见息肉样或乳头状软组织结节影,轮廓光滑,欠规则,气管腔狭窄。血清 C-ANCA-PR3 对于 WG 特异性超过 90%,但敏感性 60%~92%不等。上呼吸道活检和支气管肺活检诊断率较低(分别<20%和<10%),剖胸肺活检诊断率超过 90%,肾活检可提示肾小球肾炎,但肉芽肿和肾小动脉血管炎很少见(<10%)。临床上应综合临床表现、影像学特点和 ANCA,必要时借助活检病理学检查作出诊断。

②CSS:表现为哮喘、周围血或组织中嗜酸性粒细胞增高、坏死性血管炎和全身性症状的一种综合征。局限性肺浸润见于 30%~70%的患者,非常类似于 CAP。几乎所有病人都有特应质或哮喘,70%患者有鼻窦炎或过敏性鼻炎,并且可以先于血管炎数月至数年。CSS 的 X 线表现不一,常见小结节状改变,亦可表现为斑片状或弥漫性间质浸润。病变可呈短暂游走性。部分患者出现双肺大量肺泡样阴影,提示肺泡内出血。少数患者有胸腔积液。虽然本病呼吸道症状很突出,但其他器官受累亦较常见,包括皮肤(65%)、周围或中枢神经系统(40%~60%)、心脏(30%~40%)、肾脏(50%)、腹部内脏(20%~40%)。大多数患者循环 ANCAs(c-ANCA 和 P-ANCA)阳性。在病理上 CSS 的特征是小血管炎、肉芽肿、嗜酸性粒细胞增高和血管外组织的栅栏状组织细胞分布。显著的嗜酸性粒细胞增多和肉芽肿病变是本病区别于其他肺血管炎的基本要点。确诊有赖于病理组织学检查。

③MPA:也称多发性血管炎重叠综合征(palyangiitis overlap syndrome),表现为肾小球肾炎(>90%)、肺毛细血管炎(30%~50%)和循环 P-ANCA 或 c-ANCA 出现(50%~90%)。其他临床表现尚有白细胞裂解血管炎(leukocytoclastic vasculitis,40%)、口腔溃疡(20%)和周围神经病变(15%)。病理上病变累及小或显微镜下血管(毛细血管、小动脉、小静脉),很少侵犯较大血管。与 WG 和 CSS 的区别是本病没有肉芽肿形成。

④肺泡出血综合征(alveolar hemorrhage syndrome):许多免疫和非免疫介导的疾病均可引起弥漫性肺泡出血,前者如系统性红斑狼疮、肺-肾炎出

血综合征(Goodpasture syndrome)、系统性坏死性血管炎(WG、CCS、MPA)、骨髓移植、免疫缺陷状态、Kaposi 肉瘤、暴露于外源性抗原或药物等,后者则见于大块肺栓塞、肺静脉闭塞病、气管内恶性肿瘤、溃疡性气管支气管炎、动静脉畸形或动脉瘤、出血性肺炎、支气管扩张症、充血性心力衰竭、尿毒症、血小板减少症、凝血病等。在弥散性肺泡出血综合征中有 40%～55% 作为 SNV 特别是 WG 和 MPA 的并发症。免疫介导的弥漫性肺出血综合征中有 18%～32% 的患者为肺-肾炎出血综合征所致。总体来说弥漫性肺泡出血是肺泡浸润的不常见原因,但却是致命性的,需要尽快识别和治疗。咯血和缺铁性贫血是常见表现,但非普遍性特征。CT 显示广泛的肺泡淡薄和模糊渗出阴影,区别于炎症渗出,较 X 线更具诊断价值。病因诊断需要全面检查和评估,有时活检是需要的。

(7)嗜酸性细胞肺炎:特发性急性嗜酸性细胞肺炎(acute eosinophilic pneumonia,AEP)表现发热、咳嗽、低氧血症和呼吸窘迫,影像学上呈现广泛的肺泡和间质浸润,酷似重症肺炎。病程在 1～7d 之内。BAL 揭示嗜酸性细胞增高(>30%),TBLB 标本病理组织学检查见肺泡腔内、间质和支气管黏膜下嗜酸性粒细胞浸润,没有血管炎。周围血嗜酸性细胞增高仅见于部分患者(<30%)。对于糖皮质激素治疗反应迅速而完全。

慢性嗜酸性粒细胞肺炎(chronic eosinophilic pneumonia,CEP)好发于女性,2 倍于男性发病率。近 2/3 患者有特应质、鼻窦炎或鼻炎,其发病长达数周或数月,少数可呈急性发病,表现为咳嗽、气急、喘息和全身症状。周围血嗜酸性粒细胞计数、血清 C-反应蛋白和血沉增高,且与疾病活动性相关。40%～50% 患者血清 IgE 升高。组织病理学显示肺泡腔、间质和细支气管内嗜酸性粒细胞、组织细胞、多核巨细胞密集浸润。尚可见 Charcot-Leyden 结晶和局灶性 COP 改变,但无血管炎,很少有广泛纤维化或坏死。对激素治疗反应良好,但常有复发。无论 AEP 抑或 CEP,根据临床表现,排除感染,BAL 液嗜酸性粒细胞升高和对激素的治疗反应,诊断不难,一般不需要剖胸或经胸腔镜肺活检。相反,如果对激素治疗无反应,则需要进一步鉴别诊断,包括必要的肺活检标本病理组织检查。

(8)肺泡蛋白沉着症(pulmonary alveolar proteinosis,PAP):本病常见症状有干咳、气急、胸闷和全身乏力、体重减轻等。少见症状可有咳痰伴灰黄色痰栓,咯血,发绀和杵状指。胸部 X 线典型表现为蝙蝠翼状阴影,即对称的、绒毛状、周围性肺泡浸润,但有近 20% 病例肺部病变为单侧的。虽然病变多数是肺泡浸润,但也可见到网织结节状或肺泡-间质混合性病变。CT 扫描显示非特异性致密的肺泡不透光阴影,伴支气管充气征。CT 示鹅卵石样改变被认为是有意义的诊断线索。BAL 和 TBLB 通常可提供明确诊断,偶尔需要外科肺活检。

(9)间质性肺疾病(interstitial lung disease,ILD):需要与肺炎鉴别诊断的最重要类型是特发性肺纤维化(idiopathic pulmonary fibrosis,IPF)、急性间质性肺炎(acute interstital pneumonia,AIP)和 COP,其中 COP 已如前述。IPF 在高分辨 CT (HRCT)扫描图像上主要改变有:①磨玻璃样改变;②不规则线状或网格状阴影;③牵拉性支气管或细支气管扩张;④斑片状实变影;⑤小结节影;⑥蜂窝状改变。其分布位于双下肺周边和胸膜下部位的网格状、不规则线状和蜂窝状阴影是其特征。AIP 即过去所谓的 Hamman-Rich 综合征,原因不明。起病急骤,有咳嗽和呼吸困难,很快陷入呼吸衰竭。部分患者发病前有发热和类似感冒样症状。CT 示双侧弥漫性网状、微结节状和磨玻璃样改变,随病变迅速进展可融合成片乃至实变影。

IPF 诊断有赖于肺活检,在无活检资料时其临床诊断可参考下列标准。主要条件为:①除外已知原因的 ILD;②肺功能异常,包括限制性通气损害和(或)气体交换障碍;③胸部 HRCT 表现双肺网状改变,晚期出现蜂窝肺,很少磨玻璃状阴影;④TBLB 或 BLA 检查不支持其他疾病。次要条件为:①年龄>50 岁;②隐匿起病或不能解释的进行性呼吸困难;③病程≥3 个月;④双肺闻及吸气性 velcro 啰音。符合所有主要标准和至少 3/4 次要标准方能作出诊断。AIP 诊断同样有赖于肺活检,但临床上 AIP 很少能耐受此类创伤性诊断技术。根据临床病程和影像学上病变颇似 ARDS,呈弥漫散在性分布,常有实变,可见支气管充气征,可以作出可能或可疑诊断,及时试验性治疗。其对激素的治疗反应可能稍优于 IPF。

【治疗】

1. 治疗场所 根据病情严重性的评估,确定治疗场所(门诊、住普通病房、住 ICU),既保证有效治疗,又节约费用和资源,是 CAP 治疗的关键性步骤。住院决策有时很困难,不仅是医学上的判断,而且关系到社会、人文关怀等许多方面,应以坚守原则、全面衡量、适当掌握为基准。最初决策以参照 CURB-65 评分系统最方便和实用,同时还应考虑其他参数或状况,如基础疾病及其相关因素包括 COPD,糖尿病,慢性心、肝、肾功能不全,肿瘤,免疫抑制,酗酒,营养不良和低蛋白血症,近 1 年内曾因 CAP 住院,持续高热或体温不升,缺氧,X 线或胸片显示病灶范围广泛(超过 1 叶)或伴胸腔积液、空洞形成及病变迅速进展,以及需要鉴别诊断者。

2. 经验性抗菌治疗 按不同病情和治疗场所,参考影响病原体的宿主因素(表 14-4)、所在地区和医院抗菌药物敏感性监测资料,在留取病原学检测标本后立即(距就诊不超过 4h)开始经验性抗菌治疗。中华医学会呼吸病学会推荐方案见表 14-7。

与美国感染病学会/美国胸科学会(IDSA/ATS)2007 年 CAP 指南比较,我国指南根据 CAP 药敏资料 PNSP 比例不高的特点以及我国幅员辽阔、经济社会发展不平衡的现状,将青霉素类(青霉素 G、阿莫西林)和第一、二代头孢菌素仍作为重要选择。其次是呼吸喹诺酮类在青壮年、无基础疾病组也作为推荐用药,至于最后的选择,是考虑到可能部分患者近期或患病以来已应用抗菌药物和 β-内酰胺类过敏等情况的需要,而在我国大环内酯类耐药严重,单独使用不足以治疗细胞外病原体,不能替代 β-内酰胺类。当然在此组患者 CAP 呼吸喹诺酮类药物需要十分注意严格掌握指征,防止过度使用。

3. 初始抗菌治疗后的评估和无反应性肺炎的处理 初始抗菌治疗后 48～72h 应对病情再次进行评估。治疗反应分 3 种:①临床有效;②缺乏治疗反应;③临床恶化。第①组患者有效治疗反应首先表现为体温下降和呼吸道症状改善,PCT 下降是非常敏感的早期指标,早于 CRP 和白细胞计数。

表 14-7 不同人群 CAP 的初始经验性抗感染治疗的建议

	常见病原体	初始经验性治疗的抗菌药物选择
青壮年、无基础疾病患者	肺炎链球菌、肺炎支原体、流感嗜血杆菌、肺炎衣原体等	①青霉素类(青霉素、阿莫西林等);②多西环素;③大环内酯类;④第一代或第二代头孢菌素;⑤呼吸喹诺酮类(如左氧氟沙星、莫西沙星等)
老年人或有基础疾病患者	肺炎链球菌、流感嗜血杆菌、需氧革兰阴性杆菌、金黄色葡萄球菌、卡他莫拉菌等	①第二代头孢菌素(头孢呋辛、头孢丙烯、头孢克洛等)单用或联合大环内酯类;②β-内酰胺类/β-内酰胺酶抑制药(如阿莫西林/克拉维酸、氨苄西林/舒巴坦)单用或联合大环内酯类;③呼吸喹诺酮类
需入院治疗、但不必收住 ICU 的患者	肺炎链球菌、流感嗜血杆菌、混合感染(包括厌氧菌)、需氧革兰阴性杆菌、金黄色葡萄球菌、肺炎支原体、肺炎衣原体、呼吸道病毒等	①静脉注射第二代头孢菌素单用或联合静脉注射大环内酯类;②静脉注射呼吸喹诺酮类;③静脉注射 β-内酰胺类/β-内酰胺酶抑制药(如阿莫西林/克拉维酸、氨苄西林/舒巴坦)单用或联合静脉注射大环内酯类;④头孢噻肟、头孢曲松单用或联合静脉注射大环内酯类
需入住 ICU 的重症患者		
A 组:无铜绿假单胞菌感染危险因素	肺炎链球菌、需氧革兰阴性杆菌、嗜肺军团菌、肺炎支原体、流感嗜血杆菌、金黄色葡萄球菌等	①头孢曲松或头孢噻肟联合静脉注射大环内酯类;②静脉注射呼吸喹诺酮类联合氨基糖苷类;③静脉注射 β-内酰胺类/β-内酰胺酶抑制药(如阿莫西林/克拉维酸、氨苄西林/舒巴坦)联合静脉注射大环内酯类;④厄他培南联合静脉注射大环内酯类
B 组:有铜绿假单胞菌感染危险因素	A 组常见病原体＋铜绿假单胞菌	①具有抗假单胞菌活性的 β-内酰胺类抗生素(如头孢他啶、头孢吡肟、哌拉西林/他唑巴坦、头孢哌酮/舒巴坦、亚胺培南、美罗培南等)联合静脉注射大环内酯类,必要时还可同时联用氨基糖苷类;②具有抗假单胞菌活性的 β-内酰胺类抗生素联合静脉注射喹诺酮类;③静脉注射环丙沙星或左氧氟沙星联合氨基糖苷类

胸部X线病灶吸收和消散可以迟至1～6个月。凡治疗有效病例不一定考虑痰的细菌学检查结果，按原来用药继续治疗。胃肠道可耐受口服药物的患者可将静脉给药转换为抗菌谱相近的口服抗菌药物并出院家庭治疗，门诊随访。疗程一般7～10d，在实际执行中尽可能缩短疗程；非典型病原体所致肺炎疗程偏长，肺炎支原体和肺炎衣原体肺炎疗程10～14d；军团菌肺炎10～14d，伴免疫抑制或治疗反应出现较慢者可延长至21d或更长。第②、③组即所谓无反应性肺炎(non-responding pneumonia)是临床上比较常见的一种情形，原因复杂，其处理需要积极，做到有序、有据和有效。

无反应肺炎尚无完善和统一的定义，一般是指肺炎尽管给予抗菌治疗却未出现足够的临床反应。住院CAP患者有6%～13%对初始经验性抗菌治疗没有反应，非住院患者的治疗失败率不清楚。无反应患者总体病死率增加，可高达49%。另有报道早期无反应患者病死率为27%。在无反应患者APACH Ⅱ评分不是死亡的唯一独立因素，提示高病死率还与病情严重程度以外的因素即治疗反应有关。

按美国指南无反应CAP的类型和原因分为：①无改善。早期即治疗不满72h，无改善属于正常现象；延期(>72h)无改善的原因有细菌耐药、并发肺炎旁胸腔积液或脓胸、医院重复感染(医院获得性肺炎、肺外感染)、非感染的疾病(闭塞性细支气管炎伴机化性肺炎即隐原性机化性肺炎、肺栓塞、充血性心力衰竭、血管炎、药物热等)。②恶化或进展。早期(<72h)其原因包括本身病情严重、细菌耐药、迁徙性感染、误诊等；延期(>72h)恶化或进展的原因有医院重复感染、并发症恶化和夹杂非感染性疾病等。日本指南对于无反应CAP用图解进行分析，首先排除非感染性疾病，确定感染后再区分非细菌性和细菌性病原体，若属后者则进一步区分经验性治疗药物未覆盖和覆盖，后者又可以区分为细菌有关附加因素(高度耐药或抗菌活性的发挥被抑制)、宿主有关附加因素(物理因素、并发症或基础疾病)、药物有关因素(剂量、频率、转运)。这样分析和推理逻辑性很强，条理非常清晰，但实际运用十分困难，缺乏可操作性。

无反应性肺炎的临床处理关键在于寻找原因。要求进一步收集临床资料，完善微生物学及药敏检测。CT和纤支镜检查、支气管肺泡灌洗、防污染毛刷采样、经支气管肺活检，通常是必要的，同时需要临床微生物实验室和病理实验室的支持。当怀疑非感染性肺浸润时则应进行相应的检查。处理无反应性肺炎另一个难题是否应当更换和如何更换抗菌治疗。美国指南建议当存在初始治疗未能覆盖的可能病原体及其感染危险因素时应当更换抗菌治疗。欧洲指南则主张如果临床病情(主要生命体征)稳定，不应采用第二次经验性抗菌治疗，而重在进一步诊断和寻找原因。

【并发症及其处理】

1. 肺炎旁胸腔积液(parapneumonia effusion) CAP患者的肺炎旁渗液发生率约40%，其病死率远高于单纯性肺炎，而双侧者高于单侧者，有报道双侧中大量积液病死率为26%，单侧病死率为14.7%。肺炎旁渗液的发生分为3个阶段，即渗出期、纤维脓性期和机化期。而临床上根据病情严重性，有人将肺炎旁渗液和脓液分为7个级别7种类型(表14-8)，此分级有助于指导临床处理。初始经验性抗生素治疗药物选择和剂量并不影响渗液的出现，影响肺炎旁渗液和脓胸预后的因素包括脓胸、细菌涂片和培养阳性、胸液葡萄糖<2.2mmol/L(40mg/dl)、胸液pH<7.0、胸液LDH>血清LDH正常上限、胸液局限化。

目前推荐肺炎旁渗液的处理：①游离积液且宽度(经侧卧位X线摄片评估)>10mm，诊断性胸穿

表14-8 肺炎旁渗液和脓胸分级

分级	特点
1	少量，侧卧位X线显示积液宽度<10mm，无胸穿指征
2	积液X线上宽度>10mm，胸液葡萄糖>2.2mmol/L，pH>7.20，革兰染色和培养(－)
3	7.00<pH<7.20和(或)LDH 1 000和(或)局限化，葡萄糖>2.2mmol/L，革兰染色和培养(－)
4	pH<7.00和(或)葡萄糖<2.2mmol/L和(或)革兰染色和培养(＋)，无局限化，非明显脓性
5	pH<7.00和(或)葡萄糖<2.2mmol/L和(或)革兰涂片和培养(＋)，多处局限性
6	明显脓性胸液，单处局限化或游离
7	明显脓性胸液，多处局限化

是必要的。②如果一侧胸部影像怀疑肺实质有病变则应做胸部 CT 扫描。当胸液量达到可穿刺程度,应及时胸穿采样,以了解胸液的性质和对预后的影响。③对于≥3 级肺炎旁积液需要侵袭性治疗(胸腔穿刺、胸腔插管、插管联合胸腔内溶纤治疗、胸腔镜灼断粘连、胸腔镜下胸膜剥离、剖胸胸膜剥离),一般说可以从微侵袭性技术如胸腔穿刺开始,视治疗反应,再决定是否需要进一步的侵袭性措施。如果胸腔穿刺抽液后不再增长或者胸液复又增长,但无影响预后危险因素,可再行治疗性胸腔穿刺,而不需要附加治疗措施。倘若再次渗液增长,同时存在影响预后的危险因素,则应插管引流。如有局限性包裹倾向则溶纤治疗和胸腔镜治疗的选择取决于胸腔镜的操作者经验和技术熟练程度。④假如胸腔插管引流 1～2 次溶纤治疗无效,则应行胸膜剥离。与过去慢性脓胸(>3 个月)才考虑手术治疗的观点不同,现在认为如有胸膜剥脱术指征,则应在 10d 内进行手术。

2. 呼吸衰竭　CAP 患者特别是伴有某些慢性肺部基础疾病者常会出现低氧血症,缘于肺泡为炎症渗出物占据导致通气/血流比例失调甚至分流。60%～85%重症 CAP 出现需要机械通气的呼吸衰竭,其低氧血症纠正颇为困难,尤其是原发广泛性单侧肺炎。约 5%的重症肺炎可发展为 ARDS,病死率达 70%,但是重症肺炎并发 ARDS 的诊断界限并不明确,二者在判断标准上存在较多重叠,而目前 ARDS 尚无实用而特异的实验室诊断指标,故参考 ARDS 的诱发因素(如休克、高浓度氧疗等)的有无非常重要。CAP 并发呼吸衰竭的治疗视不同病情及严重程度而定,从常规氧疗到特殊模式的机械通气均可供选择。在严重低氧血症难以纠正的患者调整体位可以作为改善氧合的重要辅助措施加以采用。单侧肺炎宜采取健侧卧位,使健肺获得更好的血流灌注,同时改善病肺的通气,从而改善通气/血流比例失调。但应注意防止气道脓性分泌物进入健侧肺内。在 COPD 急性加重合并肺炎的患者应用无创机械通气可减少气管插管的需要,降低脓毒休克的发生率和 90d 的病死率。但在其他非 COPD 基础疾病患者无创通气的作用和指征尚无足够证据。

3. 脓毒血症和脓毒性休克　在液体复苏基础上应用血管活性药物是最基本的措施。关于糖皮质激素的应用一直存在争议,研究发现在脓毒症患者存在相对性肾上腺皮质功能不全。在脓毒性休克和肾上腺皮质功能不足的患者应用低剂量激素泼尼松龙

300mg/d,疗程 7d,可减少入住 ICU 的需要和住院病死率。有报道在重症肺炎前瞻性、随机双盲、安慰剂对照的研究,试验组应用泼尼松龙 200mg 推注后以 10mg/h 维持,疗程 7d,与安慰剂对照组比较,第 8d 时试验组氧合指数、住院病死率显著降低,总住院时间和迟发性脓毒性休克的发生亦减少。该研究的缺点是存活率异常地高,似乎难以置信,故仍需要进一步研究。日本指南主张在脓毒性休克、呼吸衰竭和病毒性肺炎可以应用激素,欧美则仅限于休克时才使用。此外,有研究提示粒细胞刺激集落因子(G-CSF)用于非中性粒细胞减少者的肺炎伴发脓毒血症或脓毒性休克,能增加血液中性粒细胞数量,促进肺炎吸收,减少严重并发症如 ARDS、血管内凝血(DIC)。但 6 个研究 1 984 例 CAP 应用 G-CSF 治疗的荟萃分析表明没有证据支持在肺炎常规使用 G-CSF。人重组活性蛋白 C 治疗严重脓毒血症据近 1 700例的随机安慰剂对照研究表明,第 28d 治疗组生存率提高,但有出血危险。指南推荐在高死亡风险(APACH Ⅱ 评分≥25)、脓毒血症导致 ARDS 或多器官功能衰竭、脓毒性休克时可以使用。

【预防】

戒烟、避免酗酒有助于预防肺炎的发生。

预防接种肺炎链球菌疫苗和(或)流感疫苗可减少某些特定人群罹患肺炎的机会。目前应用的多价肺炎链球菌疫苗是从多种血清型中提取的多糖荚膜抗原,可以有效预防 85%～90%的侵袭性肺炎链球菌的感染。建议接种肺炎链球菌疫苗的人员包括体弱的儿童和成年人;60 岁以上老年人;反复发生上呼吸道感染(包括鼻窦炎、中耳炎)的儿童和成年人;具有肺、心脏、肝或肾慢性基础疾病者;糖尿病患者;癌症患者;镰状细胞性贫血患者;霍奇金病患者;免疫系统功能失常者;脾切除者;需要接受免疫抑制治疗者;长期居住在养老院或其他长期护理机构者。

灭活流感疫苗的接种范围较肺炎链球菌疫苗广泛一些,建议接种的人员包括 60 岁以上老年人;慢性病患者及体弱多病者;医疗卫生机构工作人员,特别是临床一线工作人员;小学生和幼儿园儿童;养老院、老年人护理中心、托幼机构的工作人员;服务行业从业人员,特别是出租车司机,民航、铁路、公路交通的司乘人员,商业及旅游服务的从业人员等;经常出差或到国内外旅行的人员。

【案例分析】

病史:男性 40 岁。因咳嗽、咳痰、高热 3 天于

2008 年 7 月 8 日 18：05 来院急诊。3 天前曾受凉，随后出现咽痛，无鼻塞、流涕。干咳为主，少量泡沫痰，未见脓痰。自服"感冒中成药"症状无改善，发热更高，伴畏寒，全身肌肉酸痛和头痛。发病以来无胸痛、气急和咯血。既往体健，无烟酒嗜好。体检：热性病容。T 40.5℃，BP110/60mmHg，P 28/min，气平无绀。咽部充血，扁桃体不大。肺未闻啰音，心（一）。腹软，肝脾未及。未见杵状指。血细胞计数 WBC 18.5×10⁹/L，中性粒细胞比例 93.2％。胸片 X 线摄片提示两下肺模糊片状阴影。

问题 1. 根据上述资料，CAP 诊断能否成立？是门诊治疗还是住院治疗？

解析：本病例影像学显示两下肺片状浸润，有发热，呼吸道症状咳嗽明确，周围血白细胞显著增高。CAP 临床诊断成立。按 CAP 病情严重程度评估，无论是 PSI 和 CRB 方法，本例均属无危险（0）分，故可以在门诊治疗。但是患者高热达 40.5℃，白细胞总数和中性粒细胞比例很高，且病程已 3d，仅用过"感冒中成药"，未能接受有效抗菌治疗，于是决定让患者住入急诊留观室。

临床处理经过：入留观室进一步完善实验室检查，并立即应用抗菌药物头孢替安 2.0g，静滴每天两次。当晚实验室报告 hsCRP 260.3mg/L，血沉 65mm/1h。血清钾、钠、氯均正常。第 2d 主治医师查房决定加用左氧氟沙星（可乐必妥）0.3g 静滴，每天两次，并做胸部 CT 检查。实验室报告该患者肝肾功能正常，痰厚涂片抗酸杆菌（一）。CT 显示右中叶浸润性阴影。可见支气管充气征（图 14-1）。当晚患者体温降至 37.9℃，自觉症状改善。第 3～4d 症状继续改善，第 5d 患者体温正常，白细胞计数 7.25×10⁹/L，中性粒细胞比值 74％。给予出院，带左氧氟

沙星片出院，继续口服 5d。并嘱 1 个月后门诊随访胸 X 线片。

问题 2. 该患者抗菌治疗方案合理吗？

解析：患者最初应用头孢替安，该药作为第二代头孢菌素，对肺炎链球菌 MIC_{90} 为 0.25mg/L，抗 G^- 杆菌性显著优于头孢唑林，对于大多数厌氧菌亦有作用，用于 CAP 治疗是确当的。第 2 天主治医师查房加用左氧氟沙星，进一步覆盖非典型病原体是完全必要的。可能考虑到病情比较严重，仍然保留了头孢替安，即 β-内酰胺类联合喹诺酮类治疗，也是合理的。当然单用喹诺酮类药物左氧氟沙星也许完全足够。但是当时头孢替安第 2 个剂量刚在使用中，将它完全撤换下来虽无不妥，但不合临床习惯和常理，一般认为只要原来方案并无明显错误，就不要频繁更改抗菌药物。当然，如果在头孢替安已经使用基础上为覆盖非典型病原体，联合大环内酯类就足够了。

问题 3. 该患者治疗中还有哪些可以吸取的经验教训？

解析：该患者临床治疗过程比较顺利，虽然有过高热，白细胞总数及中性粒细胞比例很高，CRP 和血沉都显著增高，提示病情严重。但从另一方面看，患者正处于中年，没有基础疾病和其他影响预后的危险因素，过高热和白细胞显著升高却反映了机体反应性良好，对病原体入侵表现出足够充分的免疫炎症反应。临床上可能将病情估计得重了一些，CT 检查也许可免，从静脉向口服给药的转换时间可以更提前一些。在该病例处理有一点值得称道的是出院时没有复查 X 线胸片，而是嘱患者 1 个月后到门诊复查。目前临床上过多依赖影像学来评估疗效的做法是不必要的。

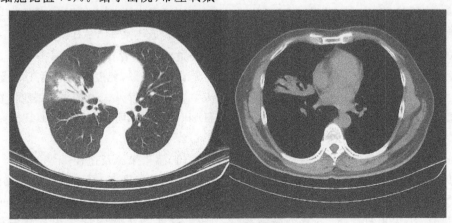

图 14-1　CT 平扫图像

（何礼贤）

第二节　医院获得性肺炎

医院获得性肺炎(hospital acquired pneumonia,HAP)亦称医院肺炎(nosocomial pneumonia, NP)是指在入院≥48h 后在医院内发生的肺炎,包括在医院内获得感染而于出院后后 48h 内发生的肺炎。HAP 中最常见(80%)和最严重的类型是呼吸机相关肺炎(ventilator-associated pneumonia, VAP),它是指气管插管/切开(人工气道)机械通气(mechanical ventilation,MV)48~72h 后发生的肺炎。迅速进展的重症 HAP 给予气管插管和机械通气者即使不符合上述界定,亦应按 VAP 处理。接受无创机械通气患者发生的肺炎不是 VAP,但属于 HAP。近年主张采用医疗护理相关性肺炎(healthcare associated pneumonia,HCAP)一词,以"相关"取代"获得"更切合实际,因为"获得"很难明确和界定。美国胸科学会(ATS)和美国感染病学会(IDSA)2005 年 HAP 处理指南将 HCAP、VAP和 HAP 并列,强调 HCAP 应与 HAP 一样按多耐药菌感染处理。关于 HCAP 在该指南中界定为下列病人的肺炎:①近 90d 内曾住院≥2 次;②长期居住在护理院或慢性病护理机构;③近 30d 内接受过静脉治疗(抗生素、化疗药物)、伤口处理;④在医院或血液透析门诊部接受透析治疗。但是,2007 年IDSA/ATS 发布的 CAP 指南则认为除了长期居住在护理院或慢性病护理机构的患者外,HCAP 所涵盖的其他病人仍然可以根据其特定病原体按 CAP处理。

【流行病学】

1. 发病率、病死率和社会负担　由于定义和诊断标准不完全一致,加之研究对象和研究方法上不统一或缺少可比性,HAP 的准确发病率不清楚。但 HAP 的发病率、高病死率和高负担,在各项研究中是基本一致的。

HAP 在我国是第一位的医院感染,发病率为2.33%;沿海大城市综合性医院中医院获得性下呼吸道感染(主要是肺炎)在医院感染构成比中占33.1%,每例平均增加医疗费用 1.8 万元,平均延长住院时间 31d。如果按每例增加医疗费用 1.0 万元推算,全国每年因此而增加医疗支出 100 亿元人民币。据欧洲重症监护感染患病率(EPIC)的研究,1 417间 ICU 的 10 038 例患者,1d 感染患病率为 21%,其中 47% 为肺炎,而 10% 为 HAP。在美

国 HAP 发病率 5/1 000~10/1 000,而 MV 患者发病率增加6~20 倍。HAP 占所有 ICU 感染的 25%左右,所用抗生素占 ICU 所有抗生素用量的 50%以上。HAP 病死率 30%~70% 不等。VAP 的配对研究表明,VAP 的归因病死率估计在 33%~50%。美国医院感染监测(NNIS)系统 1995 年 1月至 2001 年 6 月监测资料显示,以呼吸机日(ventilator. days,VDs)计算,创伤 ICU、烧伤 ICU、神经外科 ICU 和外科 ICU 患者 VAP 发病率分别为 16.2/1 000VDs、15.9/1 000VDs、14.9/1 000 VDs 和 13.2/1 000VDs,远高于心脏 ICU(8.4/1 000VDs)、内科ICU(7.3/1 000VDs)、儿科 ICU(4.9/1 000VDs)和呼吸 ICU(4.3/1 000VDs);与其他导管(导尿管、中心静脉导管)相关感染发病率(2.9/1 000~9.7/1000 导管日)比较,VAP 显然更常见一些。多中心研究表明,由于 HAP 延长住院时间平均7~10d,VAP 患者 MV 时间和留住 ICU 时间均延长。VAP 每例耗费 10 000~40 000 美元。早年曾有估计称美国 HAP 每年导致直接经济损失 20 亿美元。

关于 VAP 呼吸机应用时间与 VAP 发生率关系的研究结果颇不一致。20 世纪 80 年代的研究揭示,MV 第 1d VAP 发病率为 5%,而超过 30d 则升至 69%;第 10d 累计发病率为 7%,第 20d 19%。有人计算 MV 每延长 1d,VAP 危险度增加 1%。但 1998 年 Cook 等对 1 014例 MV 患者的研究显示,VAP 发病率为 18%,虽然随着 MV 时间延长发生 VAP 的累积危险度上升,但在 5d 以后每天的危险度则在下降,如第 2d 危险度为 3.3%,第 10d 为3.0%,第 15d 则为 1.5%。

在呼吸机广泛应用前,HAP 主要见于外科手术患者。近年来非 VAP 研究甚少。一些资料显示在高危住院患者 HAP 发病率大体是胸腹部手术3.2%~17.5%,免疫受损患者 19.5%~20%,老年人 0.7%~1.7%。少数调查表明,在普通病房的HAP 的发病率明显要低,为 0.18%~1.8%。

2. 流行环节

(1)感染来源及途径

内源性感染:①原发性内源性感染。是由潜在性病原微生物(potent pathogen microbial,PPMs)所致,这些微生物常存在于有肺损伤或气管插管MV 患者的口咽部和胃肠道。它主要发生在 MV

最初 4d 内。引起原发性内源性肺炎的微生物种类因人而异。在原来健康患者(如创伤、中毒等)常由肺炎链球菌、金葡菌、流感嗜血杆菌、卡他莫拉菌、大肠埃希菌等所致。一般认为短期使用相对窄谱的抗生素可望预防这种感染。然而存在基础疾病患者(糖尿病、COPD 等),在其喉部、直肠常有肺炎克雷伯杆菌存在,易引起下呼吸道感染。②继发性内源性感染。在入院前患者并不携带这类细菌,但住院期间它们继发定植于口咽部或胃肠道,并在此快速过度生长,主要为 G⁻ PPMs 和金葡菌。入住 ICU 1 周内患者唾液或胃内容物 PPMs 细菌浓度高达 10^8 cfu/ml。经过医务人员手,将患者或携带者的病原菌传给新病人。尽管微生物是外源性的,但微生物在感染之前常在口咽部、胃肠道定植和增殖,随后被误吸入下呼吸道。未经口咽、胃肠道继发定植的假单胞菌属细菌所致肺炎仍称为外源性感染。③血源途径。定植于支气管肺的微生物极少来源于血液,偶尔因金葡菌败血症导致多发性肺炎和肺脓肿。

外源性感染:①接触传播。这是最常见的一种传播方式。有直接或间接接触传播,前者是由病人之间或病人与工作人员之间身体接触所致;后者大多因医疗器械、监测设备被污染、或未严格消毒、或病人之间共用器械所致。所传播的病原体以假单胞菌属、窄食单胞菌属及军团菌属的细菌为主。纤支镜在 ICU 患者中的诊断、治疗应用已很普遍,它可能是医院肺炎的独立危险因素,属间接接触性传播。②空气传播。空气中的尘粒可带有病原菌,并可移动而导致病原菌的传播,如结核杆菌、曲菌。病毒经飞沫传播亦归于这一类。

一种病原体可通过一种方式传播也可经两种或两种以上方式传播。了解感染的途径有助于追溯感染源及制定控制措施。

(2)易感人群和危险因素:免疫防御机制受损者是 HAP 的易感人群。具体说即具有危险因素的病人容易罹患 HAP。由于 HAP 的诊断标准不一,确定危险因素的统计学方法不一(如多元分析、单因素相关分析)等方面原因,对于各种危险因素的作用评价亦不一致。目前公认的最显著危险因素是气管插管机械通气,它可使发生医院肺炎的危险因素增加 3～21 倍。HAP 的危险因素列于表 14-9。

【病原体和发病机制】

HAP 病原体以细菌最常见,占 90%。在免疫抑制特别是造血干细胞移植和实体器官移植受体真菌、病毒、结核分枝杆菌等是重要病原体。呼吸道病毒致 HAP 偶尔见于儿科病房。近年来美国报道 HAP 病原谱构成比的变化是金黄色葡萄球菌明显上升,从 90 年代初期的 20% 左右上升至近年的 40% 以上,其中 MRSA 超过半数。G⁻ 杆菌比例有所下降,但其中铜绿假单胞菌仍居首位,约 20%(表 14-10)。我国 90 年代 HAP 论文荟萃分析显示,铜绿假单胞菌占 20.6%,克雷伯菌属占 10.1%,大肠埃希菌占 5.9%,肠杆菌属占 4.6%,不动杆菌占 4.6%,嗜麦芽窄食单胞菌占 1.7%,流感嗜血杆菌占 0.8%,金黄色葡萄球菌占 5.9%,肠球菌占 1.4%,肺炎链球菌占 1.0%。由于缺少新的系统性资料,不能确定其演变趋势,部分医院报道不动杆菌感染趋于增加甚至跃居首位。

表 14-9 医院肺炎的危险因素

宿主相关因素	医疗(诊疗措施)相关因素
①年龄≥60 岁	①交叉感染(呼吸器械、手)
②慢性肺部疾病	②病室空气或供水系统污染
③免疫功能低下	③ICU
④营养不良	④长时间住院
⑤意识障碍	⑤先期抗生素治疗
⑥先前感染	⑥外科手术(头、胸、上腹部)
⑦休克	⑦制酸药及 H_2 拮抗药
⑧神经肌肉疾病	⑧气管插管及再插管
	⑨鼻胃管
	⑩颅内压监测
	⑪平卧位
	⑫频繁更换呼吸机管道

表 14-10　HAP 病原菌分布及其演变（美国）

病原菌（G⁻杆菌）	构成比（%）		病原菌（G⁺球菌）	构成比（%）	
	1986.01－1993.10	2002.01－2003.12		1986.01－1993.10	2002.01－2003.12
铜绿假单胞菌	18.1	18.4	金黄色葡萄球菌	17.6	47.1（其中 MRSA 48.6%）
肠杆菌属	11.3	4.3	肺炎链球菌	1.7	3.1
肺炎克雷伯杆菌	5.9	7.1	肠球菌 D 组	1.7	/
流感嗜血杆菌	5.4	5.6	未分组链球菌	/	13.9
不动杆菌	5.0	2.0	凝固酶阴性葡萄球菌	1.3	/
大肠埃希菌	4.7	4.7	其他	2.0	8.1
其他	17.8	3.7			

HAP 的发生与其他肺炎一样，病原体到达支气管远端或肺组织，克服宿主的防御机制后繁殖并引起侵入性损害。呼吸系统的防御机制包括上呼吸道对空气滤过、加温、湿化及咳嗽反射；呼吸道上皮纤毛的运动；肺巨噬细胞的吞噬调理作用；体液及细胞免疫功能。医院肺炎的感染方式主要为吸入，血液传播和潜在感染的激活（如结核、巨细胞病毒感染等）相对少见。借助于分子生物学分型技术发现，从肺炎患者下呼吸道分泌物中分离到的菌株与发病前就定植于患者口咽部或胃的菌株具有同源性，表明肺炎病原体来源于口咽部菌群的误吸。有研究提示，口咽部 G⁻杆菌定植者有 23% 患者发生 HAP，无定植者仅 3.3%。

正常人口咽部菌群常包括不少可引起肺炎的致病菌如肺炎链球菌、流感嗜血杆菌、金葡菌及厌氧菌，但肠杆菌科细菌和假单胞菌等非发酵 G⁻菌分离率少于 5%。住院后病人口咽部菌群常发生变化，最突出的变化是 G⁻菌定植比例明显升高。这种定植随住院时间延长其增加更加显著。口咽部 G⁻杆菌定植增加的相关因素还有先期抗生素应用、胃液反流、大手术、严重的基础疾病及内环境的紊乱如糖尿病、酒精中毒、低血压、缺氧、酸中毒、氮质血症等。G⁻杆菌在住院患者口咽部定植并作为医院内肺炎的主要致病菌来源，形成的机制尚不十分清楚，但应激可以是一个重要的原因。通常认为口咽部上皮细胞表面能与 G⁻菌结合的受体为纤维连结素所覆盖，使受体免予暴露而不易与细菌结合。应激时唾液中蛋白水解酶分泌增加，受体表面纤维连结素被清除，受体暴露增多，促进了上皮细胞与细菌的结合，从而使 G⁻杆菌在口咽部黏附，定植概率增加。实验已证实颊黏膜上皮细胞短暂暴露于胰蛋白酶，可使铜绿假单胞菌黏附性增加 10 倍。

正常胃液呈酸性，当因药物或"胃外分泌衰竭"（如应激）时，胃液 pH 升至 4 以上。在这种情况下，胃内细菌特别是 G⁻杆菌过度生长，经食管、咽部可移行至下呼吸道致肺部感染。另外受污染器械设备表面及被污染呼吸机管道内冷凝水中的病原体，均可直接吸入或借气溶胶颗粒吸入下呼吸道，引起 HAP。

MV 患者最可能的吸入途径是沿气管导管外呼吸道分泌物的吸入，即使用带低压或高压气囊的气管导管，口咽部分泌物的吸入或漏入仍是很常见的。据研究高压气囊气管导管患者中有 56%、低压气管导管中 20% 有微吸入。这主要是气管插管破坏了口咽部与气管间的屏障，损害了对口腔分泌物有效清除功能，气管局部损伤及干燥使气管黏膜纤毛清除功能降低，加剧了微吸入。昏迷、全身麻醉、鼻饲管、支气管镜检查、食管疾病等亦促使微吸入的发生。吸入的口咽部病原体可以来自胃或鼻窦等处。半卧位可减少胃内容物的吸入，但对口咽部分泌物吸入无影响。

近来研究发现气管插管患者声门下导管球囊上穹隆区积液是细菌增殖的场所，细菌浓度可达 10^8 cfu/ml。X 线检查证实 50% 以上患者存在积液，这种污染积液无疑增加微吸入。目前已证实气管导管内外表面有由一种不定型的糖蛋白组成的生物膜存在，经培养及电镜观察 73% 的生物膜内含有细菌，浓度达 10^5 cfu/ml。生物膜使抗生素不易渗入，中和或破坏抗生素，从而保护细菌生长。这些微生物经移位或吸痰时的导入容易进入远端支气管和肺泡，引起肺实质感染。

机体借助于抗体、补体的调理作用、肺泡巨噬细胞和中性粒细胞吞噬消灭进入下呼吸道的病原体。然而机体在疾病状态下(如休克、外伤等),患者肺内常有过多的炎症介质如 TNF、IL-6、IL-8 等引起炎症性肺损伤,致病微生物可隐藏于局部坏死组织内,逃避正常的清除机制。

概言之,病原微生物在上呼吸道黏附定植,继而吸入下呼吸道,突破机体的免疫防御机制,引起肺炎。因此医院肺炎的发生是病原体与机体相互作用的结果。

【病理】

肺炎的病理形态学改变是各种各样的,取决于病原体、感染发生至组织学检查的时间、宿主的基础免疫状态以及抗菌治疗等。自 1988 年 Johanson 等从猩猩 VAP 模型的组织病理学研究发表以来,对动物模型和人的 HAP 或 VAP 已有不少研究,从各个不同角度进行描述和界定如下。

1. HAP/VAP 的病理学分级

(1)细支气管炎:细支气管腔内多形核白细胞大量聚集和增殖,伴脓性黏液栓和支气管壁的改变。

(2)灶性支气管肺炎:终末细支气管和肺泡周围种性粒细胞散在性浸润。

(3)融合性支气管肺炎:上述改变扩展至若干毗邻的肺小叶。

(4)肺脓肿:支气管肺炎融合并伴随组织坏死,正常肺结构破坏。

2. HAP/VAP 病理严重性分度

(1)轻度:终末细支气管及某些周围肺泡散在中性粒细胞浸润。

(2)中度:毗邻小叶间病变大片融合,细支气管内出现脓性黏液栓。

(3)重度:炎症广泛融合,偶见组织坏死。

3. HAP/VAP 病理学分期

(1)早期(0~2d):毛细血管充血伴多形核白细胞数量增加,肺泡腔可见纤维素渗出。

(2)中期(3~4d):肺泡腔内出现纤维素,少量红细胞和若干多形核白细胞。

(3)后期(5~7d):大多数肺泡内充满多形核白细胞、吞噬细胞、吞噬细胞脱屑。

(4)消散期(>7d):由于单核巨噬细胞的吞噬或许,炎性渗出消散。

对于 HAP/VAP 病理学的研究有助于对本病的理解和认识。但由于方法学上的限制和影响因素众多,病理和临床相关性很难确定,如对 VAP 患者死后的研究表明,VAP 病理上炎症程度与细菌负荷之间并不平行;而病理上 VAP 的早期病变临床上很难发现和诊断。

【临床类型】

由于视角不同和概念的演变,目前尚无 HAP 的统一分类。下列 3 种分类方法可供参考。

1. 美国 CDC 下属医院感染控制实施顾问委员会(HICPAC)分类 医疗护理相关肺炎(HCAP):医院相关(获得性)肺炎、护理院相关获得性肺炎(NHAP)、其他所有与医疗护理活动相关的肺炎。

2. 美国 ATS/IDSA 为代表的分类

医院获得性肺炎:呼吸机相关肺炎

非呼吸机相关肺炎,包括医疗护理相关肺炎(HCAP)、手术后肺炎、卒中相关肺炎等。

3. 西班牙 Sabria M 等提倡的分类(适用于非呼吸机相关肺炎) 虽然不少学者认为 HAP 的抗菌治疗和预后不依赖于病情严重程度,而主要取决于发病时间,ATS/IDSA 过去指南中对 HAP 有轻、中度和重度之分,2005 年指南认为缺少前瞻性研究,取消了这种区分。但是仍有人坚持病情严重程度是分类的重要参考因素。据此,Sabria M 等提倡以下分类(表 14-11)。

表 14-11 HAP 的分类

严重程度	危险因素	发病时间	分类
非重症	有		HAP 伴危险因素
	无	早发	早发性 HAP
		晚发	晚发性 HAP
重症			重症肺炎

这里,病情严重的标准规定为具有下述征象之一者。①X 线胸片上显示广泛或进展性病变;②脓毒血症(低血压、严重器官功能紊乱)。危险因素包括①宿主本身因素:老年人、基础疾病及其程度、营养不良、意识水平下降;②治疗性因素:胸部或上腹部手术、鼻胃管留置、免疫抑制治疗、先期抗菌药物应用和住院时间延长。早发抑或晚发仅在非重症和无危险因素时才对治疗和预后具有决定性因素。

【临床表现】

由于严重基础疾病、免疫状态低下以及治疗措施(药物、机械通气等)干扰等,HAP 的临床表现常常很不典型,概括起来有下列特点。

1. 症状变化不定 激素、免疫抑制药等药物使医院肺炎的症状被干扰或掩盖；尚有患者严重的基础疾病削弱机体反应性，故 HAP 起病较隐匿，发热和呼吸道症状常不典型。在机械通气患者可以仅表现为发绀加重、气道阻力上升或肺顺应性下降等。但也有部分病人突发起病，呈暴发性进程，迅速陷入呼吸衰竭，或使原已处于呼吸衰竭状态的病人其病程迅速演进而难以逆转。

2. X 线表现多变　HAP 一般表现为支气管肺炎，但常常变化多端。在严重脱水、粒细胞缺乏病人并发 HAP 和肺孢子菌肺炎可以在 X 线上无异常表现。而在机械通气患者可以仅显示肺不张，或者因为肺过度充气使浸润和实变阴影变得难以辨认。也有的因为合并存在的药物性肺损伤、肺水肿、肺栓塞等而使肺炎无法鉴别。

3. 并发症多　医院内肺炎极易并发肺损伤和急性呼吸窘迫综合征，以及左心衰竭、肺栓塞等。在接受机械通气患者一旦发生肺炎极易并发间质性肺气肿、气胸。

【诊断和病情评估】

由于出发点和目标不同，HAP（包括 VAP）诊断标准宽严差异很大，譬如为控制耐药菌传播，在 ICU 气管插管患者只要气管吸出物出现病原菌特别是易耐药菌或高耐药菌株，即使临床尚未肯定肺炎，就应按 VAP 采取控制措施；若为确定或比较发病率，则需要在较长时间内保持相对稳定、适用于所有患者、并能使监控人员包括临床医师根据通常的临床表现和实验室所见便可作出诊断的标准；倘若为治疗目的，则需要诊断标准具有高度特异性。诊断肺炎的"金标准"是组织病理学和组织标本发现或培养分离到病原体，或影像学确认肺脓肿且穿刺物培养分离到病原体。但肺组织标本难以获取，即使获得也难以在肺炎发病时，抗菌或其他治疗常影响微生物的分离甚至组织学表现。因此尽管严格的科学定义应当如此要求，但 HAP 特别是 VAP 患者的病情使其生前一般不可能实施活组织检查技术。"影像学上确定为肺脓肿"在 MV 患者床旁摄片是不敏感的，应当优选 CT，而这需要搬动和运送病人，也是不实际的。

1. 临床诊断　一般提倡的 HAP、VAP 临床诊断标准是：发热、白细胞增高和脓痰气道分泌物 3 项中具备 2 项，另加在 X 线上肺部浸润性病变。此标准敏感性高，但特异性很低。即使临床 3 项和 X 线异常同时存在，其特异性仍低于 50%，因此为临床不能接受。但必须强调临床表现仍是 HAP、

VAP 诊断的基础，而且目前普遍认为只有重视临床诊断而不是等待或依靠病原学诊断选择抗菌治疗，才可能改善 HAP、VAP 的治疗结果。

2. X 线诊断　X 线诊断 VAP 的研究提示，肺泡浸润敏感性为 87%～100%，支气管充气征 58%～83%，新的或进展性浸润 58%～78%。但其特异性不清楚。呼吸机治疗尚可以合并其他类似肺炎的 X 线异常表现（肺不张、肺栓塞、心力衰竭等），没有任何一种特异性影像学异常能够提高 VAP 诊断的准确性。

关于影像学技术对 HAP、VAP 诊断的影响缺少研究，但一项在腹部手术后非气管插管患者的研究表明手提式床边摄片与 CT 比较，对肺底部浸润的诊断敏感率仅为 33%。不同正压通气模式对肺部浸润程度和气腔病变数量可以产生影响。研究不同阅片医师间对 VAP 解释的差异，发现其诊断重复性处于边缘界线。VAP 的 X 线误诊对临床的影响（过诊和过治）仅是理论上和临床印象中的，缺少评估。据认为在肺栓塞伴梗死、反复吸入或者可能尚有纤维增殖性 ARDS 误诊 VAP 应用抗生素治疗可引起高耐药菌定植或增加其后感染的危险。

目前胸部 X 线仍是作为诊断 VAP 的必备检查。尽管费用/效益比缺少研究。机械通气患者可以出现脓性气道分泌物而 X 线阴性，此常被认为是化脓性气管支气管炎或医院内气管－支气管炎（nosocomial tracheo-bronchitis，NTB），而非 VAP。尸检研究表明它存在肺炎的组织学改变，是肺炎的临床前征象。最终是否可能发展为肺炎，尚有待临床进一步通过研究确认。

3. 病原学诊断　临床和 X 线诊断 HAP、VAP 特异性低，需要联合其他诊断技术以提高诊断特异性。而从感染性疾病本身的诊断和抗菌治疗来说，HAP、VAP 亦需要特异性的病原学诊断。但是目前由于肺炎病原学诊断的现实困难，抗菌治疗发展和面临的种种问题，VAP 病原学诊断存在不少争议。

（1）病原学诊断的临床价值：与社区获得性肺炎相比，仅依据临床和 X 线异常，VAP 的诊断特异性更低。迅速确定病原学诊断，选择合理的抗菌治疗，防止求助广谱抗菌药物覆盖所有可疑病原体经验性治疗方法的滥用，最大程度地减少耐药，是 VAP 临床处理的基本原则和追求的理想目标。影响 VAP 预后危险因素的分析表明，6 项独立危险因素（老年、临终或迅速加重的致死性基础疾病、高危病原菌、X 线上双肺浸润、呼吸衰竭和不恰当抗

菌治疗)中以不恰当抗菌治疗最为重要。恰当或合理抗菌治疗的选择仅在一种或多种特异性病原体被确诊的情况下才有可能。有报道借助纤支镜侵袭性诊断有 43％患者更改了初始抗菌治疗,其中27％初始治疗属于无效药物,9％为不合理治疗,7％不需要抗菌治疗。流行病学研究证明非感染而应用广谱抗生素治疗促进多耐药菌的定植和二重感染,在 MV 患者应用防污染样本毛刷采样诊断下呼吸道甲氧西林敏感和耐药金葡菌(MSSA 和 MRSA)感染的研究显示,所有 MRSA 感染者先期均接受过抗菌治疗,而 MSSA 感染患者仅 26％曾接受抗菌治疗。

在理论上要求 VAP 具备精确的病原学诊断无疑是正确的,但实践中存在若干难以满意解决的问题,主要有病原学诊断假阴性(包括已接受抗菌药物治疗所带来的影响)、治疗延误影响预后、侵袭性诊断技术本身尚待解决的技术问题(如标准化与可重复性)和诊断标准(细菌浓度阈值)、操作风险以及增加医疗费用支出等。此外,近年来研究还表明初始经验性治疗是否足够(以后来获得的病原菌及其药敏测试结果与初始治疗方案对照,有一种抗菌药物敏感即属足够)是决定 VAP 病死率的最重要因素,而非病原菌培养阳性抑或阴性。初始经验性治疗不足或延误较初始经验性治疗不准确对其预后的影响更大。针对侵袭性诊断技术可以获得生态学(减少耐药菌)和经济学效益的观点,以病死率为终点,应用决策分析方法研究表明,只要临床诊断可能性超过 50％,侵袭性诊断的敏感性低于80％,则经验性治疗病死率为 50％,而不治疗病死率高达 100％。有的临床研究结果也支持这样的观点,即侵袭性诊断技术即使改变了治疗,但是并不降低病死率。

上述围绕 VAP 病原学诊断价值的争论,其实焦点并不是诊断价值本身,而是侵袭诊断技术的应用价值和临床指征。正方强调侵袭性诊断技术具有很高特异性,在 VAP 诊断中应尽可能采用,但也同意尽快完成侵袭性技术后在危重者立即开始经验性抗菌治疗。反方主张在 VAP 可以采用较简单的采样技术如气管内吸引标本作病原学检查,而不需要普遍应用侵袭性技术,但赞同在免疫受损、初始经验治疗无效等选择性病例采用侵袭性诊断技术,并且认为侵袭性诊断技术的结果可能有助于指导抗菌治疗临床疗程的确定。

(2)目前常用病原学诊断采样技术

①气管内吸引:气管内吸引分泌物定量培养常被用来代替侵袭性诊断。其结果随细菌负荷量、机械通气持续时间长短和有无先期抗菌治疗等因素而异。敏感性较高(38％～100％),而特异性可以很低(14％～100％)。文献中定为阳性诊断的细菌浓度 10^5 cfu/ml 至 10^6 cfu/ml 不等。在长期 MV 患者气道防御机制损伤,定植菌显著增加,气管内吸引分泌物培养特异性降低。涂片和培养联合检测可能有助于 VAP 的诊断。

②支气管肺泡灌洗(bronchial alveolar lavage, BAL):BAL 液定量培养诊断肺炎的敏感性为42％～93％(平均 73％),特异性为 45％～100％(平均82％)。其变化除受研究对象及先期抗生素治疗影响外,还与定量培养的阳性标准有关,通常以 10^4 cfu/ml 划定为阳性,但文献中的界定从 10^3～10^5 cfu/ml 都有。据研究 BAL 对细胞内病原体诊断特异性高达 89％～100％,阳性预测值亦高,但敏感性低(37％～100％)。在肺炎急性肺损伤患者应用 BLA 一般是安全的,主要危险是氧合降低。一度强调 BAL 定量培养的诊断价值,但新的研究表明气管内吸引定性培养与 BAL 液定量培养在 28d 病死率、目标抗菌药物使用比率、不用抗菌药物天数等指标上均无显著性差异。

③防污染样本刷(protected speciam brush, PSB):诊断敏感性 33％～100％(中位数 67％),特异性 50％～100％(中位数 95％);1984－1995 年18 篇研究报告除 1 篇外,与诊断 VAP 的似然比均>1。大多数报告 VAP 阳性诊断未强调细菌浓度界限。PSB 采样技术未标准化,多数研究报告未说明标本的性状和采样前是否经支气管吸引和清除分泌物。有 1 篇报道 PSB 采样的可重复性,显示有5％的病例单次采样可能导致假阳性或假阴性。目前倾向性意见是 PSB 诊断 VAP 可能更特异。除纤支镜检查的危险性外,PSB 是否增加额外的危险性尚不清楚。

④盲式微侵袭性操作:包括 3 种技术。

盲式支气管采样(blinded bronchial sampling, BBS):导管直插和嵌至远端支气管,吸引其分泌物而不灌注液体。该技术敏感性和特异性均达74％～97％。

微量 BAL(mini-BAL):以长度 50cm、灭菌、单鞘、带塞的套筒式导管盲插入支气管,灌注液体量20～150ml,吸引采集回收液。敏感性 66％～100％,特异性 66％～99％。

盲式 PSB 采样（blinded sampling with PSB，BPSB）：不同于直视下 PSB 技术，该法以防污染样本毛刷盲检而不用纤支镜。其敏感性58%～86%，特异性71%～100%。盲式采样技术敏感性和特异性类似于 BAL 和 PSB，但更方便经济，危险性可能会低于纤支镜检查。同样的问题是这些技术缺乏标准化。

⑤血液和胸腔积液培养：血培养应常规进行，要求从两处同时抽血，每处采血量不少于 10ml 以提高阳性率，便于区分皮肤污染菌（当分离出皮肤寄居菌如凝固酶阴性葡萄球菌或棒状杆菌时）。胸腔积液视实际情况而定，如有足够抽吸的胸液时，应尽可能行诊断性穿刺抽液。

4. 诊断标准　如前所述 HAP 诊断标准差异很大。无论从监测还是从临床角度来看，NNIS 提倡的标准可能是目前各种标准中比较严格而适用的（表 14-12）。

5. HAP（VAP）临床病情评估　关系治疗的选择和预后的预测，可参考下列因素。

（1）基础疾病：如表 14-9 所示，心肺基础疾病、免疫功能低下、神经基础疾病等不仅是 HAP（VAP）的发病危险因素，而且也是影响预后的重要因素。

（2）发病时间和病情：早发性与晚发性 HAP（VAP）病原体分布差异显著，前者病原体相对简单，对抗菌药物大多敏感，后者则相反，预示治疗困难，预后不佳。关于病情严重程度及分度方法缺少

前瞻性研究，2007 年 IDSA/ATS 指南认为可以参考 CAP 的重症肺炎诊断标准（见第一节），包括呼吸（呼吸频率>30/min、$PaO_2/FiO_2 \leqslant 250$、循环（收缩压<90mmHg 或舒张压<60mmHg，需要血管升压素>4h，急性肾衰竭）、意识模糊或定向障碍、多肺叶浸润或 48h 内病变范围扩大>50%等。

【治疗】

1. 初始经验性治疗

（1）参考因素：对于临床怀疑或诊断 HAP 的患者，在完成病原学诊断采样和临床评估后应立即开始经验抗菌治疗。药物选择和方案拟订应参考下列因素。①发病时间、先期抗菌药物治疗及药物种类、器械和环境污染情况和 ICU 内流行菌株；②当地或所在医院（甚至所在 ICU）耐药情况；③基础疾病或影响抗菌治疗的因素（如肝肾功能、肥胖、极度消瘦或严重低蛋白血症）；④其他侵袭性技术；⑤患者免疫状态。

（2）推荐用药：ATS1996 年指南按患者临床情况（发病时间、发病危险因素、病情严重程度）分 3 组，分别推荐不同抗菌治疗药物。因为发病危险因素与病原体的相关性不如发病时间密切，病情严重程度过去参考社区获得性肺炎的标准，在 HAP 缺少前瞻性评估，而目前细菌耐药问题日趋严重，故 2005 年新指南改变分组依据，主要参考发病时间和多耐药（mutiple drug resistance，MDR）危险因素分为两组，其分组和抗菌治疗推荐意见如表 14-13 所示。

表 14-12　NNIS 诊断 HAP 的临床标准

X线
　　≥2 次连续性胸部 X 线片显示新的或进展性的和持续性的肺部浸润、空洞或实变（无心肺基础疾病患者 1 次 X 线胸片即可）

临床
　　下列条款之一：①发热>38℃而无其他明确原因；
　　　　　　　　　　②WBC 计数$<4\times10^9/L$ 或$>12\times10^9/L$；
　　　　　　　　　　③对于≥70 岁老年人，出现意识状态改变而无其他明确原因
　　另加下列条款≥2 条：
　　　　　　　　　　①新出现脓痰或痰性状改变，或呼吸道分泌物增加或需要吸引次数增加；
　　　　　　　　　　②新出现或加重的咳嗽，呼吸困难或呼吸频率增加；
　　　　　　　　　　③肺部啰音或支气管呼吸音；
　　　　　　　　　　④气体交换恶化，吸氧需要增加或需要通气支持

微生物学（任选）
　　阳性培养（1 种）：血液（无其他相关原因），胸腔积液，BAL 或 PSB 定量培养，BAL 含胞内菌细胞数≥5%

表 14-13　ATS/IDSA 关于 VAP 经验性抗菌治疗的推荐

Ⅰ.早发性、无 MDR 危险因素、任何严重程度

　可能病原菌　肺炎链球菌、流感嗜血杆菌、甲氧西林敏感金葡菌（MSSA）、抗菌药物敏感革兰阴性肠杆菌：大肠埃
　　　　　　　希菌、肺炎克雷伯杆菌、肠杆菌属（以阴沟肠杆菌为代表）、变形杆菌属、沙雷菌

　推荐抗菌药物　头孢曲松，或左氧氟沙星、莫西沙星、环丙沙星，或氨苄西林/舒巴坦，或厄他培南

Ⅱ.晚发性、存在 MDR 危险因素、所有重度

　可能病原菌　上述病原菌＋MDR 病原菌〔铜绿假单胞菌、产 ESBL 肺炎克雷伯杆菌、不动杆菌属、甲氧西林耐药
　　　　　　　金葡菌（MRSA）〕、嗜肺军团菌

　推荐抗菌药物　联合抗菌治疗
　　　　　　　抗假单胞菌头孢菌素（头孢吡肟，头孢他啶）或抗假单胞菌碳青霉烯（亚胺培南或美罗培南）或 β-内
　　　　　　　酰胺/β-内酰胺酶抑制药
　　　　　　　　　　＋
　　　　　　　抗假单胞菌喹诺酮（环丙沙星或左氧氟沙星）
　　　　　　　　　　或
　　　　　　　氨基糖苷（阿米卡星，庆大霉素或妥布霉素）
　　　　　　　　　　或
　　　　　　　利奈唑胺或万古霉素（怀疑 MRSA）、大环内酯或喹诺酮（怀疑军团菌）

　　MDR 危险因素包括近 90d 内接受过抗菌药物治疗或住院，本次住院≥5d，MV≥7d，定期到医院静脉点注药物或接受透析治疗，居住在护理院或长期护理机构，免疫抑制疾病或治疗，所在社区或 ICU 存在高频率耐药菌。后 4 项危险因素主要见于 HCAP，此类患者不分早发或晚发，一律按 MDR 菌感染处理。

　　(3)抗菌治疗策略：VAP 初始经验性治疗需要高效广谱抗菌药物联合使用，但又应避免过度和过长时间应用广谱抗菌药物，需要在改善疗效和防止耐药之间寻找结合点和平衡点。建议按下列程序和策略进行合理抗菌治疗(图 14-2)。

　　(4)运用抗菌药物 PK/PD 原理和 Monte Carlo 模型优化抗菌治疗：近 10 余年来普遍认为应用抗菌药物的 PK/PD 原理指导临床用药较单纯参照体外药敏测试 MIC 结果更有价值。但是在不同个体和不同状态（健康和疾病）血药浓度存在差异，而细菌的 MIC 则因菌株和敏感性不同可以有更多的变化，且不呈正态分布，因此 PK/PD 的研究如何应用于临床具体病人存在颇多困难。此外目前药敏试验折点存在的问题和争议使人莫衷一是。

　　近年来在 PK/PD 理论基础发展起来的 Monte Carlo 模型为解决这些困惑提供了可能。该模型系根据抗菌药物血药浓度变化和对细菌的 MIC 分布

的变化及其总的积集数据，应用计算机对1 000～10 000例血药浓度和 MIC 变化进行模拟，并将其进行各种组合，计算出获得抗菌药物有效性的条件，例如获得 T＞MIC% 达到某种设定和希望值的概率，为该药物及其给药方法的有效性进行预估。根据 MYSTIC 耐药监测资料和 Monte Carlo 模型给出治疗 HAP 常用抗菌药物对不同状况下 HAP 各类病原菌的有效治疗的概率如表 14-14 所示。Monte Carlo 模型不仅为获得临床有效治疗提供剂量和给药间歇时间的参考，而且也为产 ESBLs 菌株能否使用头孢菌素的争议展示了可能的解决途径，即选药依据应当是根据其 MIC 及所选药物剂量方案能否达到有效的 T＞MIC% 设定值，而不是仅仅依据是否产 ESBLs。此外对于高 MIC 耐药株亦可以通过增加给药次数、延长静脉滴注时间或提高剂量而得到有效的 PK/PD 参数，从而为临床治疗提供所希望的预计疗效。例如当洋葱伯克霍尔德菌对美罗培南耐药，MIC 达到 16mg/L 时，应用美罗培南 2.0g 每 8h 给药一次，且静脉滴注时间延长至 3h，其 T＞MIC% 仍能达到有效水平 40%。在 VAP 的研究亦显示美罗培南按此方案给药在 3h 血药浓度达到 30mg/L 以上，而与疗效最为相关的肺泡上皮衬液（ELF）的药物浓度也接近 20mg/L，高于 MIC 值。

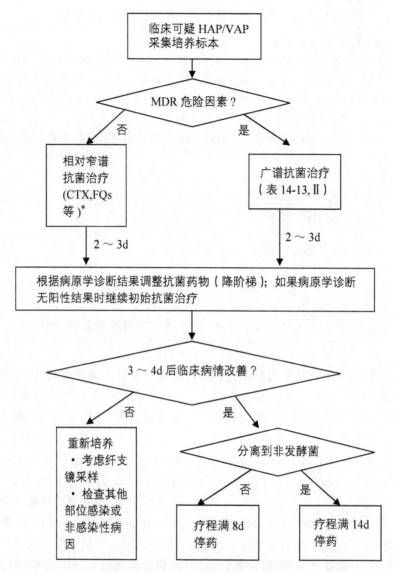

图 14-2　HAP/VAP 临床处理程序

*CTX 头孢曲松；FQs：氟喹诺酮类

表 14-14　HAP 常用抗菌治疗方案达到有效 PK/PD[1] 的概率

方案		达到有效 PK/PD 目标的概率（％）（95％CI）		
		Ⅰ组[2]	Ⅱ组[3]	Ⅲ组[4]
美罗培南	1.0g 每 8h 1 次	97.6(97.2～97.6)	97.8(97.5～98.1)	95(94.5～95.4)
亚胺培南	1.0g 每 8h 1 次	98.2(97.8～98.5)	99.7(99.6～99.8)	96(95.6～96.3)
头孢他啶	1.0g 每 8h 1 次	67.9(66.9～68.8)	63.9(63.0～64.9)	74.1(73.2～74.9)
	2.0g 每 8h 1 次	92.5(92.0～93.0)	92.4(91.8～92.8)	88.5(87.9～89.2)
头孢吡肟	1.0g 每 12h 1 次	90.3(89.7～90.9)	91.0(90.5～91.6)	79.8(79.0～80.6)
	2.0g 每 12h 1 次	95.0(94.6～95.4)	94.5(94.1～95.0)	88.2(87.5～88.5)
	2.0g 每 8h 1 次	99.9(99.9～100)	99.9(99.8～99.9)	99.8(99.7～99.9)
哌拉西林/他唑巴坦	3.375g 每 6h 1 次	91.3(90.7～91.8)	92.4(91.9～92.8)	83.1(82.3～83.8)
	4.5g 每 6h 1 次	92.3(91.7～92.8)	93.1(92.5～93.5)	84.5(83.8～85.2)
环丙沙星	400mg 每 8h 1 次	54.7(53.7～55.7)	42.8(41.9～43.8)	54.0(53.0～55.0)
	400mg 每 12h 1 次	12.0(11.3～12.6)	9.3(8.8～9.9)	11.8(11.2～12.4)

1. T＞MIC％：碳青霉烯类＞40％，头孢菌素和青霉素类＞50％；AUIC：环丙沙星＞125；2. Ⅰ组：根据 2000 年 SETRY 药敏监测资料计算；3. Ⅱ组：VAP-气管插管＜7d，先前未应用抗菌药物；4. Ⅲ组：VAP-气管插管＞7d，且先前应用过抗菌药物

ATS 指南强调,在 VAP 治疗中抗菌药物剂量必须是临床试验证明有效的。在一般情况下,肾功能正常时主要抗菌药物的推荐剂量如表 14-15 所示。这其中氨基糖苷类剂量是否适合国人尚缺少研究。但至少可以认为现在中国临床所应用剂量过低,需要有计划地开展国人抗菌药物合理剂量的研究。

(5)抗菌药物联合治疗:尽管抗菌药物联合治疗迄今尚有争论。临床研究表明广谱抗菌药物单药治疗与联合一样有效,也就是说联合治疗并不优于单药治疗。目前并无充分证据证明,联合治疗可以减少或防止耐药。而关于铜绿假单胞菌败血症的 6 篇研究除 1 篇外均显示联合治疗疗效优于单药治疗,有 1 篇达到统计学上的显著性差异。因此面对耐药日趋严重,特别在难治性肺炎或 MDR-HAP 仍然主张联合治疗,以改善治疗方案的有效覆盖。ATS 推荐在存在耐药危险因素的患者应当联合抗菌治疗,直至下呼吸道病原菌培养结果确认可以单一用药时。针对 G⁻ 杆菌传统的联合抗菌治疗方案是 β-内酰胺类＋氨基糖苷类,后者如果有效,应在 5~7d 停用,以减少其不良反应和不必要的过多抗生素暴露。β-内酰胺类＋氟喹诺酮类亦是被推荐的方案。

(6)关于给药途径和疗程:初始经验性治疗均应静脉给药。一旦临床症状改善,即可转换为口服治疗。口服药物宜选择同类或抗菌谱相近的药物。关于疗程应当区别对待。欧洲一项多中心随机对照研究表明,401 例 VAP 中,除铜绿假单胞菌等非发酵菌外,多种病原菌 VAP 抗菌药物 8d 疗程与 16d 疗程比较,病死率分别为 18.8% 和 17.2%,复发率分别为 28.8% 和 26.0%,两者比较差异无显著性;而短程治疗组无抗菌药物日显著多于长程治疗组(分别是 13.1d 和 8.7d,$P<0.001$),且其后出现多耐药 G⁻ 杆菌感染频率显著减少(分别为 42.5% 和 62.0%,$P=0.04$)。另一项 27 例 VAP 临床和气管吸引物培养的研究显示,在足够适合的最初经验抗菌治疗下,所有临床指标均在开始治疗后 6d 内显著改善,流感嗜血杆菌和肺炎链球菌全部清除。继续治疗第 2 周则出现新的定植菌,特别是铜绿假单胞菌和肠杆菌科细菌,并成为复发的前奏。因此,有理由认为在早发性 HAP(包括 VAP)有可能将抗菌治疗缩短至 1 周,以减少抗菌药物暴露时间,减少耐药。晚发性 HAP 和多重耐药肺炎抗菌治疗疗程需要进一步研究。

(7)抗菌药物的调整或更换:在经验性治疗 48~72h 后,应对病原学检测结果的临床意义及初始经验性治疗的临床反应进行一次新的评估,可采取以下程序①病原学检测结果特异性较高,初始经验性治疗有效,则减少联合用药,改为有针对性的、相对窄谱的抗生素继续治疗;②病原学检测结果特异性不高或阴性,而初始治疗临床有效,可继续用原方案治疗 24~48h 再作评估和定夺,亦可以首先停用联合方案中的氨基糖苷类药物;③病原学检测特异性不高或阴性,或所分离到的病原体虽然特异性不高,但属于原方案未覆盖者,且临床治疗反应不佳,则需要对诊断重新评价,或采用侵袭性诊断技术以获取特异性病原学诊断。在由于种种原因无法获得病原学确诊的患者,更换或调整抗菌治疗是一个十分困难的问题。应当从对可能病原菌的估计、抗菌药物不同作用机制和不同耐药机制等几方面选择先前没有使用过和不同机制的药物。Wunderink 等的推荐方案(表 14-16)可供参考。如果原治疗为联合治疗调整方案必须保持联合方案的完整性,即不要随意仅更换其中一种,数天再更换另一种,如此名义为联合治疗,而实际上变成单药治疗。

表 14-15 治疗 VAP 抗菌药物剂量推荐(ATS)

药物	剂量	药物	剂量
头孢吡肟	1~2g 8~12h 1 次	庆大霉素	7mg/(kg·d)
头孢他啶	2g 每 8h 1 次	妥布霉素	7mg/(kg·d)
亚胺培南	0.5g 6~8h 1 次	阿米卡星	20mg/(kg·d)
美罗培南	1.0g 每 8h 1 次	左氧氟沙星	750mg/(kg·d)
哌拉西林/他唑巴坦	4.5g 每 6h 1 次	环丙沙星	400mg 每 8h 1 次
		万古霉素	15mg/kg 每 12h 1 次
		利奈唑胺	600mg 每 12h 1 次

表 14-16　经验性抗菌治疗药物的更换

原来用药	更换	
	首选	可选抗菌药
青霉素类	碳青霉烯类	头孢吡肟
头孢菌素	碳青霉烯类	哌拉西林/他唑巴坦/头孢吡肟
庆大霉素/妥布霉素	环丙沙星	阿米卡星
亚胺培南	环丙沙星/氨基糖苷类*	美罗培南
氟喹诺酮	氨基糖苷类*	

* 根据当地药敏资料

2. 特异性抗菌治疗

(1)铜绿假单胞菌:尽管目前具有抗铜绿假单胞菌活性的抗菌药有多种,但是耐药问题是困扰临床的最突出问题。因此药物选择需要参考药敏试验结果。尚不能充分证明联合抗菌治疗可以减少耐药或改善预后,然而多数人仍主张联合用药。传统的联合抗菌方案是抗假单胞菌 β-内酰胺类(包括不典型 β-内酰胺类)联合氨基糖苷类,但后者的剂量不足可能是影响结果的因素之一。另一种联合用药是抗假单胞菌 β-内酰胺类联合抗假单胞菌喹诺酮类(环丙沙星、左氧氟沙星)。环丙沙星体外抗铜绿假单胞菌活性优于或相当于左氧氟沙星,但体内左氧氟沙星在肺泡上皮衬液中的浓度高于环丙沙星的近 20 倍。

(2)不动杆菌:常呈现多耐药甚至泛耐药,比较有效的抗菌药物是亚胺培南、美罗培南、含舒巴坦的氨苄西林/舒巴坦、头孢哌酮/舒巴坦复方制剂和多黏菌属或黏菌属。目前虽然亚胺培南、美罗培南总体上仍然保持敏感,但部分地区或医院不动杆菌分离株对碳青霉烯的耐药率显著增加。对于耐亚胺培南耐药或泛耐药不动杆菌所致 VAP 可选择含舒巴坦制剂联合氨基糖苷类或环丙沙星治疗;或选择多黏菌素,后者需要警惕其肾毒性,在全身应用受限时亦可经呼吸道雾化吸入。

(3)产 ESBL 肠杆菌科细菌:最有效的治疗药物是碳青霉烯类(包括无抗假单胞菌的帕尼培南和厄他培南),头霉素类亦有一定作用。由于产 ESBL 细菌对氨基糖苷类和喹诺酮类也可能存在耐药,碳青霉烯或头霉素联合这些药物的抗菌治疗方案是否更加有效不能肯定。目前最具争议的是第 3、4 代头孢菌素和哌拉西林/他唑巴唑(P/T)单药治疗。国内对此问题争议更甚,因为国内 ESBL 分型主要为 CTX-M 型,对头孢噻肟和头孢曲松普遍耐药,而对头孢他啶和头孢吡肟、P/T 仍旧敏感,部分作者主张可以使用。但另部分作者认为即使体外敏感,临床仍然不宜使用,因为第 3 代头孢菌素过度或不适当使用是产 ESBL 的最主要危险因素,头孢他啶耐药突变的积累最终导致高水平耐药。目前倾向性意见是第 3、4 代头孢菌素和 P/T 可以用于治疗产 ESBLs 菌 HAP/VAP,但必须是体外敏感且给药剂量要高。一般不作常规推荐。阴沟肠杆菌等肠杆菌属是主要的高产 AmpC 酶细菌,可使用第 4 代头孢菌素和头孢吡肟。倘若同时产 AmpC 酶和 ESBL,则需要选择碳青霉烯类。

(4)MRSA:MRSA 对万古霉素耐药目前很少,仍被一些指南和专家推荐为治疗 MRSA 感染的基本治疗或"标准"治疗。但是万古霉素存在组织穿透力差、肺组织药物浓度低等缺点。此外近年来发现万古霉素 MIC"爬坡"现象,现已将其敏感性折点从 $\leq 4\mu g/ml$ 改为 $\leq 2\mu g/ml$,即便如此,在敏感范围内处于上界(即 1 或 $2\mu g/ml$)的 MRSA 感染应用万古霉素治疗的失败率也较高,因为这其中存在所谓异质性万古霉素中介金葡菌(hVISA),其细胞壁增厚,对万古霉素的作用存在抵抗,而且前临床微生物实验室常规技术难以检测和发现 hVISA。万古霉素"标准"剂量(1g 每 12h 1 次)治疗 MRSA 肺炎其失败率在 40% 以上。万古霉素联合利福平、磷霉素、氨基糖苷(阿贝卡星)和呋西地酸是否能改善疗效虽然缺少有说服力的研究证据,但仍是临床上一种可能的选择。目前主张:①MRSA 对万古霉素 MIC$\leq 0.5\mu g/ml$ 时万古霉素可以常规使用,24h 剂量不少于 2.0g;②MIC 为 1 或 $2\mu g/ml$ 时应联合用药;③选用利奈唑胺等新药。替考拉宁治疗 MRSA-VAP 的研究较少,但该药的肾毒性较万古霉素为低,或许在使用剂量方面有较大调整余地,从而提高疗效。新药利奈唑胺(linezolid)治疗 MRSA-HAP/VAP 效果初步研究认为较万古霉素为优,可能与其渗透性较高,容易进入肺泡上皮衬液有关。

该药尤其适用于:①万古霉素耐药或 MIC 值偏高的 MRSA 感染;②已有或潜在肾功能损害(如老年人);③需要或预计有可能需要与氨基糖苷类、两性霉素 B 等肾毒性药物联合应用时;④休克或其他危重病情伴体液分布改变,如胸腔积液及肺灌注减少,可能影响药物在肺内分布时。

3. 抗菌治疗无反应及其处理 HAP、VAP 抗菌治疗无反应的原因大致包括:①覆盖不足;②细菌耐药;③并发症,包括二重感染和急性肺损伤;④少见病原体;⑤类似肺炎表现的非感染性肺病。应当搜集临床资料(病史、体征、影像学和实验室检查),综合分析,推测可能的原因,寻求解决办法,而不是反复频繁更换抗菌药物。若为覆盖不足,则应参考流行病学资料和病原学检测,经过临床评估,审慎地调整或增加抗菌谱覆盖;细菌耐药则需要对病原菌及其药敏检测结果进行仔细评价,参考当地的耐药资料,运用 PK/PD 原理评估原有抗菌治疗方案,选择可能有效的和未曾使用过的药物或调整原方案的用药剂量与给药间歇时间。HAP、VAP 的并发症常有肺炎旁胸腔积液(parapneumonia effusion)、脓胸、菌血症、远隔部位迁徙性病灶、二重感染和急性肺损伤等。前几种并发症借助影像学和细菌学方法诊断尚不特别困难,处理主要是加强或调整抗菌治疗并给以必要的局部处理(引流等)。后两种并发症诊断比较困难。机械通气和广谱抗菌药物应用是真菌感染的重要危险因素,但另一方面真菌感染的确诊很困难,下呼吸道吸引标本即使培养到真菌,并不能确诊肺部真菌二重感染,特别是念珠菌。可以借助 PSB 采样技术或 BAL 采集远端支气管分泌物标本以获取相对比较特异的病原学诊断,从而调整抗菌治疗或加用抗真菌治疗。

肺炎合并急性肺损伤或急性呼吸窘迫综合征与肺炎本身之间很难鉴别,目前亦无特异性实验室指标可以应用。一般说 VAP 绝大多数由细菌所致,细菌性肺炎在影像学上大多呈现局部的肺浸润,有时有坏死和空洞形成,尽管可以是多肺叶病变,但很少出现弥漫性或间质性病变。而急性肺损伤和急性呼吸窘迫综合征大多为弥漫性、间质性病变,本身不会出现坏死和空洞。因此 CT 肺扫描所见影像学特征,结合临床,可以作出大致的判断。VAP 并发急性肺损伤或急性呼吸窘迫综合征时积极有效的抗菌治疗仍是基础。如果临床病情急骤,且无明确禁忌证,激素或可一试,以中等剂量 3~5d 疗程为宜。非免疫抑制患者 VAP 由于特殊病原体

所引起者甚为罕见,如有怀疑则需通过病原学检测以确诊。影像学上类似肺炎的非感染性疾病在 ICU 中需要警惕的是心源性肺水肿和肺栓塞,它们虽然类似肺炎,但影像学上前者多呈现近肺门为重的弥漫性渗出影,对利尿药治疗有良好反应;后者呈底边贴近胸膜的楔形阴影,不同于感染性肺炎,CT 或 CT 肺动脉造影更有诊断价值。

【预防和控制】

1. 普遍措施

(1)强化医院感染控制措施:①教育与培训,使所有医务工作者特别是 ICU 工作的医务人员认识实施感染控制的重要性,掌握相关控制技术。②手卫生,凡接触黏膜、呼吸道分泌物及其污染物品之后,或接触人工气道和呼吸治疗器械前后,不论戴手套与否都应该洗手。戴手套不能代替洗手。处理任何病人呼吸道分泌物或分泌物污染的物品时应戴手套。下列情形应当更换手套并洗手:接触病人之后;接触呼吸道分泌物或其污染物品之后与另一病人、物品或环境表面之前;接触同一病人污染的身体部位与呼吸道或呼吸治疗器械之间。为方便洗手可配备快速干洗消毒液。③对高(多)耐药菌感染病人适当隔离。

(2)开展 ICU 医院感染监测:包括耐药菌和器械(如气管导管及呼吸机、静脉导管、导尿管)相关性感染的监测,以指导防控措施的推行。

2. 减少口咽部和上消化道细菌定植

(1)做好口腔护理,保持口腔卫生。

(2)选择性消化道脱污染(selective decontamination of the digestive tract,SDD):20 世纪 80 年代早期 Stoutenbeek 等提出和应用肠道不吸收且不影响肠道厌氧菌抗菌药物(黏菌素、氨基糖苷类和两性霉素 B)口服,配合短期全身性应用头孢噻肟以减少肠道和口咽部 G^- 杆菌,显著降低了 VAP 的发病率。此后大量的研究证明 SDD 确能减少 VAP。但有两点长期存在争议,其一是否能降低病死率,其二是这种局部预防性应用抗菌药物是否增加耐药率。最近的研究和 Meta 分析已对前者作出回答,即它能降低 ICU 患者病死率。但对原已有的多耐药菌存在高选择的可能,所以仅在耐药水平很低的病房可以使用。

(3)避免经鼻气管插管:经鼻气管插管虽然耐受性好,易于固定,但是影响鼻旁窦引流,导致鼻旁窦炎甚至败血症,也增加下呼吸道感染的机会。只要没有反指征,均提倡经口插管代替经鼻插管,特

别是需要长时间 MV 的患者。

3. 防止口咽部分泌物吸入

(1)半卧位：为预防与胃管喂食相关的吸入，主张患者半卧位（30°～45°）。一组研究报道仰卧位患者 VAP 发生率为 23%，而半卧位仅 5%。

(2)常规校正胃管位置：应定时检查胃管放置位置是否正确，并通过听诊肠鸣音以判断胃内容物有无滞留，调整喂食量和速度，避免反流。如果需要长期经导管给食，可选用鼻十二指肠管或鼻空肠管。

(3)声门下分泌物引流（subglottic secretion drainage，SSD）：使用一种特殊的气管导管（气囊上方有开孔和可供吸引导管），引流气囊上方积聚的黏液湖，可减少吸入，降低 VAP 的发生率。这一技术的效果目前已得到确认。但同时强调必须使气囊压力保持在 20cmH$_2$O 以上，减少细菌随分泌物经气囊周围渗漏到下呼吸道的可能性。

4. 维护胃肠黏膜的完整性

(1)尽可能采用肠内营养。

(2)应用胃黏膜保护药预防消化道应激性溃疡：既往的研究认为硫糖铝保护胃黏膜而不改变胃液 pH，避免肠道细菌在胃内生长繁殖，进而逆行移位至口咽部和吸入下呼吸道，可以预防消化道应激性溃疡出血，并减少 VAP 的发生率。但近年大系列研究否定上述观点，它没有减少 VAP 发生率或仅轻微减少，更不能证明其降低 ICU 患者病死率的作用，而且预防应激性溃疡效果不若 H$_2$ 受体拮抗药。

(3)治疗休克和低氧血症。

5. 减少外源性污染

(1)手卫生：已如前述。

(2)防止和减少气道污染：气管切开应在无菌环境下进行，更换气管套管应遵守无菌操作，重复使用的气管套管要灭菌或高水平消毒处理。吸痰时如果预计会有呼吸道分泌物污染，应穿隔离衣，在处理下一个病人前更换隔离衣。

(3)呼吸机和其他呼吸治疗器械的消毒灭菌与维护：呼吸机主机不必消毒。同一病人使用的呼吸机气路管道包括接管、呼气活瓣及湿化器更换时间不要短于 48h，除非有可见的分泌物污染。频繁更换反而增加污染机会。不同病人之间使用时气路管道要经过高水平消毒。湿化器和雾化器液体必须用无菌水。联接呼吸机管道上的冷凝水要定时倾倒，并于操作后洗手；病人翻身或其他护理操作

时要防止冷凝液倒流进入病人气道。不要在吸气管与湿化器之间放置滤菌器。推荐用人工鼻（湿热交换器）代替加热式湿化器。吸入治疗用雾化器在不同病人之间或同一病人使用超过 24h 时要进行灭菌或高水平消毒处理。所有需要灭菌消毒的呼吸治疗装置或物品，均须灭菌或高水平消毒。经化学消毒药处理后要用无菌水淋洗。手压式呼吸囊在不同病人之间使用时要灭菌或高水平消毒。

(4)吸引系统：呼吸道分泌物吸引系统曾推荐采用闭合式吸引系统，但新的研究表明该系统并不能降低 VAP 的发生率。传统的开放系统仍可使用，强调使用一次性无菌吸引管，去除时吸引管上分泌物时要用无菌水，不同病人之间使用时要更换引流瓶和引流管。

6. 合理使用抗菌药物 一般说气管插管和 MV 期间预防性应用抗菌药物是没有指征的。除特殊情况下细菌直接接种至肺内引起肺炎发病外，肺炎包括 VAP 的发病大体有 3 步：定植、急性气管支气管炎（可以历时很短或没有）、肺炎。定植虽然不应使用抗菌药物，而气管插管患者的气管支气管炎使用抗菌药物问题尽管尚有争议，但倾向于使用，这已属于治疗性应用。近年来关于 ICU 内合理使用抗菌药物提出循环用药、抗菌药物干预、降阶梯和短程治疗等策略，可能有助于减少耐药菌的出现及其传播，但仍待更严格和更深入的随机对照研究证据的支持。

7. 控制高血糖、合理输血 应保持患者血糖在 80～110mg/dl 范围内，可降低医院内感染概率，缩短 MV 和留住 ICU 的时间。在有指征者输注红细胞较输全血其 VAP 发生率降低。

近年来主张采用组合式（package）或"集束化"（bundle）策略预防 VAP，主要包括床头抬高 30°～45°、每天间断停用镇静药并评价拔除气管插管的可能性、应激性溃疡用药应避免胃液 pH 升高、预防深静脉血栓和肺栓塞（除非有禁忌）等，部分研究显示组合策略使 VAP 发病率显著降低。

【案例分析】

病史：患者男性，70 岁。因慢性咳嗽、咳痰 20 余年，近两年来气急进行性加重伴下肢水肿于 1979 年 10 月 19 日入院。患者 20 多年前起经常咳嗽，咳白黏痰，每逢秋冬加重。初起无气急，两年前出现气急，呈进行性加重，平地行走困难，夜间不能平卧，需用 4 个枕头，伴心悸、胸闷，时有下肢水肿。最近 3 周症状加重，痰色转黄，不易咳出，伴低热。

1935 年体检示有钙化灶,1954 年咯血,拍片示肺结核活动,经异烟肼、链霉素治疗约 8 个月。体检:体温 36.9℃,呼吸 30/min,脉搏 96/min,血压 120/80mmHg。神志清。气急,但发绀不明显,半卧位。颈静脉无充盈,锁骨上淋巴结不大。两肺叩诊过清音,呼吸音普遍降低,两下肺广泛细湿啰音。心(一)。因气急肝脾触诊不满意,下肢轻度水肿。

实验室及辅助检查:白细胞计数 $5.6×10^9$/L,中性粒细胞比例 75%,呼吸空气条件下动脉血气 pH 7.36,$PaCO_2$ 61mmHg,PaO_2 62mmHg。电解质、肝肾功能均正常。心电图窦性心律,右心室肥大,心肌损害。X 线胸片示两肺纹理增多,左上肺钙化灶,左肋膈角闭塞,肺门阴影增浓,右下肺动脉宽 2.0cm,心影不大。肋软骨钙化。

问题 1. 该患者的诊断是什么? 需要补充哪些检查? 初始经验性抗菌治疗如何选择?

解析:诊断。慢性阻塞性肺病急性加重(AE-COPD),肺心病,慢性呼吸衰竭,左上肺陈旧性结核。补充检查最重要的应是选择脓性痰标本涂片革兰染色镜检,并做细菌培养。因为 AECOPD 大多为感染所致,患者胸部虽未发现明确的肺部炎症浸润,但患者低热,痰黄脓,至少提示气道感染,而病原学检查对以后使用或调整抗菌治疗有意义。初始经验性抗菌治疗可按极重度 COPD 急性加重伴铜绿假单胞菌感染危险因素推荐的抗菌治疗方案,即抗假单胞菌 β-内酰胺类联合抗假单胞菌氨基

糖苷类或抗假单胞菌喹诺酮类(环丙沙星或高剂量左氧氟沙星)。

临床处理经过:应用哌拉西林+庆大霉素、氧疗、利尿药治疗,病情一度改善。3 个月后即 1980 年 1 月中旬病情又恶化,发热,咳痰困难。1 月 28 日出现神志不清。两肺湿啰音和痰鸣音。血气分析显示 pH 7.30,$PaCO_2$ 91mmHg。遂行人工气道机械通气治疗。次日 X 线胸片显示两肺纹理增多,左上肺钙化灶右下肺动脉显著增宽,在肋膈角闭塞,右肋膈角模糊,未见肺实质明显病变(图 14-4)。2d 后患者神志转清,体温亦趋于正常。在机械通气和氧疗下,血气明显改善。一度出现消化道出血,经治疗有效控制,但患者不能脱离呼吸机,黄脓痰较多,两肺广泛湿啰音。经气管吸引分泌物培养先后有产气肠杆菌、产碱杆菌、粪肠球菌等生长,白细胞计数波动在$(1.39~2.72)×10^9$/L,参考药敏试验先后应用头孢噻吩、氯霉素、氨苄西林、阿莫西林、庆大霉素等治疗,病情不见改善,全身状况日渐恶化。4 月 5 日患者再次神志不清,血压下降。胸片见两肺广泛斑片状阴影,右下似见小的囊性改变,左上肺阴影呈节段性,其中可疑有空腔(图 14-5)。送呼吸道吸引物微生物检查并调整抗菌药物为甲氧西林联合阿米卡星,补液和应用血管活性药物间羟胺(阿拉明)等,翌日死亡。

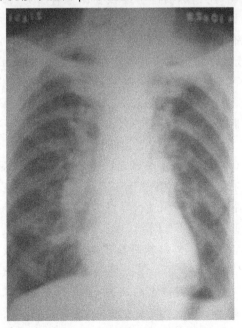

图 14-3 入院时 X 线胸片

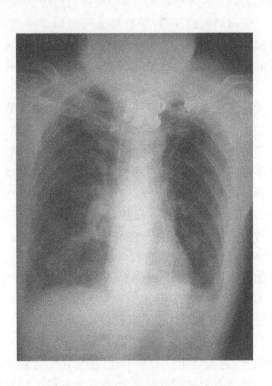

图 14-4 气管切开后第 2d X 线胸片

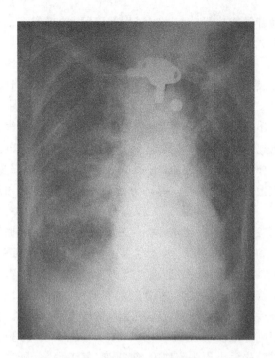

图 14-5　临终前 1d X 线胸片

问题 2. 患者的肺炎是呼吸机相关肺炎吗？在治疗和处理上有哪些值得斟酌的问题？

解析：患者气管切开机械通气第 2d 胸片尚未见肺实质炎症浸润。后来未能及时进行胸片随访。临终前 2d 胸片见到明确的支气管肺炎。所以该患者诊断晚发性呼吸机相关肺炎完全可以成立。

值得斟酌的问题：①机械通气时间 2 个多月，肺部感染始终未有减轻或控制，其原因应当深入分析和进一步寻找。气管切开给呼吸道分泌引流提供了途径，但引流的实际执行和效果如何，临床医师关注可能非常不足。②病原学检查和抗生素选择在本病例是获得了有参考意义的病原学诊断，并参考药敏选择了抗菌药物。今天看来所用药物似乎不是特别强有力，但我们不能用现在的用药状况或指南的推荐用药去评价 30 年前对呼吸机相关肺炎的抗菌治疗。当年的药物品种有限，但选择药物参考了药敏，治疗无效不能完全用覆盖不足和耐药解释。因此必须考虑诊断特别病原学诊断上有无其他可能性存在。③临终前 2d 胸片除显示支气管肺炎外，右下肺的囊性改变和左上肺节段性炎症伴可疑空腔，其意义需要认真评价和进一步检查。如果在今天，CT 检查是绝对必要的。④患者已有气管切开，经积极治疗效果不佳，按现在的处理手段纤支镜检查和进行支气管肺泡灌洗及微生物检查也是重要的措施。虽然我们很难超越历史和时代

的局限性，但无论如何，在该病例处理上依然有若干不足，包括 X 线随访不足、未及时评估病情和作出相应处理等。

后记：在患者 4 月 5 日胸片病变后，经治医师意识到患者可能不仅是一般化脓菌感染。故嘱查找抗酸杆菌。当实验室报告痰涂片找见抗酸杆菌，未及用药患者即死亡。尸检报告：

（1）慢性气管－支气管炎引起：①小叶中央型肺气肿伴大疱形成；②支气管扩张；③右心室肥厚（肺心病）；④肝、肾淤血。

（2）结核：①左上肺尖纤维干酪灶伴液化；②左肺、右中肺干酪性小叶性肺炎；③腹腔淋巴结钙化。

（3）右下肺融合性小叶性肺炎，右侧化脓性胸膜炎，右胸腔积液 1 000ml。

问题 3. 该病例有哪些主要教训需要吸取？

解析：①患者肺结核重新活动和播散虽然在临终前已经考虑到，痰涂片抗酸杆菌阳性报告后未及用药即告死亡。但如果更早一些对此引起重视，找到线索和证据给予有效抗结核治疗，预后或许完全不一样。早年研究即已强调化脓性感染会使原有的静止的纤维干酪性结核灶破溃，导致重新活动和播散。至于机械通气对结核病的影响缺少研究，推测其气道分泌物在正压作用下可能会移向周围气道甚至肺泡，也可以是促进结核播散的因素之一。所以凡陈旧性肺结核患者在出现化脓性肺部感染时应高度警惕肺结核重新活动。在我国结核感染率很高，所谓陈旧性肺结核临床常有所见，肺部感染的诊断和治疗时都要牢记结核病的问题。本例是原有肺结核的重新活动，根据医院感染的定义"由于诊疗措施激活的潜在性感染，如疱疹病毒、结核杆菌等的感染"属于医院感染，这是一种内源性感染。从任何意义上来说，本例肺结核应是呼吸机相关肺炎的组成部分。②该病例尸检见右下肺融合性小叶性肺炎，右侧化脓性胸膜炎，右胸腔积液达 1 000ml，事实上患者在机械通气第 2d 床旁胸片即有右肋膈角模糊，临床未能足够重视。现在我们知道肺炎旁胸腔积液可以成为脓胸，需要早期发现和处理。在 VAP 同样如此。③该例 VAP 是化脓菌和特殊病原体结核杆菌的混合感染。一般认为 VAP 的病原体 90% 以上是普通细菌（化脓菌），可以是 2 种或 2 种以上的细菌，但也要警惕特殊病原体如结核、真菌等的混合感染，特别是在有结核病史和免疫抑制的宿主。④回头来看该患者是慢阻肺急性加重导致慢性呼吸衰竭失代偿，可以应用无

创机械通气,如果临床和血气证明无效或加重时再考虑有创通气。近年来研究证明无创通气可以明显降低并发肺炎的发生率。

（何礼贤）

■ 参考文献

[1] 中华医学会呼吸病学分会.社区获得性肺炎诊断和治疗指南.中华结核和呼吸杂志,2006

[2] 何礼贤.社区获得性肺炎指南解读//杨秉辉主编.现代内科学进展.上海:上海科技文献出版社,2005:193-204

[3] Mandell LA,Wunderink RD,Anzuto A,et al. Infections Diseases Society of America/American Thoracic Society consensus guidelines on the management of community-acquired pneumonia in adults. Clin Infect Dis,2007,44 (suppl):S27-72

[4] Woodhead M,Blasi F,Ewing S,et al. Guidelines for the management of adult lower respiratory treat infections. Eur Respir J,2005,26:1138-1180

[5] Kohnos,Matsushima T,Saito A,et al. The Japanese respiratory society guidelines for the management of community-acquired pneumonia in adults. Respir,2006,11(suppl):S79-133

[6] Almirall J. Comunoty-acquired infections. Epidemiology:incidence, risk factors for infection, and prognostic factors. In:Torres. A,Ewig Mandell L, et al.(ed). Respiratory Infections. London:Hodder Arnold,2006:311-320

[7] Valencia M,Sellares J,Torres A. Emergency treatment of Community-acquired pneumonia. In:Navas, welte T (ed). Respiratory Emergencies. Wakefield:Ers Jounals Ltd,2006:183-199

[8] Milina C,Walker DH. The Pathology of community-acquired Pneumonia. In:Marrie TJ.(ed). Community-acquired pneumonia. New York:Kluwer Academic/Plemum Pu6l,2001:101-129

[9] 胡必杰,何礼贤,殷少军,等.上海市下呼吸道医院感染的回顾性队列研究.中国抗感染化疗杂志,2002,2:74

[10] 胡必杰,何礼贤,张杏怡,等.我国医院内肺炎流行病学现状:20世纪90年代发表论文的荟萃分析.中华医院感染学杂志,2001,11:177

[11] 何礼贤,陈雪华,潘珏,等.重症监护病房医院获得性肺炎发病和预后危险因素分析.中华结核和呼吸杂志,1998,21:56

[12] 柏宏坚,何礼贤,瞿介明,等.气管导管生物被膜电镜观察及其与呼吸机相关性肺炎的关系.中华结核和呼吸杂志,2000,23:367

[13] 李华茵,何礼贤,胡必杰,等.呼吸机相关肺炎内源性感染途径的分子流行病学研究.中华医院感染学杂志,2004,14:121

[14] 刘庆华,何礼贤.胃肠道和呼吸机相关肺炎.中国呼吸与危重监护杂志,2003,2:317

[15] 刘庆华,何礼贤.呼吸机相关肺炎的诊断.中华内科杂志,2004,43:389

[16] 何礼贤.重症医院获得性肺炎的诊治与控制.中华内科杂志,2001,40:145

[17] 李华茵,何礼贤,胡必杰,等.重症监护病房呼吸机相关肺炎临床与病原学分析.中国呼吸与危重监护杂志,2005,4:266

[18] 瞿介明,何礼贤,胡必杰.免疫低下与感染.上海:上海科技文献出版社,2004:188

[19] 何礼贤.控制和避免细菌耐药:抗菌药物临床应用策略的研究与实践.中华医学杂志,2006,86:1

[20] 何礼贤.抗感染经验性治疗与靶向治疗的统一及其实践.中华内科杂志,2006,45:147

[21] 何礼贤.抗菌药物联合应用的几个问题.中国呼吸和危重监护杂志,2005,4:263

[22] 何礼贤.避免抗生素耐药:药动学/药效学的考虑.中国医院感染控制杂志,2003,2:1

[23] 何礼贤.重症监护室内医院感染的细菌耐药和抗菌治疗的策略性换药.世界医学杂志,2002,6:23

[24] 刘庆华,何礼贤.呼吸机相关肺炎预防研究研究.国外医学呼吸系统分册,2004,24:122

[25] 柏宏坚,何礼贤,瞿介明,等.气囊上滞留物引流对呼吸机相关肺炎发病的影响.中华结核和呼吸杂志,2000,23:472

[26] 刘庆华,何礼贤,诸杜明,等.医院内气管支气管炎危险因素和病原学分析.中华结核和呼吸杂志,2005,28:134

[27] 刘庆华,何礼贤,诸杜明,等.外科ICU机械通气患者医院内气管支气管炎发病率、病原学和危险因素分析.中国抗感染化疗杂志,2005,5:8

[28] 刘庆华,何礼贤,胡必杰,等.老年人呼吸机相关肺炎综合预防及发病机制的前瞻性随机对照临床研究.中华内科杂志,2006,45:717

[29] 刘庆华,何礼贤,胡必杰,等.胃肠道在呼吸相关肺炎发病中的作用.中华结核和呼吸杂志,2008,71(7):509-512

[30] 何礼贤.耐药革兰阳性球菌肺炎的抗菌治疗.中华结核和呼吸杂志,2008,31:723-724

[31] Am Thorac Soci/Infect Dis Soci. Am. Guidelines for the management of adults with hospital-acquired, ventilator-associated, and healthcare-associated pneumonia. Am J Respir Crit Care Med,2005,171:388

[32] Niederman MS ed. Severe pneumonia. Raton:Boca Taylor and Francis,2005,25-38,375

[33] Niederman MS, Sarosi GA, Glassroth JG ed. Respiratory infections,2-nd ed. Philadelphia:Lippincott Williams and Wilkins,2001:317

[34] Hauser AR,Rello J ed. Severe infections caused by pseudomonas aeruginosa. Boston: Kluwer Acad Publ, 2003:55

[35] Wunderink RG,Rello J ed. Ventilator-associated pneumonia. Boston:Kluwer Academic Publ,2001,1-24,81

[36] Ibrahim EH,Ward S,Sherman G,et al. Experieuce with a clinical guideline for the treatment of ventilator-associated pneumonia. Crit Care Med,2001,29:1109

[37] Niederman MS. Appropriate use of antimicrobial agents:Challenges and

strategies. Crit Care Med, 2003, 31：608

[38] Kollef MH, Ward S, Sherman G, et al. Inadequate treatment of nosocomial infection is associated with certain empiric antibiotic Choices. Crit Care Med, 2000, 28：3456

[39] Kollef MH, Fraser VJ. Antibiotic resistance in the intensive care unite. Am Intern Med, 2001, 134：298

[40] Hoffken G, Niederman MS. Nosocomial pneumonia. The importance of a de-escalating strategy for antibiotic treatment of pneumonia in the ICU. Chest, 2002, 122：2183

[41] Chastre J. Venttilator-associated pneumonia. Respiratory Care, 2005, 50：975

[42] CDC and HICPAC. Guidelines for preventing health-care-associated pneumonia, 2003. MMWR Recomm Rep, 2004, 53(RR-3)：1

[43] Miller PR, Johnson JC, III, Karchmer T, et al. National nosocomial infection surveillance System：from benchmark to bedside in trauma patients. J Trauma, 2006, 60：98

第15章

免疫受损宿主肺部感染

正常机体具有物理和化学的屏障、非特异性免疫和特异性免疫功能，防御各种病原体入侵机体和感染。任何原因所致的影响和（或）损伤上述免疫功能，均可导致机体免疫功能受损，容易引起感染。近年来，随着肿瘤放化疗等治疗技术的进步、肿瘤患者生存期延长、器官移植的突破和发展、HIV 感染和获得性免疫缺陷综合征（AIDS）的出现和流行，免疫功能受损（或称低下）的患者（ICH）明显增加和不断累积，已成为临床的一大难题。感染是影响 ICH 患者病程和预后的最主要的因素，其中肺是最为常见的感染靶器官。一方面感染占 ICH 肺部并发症的 $2/3\sim3/4$，病原体复杂包括普通细菌、病毒、真菌、原虫均可引起肺部感染。另一方面 ICH 非感染性肺部病变占 $1/4\sim1/3$，其临床表现与肺部感染相似。因而 ICH 并发肺部感染的诊断和治疗困难、病死率高。近年来，国内外虽然做了大量的研究并取得较多的进展，但是临床医师对 ICH 肺部感染诊治仍深感困惑，故仍需加大该领域的基础和临床研究力度。

第一节　ICH 肺部感染病原体类型

ICH 易感何种病原体肺部感染总体上受两个方面影响即患者的免疫功能状态和患者所接触的环境。ICH 各种病原体致肺部感染的易感性明显增高，但是 ICH 的类型不同其肺部感染病原体种类及其分布明显不同。ICH 肺部感染根据患者所接触环境可分为社区和院内获得性感染。一般认为体液免疫受损易导致细胞外寄生菌的感染，细胞免疫受损易引起细胞内寄生菌的感染。

【粒细胞缺陷】

粒细胞缺陷包括数量减少或功能异常。

（一）数量减少$(0.5\sim1.0)\times10^9/L$

在白血病化疗、实体肿瘤化疗、再生障碍性贫血、实体器官和骨髓移植患者中易发生。病原体大多为肠杆菌科细菌、铜绿假单胞菌、金黄色葡萄球菌、真菌（曲霉菌、念珠菌、结合真菌等）。骨髓移植患者常有更为严重的粒细胞缺乏，除上述病原体外，肺孢子菌（或称伊氏肺孢子菌）（Pneumocystis，P.c）和巨细胞病毒（Cytomegalovirus，CMV）也是肺部感染常见的病原体。

（二）功能异常

（1）高免疫球蛋白 E 综合征，出现多形核粒细胞趋化功能障碍，主要的感染病原体为金黄色葡萄球菌、流感嗜血杆菌，而肺炎链球菌少见。

（2）遗传性氧化杀伤活性异常（包括多核和单核细胞），易引起金黄色葡萄球菌、肠杆菌科细菌（肺炎克雷伯菌、沙雷菌）、假单胞菌属、念珠菌属、曲霉菌属、诺卡菌肺部感染。粒细胞缺乏患者并发医院内获得性肺部感染最常见的病原体是 G^- 杆菌，其中铜绿假单胞菌最多见。$30\%\sim40\%$ G^- 杆菌肺炎患者可发生菌血症，有报道粒细胞 $<1.0\times10^9/L$ 者血培养阳性率可高达 64%。

【细胞免疫缺陷】

临床大多为继发性的细胞免疫缺陷，如淋巴瘤、实体肿瘤患者化疗和放疗、器官移植、AIDS 等。易发生肺部感染的病原体包括①细菌：李斯特菌属、军团菌属、布鲁菌属、分枝杆菌属、诺卡菌等；②真菌：念珠菌属、曲霉菌属、新生隐球菌、组织胞浆菌、球孢子菌；③肺孢子菌；④病毒：巨细胞病毒、带状疱疹病毒、单纯疱疹病毒等；⑤原虫：弓浆虫等。

虽然它们的基本点均为细胞介导免疫缺损,但是细胞免疫抑制的基础疾病不同(如肾移植、肿瘤化疗、AIDS等),肺部感染的病原体种类也会有一定的差异。

【体液免疫缺陷】

主要见于补体缺乏症、免疫球蛋白缺乏(先天或后天获得性低γ球蛋白血症)、多发性骨髓瘤、脾切除等。体液免疫缺陷患者对荚膜细菌抵抗力明显下降,或缺乏调理作用,或IgM形成减少,因而易发生肺炎链球菌、流感嗜血杆菌(b型)、大肠杆菌、金黄色葡萄球菌、奈瑟菌属、少数病毒等病原体感染。

【皮肤黏膜的完整性受损】

各种导管的内放置、烧伤、心瓣膜置换术、创伤等可引起皮肤黏膜的损伤,破坏其黏膜防御功能,易引起皮肤邻近部位寄植菌和医院内耐药菌侵入机体,发生肺部感染。包括葡萄球菌属(包括金黄色葡萄球菌、表皮葡萄球菌)、铜绿假单胞菌、肠杆菌属、肠球菌属、邻近器官的寄植菌等。肿瘤自身,如肺癌可导致支气管管腔的阻塞,同样可引起肺局部防御机制和功能的损伤,易产生肺部感染。

第二节 ICH肺部感染的诊断

【免疫功能受损的认定】

对于肺部浸润、发热患者疑及免疫功能受损者,首先需要鉴别感染系免疫功能受损所致抑或其他原因引起。如属免疫功能受损,则须区分其功能受损的类型如原发性或继发性,特异性或非特异性,细胞、体液或联合免疫功能受损等。临床上儿童反复呼吸道感染常提示原发性体液或非特异性免疫缺陷或受损,虽然部分患儿到青年期才发病,但反复发作感染仍是临床诊断的重要线索。有明确的基础疾病或接受免疫抑制药物治疗者属于继发性免疫功能受损,常较易鉴别或确定。继发性免疫功能受损患者中应用免疫抑制药导致免疫受损状态主要应考虑一定剂量免疫抑制药应用的时期即它的曲线下面积(AUC),而非单剂量大小;此外各种免疫抑制药相互作用对宿主免疫功能影响(如抗淋巴细胞抗体和环孢素A相互可影响免疫功能)。一旦考虑ICH则应考虑通过实验室检测加以进一步认定,特异性体液和细胞免疫受损较易界定,而非特异性免疫受损范围界定常存在较多差异。

【临床表现】

(一)总体特点

虽然ICH与免疫机制正常宿主肺部感染均为炎症,在本质上无区别。但是由于ICH免疫受损或抑制使宿主肺部炎症反应的临床和X线表现出现显著改变,特别是糖皮质激素或其他免疫抑制药可掩盖或干扰肺部感染的症状及其经过。主要具有以下几个特点:①起病隐匿或急剧,大多ICH患者肺部感染起病隐匿,常不被患者或临床医师所察觉。而某些患者突发起病,呈暴发性经过,极易发展成为呼吸衰竭。②临床症状多变,高热较为常见,少数患者因糖皮质激素等免疫抑制药等因素掩盖未表现出发热。咳嗽相对少见,且以干咳居多。据报道ICH肺部感染者咳嗽占41%,其中干咳约为80%。寒战、胸痛少见。肺部体检较少闻及干湿性啰音等肺部感染阳性体征,而患者的临床症状相对较重或危重,存在"症状与体征相分离"的现象;胸部X线表现多为双侧病变,表现为肺部感染不易局限化,实变少见,以小片状浸润多见。除了实变浸润外,肺部间质改变易见。10%～20% PCP患者胸部X线影像学无异常改变。中性粒细胞减少或缺乏者肺部感染时X线胸片很少显示有炎症存在,或仅出现肺不张。一旦中性粒细胞回升或恢复,则X线肺部炎症征象反而明显或增加。

(二)病因的鉴别诊断线索

1. ICH肺部浸润、发热鉴别诊断的最主要线索 最为主要的线索有:①肺部浸润病灶出现和病情进展速度;②肺部X线征象。24～36h内患者肺内出现浸润病灶、症状严重属急性起病,通常考虑普通细菌性肺部感染,以及急性肺栓塞、肺水肿、白细胞凝集输液反应或肺泡内出血等非感染性病因。48h～1周肺内出现浸润病灶而发病称为亚急性起病,常提示病毒、支原体、肺孢子菌、曲霉菌、诺卡菌等肺部感染。超过1周或数周发病则以真菌、诺卡菌、结核分枝杆菌感染,肿瘤复发浸润,放射性或药物性肺损伤多见,属于慢性起病。肺部X线征象不能直接提供病原学诊断,但是有助于肺部感染和非感染性病因的鉴别。将肺部浸润病灶出现和病情进展速度与肺部X线征象结合用于ICH肺部感染浸润病因的鉴别诊断,则可使感染病原体的考虑范围变窄,同时增加临床处理的可操作性(表15-1)。

表 15-1　结合肺部 X 线征象与肺部浸润病灶出现和病情进展速度考虑 ICH 肺部浸润的鉴别诊断

肺部 X 线征象	肺部浸润病灶出现和病情进展速度	
	急性*	亚急性—慢性**
实质	嗜肺军团菌△,肺栓塞,肺泡出血肺水肿△	真菌,诺卡菌,结核,肿瘤浸润,病毒△,药物、放射性肺炎△,肺孢子菌△
支气管周围病变	肺水肿,白细胞输液凝集反应,细菌△	病毒,肺孢子菌,药物、放射性肺炎,真菌△,诺卡菌△,结核△,肿瘤△
结节浸润▲	细菌△,肺水肿△	真菌,诺卡菌,结核,肿瘤,肺孢子菌△

△表示少见病因;*急性:24～36h 出现临床症状和肺部浸润;**亚急性—慢性:临床症状和肺部浸润过程数天至几周;▲结节浸润:肺内结节>1cm^2

动脉血氧分压测定对于 ICH 肺部浸润鉴别也有重要价值。肺部真菌、结核分枝杆菌、诺卡菌和肺部肿瘤等引起的肺部浸润,在早期动脉血氧分压较为稳定,通常 PaO_2>70mmHg(呼吸室内空气),直至病程晚期病灶广泛或实变才出现低氧血症。而其他病因所致的肺部感染在病程初期即有低氧血症,通常 PaO_2<65mmHg(呼吸室内空气)。急性起病者常见低氧血症,相反亚急性或慢性起病者动脉血氧分压能较好维持。急性细菌性、病毒性肺部感染和某些非感染性病因由于出现明显分流和局部通气—灌注失调而表现为明显低氧血症。

虽然普通 X 线胸片仍是 ICH 肺部感染首选的检查方法,但胸部 CT 尤其高分辨率 CT(HRCT)可提高病变定位准确性,且较普通 X 线胸片更为敏感和准确,故有利于 ICH 肺部浸润病灶早期发现、早期治疗、提高生存率。CT 主要适用于严重粒细胞缺乏、发热的患者,普通 X 线胸片阴性或微小病灶者,寻找潜在机会性感染更为敏感;精确评估 ICH 肺部浸润的累及范围、严重程度及治疗反应;ICH 肺部浸润尤其继发感染和二重感染的鉴别;可为经皮肺穿刺引导或提供胸腔镜、开胸肺活检周围病灶准确定位;有利于缩小机会感染鉴别诊断范围。

2.需要鉴别的常见非感染性病因　需要鉴别的常见非感染性肺部浸润包括放射性肺损伤、药物性肺损伤、肿瘤肺部浸润、肺栓塞、肺水肿、肺泡内出血、白细胞输液凝集反应。

放射性肺损伤根据发生的时间不同可分为急性和慢性肺损伤。急性肺损伤指发生于放射治疗时或疗程结束 6 个月内放射所致的肺病变。慢性损伤是指急性肺损伤发展而致或放射治疗 6 个月后出现放射损伤所致的肺部病变并具临床症状

者。放射野愈大、剂量愈高、完成放射治疗时间愈短,则放射性肺损伤发生率愈高。

药物性肺损伤临床表现类似于放射性肺损伤,主要包括进行性间质性肺炎、发热、呼吸困难、干咳。药物应用数周～数月出现进行性低氧血症,慢性间质性肺纤维化;有的患者发病隐匿,某些出现临床表现但是胸 X 线片可无异常改变。

恶性肿瘤肺浸润主要见于急性单核细胞性白血病、慢性淋巴细胞性白血病,发生率可达 20%～25%。非霍奇金淋巴瘤引起肺部浸润约占 10%;霍奇金淋巴瘤引起肺部浸润比率高达 20%～30%。原发或转移性肺部肿瘤尤其肿瘤致气道病变阻塞而引起肺不张、阻塞性炎症等易混淆诊断或使鉴别诊断更为复杂,通常需要纤支镜检查加以鉴别。肺栓塞、肺水肿和肺泡内出血在 ICH 肺部浸润病因鉴别中也应引起足够的重视。

(三)病原学诊断

1.非创伤性诊断措施

(1)直接痰液检查:涂片革兰染色检查可以帮助初步判别革兰阳性抑或阴性、球菌抑或杆菌感染。对某些细菌有一定的形态判定作用,如肺炎链球菌呈 G$^+$、椭圆、柳刀叶样双球菌;流感嗜血杆菌为小、多形的 G$^-$ 杆菌;卡他莫拉菌如饼干样双球菌、G$^-$。另外诺卡菌、放线菌的革兰染色也呈阳性,具有一定的诊断价值。抗酸染色适合于结核分枝杆菌、非结核分枝杆菌的染色。直接湿片涂片观察对于球孢子菌、皮炎芽生菌、曲霉菌、毛霉菌、隐球菌等真菌有诊断作用。直接免疫荧光检查适用于难检呼吸道病原体的鉴别,如嗜肺军团菌Ⅰ型、肺孢子菌等。

(2)痰培养:痰涂片和合格痰标本培养是院内与院外细菌性肺炎诊断的常用简便方法,但由于标

本受口咽部寄植菌的污染其可信度受到影响。大多数医院缺乏病毒分离的实验设备,因而痰包括其他各种标本可采用免疫荧光单克隆抗体技术诊断免疫受损患者并发病毒性肺部感染。

(3)血培养:免疫功能低下患者肺炎并发菌血症机会较免疫功能健全者高。肺炎链球菌肺炎中菌血症发生率高达30%。同样部分肺炎继发于菌血症,如急性金黄色葡萄球菌心内膜炎、热灼伤铜绿假单胞菌感染。在AIDS并发播散性鸟-胞内分枝杆菌感染时,血培养通常为阳性。溶解离心血培养技术可快速分离真菌和确定菌血症的严重程度。

(4)痰液与尿液细菌抗原的测定:痰中的肺炎链球菌抗原检测可用ELISA、乳胶颗粒凝集,或反向免疫电泳方法。ELISA的敏感性为70%～90%,特异性偏低(约20%为假阳性),尿中抗原检测不敏感。放射性免疫和ELISA用于测定嗜肺军团菌Ⅰ型尿抗原,可起到快速诊断作用,尤其对于无痰患者。放射性免疫敏感性为89%～95%,特异性为99%。

(5)血清学及分子生物学检测:血清学测定对于分离困难的病原体诊断有一定的帮助,如嗜肺军团菌、肺炎衣原体、肺炎支原体、巨细胞病毒等,但因机体免疫抑制其诊断价值受到一定影响。聚合酶链反应(PCR)是最常见的检测病原体的分子生物学方法,同样较适合于难检的病原体检测。PCR对于痰涂抗酸杆菌(AFB)阳性和痰涂AFB阴性标本的结核分枝杆菌检测敏感性分别为90%～100%、65%～85%。肺炎支原体和衣原体PCR检测仅需1～2d,而培养则需要3周。PCR也可用于肺孢子菌、嗜肺军团菌、巨细胞病毒等病原体的检测。

2. 创伤性诊断措施

(1)纤支镜检查(包括PSB、BAL、Pro-BAL 、TBLB)纤支镜检查中采用何种方法主要根据肺部病变部位、肺部病变的X线形态学改变和方法自身特点来综合判断。PSB主要适用于细菌和真菌感染的检测;BAL、Pro-BAL获取BALF可作涂片和培养,检测细菌、病毒、真菌、肺孢子菌等;BAL诊断AIDS并发肺孢子菌肺炎(PCP)的阳性率可达95%,它可单独用于有血小板减少、机械通气、较严重低氧血症患者;TBLB获取的标本可制成组织印片直接染色、组织病理检查或行组织培养。纤支镜检查及采样诊断ICH肺部感染的价值见表15-2。我们应用纤支镜采样诊断42例次ICH肺部浸润、发热,阳性率为73.6%(28/38)。

(2)经皮肺穿刺活检:适用于病灶位于肺周边,直径大于1cm的肺结节或空洞,用小穿刺针可大大降低气胸的并发症。在免疫受损患者中诊断率达60%～80%。穿刺获取的组织和吸引液可作涂片、培养及组织病理检查。

(3)开胸肺活检:属于ICH并发肺部感染最可靠的诊断方法,阳性率达60%～90%。其主要优点是可直视下获取足量肺组织标本、控制出血、漏气,缺点是需要全麻、插管。手术病死率约1%。对于ICH并发肺部浸润经TBLB和BAL、Pro-BAL检查,仍然未能取得明确诊断者,则倡导开胸肺活检。不能配合纤支镜操作、血小板减少、凝血功能降低患者等也可考虑开胸肺活检。如患者的病情发展速度极快不适宜逐项逐渐检查,国外也倡导开胸肺活检作为首选方法。

表15-2 纤支镜检查及采样诊断ICH肺部感染的价值

采样技术	病因诊断		
	特异性(%)	非特异性(%)	阴性(%)
支气管刷检	8～63	—	92
TBLB	28～68	34～57	0～26
经皮肺穿刺(针吸＋活检)	35～76	36	9～65
支气管肺泡灌洗*	80～95	10～20	—
开胸肺活检	46～100	0～45	0～1

* 肺孢子菌肺炎

第三节　ICH 肺部感染治疗原则

ICH 出现肺部浸润、发热，一般首先考虑感染的可能。根据病史、临床体格检查的初步资料，积极进行相应的病原体检查；同时尽早开始抗感染治疗。但抗感染治疗应在基本完成病原体检查标本采样后开始，如果临床症状无禁忌证，则侵袭性采样应予考虑，因为一旦开始抗感染治疗后将影响有效、足量标本获取及病原体分离。

1. 考虑不同基础疾病的 ICH 并发肺部感染，病原体通常有所不同。另外特殊病区的常见的病原体类型也是合理选择抗感染药物经验性治疗的重要依据之一。

2. 确立病原学诊断的基础上，根据病原微生物选择敏感和针对性强的抗微生物治疗。选择的抗菌药物应具备以下特点：属于杀菌药、对病原体有高度的活性、适宜静脉给药可达到足量有效血药浓度、在肺部感染部位可达到有效治疗浓度、毒性反应低、不易导致耐药菌产生。真菌、CMV 等特殊病原体肺部感染则需要选择针对性治疗的药物，如肺孢子菌等选用 SMZco，戊烷脒治疗。

3. 重建患者的免疫机制及基础疾病的治疗。ICH 患者并发肺部感染单用抗感染药物治疗时常不足以完全控制感染，需要改善和重建免疫功能、基础疾病适时治疗。一般根据免疫受损的种类采用替代或补充治疗，如免疫球蛋白、白细胞、补体、胸腺素、转移因子等。粒细胞集落刺激因子或粒细胞—巨噬细胞集落刺激细胞因子等对粒细胞缺乏并发肺部感染的患者可提高白细胞总数，对于清除和控制感染有重要的作用。如有胸腔积液则应予抽液或置管引流，但需考虑尽早拔除引流管。注意并寻找感染播散部位有助于感染有效治疗和控制。

4. ICH 患者并发重症肺部感染出现明显呼吸功能不全，应该积极给予呼吸支持治疗，总体的治疗策略与其他呼吸功能不全相似，一般先给予无创性机械通气呼吸支持治疗，如果无效则应尽快建立气管插管或气管切开的人工气道呼吸支持。由于 ICH 患者重症肺部感染无创机械通气治疗效果较其他患者并发的呼吸衰竭明显为差，因此常需要建立人工气道。我们对 15 例 ICH 各类病原体感染的重症肺炎并发呼吸衰竭患者应用人工气道机械通气治疗，8 例（60%）在 48h 获得病情稳定，最终 5 例（33%）痊愈，早期死亡（<48h）7 例，与病期过晚、神志改变、机械通气不及时有关；后期死亡病例 3 例，均为气压伤。7 例（46%）在建立人工气道后经气道采样确定了病原学诊断。因此，主张在 ICH 肺部并发症出现呼吸衰竭时机械通气支持应取积极态度，尤其是病原学诊断不明、抗生素治疗无效，应及早应用，既为治疗需要，又为病原学诊断提供了便捷的途径与条件，应该充分加以利用。

5. ICH 患者出现肺部浸润发热症状时，首先需要对于病因做出鉴别。如果考虑属于感染性病因时，则通常需要考虑停用或者减少糖皮质激素等免疫抑制药的使用，否则将影响抗感染治疗的成效，甚至会导致感染不易控制、局限化，病情加重、恶化。在实体器官移植患者中应用糖皮质激素等抗排异药物治疗，而发生感染时免疫功能常进一步抑制，因此减少剂量甚至短暂停药不会对移植脏器排异带来极其不利的影响。值得注意的是，有时会遇到抗排异治疗停用或者减量面临实体器官排异导致功能丧失，而不停用、不减量则患者感染不能得到控制甚至出现死亡的风险，出现这种状况时我们一般考虑以控制感染保证患者生命为重点，尤其在肾、肝移植时更是如此，可以采用人工肾或者肝替代，一旦感染控制治愈后再择期移植新的器官。

如果是非感染因素中的药物性、放射性肺损伤或者白细胞输液凝集反应，那么一般需要考虑加用或者加大糖皮质激素的使用，通常采用大剂量冲击治疗，疗程一般为短程。

第四节　病毒性肺炎

病毒性肺炎是 ICH 常见的肺部感染，主要包括巨细胞病毒（CMV）、呼吸道合胞病毒、带状疱疹病毒、单纯疱疹病毒等感染，其中 CMV 肺炎是最为常见和致死性的。本节重点就 CMV 肺炎进行叙述。

【流行病学】

巨细胞病毒在人群中的自然感染率高,血清学检测显示 CMV 血清抗体阳性率达 40%～100%。CMV 是先天性获得性免疫缺陷儿童和继发性免疫功能低下患者感染最常见的病原体之一。在肾、肝、心、肺移植受体和获得性免疫缺陷综合征患者中,CMV 是引起感染和死亡的最主要病原体之一,它可引起 ICH 的肝炎、肺炎、肠炎、视网膜炎、脑炎等严重感染,其中肺炎是常见和严重的感染之一。同时巨细胞病毒的感染可以使机体免疫功能进一步下降,易导致更为严重的真菌和细菌二重感染。

巨细胞病毒感染是实体器官移植术后影响受者生存率的重要因素之一,不但可以降低受者长期生存时间,增加其他机会致病菌感染率,诱发移植器官功能紊乱和急、慢性器官排斥,而且可以造成受者特定器官的损伤。近年来研究显示 CMV 肺炎主要发生于实体器官移植后 1～4 个月,且在 CMV 血清抗体阴性移植受体接受 CMV 抗体阳性供体的脏器时具有 CMV 肺炎的高发病率。在骨髓移植和 HIV/AIDS 患者中发病率最高。细胞免疫(CMI)的降低或受损,IFN 分泌减少,是引起 CMV 肺炎的主要发表机制,一旦 CMI 重建或恢复则 CMV 感染发生率明显下降或感染严重程度显著减轻。目前关于 CMV 引起感染的确切机制尚未明确。

【临床表现】

在免疫功能正常患者极少引起 CMV 肺炎,即使发生 CMV 肺炎大多为自限性病程。无症状性的 CMV 病毒排毒在器官移植等患者中存在,有时可维持数月或数年。成人 CMV 肺炎通常先有呼吸道感染症状,继而出现全身症状,如发热、迁移性关节痛、肌肉酸痛、腹部胀气、压痛、直立性低血压、干咳、呼吸困难、发绀,且呼吸困难呈缓慢或进行性加重。可出现严重的低氧血症,肺部听诊可闻及干湿性啰音。胸部 X 线片发病初期可无异常发现,随着病程进展出现两肺弥漫性间质性浸润,常以两中下肺、肺底累及为主,也可呈粟粒性病灶。如合并肺实变则提示并发细菌性或真菌性感染。患者的外周血粒细胞下降或 ALT 升高常有助于提示 CMV 肺炎的诊断。

【诊断】

能早期、快速、准确、定量诊断 CMV 肺炎并及时给予抗病毒药物治疗可有效改善感染症状。降低病死率的主要问题在于区别潜伏性感染和活动性感染、是否有器官累及预测和判断治疗后复发等

实验室技术。

1. 标本采集

(1)血标本:取材简便,不需特殊器械,适用于 ICH 的 CMV 感染的筛查和监测。通过 CMV 血症的定量检测及快速培养等,可有效诊断活动性 CMV 感染。然而血中检测到 CMV 成分无定位意义,也不能排除是 CMV 感染基础上并发一般肺炎。对于无条件取得下呼吸道标本者,结合临床表现,血标本也可用于提示 CMV 肺炎诊断。血标本中以测外周血白细胞中的病毒成分最为敏感,其次为血浆,血清中病毒负荷最低。

(2)下呼吸道标本:最主要和常用的采样方法为经纤维支气管镜支气管肺活检或支气管肺泡灌洗,偶采用经皮肺穿刺和开胸肺活检获取肺组织标本。检测肺活检标本或支气管肺泡灌洗液(BALF)中 CMV 包涵体、抗原、DNA、mRNA 可明确肺部病毒存在与否和病毒的量。

2. 实验室诊断方法

(1)经典检测方法:①直接检查人类 CMV(HCMV)包涵体,即标本涂片或切片,染色后镜检,发现典型的嗜酸性核内包涵体的巨细胞。此法方便、快速、不需特殊设备,但不易见到典型的 CMV 感染细胞,有较高假阴性率,一次检查为阴性不能排除 CMV 感染,常需多次检查。②应用电镜技术直接从检测标本中查找病毒颗粒,此方法由于技术复杂,设备昂贵,一般不适于临床常规检验。③病毒分离培养,即将标本接种到人体成纤维细胞进行分离培养的方法。若得到 CMV,可作为确诊的依据。有学者认为细胞培养是敏感性最高的诊断方法。但本法存在花费时间长,技术条件要求高,不能区别潜伏性感染和活动性感染,不能用于快速诊断等缺点。

(2)早期抗原免疫荧光检查:此法是在传统的细胞培养基础上发展起来的,既有传统细胞培养的敏感性,又大大缩短了检测时间,能在 16～40h 内诊断 CMV 感染,适用于 BAL 中 CMV 的检测。本法另一个优点是能进行定量分析,一般以阳性细胞 <10 个为低水平病毒血症,此时症状轻微,可作为抗病毒治疗起始或终止的指标;>80 个为高水平病毒血症,症状明显,需要治疗。

(3)病毒抗原检测:目前公认的、最常用的为检测外周血淋巴细胞 pp65 阳性细胞的数量。检测原理为应用单克隆抗体和 CMV 抗原特异性结合,通过免疫染色技术使标本中的被感染细胞直接显影。

检测 CMV 抗原血症有可实现早期诊断、可定量分析、预测 CMV 肺炎的发生及预后、不需细胞培养、简便而不需特殊设备等优点。但在预测治疗后复发方面效果不佳。

(4)CMV 的 DNA 检测

①定性 PCR：包括大部分的单一 PCR。有学者认为用 PCR 检测 BALF 中 CMV 的 DNA 为最敏感的诊断 CMV 肺炎的方法，并且检测是否存在导致抵抗更昔洛韦等抗病毒药物的基因突变，可证实是否存在耐药株从而预测抗病毒药物疗效。但由于高度的敏感性，定性 PCR 不能区别潜伏性感染和活动性感染，减少循环次数可能降低假阳性率。为了降低不同 CMV 株基因变异导致的假阴性，可选用来自 CMV 高度保守区域的引物，加长被检测的 DNA 区域或选用多对引物进行复合 PCR。

②定量 PCR：潜伏性感染时 CMV 的 DNA 复制水平较低或在进行不完全基因扩增，而活动性感染时病毒 DNA 大量复制，对其进行定量分析可达到正确诊断 CMV 疾病的目的。有学者以定量 PCR 检测 CMV 的 DNA 来诊断 41 例肺移植术后患者并发 CMV 肺炎，敏感性、特异性高，阳性和阴性预测值分别为 79%、99%、84% 和 99%，并且 CMV 的 DNA 量和疾病发展有良好的相关性，可用于预测 CMV 肺炎和监测抗病毒药物疗效。同时也发现 CMV 的 DNA 在以后发生复发性 CMV 疾病的患者中持续存在，故可用于治疗后复发的预测。

(5)CMV 的 mRNA 检测：在 CMV 潜伏性感染时，病毒复制水平低，仅转录少量 CMV 的 mRNA，而在活动性感染，特别是免疫监视缺乏时，复制明显增多，CMV 的 mRNA 的表达也随之增多，能够被检测到。即刻早期 rnRNA 是活动性感染的最特异指标。CMV 的 mRNA 在活动性感染前 2~3 周即呈阳性，有利于早期预测和防治。检测技术主要有①原位分子杂交，形态学定位好，操作简便，探针稳定性高。敏感性达 100%，特异性达 99%，并在小于 5h 内即可完成检测。②反转录 PCR。③核酸序列扩增，能够直接等温扩增特异性单链 RNA 是本法的优点。

总之，检测 CMV 的 mRNA 阳性出现最早，敏感性和特异性均高，耗时少，能区别潜伏性感染和活动性感染，在 CMV 肺炎的监测及早期诊断方面有很好的应用前景。

(6)CMV 血清抗体检测：仅为 CMV 感染提供间接证据。抗 CMV－IgM 抗体出现较早，能帮助诊断。抗 CMV－IgG 抗体阳性仅能反映患者曾感染过 CMV，若呈 4 倍或 4 倍以上增高诊断价值较高。由于血清抗体检测技术成熟，方便安全，有商品化试剂盒生产，故使用广泛。但存在敏感性较差，不适于早期诊断等缺点。免疫功能低下甚至缺失的患者，其抗体产生常受抑制，特异性抗 CMV－IgM 抗体在严重 CMV 感染中可始终不出现，因而血清学检查阴性不能除外 CMV 疾病，限制了其在 ICH 中的应用。

当前最广泛应用的定性并定量检测巨细胞病毒的方法有：①病毒血症，可以通过测定基因型和表现型来确定血液中病毒的数量及耐药菌株；②抗原血症，即检测外周血淋巴细胞 pp65 阳性细胞的数量；③DNA 血症，检测每升全血或血浆中病毒 DNA 复制的数量。

【鉴别诊断】

1. 真菌性肺炎　念珠菌、曲菌、肺孢子菌肺炎是最为常见的 ICH 宿主肺部真菌性病。肺念珠菌病随类型和病期不同而异，肺炎型呈大量小片状或大片状阴影，常波及整个肺叶，或有小片状阴影的大片融合。肺曲霉菌病肺内病变广泛时则出现气急、甚至呼吸衰竭，多发性局灶性浸润常分布在周围肺野，部分患者表现类似肺栓塞或肺梗死，大叶肺实变和粟粒状病变亦有所见。CMV 肺炎通常肺部 X 影像学为间质性病变有助于与肺念珠菌、曲菌病的鉴别。PCP 典型胸部 X 线胸片改变为弥漫性双侧或网状小结节状阴影，然后迅速向两肺野发展，肺泡充填、肺叶实变，间质性病变多见，与 CMV 肺炎鉴别通常较为困难，需要下呼吸道标本的病原学检查方能得以区分。值得注意的是 PC 和曲菌可以与 CMV 合并感染导致肺炎。

2. ICH 并发肺结核　其临床表现复杂多变，一方面激素或其他免疫抑制药物干扰或掩盖结核病的症状和体征，使其发病和临床经过变得十分隐匿或不典型，另一方面由免疫防御机制遭损，结核病可以呈现暴发性经过，患者甚至短时期死亡，仅于尸检时才得以诊断。ICH 并发肺结核的 X 线表现以血行播散、支气管多见；血行播散型肺结核近 40% 患者病灶散在分布，疏密不一；较多呈现均匀一致的絮状或片状阴影，酷似急性细菌性肺炎，缺少一般成人肺结核的"多形态"特征性表现，需要与 CMV 肺炎加以鉴别。

3. 非感染性原因导致的肺部浸润　在 ICH 中非感染肺部疾病中肺水肿、肺泡内出血、宿主抗排异物反应等均可以出现呼吸困难临床症状,肺部影像学呈现间质性改变,与 CMV 肺炎影像学和临床表现十分的相似,由于两大类疾病的处置完全不同,加以鉴别尤为必要。

【治疗】

1. 更昔洛韦　更昔洛韦(ganciclovir,DHPG)系在细胞内转化为它的三磷酸形式,通过抑制 CMV DNA 的聚合酶而阻止病毒的复制,治疗 CMV 肺炎有效。如果骨髓移植并发 CMV 肺炎,则将 DHPG 与 CMV 免疫球蛋白联合用于其治疗,达到提高其治疗成功率。近来强调对于实体器官和骨髓移植受体用 preemptive 治疗,可使 CMV 感染的发病率从 33%～52%降至 9%～14%。

剂量及用法:实体器官移植患者采用 5～7.5mg/kg,静脉滴注,每天一次,连续 10～20d;骨髓移植每日静滴 7.5～10mg/kg,共 20d,维持治疗每天 5mg/kg,连续 2～4 周;HIV/AIDS 患者则使用静滴 5mg/kg,每天两次,共 2～3 周。近来有报道 CMV 出现对 DHPG 耐药病毒株。粒细胞和血小板减少是主要的不良反应。

2. 膦甲酸钠　膦甲酸钠(Foscarnet)作用机制与 DHPG 相似,即抑制 CMV DNA 聚合酶。推荐剂量为单剂 90～120mg/kg,随后给予 60mg/kg,每 8h 一次,共 14～21d。有肾毒性、低钙、低镁、高磷、贫血、抽搐等不良反应。

3. 其他增强抗巨细胞病毒免疫能力的辅助治疗药物

①人免疫球蛋白:包括健康人血非特异性免疫球蛋白及高效价特异性抗巨细胞病毒免疫球蛋白。抗巨细胞病毒免疫球蛋白是从高滴度巨细胞病毒抗体供者的血液中提取的。

②巨细胞病毒- 特异性 $CD8^+$ T 细胞:骨髓移植术后Ⅰ,Ⅱ期的临床实验证明巨细胞病毒- 特异性 $CD8^+$ T 细胞对重建针对巨细胞病毒的细胞免疫作用是安全和有效的。Walter 报道 11 例患者在输入巨细胞病毒- 特异性 $CD8^+$ T 细胞后对抗巨细胞病毒的 T 细胞毒活性明显增加。

实体器官移植术后巨细胞病毒性肺炎病情重,发展快,病死率高,为提高生存率,移植后应加强对 CMV 的监测,力争早期诊断,早期采用以更昔洛韦抗病毒为主、合理应用抗生素、减撤免疫抑制药、使用免疫增强药等综合治疗措施。

【预防】

CMV 抗原血症一旦确诊则采用更昔洛韦预先预防性治疗,以阻断 CMV 感染进一步进入临床感染阶段。

CMV 抗体或弓形虫抗体阴性受体接受血清 CMV 或弓形虫抗体阳性供体脏器时,此类高危人群可用更昔洛韦或乙胺嘧啶、磺胺嘧啶预防。

对实体器官移植术后 CMV 的 DNA 和(或)CMVpp65 抗原阳性患者,应进行预防性治疗。移植术后尽可能为巨细胞病毒血清学检测阴性受体选择阴性的供体,选用巨细胞病毒血清学检测阴性、滤过白细胞或少白细胞的血制品输入;术后严密监测,尽早治疗巨细胞病毒感染,阻止进一步发展成巨细胞病毒病是降低巨细胞病毒感染病死率的有效途径。

【预后】

随着 CMV 肺炎的早期发现和早期抗病毒治疗,其病死率从以往报道的 80%～90%下降到 27%～46%。如果 CMV 出现呼吸衰竭严重后才开始治疗则病死率升高。严重的低氧血症、代谢性酸中毒和白细胞下降常预示巨细胞病毒性肺炎的预后较差。

【案例分析】

病史简介:男,34 岁。反复心慌、心悸 1 年,加重 1 个月收住入院。1 年前无明显诱因出现干咳,活动后气急,诊断为扩张性心肌病、完全性左束支传导阻滞,并予安装临时心脏起搏器,症状一度好转。1 个月前症状明显加重。2001 年 1 月 11 日行全麻体外循环下原位心脏移植术,手术十分顺利。主动脉阻断 90min,体外循环 136min,并拆除永久性起搏器。术后序贯给予甲基强的松龙 120mg 每 8h 1 次,2d;强的松 20mg 每 12h 1 次,6d,后改为强的松 15mg 每 12h 1 次,4d;环孢素 A 200mg 每日 1 次,1d,100mg 每 12h 1 次,40d,150mg 每 12h 1 次,8d,后改为 125mg 每 12h 1 次,42d;骁悉 0.5g 每 8h 1 次,60d 等免疫抑制抗排异治疗。术后 60d(3 月 12 日)起出现干咳,乏力、发热。胸部 X 线片示左下肺少许渗出影、间质网状影,磨玻璃样改变。给予头孢呋辛 3g 每日 1 次,4d;丁胺卡那 0.4g 每日 1 次,4d,症状无改善,改用泰能 0.5g 每 8h 1 次,4d,气急逐渐加重,干咳、高热明显。

体格检查:T 39.6℃,R 36/min。口唇及四肢末端发绀。右下背部闻及细湿啰音。血 WBC $11.1×10^9$/L,N 87.3%,L 9.7%。血培养(一)。鼻导管吸氧 5L/min 动脉血气：pH 7.503，$PaCO_2$ 31mmHg，PaO_2 53mmHg。鉴于患者病情危重未能行肺部 CT 检查，给予患者肺部床旁胸片复查见右下肺间质网织状磨玻璃样改变、实质渗出浸润明显增加，范围涉及右中、右上、左中上肺(图 15-1)。

诊治过程：根据患者病史、胸部影像学表现和开始经验性治疗的评估，考虑该患者 CMV 肺炎和 PCP 的可能，留血标本送检 CMV 抗体和雾化导痰查找肺孢子菌，停用泰能，予更昔洛韦 250mg 每日 2 次 静脉滴注，用药第 4d 患者体温下降，气急好转。复查动脉血气(鼻导管吸氧气 5L/min)：pH 7.473，$PaCO_2$ 37.2mmHg，PaO_2 89mmHg。痰检 3 次没找到 PC。用药后第 4d 获报告 CMV-IgM 强阳性、Ig(+)，进一步支持和证实 CMV 肺炎的诊断。更昔洛韦 250mg 每日 2 次静脉滴注持续治疗 2 周，复查动脉血气(呼吸室内空气)：pH 7.470，$PaCO_2$ 29.6mmHg，PaO_2 96mmHg。复查胸片病灶较前有吸收好转，而肺部 HRCT(图 15-2)示两肺可见散在斑片模糊影，边界不清，内部密度不均匀，尤以右下肺明显。更昔洛韦改为 250mg 每日 2 次静脉滴注。治疗 6 周后复查肺部 HRCT 肺内病灶已完全吸收(图 15-3)，复查动脉血气(呼吸室内空气)：pH 7.36，$PaCO_2$ 36mmHg，PaO_2 98mmHg。治愈出院，随访未见复发。

临床思辨：患者系扩张性心肌病心脏移植术后，术后使用强的松、环孢素 A、骁悉免疫抑制药和

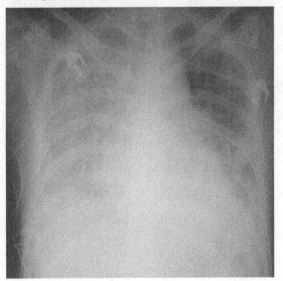

图 15-1 肺部床旁胸 X 线片复查见右下肺间质网织状磨玻璃样改变、实质渗出浸润明显增加，范围涉及右中、右上、左中上肺

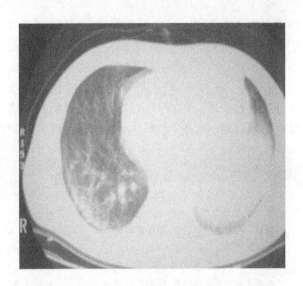

图 15-2 肺部 HRCT 示：两肺可见散在斑片模糊影，边界不清，内部密度不均匀，尤以右下肺明显

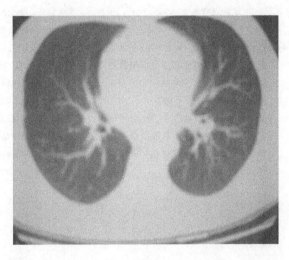

图 15-3 治疗 6 周后复查肺部 HRCT 肺内病灶已完全吸收

抗排异药物，属于免疫抑制宿主的范畴。术后 2 月出现发热、咳嗽、乏力等症状，胸 X 线片早期仅见左下肺少许渗出影、间质网状影，磨玻璃样改变，经验性使用 β-内酰胺类联合氨基糖苷类，碳青霉烯类抗生素治疗 8d，病情未见好转且进一步加重。动脉血气显示为严重的低氧血症，病情危重。原设想给予肺部 CT 检查和经纤维支气管镜病原学采样，由于患者病情危重无法耐受。胸片的影像学变化特点和先前的初始抗感染治疗疗效的评估作为该患者抗感染治疗方案十分重要的两个线索，鉴于患者影像学改变呈现为明显的间质性变化，广谱抗菌素治疗无效且病情进行性加重，我们考虑 CMV 肺炎和

PCP 的可能性较大,一方面送检血液和痰标本查 CMV 血清抗体和 PC,另一方面给予抗 CMV 的更昔洛韦治疗,由于当天痰检 PC(一)故初步不考虑 PCP。治疗 4d 有效,且 CMV-IgM 强阳性进一步佐证我们的诊断。因此,ICH 发热、肺部浸润性病灶的鉴别诊断的线索,尤其是病灶出现的时间和肺部浸润的影像学特征对于鉴别诊断极其重要,表 15-1 所列出的鉴别诊断思路对于 ICH 肺部浸润性病灶的经验性抗感染治疗方案的调整有很好的实用和参考价值。CMV 抗病毒治疗的疗程必须足够,以免复发。

(瞿介明)

参考文献

[1] 何礼贤,瞿介明,胡必杰,等.应用纤维支气管镜采样和活检诊断免疫功能低下患者的肺部感染.上海医科大学学报,1993,20(3):197-200

[2] 瞿介明,何礼贤,胡必杰,等.免疫抑制患者肺部感染的诊断、预后及病原探讨.上海医科大学学报,1995,22(2):97-99

[3] 瞿介明,何礼贤,李锡莹,等.结缔组织疾病激素应用过程中并发肺部感染.中华风湿病杂志,1998,2(1):29-31

[4] 瞿介明,何礼贤,李锡莹,等.继发性免疫损伤患者的肺部感染病原及死亡相关因素分析.中华结核和呼吸杂志,1998,21(11):658-660

[5] 瞿介明,何礼贤,李锡莹,等.应用纤支镜采样和活检诊断肾移植患者肺部感染.上海医科大学学报,1998,25(4):285-287

[6] Kotloff RM, Ahya VN, Crawford SW. Pulmonary complications of solid organ and hematopoietic stem cell transplantation. Am J Respir Crit Care Med,2004,170(1):22-48

[7] Silveira F, Paterson DL. Pulmonary fungal infections. Curr Opin Pulm Med, 2005,11(3):242-246

[8] Chong S,Lee KS,Yi CA,et al. Pulmonary fungal infection:imaging findings in immunocompetent and immunocompromised patients. Eur J Radiol,2006, 59(3):371-383

[9] Saria MG,Gosselin-Acomb TK. Hematopoietic stem cell transplantation:implications for critical care nurses. Clin J Oncol Nurs,2007,11(1):53-63

[10] Tamm Daiana Stolz, Andreas Stulz, Beat Müller, et al. BAL Neutrophils, Serum Procalcitonin, and C-Reactive Protein To Predict Bacterial Infection in the Immunocompromised Host. CHEST,2007,132:504-514

[11] Ladina Joosa, Prashant N. Chhajeda, Julia Wallnera, et al. Pulmonary infections diagnosed by BAL:A 12-year experience in 1066 immunocompromised patients. Respiratory Medicine,2007, 101:93-97

[12] Wouter Meersseman, Katrien Lagrou, Johan Maertens, et al. Galactomannan in Bronchoalveolar Lavage Fluid. A Tool for Diagnosing Aspergillosis in Intensive Care Unit Patients. Am J Respir Crit Care Med,2008,177:27-34

[13] Kancherla BS,Dishop MK,Rothenberg SS, Fan LL. Diffuse pulmonary infiltrates in an immunocompromised patient. J Allergy Clin Immunol, 2008, 121:540-542

第 16 章

肺 脓 肿

肺脓肿是由化脓性病原体引起肺组织坏死和化脓，导致肺实质局部区域破坏的化脓性感染。通常早期呈肺实质炎症，后期出现坏死和化脓。如病变区和支气管交通则有空洞形成（通常直径＞2cm），内含由微生物感染引致的坏死碎片或液体，其外周环绕炎症肺组织。和一般肺炎相比，其特点是引致的微生物负荷量多（如急性吸入），局部清除微生物能力下降（如气道阻塞），以及受肺部邻近器官感染的侵及。如肺内形成多发的较小脓肿（直径＜2cm）则称为坏死性肺炎。肺脓肿和坏死性肺炎病理机制相同，其分界是人为的。

肺脓肿通常由厌氧、需氧和兼性厌氧菌引起，也可由非细菌性病原体，如真菌、寄生虫等所致。应注意类似的影像学表现也可由其他病理改变产生，如肺肿瘤坏死后空洞形成或肺囊肿内感染等。

在抗生素出现前，肺脓肿自然病程常表现为进行性恶化，死亡率曾达 50％，病人存活后也往往遗留明显的临床症状，需要手术治疗，预后不理想。有效抗生素应用后，肺脓肿的疾病过程得到显著改善。但近年来随着肾上腺皮质激素、免疫抑制药以及化疗药物的应用增加，造成口咽部内环境的改变，条件致病的肺脓肿发病率又有增多的趋势。

【病因和发病机制】

化脓性病原体进入肺内可有几种途径，最主要的途径是口咽部内容物的误吸。

1. 呼吸道误吸　口腔、鼻腔、口咽和鼻咽部隐匿着复杂的菌群，形成口咽微生态环境。健康人唾液中的细菌含量约 10^8/ml，半数为厌氧菌。在患有牙病或牙周病的人群中厌氧菌可增加 1 000 倍，易感个体中还可有多种需氧菌株定植。采用放射活性物质技术显示，45％健康人睡眠时可有少量唾液吸入气道。在各种因素引起的不同程度神智改变的人群中，约 75％在睡眠时会有唾液吸入。

临床上特别易于吸入口咽分泌物的因素有全身麻醉、过度饮酒或使用镇静药物、头部损伤、脑血管意外、癫痫、咽部神经功能障碍、糖尿病昏迷或其他重症疾病，包括使用机械通气者。呼吸机治疗时，虽然人工气道上有气囊保护，但在气囊上方的积液库内容物常有机会吸入到下呼吸道。当患者神智状态进一步受到影响时，胃内容物也可吸入，酸性液体可引起化学性肺炎，促进细菌性感染。

牙周脓肿和牙龈炎时，因有高浓度的厌氧菌进入唾液可增加吸入性肺炎和肺脓肿的发病。相反，仅 10％～15％厌氧菌肺脓肿可无明显的牙周疾病或其他促使吸入的因素。没有吸入因素者常需排除肺部肿瘤的可能性。

误吸后肺脓肿形成的可能性取决于吸入量、细菌数量、吸入物的 pH 和患者的防御机制。院内吸入将涉及 G⁻ 菌，特别是在医院获得的抗生素耐药菌株。

2. 血液循环途径　通常由在体内其他部位的感染灶，经血液循环播散到肺内，如腹腔或盆腔以及牙周脓肿的厌氧菌感染可通过血液循环播散到肺。

感染栓子也可起自于下肢和盆腔的深静脉的血栓性静脉炎或表皮蜂窝织炎，或感染的静脉内导管，吸毒者静脉用药也可引起。感染性栓子可含金黄色葡萄球菌、化脓性链球菌或厌氧菌。

3. 其他途径　比较少见。

（1）有慢性肺部疾病者，可在下呼吸道有化脓性病原菌定植，如支气管扩张症、囊性纤维化，而并发症肺脓肿。

（2）在肺内原有空洞基础上（肺胀或陈旧性结核空洞）合并感染，不需要有组织的坏死，空洞壁可由再生上皮覆盖。局部阻塞可在周围肺组织产生支扩或肺脓肿。

(3)邻近器官播散,如胃肠道。

(4)污染的呼吸道装置,如雾化器有可能携带化脓性病原体进入易感染着肺内。

(5)先天性肺异常的继发感染,如肺隔离症、支气管囊肿。

【病原学】

肺脓肿可由多种病原菌引起,多为混合感染,厌氧菌和需氧菌混合感染占 90%。社区获得性感染和院内获得性感染的细菌出现频率不同。社区获得性感染中,厌氧菌为 70%,而在院内获得性感染中,厌氧菌和铜绿假单胞菌起重要作用。

1.厌氧菌 厌氧菌是正常菌群的主要组成部分,但可引起身体任何器官和组织感染。近年来由于厌氧菌培养技术的改进,可以及时得到分离和鉴定。在肺脓肿感染时,厌氧菌是常见的病原体。

引起肺脓肿感染的致病性厌氧菌主要指专性厌氧菌。专性厌氧菌只能在无氧或低于正常大气氧分压条件下才能生存或生长。厌氧菌分为 G$^+$ 厌氧球菌、G$^-$ 厌氧球菌、G$^+$ 厌氧杆菌、G$^-$ 厌氧杆菌。其中 G$^-$ 厌氧杆菌包括类杆菌属和梭杆菌属,类杆菌属是最主要的病原菌,以脆弱类杆菌和产黑素类杆菌最常见。G$^+$ 厌氧球菌主要为消化球菌属和消化链球菌属。G$^-$ 厌氧球菌主要为产碱韦荣球菌。G$^+$ 厌氧杆菌中产芽胞的有梭状芽胞杆菌属和产气荚膜杆菌;不产芽胞的为放线菌属、真杆菌属、丙酸杆菌属、乳酸杆菌属和双歧杆菌属。外源性厌氧菌肺炎较少见。

2.需氧菌 需氧菌常形成坏死性肺炎,部分区域发展成肺脓肿,因而其在影像学上比典型的厌氧菌引起的肺脓肿病变分布弥散。

金黄色葡萄球菌是引起肺脓肿的主要 G$^+$ 需氧菌,是社区获得的呼吸道病原菌之一。通常健康人在流感后可引起严重的金黄色葡萄球菌肺炎,导致肺脓肿形成,并伴薄壁囊性气腔和肺大疱,后者多见于儿童。金黄色葡萄球菌是儿童肺脓肿的主要原因,也是老年人在基础疾病上并发院内获得性感染的主要病原菌。金黄色葡萄球菌也可由体内其他部位的感染灶经血液循环播散,在肺内引起多个病灶,形成血源性肺脓肿,有时很像是肿瘤转移。其他可引起肺脓肿的 G$^+$ 菌是化脓性链球菌(甲型链球菌,乙型 B 溶血性链球菌)。

最常引起坏死性肺炎伴肺脓肿的 G$^-$ 需氧菌为肺炎克雷伯杆菌,这种肺炎形成一道多个脓肿者占 25%,同时常伴菌血症。但需注意有时痰培养结果

可能是口咽定植菌,该病病死率高,多见于老年人和化疗患者,肾上腺皮质激素应用者,糖尿病患者也多见。铜绿假单胞菌也影响类似的人群,如免疫功能低下患者、有严重并发症者。铜绿假单胞菌在坏死性过程中形成多发小脓肿。

其他由流感嗜血杆菌、大肠埃希菌、鲍曼不动杆菌、变形杆菌、军团菌等所致坏死性肺炎引起肺脓肿则少见。

【病理】

肺脓肿时,细支气管受感染物阻塞,病原菌在相应区域形成肺组织化脓性炎症,局部小血管炎性血栓形成、血供障碍,在实变肺中出现小区域散在坏死,中心逐渐液化,坏死的白细胞及死亡细菌积聚,形成脓液,并融合形成 1 个或多个脓肿。当液化坏死物质通过支气管排出,形成空洞、形成有液平的脓腔,空洞壁表面残留坏死组织。当脓肿腔直径达到 2cm,则称为肺脓肿。炎症累及胸膜可发生局限性胸膜炎。如果在早期及时给予适当抗生素治疗,空洞可完全愈合,胸 X 线片可不留下破坏残余或纤维条索影。但如治疗不恰当,引流不畅,炎症进展,则进入慢性阶段。脓肿腔有肉芽组织和纤维组织形成,空洞壁可有血管瘤。脓肿外周细支气管变形和扩张。

【分类】

肺脓肿可按病程分为急性和慢性,或按发生途径分为原发性和继发性。急性肺脓肿通常少于 4～6 周,病程迁延 3 个月以上则为慢性肺脓肿。大多数肺脓肿是原发性,通常有促使误吸的因素,或由正常宿主肺炎感染后在肺实质炎症的坏死过程演变而来。而继发性肺脓肿则为原有局部病灶基础上出现的并发症,如支气管内肿瘤、异物或全身性疾病引起免疫功能低下所致。细菌性栓子通过血液循环引致的肺脓肿也为继发性。膈下感染经横膈直接通过淋巴管或膈缺陷进入胸腔或肺实质,也可引起肺脓肿。

【临床表现】

肺脓肿患者的临床表现差异较大。

由需氧菌(金黄色葡萄球菌或肺炎克雷伯菌)所致的坏死性肺炎形成的肺脓肿病情急骤、严重,患者有寒战、高热、咳嗽、胸痛等症状。儿童在金黄色葡萄球菌肺炎后发生的肺脓肿也多呈急性过程。一般原发性肺脓肿患者首先表现吸入性肺炎症状,有间歇发热、畏寒、咳嗽、咳痰、胸痛、体重减轻、全身乏力、夜间盗汗等,和一般细菌性肺炎相似,但病

程相对慢性化,症状较轻,可能和其吸入物质所含病原体致病力较弱有关。甚至有的起病隐匿,到病程后期多发性肺坏死、脓肿形成,与支气管相交通,则可出现大量脓性痰,如为厌氧菌感染则伴有臭味。但痰无臭味并不能完全排除厌氧菌感染的可能性,因为有些厌氧菌并不产生导致臭味的代谢终端产物,也可能是病灶尚未和气管支气管交通。咯血常见,偶而可为致死性的。

继发性肺脓肿先有肺外感染症状(如菌血症、心内膜炎、感染性血栓静脉炎、膈下感染),然后出现肺部症状。在原有慢性气道疾病和支气管扩张的患者则可见痰量显著改变。

体格检查无特异性,阳性体征出现与脓肿大小和部位有关。如脓肿较大或接近肺的表面,则可有叩诊浊音,呼吸音降低等实变体征,如涉及胸膜则可闻胸膜摩擦音或胸腔积液体征。

【诊断】

肺脓肿诊断的确立有赖于特征性临床表现及影像学和细菌学检查结果。

(一)病史

原发性肺脓肿有促使误吸因素或口咽部炎症和鼻窦炎的相关病史,继发性肺脓肿则有肺内原发病变或其他部位感染病史。

(二)症状与体征

由需氧菌等引起的原发性肺脓肿呈急性起病,如以厌氧菌感染为主者则呈亚急性或慢性化过程,脓肿破溃与支气管相交通后则痰量增多,出现脓痰或脓性痰,可有臭味,此时临床诊断可成立。

体征则无特异性。

(三)实验室检查

1. 血常规检查 血白细胞和中性粒细胞升高,慢性肺脓肿可有血红蛋白和红细胞减少。

2. 胸部影像学检查 影像学异常开始表现为肺大片密度增深、边界模糊的浸润影,随后产生1个或多个比较均匀低密度阴影的圆形区。当与支气管交通时,出现空腔,并有气液交界面(液平),形成典型的肺脓肿。有时仅在肺炎症渗出区出现多个小的低密度区,表现为坏死性肺炎。需氧菌引起的肺脓肿周围常有较多的浓密炎性浸润影,而以厌氧菌为主的肺脓肿外周肺组织则较少见浸润影。

病变多位于肺的低垂部位和发病时的体位有关,侧位胸X线片可帮助定位。在平卧位时吸入者75%病变见于下叶背段及后基底段,侧卧位时则位于上叶后外段(由上叶前段和后段分支形成,又

称腋段)。右肺多于左肺,这是受重力影响吸入物最易进入的部位。在涉及的肺叶中,病变多分布于近肺胸膜处,室间隔鼓出常是肺炎克雷伯杆菌感染的特征。病变也可引起胸膜反应、脓胸或气胸。

当肺脓肿愈合时,肺炎性渗出影开始吸收,同时脓腔壁变薄,脓腔逐渐缩小,最后消失。在71例肺脓肿系列观察中,经适当抗生素治疗,13%脓腔在2周消失,44%为4周,59%为6周,3个月内脓腔消失可达70%,当有广泛纤维化发生时,可遗留纤维条索影。慢性肺脓肿脓腔周围有纤维组织增生,脓腔壁增厚,周围细支气管受累,继发变形或扩张。

血源性肺脓肿则见两肺多发炎性阴影,边缘较清晰,有时类似转移性肿瘤,其中可见透亮区和空洞形成。

胸部CT检查对病变定位,坏死性肺炎时肺实质的坏死、液化的判断,特别是对引起继发性肺脓肿的病因诊断均有很大的帮助。

3. 微生物学监测 微生物学监测的标本包括痰液、气管吸引物、经皮肺穿刺吸引物和血液等。

(1)痰液及气管分泌物培养:在肺脓肿感染中,需氧菌所占比例正在逐渐增加,特别是在院内感染中。虽然有口咽菌污染的机会,但重复培养对确认致病菌还是有意义的。由于口咽部厌氧菌内环境,痰液培养厌氧菌无意义,但脓肿性痰标本培养阳性,而革兰染色却见到大量细菌,且形态较一致,则可能提示厌氧菌感染。

(2)应用防污染技术对下呼吸道分泌物标本采集:是推荐的方法,必要时可采用。厌氧菌培养标本不能接触空气,接种后应放入厌氧培养装置和仪器以维持厌氧环境。

气相色谱法检查厌氧菌的挥发脂肪酸,迅速简便,可用于临床用药选择的初步参考。

(3)血液标本培养:因为在血源性肺脓肿时常可有阳性结果,需要进行血培养,但厌氧菌血培养阳性率仅5%。

4. 其他

(1)CT引导下经胸壁脓肿穿刺吸引物厌氧菌及需氧菌培养,以及其他无菌体腔标本采集及培养。

(2)纤维支气管镜检查,除通过支气管镜进行下呼吸道标本采集外,也可用于鉴别诊断,排除支气管肺癌、异物等。

【鉴别诊断】

1. 细菌性肺炎 肺脓肿早期表现和细菌性肺炎相似,但除由一些需氧菌所致的肺脓肿外,症状相对较轻,病程相对慢性化。后期脓肿破溃与支气管相交通后则痰量增多,出现脓痰或脓性痰,可有臭味,此时临床诊断则可成立。胸部影像学检查,特别是 CT 检查,容易发现在肺炎症渗出区出现多个小的低密度区。当与支气管交通时,出现空腔,并有气液交界面(液平),形成典型的肺脓肿。

2. 支气管肺癌 在 50 岁以上男性出现肺空洞性病变时,肺癌(通常为鳞癌)和肺脓肿的鉴别常需考虑。由支气管肺癌引起的空洞性病变(癌性空洞),无吸入病史,其病灶也不一定发生在肺的低垂部位。而肺脓肿则常伴有发热、全身不适、脓性痰、血白细胞和中性粒细胞升高,对抗生素治疗反应好。影像学上显示偏心空洞,空洞壁厚,内壁不规则,则常提示恶性病变。痰液或支气管吸引物的细胞学检查以及微生物学涂片和培养对鉴别诊断也有帮助。如对于病灶的诊断持续存在疑问,情况允许时,也可考虑手术切除病灶及相应肺叶。其他肺内恶性病变,包括转移性肺癌和淋巴瘤也可形成空洞病变。

需注意的是肺癌和肺脓肿可能共存,特别在老年人中。因为支气管肿瘤可使其远端引流不畅,分泌物潴留,引起阻塞性肺炎和肺脓肿。一般病程较长,有反复感染史,脓痰量较少。纤维支气管镜检查对确定诊断很有帮助。

3. 肺结核空洞继发感染 肺结核常伴空洞形成,胸部 X 线检查空洞壁较厚,病灶周围有密度不等的散在结节病灶。合并感染时空洞内可有少量液平,临床出现黄痰,但整个病程长,起病缓慢,常有午后低热、乏力、盗汗、慢性咳嗽、食欲缺乏等慢性症状,经治疗后痰中常可找到结核杆菌。

4. 局限性脓胸 局限性脓胸常伴支气管胸膜漏和肺脓肿有时在影像学上不易区别。典型的脓胸在侧位胸片呈"D"字阴影,从后胸壁向前方鼓出。CT 对疑难病例有帮助,可显示脓肿壁有不同厚度,内壁边缘和外表面不规则;而脓胸腔壁则非常光滑,液性密度将增厚的壁层胸膜和受压肺组织下的脏层胸膜分开。

5. 大疱内感染 患者全身症状较胸 X 线片显示状态要轻。在平片和 CT 上常可见细而光滑的大疱边缘,和肺脓肿相比其周围肺组织清晰。以往胸片将有助于诊断。大疱内感染后有时可引起大

疱消失,但很少见。

6. 先天性肺病变继发感染 支气管脓肿及其他先天性肺囊肿可能无法和肺脓肿鉴别,除非有以往胸 X 线片进行比较,支气管囊肿未感染时,也不和气管支气管交通,但囊肿最后会出现感染,形成和气管支气管的交通,气体进入囊肿,形成含气囊肿,可呈单发或多发含气空腔,壁薄而均一;合并感染时,其中可见气液平面。如果病人一开始就表现为感染性支气管囊肿,通常清晰的边界就会被周围肺实质炎症和实变所遮掩。囊肿的真正本质只有在周围炎症或渗血消散吸收后才能显示出来。

先天性肺隔离症感染也会同样出现鉴别诊断困难,可通过其所在部位(多位于下叶)及胸部 CT 扫描和磁共振成像(MRI)及造影剂增强帮助诊断,并可确定异常血管供应来源,对手术治疗有帮助。

7. 肺挫伤血肿和肺撕裂 胸部刺伤或挤压伤后,影像学可出现空洞样改变,临床无典型肺脓肿表现,有类似的创伤病史常提示此诊断。

8. 膈疝 通常在后前位胸 X 线片可显示"双重心影",在侧位上在心影后可见典型的胃泡,并常有液平。如有疑问可进行钡剂及胃镜检查。

9. 包囊肿和其他肺寄生虫病 包囊肿可穿破,引起复合感染,曾在羊群牧羊分布的区域居住者需考虑此诊断。乳胶凝聚试验,补体结合和酶联免疫吸附试验,也可检测血清抗体,帮助诊断。寄生虫中如肺吸虫也可有类似症状。

10. 真菌和放线菌感染 肺脓肿并不全由厌氧菌和需氧菌所致,真菌、放线菌也可引起肺脓肿。临床鉴别诊断时也需考虑。

11. 其他 易和肺脓肿混淆的还有空洞型肺栓塞,Wegener 肉芽肿、结节病等,偶而也会形成空洞。

【治疗】

肺脓肿的治疗应根据感染的微生物种类以及促使产生感染的有关基础或伴随疾病而确定。

(一)抗感染治疗

抗生素应用已有半个世纪,肺脓肿在有效抗生素合理应用下,加上脓液通过和支气管交通向体外排出,因而大多数对抗感染治疗有效。

近年来,某些厌氧菌已产生 β 内酰胺酶,在体外或临床上对青霉素耐药,故应结合细菌培养及药敏结果,及时合理选择药物。但由于肺脓肿患者很难及时得到微生物学的阳性结果,故可根据临床表现,感染部位和涂片染色结果分析可能性最大的致

病菌种类,进行经验治疗。由于大多数和误吸相关,厌氧菌感染起重要作用,因而青霉素仍是主要治疗药物,但近年来情况已有改变,特别是院内获得感染的肺脓肿。常为多种病原菌的混合感染,故应联合应用对需氧菌有效的药物。

1. 青霉素 G 为首选药物,对厌氧菌和 G⁺ 球菌等需氧菌有效。

用法:240 万 U/d 肌内注射或静滴;严重病例可加量至 1 000 万 U/d 静滴,分次使用。

2. 克林霉素 克林霉素是林可霉素的半合成衍生物,但优于林可霉素,对大多数厌氧菌有效,如消化球菌、消化链球菌、类杆菌梭形杆菌、放线菌等。目前有 10%～20% 脆弱类杆菌及某些梭形杆菌对克林霉素耐药。

用法:0.6～1.8/d,分 2～3 次静滴,然后序贯改口服。主要不良反应是假膜性肠炎。

3. 甲硝唑(灭滴灵) 该药是杀菌药,对 G⁻ 厌氧菌,如脆弱类杆菌有作用。多为联合应用,不单独使用。通常和青霉素、克林霉素联合用于厌氧菌感染。

对微需氧菌及部分链球菌如密勒链球菌效果不佳。

用法:根据病情,一般 6～12g/d,可加量到 24g/d。

4. β 内酰胺类抗生素 某些厌氧菌如脆弱类杆菌可产生 β 内酰胺酶,故青霉素、羧苄西林、三代头孢中的头孢噻肟,头孢哌酮效果不佳。对其活性强的药物有碳青霉烯类,替卡西林—克拉维酸、头孢西丁等,加酶联合制剂作用也强,如阿莫西林—克拉维酸或联合舒巴坦等。

院内获得性感染形成的肺脓肿,多数为需氧菌,并有耐药菌株出现,故需选用 β-内酰胺抗生素中的第二代、第三代头孢菌素,必要时联合氨基糖苷类。

血源性肺脓肿致病菌多为金黄色葡萄球菌,且多数对青霉素耐药,应选用耐青霉素酶的半合成青霉素的药物,对耐甲氧西林的金黄色葡萄球菌(MRSA),则应选用糖肽类及利奈唑胺等。

给药途径及疗程尚未有大规模的循证医学证据,但一般先以静脉途径给药。

和非化脓性肺炎相比,其发热呈逐渐下降,7d 达到正常。如 1 周未能控制体温,则需重新评估。影像学改变时间长,有时达数周,并有残余纤维化改变。

治疗成功率与治疗开始时症状、存在的时间以及空洞大小有关。对治疗反应不好者,还需注意有无恶性病变存在。

总的疗程要 4～6 周,可能需要 3 个月,以防止反复。

(二)引流

1. 痰液引流对于治疗肺脓肿非常重要,体位引流有助于痰液排出。

纤维支气管镜除作为诊断手段,确定继发性脓肿原因外,还可用来经气道内吸引及冲洗,促进引流,利于愈合。有时脓肿大、脓液量多时,需要硬质支气管镜进行引流,以便于保证气道通畅。

2. 合并脓胸时,除全身使用抗生素外,应局部胸腔抽脓或肋间置入导管水封并引流。

(三)外科手术处理

内科治疗无效,或疑及有肿瘤者为外科手术适应证。包括治疗 4～6 周后脓肿不关闭、大出血、合并气胸、支气管胸膜瘘。在免疫功能低下、脓肿进行性扩大时也需考虑手术处理。有效抗生素应用后,目前需外科处理病例已减少,小于 10%～15%,手术时要防止脓液进入对侧,麻醉时要置入双腔导管,否则可引起对侧肺脓肿和 ARDS。

【预后】

取决于基础病变或继发的病理改变,治疗及时、恰当者,预后良好。厌氧菌和 G⁻ 杆菌引起的坏死性肺炎,多表现为脓腔大(直径>6cm),多发性脓肿,临床多发于有免疫功能缺陷,年龄大的患者。并发症主要为脓胸、脑脓肿、大咯血等。

【预防】

应注意加强个人卫生,保持口咽内环境稳定,预防各种促使误吸的因素。

(黄绍光)

■ 参考文献

[1] 王吉耀.内科学.第 1 版.北京:人民卫生出版社,2005;95-99

[2] 黄茂.实用呼吸疾病诊疗指南.南京:东南大学出版社,2001:144-146

[3] Seaton A, Seaton D. Crofton and Douglar's Respiratory disease, fifth ed. London: Blackwell Scieuce Ltd, 2000:460-475

[4] Davies C W H, Gleeson F V, Davies R J O. BTS guidelines for the management of pleural infection. Thorax, 2003,58:ii18-ii28

[5]　Herth F,Ernst A,Becker H D. Endo-
　　　scopic Drainage of Lung Abscesses:
　　　Technique and Outcome. Chest,2005,
　　　127:1378-1381

[6]　Odell J A,Alvarez S,Cvitkovich D G.
　　　Multiple Lung Abscesses Due to
　　　Ochroconis gallopavum, a Dematia-
ceous Fungus, in a Nonimmunocom-
promised Wood Pulp Worker. Chest,
2000,118:1503-1505

第 17 章

肺 真 菌 病

肺真菌病(pulmonary mycosis)是指由真菌引起的肺部疾病,主要指肺和支气管的真菌性炎症或相关病变,广义地讲可以包括胸膜和纵隔。引起肺真菌病的真菌种类目前以念珠菌、曲霉、组织胞浆菌为最常见,其次为新型隐球菌、球孢子菌、毛霉菌等。主要致病性的下呼吸道真菌分类如下(表 17-1)。

临床上通常把真菌分为致病性真菌与条件致病性真菌。①致病性真菌:或称传染性真菌,属原发性病原菌,常导致原发性外源性真菌感染,可侵袭免疫功能正常宿主,免疫功能缺陷的患者易致全身播散;病原性真菌主要有组织胞浆菌、球孢子菌、副球孢子菌、皮炎芽生菌、足癣菌和孢子丝菌等。②条件致病性真菌:或称机会性致病真菌,如念珠菌属、曲霉属、隐球菌属、毛霉和青霉属、根霉属、犁头霉属、镰刀霉及肺孢子菌等。这些真菌多为腐生菌或植物致病菌,对人体的病原性弱,但在宿主存

表 17-1 主要引起致病性下呼吸道感染的真菌种类

菌类	菌属	代表菌种
酵母菌	念珠菌(假丝酵母菌)	白色念珠菌、光滑念珠菌、克柔念珠菌、热带念珠菌、近平滑念珠菌、葡萄牙念珠菌、季也蒙念珠菌
	非念珠菌	隐球菌属:新生隐球菌属
		毛孢子菌属:白吉利毛孢子菌、头形毛孢子菌
		酵母属:酿酒酵母菌
真菌	曲霉	烟曲霉、黄曲霉、土曲霉、构巢曲霉、白曲霉
	非曲霉	接合菌*:毛霉、根霉、根毛霉、犁头霉、小克银汉霉
		暗色孢霉属:外瓶霉、德氏霉、链格孢霉、离蠕孢霉等
		青霉属:马内菲青霉、桔青霉、产黄青霉、扩展青霉、斜卧青霉、软毛青霉等
		镰刀霉属:串珠镰刀霉、增生镰刀霉
		赛多孢霉属:尖端赛多孢霉、多有赛多孢霉
		链格孢霉属:交链孢霉
		拟青霉菌属:拟青霉
双相型真菌▲	球孢子菌	粗球孢子菌、厌酷球孢子菌
	副球孢子菌	副球孢子菌
	组织胞浆菌	组织胞浆菌
	孢子丝菌	申克孢子丝菌
	芽生菌	皮炎芽生菌
	地霉菌	白色地霉菌
类真菌		肺孢子菌、奴卡菌、放线菌、葡萄状菌

*接合菌是指接合菌亚门中能够致病的真菌,其中临床最常见的是接合菌纲毛霉目中的毛霉属、根霉属和犁头霉属等;
▲双相型真菌,即因温度、营养等外界环境改变既可呈酵母型(在人或动物组织内)又可呈霉菌型(在自然界环境)的真菌,常见有组织胞浆菌及球孢子菌等

在真菌感染的易患因素时,会导致深部真菌感染,但临床上也可见到无明确宿主因素的病例。

一般而言,健康人体对真菌具有较强的抵抗力,当患者出现下列机体免疫力下降的情况下可造成真菌的条件致病。主要包括①患有某些慢性基础疾病,如肺结核、恶性肿瘤、糖尿病、营养不良、烧伤或临床上进行某些创伤性检查,如导管插管等;②长期大量使用广谱抗生素;③临床上长期应用肾上腺皮质激素、免疫抑制药、经放射性治疗或化学治疗后、器官移植后等。传播途径有呼吸道感染、经皮肤、黏膜入侵以及经淋巴或血液循环等。由于T淋巴细胞功能障碍引起的真菌主要包括组织胞浆菌、酵母菌、球孢子菌、副球孢子菌和肺孢子菌肺炎等,多见于细胞免疫功能低下者,如获得性免疫缺陷综合征(AIDS)。由于吞噬细胞功能缺陷引起的真菌感染主要包括曲霉、毛霉菌、念珠菌和假霉样真菌等(表17-2)。

表 17-2 肺真菌病分类(依据免疫功能损伤)

T-细胞功能缺陷(Defects of T-cell function)
　　组织胞浆菌病(Histoplasmosis)
　　酵母菌病(Blastomycosis)
　　球孢子菌病(Coccidioidomycosis)
　　副球孢子菌病(Paracoccidioidomycosis)
　　隐球菌病(Cryptococcosis)
　　肺孢子菌肺炎(Pneumocystis Pneumonia)
吞噬细胞功能缺陷(Defects of phagocytic function)
　　曲霉病(Aspergillosis)
　　毛霉菌病(Mucormycosis)
　　念珠菌病(Candidiasis)
　　假霉样真菌病(Pseudoallescheriosis)
　　其他罕见真菌病 (Other rare fungi)

第一节　侵袭性肺真菌病

【定义】

侵袭性肺真菌病(invasion pulmonary mycosis)通常是指真菌直接侵入肺组织或支气管,并在其中生长繁殖引致组织损害、肺功能障碍和炎症反应的急、慢性病理改变及病理生理过程。一般不包括真菌寄生和过敏所致的支气管肺部真菌感染,分为原发性和继发性两种类型。临床上患有慢性疾病但免疫功能正常者,痰液真菌培养阳性时大都为真菌在呼吸道寄生(或称为寄植)。此外,真菌作为过敏原还可以引起支气管哮喘,以及变态反应性支气管肺曲菌病(allergic bronchopulmonary aspergillosis,ABPA)。这些情况均不属于侵袭性肺真菌病。原发性肺真菌病是指免疫功能正常、有或无临床症状的肺部真菌病;而继发性肺真菌病是伴有宿主因素和(或)免疫功能受损的真菌感染,后者在临床上常见。引起肺真菌病常见的真菌主要是曲霉属、念珠菌属、隐球菌属、毛霉菌和肺孢子菌(旧称卡氏肺孢子虫)等。

【诊断依据】

1. 危险因素

(1)无免疫功能抑制的基础疾病的患者,经抗生素治疗72~96h仍有发热等感染征象,并满足下列条件之一①患者因素:年龄大于65岁、营养不良、肝硬化、胰腺炎、糖尿病、COPD、肾功能不全、严重烧伤、肠功能减退或肠麻痹等基础情况。存在真菌定植,尤其是多部位定植(指同时在≥2个部位分离出真菌,即使菌株不同)或某一部位持续定植。②治疗相关性因素:近期内进行各种侵入性操作,如机械通气>48h、留置血管内导管、气管插管/气管切开、包括腹膜透析在内的血液净化治疗等。长时间使用3种或3种以上抗菌药物、多成分输血、全胃肠外营养、持续应用糖皮质激素治疗3周以上等。

(2)存在免疫功能抑制的基础疾病的患者(如血液系统恶性肿瘤、HIV感染、骨髓移植/异基因造血干细胞移植、存在移植物抗宿主病等),当出现体温>38℃或<36℃,满足下列条件之一①存在免疫功能抑制的证据:中性粒细胞缺乏($<0.5\times10^9$/L)且持续10d以上;60d内出现过中性粒细胞缺乏或减少并超过10d;之前30d内接受过或正在接受免疫抑制治疗或放疗(口服免疫抑制药>2周或静脉化疗 >2个疗程)。②高危的实体器官移植受者、术中大量输血、移植后早期(3d内)出现真菌定植、较长的手术时间、肾功能不全、皮质类固醇治疗、移植后继发细菌感染、巨细胞病毒(CMV)感染、移植后需要透析、病区在2个月内曾有其他患者发生侵袭性曲霉感染等。

2. 临床特征

(1)主要临床特征:①侵袭性肺曲霉病,感染早期胸部 X 线和 CT 检查可见胸膜下密度增高的结节影,病灶周围可出现晕轮征;发病 10～15d 后,肺实变区液化、坏死,影像学检查可见空腔阴影或新月征。②肺孢子菌肺炎,胸部 CT 检查可见磨玻璃样肺间质浸润,伴有低氧血症。

(2)次要临床特征:①持续发热 >96h,经积极的抗生素治疗无效;②具有肺部感染的症状及体征:咳嗽、咳痰、咯血、胸痛和呼吸困难及肺部啰音或胸膜摩擦音等体征;③影像学检查可见除主要临床特征之外的、新的非特异性肺部浸润影。

3. 微生物学检查 ①气管内吸引物或合格痰标本直接镜检发现菌丝,且培养连续 ≥2 次分离到同种真菌;②支气管肺泡灌洗液(BALF)经直接镜检发现菌丝,真菌培养阳性;③合格痰液或 BALF 直接镜检或培养发现新生隐球菌;④乳胶凝集法检测隐球菌荚膜多糖抗原呈阳性结果;⑤血清 1,3-β-D-葡聚糖抗原检测连续 2 次呈阳性;⑥血清半乳甘露聚糖抗原检测(GM 试验)连续 2 次呈阳性。

4. 微生物学或组织病理学依据 ①真菌:肺组织标本用组织化学或细胞化学方法检出菌丝或球形体(非酵母菌的丝状真菌),并发现伴有相应的肺组织损害。肺组织标本、胸腔积液或血液真菌培养阳性。②酵母菌:肺组织标本用组织化学或细胞化学方法检出酵母菌细胞和(或)假菌丝。肺组织标本、胸腔积液或血液酵母菌培养阳性,或经镜检发现隐球菌。③肺孢子菌:肺组织标本染色发现包囊、滋养体或囊内小体。痰液或支气管肺泡灌洗液中发现肺孢子菌包囊、滋养体或囊内小体。

【分级诊断的判定】

从临床实际和客观需要出发,建立侵袭性肺真菌病的分级诊断,分级诊断标准(表 17-3)由危险因素、临床特征、微生物学检查和组织病理学四部分所组成,组织病理学仍是诊断的"金标准"。在临床上诊断侵袭性肺真菌病时要充分结合危险因素,除外其他病原体所致的肺部感染和类似临床表现的肺部疾病。目前诊断侵袭性肺真菌病分成 3 个级别,即确诊(proven)、临床诊断(probable)及拟诊(possible)。

表 17-3 侵袭性肺真菌病的诊断标准

级别	危险因素	临床特征*	微生物学	组织病理学
确诊	+	+	+△	+
临床诊断	+	+	+△△	-
拟诊	+	+	-	-

*包括影像学;+有,-无;△肺组织、胸腔积液、血液真菌培养阳性(除肺孢子菌外);△△除确诊标准外,也包括特异性真菌抗原检测阳性及合格的深部痰标本连续≥2次分离到同种真菌

1. 确诊 符合宿主发病危险因素≥1项,具有侵袭性肺真菌病的临床特征并具有肺组织病理学和(或)如下任何一项微生物学证据:①无菌术下取得的肺组织、胸腔积液或血液标本培养有真菌生长,但血液标本曲霉或青霉(除外马尼菲青霉)培养阳性时,需结合临床排除标本污染的可能;②肺组织标本、胸腔积液或血液镜检发现隐球菌;③肺组织标本、BALF 或痰液用组织化学或细胞化学方法染色发现肺孢子菌包囊、滋养体或囊内小体。

治疗应根据临床病情轻重、相关器官功能对药物的耐受程度等综合衡量后选择药物,疗程至少持续达到肺部病灶大部分吸收、空洞闭合。

2. 临床诊断 同时符合宿主发病危险因素≥1项、侵袭性肺真菌病的 1 项主要临床特征或 2 项次要临床特征以及 1 项微生物学检查依据。治疗药物的选择和疗程与确诊病例基本相同。

3. 拟诊 同时符合宿主发病危险因素≥1项、侵袭性肺真菌病的 1 项主要临床特征或 2 项次要临床特征。治疗属试验性的,理论上应选择强效、广谱而不良反应少的药物,以便尽快观察治疗反应和避免不良反应,但还应结合其他因素综合考虑。试验性治疗一般应持续 5～7d,必要时可延长至 10d,若仍不见效,应停止试验性治疗。

【治疗原则】

1. 预防性治疗 包括医院感染控制技术措施和化学(抗真菌药物)预防,后者主要指造血干细胞移植和某些实体器官(如肝、心、肺)移植的围手术期预防用药;在高危患者预防某种特定的真菌感染及其所致真菌病,最成功的实例是获得性免疫缺陷综合征(AIDS)患者应用甲氧苄啶-磺胺甲噁唑(TMP-SMZ)预防肺孢子菌肺炎。

2. 经验性治疗 即拟诊治疗,针对的是拟诊侵袭性肺真菌病的患者,当高危患者临床表现和影像学征象提示真菌性肺炎时,在未获得病原学结果之

前,可考虑进行经验性治疗。药物的选择应综合考虑可能的感染部位、病原真菌、患者预防用药的种类及药物的广谱、有效、安全性和效价比等因素。目前临床上推荐对于拟诊为侵袭性肺真菌病的重症患者,应进行经验性抗真菌治疗。

3. 先发治疗　即临床诊断治疗,与经验性治疗的区别在于患者已经具备微生物学[分泌物或体液真菌培养和(或)血液真菌抗原及其他血清免疫学检测]阳性证据,但尚无组织病理学确诊证据,即符合临床诊断,其抗真菌治疗已有较强的选择性用药指征;针对的是临床诊断侵袭性肺真菌病的患者。对有高危因素的患者开展连续监测,包括每周2次胸部 X 线摄片、CT 扫描、真菌培养及真菌抗原检测等。如发现阳性结果,立即开始抗真菌治疗,即先发治疗。其重要意义在于尽可能降低不恰当的经验性治疗所导致的抗真菌药物的不必要使用,

降低真菌耐药及医疗花费增加的可能性。现有的关于先发治疗与经验性治疗比较的研究显示,患者存活率无差异,而经验性治疗的花费和应用的抗真菌药物相对更多。

目前推荐对于临床诊断侵袭性肺真菌病的患者建议进行先发治疗,同时进一步寻找病原学证据;对于侵袭性真菌感染的高危患者,应开展连续监测,避免不恰当的经验性治疗,尽可能实施先发治疗。

4. 确诊治疗　即靶向治疗,按不同真菌选择用药,针对的是确诊侵袭性肺真菌病的患者。针对真菌种类进行特异性抗真菌治疗,以获得致病菌的药敏结果为依据,采用有针对性的治疗,也可适当根据经验治疗的疗效结合药敏结果来调整给药。药物选择要参考药物抗菌谱、药理学特点、真菌种类、临床病情和患者耐受性等因素后选定。

第二节　肺 曲 霉 病

肺曲霉病是由曲霉属真菌感染或吸入曲霉属抗原所引起的一组急、慢性肺部疾病,包括过敏反应性的曲霉病、寄生性曲霉病、侵袭性肺曲霉病(invasive pulmonary aspergillosis,IPA)。过敏反应性的曲霉病包括变态反应性支气管肺曲菌病(ABPA)等。引起肺部曲霉感染的曲霉最常见的是烟曲霉(Aspergillus fumigatus),少见为黄曲霉等。曲霉广泛分布于自然界中,存在于有机质坏死物、发霉谷物、饲料、水、土壤、衣服和家具中。曲霉为条件致病菌,当患者免疫功能低下或损伤时易受感染。

一、侵袭性肺曲霉病(IPA)

IPA 又称继发性肺曲霉病。多在原有肺部慢性病或严重基础疾病的基础上,特别是应用大量糖皮质激素或应用免疫抑制药的情况时,因人体免疫功能低下而易引起曲霉感染。病理改变主要是呈急性广泛坏死性出血性肺炎、化脓、形成脓肿或由上皮细胞和巨噬细胞组成的肉芽肿,曲霉丝在肺组织内增殖并侵入血管,导致坏死性血管炎,造成血栓和菌栓性出血,导致血行播散。IPA 的基本病理特征是化脓和梗死。其他组织病理反应还包括实质结节性损害、支气管肉芽肿性损害和侵入性气管支气管炎等。病理组织切片可见菌丝和孢子经 HE 染色呈蓝灰色,略带红色背景,而 PAS 及嗜银染色

分别呈红色和黑色。菌丝长短不一,多呈杆状,有分隔,直径为 $3\sim5\mu m$,并见多条菌丝沿同一方向反复分支,分支呈 $45°$角,呈放射状或珊瑚状排列。

【临床表现】

1. 急性侵袭性肺曲霉病(AIPA)　本病临床表现不一,并缺乏特征性。其临床表现如表 17-4 所述。早期,部分患者以持续性发热为唯一表现,这种发热一般对抗生素治疗无效。另有部分患者仅有干咳,提示为支气管炎症而非肺部浸润。肺部浸润病变广泛时可引起低氧血症,出现呼吸困难,病变累及胸膜时产生胸膜炎或脓胸,引起胸痛或上腹痛。随着病变进展,可有高热,出现肺部啰音和肺浸润,少数可闻及胸膜摩擦音。可有咯血,常为少量咯血,也可出现大咯血并危及生命。白细胞减少的患者,大咯血常出现在白细胞恢复时约 30% 的患者肺部和肺外可同时受累,肺外表现主要见于血流丰富的器官如胃肠道、肝、脑、肾、心脏等,偶见睾丸、横膈及皮肤受累。临床表现常与患者白细胞的数量和功能异常的程度有关。一般先有上呼吸道侵入性曲霉病,表现为会厌炎和口咽部炎症,鼻腔和鼻旁窦受累更多见。鼻出血以及鼻腔填塞可引起局部鼻腔溃疡,可形成焦痂。若白细胞减少症患者出现鼻腔溃疡和肺部浸润高度提示本病。

胸部 X 线片可见楔形阴影、斑片状浸润影、孤立性或多发性结节影等,病灶内可形成空洞,胸腔

积液少见。胸部 CT 可发现特征性的改变,疾病早期(约 1 周内)CT 可见晕轮征(halo sign),即磨玻璃样环状阴影环绕病灶周围,因病灶周围水肿或出血所致;稍后(1 周左右)可出现底边邻近胸膜、尖端朝向肺门的楔形阴影,与肺血栓栓塞症导致的肺梗死类似。空气新月征(crescent sign)出现较晚(2~3 周左右),表现为原有病灶中出现新月状的低密度透光区,较常见于免疫抑制患者中性粒细胞恢复期,因梗死灶收缩所致。后期可在病灶内形成曲霉球。急性侵袭性肺曲霉病的进展速度快,通常在数天内病灶即可有明显增加,这也是其影像学特征之一。

2.慢性坏死性肺曲霉病 慢性坏死性肺曲霉病常见于中老年人,主要症状有咳嗽、咳痰、咯血和体重减退等,病情相对较轻,病程可长达数周至数月不等,一般可达 1~6 个月。患者的基础免疫状况也相对好于急性侵袭性肺曲霉病患者,危险因素包括①慢性肺部疾病:如 COPD、支气管哮喘、囊性肺纤维化、肺结核、肺部分切除术后、结节病、尘肺等;②全身性疾病:如糖尿病、类风湿关节炎、营养不良等疾病以及长期小剂量糖皮质激素治疗的患者。

胸部影像学检查可见单侧或双侧肺浸润性病变或结节影,边界常不规则,多发于上叶和下叶背段,伴有或不伴有空洞,有空洞者 50% 出现曲霉球,常有邻近的胸膜增厚。

3.气道侵袭性肺曲霉病 主要见于中性粒细胞减少症和获得性免疫缺陷综合征患者。临床和影像学可表现为①急性气管-支气管炎:X 线结果多数正常,偶有肺纹理增多;②细支气管炎:HRCT

表现为小叶中心性结节和"树-芽"(tree-in-bud)征;③支气管肺炎:肺外周细支气管分布区小片实变影;④阻塞性支气管肺曲霉病:曲霉在管腔内呈团块状生长,CT 表现类似 ABPA,好发于下叶,可有两侧支气管扩张、大量黏液嵌塞,支气管阻塞后可致肺不张。

【实验室检查】

1.涂片显微镜检 最简单的真菌学诊断方法是对临床标本(痰液、支气管肺泡灌洗液)进行直接显微镜检查。过碘酸雪夫染色(PAS)和银染等特殊染色可以更清楚地显示真菌细胞。曲霉感染可见无色、45°分支分隔的菌丝。

2.真菌培养 从无菌部位如血液、胸腔积液、支气管肺泡灌洗液以及活检组织块中分离出条件致病菌常提示肯定的感染,但对痰液等标本则应谨慎解释结果。一次培养结果阳性往往不能确定诊断,必要时应多次重复检查,同时阴性结果并不能排除侵袭性曲霉病。

3.组织病理学 在组织中证实真菌成分的存在是深部真菌感染诊断的"金标准"。确定侵袭性真菌感染一定要具备真菌向组织内侵入、增殖的直接证据。可通过经纤维支气管镜肺活检、经胸壁穿刺肺活检或开胸肺活检获取标本,进行病理检查。

4.抗原及其代谢物质检测 与抗体检测相比,抗原和代谢物成分的检测敏感性高、特异性好,能够反映病情的变化,对于免疫功能受损的患者更有价值。体液(血液、支气管肺泡灌洗液)中抗原半乳甘露聚糖(galactomannan,GM)检测是一种较好的方法。GM 是曲霉细胞壁上的一种多糖抗原,由甘露聚糖和呋喃半乳糖侧链组成,呋喃半乳糖具有抗原性,采用双夹心酶联免疫吸附(double-direct sandwich ELISA)方法检测。文献报道,GM 诊断侵袭性曲霉病的敏感性为 80.7%,特异性为 89.2%。国内制定的侵袭性肺部真菌感染的诊治原则规定 GM 两次阳性有临床诊断意义,其缺点是受某些食物或药物的影响可致假阳性结果。

另外,还可采用检测真菌细胞壁成分 1,3-β-D-葡聚糖试验(G 试验),可对系统性真菌病的诊断进行筛查。文献报道,如果以≥60pg/ml 为诊断阈值,诊断侵袭性真菌感染的敏感性为 97%,特异性为 90%~96%,所有确诊或高度可疑的侵袭性真菌感染患者在出现明显的临床症状之前,至少有一次血浆 G 试验结果为阳性。G 试验无法区分真菌种类。污染、溶血、血液透析和使用香菇多糖的患者

表 17-4 肺曲霉病的临床表现

临床基础病变
长期严重的中性粒细胞减少症
骨髓移植患者因移植物抗宿主反应而接受糖皮质激素治疗
实体器官移植(特别是移植物功能低下或肾功能不全者)
糖皮质激素的使用
HIV 感染
症状及体征
发热(中性粒细胞减少且对抗生素治疗无效者)
胸膜炎性胸痛及咯血
危及生命的大咯血
干咳及气促
眼窝疼痛,颜面痛及鼻黏膜充血(侵袭性鼻炎)

可出现假阳性结果。某些抗菌药物,如多黏菌素 E、厄他培南、头孢噻肟、头孢吡肟和磺胺类药物等,有可能导致 G 试验呈假阳性。

【诊断】

IPA 的临床表现并无特征性,如上所述,诊断标准包括宿主因素、临床标准、微生物标准及组织病理学。诊断分 3 个级别:确诊、临床诊断及拟诊,肺曲霉病的诊断也遵循这一原则。

诊断曲霉病需与细菌感染、其他真菌感染及肿瘤等疾病相鉴别。如在肺内发现球形阴影时,需将曲霉球与结核球、良性和恶性肿瘤、肺脓肿等疾病相鉴别。曲霉感染无特异性表现,故曲霉病早期诊断有时十分困难,最主要的鉴别在于临床标本中发现和分离出曲霉,并能证实分离出的曲霉并非腐生性,确在组织中。因曲霉是条件致病菌,其孢子又无处不在,所以对真菌检查尤其是阳性的培养结果要慎重判断。通常取自无菌部位标本中分离出来的曲霉有临床意义,但必须排除操作时的污染。取之于其他部位,尤其是与外界相通部位的标本如痰液、粪便等中分离出的曲霉多无病理意义,除非真菌直接镜检同时见大量菌丝或反复培养均为同一菌种或多处标本培养均为同一菌种。

【治疗】

对于病情严重的侵袭性肺曲霉病,特别是急性侵袭性肺曲霉病,一旦怀疑即应开始积极抗真菌治疗,包括对拟诊患者的经验性治疗和临床诊断患者的早期积极治疗(先发治疗)。确诊的患者进行靶向治疗(表 17-5)。

1. 两性霉素 B(Amphotericin B) 静脉给药,$0.5 \sim 1\text{mg/kg}$,开始先以 $1 \sim 5\text{mg}$(或 $0.02 \sim 0.1\text{mg/kg}$)给药,视耐受情况每日或隔日增加 5mg。避光缓慢静脉滴注(不短于 6h)。传统两性霉素 B 制剂具有严重的肾毒性,需严密进行肾功能及血钾水平监测,避免与其他肾毒性药物合用。另外,应注意两性霉素 B 在输液中的反应,可于静滴前给予解热镇痛药、抗组胺药和输液中加用琥珀酸氢化可的松 $25 \sim 50\text{mg}$。

两性霉素 B 含脂制剂有 3 种:两性霉素 B 脂质复合体(ABLC)、两性霉素 B 胶质分散体(ABCD)和两性霉素 B 脂质体(L-AmB),因其分布更集中于单核-吞噬细胞系统如肝、脾和肺组织,减少了在肾组织的浓度,故肾毒性较常规制剂降低,但仍需监测肾功能。推荐剂量 ABLC 为 5mg/kg,ABCD 为 $3 \sim 4\text{mg/kg}$,L-AmB 为 $3 \sim 5\text{mg/kg}$。亦主张从低剂量开始逐渐增量,缓慢滴注,如耐受性良好,滴注时间可缩短至 $1 \sim 2\text{h}$。

2. 伊曲康唑(itraconazole) 三唑类抗真菌药。用法与用量:第 $1 \sim 2\text{d}$ 200mg,静脉滴注,每天 2 次;第 $3 \sim 14\text{d}$ 200mg,静脉滴注,每天 1 次,输注时间不得少于 1h;之后序贯使用口服液,200mg,每天 2 次,直至症状改善和影像学上病灶基本吸收。长期治疗时应注意对肝功能的监护,不得与其他肝毒性药物合用。

3. 伏立康唑(voriconazole) 三唑类抗真菌药。用法与用量:负荷剂量为静脉给予 6mg/kg,每 12h 1 次,连用 2 次;维持剂量为静脉给予 4mg/kg,每 12h 1 次。治疗不耐受者将维持剂量降至 3mg/kg,每 12h 1 次。中至重度肾功能损伤患者不得经静脉给药。患者在用药后发生短暂视觉障碍的比例可达到 30% 以上。

4. 卡泊芬净(caspofungin) 棘白菌素类抗真菌药。第 1d 70mg,之后 50mg/d,输注时间不得少于 1h,疗程依患者病情而定。对严重肝功能受损的患者应避免用药。

表 17-5 侵袭性肺曲霉感染抗真菌药物的选择及用法

治疗阶段	首选(静脉)	可选(静脉)	口服
初始治疗	VCZ 第 1 天,6mg/kg,每 12h 1 次,以后 4mg/kg,每 12h 1 次	AmB 1mg/(kg·d),或 AmB 脂质体:第 1、2 天,3~5mg/(kg·d),或 ITZ 200mg,每 12h 1 次,以后 200mg/d	VCZ 400mg/d,或 ITZ 口服液 400mg/d
补救治疗	CF 第 1 天,70mg,以后 50mg/d 或 VCZ(初始治疗未用者)剂量同前 或 AmB 脂质体 剂量同前		VCZ 剂量同前或 ITZ 剂量同前
危及生命或标准治疗失败后的联合治疗	CF+VCZ(VCZ 单药治疗失败时,仍可用于联合治疗)或 CF+AmB 脂质体或 VCZ+AmB 脂质体或 AmB+5-FC 或 AmB 脂质体+5-FC		病情稳定后改单药静脉应用或口服

VCZ:伏立康唑;AmB:两性霉素 B;CF:卡泊芬净;ITZ:伊曲康唑;5-FC:氟胞嘧啶

氟康唑(fluconazole)对曲霉感染无效。

对于危及生命或标准治疗失败的侵袭性曲霉病应采用联合治疗,包括具有抗曲霉活性的三唑类药物＋棘白菌素类药物,两性霉素 B 或两性霉素 B 脂质制剂＋棘白菌素类药物,两性霉素 B 或两性霉素 B 脂质制剂＋具有抗曲霉活性的三唑类药物。

2008 年美国感染病学会临床实践关于曲霉病的治疗指南推荐侵袭性曲霉病首选伏立康唑,替代治疗为两性霉素 B 脂质体、卡泊芬净、米卡芬净;病情平稳后可改为伊曲康唑 400mg 口服,每日 2 次。联合治疗常规推荐伏立康唑＋卡泊芬净。

对慢性坏死性肺曲霉病可用手术局部切除坏死组织及周围浸润组织,严重者可使用两性霉素 B 或两性霉素 B 脂质体、伏立康唑和卡泊芬净等。

二、寄生型曲霉病

曲霉亦可侵入肺部空洞病灶、支气管囊样扩张部,菌丝繁殖形成团块,成为有特征性的曲霉球。曲霉球周围有丰富的血管和血管瘤形成,洞壁肉芽组织增生,伴慢性炎症细胞浸润,空洞周围肺实质常有炎症反应,邻近胸膜多有明显增厚。肺结核病和结节病是最常见的基础疾病,其他常见基础疾病尚有癌性空洞、肺囊性纤维化、尘肺、肺脓肿空洞、类风湿脊柱炎、球孢子菌病、支气管扩张、肺栓塞、肺大疱等。

【临床表现】

肺曲霉球是肺部曲霉感染的一种常见的类型,属于非侵入性的曲霉感染,绝大多数曲霉寄生于肺结核性空洞、肺癌性空洞、肺脓肿空腔、支气管扩张和支气管囊肿中,亦可见于肺大疱。曲霉在空腔或空洞内繁殖、蓄积,曲霉丝和蜕变的白细胞、黏膜细胞及纤维蛋白形成团块状即称为曲霉球。患者可无明显的症状,大多数曲霉球患者表现为慢性咳嗽、全身不适、体重下降和咯血。以咯血最为常见,表现为痰中带血或少量咯血,也有约 1/4 的患者有大量咯血,失血量可达 1 000ml 以上,5％～10％曲霉球患者因大咯血致死。少数患者可有低热,伴继发性感染时出现高热。但大多数患者影响其生存的最重要因素是其基础肺部疾病,慢性呼吸衰竭或肺炎是主要死亡原因。也有 7％～10％的曲霉球可自行缓解。

【诊断】

肺曲霉球患者的痰直接镜检和培养一般为阴性,但曲霉球若与支气管相通,则痰真菌检查可能发现曲霉。肺曲霉球 X 线检查具有特征性,为均匀不透明区,呈圆形或卵圆形。上部及周围有环形或半月形的透光区,示有空气,称新月征。改变体位常可使图像发生变化。CT 除能显示典型的肺曲霉球外,还可表现为空洞和空腔所组成的海绵状结构,无新月状空气影,此时曲霉球是固定不变的。CT 还能发现不成熟或正在形成的曲霉球,故能显示不同发育阶段的曲霉球。开始为空洞内曲霉菌丝向附近的空洞壁生长,相互交织形成包含有不规则空气腔的粗糙紊乱的网状结构,以后逐渐融合形成成熟的典型曲霉球或仅停留在网状结构阶段而不继续发展。肺曲菌球的鉴别诊断见表 17-6。

【治疗】

一般抗真菌治疗无效,手术治疗较满意,可做肺叶切除或全肺切除术。手术指征为:①单纯型曲霉球患者;②复杂型曲霉球,而原发病需要外科治疗者;③诊断有疑问,不能排除肺化脓性疾病或肺肿瘤的患者;④肺曲霉球伴陈旧性结核空洞引起反

表 17-6 肺曲菌球的鉴别诊断

	肺曲菌球	结核球	良性肿瘤	肺脓肿
发病年龄	30 岁以上,男性多见	青壮年较多	不定	不定
症状	多有咯血	较少见	常见	发热、脓痰、血白细胞升高
X 线表现				
部位	上肺野较多见	上肺野较多见	不定	中下肺野较多见
形态	圆球形/卵圆形	圆/椭圆形	圆/椭圆形	圆/椭圆形
密度	均匀球体,上方常有一新月形透亮区,但球体可随体位改变而变动	多不均匀,有钙化,可有空洞形成	常均匀,可有空洞形成,无空洞影	早期呈均匀块,空洞形成后,中心透亮,有液平面
边缘	光滑或略毛糙	一般清晰	清晰,光滑	模糊或稍清晰
肺野	清晰,或有病变	可有纹理走向	清晰或肺不张	模糊或稍清晰
阴影	肺门,周围多见	有结核病灶	—	—

复大咯血是手术的绝对适应证。清除病灶后加用抗真菌药物治疗,可巩固疗效。

三、变态反应性支气管肺曲菌病

变态反应性支气管肺曲菌病(ABPA)的特征为对存在于支气管分支的烟曲菌抗原呈现免疫反应,并引起肺浸润和近端支气管扩张,是嗜酸性粒细胞肺炎中相当常见的一种。ABPA的发病机制为变态反应性,而非感染性;病变部位在支气管和肺,其症状也主要在呼吸系统。ABPA的致敏变应原主要为曲菌属,以烟曲菌所致者最常见。

ABPA涉及Ⅰ型和Ⅲ型超敏反应。Ⅰ型超敏反应表现为皮肤试验呈阳性速发型反应,外周血/痰中嗜酸性粒细胞增多,血清总IgE和IgE-烟曲菌水平增高和变应性哮喘;Ⅲ型超敏反应表现为以烟曲菌与患者血清作沉淀素试验呈阳性反应,血清IgG-烟曲菌水平增高。至于肺浸润,组织损伤和中心性支气管扩张,则是由于烟曲菌抗原与烟曲菌慢性持续的刺激所产生的IgG-烟曲菌抗体,以及烟曲菌分泌的溶蛋白酶造成的损伤。

【临床表现】

大多数患者起病于儿童,96%ABPA患者有哮喘。发作时有发热、咳嗽、头痛、胸痛、腹痛、全身不适、乏力、食欲减退和消瘦等酷似重感冒的症状。哮喘也会在发作时加重。急性发作时的胸痛部位常与肺浸润的部位一致。患者肺部虽有病变,但体温不像细菌性肺炎那样高,也没有那么重的全身不适。间歇期上述症状消失,但哮鸣可持续存在。杵状指和持续发绀体征的出现表示疾病已进入晚期。本病冬季发病较多。患者具高特应性,易患其他特应性疾病,如变应性鼻炎、特应性皮炎,家族中特应性疾病患者较多,患者变应原皮肤试验常出现多项阳性反应。

ABPA患者平常咳出的痰液呈白色黏痰或呈泡沫痰。如合并感染,可为脓性。偶尔,从支气管深部咳出棕色或墨绿色的胶冻样痰栓,常在清晨出现。这种痰栓中易查出真菌菌丝,因而临床更具重要性,大约50%的ABPA患者有这种痰栓。此外,存在中心性支气管扩张(CB)时,患者常有不同程度的咯血。

体检时肺部可闻捻发音、支气管呼吸音或哮鸣音。年幼起病者常有短颈、桶状胸或鸡胸。末期(第Ⅴ期,纤维化期)患者还可出现杵状指和持续发绀。由于黏液嵌顿可引起肺不张甚至肺萎陷,体检

时呼吸音减低或出现管样呼吸音。当ABPA的肺浸润影响了肺的外周时,可发生胸膜炎,吸气时可伴胸壁活动受限和胸膜摩擦音。

【皮肤试验】

检查ABPA变应原简单而又快速的常用皮试方法,有皮内试验和点刺试验。变应原一般选择混合真菌、混合曲菌和烟曲菌,于15~20min观察结果。阳性反应是根据出现的风团和红晕的大小而定,皮内试验以风团反应≥0.5cm为阳性;而点刺试验则以≥3mm为阳性,如有阳性对照,则以大于等于阳性对照为阳性。①曲菌的阳性速发反应:对烟曲菌呈现的阳性速发型皮肤反应是诊断的必备条件,如变应原为高质量的话,阴性的皮肤反应可排除本病。②双相反应:部分患者皮试4~8h后局部出现一边界不十分清楚的红斑和硬结,24h后消失为晚发反应。两种反应同时存在称为双相反应,几乎发生于所有皮内试验的ABPA患者。

【实验室检查】

1. 痰 特别是痰栓,直接显微镜检查或染色后镜检可发现菌丝,也常见到嗜酸性粒细胞,有时可见到夏科-莱登晶体。偶尔还可见烟曲菌的分生孢子梗。痰培养必须重复,多次出现同一种真菌才有意义。因为烟曲菌无处不在,易污染,仅一次阳性培养无诊断意义。此外,更不能根据多次培养出"曲菌属"而认为有意义,因曲菌属以下有多个不同的曲菌,如烟曲菌、黄曲霉和构巢曲菌等。

2. 外周血检查 外周血嗜酸性粒细胞明显增多,嗜酸性粒细胞比例≥8%或计数≥0.6×10^9/L(≥600/mm^3),大多在$(1.0\sim3.0)\times10^9$/L范围。如嗜酸粒细胞>40% ABPA的可能性反而不大。因此,当外周血嗜酸性粒细胞过高时,应首先考虑其他疾病,如热带嗜酸性粒细胞增多症、吕弗勒综合征、原发性高嗜酸性粒细胞综合征和变应性肉芽肿血管炎,即Churg-Strauss综合征的可能。

3. 血清学检查 ①血清总IgE水平明显增高:大于正常2倍值有诊断意义,总IgE≥1 000ng/ml为主要诊断条件之一。可疑ABPA患者,应在泼尼松治疗开始前进行血清学的诊断。任何哮喘患者,IgE明显增高提示ABPA可能。②血清抗烟曲菌的沉淀抗体:90%以上的ABPA患者血清中至少有1~3条抗烟曲菌的沉淀带,不过在试验前血清必须浓缩5倍,否则,仅有60%的患者血清出现

沉淀带。③抗烟曲菌的特异性 IgE 和特异 IgG 抗体(IgE-烟曲菌和 IgG-烟曲菌)增高：IgG-烟曲菌和总 IgE 升高是疾病活动的敏感指标。

4. 肺功能测定　ABPA 患者均存在肺功能障碍，急性发作时存在可逆的阻塞性通气障碍，表现为 FEV_1 或 PEF 下降、气道阻力增加及限制性通气障碍。大多数晚期病例由于肺部出现间质损害如肺纤维化，出现不可逆的通气和限制性通气障碍，后者表现为一氧化碳弥散量降低。

【影像学检查】

1. 非特异改变　包括肺浸润、肺不张、肺气肿、纤维化、肺叶收缩伴肺上移、空泡和气胸。肺浸润呈均质性斑片状分布，是胸部 X 线片上常见的和最早出现的异常，通常是暂时的、反复的、移行的，上叶多见。偶尔可遍及全肺，浸润范围大小不定，口服皮质激素治疗可促进消散。如浸润在同一部位从不消退，甚至愈来愈扩大，应考虑其他疾病的可能。浸润的存在反映了疾病的活动性，如浸润反复出现在同一个部位提示该部位很可能已有中心性支气管扩张。肺不张亦较常见，可累及肺的一叶，为痰栓引起，痰栓排出即消散。肺纤维化、空泡、肺叶收缩或大疱形成，则是 ABPA 不可逆的晚期表现。

2. 特异性改变　中心性支气管扩张(CB)是支气管近端扩张而远端正常，有别于感染所致的周围性支气管扩张。CB 存在于 ABPA 和囊性肺纤维化(CF)，尚未见于其他疾病，但我国 CF 极为罕见，因而一旦出现 CB，一般情况下，就应考虑为ABPA。

(1)胸部 X 线片：表现为特征性的平行线阴影、环形阴影、带状或牙膏样阴影和指套样阴影。平行线阴影是较正常同级支气管宽的支气管阴影，从肺门沿支气管向外周走行，长 2～3cm，宽 5～8mm。如其中充满分泌物则成带状或牙膏样阴影；指套样阴影，也是分泌物填满了已扩张的支气管；环形阴影是扩张的支气管迎面而来，呈环形，其直径为 1～2cm；轨道征是从肺门向外周走行的两条平行线阴影，但其宽度与正常同级支气管分支的宽度相等，可见于慢性支气管炎。

(2)CT：HRCT 对诊断支气管扩张是一个十分敏感而又特异的方法。

【诊断和鉴别诊断】

1. Rosenberg 制定的诊断标准(表 17-7)

表 17-7　Rosenberg 制定的临床诊断标准

主要诊断标准	次要诊断标准
哮喘	痰中有烟曲菌(重复培养或镜检证实)
外周血嗜酸性粒细胞增多	有排棕色痰栓的病史
皮试曲菌抗原呈阳性速发型反应	皮试曲菌抗原呈迟发型反应
血清总 IgE 水平升高	
血清有抗曲菌抗原的沉淀抗体	
有肺浸润病史(暂时或固定)	
中心性支气管扩张	

2. 必需诊断标准

(1)ABPA-CB：1997 年，Greenberger 等又制定了更简要必需的 5 条诊断标准。①哮喘，甚至是咳嗽变异性哮喘或运动诱发哮喘；②中心性支气管扩张；③血清总 IgE 升高($\geqslant 1\,000$ng/mL)；④对烟曲菌出现阳性的速发型皮肤反应；⑤血清 IgE-烟曲菌或 IgG-烟曲菌升高，或两者兼有。

(2)ABPA-S：如 HRCT 不能发现支气管扩张，则可用以下标准诊断。①哮喘；②对烟曲菌出现阳性的速发型反应；③血清总 IgE 升高($\geqslant 1\,000$ng/mL)；④血清 IgE-烟曲菌和 IgG-烟曲菌较烟曲菌致哮喘患者的血清为高。

总之，所有具对烟曲菌呈速发皮肤反应性的哮喘患者都应疑及 ABPA。如胸部 X 线片有浸润阴影、肺炎、或异常胸部 X 线片，及有变应性真菌性鼻炎的患者也应疑及 ABPA。无其他原因而哮喘越来越加重可能提示将进展为 ABPA，40 岁以上哮喘患者如具有慢性支气管炎、支气管扩张或间质性纤维化必须考虑 ABPA 的可能。

【治疗】

全身皮质激素治疗可使大多数病例的肺部浸润病变消退，痰分泌减少，痰培养真菌转阴，痰栓排出减少，血清总 IgE 下降，IgE-烟曲菌和 IgG-烟曲菌也下降。泼尼松的剂量为 0.5mg/(kg·d)，直到胸部 X 线片异常表现消失，大约需要两周的时间；然后改为隔日一次，以减轻不良反应，并定期作胸部 X 线片检查。一般继续应用皮质激素 2～3 个月，直到总 IgE 下降至原来的基数水平。总 IgE 稳定后可缓慢减少泼尼松的用量，皮质激素不需无限期地应用。如果发现总 IgE 升高两倍以上，虽然还未出现临床症状，肺部也未出现新的浸润阴影，也应立刻增加泼尼松的用量。如果病情已达缓解期，泼尼松已经停用，哮喘仍存在，可吸入皮质激素以控制哮喘。如哮喘较严重只有泼尼松才有效，应隔日用小量（<0.5mg/kg）治疗，该量通常足以防止急性发作。第Ⅳ期或第Ⅴ期的患者在应用皮质激素时应权衡利弊。需要较长期应用的患者，隔日一次可使不良反应大大减少。

吸入抗真菌药治疗无效。口服抗真菌药伊曲康唑对治疗有效，能使症状改善，皮质激素的用量减少，但不能替代口服皮质激素。由于大多数患者存在支气管扩张，易伴发感染，特别是顽固的细菌感染。一旦发生应加用有效的抗生素治疗，感染获得控制后，再应用皮质激素。

第三节 支气管-肺念珠菌病

支气管-肺念珠菌病是由念珠菌引起的急性、亚急性或慢性呼吸道感染，比较常见。致病菌主要为白念珠菌（C. albicalls），次为热带念珠菌（C. tropicalis）及克柔念珠菌（C. Krusei）。当出现原发或继发防御功能减退或失调，或在支气管、肺原有病变的基础上，口腔及上呼吸道的念珠菌可侵入呼吸系统而导致感染。

【临床表现】

感染系从口腔直接蔓延或经血行播散，临床上有三种类型，也是病情发展中的三个阶段。

1. 支气管炎型 表现为咳嗽、咳白色黏液痰或由念珠菌丝及细胞碎片所组成的胶冻样小块状物，偶带血丝，多无发热。体征可闻两肺呼吸音较粗糙。胸部X线片显示两中、下肺野纹理增多。

2. 支气管-肺炎型 有畏寒、发热、咳嗽加剧、痰黏稠呈胶冻样，有血丝或脓样痰。很少累及整个肺叶，胸部X线片示两肺中、下肺野呈弥漫型斑点或小片状或大片阴影。

3. 肺炎型 肺炎型的临床症状取决于发病过程（原发性或继发性）、宿主状态和肺炎的范围等，多呈急性肺炎或伴脓毒症表现，咳嗽，痰少而黏稠或呈黏液胶质样或痰中带血，不易咳出，伴呼吸困难、胸痛等呼吸道症状；全身症状有畏寒、发热、心动过速，甚至出现低血压、休克和呼吸衰竭等；体征往往很少，部分患者口咽部可见鹅口疮或散在白膜，重症患者出现口唇发绀，肺部可闻及干湿性啰音。

按感染途径临床上又可将念珠菌肺炎分为：①原发（吸入）性念珠菌肺炎，指发生并局限于肺部的侵袭性念珠菌感染；②继发性念珠菌肺炎，指念珠菌血源性播散引起的肺部病变。原发性念珠菌肺炎少见，血源性播散是主要感染途径。还有先天型、过敏型、肺念珠菌球和念珠菌肺空洞等特殊类型，但均很少见。慢性病例常表现为弥漫性纤维化

及肺气肿。

【实验室检查】

1. 涂片 取感染病灶的新鲜标本，以氢氧化钾或生理盐水制片，直接于高倍纤维镜下镜检，可见卵圆形的出芽孢子和菌丝。大量菌丝提示念珠菌为致病状态，有诊断意义。

2. 染色镜检 临床微生物实验室真菌检查必须同时进行革兰染色、氢氧化钾浮载片直接镜检和培养。念珠菌的菌丝和孢子革兰染色后均呈蓝色，但染色不均；以过碘酸雪夫染色，孢子和菌丝则呈红色。

3. 培养鉴定 用沙堡琼脂培养或血琼脂培养基进行培养，并进行菌种的鉴定。肺炎患者在呼吸道标本检测的同时，应采血标本送真菌培养。

4. 新技术 目前出现一些新的技术，包括纯化念珠菌抗原、制备单克隆抗体及重组DNA、PCR等技术的应用，可通过测定念珠菌抗原、基因组片段、念珠菌代谢产物等以确诊念珠菌的侵袭性。G试验有助于诊断，但不能区别侵袭性念珠菌与曲霉感染。

5. 影像学表现 支气管炎型表现为肺纹理增粗而模糊，可伴有肺门淋巴结增大；肺炎型可见两肺中及下部斑点状、不规则片状、融合而广泛的实变阴影，肺尖部病变少见，偶尔有空洞或胸腔积液，可以伴肺门淋巴结增大。继发性念珠菌肺炎胸部X线片可以阴性，特别是使用免疫抑制药的患者；少数患者影像学表现为肺间质病变，亦可呈粟粒状阴影或趋于融合。

【诊断和鉴别诊断】

支气管-肺念珠菌病的临床表现无特异，当机体出现免疫力减低、中性粒细胞明显降低、且出现反复发热以及呼吸系统症状时，应该结合胸部影像学表现，以及病原学检查，如痰涂片见念珠菌的菌丝以及芽生孢子，血、体液、组织液、分泌物、支气管

灌洗液等培养念珠菌的阳性结果等,进行综合判定。

但是需要注意念珠菌是上呼吸道最常见的定植菌之一,通常咳痰标本分离到的念珠菌不能作为肺念珠菌病的诊断依据。然而,痰标本采集最为方便,仍是临床常用的方法,应强调必须是深部咳出的合格痰标本(显微镜细胞学筛选鳞状上皮细胞>10个/低倍视野或白细胞>25个/低倍视野);尽可能选择下呼吸道防污染采样技术或支气管肺泡灌洗技术直接采集下呼吸道分泌物标本;G试验有助于诊断,但不能区别侵袭性念珠菌与曲霉感染;根据技术条件,积极开展肺活检(支气管镜或经皮肺穿刺);临床微生物实验室真菌检查必须同时进行革兰染色、氢氧化钾浮载片直接镜检和培养;肺炎患者在呼吸道标本检测的同时,应采血标本送真菌培养。

诊断时需根据上述分级诊断标准,具有发病危险因素及相应的临床表现、合格痰或下呼吸道分泌物多次(≥2次)分离到同一种念珠菌,且镜检同时见到多量假菌丝和孢子作为临床诊断标准是可以接受的,如果G试验阳性则更加支持诊断。

鉴别诊断主要依靠病原菌的检查以区别于其他如组织胞浆菌病、曲霉病、毛霉病等真菌感染。

【治疗】

1. 轻症 消除诱发因素(如长期大量广谱抗生素、糖皮质激素、免疫抑制药的应用和体内放置导管等),治疗基础疾病,增强患者免疫力,可自然好转。

2. 重症 病情较重伴高热或肺部病变广泛者,需要抗真菌治疗。

(1)支气管念珠菌病:氟康唑400mg,1/d,必要时静脉滴注;症状改善后可改为200mg/d,疗程持续至症状消失;或合格痰标本真菌培养连续2次阴性,也可选用伊曲康唑;若鉴定为耐氟康唑非白念珠菌可选用伏立康唑口服、棘白菌素类或两性霉素B静脉给药。

(2)原发性念珠菌肺炎:①病情稳定者给予氟康唑400mg,1/d,静脉滴注,病情改善后改用口服;②病情不稳定者给予氟康唑400mg,1/d,静脉滴注,联合氟胞嘧啶(100～150)mg/(kg·d),分3～4次静脉滴注,亦可使用伊曲康唑静脉给药;③耐氟康唑肺非白念珠菌病:选择两性霉素B(除外季也蒙念珠菌及葡萄牙念珠菌)、伏立康唑、棘白菌素类。

(3)继发性念珠菌肺炎(包括原发性肺念珠菌病合并播散):有深静脉导管者应拔除导管,抗真菌治疗按病情处理。①病情稳定者给予氟康唑400mg静脉滴注,曾接受较多三唑类(氟康唑、伊曲康唑)预防性用药者可选择卡泊芬净或米卡芬净静脉滴注,50mg/d(白色念珠菌)～100mg/d(非白色念珠菌),或两性霉素B 0.6mg/kg,1次/d,总剂量为5～7mg/kg,用两性霉素B治疗,先每日1mg于5%葡萄糖液中缓慢避光静滴,逐步增加到每日0.25mg/kg,总剂量1～2g。药物不良反应有肝肾损害、心律不齐、头痛、消化道不适、寒战以及发热等,应注意观察。也可以使用含脂两性霉素B。②对于病情不稳定者,一种方法是给予两性霉素B(0.8～1)mg/(kg·d)(或相当剂量的含脂质制剂)。或联合氟胞嘧啶25.0～37.5mg/kg,1/6h,口服或静脉给药;在血培养转阴性、症状体征改善或消失、中性粒细胞恢复正常水平后改为氟康唑400mg,1/d,口服14d;另一种方法是给予氟康唑800mg/d+两性霉素B 0.7mg/(kg·d)(或相当剂量的含脂制剂),5～6d后改为氟康唑400mg/d口服;第3种方法是给予伏立康唑或棘白菌素类,常规剂量。

(4)念珠菌球或局限性肺部病变药物治疗效果不佳,但全身状况能耐受手术者,可考虑手术治疗。过敏型给予对症治疗,可试用激素,抗真菌药物治疗价值尚不确定。

第四节 肺隐球菌病

隐球菌病(cryptococcosis)是由新型隐球菌(cryptococcus neoformans)引起的亚急性或慢性深部真菌病,主要侵犯中枢神经系统和肺,常发生于恶性肿瘤、白血病、淋巴瘤或应用大剂量糖皮质激素或化疗等免疫功能低下的患者。

新型隐球菌在组织中呈圆形或卵圆形,直径为4～6μm,菌体被宽厚的荚膜所包裹,不形成菌丝和孢子。多存在于土壤和鸽粪中,也可见于空气、水果、蔬菜,主要通过吸入新型隐球菌的孢子发病,新型隐球菌的孢子由呼吸道吸入人体,在肺形成初感染病灶,可引起肺门淋巴结肿大。健康人可以自愈。病灶仅仅局限于肺,局部病变进展缓慢。当抵抗力减弱时,可经血液循环播散至全身,累及中枢神经系统,以隐球菌脑膜炎最为常见,少见侵犯皮肤、骨骼、肝、心、眼等。

【临床表现】

1.肺隐球菌病 为新生隐球菌感染引起的亚急性或慢性内脏真菌病,可单独存在或与其他部位的隐球菌病同时发生。1/3~1/2的肺部病变者表现为肺部结节影,而无任何症状,常于胸部X线检查时发现,多呈孤立性大球形或结节样病灶,有时误诊为肺结核或肺癌(无症状型)。有些患者隐匿性起病,轻度咳嗽,咳少量黏液痰或血痰,胸痛、低热、乏力及体重下降等(慢性型)。少数病例呈急性肺炎表现,高热、气急、低氧血症,可导致急性呼吸衰竭;偶有胸痛、肺实变和胸腔积液的体征(急性型),多见于AIDS患者。当并发脑脊髓膜炎时,则症状明显而严重,常有中度发热,偶可高达40℃,并出现脑膜炎的症状和体征。

2.其他部位隐球菌病 ①隐球菌性脑膜炎:占隐球菌病的80%以上,病死率较高(20%~30%);②皮肤和黏膜隐球菌病:罕见单独发生,常与脑膜及肺部病变并存,常发生于鼻中隔、牙龈、舌、硬腭、软腭、扁桃体、咽喉及面颈部、胸背、四肢皮肤;③骨和关节隐球菌病:很少单独发生,全身骨骼均可累及,但以颅骨及脊椎多见,关节很少受累,多继发于邻近的骨骼病变,病变进展缓慢;④内脏隐球菌病:系由播散引起,常可波及心、睾丸、前列腺及眼,但肾、肝、脾、淋巴结等部位少见。胃肠道及泌尿生殖系统的感染与结核相似。

【实验室检查】

隐球菌病患者的常规检查多正常,包括外周血的白细胞分类、血沉等。

1.病原学检查 是诊断肺隐球菌病的重要依据,对拟诊的病例应尽可能的多次、多途径采集标本进行涂片和培养。痰培养和涂片检查的阳性率一般低于25%,对痰涂片采用墨汁染色,可见圆形厚壁孢子,可有出芽现象。将痰标本接种于葡萄糖蛋白胨琼脂培养基上,培养2~5d即可生长。但由于新生隐球菌可以寄居于正常人群,因此痰液甚至气管冲洗液培养出新生隐球菌时,应根据临床情况判断是否为肺隐球菌感染。当AIDS患者体内分离出新生隐球菌时则应高度警惕。

对怀疑肺隐球菌感染的病例,在条件允许时应尽量经有创性检查采集组织标本,进行病原学检测。经皮肺穿刺活检、细针抽吸、经支气管镜防污染毛刷获得的标本,经镜检和(或)培养出新生隐球菌则具有诊断价值。

2.免疫学试验 隐球菌的厚荚膜内含特异抗原性多糖体,约90%的隐球菌脑膜炎患者的血清或脑脊液中可检出该抗原或相应抗体。但由于患者血清中可测到的抗体不多,且特异性不强,假阳性率高,因此抗体检测的临床价值不高。临床常用的是抗原检测,即应用乳胶凝集试验检测隐球菌荚膜多糖体抗原,这是一种简便、快速、灵敏、特异性强的检测方法,是早期诊断的主要手段。

3.影像学检查 胸部X线片多表现为双侧多发性病变,亦可为单侧或局限于某一肺叶,其表现类型多种多样:①孤立性块影,直径2~7cm;②单发或多发结节影;③单发或多发斑片状影,约10%患者有空洞形成,常为继发性肺隐球菌病;④弥漫性粟粒状阴影;⑤急性间质肺炎型,此型少见。所有类型中钙化和干酪性坏死罕见,可有空洞形成。

【诊断和鉴别诊断】

1.确诊依据 手术切除标本、各种有创性穿刺活检获取的组织病理学证据,血液和无菌腔液(如胸腔积液、脑脊液)隐球菌直接镜检或培养阳性。

2.临床诊断依据 结合病史、呼吸道症状和胸部影像学证据,同时合格痰液或支气管肺泡灌洗液直接镜检或培养新生隐球菌阳性或血液、胸腔积液标本隐球菌荚膜多糖体抗原阳性;由于隐球菌细胞壁没有1,3-β-D葡聚糖抗原,故血清G试验在隐球菌感染时阴性。

3.如仅有宿主危险因素而无临床症状和病原学检查支持,则为拟诊病例

【治疗】

局限性隐球菌病变可密切观察2~3个月。若两肺有弥漫性病变,并有肺外播散,需积极治疗。药物治疗主要包括两性霉素B与氟胞嘧啶,或其他抗真菌药物联合治疗。一般治疗后要观察一年。

1.药物治疗 隐球菌病的治疗应根据患者免疫功能状态的不同而选用不同药物,首选两性霉素B。采用联合治疗,不推荐单独使用氟胞嘧啶。药物治疗主要为两性霉素B与氟胞嘧啶或其他抗真菌药物联合应用。肺部隐球菌病的治疗应根据其症状轻重和免疫功能状态选用治疗方法(表17-8)。

AIDS患者的治疗反应常较差,但仍建议初始治疗时用两性霉素B和氟胞嘧啶,并至少维持2

周,然后口服氟康唑(200~400mg/d)。患隐球菌病的 AIDS 患者,如开始治疗用氟康唑则死亡时间比用两性霉素 B 者早。治疗停止后大多数病例会复发,所以需进行长期的抑制性治疗,最好用氟康唑 200~400mg/d 口服。每周静脉注射两性霉素 B 也可防止复发。原则上,非 AIDS 患者应当在培养转阴后至少再维持 2 周方可停止治疗。

隐球菌性脑膜炎的治疗见表 17-9。氟康唑用于治疗除 AIDS 以外的隐球菌性脑膜炎的最佳剂量和疗程尚待确定。也有采用伊曲康唑 200~400mg/d,口服 2 个月以上(隐球菌脑膜炎的维持

治疗或全程治疗)。对中枢神经系统隐球菌病,如病情严重或静脉注射疗效不佳者,可采用鞘内或小脑延髓池内给药,一般可隔日 1 次或每周 2 次,总量以 20mg 为宜。颅内压增高及视盘水肿者鞘内给药宜谨慎。

2.手术疗法　限局性病灶如皮肤和胸部肉芽肿、脓肿、肺部肉芽肿及空洞等,在未合并中枢神经系统隐球菌病的情况下,可以考虑手术切除。手术前后均需用两性霉素 B 或氟康唑等药物治疗,以控制隐球菌感染。

表 17-8　肺隐球菌病治疗方案

免疫状态	症状轻重	药物	疗程
HIV 阴性	无症状者	观察病情变化或选用轻症治疗方案	
	轻中症状者	氟康唑或伊曲康唑 200~400mg/d	6~12 个月
	重症者	同脑膜炎治疗	
HIV 阳性	轻中度症状	氟康唑 200~400mg/d	终身
	重症者	同脑膜炎治疗	

HIV:人类免疫缺陷病毒

表 17-9　隐球菌脑膜炎治疗方案

免疫状态	治疗时期	药物	疗程
HIV 阴性	诱导期	AmB 0.7~1.0mg/(kg·d)	2 周
		联合氟胞嘧啶 100mg/(kg·d)	
	巩固期	氟康唑 400mg/d	10 周
HIV 阳性	诱导期	AmB 0.7~1.0mg/(kg·d)	2 周
		联合氟胞嘧啶 100~150mg/(kg·d)	
	巩固期	氟康唑 400mg/d	10 周
	加强期	氟康唑 200~400mg/d	终身

HIV:人类免疫缺陷病毒;AmB:两性霉素 B

第五节　肺毛霉菌病

毛霉菌病(mucormycosis)是由毛霉目真菌(Mucrales)引起的疾病,多属条件致病,致病菌有根霉菌(Rhizomucor)、毛霉菌(Mucor)和犁头菌属(Absidia)等,临床和组织病理相同。可引起的鼻旁窦、眼眶、中枢神经系统、肺、消化道等器官感染。肺毛霉菌病多数呈急剧发展,少数为慢性感染病程。这是一种病死率极高(50%以上)的真菌感染,仅少数表现为慢性感染,故患者较少在生前作出诊断,常于死后尸检发现。

【临床表现】

肺毛霉菌病的症状无特异性,一般急性或亚急性起病,病情通常比较严重,临床表现有咳嗽、咳痰、呼吸困难和发热(多为持续性高热),有时体温可以骤然上升。慢性起病者(症状出现超过 30d)较少见。几乎所有患者病变部位的血管均有血栓形成和梗死,所以常有咯血和比较剧烈的胸痛。肺部体征并不明显。文献报道 87 例肺毛霉感染的临床表现如下:发热(63%)、咳嗽(61%)、胸痛(37%)、

呼吸困难(29%)及咯血(26%)。国内报道临床表现为咳嗽(89%)、发热(85%)、咯血(63%)、胸痛(26%)及气促(26%)。有基础病变者占70%,病死率为63%。糖尿病患者很少患肺毛霉菌病,但是一旦患病则预后较差。另外,暴发起病的肺毛霉菌病患者容易经血液循环播散,常见的部位有中枢神经系统、胃肠道、脾、肾、心脏和肝,且几乎都是致死性的,患者一般在2周内死亡。

胸部影像学检查可显示单发或多发性浸润影或结节影,有时呈楔形改变,好发部位多为上叶,可双肺同时受累,下叶较少见。部分患者呈间质性肺炎或肿块样改变,单发或多发,也可出现晕轮征、新月征和空洞,注射造影剂后边缘增强,偶见胸腔积液。如果肺部病变范围较大可以出现低氧血症。

【诊断】

毛霉菌病的基本特征如下,可在诊断时作为参考:①有引起机体抵抗力下降的诱因或原发病;②有发热等相应的临床症状和体征,但无特异性;③常规实验室检查无诊断价值;④目前没有特异的抗原或抗体能确定诊断;⑤活检或刮片可见大量真菌,而培养并不生长;⑥菌丝粗大、无或极少分隔,分支角度不规则;⑦极易侵犯动脉管壁,导致梗死和组织坏死。

由于患者病情严重,临床症状、体征无特异性,同时又缺乏实验室检查支持,仅凭临床经验难以诊断。近年来开展的真菌抗原检测,如血清1,3-β-D葡聚糖抗原(G试验)在毛霉感染时阴性,因此,毛霉感染只有通过真菌学和病理组织学检查才能确诊。一旦在病灶刮片或培养中找到毛霉菌,或者在组织切片中发现侵入血管壁的菌丝即可确诊。呼吸道分泌物或异常组织涂片检查结果不可靠,痰培养往往阴性,血培养的阳性率比痰培养更低。文献报道,痰培养阳性患者中,最后经纤维支气管镜活检证实为肺毛霉感染者仅为50%,由开胸活检证实者仅为32%。由此可见,痰培养可能假阳性,因此在临床标本中检出毛霉时通常被视为污染菌,但当同一患者不同来源标本同时检出毛霉,或同一标本多次培养出毛霉时应高度重视。对那些无法确诊的患者常需采用创伤性检查明确诊断,如经纤维支气管镜肺活检(包括支气管肺泡灌洗)、经皮肺穿刺活检或开胸肺活检。

【治疗】

肺毛霉菌病死率高,因此应该及早使用侵入性方法以获取正确诊断,并且立即纠正和控制引起毛霉菌病的病因。如果是糖尿病患者,则应该在确诊肺毛霉菌病之后,首先应积极控制糖尿病,纠正酮症酸中毒和代谢紊乱等基础疾病;尽量避免使用广谱抗菌药物。对于接受免疫功能抑制药治疗特别是糖皮质激素的患者,应把药物减至最小剂量,并加强全身支持治疗。

早期应用抗真菌药物进行全身治疗是提高生存率的关键。目前临床有确切疗效的是两性霉素B,应迅速增量至0.5~1.5mg/(kg·d),总量为2.5~3.0g,通常需要与氟胞嘧啶联用,以改善疗效。重症患者可考虑联合治疗,通常为两性霉素B+氟胞嘧啶。也有联合使用两性霉素+卡泊芬净,可以提高患者的生存率(50%)。也可采用伏立康唑、伊曲康唑、氟康唑治疗毛霉感染。

第六节　肺孢子菌病

肺孢子菌在分类学上长期以来被划归原虫,被称为卡氏肺孢子虫(pneumocystis Carinii, PC)。2001年的国际会议上一致同意重新修改命名,以肺孢子菌代替卡氏肺孢子菌。肺孢子菌肺炎的缩写为PCP(Pneumocystis Pneumonia)。20世纪80年代,随着HIV/AIDS的流行,PCP的发病率也呈上升趋势。临床上两类易感人群需要引起重视,包括HIV感染人群,尤其是外周血CD4$^+$细胞<200/mm³者;非HIV感染患者例如肿瘤、内脏移植患者,以及其他使用免疫抑制药治疗的患者。

【临床表现】

1. 症状体征　PCP的主要症状包括发热、干咳和进行性呼吸困难。体征不明显,即使有严重的低氧或影像学改变时,肺部听诊也可能正常。

AIDS患者和非AIDS免疫功能抑制患者并发PCP的临床特点有所不同(表17-10)。AIDS相关PCP起病呈亚急性,症状持续时间更长,低氧血症相对较轻,BALF的肺孢子菌负荷量更低、而中性粒细胞数量更少,诱导痰阳性率更高,病死率较低(10%~20%)。非AIDS免疫功能抑制患者合并PCP起病更急,进展迅速,肺部炎症反应和低氧更重,病死率更高(30%~60%)。

表 17-10　AIDS 和非 AIDS 免疫功能抑制患者肺孢子菌肺炎的表现

指标	AIDS	非 AIDS
发病情况	缓起低热,干咳气急逐渐加重,一旦出现呼吸衰竭则病情迅速进展	突然起病,迅速进入呼吸衰竭
潜伏期	4 周	2 周
影像学表现	双侧肺间质浸润,逐渐进展至肺泡实变。约 10％或更多患者胸部 X 线检查可以正常,但 CT 显示磨玻璃样改变	表现更显著,进展更迅速。很少见到胸部 X 线检查正常者
低氧血症	相对较轻	严重
肺内菌体负荷	低	高
肺中性粒细胞计数和炎症反应	少,相对较轻	多而重
导痰诊断率	高	低
TMP-SMZ 治疗	有效,治疗反应慢(5～9d),不良反应多	效佳,反应快(3～5d),不良反应少
病死率	10％～20％,随着机械通气需要的增加,病死率上升	30％～60％

AIDS:获得性免疫缺陷综合征;TMP-SMZ:甲氧苄啶-磺胺甲噁唑

2.影像学表现　胸部 X 线片典型改变为双肺弥漫或者肺门旁分布的磨玻璃影或者网格影,可以进展为实变影。有症状的患者中约有 6％起病时胸部 X 线片可以正常。CT 或 HRCT 表现包括散在或弥漫分布的磨玻璃影或实变影,小叶间隔增厚。约 1/3 的患者可以出现薄壁的囊状影(pneumatoceles),单发或者多发,可以出现于肺内任何部位,也有报道上肺更多见。可以出现气胸。少见的、不典型表现包括肺段或肺叶实变,局灶结节影伴或不伴空洞。胸腔积液、纵隔肺门淋巴结大非常少见。接受喷他脒雾化治疗的患者病变以上肺多见,类似于结核。非 HIV 感染的免疫抑制患者,由于肺部可能存在原发疾病表现,合并 PCP 时可能症状不典型。

【诊断】

高危人群(HIV 感染人群、尤其是外周血 CD4$^+$ 细胞＜200/mm^3 者;肿瘤、移植患者,以及其他使用免疫抑制药治疗的患者),一旦出现发热、干咳和进行性呼吸困难,低氧血症,影像学表现为双肺弥漫的磨玻璃影时,临床上应该警惕 PCP。但是 PCP 的症状、体征和影像学表现均不特异,仅靠症状、体征和影像学表现不足以确诊。目前诊断 PCP 仍然有赖于病原学诊断。由于尚无肺孢子菌的体外培养技术,病原学诊断方法是在呼吸道标本中找到病原体。染色方法包括姬姆萨染色法、哥氏银染色法、甲苯胺蓝染色法等。呼吸道标本包括痰、诱导痰、BALF 和各种肺活检标本,以及口腔含漱液(oral wash specimens)。据报道诱导痰的敏感性为 74％～83％,BALF 的敏感性为 89％～98％。

【治疗】

1.常用药物　目前推荐用于预防和治疗 PCP 的药物及剂量见表 17-11。

表 17-11　PCP 预防和治疗用药

药物	预防性用药		治疗性用药	
	途径	剂量	途径	剂量
首选 TMP-SMZ	口服	1DS* 或 1SS$^△$ qd	口服,静脉	2DS* q8h 5～25 mg/kg q8h
备选 TMP-SMZ	口服	1DS* tiw	/	/
氨苯砜	口服	50mg bid 或 100mg qd	/	/

药物	预防性用药		治疗性用药	
	途径	剂量	途径	剂量
氨苯砜	口服	50mg qd 或 100mg qw	/	/
伯氨喹啉	口服	50mg qd 或 15mg qw	/	/
亚叶酸	口服	25mg qw	/	/
喷他脒	气雾吸入	300mg qm	静脉	4mg/(kg·d)
阿托伐醌	口服	1 500mg qd	口服	750mg bid
TMP	/	/	口服	320mg q8h
氨苯砜	/	/	口服	100mg qd
克林霉素	/	/	口服,静脉	300～450mg q6h
伯氨喹啉	/	/	口服	15～30mg qd
辅助治疗				
泼尼松	/	/	口服,静脉	40mg q12h×5d 40mg qd×5d 20mg qd×11d

﹡ DS:双剂量片（强化片）含 TMP 160mg、SMZ 800mg;△ SS 单剂量片;剂量减半

卡泊芬净对肺孢子菌有抗菌活性,理论上卡泊芬净可以通过抑制葡聚糖合成,影响肺孢子菌的囊壁形成,从而对囊前期肺孢子菌有很强杀灭作用。动物实验显示小剂量卡泊芬净即可选择性抑制肺孢子菌的囊壁形成,但对滋养体无明显作用;预防性使用卡泊芬净可有效控制动物模型肺孢子菌感染。实验也提示卡泊芬净可作为肺孢子菌病的预防用药。

2. 预防性治疗 PCP 预防性治疗主要推荐用于 HIV/AIDS 患者,指征为:CD4$^+$<200/mm^3,口腔念珠菌病,或者 PCP 肺炎患者完成抗 PCP 治疗后,疗程为 CD4$^+$>200/mm^{3}持续 3 个月以上。也有人认为 TMP-SMZ 及氨苯砜预防治疗可以导致肠道和呼吸道菌群耐药率增加,同时也可能导致肺孢子菌耐药。

3. 糖皮质激素的应用 HIV 感染合并 PCP 应考虑使用激素辅助治疗。激素抑制 PCP 的炎症反应和肺损伤。对中重度 PCP 患者在正规抗肺孢子菌治疗基础上加用激素辅助治疗,可以降低死亡率。激素辅助治疗的指征包括:PaO$_2$<70mmHg,P$_{(A-a)}$O$_2$>35mmHg。激素应该在 TMP-SMZ 前 15～30min 给药。在 PaO$_2$>70mmHg 时应用激素也可能获益,但不主张常规使用。非 HIV 感染的其他免疫抑制患者合并 PCP 时是否使用糖皮质激素尚无一致意见。有人认为重度 PCP 也应使用激素。

4. PCP 治疗疗程 AIDS 合并 PCP 时疗程 3 周,非 AIDS 患者疗程为 2 周。临床需要根据患者情况个体化处理。评估 TMP-SMZ 无效或治疗失败需要观察 4～8d 才能判断,如果失败再改用其他方案。

【病例分析】

患者:男性,56 岁。

主诉:反复咳嗽 5 个月余,发热伴血痰 2 月,加重 1 个月。

入院情况:患者于 2008 年 2 月 2 日起咳嗽,咳白痰,伴左侧胸痛。胸部 X 线片提示左侧胸腔积液,胸腔穿刺抽出淡黄色胸液 1 400ml。胸腔积液检查:李凡他试验阳性,未找到抗酸杆菌及肿瘤细胞,ADA 增高,当地医院考虑结核可能性大,即给予异烟肼、利福平、吡嗪酰胺抗结核治疗,并加用泼尼松 30mg 每日一次口服。治疗后左侧胸部疼痛缓解,胸腔积液逐渐吸收。但于 4 月下旬无明显诱因再次出现咳嗽加重,痰中带血,伴发热,体温最高为 38.8℃。胸部 CT 提示左肺片状阴影,呈圆形,1 周后复查胸部 CT 提示圆形片状影较前明显增大,阴影周围呈现"晕轮征"（图 17-1）。同时血痰量逐渐增多,每日约 200ml 血痰,乏力明显,血红蛋白降

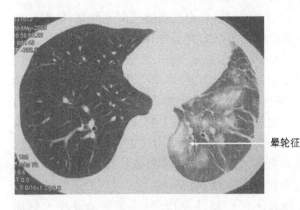

图 17-1　胸部 CT(2008 年 5 月 8 日)示左肺片状阴影,呈圆形,阴影周围呈现"晕轮征"

至 90g/L。先后应用莫西沙星、哌拉西林/他唑巴坦、亚胺培南、替考拉宁、头孢吡肟、头孢曲松等抗感染治疗,效果不明显,仍然发热,痰中持续带血,体重明显下降。

既往史:10 余年前确诊高血压病。

体格检查:T 37.9℃,P 105/min,R 21/min,BP 120/80mmHg,消瘦,左下肺呼吸音减低,未闻及干湿啰音,心界不大,HR 105/min,心律齐,未闻及杂音。腹软,无压痛,肝脾肋下未及,双下肢无水肿。

实验室检查:血常规:WBC 4.43×10^9/L,RBC 3.95×10^{12}/L,Hb 112g/L,N 74.7%,L 16.6%,PLT 507×10^9/L;ESR 97mm/1h;肝肾功能:ALT 46 U/L,Alb 41g/L,GGT 75 U/L,Cr 75μmol/L,BUN 4.75mmol/L;凝血功能无异常,抗中性粒细胞胞质抗体(ANCA)阴性。CRP 60.6mg/L;IgG 17.9 g/L、IgM 0.39 g/L、IgA 3.91 g/L;补体:CH50 63.4 U/ml,C3 168mg/dl,C4 38.0mg/dl;T 细胞亚群:CD4$^+$ 淋巴细胞 220/μl,CD4$^+$ 细胞第二信号受体(CD28)表达比例减低;血清 1,3-β-D-葡聚糖抗原检测(G 试验)连续 2 次阳性;血清半乳甘露聚糖抗原检测(GM 试验)连续 2 次阳性。痰真菌涂片找到孢子及假菌丝;痰真菌培养:烟曲霉×3 次均为阳性、痰找结核菌×5 次均为阴性;支气管镜检查:左下叶、左舌段支气管内可见黄色黏液性血性分泌物,经支气管镜毛刷涂片找到真菌孢子;经支气管镜吸取黏液性血性分泌物培养:烟曲霉;CT 引导下经皮肺穿刺:少许肺组织呈慢性炎症,过碘酸雪夫染色(PAS)、六胺银染色均阴性。

治疗:应用卡泊芬净静脉滴注(第 1d,70mg;第 2d 后,50mg/d)同时合并应用伏立康唑静脉滴注(第 1d,300mg,12h 1 次;第 2d 后,200mg,12h 1 次)抗真菌治疗。2 周后停用卡泊芬净,单用伏立康唑口服(200mg,12h 1 次)。同时抗结核治疗。治疗 1 周后,患者体温逐渐恢复正常,气短症状逐渐缓解,咳嗽减轻,咯血停止,一般情况恢复良好。6 周后出院,继续服用伏立康唑和抗结核药物。3 个月后复查胸部 CT:左肺圆形阴影明显吸收,左肺纤维索条阴影,左下肺少许片状阴影(图 17-2)。

诊断:急性侵袭性肺曲霉菌病(AIPA),左侧结核性胸膜炎。

讨论:

1. 病例特点　本病例为中年男性,发病初有咳嗽、左胸痛,合并左侧胸腔积液;胸腔穿刺曾抽出黄色胸液,按结核性胸膜炎治疗有效;在抗结核治疗的同时,曾经服用泼尼松 2 个月余。抗结核治疗过程中病情发生恶化,出现咳嗽加重,同时咳血痰,伴发热;胸部 CT 示左肺圆形片状阴影,短期内肺部阴影明显增大;阴影周围有明显的晕轮征(halo sign),即磨玻璃样环状阴影环绕病灶周围;病程中先后应用多种抗生素治疗,均无效。实验室检查发现患者细胞免疫功能低下,CD4$^+$ 淋巴细胞减少;G 试验和 GM 试验均 2 次阳性;多次痰培养为烟曲菌,痰真菌涂片找到孢子以及假菌丝,经支气管镜毛刷涂片发现霉菌孢子,经支气管镜吸取分泌物培养为烟曲菌。经过有效的抗真菌治疗,患者临床症状改善,出院时肺部阴影已部分吸收。

2. 临床表现　本例最后诊断为急性侵袭性肺曲菌病(AIPA),其临床表现和 AIPA 相符合。病程中有 AIPA 的危险因素存在,即患有结核性胸膜炎,而且在抗结核治疗中不恰当地使用了泼尼松,

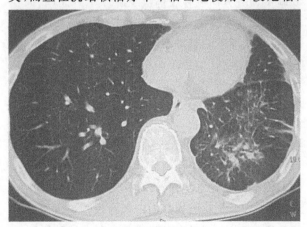

图 17-2　胸部 CT(2008 年 8 月 25 日)示左肺圆形阴影明显吸收,左肺纤维索条阴影,左下肺少许片状阴影

导致患者免疫功能下降,在免疫功能低下的情况下引起肺曲霉感染。AIPA 在疾病进展时可有咯血,常为少量咯血。AIPA 患者咯血,通常与曲霉丝在肺组织内增殖并侵入血管导致坏死性血管炎,造成血栓和菌栓性出血有关。故咯血可以是肺曲菌病不同于一般细菌性肺炎的有诊断参考价值的症状。本例患者在病程中有咯血,支气管镜检查发现左下叶、左舌段支气管内可见黄色黏液性血性分泌物。患者在结核性胸膜炎治疗有效后又出现咳嗽、咯血,合并持续性发热,而且对抗生素治疗无效,也提示需要考虑肺真菌感染的可能性。

3. **实验室检查**　AIPA 患者的痰液、支气管肺泡灌洗液涂片进行直接显微镜检查。过碘酸雪夫染色(PAS)和银染等特殊染色可以更清楚地显示真菌细胞。如果从无菌部位如血液、胸腔积液、支气管肺泡灌洗液以及活检组织块中分离出真菌常提示肯定的感染。但通常对痰液等标本则应谨慎解释结果,一次培养阳性往往不能确定感染的病原体,必要时应多次重复检查。因曲霉是条件致病菌,其孢子又无处不在,所以对真菌检查尤其是阳性的培养结果要慎重判断。通常取自无菌部位标本中分离出来的曲霉有临床意义,但必须排除操作时的污染。取之于其他部位,尤其是与外界相通部位的标本如痰液、粪便等中分离出的曲霉多无病理意义,除非真菌直接镜检同时见大量菌丝或反复培养均为同一菌种或多处标本培养均为同一菌种。

本例痰涂片、支气管镜毛刷涂片均发现真菌孢子以及假菌丝,多次痰培养均提示烟曲菌。加上抗原及其代谢物质检测(G 试验和 GM 试验)2 次均阳性,高度提示肺部真菌感染的可能性。本病例在实验室检查方面没有获得组织病理学的证据,即在组织中证实真菌成分的存在,也就是缺乏真菌向组织内侵入、增殖的直接证据。

4. **影像学**　AIPA 的早期普通胸部 X 线片常无特殊改变,或者仅仅为片状浸润影或多发结节影。高分辨率 CT 对早期临床诊断尤为重要。AIPA 的胸部 CT 可发现特征性的改变,疾病早期(约 1 周内)CT 可见晕轮征,即磨玻璃样环状阴影环绕病灶周围,因病灶周围水肿或出血所致。认识肺曲菌病的影像学表现,可以为早期诊断提供重要线索,本病例就是因为首先发现肺部阴影有晕轮征样改变,即考虑到患者有肺曲菌病存在的可能性。

5. **诊断和鉴别诊断**　AIPA 无特异性的临床表现,故 AIPA 早期诊断有时十分困难,最主要的诊断在于临床标本中发现和分离出曲霉,并能证实分离出的曲霉并非腐生性,确实存在于组织中。

AIPA 的诊断标准包括宿主因素、临床标准、微生物标准及组织病理学。诊断分 3 个级别:确诊、临床诊断及拟诊。本例属于临床诊断,因为具有宿主发病危险因素≥1 项、同时侵袭性肺真菌病的 1 项主要临床特征,即 CT 检查可见肺部密度增高的阴影,病灶周围具有典型晕轮征;以及多项微生物学检查依据,包括痰涂片、支气管镜毛刷涂片发现真菌孢子以及假菌丝,多次痰培养提示烟曲菌。由于本例 CT 引导下经皮肺穿刺后,没有获得肺组织病理学和微生物学证据,故未能到达"确诊"的诊断标准。

AIPA 的诊断时需与肺部细菌感染、其他真菌感染及肺部肿瘤等疾病相鉴别。肺内发现圆形阴影时,需与结核球、良性和恶性肿瘤、韦格纳肉芽肿和肺脓肿等疾病相鉴别。

6. **治疗**　对于病情严重的侵袭性肺曲霉病,特别是急性侵袭性肺曲霉病,一旦怀疑即应开始积极抗真菌治疗,包括对拟诊患者的经验性治疗和临床诊断患者的早期积极治疗(先发治疗)。先发治疗也就是临床诊断治疗,与经验性治疗的区别在于临床上已经具备微生物学[分泌物或体液真菌培养和(或)血液真菌抗原及其他血清免疫学检测]阳性证据,但尚无组织病理学确诊证据,即符合临床诊断,其抗真菌治疗已有较强的选择性用药指征。目前推荐对于临床诊断 AIPA 的患者积极进行先发治疗。

本病例在考虑到 AIPA 的可能诊断之后,立即进行有效的抗真菌治疗,治疗中采用抗真菌的联合用药,即同时应用两种抗真菌药物:伏立康唑和卡泊芬净静脉滴注。抗真菌治疗后患者体温下降、咯血停止、咳嗽减轻、气短缓解以及肺部阴影吸收。获得治疗效应后,即改为口服抗真菌药物治疗。

文献报道侵袭性曲霉病(确诊或临床诊断)患者,如果采用伏立康唑＋卡泊芬净联合治疗可以显著降低病死率。理论上,联合应用抗真菌药物可能具有以下优越性:①由于不同药物的作用机制和作用靶位不同,联合用药可能产生协同或相加的抗真菌效应,或者可以更快地产生抑菌或杀菌效应;②由于不同药物的抗真菌谱并不完全相同,联合用药可能获得更广的抗真菌谱;③可以减少真菌发生继发耐药的机会;④可以减少毒性较大的药物的剂量,从而降低药物不良反应的发生率。

目前关于 AIPA 的治疗持续时间还不明确,取决于曲菌感染的范围和程度、对治疗的反应、患者的潜在疾病和免疫状态等因素,而不是单单依靠药物的总剂量。一个合理的过程应该是维持治疗到临床和影像学异常改变完全或基本消失、曲霉培养转阴性、潜在的疾病得到控制。在中性粒细胞恢复的过程中,肺内病变暂时增多时不应该被误认为抗真菌治疗失败。

本例在治疗后临床症状明显改善,胸部 CT 示左肺圆形阴影已经明显吸收,但是左肺仍然有纤维索条阴影,左下肺少许片状阴影。抗真菌治疗仍然需要继续进行一段时间,具体疗程尚不能确定,应该治疗至肺部阴影完全或基本消失为止。

（蔡柏蔷）

■ 参考文献

[1] 中华医学会呼吸病学分会感染学组,中华结核和呼吸杂志编辑委员会.肺真菌病诊断和治疗专家共识.中华结核和呼吸杂志,2007,11:821-834

[2] 中华内科杂志编辑委员会.侵袭性肺部真菌感染的诊断标准与治疗原则(草案).中华内科杂志,2006,45:697-700

[3] 中华医学会重症医学分会.重症患者侵袭性真菌感染诊断与治疗指南(2007).中华内科杂志,2007,46:960-966

[4] 何礼贤.肺孢子菌病炎的诊断与治疗.中华结核和呼吸杂志,2007,30(11):802-805

[5] 施毅.肺隐球菌病的诊断与治疗.中华结核和呼吸杂志,2007,30(11):806-808

[6] 施毅.肺接合菌病的诊断与治疗.中华结核和呼吸杂志,2007,30(11):809-811

[7] 曹彬,蔡柏蔷,王辉,等.肺部真菌感染 152 例病原谱再评价.中华结核和呼吸杂志,2007,30:279-283

[8] 徐凌,蔡柏蔷,徐凯峰,等.变态反应性支气管曲菌病 23 例分析.中华内科杂志,2007,46(3):208-212

[9] 蔡柏蔷.新型抗真菌药物及其在临床上的应用//蔡柏蔷,肖毅.当代呼吸病学进展.北京:中国协和医科大学出版社,2007:670-690

[10] Petrikkos G, Skiada A. Recent advance in antifungal chemotherapy. International J of Antimocrobial Agents,2007,30:108-117

[11] Davies SF, Knox KS, Sarosi GA. Fungal Infections // Mason RJ, Murray JF, Broaddus VC, Nadel JA. Murray and Nadel's Textbook of Respiratory Medicine. 4th ed, Philadelphia: ELSEVIER SAUNDERS, 2005:1044-1081

[12] Walsh TJ,Anaissie EJ,Denning DW,et al. Treatment of Aspergillosis: Clinical Practice Guidelines of the Infectious Diseases Society of America. Clinical Infectious Diseases, 2008, 46: 327-360

[13] Thomas CF Jr, Limper AH. Pneumocystis pneumonia. N Engl J Med, 2004,350:2487-2498

[14] Yao Z,Liao W. Fungal respiratory disease. Curr Opin Pulm Med, 2006, 12: 222-227

[15] Bulpa P, Dive A, Sibille Y. Invasive pulmonary aspergillosis in patients with chronic obstructive pulmonary disease. Eur Respir J, 2007, 30: 782-800

[16] Soubani AO, Chandrasekar PH. The Clinical Spectrum of Pulmonary Aspergillosis. Chest,2002,121:1988-1999

第 18 章

肺结核及非结核分枝杆菌性肺病

第一节 肺 结 核

结核病是由结核分枝杆菌感染而引起的慢性传染病,是由单一致病菌导致死亡最多的疾病,已成为重要的公共卫生问题。WHO 已将其列为重点控制的传染病之一,我国也将肺结核列为乙类传染病。

【病原学】

1882 年 Koch 首先发现结核分枝杆菌是结核病的病原菌。1896 年 Lehmann 及 Neumann 首先将其命名为结核分枝杆菌(Mycobacterium tuberculosis(下简称结核杆菌))。在结核分枝杆菌复合群中,结核杆菌是人类主要致病菌,牛分枝杆菌仅占 2%~5%。

1. 形态及特性 结核杆菌细长、微弯,0.3~0.6μm×1~4μm,无荚膜、无鞭毛、无芽孢,不能活动,有分支生长的倾向,不易被染色,革兰染色呈弱阳性,品红染料着色后,对酸性酒精的脱色有很强的抵抗,镜下检查呈红色杆菌,故被命名为抗酸杆菌,是结核分枝杆菌的特征,也是非结核分枝杆菌的特征,奴卡菌、短棒杆菌属也有不同程度的抗酸染色的特性。抗酸染色阳性的物质基础是分枝杆菌细胞壁中含 70~90 个碳原子的分枝菌酸(mycolic acid)。但是结核杆菌的抗酸染色性也可发生变异,当处于不良环境中,结核杆菌可失去其抗酸染色特性而不易被检测到。L 型结核杆菌则属细胞壁缺陷型,也丧失其抗酸染色特性。

2. 培养和生长 结核杆菌是需氧菌,在固体培养基上生长缓慢,约需 4 周才能形成 1mm 左右的菌落,菌落致密、较干燥,常呈淡黄色或黄色,表面粗糙有皱纹,边缘不整齐,培养时如供氧充分,可促其生长,在液体培养基上生长较快,尤其在培养早期。结核杆菌的增殖周期,又称代期(generation time)平均为 24h,而大肠埃希菌为 0.5h。生长缓慢是由一系列遗传基因决定的,包括结核杆菌基因组 DNA 复制时间为 10~11h,而大肠埃希菌为 0.9~1.0h,RNA 转录时间为 0.12h,而大肠埃希菌为 0.013h,结核杆菌的 rRNA 操纵子数仅为大肠埃希菌的 1/7,核糖体数仅为大肠埃希菌的 1/10。

3. 致病性 多年研究并未发现结核杆菌有明确的外毒素、侵袭酶类和内毒素的证据。结核杆菌的致病力与某些菌体成分有关,如索状因子、双分枝菌酸海藻糖脂、硫苷酯、脂阿拉伯甘露糖、磷脂以及 25kDa 蛋白等。1998 年 Cole 等完成了结核分枝杆菌 H37RV 基因组的测序工作,其基因组共含 4.4×10^6 碱基对,约有 4 000 个编码基因,已明确功能的基因共 2 441 个。随着研究的深入其治病性将会在分子生物学水平上获得更多的证据。

4. 耐药性产生机制 结核杆菌在复制过程中极少数菌株可发生自发的染色体突变,而使其对抗结核杆菌药物产生耐药,即自然突变株,这种自发突变的耐药株产生概率分别为异烟肼:3.6×10^{-6},利福平:3.5×10^{-8},链霉素:3.8×10^{-6},乙胺丁醇:0.5×10^{-4}。在治疗过程中如单一用药,病变内绝大多数敏感菌群被杀死,而少数自然耐药株得以继续生长、繁殖而成为优势菌群,使抗结核药物难以奏效而成为耐药结核病,这就是当前普遍接受的选择性突变学说。其他关于耐药性产生机制的学说还有适应学说及药物通透性降低学说等。随着分子生物学技术的迅速发展,业已确定,结核杆菌对抗结核药物的耐药性主要是染色体突变所引起。

较多研究结果表明：结核杆菌对异烟肼的耐药性与kat G、inh A、ahp C 及调节 katG 和 ahpC 基因的 oxyR 基因的变异有关；对利福平的耐药性与细菌 RNA 聚合酶的 β 亚基的编码基因 rpoB 的突变有关；链霉素的耐药性与编码 16s rRNA(rrs)和核糖体蛋白 S12(rpsL)基因的突变有关；乙胺丁醇耐药株则与 embA 和 embB 基因突变有关；喹诺酮类耐药性的产生与 gyrA 与 gyrB 突变有关。而吡嗪酰胺的耐药机制尚未完全阐明，据报道 72% 耐药株编码 PZA 酶的 pncA 基因有突变。

【流行病学】

据 WHO 报告，全球现有肺结核病人约 2 000 万，每年新发病例 800 万～1 000 万，每年死于结核病约 300 万，全球有 1/3 人口已被结核杆菌感染，值得注意的是，全球 90% 的结核病人在发展中国家。获得性免疫缺陷综合征世界性的流行不仅增加结核病内源性复燃的发病机会，也增加了外源性再染的危险，加速了结核病疫情的恶化。据报道结核病是 HIV(+)者的第一杀手(32%)。此外，耐药及耐多药结核病(至少同时耐异烟肼、利福平两种或以上)也已成为当前结核病控制工作中的重大威胁，2006 年 WHO 估算，全球耐多药结核病病例(下称 MDR-TB)有 100 万，每年 MDR-TB 新病例有 30 万～60 万。尤为严重的是在 MDR-TB 病例中 4%～19% 病例为严重耐多药结核病(Extensively-resistant to second-line drugs，XDR-TB)，即同时还对二线抗结核药物中的一种新氨基糖苷类和一种喹诺酮类药物耐药，无疑 MDR-TB，XDR-TB 将严重威胁全球结核病控制规划的实施。我国是世界上结核病高疫情国家，是全球 22 个结核病高负担国家之一，结核病人总数仅低于印度而居世界第 2 位。据 2000 年全国结核病流行病学抽样调查报告，活动性肺结核患病率为 367/10 万，涂阳肺结核患病率为 122/10 万，菌阳肺结核患病率为 160/10 万，估算全国有 450 万活动性肺结核病人。2003 年我国 6 个省的耐药监测结果表明，在新发病例中 MDR-TB 占 2.1%～10.4%，在复治病例中则占 17.5%～36.6%，表明我国结核病疫情是十分严峻的。

【发病机制和病理】

1. 传染源与传播途径　痰结核杆菌阳性尤其是痰涂片结核杆菌阳性的肺结核病人是最重要的传染源。经呼吸道传染是最主要的传播途径，当病人咳嗽、咳痰、打喷嚏、大声说话时，可产生大量的含结核杆菌的微滴(droplets)，1～5μm 大小的微滴可较长时间悬浮于空气中，在空气不流通的室内可达 4～5h 之久，病人的密切接触者则可能吸入而感染。进食患结核病奶牛的牛奶或奶制品，结核杆菌可寄居于宿主肠壁或扁桃体内形成原发感染而分别导致肠系膜淋巴结增大、颈淋巴结增大。通过皮肤损伤或切口直接接种的传播途径极少见，仅发生于直接接触结核杆菌等特殊工种的工作人员，故此种皮肤感染被称之为解剖者疣(prosector's warts)。此外，偶有通过胎盘而发生胎内感染的报告。

2. 发病机制

(1)结核杆菌感染：当结核杆菌经呼吸道被吸入抵达近胸膜的远端呼吸性细支气管或肺泡内，能否引起感染取决于吸入结核杆菌的数量、结核杆菌的毒力和宿主肺泡巨噬细胞(alveolar macrophage，AM)固有的杀菌能力等。结核杆菌如能克服 AM 的防御作用，则可在 AM 内缓慢繁殖(每 25～32h 繁殖一次)，2～12 周后结核杆菌繁殖至 10^3～10^4 时，则可诱导机体产生相应的细胞免疫反应。结核菌素纯蛋白衍生物(purified protein derivative of tuberculin，PPD)皮肤试验阳转，提示机体已感染了结核杆菌。在细胞介导免疫反应(cell-mediated immuity，CMI)形成前，结核杆菌可通过淋巴管、肺门、纵隔淋巴结乃至通过血液循环形成早期菌血症而播散至身体各处。最易受累及的是氧分压较高的脑、长骨骨骺、肾、脊柱椎体、淋巴结和肺上叶，感染局部可愈合形成静止的纤维钙化灶(Simon 灶)，成为以后再活动的根源。宿主受结核杆菌感染后近期内发病乃至以后发病者占 10% 左右，发病者中近半数在感染后半年至两年内发病，其余则在机体抵抗力低下时发病，而 90% 感染者可保持终身不发病。

(2)原发综合征的发生及发展：被吸入的结核杆菌在肺内沉积，结核杆菌繁殖，在局部形成病变(原发灶——恭氏灶，Gohn's 灶)的同时，结核杆菌被未活化的 AM 吞噬、在 AM 内繁殖，并经淋巴管运送至相应的肺门及纵隔淋巴结形成病变。形成包括原发灶、淋巴管、淋巴结病变组成的原发综合征。被感染的 AM 可释放趋化因子，使更多的 AM 及循环单核细胞趋化至患处，AM 内结核杆菌继续繁殖呈对数生长、AM 死亡破裂释放出更多的结核杆菌和细胞碎片，招致更多的单核细胞浸润。感染结核杆菌 3 周后，宿主的细胞介导免疫反应及迟发超敏反应(DTH)开始启动、宿主 PPD 皮肤试验阳转。致敏 T 淋巴细胞的细胞因子活化巨噬细胞使其杀伤细胞内结核杆菌的能力增强,结核杆菌停止对数生长,病变局部结核结节、肉芽肿形成。在机体 DTH 的影响下,肺内及淋巴结病变可呈干酪样坏死、形成空洞,形成支气管播散灶——卫星灶(satellite lesions)。也可直接经淋巴-血液循环播散至全身,甚至发生威胁生命的粟粒性结核病或结核性脑膜炎。

(3)继发性肺结核(secondary pulmonary tuberculosis)的发生和发展:可发生在初次感染结核杆菌后的任何时期。早期菌血症播散形成的潜在病灶(latent focus)在机体抵抗力低下时而活动进展、发病——内源性"复燃"(endogenous reactivation)。结核杆菌也可再次侵入引起新的感染而导致发病——外源性再染(exogenous re-infection)。继发性肺结核的两种发病学说争议多年。随着分子生物学技术的发展,尤其 DNA 指纹技术的发展,直接为外源性再染提供了证据。

由于机体已产生了一定的免疫力,继发性肺结核时,病变常较局限且发展较缓慢,较少发生全身播散,但局部病变易于渗出、干酪样坏死乃至空洞形成。

(4)宿主的免疫应答:机体的抗结核免疫反应主要是通过 T 淋巴细胞介导的巨噬细胞的细胞免疫反应。细胞免疫功能低下者为结核病的高危人群,实验证明,去除了 $CD4^+$ T 细胞的小鼠难以抵抗和控制牛分枝杆菌的感染,而将另一已致敏小鼠的 $CD4^+$ T 细胞注入后又可重获保护性免疫力。HIV(+)的结核病人随着 $CD4^+$ 细胞数的降低而增加结核病的严重性,肺外结核、分枝杆菌菌血症的发生频率亦随之增加,充分证明 $CD4^+$ T 细胞在结核免疫反应中的重要性。当然,T 淋巴细胞介导的免疫反应是由多种细胞参与完成的,免疫细胞间通过细胞因子介导、完成信息的相互传递而发挥作用。巨噬细胞既是结核杆菌的栖居地,又是抗原递呈细胞(APC)和效应细胞,被 AM 吞噬的结核杆菌经溶酶体酶等加工处理后产生抗原肽片段再与机体自身的 MHCⅡ类因子结合形成复合物,至 AM 细胞表面,递呈给 $CD4^+$ T 细胞的抗原识别受体,使之致敏、增殖,当抗原再次进入,致敏 $CD4^+$ T 细胞活化,产生各种细胞因子如 IL-2、IL-4、IL-6、IL-8、IL-10、IFN-γ 等,从而导致单核巨噬细胞向患处趋化、聚集、发挥其抗微生物活性。至于 $CD8^+$ T 细胞则可能通过发挥其细胞毒作用与 $CD4^+$ T 细胞协同介导细胞免疫保护作用。Orme 等发现,$CD8^+$ 敲除小鼠肺内结核杆菌繁殖增加,提示其确有一定的免疫保护作用。

(5)潜伏性(latency)、休眠性(dormancy)和持留性(persistence)是结核分枝杆菌的基本特性。

潜伏性乃是指人体感染了结核杆菌后除了结核菌素皮肤试验阳性外,可不发病,无任何临床表现,但在机体免疫功能低下时发病,或稳定、治愈病灶的重新活动。休眠性乃是指结核杆菌的代谢和所致的病理学改变的静止状态,表明潜伏感染的宿主和病原菌相互间相对平衡和静止的亚临床状态。持留性乃是指结核杆菌在不利环境下,在细胞内、组织内保持稳定,对环境"无反应性"的特性。这些特性可能部分解释结核病的慢性、易复发、需较长期治疗的原因。

(6)结核病的高发人群:如前所述,感染结核杆菌后其发病、发展受多方面因素的影响,结核病的高发人群包括排菌病人的密切接触者、PPD 皮肤反应近期转阳者、HIV 感染/AIDS 病人、儿童、青少年结核杆菌反应强阳性者、糖尿病、矽肺、白血病、肾功能不全者、营养不良等各种基础性疾病病人以及老年人、因治疗疾病而长期使用糖皮质激素及(或)其他免疫抑制药者、贫穷、无家可归、流动人口及既往患结核病未经彻底治疗者。

【病理】

结核病有三种基本病变。

1. 渗出性病变 其表现为组织充血、水肿,中性粒细胞、淋巴细胞、单核细胞浸润,纤维蛋白渗出,还可有少量上皮样细胞、多核巨细胞,抗酸染色可发现结核杆菌。常发生于结核杆菌量多,机体 DTH 反应较强的情况,渗出性病变的转归可完全吸收或向增殖性病变转化,也可继续恶化,向干酪化坏死发展。

2. 增殖性病变 典型表现为结核结节(tubercle),其中央是巨噬细胞衍生而来的多核巨细胞(郎汉斯巨细胞),是多个细胞核呈环形或蹄形排列于细胞一端或两端的巨大细胞,周围则由巨噬细胞转化来的上皮样细胞包围呈层状排列,其最外围则有散在分布的淋巴细胞和浆细胞,单个结核结节可相互融合。结核肉芽肿(tuberculous granuloma)是一种弥漫性增殖性病变,由郎汉斯巨细胞、上皮样细胞、淋巴细胞及少量中性粒细胞组成,其中可有干酪样坏死。抗酸染色可含有少量结核杆菌,是结核病的典型病理改变,常发生于机体 CMI 占主导地位,病变局限的状况。

3. 干酪样坏死　渗出病变进一步发展恶化的阶段,常呈黄色或黄白色乳酪样的固体或半固体状的组织坏死,坏死组织周围可有肉芽组织增生乃至纤维包裹成纤维干酪灶,干酪样坏死组织液化经支气管排出而形成空洞及支气管播散灶。空洞内壁常含有 $10^8 \sim 10^9$ 代谢旺盛的结核杆菌。

由于机体的免疫及超敏感状态、入侵菌量、毒力及感染途径的不同以及对治疗的反应不同,上述三种病理改变可各占优势,以某种病理改变为主,也可相互转化,交错存在。消散吸收时,结核病变纤维化而形成纤维瘢痕或纤维干酪灶。也可钙化和骨化,病变稳定。因此,从某种意义上说,临床结核病是一个 T 淋巴细胞介导的保护性免疫反应与病理性免疫反应调控失衡的免疫性疾病。

【临床表现】

1. 肺结核的临床表现　复杂多样,轻重缓急不一,部分病人发病十分隐蔽,约 20% 病人可无症状或症状轻微而易被忽视,这取决于宿主状况、入侵的细菌、传播途径、病理变化、被侵及器官及其范围,是否伴有各种基础性疾病,病人常有发热、盗汗、疲乏、消瘦等结核中毒症状及咳嗽、咳痰等呼吸道症状。当肺部病变接近胸膜时则可有钝性或锐性胸痛,病变广泛时,可出现呼吸困难。

可无阳性体征,也可在患处闻及湿啰音,当伴有支气管结核、管腔狭窄时可闻及限局性哮鸣音,肺实变时可闻及支气管呼吸音或支气管肺泡呼吸音。值得注意的是结核超敏综合征,即病人有疱疹性角膜炎、结膜炎和(或)结节性红斑和(或)结核超敏性关节肿痛,和(或)伴有 PPD 皮肤反应阳性或强阳性的既往史或现病史,常提示机体有活动性结核病存在的可能。

肺结核病人尤其是早期、轻症病人血象无明显变化。慢性肺结核病人、老年病人则因长期消耗、营养障碍,可有贫血、低白蛋白血症、低钠血症等改变。粟粒性结核病病人周围血白细胞总数常偏低,有时还伴有血小板减少,活动性结核病时偶呈白血病样反应。重症肺结核肺组织破坏较重,且常伴纤维组织增生、大片胸膜增厚,结核性支气管扩张、肺不张、自发性气胸、咯血、慢性肺源性心脏病、呼吸功能衰竭及肺部继发感染等。

2. 胸部影像学检查　胸部 X 线检查是肺结核诊断的重要手段之一,其检出率高于细菌学检查,但特异性远远低于细菌性检查。随着各种先进技术的发展,如计算机 X 线摄影(CR)、数字性 X 线摄影(DR)以及各类型的 CT 扫描,无疑提高了其诊断水平。2001 年卫生部批准的《结核病分类》共包括原发性肺结核、血行播散性肺结核、继发性肺结核、结核性胸膜炎及其他肺外结核五型。各类型肺结核可呈现各种影像学表现。

(1)原发性肺结核:原发病灶多在上叶下部或下叶上部近胸膜下,随后沿淋巴管侵入相应的肺门及(或)纵隔淋巴结,形成原发综合征。多数病人可自愈,残留原发灶及淋巴结的钙化。有时原发病灶已吸收,仅表现为肺门纵隔淋巴结肿大,还可导致肺不张、支气管播散等。

(2)血行播散性肺结核:肺内原发灶及肺门纵隔淋巴结结核内的结核杆菌通过淋巴-血行,引起血行播散性肺结核乃至全身血行播散性结核。胸部 X 线表现为"三均匀",$1 \sim 3mm$ 大小的粟粒样结节,病变继续发展可融合成片絮状,也可以表现为上中肺野分布为主的亚急性或慢性血行播散性肺结核。

(3)继发性肺结核:肺部病变好发于上叶尖后段、下叶尖段,常呈多形态混合病变即肺内可同时有增殖、纤维病变、干酪渗出病变乃至空洞,常伴有钙化灶及局限性胸膜增厚等改变。结核性空洞根据其干酪坏死组织层、肉芽组织层及纤维组织层的构成不同,可表现为蜂窝样空洞、薄壁空洞、干酪厚壁空洞乃至纤维空洞、纤维厚壁空洞,空洞的邻近和同侧和(或)对侧下肺野常有支气管播散灶。最为严重顽固的是慢性纤维空洞性肺结核,病变广泛、以破坏性、不可逆性病变为主。并发支气管结核时可显示肺部反复感染、肺不张等表现。

(4)其他:并发气管、支气管结核,可发现支气管管腔狭窄、肺部反复继发感染,乃至肺不张、全肺不张等表现。

特殊人群的肺结核包括糖尿病合并肺结核、矽肺结核、HIV(+)/AIDS 合并结核病以及老年人肺结核可呈现下叶肺结核、下叶空洞不典型的表现等。

【实验室检查】

1. 痰结核杆菌检查

(1)痰涂片法:传统的染色方法为姜尼抗酸染色法。一般说,涂片(+)需 5 000 ~ 10 000 个结核杆菌/ml 痰。而荧光染色法可提高检出率和工作效率,但有时因脱色不充分,假阳性率较高。故国际防痨联盟(IUAT)细菌免疫学委员会规定,萋尼抗酸染色法全片检到2～3条抗酸杆菌则为阳性,而荧光染色法则需检到9～10条才可报告阳性。

(2)痰结核杆菌培养:培养法检出率约比涂片法高2倍。培养物可保留,供进一步菌种鉴定、药物敏感性测定及研究用。但传统的改良罗氏培养基法(L-J)需4～6周之久,难以满足临床需要。近年来含各种指示剂的液体培养基问世,共包括分枝杆菌生长指示管(mycobacteria growth indicator tube, MGIT),以荧光素代替[14]C的Bactec-960MGIT及BacT/Alert 3D等。近年来又再次受到关注的MODS技术,即显微镜观察下的药物敏感试验,乃是利用液体培养基有利于分枝杆菌早期生长,又可在显微镜下观察到索状形成并同时进行药敏试验,不啻为快速简易的方法,但防止污染是关键的问题。分枝杆菌噬菌体生物扩增法在检测结核杆菌及耐药性测定方面也已受到国内外研究者的关注。

2. 血清学检查　血清学诊断已有百年历史,但至今无实质性进展,仅作为辅助性诊断方法。

3. 聚合酶链反应技术　随着分子生物学技术的迅猛发展,在结核病诊断及研究方法上也取得显著的进步,其中PCR技术研究最多,但经临床广泛的研究,仍存在假阴性和假阳性问题,不少研究显示PCR与核酸探针结合、扩增结核杆菌特异性rRNA、定量PCR等均显示有较良好的发展前途。

【诊断与鉴别诊断】

1. 诊断　肺结核的诊断主要依据病史与临床表现,胸部X线检查所见,痰结核杆菌检查,一般诊断不难,但对临床及X线表现不典型、痰菌检查多次阴性者,则需辅以分子生物学、结核菌素皮肤试验、血清学诊断、纤维支气管镜检查、必要时还需进行活体组织检查,诊断仍难确立时,必要时可进行诊断性治疗。

(1)病史及临床表现:肺结核病人常缺乏特征性症状,有下述情况时应考虑有肺结核可能性,宜进行进一步检查。

①咳嗽、咳痰超过3周,亦可伴有咯血、胸痛等症状,抗感染治疗无效。

②原因不明的长期低热、伴盗汗、乏力、消瘦、体重减轻,女性病人可月经失调。

③曾有结核病接触史。发病前或发病期间有结节性红斑、关节肿痛、疱疹性角膜炎等症状;PPD皮试阳性或强阳性。

④曾有肺外结核病史如胸膜炎、颈淋巴结增大、肛瘘等。

⑤结核病易感人群,如糖尿病人、矽肺、HIV(+)/AIDS及长期使用免疫抑制药者、肾功能不全、胃大部分切除术后、营养不良、酗酒、肝硬化、甲状腺功能低下、精神病病人等。

(2)胸部X线检查:胸部X线检查较易发现肺内异常阴影,但缺乏特异性,还需密切结合临床及实验室诊断,注意与其他肺部疾病鉴别。

(3)痰结核杆菌检查:痰结核杆菌阳性对肺结核有确诊意义,但其阳性率较低,仅为30%～50%。痰涂片抗酸杆菌阳性还需考虑有非结核分枝杆菌的可能性。

(4)纤维支气管镜检查:纤支镜检查是呼吸系统疾病诊疗工作的重要检查手段,对肺结核、支气管结核的诊断也是不可缺少的。它有助于支气管结核、淋巴结支气管瘘、支气管淋巴结结核的明确诊断,对肺不张的病因确定也具有重要意义;有助于肺结核、支气管结核与中心型肺癌、支气管腺瘤的鉴别;协助判断咯血的原因及出血部位,对确定排菌来源也有一定的帮助;值得注意的是痰结核杆菌阳性者不应行支气管肺泡灌洗,以免引起支气管播散。通过纤支镜可对支气管结核、淋巴结支气管瘘进行局部治疗,因咯血或术后引起的肺不张可吸取血块、痰块,使肺复张。不少报告结果显示,支气管镜检查后连续查痰可提高结核杆菌或细胞学的检出率,起到"激惹作用"。

(5)结核菌素皮肤试验(PPD试验):结核菌素皮肤试验常作为结核感染率指标,也常用于BCG接种后免疫效果的考核,对儿童结核病的诊断有一定的辅助意义,对成人结核病则诊断意义不大,尤其我国是结核病高发国家,结核感染率高约80%,而且又是普种BCG的国家。皮内注射PPD 5IU后48～72h注射部位出现红润或硬结,硬结≥5mm者为阳性,在美国及非结核分枝杆菌感染较多的地区,硬结≥10mm为阳性,硬结≥20mm或有水疱、坏死者为＋＋＋或＋＋＋＋,属强阳性,提示机体对结核杆菌抗原处于超敏状态,但难以借此判断是发病、活动或恶化。PPD皮试强阳性同时伴有低热、消瘦、关节痛、血沉增快等临床表现者则对诊断有一定提示作用,应进一步检查。

PPD皮肤试验有其局限性:①有0%～20%活动性结核病人包括感染早期(4～8周)变态反应尚

未形成,皮肤试验可呈阴性反应;②免疫化学研究PPD含有多种抗原,其中多数与非结核分枝杆菌及BCG有交叉。

(6)活体组织检查:包括浅表淋巴结、经胸壁或经支气管镜的肺活检、胸膜活检及开胸肺活检,可为诊断不明的病例提供可靠的组织学证据。除了结核病组织学特点外,组织切片中的抗酸杆菌检查也十分重要。还可采用免疫组化及原位杂交等技术。

(7)细胞因子检测:近年来最受关注的是以ELISA技术检测病人周围血单个核细胞经特异性抗原(如ESAT-6或CFP-10或ESAT-6-CFP-10融合蛋白)刺激后的IFNγ释放试验及以ELISPOT技术检测IFNγ分泌细胞。

(8)诊断性治疗:由于痰、胸腔积液、腹水、心包积液、脑脊液的结核杆菌检出率均欠满意,因此对菌阴结核病包括菌阴肺结核在严格适应证的条件下,临床上可采用诊断性治疗,以达到治疗及"投石问路"的诊断目的,但在诊断性治疗过程中需进行严密的随访,理论上说,治疗方案最好不含有对其他病原菌也有抗菌活性的药物如氨基糖苷类、喹诺酮类药物,以免发生误导,作出错误结论。至于诊断性治疗的疗程,一般认为接受2~4周抗结核治疗,肺内结核病变虽不可能有明显的吸收,但可获发热、咳嗽、咳痰等临床症状的缓解。但诊断性治疗的判定需进行综合慎重的分析。

总之,肺结核的诊断是综合性诊断,但应坚持病原学诊断及病理学诊断,要注意其隐蔽性、多样性以及特殊人群的不典型表现,注意与其他疾病鉴别。

2. **鉴别诊断**　肺结核的临床症状及胸部X线表现复杂多样,缺乏特异性,易与其他肺部疾病混淆,因此,必须全面调查包括现病史、既往史、结核病接触史,胸部X线检查及痰结核杆菌及其他实验室检查,然后综合分析、排除各种其他可能的支气管肺部疾病。痰抗酸杆菌阳性还需注意非结核分枝杆菌感染的可能性,必要时需行菌种鉴定。现根据肺结核常见X线表现分别讨论需进行鉴别的主要疾病。

(1)肺门、纵隔淋巴结肿大:是原发性肺结核最常见的表现,需与恶性淋巴瘤、结节病、中心型肺癌、肿瘤转移性淋巴结肿大鉴别。结核病接触史、发热、盗汗、疲乏、消瘦等慢性结核中毒症状,PPD

强阳性或阳性是其特点,多组淋巴结受侵、周围常有浸润影、且易于融合、液化或部分钙化,尤其增强CT显示环形增强对结核病诊断有助。有时,还需经纤支镜、纵隔镜活检以及浅表淋巴结活检,才能明确诊断。

(2)双肺弥漫性点状结节阴影:是血行播散性肺结核常有的表现,病人常呈急重症经过,有高热、呼吸困难,有时还伴有脑膜刺激征、肝脾大、胸、腹腔、心包积液等,PPD常(一),痰结核杆菌(一),因此需与各种感染性疾病、弥漫型细支气管肺泡癌、转移性肺癌、尘肺、特发性肺间质纤维化以及结缔组织病的肺部表现鉴别。

(3)肺部空洞性病变:当肺部结核性渗出性病变进一步干酪样坏死、液化、常可形成空洞。因此需与肺脓肿、癌性空洞、坏死性肉芽肿、支气管肺囊肿合并感染等鉴别。

(4)肺部球形病变:结核球可由肺部干酪渗出病变逐渐吸收好转、局限化、纤维包膜而逐渐形成,也可由干酪厚壁空洞阻塞愈合形成。因含有大量干酪样病灶,又有纤维包膜,胸X线片上常呈现境界清晰、密度较高的球形阴影,其内可有钙化,近心端有小溶解区,周围可有卫星灶及胸膜粘连,常借此与周围型肺癌、炎性假瘤、错构瘤、慢性肺化脓等鉴别。

(5)肺部炎性渗出性病变:活动性肺结核时,肺部病变常以炎性渗出性病变为主,此时应与各种感染性疾病鉴别,其中,嗜肺军团菌肺炎尤须注意。病人也可低热、疲乏、咯血,肺部疾病也可发生于结核病好发部位,有时可有空洞形成、病程也较迁延,可1~2个月或更长,病变才见消散。血军团菌抗体检测,尤其是动态变化对诊断有意义。还需注意除外肺炎型肺癌的可能。

【治疗】

肺结核的化学治疗不仅是治疗和控制疾病的有力手段,而且也是结核病防治规划的重要组成部分。化学治疗的目标是治愈疾病,达到杀菌灭菌的目的,从而阻断传播,防止复发、防止耐药性产生。

1. **抗结核药物的种类**　目前国际上通用的抗结核药物有十余种,一般可分为基本抗结核药物(即一线药物)及次要抗结核药(即二线抗结核药物,复治用药)两大类,随着耐多药结核病的增多,还有新药类(三线药物)在研究和观察中(表18-1)。

表 18-1　常用抗结核药物剂量、用法及主要不良反应（成人）

药名	每日剂量/(g/d)		间歇疗法(3/周)		主要不良反应
	<50kg	≥50kg	<50kg	≥50kg	
异烟肼	0.3	0.3	0.5	0.6	肝毒性、末梢神经炎
利福平	0.45	0.6	0.6	0.6	肝毒性、胃肠反应、过敏反应
利福喷汀	—	—	0.45～0.6		肝毒性、胃肠反应、过敏反应
			(每周1～2次)		
吡嗪酰胺	1.5	1.5	2.0	2.0	肝毒性、胃肠反应、痛风样关节炎、血尿酸增高
链霉素	0.75	0.75	0.75	0.75	听力障碍、前庭功能障碍、肾功能障碍、过敏反应
乙胺丁醇	0.75	0.75～1.0	1.0	1.0	视力障碍、视野缩小
丙硫异烟胺	0.6	0.6	—	—	肝毒性、胃肠反应
对氨柳酸（静脉用）	8.0	8.0～10.0	—	—	肝毒性、胃肠反应、过敏反应

（1）基本抗结核药物：WHO 倡用的基本药物共有异烟肼（isoniazid，INH，H）、利福平（rifampicin，RFP，R）、吡嗪酰胺（pyrazinamide，PZA，Z）、链霉素（streptomycin，SM，S）、乙胺丁醇（ethambutol，EMB，E）及氨硫脲（thiacezone，TB，T），但氨硫脲不良反应较多，尤其并发 AIDS 者，目前已很少应用。

（2）二线抗结核药物：共包括卡那霉素、阿米卡星、卷曲霉素（capreomycin，CPM）、喹诺酮类、对氨柳酸（para-aminosalicylic acid，PAS）、乙硫异烟胺（ethionamide，ETH）、丙硫异烟胺（protionamide，PTH）、环丝氨酸（cycloserine，CS）。

2006 年 WHO 根据 MDR-TB 治疗的需要，将目前已有的抗结核药物分为五大类，第一类：一线抗结核药物，包括异烟肼、利福平、吡嗪酰胺及乙胺丁醇；第二类：注射药物，包括链霉素、卡那霉素、阿米卡星、卷曲霉素及紫霉素；第三类：喹诺酮类，包括莫西沙星、加替沙星、左氧氟沙星、氧氟沙星及环丙沙星；第四类：口服抑菌药，包括乙硫异烟胺、丙硫异烟胺、对氨柳酸及环丝氨酸；第五类为疗效不确定类，包括羟氨苄青霉素-棒酸复合剂、列奈唑胺（linezolid）及氯苯吩嗪（clofazimine）。

2. 结核病的化疗原则　早期、联合、规律、全程、足量。

3. 制定化疗方案的依据和常用化疗方案

（1）要依据病情，尤其是痰结核杆菌检查结果。一般应包括 2 个月、含 3～4 种抗结核药物的强化期及 4～7 个月、含 2～3 种药物的持续期。

（2）要依据系初治病例抑或复治病例而制订方案。初治者即既往未曾接受过任何治疗或用药不足一个月者宜采用一线药物，复治病例即初治失败或治疗后复发者则应依据既往用药史，考虑耐药性存在的可能而定。可选用一线药和（或）二线药。

（3）制订方案时，在力求保证化疗疗效的同时，还需考虑病人的安全性、耐受性和可接受性。

常用化疗方案如下。

① 初治涂阳肺结核 2HRZ/4HR*；2HRZ/4HR₃**；2HRZE(S)/4HR；2HRZE(S)/4H R₃；2SHRE/7HR；2HRE/7HR；6HRE₃***

注：* 即 2 个月强化期服用 HRZ，4 个月持续期服用 HR；

** 即 2 个月强化期服用 HRZ，4 个月持续期每周 3 次服用 HR；

*** 即 6 个月全程每周 3 次的间歇治疗。

② 初治涂阴肺结核：2HRZ/4HR；2HRZ/4HR₃；2HRZ₃/4HR₃

③ 复治涂阳肺结核：2HRZES/6HRE；2HRZES/6HRE₃；2HRZES₃/1HRZE₃/6HRE₃

④ 既往接受多种抗结核药物治疗而失败者推测或业经药物敏感性测定证明耐药者，则可选用未使用过的或敏感的一线药物与二线药物联合。

4. 加强化学治疗的管理还需注意观察可能发生的不良反应及作出相应的处理

5. 耐多药结核病

（1）耐多药结核病的治疗原则为以化疗为中心的综合治疗，免疫治疗、介入治疗及外科治疗也是耐多药结核病综合治疗的重要组成部分。

（2）加大力度开发研制新药也是十分重要的。目前正在研究或已用于临床的有利福拉吉（Rifalazil)、利福布汀（rifabutin）、莫西沙星（moxifloxa-cin）、加替沙星（gatifloxacin）等。此外，颇受关注的二芳基喹诺啉（diaryquinoline）、唑烷酮类化合物（oxazolidinones）及硝基咪唑并哌嗪（nitroimidazo-pyrans）等也颇有发展前景。

免疫治疗、介入治疗及外科治疗时耐多药结核病综合治疗的重要组成部分。化疗一般需 18～24 个月。

【预防】

1. 建立、加强全国防治系统，实施国家结核病防治工作规划（national tuberculosis programme，NTP）。

2. 早期发现和彻底治疗病人本身就是预防。推行直接面视下的短程化疗策略，保证合理的化疗方案，保证病人按时、全程服药。

3. 卡介苗接种 BCG（bacillus of calmetteguer-in vaccine）BCG 接种后使未感染机体产生一次轻微的无临床发病危险的原发感染，从而产生特异性免疫力。但 BCG 是活菌苗，因此 HIV（+）/AIDS 的病人及其他免疫缺陷者接种后有引起 BCG 全身播散性感染的危险。目前新疫苗的研究正受大力开展。

4. 化学预防　PPD 强阳性反应者，有密切结核病接触史，PPD 近期阳转者（结核病发病率较高），是化学预防的对象，防止发病。已证明口服 INH［成人 300mg/d，儿童 8～10mg/（kg·d）］6～12 个月可有效预防感染者的发病。为了缩短疗程，有研究表明异烟肼与利福喷汀（一周 1～2 次）的 3～4 个月治疗也可取得同样的化学预防效果。但应权衡化学预防的效果与可能发生不良反应的利弊。

第二节　非结核分枝杆菌性肺病

分枝杆菌属放线菌目、分枝杆菌科、分枝杆菌属。分枝杆菌共包括两大类：结核杆菌复合群（Mycobacterium complex）及非结核分枝杆菌（Non tuberculosis mycobacteria，下称 NTM）。迄今发现的 NTM 已有 150 余种，其中致病菌有 20 余种。

非结核分枝杆菌性肺病乃是指由 NTM 感染而引起的肺病，Ⅰ组 NTM 肺病可发生于原为健康者，其余 NTM 多继发于慢性阻塞性肺病、支气管扩张、尘肺和肺结核等慢性肺部疾病，也是 HIV 感染/AIDS 者、长期糖皮质激素使用者的常见并发症。胸外科手术后、长期机械通气治疗者并发 NTM 感染也屡见报道。

【病原学】

Runyon 根据细菌在试管内生长温度、速度、菌落形态、色素产生及与光反应的关系，将其分为四组。

Ⅰ组：光产色反应，在固体培养基上，菌落为淡黄色，光照后则变为黄色或橙色，以堪萨斯分枝杆菌（M. kansasii）、猿分枝杆菌（M. simiae）及海分枝杆菌（M. marinum）为主，前两者可引起肺部病变。

Ⅱ组：暗产色菌，在无光照处培养，菌落产生黄色或红色色素。以瘰疬分枝杆菌（M. szulgai）、苏尔加分枝杆菌（M. sjlgai）为主，均可引起肺部疾病。

Ⅲ组：不产色菌，共包括鸟胞内分枝杆菌复合群（M. avium-intracellulare complex，MAC）及蟾分枝杆菌（M. xenopi）等。前者是常见的 NTM 肺病的病原，后者在机体抵抗力低下时，也可侵及肺部。

Ⅳ组：快生长菌，主要有偶然分枝杆菌（M. fortuitum）、龟分枝杆菌（M. chelonae）、脓肿分枝杆菌（M. abscessus），主要侵犯皮肤、软组织，偶可引起肺部疾病。

【临床表现】

NTM 肺病与肺结核的临床表现十分相似，起病多隐匿，常有咳嗽、咳痰、胸痛、咯血等呼吸系统症状及疲乏无力、体重减轻等全身中毒症状，但常以呼吸系统症状为主，而全身症状较轻微，发热不常见。除肺部病变外，NTM 还可侵及皮肤、淋巴结、骨关节、泌尿生殖系统等。AIDS 及继发性免疫功能低下者可引起全身播散性疾病。其临床特点为：较多见于中老年、有各种慢性肺部疾病及免疫功能低下等基础疾病者；病程迁延、反复痰分枝杆菌阳性、抗结核治疗效果欠佳，药敏试验结果常为原发耐药或耐多药。PPD 皮肤试验多呈弱阳性。

【影像学表现】

NTM 肺病与肺结核影像学表现相似，病变也呈多形态改变，同时呈现渗出性、纤维增殖性、空洞等病变，但根据各家报道，NTM 肺部影像学表现可能有如下特点。

1. 双肺可同时受累及，病变部位以上叶尖段及前段为主；

2. 病变以纤维增殖为主,而渗出性病变较少;

3. 空洞性病变常见,常为胸膜下薄壁空洞,周围浸润少,支气管播散少;

4. 可并发胸腔积液,但以胸膜增厚粘连为主;

5. 病变进展缓慢;

6. 常伴有肺气肿、气肿大疱、支气管扩张等基础性疾病的影像学表现;

7. HIV/AIDS 并发播散性 NTM 病时,可伴有肺门、纵隔、淋巴结肿大而肺部无异常。

【NTM 肺病的诊断】

NTM 肺病的诊断主要依靠细菌性诊断,具有上述临床及影像学特点,对抗结核治疗无效者,应怀疑有 NTM 肺病可能,需及时送检分枝杆菌培养及菌种鉴定,共包括生长温度、生长速度、色素产生、烟酸试验、硝酸还原试验等各种生化反应。含对硝基苯甲酸(PNB)及噻吩-2-羧酸肼(TCH)的选择性培养基可初步鉴定结核分枝杆菌、牛分枝杆菌或 NTM。NTM 在两种培养基上均可生长,结核分枝杆菌只在含 TCH 培养基上生长,而牛分枝杆菌则均不生长。PCR、PCR 限制性内切酶片段长度多态性分析(PCR-RFLP)、PCR-核酸探针杂交等分子生物学技术均有助于快速的菌种鉴定。

【NTM 肺病的治疗】

1. 除 I 组 NTM 外,多数 NTM 对抗结核药物不敏感,故 NTM 肺病的治疗要根据既往用药史及药物敏感性试验结果选用敏感药物建立较长程的联合化疗方案。强化期 6～12 个月,选用 2～3 种敏感药物及其他药物 3～4 种,持续期 12 个月或以上,至少含 4 种药物。

2. 一般说,I 组 NTM 肺病可按菌阳肺结核治疗,但疗程需延长 12 个月或以上,且需根据药敏试验调整用药。II 组 NTM 肺病可选用阿米卡星、克拉霉素、喹诺酮类、利福平、乙胺丁醇等。III 组 NTM 肺病可选用克拉霉素或阿奇霉素、乙胺丁醇、利福布汀、喹诺酮类、阿米卡星等。IV 组 NTM 肺病可选用阿米卡星、克拉霉素、头孢西汀、喹诺酮类、SMZCO、多西环素等。

3. 治疗过程中需注意观察痰菌的动态变化和可能发生的不良反应以便及时处理及调整用药。

(马 玙)

■ 参考文献

[1] Pablos-Mendez A,Raviglione MC,Laszlo A,et al. Global surveillance for anti-tuberculosis drug resistance 1994-1997. WHO-IUATLD Working Group on Anti-Tuberculosis Drug Resistance Surveillance. N Engl J Med, 1998, 338:1641-1649

[2] Cole ST, Brosch R, Parkhill J, et al. Deciphering the biology of Mycobacterium tuberculosis from the complete genome sequence. Nature, 1998, 393:537-543

[3] Dannenberg AM jr. Immune mechanism in the pathogenesis of pulmonary tuberculosis. Rev Infect Dis(supple 2), 1989,11:369-378

[4] 严碧涟,端木宏谨. 结核病学. 北京:北京出版社,2003:549-575

[5] Gomez JE, Mc Kinney JD. Mycobacterium tuberculosis persistence, latency, and drug tolerance. Tuberculosis (Edinb),2004,84:29-44

[6] 马玙,朱莉贞,潘毓萱. 结核病. 北京:人民卫生出版社,2006:175-190

[7] Rich M,Cegielski P,Jaramillo E,et al. Guidelines for the programmatic management of drug-resistant tuberculosis. WHO/HTM/TB/2006,360:38-52

[8] Lounis N, Veziris N, Chauffour A, et al. Combinations of R207910 with drugs used to treat multidrug-resistant tuberculosis have the potential to shorten treatment duration. Antimicrob Agents and Chemother,2006,50:3543-3547

[9] American Thoracic Society. Diagnostic Standards and Classification of Tuberculosis in Adults and Children. Am J Respir Crit Care Med, 2000, 161:1376-1379

第 19 章

支气管哮喘

支气管哮喘(bronchial asthma,简称哮喘)是一种常见病、多发病。近年来发病有增加趋势,在我国支气管哮喘的患病率为 0.5%~6%。该病严重危害人类的健康,给社会造成了巨大的经济负担,是全世界共同面临的主要公共卫生问题之一。

由于对哮喘发病机制认识的不断深入,目前认为哮喘是由多种细胞(如嗜酸性粒细胞、肥大细胞、T 淋巴细胞、嗜中性粒细胞、气道上皮细胞等)和细胞组分(cellular elements)参与的气道慢性炎症性疾患。这种慢性炎症导致气道反应性的增加,通常出现广泛多变的可逆性气流受限,并引起反复发作性的喘息、气急、胸闷或咳嗽等症状,常在夜间和(或)清晨发作、加剧,多数患者可自行缓解或经治疗缓解。治疗不当,也可产生气流不可逆性受限,因此,合理的防治至关重要。

【病因和发病机制】

(一)病因

哮喘的病因还不十分清楚,大多认为是与多基因遗传有关的疾病,同时受遗传因素和环境因素的双重影响。

许多调查资料表明,哮喘的亲属患病率高于群体患病率,并且亲缘关系越近,患病率越高。哮喘患儿双亲大多存在不同程度气道反应性增高。目前,哮喘的相关基因尚未完全明确,但有研究表明存在有与气道高反应性、IgE 调节和特应性反应相关的基因,这些基因在哮喘的发病中起着重要的作用。

环境因素中主要包括某些激发因素,包括吸入物,如尘螨、花粉、真菌、动物毛屑、二氧化硫、氨气等各种特异和非特异性吸入物;感染,如细菌、病毒、原虫、寄生虫等;食物,如鱼、虾、蟹、蛋类、牛奶等;药物,如普萘洛尔(心得安)、阿司匹林等;气候

变化、运动、妊娠等都可能是哮喘的激发因素。

(二)发病机制

哮喘的发病机制尚不完全清楚。多数人认为哮喘与变态反应、气道炎症、气道反应性增高及神经机制等因素相互作用有关。

1. 变态反应 当变应原进入具有特应性体质的机体后,可刺激机体通过 T 淋巴细胞的传递,由 B 淋巴细胞合成特异性 IgE,并结合于肥大细胞和嗜碱性粒细胞表面的高亲和性的 IgE 受体($Fc_\varepsilon R_1$);IgE 也能结合于某些 B 细胞、巨噬细胞、单核细胞、嗜酸性粒细胞、NK 细胞及血小板表面的低亲和性 Fcα 受体($Fc_\varepsilon R_2$),但是 $Fc_\varepsilon R_2$ 与 IgE 的亲和力比 $Fc_\varepsilon R_1$ 低 10~100 倍。若变应原再次进入体内,可与结合在 $Fc_\varepsilon R$ 上的 IgE 交联,使该细胞合成并释放多种活性介质导致平滑肌收缩、黏液分泌增加、血管通透性增高和炎症细胞浸润等。炎症细胞在介质的作用下又可分泌多种介质,使气道病变加重,炎症反应增加,产生哮喘的临床症状。

根据变应原吸入后哮喘发生的时间,可分为速发型哮喘反应(IAR)、迟发型哮喘反应(LAR)和双相型哮喘反应(OAR)。IAR 几乎在吸入变应原的同时立即发生反应,15~30min 达高峰,2h 后逐渐恢复正常。LAR 6h 左右发病,持续时间长,可达数天。而且临床症状重,常呈持续性哮喘表现,肺功能损害严重而持久。LAR 的发病机制较复杂,不仅与 IgE 介导的肥大细胞脱颗粒有关,而且主要是气道炎症所致。现在认为哮喘是一种涉及多种炎症细胞和结构细胞相互作用,许多介质和细胞因子参与的一种慢性炎症疾病。LAR 是由于慢性炎症反应的结果。

2. 气道炎症 气道慢性炎症被认为是哮喘的本质。表现为多种炎症细胞特别是肥大细胞、嗜酸

性粒细胞和 T 淋巴细胞等多种炎症细胞在气道的浸润和聚集。这些细胞相互作用可以分泌出多种炎症介质和细胞因子,这些介质、细胞因子与炎症细胞和结构细胞相互作用构成复杂的网络,使气道反应性增高,气道收缩,黏液分泌增加,血管渗出增多。已知肥大细胞、嗜酸性粒细胞、中性粒细胞、上皮细胞、巨噬细胞和内皮细胞都可产生炎症介质。

3.气道高反应性(AHR) 表现为气道对各种刺激因子出现过强或过早的收缩反应,是哮喘患者发生和发展的另外一个重要因素。目前普遍认为气道炎症是导致气道高反应性的重要机制之一,当气道受到变应原或其他刺激后,由于多种炎症细胞、炎症介质和细胞因子的参与,气道上皮和上皮内神经的损害等而导致气道高反应性。AHR 常有家族倾向,受遗传因素的影响,AHR 为支气管哮喘患者的共同病理生理特征,然而出现 AHR 者并非都是支气管哮喘,如长期吸烟、接触臭氧、病毒性上呼吸道感染、慢性阻塞性肺疾病(COPD)等也可出现 AHR。

4.神经机制 神经因素也被认为是哮喘发病的重要环节。支气管受复杂的自主神经支配。除胆碱能神经、肾上素能神经外,还有非肾上腺素能非胆碱能(NANC)神经系统。支气管哮喘与 β-肾上腺素受体功能低下和迷走神经张力亢进有关,并可能存在有 α-肾上腺素神经的反应性增加。NANC 能释放舒张支气管平滑肌的神经介质如血管活性肠肽(VIP)、一氧化氮(NO),及收缩支气管平滑肌的介质如 P 物质、神经激肽,两者平衡失调,则可引起支气管平滑肌收缩。

【病理】

显微镜下可见纤毛上皮剥离、气道上皮下有肥大细胞、嗜酸性粒细胞、淋巴细胞与中性粒细胞浸润。气道黏膜下组织水肿,微血管通透性增加,杯状细胞增殖及支气管分泌物增加,支气管平滑肌痉挛等病理改变。若哮喘长期反复发作,表现为支气管平滑肌肌层肥厚、气道上皮细胞下纤维化、黏液腺增生和新生血管形成等,导致气道重构。

【临床表现】

几乎所有的支气管哮喘患者都有长期性和反复发作性的特点,哮喘的发作与季节、周围环境、饮食、职业、精神心理因素、运动和服用某种药物有密切关系。

(一)主要临床表现

1.前驱症状 在变应原引起的急性哮喘发作前往往有打喷嚏、流鼻涕、眼痒、流泪、干咳或胸闷等前驱症状。

2.喘息和呼吸困难 是哮喘的典型症状,喘息的发作往往较突然。呼吸困难呈呼气性,表现为吸气时间短,呼气时间长,患者感到呼气费力,但有些患者感到呼气和吸气都费力。

当呼吸肌收缩克服气道狭窄产生的过高支气管阻力负荷时,患者即可感到呼吸困难。一般来说,呼吸困难的严重程度和气道阻力增高的程度呈正比。但有 15% 的患者当 FEV_1 下降到正常值的 50% 时仍然察觉不到气流受限,表明这部分患者产生了颈动脉窦的适应,即对持续的刺激反应性降低。这说明单纯依靠症状的严重程度来评估病情有低估的危险,需要结合其他的客观检查手段来正确评价哮喘病情的严重程度。

3.咳嗽、咳痰 咳嗽是哮喘的常见症状,由于气道的炎症和支气管痉挛引起。干咳常是哮喘的前兆,哮喘发作时,咳嗽、咳痰症状反而减轻,以喘息为主。哮喘发作接近尾声时,支气管痉挛和气道狭窄减轻,大量气道分泌物需要排出时,咳嗽、咳痰可能加重,咳出大量的白色泡沫痰。有一部分哮喘患者,以刺激性干咳为主要表现,无明显的喘息症状,这部分哮喘称为咳嗽变异性哮喘(cough variant asthma,CVA)。

4.胸闷和胸痛 哮喘发作时,患者可有胸闷和胸部发紧的感觉。如果哮喘发作较重,可能与呼吸肌过度疲劳和拉伤有关。突发的胸痛要考虑自发性气胸的可能。

5.体征 哮喘的体征与哮喘的发作有密切的关系,在哮喘缓解期可无任何阳性体征。在哮喘发作期,根据病情严重程度的不同可有不同的体征。哮喘发作时支气管和细支气管进行性的气流受限可引起肺部动力学、气体交换和心血管系统一系列的变化。为了维持气道的正常功能,肺出现膨胀,伴有残气容积和肺总量的明显增加。由于肺的过度膨胀使肺内压力增加,产生胸腔内负压所需要的呼吸肌收缩力也明显增加。呼吸肌负荷增加的体征是呼吸困难、呼吸加快和辅助呼吸肌运动。在呼气时,肺弹性回缩压降低和气道炎症可引起显著的气道狭窄,在临床上可观察到喘息、呼气延长和呼气流速减慢。这些临床表现一般和第 1 秒用力呼气容积(FEV_1)和呼气高峰流量(PEF)的降低相关。由于哮喘患者气流受限并不均匀,通气的分布也不均匀,可引起肺通气/血流比值的失调,发生低氧血症,出现发绀等缺氧表现。在吸气期间肺过度膨胀和胸腔负压的增加对心血管系统有很大的影响。右心室受胸腔负压的牵拉使静脉回流增加,可引起肺动脉高压和室间隔的偏移。在这种情况下,受压的左心室需要将血液从负压明显增高的胸腔射到体循环,产生吸气期间的收缩压下降,称为奇脉。

(1)一般体征:哮喘患者在发作时,精神一般比较紧张,呼吸加快、端坐呼吸,严重时可出现口唇和指(趾)发绀。

(2)呼气延长和双肺哮鸣音:在胸部听诊时可听到呼气时间延长而吸气时间缩短,伴有双肺如笛声的高音调,称为哮鸣音。这是小气道梗阻的特征。两肺满布的哮鸣音在呼气时较明显,称呼气性哮鸣音。很多哮喘患者在吸气和呼气都可闻及哮鸣音。单侧哮鸣音突然消失要考虑发生自发性气胸的可能。在哮喘严重发作,支气管发生极度狭窄,出现呼吸肌疲劳时,哮鸣音反而消失,称为寂静肺(silent lung),是病情危重的表现。

(3)肺过度膨胀体征:即肺气肿体征。表现为胸腔的前后径扩大,肋间隙增宽,叩诊呈过清音,肺肝浊音界下降,心浊音界缩小。长期哮喘的患者可有桶状胸,儿童可有鸡胸。

(4)奇脉:重症哮喘患者发生奇脉是吸气期间收缩压下降幅度(一般不超过 1.33kPa 即 10mmHg)增大的结果。这种吸气期收缩压下降的程度和气流受限的程度相关,它反映呼吸肌对胸腔压波动的影响的程度明显增加。呼吸肌疲劳的患者不再产生较大的胸腔压波动,奇脉消失。严重的奇脉(≥3.33kPa,即 25mmHg)是重症哮喘的可靠指征。

(5)呼吸肌疲劳的表现:表现为呼吸肌的动用,肋间肌和胸锁乳突肌的收缩,还表现为反常呼吸,即吸气时下胸壁和腹壁向内收。

(6)重症哮喘的体征:随着气流受限的加重,患者变得更窘迫,说话不连贯,皮肤潮湿,呼吸和心率增加。并出现奇脉和呼吸肌疲劳表现。呼吸频率≥25/min,心率≥110/min,奇脉≥25mmHg 是重症哮喘的指征。患者垂危状态时可出现寂静肺或呼吸乏力、发绀、心动过缓、意识恍惚或昏迷等表现。

(二)重症哮喘的表现

1.哮喘持续状态 指哮喘严重发作并持续 24h 以上,通常被称为"哮喘持续状态"。这是指发作的情况而言,并不代表该患者的基本病情,但这种情况往往发生于重症的哮喘患者,而且与预后有关,是哮喘本身的一种最常见的急症。许多危重哮喘病例的病情常常在一段时间内逐渐加剧,所有重症哮喘患者在某种因素的激发下都有随时发生严重致命性急性发作的可能,而无特定的时间因素。其中一部分患者可能在哮喘急性发作过程中,虽经一段时间的治疗,但病情仍然逐渐加重。

2.哮喘猝死 有一部分哮喘患者在经过一段相对缓解的时期后,突然出现严重急性发作,如果救治不及时,可在数分钟到数小时内死亡,称为哮喘猝死(sudden death asthma)。哮喘猝死的定义为:哮喘突然急性严重发作,患者在 2h 内死亡。哮喘猝死的原因可能与哮喘突然发作或加重,引起严重气流受限或其他心肺并发症导致心跳和呼吸骤停有关。

3.潜在性致死性哮喘 包括以下几种情况:①长期口服糖皮质激素类药物治疗;②以往曾因严重哮喘发作住院抢救治疗;③曾因哮喘严重发作而行气管切开、机械通气治疗;④既往曾有气胸或纵隔气肿病史;⑤本次发病过程中需不断超常规剂量使用支气管扩张药,但效果不明显。在哮喘发作过程中,还有一些征象值得高度警惕,如喘息症状频发,持续甚至迅速加重,气促(呼吸频率>30/min),心率超过 140/min,体力活动和言语受限,夜间呼吸困难显著,取前倾位,极度焦虑、烦躁、大汗淋漓,甚至出现嗜睡和意识障碍,口唇、指甲发绀等。患者的肺部一般可以听到广泛哮鸣音,但若哮鸣音减弱,甚至消失,而全身情况不见好转,呼吸浅快,甚至神志淡漠和嗜睡,则意味着病情危重,随时可能发生心跳和呼吸骤停。此时的血气分析对病情和预后判断有重要参考价值。若动脉血氧分压(PaO_2)<8.0 kPa(60mmHg)和(或)动脉二氧化碳分压($PaCO_2$)>6.0 kPa(45mmHg),动脉血氧饱和度(SaO_2)<90%,pH<7.35,则意味患者处于危险状态,应加强监护和治疗。

4.脆性哮喘(brittle asthma,BA) 正常人的支气管舒缩状态呈现轻度生理性波动,第 1 秒用力呼气容积(FEV_1)和高峰呼气流量(PEF)在晨间降至最低(波谷),午后达最大值(波峰)。哮喘患者这种变化尤其明显。有一类哮喘患者 FEV_1 和 PEF

在治疗前后或一段时间内大幅度地波动，称为"脆性哮喘"。Ayres 在综合各种观点的基础上提出 BA 的定义和分型如下。

(1) Ⅰ型 BA：尽管采取了正规、有力的治疗措施，包括吸入糖皮质激素（如吸入二丙酸倍氯米松 $1\,500\mu g/d$ 以上），或口服相当剂量糖皮质激素，同时联合吸入支气管舒张药，连续观察至少 150d，半数以上观察日的 PEF 变异率>40%。

(2) Ⅱ型 BA：在基础肺功能正常或良好控制的背景下，无明显诱因突然急性发作的支气管痉挛，3h 内哮喘严重发作伴高碳酸血症，可危及生命，常需机械通气治疗。月经期前发作的哮喘往往属于此类。

(三)特殊类型的哮喘

1. 运动诱发性哮喘（exercise-induced asthma, EIA） 也称为运动性哮喘，是指达到一定的运动量后，出现支气管痉挛而产生的哮喘。其发作大多是急性的、短暂的，而且大多能自行缓解。运动性哮喘并非说明运动即可引起哮喘，实际上短暂的运动可兴奋呼吸，使支气管有短暂的舒张，其后随着运动时间的延长，强度增加，支气管发生收缩。运动性哮喘特点为：①发病均发生在运动后；②有明显的自限性，发作后经一定时间的休息后即可逐渐恢复正常；③一般无过敏性因素参与，特异性过敏原皮试阴性，血清 IgE 水平不高。

但有些学者认为，运动性哮喘常与过敏性哮喘共存，说明两者之间存在一些联系。临床上可进行运动诱发性试验来判断是否存在运动性哮喘。如果运动后 FEV_1 下降 20%～40%，即可诊断为轻度运动性哮喘；FEV_1 下降 40%～65%，即可诊断为中度运动性哮喘；FEV_1 下降 65% 以上可诊断为重度运动性哮喘。有严重心肺或其他影响运动疾病的患者不宜进行运动诱发性试验。

2. 药物性哮喘 由于使用某种药物导致的哮喘发作。常见的可能引起哮喘发作的药物有阿司匹林、β 受体阻滞药、血管紧张素转换酶抑制药（ACEI）、局部麻醉药、添加剂（如酒石黄）、医用气雾剂中的杀菌复合物等。个别患者吸入支气管舒张药时，偶尔也可引起支气管收缩，可能与其中的氟利昂或表面活性剂有关。免疫血清、含碘造影剂也可引起哮喘发作。这些药物通常是以抗原、半抗原或佐剂的形式参与机体的变态反应过程，但并非所有的药物性哮喘都是机体直接对药物产生过敏反应引起。例如 β 受体阻滞药，它是通过阻断 β 受体，使 β_2-受体激动药不能在支气管平滑肌的效应器上起作用，从而导致支气管痉挛。

阿司匹林是诱发药物性哮喘最常见的药物，某些患者可在服用阿司匹林或其他非甾体抗炎药数分钟或数小时内发生剧烈支气管痉挛。此类哮喘多发生于中年人，在临床上可分为药物作用相和非药物作用相。药物作用相指服用阿司匹林等解热镇痛药后引起哮喘持续发作的一段时间，潜伏期可为 5min 至 2h，患者的症状一般很重，常见明显的呼吸困难和发绀，甚至意识丧失，血压下降，休克等。药物作用相的持续时间不等，从 2～3h 至 1～2d。非药物作用相阿司匹林性哮喘指药物作用时间之外的时间，患者可因各种不同的原因发作哮喘。阿司匹林性哮喘的发病可能与其抑制呼吸道花生四烯酸的环氧酶途径，使花生四烯酸的脂氧酶代谢途径增强，产生过多的白三烯有关。白三烯具有很强的支气管平滑肌收缩能力。近年来研制的白三烯受体拮抗药，如扎鲁斯特和孟鲁斯特可以很好地抑制口服阿司匹林导致的哮喘发作。

3. 职业性哮喘 从广义上讲，凡是由职业性致喘物引起的哮喘统称为"职业性哮喘"。但从职业病学的角度，职业性哮喘应该有严格的定义和范围。我国在 20 世纪 80 年代末制定了职业性哮喘诊断标准，致喘物规定为：异氰酸酯类、苯酐类、多胺类固化剂、铂复合盐、剑麻和青霉素。职业性哮喘的发生率往往与工业的发展水平有关，发达的工业国家，职业性哮喘的发病率较高，美国的职业性哮喘的发病率估计为 15% 左右。职业性哮喘的病史有如下特点：①有明确的职业史，本病只限于与致喘物直接接触的劳动者；②既往（从事该职业前）无哮喘史；③自开始从事该职业至哮喘首次发作的"潜伏期"最少半年以上；④哮喘发作与致喘物的接触关系非常密切，接触则发病，脱离则缓解。

还有一些患者在吸入氯气、二氧化硫等刺激性气体时，出现急性刺激性干咳症状、咳黏痰、气急等症状，称为反应性气道功能不全综合征，可持续 3 个月以上。

【实验室和其他检查】

(一)血液学检查

发作时可有嗜酸性粒细胞增高，但多不明显，如并发感染可有白细胞计数增高，分类中性粒细胞比例增高。

(二)痰液检查

涂片在显微镜下可见较多嗜酸性粒细胞，可见嗜酸性粒细胞退化形成的尖棱结晶（Charcort-Leyden 结晶体）、黏液栓（Curschmann 螺旋体）和透明的哮喘珠（Laennec 珠）。如合并呼吸道细菌感染，痰涂片革兰染色、细菌培养及药物敏感试验有助于病原菌诊断及指导治疗。

（三）呼吸功能检查

在哮喘发作时有关呼气流量的全部指标均显著下降，第 1 秒用力呼气容积（FEV_1）、第 1 秒用力呼气容积占用力肺活量比值（$FEV_1/FVC\%$）、最大呼气中期流量（MMEF）、25％与 50％肺活量时的最大呼气流量（$MEF_{25\%}$、$MEF_{50\%}$）以及高峰呼气流量（PEF）均减少。缓解期可逐渐恢复。有效支气管舒张药可使上述指标好转。在发作时可有用力肺活量减少、残气容积增加、功能残气量和肺总量增加，残气容积占肺总量百分比增高。

（四）动脉血气分析

哮喘严重发作时可有缺氧，PaO_2 降低，由于过度通气可使 $PaCO_2$ 下降，pH 上升，表现为呼吸性碱中毒。如重症哮喘，病情进一步发展，气道阻塞严重，可有缺氧及二氧化碳潴留，$PaCO_2$ 上升，表现呼吸性酸中毒。如缺氧明显，可合并代谢性酸中毒。

（五）胸部 X 线检查

早期在哮喘发作时可见两肺透亮度增加，呈过度充气状态；在缓解期多无明显异常。如并发呼吸道感染，可见肺纹理增加及炎性浸润阴影。同时要注意肺不张、气胸或纵隔气肿等并发症的存在。

（六）支气管激发试验

用于测定气道反应性。哮喘患者的气道处于一种异常敏感状态，对某些刺激表现出一种过强和（或）过早的反应，称为气道高反应性（airway hyperresponsiveness，AHR）。如果患者就诊时 FEV_1 或 PEF 测定值在正常范围内，无其他禁忌证时，可以谨慎地试行支气管激发试验。吸入激发剂后，FEV_1 或 PEF 的下降≥20％，即可确定为支气管激发试验阳性。此种检查主要价值在于：

1. 辅助诊断哮喘　对于轻度、缓解期的支气管哮喘患者或患有变应性鼻炎而哮喘处于潜伏期的患者，气道高反应性可能是唯一的临床特征和诊断依据。早期发现气道高反应性对于哮喘的预防和早期治疗具有重要的指导价值，对于有职业刺激原反复接触史且怀疑职业性哮喘者，采用特异性支气管激发试验可以鉴别该刺激物是否会诱发支气管收缩，明确职业性哮喘的诊断很有意义。

2. 评估哮喘严重程度和预后　气道反应性的高低可直接反映哮喘的严重程度，并对支气管哮喘的预后提供重要的参考资料。

3. 判断治疗效果　气道反应轻者表示病情较轻，可较少用药，重者则提示应积极治疗。哮喘患者经长期治疗，气道高反应性减轻，可指导临床减药或停药，有学者提出将消除 AHR 作为哮喘治疗的最终目标。

（七）支气管舒张试验

测定气流受限的可逆性。对于一些已有支气管痉挛、狭窄的患者，采用一定剂量的支气管舒张药使狭窄的支气管舒张，以测定其舒张程度的肺功能试验，称为支气管舒张试验。若患者吸入支气管舒张药后，FEV_1 或 PEF 改善率≥15％可诊断支气管舒张试验阳性。此项检查的应用价值在于：

1. 辅助诊断哮喘　支气管哮喘的特征之一是支气管平滑肌的痉挛具有可逆性，故在支气管舒张试验时，表现出狭窄的支气管舒张。对一些无明显气流受限症状的哮喘患者或哮喘的非急性发作期，当其肺功能不正常时，经吸入支气管舒张药后肺功能指标有明显的改善，亦可作为诊断支气管哮喘的辅助方法。对有些肺功能较差，如 FEV_1＜60％预计值患者，不宜做支气管激发试验时，可采用本试验。

2. 指导用药　可通过本试验了解或比较某种支气管舒张药的疗效。有不少患者自述使用 β_2 受体激动药后效果不佳，但如果舒张试验阳性，表示气道痉挛可逆，仍可据此向患者耐心解释，指导正确用药。

（八）呼气高峰流量（PEF）的测定和监测

PEF 是反映哮喘患者气流受限程度的一项客观指标。通过测定大气道的阻塞情况，对于支气管哮喘诊断和治疗具有辅助价值。由于方便、经济、实用、灵活等优点，可以随时进行测定，在指导偶发性和夜间哮喘治疗方面更有价值。哮喘患者 PEF 值的变化规律是凌晨最低，午后或晚上最高，昼夜变异率≥20％则提示哮喘的诊断。在相同气流受限程度下，不同患者对呼吸困难的感知能力不同，许多患者感觉较迟钝，往往直至 PEF 降至很低时才感到呼吸困难，往往延误治疗。对这部分患者，定期监测 PEF 可以早期诊断和预示哮喘病情的恶化。

（九）特异性变应原检测

变应原是一种抗原物质，能诱发机体产生 IgE

抗体。变应原检测可分为体内试验(变应原皮试)、体外特异性 IgE 抗体检测、嗜碱性粒细胞释放能力检测、嗜酸性粒细胞阳离子蛋白(ECP)检测等。目前常用前两种方法。变应原皮肤试验简单易行,但皮肤试验结果与抗原吸入气道反应并不一致,不能作为确定变应原的依据,必须结合临床发作情况或进行抗原特异性 IgE 测定加以评价。特异性 IgE 抗体(SIgE)是体外检测变应原的重要手段,灵敏度和特异性都很高,根据 SIgE 含量可确定患者变应原种类,可评价患者过敏状态,对哮喘的诊断和鉴别诊断都有一定的意义。

【诊断】

(一)诊断标准

1. 反复发作喘息、气急、胸闷或咳嗽,多与接触变应原、冷空气、物理、化学性刺激以及病毒性上呼吸道感染、运动等有关。

2. 发作时在双肺可闻及散在或弥漫性、以呼气相为主的哮鸣音,呼气相延长。

3. 上述症状和体征可经治疗缓解或自行缓解。

4. 除外其他疾病所引起的喘息、气急、胸闷和咳嗽。

5. 临床表现不典型者(如无明显喘息或体征),应至少具备以下 1 项试验阳性:①支气管激发试验或运动激发试验阳性;②支气管舒张试验阳性 FEV_1 增加≥12%,且 FEV_1 增加绝对值≥200ml;③呼气流量峰值(PEF)日内(或 2 周)变异率≥20%。

符合 1~4 条或 4、5 条者,可以诊断为哮喘。

(二)分期

根据临床表现支气管哮喘可分为急性发作期(exacerbation)、慢性持续期(persistent)和临床缓解期(clinical remission)。慢性持续期是指每周均不同频度和(或)不同程度地出现症状(喘息、气急、胸闷、咳嗽等);临床缓解期系指经过治疗或未经治疗症状、体征消失,肺功能恢复到急性发作前水平,并维持 3 个月以上。

(三)病情严重程度分级

1. 病情严重程度的分级 主要用于治疗前或初始治疗时严重程度的判断,在临床研究中更有其应用价值(表 19-1)。

2. 控制水平的分级 这种分级方法更容易被临床医师掌握,有助于指导临床治疗,以取得更好的哮喘控制(表 19-2)。

表 19-1 哮喘病情严重程度的分级

分级	临床特点
间歇状态(第 1 级)	症状<每周 1 次 短暂出现 夜间哮喘症状≤每个月 2 次 FEV_1 占预计值%≥80%或 PEF≥80%个人最佳值,PEF 或 FEV_1 变异率<20%
轻度持续(第 2 级)	症状≥每周 1 次,但<每日 1 次 可能影响活动和睡眠 夜间哮喘症状>每个月 2 次,但<每周 1 次 FEV_1 占预计值%≥80%或 PEF≥80%个人最佳值,PEF 或 FEV_1 变异率 20%~30%
中度持续(第 3 级)	每日有症状 影响活动和睡眠 夜间哮喘症状≥每周 1 次 FEV_1 占预计值% 60%~79% 或 PEF 60%~79%个人最佳值,PEF 或 FEV_1 变异率>30%
重度持续(第 4 级)	每日有症状 频繁出现 经常出现夜间哮喘症状 体力活动受限 FEV_1 占预计值%<60%或 PEF<60%个人最佳值,PEF 或 FEV_1 变异率>30%

3. 哮喘急性发作时的分级　哮喘急性发作是指喘息、气促、咳嗽、胸闷等症状突然发生，或原有症状急剧加重，常有呼吸困难，以呼气流量降低为其特征，常因接触变应原、刺激物或呼吸道感染诱发。其程度轻重不一，病情加重，可在数小时或数天内出现，偶尔可在数分钟内即危及生命，故应对病情作出正确评估，以便给予及时有效的紧急治疗。哮喘急性发作时病情严重程度的分级，见表19-3。

【鉴别诊断】

（一）心源性哮喘

心源性哮喘常见于左心衰竭，发作时的症状与哮喘相似，但心源性哮喘多有高血压、冠状动脉粥样硬化性心脏病、风湿性心脏病和二尖瓣狭窄等病史和体征。阵发性咳嗽，常咳出粉红色泡沫痰，两肺可闻及广泛的湿啰音和哮鸣音，左心界扩大，心率增快，心尖部可闻及奔马律。病情许可行胸部 X 线检查时，可见心脏增大，肺淤血征，有助于鉴别。若一时难以鉴别，可雾化吸入 β_2 肾上腺素受体激动药或静脉注射氨茶碱缓解症状后，进一步检查，忌用肾上腺素或咖啡，以免造成危险。

（二）喘息型慢性支气管炎

实际上为慢支合并哮喘，多见于中老年人，有慢性咳嗽史，喘息长年存在，有加重期。有肺气肿体征，两肺可闻及湿啰音。

表 19-2　哮喘控制水平分级

	完全控制（满足以下所有条件）	部分控制（在任何 1 周内出现以下 1~2 项特征）	未控制（在任何 1 周内）
白天症状	无（或≤2 次/周）	>2 次/周	出现≥3 项部分控制特征
活动受限	无	有	
夜间症状/憋醒	无	有	
需要使用缓解药的次数	无（或≤2 次/周）	>2 次/周	
肺功能（PEF 或 FEV_1）	正常或≥正常预计值/本人最佳值的 80%	<正常预计值（或本人最佳值）的 80%	
急性发作	无	≥每年 1 次	在任何 1 周内出现 1 次

表 19-3　哮喘急性发作时病情严重程度的分级

临床特点	轻度	中度	重度	危重
气短	步行、上楼时	稍事活动	休息时	
体位	可平卧	喜坐位	端坐呼吸	
讲话方式	连续成句	单词	单字	不能讲话
精神状态	可有焦虑，尚安静	时有焦虑或烦躁	常有焦虑、烦躁	嗜睡或意识模糊
出汗	无	有	大汗淋漓	
呼吸频率	轻度增加	增加	常>30/min	
辅助呼吸肌活动及三凹征	常无	可有	常有	胸腹矛盾运动
哮鸣音	散在，呼吸末期	响亮、弥漫	响亮、弥漫	减弱、乃至无
脉率（/min）	<100	100~120	>120	脉率变慢或不规则
奇脉	无，<10mmHg	可有，10~25mmHg	常有，>25mmHg（成人）	无，提示呼吸肌疲劳
最初支气管扩张药治疗后 PEF 占预计值或个人最佳值%	>80%	60%~80%	<60% 或<100 L/min 或作用持续时间<2h	
PaO_2（吸空气，mmHg）	正常	≥60	<60	<60
$PaCO_2$（mmHg）	<45	≤45	>45	>45
SaO_2（吸空气，%）	>95	91~95	≤90	≤90
pH				降低

只要符合某一严重程度的某些指标，而不需满足全部指标，即可提示为该级别的急性发作；1mmHg=0.098kPa

（三）支气管肺癌

中央型肺癌由于肿瘤压迫导致支气管狭窄或伴发感染时，可出现喘鸣音或类似哮喘样呼吸困难、肺部可闻及哮鸣音。但肺癌的呼吸困难及喘鸣症状进行性加重，常无诱因，咳嗽可有血痰，痰中可找到癌细胞，胸部 X 线摄片、CT 或 MRI 检查或支气管镜检查常可明确诊断。

（四）肺嗜酸性粒细胞浸润症

见于热带性嗜酸细胞增多症、肺嗜酸性粒细胞增多性浸润、外源性变态反应性肺泡炎等。致病原为寄生虫、花粉、化学药品、职业粉尘等，多有接触史，症状较轻，患者常有发热，胸部 X 线检查可见多发性、此起彼伏的淡薄斑片浸润阴影，可自行消失或再发。肺组织活检也有助于鉴别。

（五）变态反应性支气管肺曲菌病

本病是一种由烟曲菌等致病真菌在具有特应性个体中引起的一种变态反应性疾病。其与哮喘的鉴别要点如下：①典型者咳出棕褐色痰块，内含多量嗜酸性粒细胞；②X 线胸片呈现游走性或固定性浸润病灶；③支气管造影可以显示出近端支气管呈囊状或柱状扩张；④痰镜检或培养发现烟曲菌；⑤曲菌抗原皮试呈速发反应阳性；⑥曲菌抗原特异性沉淀抗体（IgG）测定阳性；⑦烟曲菌抗原皮试出现 Arthus 现象；⑧烟曲菌特异性 IgE 水平增高。

（六）气管、支气管软化及复发性多软骨炎

由于气管支气管软骨软化，气道不能维持原来正常状态，患者呼气或咳嗽时胸膜腔内压升高，可引起气道狭窄，甚至闭塞，临床表现为呼气性喘息，其特点：①剧烈持续性、甚至犬吠样咳嗽；②气道断层摄影或 CT 显示气管、大气管狭窄；③支气管镜检查时可见气道呈扁平状，呼气或咳嗽时气道狭窄。

（七）变应性肉芽肿性血管炎（又称 Churg-Strauss 综合征）

本病主要侵犯小动脉和小静脉，常侵犯细小动脉，主要累及多器官和脏器，以肺部浸润和周围血管嗜酸性粒细胞浸润增多为特征，本病患者绝大多数可出现喘息症状，其与哮喘的鉴别要点如下：①除喘息症状外，常伴有副鼻窦炎（88%）、变应性鼻炎（69%）、多发性神经炎（66%～98%）；②病理检查特征有嗜酸性粒细胞浸润、肉芽肿病变、坏死性血管炎。

【治疗】

（一）脱离变应原

部分患者能找到引起哮喘发作的变应原或其他非特异刺激因素，应立即使患者脱离变应原的接触。

（二）药物治疗

治疗哮喘的药物可以分为控制药物和缓解药物。①控制药物：是指需要长期每天使用的药物。这些药物主要通过抗炎作用使哮喘维持临床控制，其中包括吸入糖皮质激素（简称激素）、全身用激素、白三烯调节药、长效 β_2 受体激动药（LABA，须与吸入激素联合应用）、缓释茶碱、色甘酸钠、抗 IgE 抗体及其他有助于减少全身激素剂量的药物等；②缓解药物：是指按需使用的药物。这些药物通过迅速解除支气管痉挛从而缓解哮喘症状，其中包括速效吸入 β_2 受体激动药、全身用激素、吸入性抗胆碱能药物、短效茶碱及短效口服 β_2 受体激动药等。

1. 激素　激素是最有效的控制气道炎症的药物。给药途径包括吸入、口服和静脉应用等，吸入为首选途径。

（1）吸入给药：吸入激素的局部抗炎作用强；通过吸气过程给药，药物直接作用于呼吸道，所需剂量较小。通过消化道和呼吸道进入血液药物的大部分被肝灭活，因此全身性不良反应较少。研究结果证明吸入激素可以有效减轻哮喘症状、提高生命质量、改善肺功能、降低气道高反应性、控制气道炎症，减少哮喘发作的频率和减轻发作的严重程度，降低病死率。当使用不同的吸入装置时，可能产生不同的治疗效果。多数成人哮喘患者吸入小剂量激素即可较好地控制哮喘。过多增加吸入激素剂量对控制哮喘的获益较小而不良反应增加。由于吸烟可以降低激素的效果，故吸烟患者须戒烟并给予较高剂量的吸入激素。吸入激素的剂量与预防哮喘严重急性发作的作用之间有非常明确的关系，所以，严重哮喘患者长期大剂量吸入激素是有益的。

吸入激素在口咽部局部的不良反应包括声音嘶哑、咽部不适和念珠菌感染。吸药后及时用清水含漱口咽部，选用干粉吸入剂或加用储雾器可减少上述不良反应。吸入激素的全身不良反应的大小与药物剂量、药物的生物利用度、在肠道的吸收、肝首关代谢率及全身吸收药物的半衰期等因素有关。已上市的吸入激素中丙酸氟替卡松和布地奈德的全身不良反应较少。目前有证据表明成人哮喘患者每天吸入低至中剂量激素，不会出现明显的全身不良反应。长期高剂量吸入激素后可能出现的全

身不良反应包括皮肤瘀斑、肾上腺功能抑制和骨密度降低等。已有研究证据表明吸入激素可能与白内障和青光眼的发生有关,但前瞻性研究没有证据表明与后囊下白内障的发生有明确关系。目前没有证据表明吸入激素可以增加肺部感染(包括肺结核)的发生率,因此伴有活动性肺结核的哮喘患者可以在抗结核治疗的同时给予吸入激素治疗。

气雾剂给药:临床上常用的吸入激素有 4 种(表 19-4)。包括二丙酸倍氯米松、布地奈德、丙酸氟替卡松等。一般而言,使用干粉吸入装置比普通定量气雾剂方便,吸入下呼吸道的药物量较多。

溶液给药:布地奈德溶液经以压缩空气为动力的射流装置雾化吸入,对患者吸气配合的要求不高,起效较快,适用于轻中度哮喘急性发作时的治疗。

吸入激素是长期治疗哮喘的首选药物。国际上推荐的每天吸入激素剂量,见表 19-4。我国哮喘患者所需吸入激素剂量比该表中推荐的剂量要小一些。

(2)口服给药:适用于中度哮喘发作、慢性持续哮喘吸入大剂量激素联合治疗无效的患者和作为静脉应用激素治疗后的序贯治疗。一般使用半衰期较短的激素(如泼尼松、泼尼松龙或甲泼尼龙等)。对于激素依赖型哮喘,可采用每天或隔天清晨顿服给药的方式,以减少外源性激素对下丘脑-垂体-肾上腺轴的抑制作用。泼尼松的维持剂量最好每天≤10mg。

长期口服激素可以引起骨质疏松症、高血压、糖尿病、下丘脑-垂体-肾上腺轴的抑制、肥胖症、白内障、青光眼、皮肤菲薄导致皮纹和瘀斑、肌无力。对于伴有结核病、寄生虫感染、骨质疏松、青光眼、糖尿病、严重忧郁或消化性溃疡的哮喘患者,全身给予激素治疗时应慎重并应密切随访。长期甚至短期全身使用激素的哮喘患者可感染致命的疱疹病毒应引起重视,尽量避免这些患者暴露于疱疹病毒是必要的。尽管全身使用激素不是一种经常使用的缓解哮喘症状的方法,但是对于严重的急性哮喘是需要的,因为它可以预防哮喘的恶化、减少因哮喘而急诊或住院的机会、预防早期复发、降低病死率。推荐剂量:泼尼松龙 30～50mg/d,5～10d。具体使用要根据病情的严重程度,当症状缓解或其肺功能已经达到个人最佳值,可以考虑停药或减量。地塞米松因对垂体-肾上腺的抑制作用大,不推荐长期使用。

(3)静脉给药:严重急性哮喘发作时,应经静脉及时给予琥珀酸氢化可的松(400～1 000mg/d)或甲泼尼龙(80～160mg/d)。无激素依赖倾向者,可在短期(3～5d)内停药;有激素依赖倾向者应延长给药时间,控制哮喘症状后改为口服给药,并逐步减少激素用量。

2.β₂受体激动药 通过对气道平滑肌和肥大细胞等细胞膜表面的 β₂ 受体的作用,舒张气道平滑肌、减少肥大细胞和嗜碱性粒细胞脱颗粒和介质的释放、降低微血管的通透性、增加气道上皮纤毛的摆动等,缓解哮喘症状。此类药物较多,可分为短效(作用维持 4～6h)和长效(维持 12h)β₂受体激动药。后者又可分为速效(数分钟起效)和缓慢起效(30min 起效)两种(表 19-5)。

(1)短效 β₂受体激动药(简称 SABA):常用的药物如沙丁胺醇(salbutamol)和特布他林(terbutalin)等。

吸入给药:可供吸入的短效 β₂受体激动药包括气雾剂、干粉剂和溶液等。这类药物松弛气道平滑肌作用强,通常在数分钟内起效,疗效可维持数小时,是缓解轻至中度急性哮喘症状的首选药物,也可用于运动性哮喘。如每次吸入 100～200μg 沙丁胺醇或 250～500μg 特布他林,必要时每 20min 重复 1 次。1h 后疗效不满意者应向医生咨询或去急诊。这类药物应按需间歇使用,不宜长期、单一使用,也不宜过量应用,否则可引起骨骼肌震颤、低血钾、心律失常等不良反应。压力型定量手控气雾剂

表 19-4 常用吸入型糖皮质激素的每天剂量与互换关系

药物	低剂量 (μg)	中剂量 (μg)	高剂量 (μg)
二丙酸倍氯米松	200～500	500～1 000	>1 000～2 000
布地奈德	200～400	400～800	>800～1 600
丙酸氟替卡松	100～250	250～500	>500～1 000
环索奈德	80～160	160～320	>320～1 280

表 19-5 β₂受体激动药的分类

起效时间	作用维持时间	
	短效	长效
速效	沙丁胺醇吸入剂 特布他林吸入剂 非诺特罗吸入剂	福莫特罗吸入剂
慢效	沙丁胺醇口服剂 特布他林口服剂	沙美特罗吸入剂

(pMDI)和干粉吸入装置吸入短效 β_2 受体激动药不适用于重度哮喘发作;其溶液(如沙丁胺醇、特布他林、非诺特罗及其复方制剂)经雾化泵吸入适用于轻至重度哮喘发作。

口服给药:如沙丁胺醇、特布他林、丙卡特罗片等,通常在服药后 15～30min 起效,疗效维持 4～6h。如沙丁胺醇 2～4mg,特布他林 1.25～2.5mg,每天 3 次;丙卡特罗 25～50μg,每天 2 次。使用虽较方便,但心悸、骨骼肌震颤等不良反应比吸入给药时明显。缓释剂型和控释剂型的平喘作用维持时间可达 8～12h,特布他林的前体药班布特罗的作用可维持 24h,可减少用药次数,适用于夜间哮喘患者的预防和治疗。长期、单一应用 β_2 受体激动药可造成细胞膜 β_2 受体的向下调节,表现为临床耐药现象,故应予避免。

注射给药:虽然平喘作用较为迅速,但因全身不良反应的发生率较高,国内较少使用。

贴剂给药:为透皮吸收剂型。现有产品有妥洛特罗(tulobuterol),分为 0.5mg、1mg、2mg 3 种剂量。由于采用结晶储存系统来控制药物的释放,药物经过皮肤吸收,因此可以减轻全身不良反应,每天只需贴敷 1 次,效果可维持 24h。对预防晨降有效,使用方法简单。

(2)长效 β_2 受体激动药(简称 LAB A):这类 β_2 受体激动药的分子结构中具有较长的侧链,舒张支气管平滑肌的作用可维持 12h 以上。目前在我国临床使用的吸入型 LABA 有 2 种。沙美特罗(salmeterol):经气雾剂或碟剂装置给药,给药后 30min 起效,平喘作用维持 12h 以上。推荐剂量 50μg,每天 2 次吸入。福莫特罗(formoterol):经吸入装置给药,给药后 3～5min 起效,平喘作用维持 8～12h 以上。平喘作用具有一定的剂量依赖性,推荐剂量 4.5～9μg,每天 2 次吸入。吸入 LABA 适用于哮喘(尤其是夜间哮喘和运动诱发哮喘)的预防和治疗。福莫特罗因起效相对较快,也可按需用于哮喘急性发作时的治疗。

近年来推荐联合吸入激素和 LABA 治疗哮喘。这两者具有协同的抗炎和平喘作用,可获得相当于(或优于)应用加倍剂量吸入激素时的疗效,并可增加患者的依从性、减少较大剂量吸入激素引起的不良反应,尤其适合于中至重度持续哮喘患者的长期治疗。不推荐长期单独使用 LABA,应该在医生指导下与吸入激素联合使用。

3. 白三烯调节药　包括半胱氨酰白三烯受体拮抗药和 5-脂氧化酶抑制药。除吸入激素外,是惟一可单独应用的长效控制药,可作为轻度哮喘的替代治疗药物和中重度哮喘的联合治疗用药。目前在国内应用主要是半胱氨酰白三烯受体拮抗药,通过对气道平滑肌和其他细胞表面白三烯受体的拮抗抑制肥大细胞和嗜酸粒细胞释放出的半胱氨酰白三烯的致喘和致炎作用,产生轻度支气管舒张和减轻变应原、运动和二氧化硫(SO_2)诱发的支气管痉挛等作用,并具有一定程度的抗炎作用。本品可减轻哮喘症状、改善肺功能、减少哮喘的恶化。但其作用不如吸入激素,也不能取代激素。作为联合治疗中的一种药物,本品可减少中至重度哮喘患者每天吸入激素的剂量,并可提高吸入激素治疗的临床疗效,联用本品与吸入激素的疗效比联用吸入 LABA 与吸入激素的疗效稍差。但本品服用方便。尤适用于阿司匹林哮喘、运动性哮喘和伴有过敏性鼻炎哮喘患者的治疗。本品使用较为安全。虽然有文献报道接受这类药物治疗的患者可出现 Churg-Strauss 综合征,但其与白三烯调节剂的因果关系尚未肯定,可能与减少全身应用激素的剂量有关。5-脂氧化酶抑制药齐留通可能引起肝损害,需监测肝功能。通常口服给药。白三烯受体拮抗药扎鲁司特 20mg,每天 2 次;孟鲁司特 10mg,每天 1 次;异丁司特 10mg,每天 2 次。

4. 茶碱　具有舒张支气管平滑肌作用,并具有强心、利尿、扩张冠状动脉、兴奋呼吸中枢和呼吸肌等作用。有研究资料显示,低浓度茶碱具有抗炎和免疫调节作用。作为症状缓解药,尽管现在临床上在治疗重症哮喘时仍然静脉使用茶碱,但短效茶碱治疗哮喘发作或恶化还存在争议,因为它在舒张支气管,与足量使用的快速 β_2 受体激动药对比,没有任何优势,但是它可能改善呼吸驱动力。不推荐已经长期服用缓释型茶碱的患者使用短效茶碱,除非该患者的血清中茶碱浓度较低或者可以进行血清茶碱浓度监测时。

口服给药:包括氨茶碱和控(缓)释型茶碱。用于轻至中度哮喘发作和维持治疗。一般剂量为每天 6～10mg/kg。口服控(缓)释型茶碱后昼夜血药浓度平稳,平喘作用可维持 12～24h,尤其适用于夜间哮喘症状的控制。联合应用茶碱、激素和抗胆碱药物具有协同作用。但本品与 β_2 受体激动药联合应用时,易出现心率增快和心律失常,应慎用并适当减少剂量。

静脉给药:氨茶碱加入葡萄糖溶液中,缓慢静脉注射[注射速度不宜超过 0.25mg/(kg·min)]或静脉滴注,适用于哮喘急性发作且近 24h 内未用过茶碱类药物的患者。负荷剂量为 4~6mg/kg,维持剂量为 0.6~0.8mg/(kg·h)。由于茶碱的"治疗窗"窄,以及茶碱代谢存在较大的个体差异,可引起心律失常、血压下降、甚至死亡,在有条件的情况下应监测其血药浓度,及时调整浓度和滴速。茶碱有效、安全的血药浓度范围应在 6~15mg/L。影响茶碱代谢的因素较多,如发热性疾病、妊娠,抗结核治疗可以降低茶碱的血药浓度;而肝脏疾患、充血性心力衰竭以及合用甲氰咪胍或喹诺酮类、大环内酯类等药物均可影响茶碱代谢而使其排泄减慢,增加茶碱的毒性作用,应引起临床医师的重视,并酌情调整剂量。多索茶碱的作用与氨茶碱相同,但不良反应较轻。双羟丙茶碱的作用较弱,不良反应也较少。

5. 抗胆碱药物　吸入抗胆碱药物如溴化异丙托品、溴化氧托品和溴化泰乌托品(tiotropium bromide)等,可阻断节后迷走神经传出支,通过降低迷走神经张力而舒张支气管。其舒张支气管的作用比 β₂ 受体激动药弱,起效也较慢,但长期应用不易产生耐药,对老年人的疗效不低于年轻人。

本品有气雾剂和雾化溶液两种剂型。经 pMDI 吸入溴化异丙托品气雾剂,常用剂量为 20~40μg,每天 3~4 次;经雾化泵吸入溴化异丙托品溶液的常用剂量为 50~125μg,每天 3~4 次。溴化泰乌托品系新近上市的长效抗胆碱药物,对 M₁ 和 M₃ 受体具有选择性抑制作用,仅需每天 1 次吸入给药。本品与 β₂ 受体激动药联合应用具有协同、互补作用。本品对有吸烟史的老年哮喘患者较为适宜,但对妊娠早期妇女和患有青光眼或前列腺肥大的患者应慎用。尽管溴化异丙托品被用在一些因不能耐受 β₂ 受体激动药的哮喘患者上,但是到目前为止尚没有证据表明它对哮喘长期管理方面有显著效果。

6. 抗 IgE 治疗　抗 IgE 单克隆抗体(omali-zumab)可应用于血清 IgE 水平增高的哮喘患者。目前它主要用于经过吸入糖皮质激素和 LABA 联合治疗后症状仍未控制的严重哮喘患者。目前在 11~50 岁的哮喘患者的治疗研究中尚没有发现抗 IgE 治疗有明显不良反应,但因该药临床使用的时间尚短,其远期疗效与安全性有待进一步观察。价格昂贵也使其临床应用受到限制。

7. 变应原特异性免疫疗法(SIT)　通过皮下给予常见吸入变应原提取液(如尘螨、猫毛、豚草等),可减轻哮喘症状和降低气道高反应性,适用于变应原明确但难以避免的哮喘患者。其远期疗效和安全性尚待进一步研究与评价。变应原制备的标准化也有待加强。哮喘患者应用此疗法应严格在医师指导下进行。目前已试用舌下给药的变应原免疫疗法。SIT 应该是在严格的环境隔离和药物干预无效(包括吸入激素)情况下考虑的治疗方法。现在没有研究比较其和药物干预的疗效差异。现在还没有证据支持使用复合变应原进行免疫治疗的价值。

8. 其他治疗哮喘药物

(1)抗组胺药物:口服第二代抗组胺药物(H₁ 受体拮抗药)如酮替芬、氯雷他定、阿司咪唑、氮草司丁、特非那丁等具有抗变态反应作用,在哮喘治疗中的作用较弱。可用于伴有变应性鼻炎哮喘患者的治疗。这类药物的不良反应主要是嗜睡。阿司咪唑和特非那丁可引起严重的心血管不良反应,应谨慎使用。

(2)其他口服抗变态反应药:如曲尼司特(tranilast)、瑞吡司特(repirinast)等可应用于轻至中度哮喘的治疗。其主要不良反应是嗜睡。

(3)可能减少口服糖皮质激素剂量的药物:包括口服免疫调节药(甲氨蝶呤、环孢素、金制剂等)、某些大环内酯类抗生素和静脉应用免疫球蛋白等。其疗效尚待进一步研究。

(4)中医中药:采用辨证施治,有助于慢性缓解期哮喘的治疗。有必要对临床疗效较为确切的中(成)药或方剂开展多中心随机双盲的临床研究。

(三)急性发作期的治疗

喘急性发作的治疗取决于发作的严重程度以及对治疗的反应。治疗的目的在于尽快缓解症状、解除气流受限和低氧血症,同时还需要制定长期治疗方案以预防再次急性发作。

对于具有哮喘相关死亡高危因素的患者,需要给予高度重视,这些患者应当尽早到医疗机构就诊。高危患者包括:①曾经有过气管插管和机械通气的濒于致死性哮喘的病史;②在过去 1 年中因为哮喘而住院或看急诊;③正在使用或最近刚刚停用口服激素;④目前未使用吸入激素;⑤过分依赖速效 β₂ 受体激动药,特别是每月使用沙丁胺醇(或等效药物)超过 1 支的患者;⑥有心理疾病或社会心理问题,包括使用镇静药;⑦有对哮喘治疗计划不依从的历史。

轻度和部分中度急性发作可以在家庭中或社区中治疗。家庭或社区中的治疗措施主要为重复吸入速效 β_2 受体激动药,在第 1h 每 20min 吸入 2～4 喷。随后根据治疗反应,轻度急性发作可调整为每 3～4h 时 2～4 喷,中度急性发作每 1～2h 时 6～10 喷。如果对吸入性 β_2 受体激动药反应良好(呼吸困难显著缓解,PEF 占预计值＞80％或个人最佳值,且疗效维持 3～4h),通常不需要使用其他的药物。如果治疗反应不完全,尤其是在控制性治疗的基础上发生的急性发作,应尽早口服激素(泼尼松龙 0.5～1mg/kg 或等效剂量的其他激素),必要时到医院就诊。

部分中度和所有重度急性发作均应到急诊室或医院治疗。除氧疗外,应重复使用速效 β_2 受体激动药,可通过压力定量气雾剂的储雾器给药,也可通过射流雾化装置给药。推荐在初始治疗时连续雾化给药,随后根据需要间断给药(每 4h 1 次)。目前尚无证据支持常规静脉使用 β_2 受体激动药。联合使用 β_2 受体激动药和抗胆碱能制剂(如异丙托溴铵)能够取得更好的支气管舒张作用。茶碱的支气管舒张作用弱于 SABA,不良反应较大应谨慎使用。对规则服用茶碱缓释制剂的患者,静脉使用茶碱应尽可能监测茶碱血药浓度。中重度哮喘急性发作应尽早使用全身激素,特别是对速效 β_2 受体激动药初始治疗反应不完全或疗效不能维持,以及在口服激素基础上仍然出现急性发作的患者。口服激素与静脉给药疗效相当,不良反应小。

推荐用法:泼尼松龙 30～50mg 或等效的其他激素,每日单次给药。严重的急性发作或口服激素不能耐受时,可采用静脉注射或滴注,如甲基泼尼松龙 80～160mg,或氢化可的松 400～1 000mg 分次给药。地塞米松因半衰期较长,对肾上腺皮质功能抑制作用较强,一般不推荐使用。静脉给药和口服给药的序贯疗法有可能减少激素用量和不良反应,如静脉使用激素 2～3d,继之以口服激素 3～5d。不推荐常规使用镁制剂,可用于重度急性发作(FEV_1 25％～30％)或对初始治疗反应不良者。哮喘急性发作的医院内治疗流程,见图 19-1。

重度和危重哮喘急性发作经过上述药物治疗,临床症状和肺功能无改善甚至继续恶化者,应及时给予机械通气治疗,其指征主要包括:意识改变、呼吸肌疲劳、$PaCO_2 \geqslant 45mmHg$ 等。可先采用经鼻(面)罩无创机械通气,若无效应及早行气管插管机械通气。哮喘急性发作机械通气需要较高的吸气压,可使用适当水平的呼气末正压(PEEP)治疗。如果需要过高的气道峰压和平台压才能维持正常通气容积,可试用允许性高碳酸血症通气策略以减少呼吸机相关肺损伤。

初始治疗症状显著改善,PEF 或 FEV_1 占预计值的百分比恢复到或个人最佳值 60％者以上可回家继续治疗,PEF 或 FEV_1 为 40％～60％者应在监护下回到家庭或社区继续治疗,治疗前 PEF 或 FEV_1＜25％或治疗后＜40％者应入院治疗。在出院时或近期的随访时,应当为患者制订一个详细的行动计划,审核患者是否正确使用药物、吸入装置和峰流速仪,找到急性发作的诱因并制订避免接触的措施,调整控制性治疗方案。严重的哮喘急性发作意味着哮喘管理的失败,这些患者应当给予密切监护、长期随访,并进行长期哮喘教育。

大多数哮喘急性发作并非由细菌感染引起,应严格控制抗菌药物的使用指征,除非有细菌感染的证据,或属于重度或危重哮喘急性发作。

(四)慢性持续期的治疗

哮喘的治疗应以患者的病情严重程度为基础,根据其控制水平类别选择适当的治疗方案。哮喘药物的选择既要考虑药物的疗效及其安全性,也要考虑患者的实际状况,如经济收入和当地的医疗资源等。要为每个初诊患者制订哮喘防治计划,定期随访、监测,改善患者的依从性,并根据患者病情变化及时修订治疗方案。哮喘患者长期治疗方案分为 5 级(表 19-6)。

对以往未经规范治疗的初诊哮喘患者可选择第 2 级治疗方案,哮喘患者症状明显,应直接选择第 3 级治疗方案。从第 2 级到第 5 级的治疗方案中都有不同的哮喘控制药物可供选择。而在每一级中都应按需使用缓解药物,以迅速缓解哮喘症状。如果使用含有福莫特罗和布地奈德单一吸入装置进行联合治疗时,可作为控制和缓解药物应用。

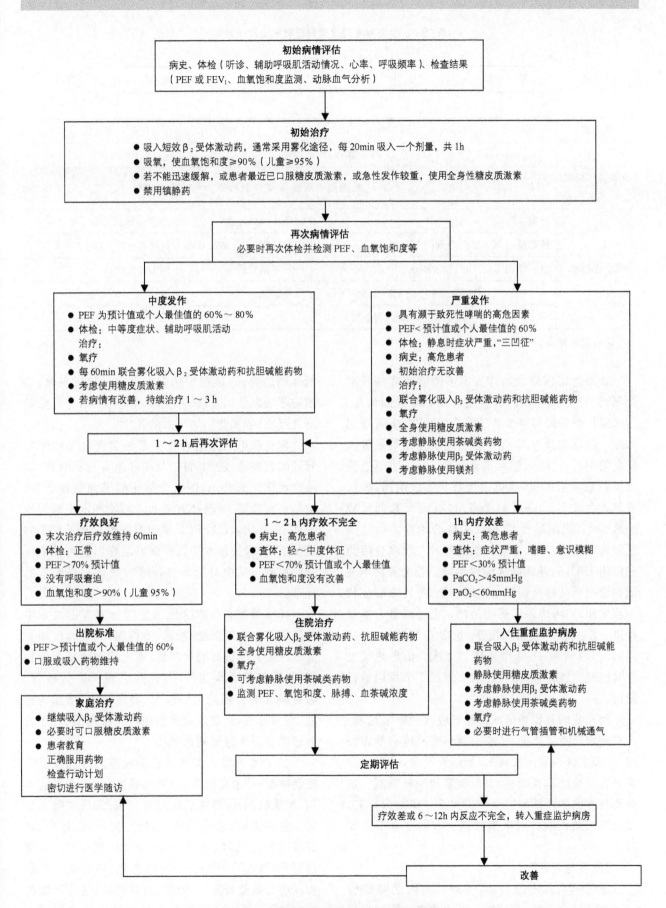

图 19-1　哮喘急性发作医院内处理流程图

表 19-6 根据哮喘病情控制分级制定治疗方案

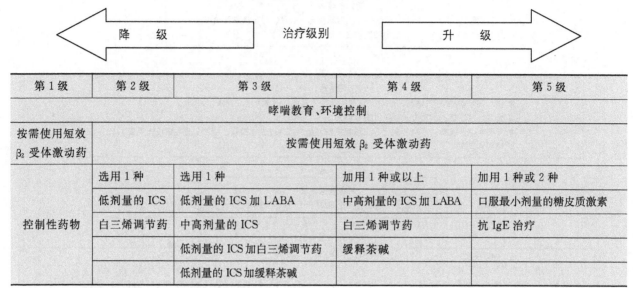

第1级	第2级	第3级	第4级	第5级
		哮喘教育、环境控制		
按需使用短效 β₂ 受体激动药		按需使用短效 β₂ 受体激动药		
控制性药物	选用1种	选用1种	加用1种或以上	加用1种或2种
	低剂量的 ICS	低剂量的 ICS 加 LABA	中高剂量的 ICS 加 LABA	口服最小剂量的糖皮质激素
	白三烯调节药	中高剂量的 ICS	白三烯调节药	抗 IgE 治疗
		低剂量的 ICS 加白三烯调节药	缓释茶碱	
		低剂量的 ICS 加缓释茶碱		

ICS：吸入糖皮质激素

如果使用该分级治疗方案不能够使哮喘得到控制，治疗方案应该升级直至达到哮喘控制为止。当哮喘控制并维持至少 3 个月后，治疗方案可考虑降级。建议减量方案：①单独使用中至高剂量吸入激素的患者，将吸入激素剂量减少 50%；②单独使用低剂量激素的患者，可改为每日 1 次用药；③联合吸入激素和 LABA 的患者，将吸入激素剂量减少约 50%，仍继续使用 LABA 联合治疗。当达到低剂量联合治疗时，可选择改为每日 1 次联合用药或停用 LABA，单用吸入激素治疗。若患者使用最低剂量控制药物达到哮喘控制 1 年，并且哮喘症状不再发作，可考虑停用药物治疗。上述减量方案尚待进一步验证。通常情况下，患者在初诊后 2~4 周回访，以后每 1~3 个月随访 1 次。出现哮喘发作时应及时就诊，哮喘发作后 2 周至 1 个月内进行回访。

对于我国贫困地区或低经济收入的哮喘患者，视其病情严重度不同，长期控制哮喘的药物推荐使用：①吸入低剂量激素；②口服缓释茶碱；③吸入激素联合口服缓释茶碱；④口服激素和缓释茶碱。这些治疗方案的疗效与安全性需要进一步临床研究，尤其要监测长期口服激素可能引起的全身不良反应。

【教育与管理】

尽管哮喘尚不能根治，但通过有效的哮喘管理，通常可以实现哮喘控制。成功的哮喘管理目标是：①达到并维持症状的控制；②维持正常活动，包括运动能力；③维持肺功能水平尽量接近正常；④预防哮喘急性加重；⑤避免因哮喘药物治疗导致的不良反应；⑥预防哮喘导致的死亡。

建立医患之间的合作关系是实现有效的哮喘管理的首要措施。其目的是指导患者自我管理，对治疗目标达成共识，制定个体化的书面管理计划，包括自我监测、对治疗方案和哮喘控制水平周期性评估、在症状和（或）PEF 提示哮喘控制水平变化的情况下，针对控制水平及时调整治疗以达到并维持哮喘控制。其中对患者进行哮喘教育是最基本的环节。

哮喘教育必须成为医患之间所有互助关系中的组成部分。对医院、社区、专科医师、全科医师及其他医务人员进行继续教育，通过培训哮喘管理知识，提高与患者沟通技巧，做好患者及家属教育。患者教育的目标是增加理解、增强技能、增加满意度、增强自信心、增加依从性和自我管理能力，增进健康减少卫生保健资源使用。

1. 教育内容 ①通过长期规范治疗能够有效控制哮喘；②避免触发、诱发因素方法；③哮喘的本质、发病机制；④哮喘长期治疗方法；⑤药物吸入装置及使用方法；⑥自我监测，即如何测定、记录、解释哮喘日记内容、症状评分、应用药物、PEF，哮喘控制测试（ACT）变化；⑦哮喘先兆、哮喘发作征象和相应自我处理方法，如何、何时就医；⑧哮喘防治药物知识；⑨如何根据自我监测结果判定控制水平，选择治疗；⑩心理因素在哮喘发病中的作用。

2. 教育方式　①初诊教育:是最重要的基础教育和启蒙教育,是医患合作关系起始的个体化教育,首先应提供患者诊断信息,了解患者对哮喘治疗的期望和可实现的程度,并至少进行以上①至⑥内容教育,预约复诊时间,提供教育材料。②随访教育和评价:是长期管理方法,随访时应回答患者的疑问、评估最初疗效。定期评价、纠正吸入技术和监测技术,评价书面管理计划,理解实施程度,反复提供更新教育材料。③集中教育:定期开办哮喘学校、学习班、俱乐部、联谊会进行大课教育和集中答疑。④自学教育:通过阅读报纸、杂志、文章、看电视节目、听广播进行。⑤网络教育:通过中国哮喘联盟网(www.chinaasthma.net)、全球哮喘防治创议网 GINA(www.ginasthma.org)等或互动多媒体技术传播防治信息。⑥互助学习:举办患者防治哮喘经验交流会。⑦定点教育:与社区卫生单位合作,有计划开展社区、患者、公众教育。⑧调动全社会各阶层力量宣传普及哮喘防治知识。

哮喘教育是一个长期、持续过程,需要经常教育,反复强化,不断更新,持之以恒。

(一)确定并减少危险因素接触

尽管对已确诊的哮喘患者应用药物干预,对控制症状和改善生活质量非常有效,但仍应尽可能避免或减少接触危险因素,以预防哮喘发病和症状加重。

许多危险因素可引起哮喘急性加重,被称为"触发因素",包括变应原、病毒感染、污染物、烟草烟雾、药物。减少患者对危险因素的接触,可改善哮喘控制并减少治疗药物需求量。早期确定职业性致敏因素,并防止患者进一步接触,是职业性哮喘管理的重要组成部分。

(二)评估、治疗和监测

哮喘治疗的目标是达到并维持哮喘控制。大多数患者或家属通过医患合作制定的药物干预策略,能够达到这一目标,患者的起始治疗及调整是以患者的哮喘控制水平为依据,包括评估哮喘控制、治疗以达到控制,以及监测以维持控制这样一个持续循环过程(图 19-2)。

一些经过临床验证的哮喘控制评估工具如哮喘控制测试(ACT)、哮喘控制问卷(ACQ)、哮喘治疗评估问卷(ATAQ)等,也可用于评估哮喘控制水平。经国内多中心验证表明哮喘评估工具 ACT 不仅易学易用且适合中国国情。ACT 仅通过回答有关哮喘症状和生活质量的 5 个问题的评分进行综合判定,25 分为控制、20～24 分为部分控制、20 分以下为未控制,并不需要患者检查肺功能。这些问卷不仅用于临床研究,还可以在临床工作中评估患者的哮喘控制水平,通过长期连续检测维持哮喘控制,尤其适合在基层医疗机构推广,作为肺功能的补充,既适用于医生,也适用于患者自我评估哮喘控制,患者可以在家庭或医院,就诊前或就诊期间完成哮喘控制水平的自我评估。这些问卷有助于改进哮喘控制的评估方法并增进医患双向交流,提供了反复使用的客观指标,以便长期监测(表 19-7)。

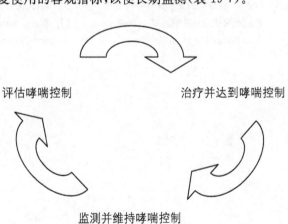

图 19-2　哮喘长期管理的循环模式图

表 19-7　哮喘控制测试(ACT)

问题 1	在过去 4 周内,在工作、学习或家中,有多少时候哮喘妨碍您进行日常活动?					
	所有时间　1	大多数时间　2	有些时候　3	很少时候　4	没有　5	得分
问题 2	在过去 4 周内,您有多少次呼吸困难?					
	每天不止 1 次　1	每天 1 次　2	每周 3 至 6 次　3	每周 1 至 2 次　4	完全没有　5	得分

表 19-7　　　　　　　　　　　　　　　　　　　　　　　　　　（续　表）

问题3	在过去4周内,因为哮喘症状(喘息、咳嗽、呼吸困难、胸闷或疼痛),您有多少次在夜间醒来或早上比平时早醒					
	每周4晚或更多　1	每周2至3晚　2	每周1次　3	1至2次　4	没有　5	得分
问题4	在过去4周内,您有多少次使用急救药物治疗(如沙丁胺醇)?					
	每天3次以上　1	每天1至2次　2	每周2至3次　3	每周1次或更少　4	没有　5	得分
问题5	您如何评价过去4周内,您的哮喘控制情况?					
	没有控制　1	控制很差　2	有所控制　3	控制很好　4	完全控制　5	得分

　　第一步:请将每个问题的得分写在右侧的框中。请尽可能如实回答,这将有助于与医生讨论您的哮喘;第二步:把每一题的分数相加得出总分;第三步:寻找总分的含义。25分:完全控制;20~24分:部分控制;<20分:未得到控制

　　在哮喘长期管理治疗过程中,必须采用评估哮喘控制方法,连续监测提供可重复的客观指标,从而调整治疗,确定维持哮喘控制所需的最低治疗级别,以便维持哮喘控制,降低医疗成本。

（林江涛）

■ 参考文献

[1] 中华医学会呼吸病学分会哮喘学组.支气管哮喘防治指南(支气管哮喘的定义、诊断、治疗管理方案).中华结核和呼吸杂志,2008,31(3):177-185

[2] 林江涛.新修订的支气管哮喘防治指南的重要变化.中华结核和呼吸杂志,2008,31(3):161-163

[3] 林江涛,殷凯生.哮喘防治新进展专题笔谈.北京:人民卫生出版社,2008:1-363

[4] 钟南山.支气管哮喘-基础与临床.北京:人民卫生出版社,2006:1-962

[5] Global strategy for asthma management and prevention. Hamilton: GINA Executive Committee, 2006, http://www.ginaasthma.com

[6] Nathan RA, Sorkness CA, Kosinski M, et al. Development of the asthma control test: a survey for assessing asthma control. J Allergy Clin Immunol, 2004,113(1):59-65

第 20 章

慢性阻塞性肺疾病

【定义】

慢性阻塞性肺疾病（chronic obstructive pulmonary disease，COPD）是一种以气流受限为特征的可以预防和治疗的疾病，气流受限不完全可逆，呈进行性发展，与肺部对香烟烟雾等有害气体或颗粒的异常炎症反应有关，COPD 主要累及肺脏，但也可以引起全身（或称肺外）的不良反应。

COPD 是指具有气流受限的慢性支气管炎（慢支）和（或）肺气肿。慢支或肺气肿可单独存在，但在绝大多数情况下是合并存在，无论是单独或合并存在，只要有气流受限，均可以称为 COPD，当其合并存在时，各自所占的比重则因人而异。

慢支的定义为"慢性咳嗽、咳痰，每年至少 3 个月，连续 2 年以上，并能除外其他肺部疾病者"。

肺气肿的定义为"终末细支气管远侧气腔异常而持久的扩大，并伴有气腔壁的破坏，而无明显的纤维化"。

以上慢支和肺气肿的定义中都没有提到气流受限，而 COPD 是以气流受限为特征的疾病，因此现在国内外均逐渐以 COPD 这一名称取代具有气流受限的慢支和（或）肺气肿。如果一个患者，具有 COPD 的危险因素，又有长期咳嗽、咳痰的症状，但肺功能检查正常，则只能视为 COPD 的高危对象，其中一部分患者在以后的随访过程中，可出现气流受限，但也有些患者肺功能始终正常，当其出现气流受限时，才能称为 COPD。

以往有些学者认为支气管哮喘，甚至支气管扩张都应包括在 COPD 之内，但支气管哮喘在发病机制上与 COPD 完全不同，虽然也有慢性气流受限，但其程度完全可逆或可逆性比较大，支气管扩张相对来说是一种局限性病变，二者均不应包括在 COPD 之内。

COPD 不仅累及肺，对全身也有影响，COPD 晚期常有体重下降，营养不良，骨骼肌无力，精神抑郁，由于呼吸衰竭，可并发肺源性心脏病，肺性脑病，还可伴发心肌梗死、骨质疏松等。因此 COPD 不仅是一种呼吸系统疾病，还是一种全身性疾病，在评定 COPD 的严重程度时，不仅要看肺功能，还要看全身的状况。

【流行病学】

COPD 是呼吸系统最常见的疾病之一，据世界卫生组织（World Health Organization，WHO）调查，1990 年全球 COPD 病死率占各种疾病病死率的第 6 位，到 2020 年将上升至第 3 位，据 2003 年文献报道，亚太地区 12 国根据其流行病学调查推算，30 岁以上人群中中重度 COPD 的平均患病率为 6.3%，近期对我国 7 个地区 20 245 成年人群进行调查，COPD 患病率占 40 岁以上人群的 8.2%，患病率之高，十分惊人。另外流行病学调查还表明 COPD 患病率在吸烟者、戒烟者中比不吸烟者明显为高，男性比女性高，40 岁以上者比 40 岁以下者明显为高。

【病理】

COPD 特征性的病理变化见于中央气道、周围气道、肺实质和肺血管，存在着慢性炎症，在普通的吸烟者，也可以看到这种慢性炎症，是对吸入的有害物质的正常防御反应，但在 COPD 患者，这种炎症反应被放大而且持久，这种异常的炎症反应可能是由易感基因决定的。COPD 在不同的部位，有不同的炎症细胞，气道腔内中性粒细胞增多，气道腔、气道壁、肺实质巨噬细胞增加，气道壁和肺实质 $CD8^+$ T 淋巴细胞增加，反复的组织损伤和修复导致气道结构的重塑和狭窄。

（一）中央气道（气管和内径＞2mm 的支气管）

炎症细胞：↑巨噬细胞，↑$CD8^+$（细胞毒）T 淋巴细胞，↑气腔内中性粒细胞。

结构变化：↑杯状细胞,黏膜下腺体增大(二者致黏液分泌增多),上皮鳞状化生。

(二)周围气道(细支气管内径<2mm)

炎症细胞：↑巨噬细胞,↑T淋巴细胞($CD8^+$>$CD4^+$),B淋巴细胞,淋巴滤泡,↑成纤维细胞,↑气腔内中性粒细胞。

结构变化：气道壁增厚,支气管壁纤维化,腔内炎性渗出,气道狭窄(阻塞性细支气管炎)炎性反应和渗出随病情加重而加重。

(三)肺实质(呼吸性细支气管和肺泡)

炎症细胞：↑巨噬细胞,↑$CD8^+$T淋巴细胞,↑肺泡腔内中性粒细胞。

结构变化：肺泡壁破坏,上皮细胞和内皮细胞凋亡。

(四)肺血管

炎症细胞：↑巨噬细胞,↑T淋巴细胞。

结构变化：内膜增厚,内皮细胞功能不全。

↑平滑肌→肺动脉高压

各类型肺气肿如图20-1所示。

小叶中心型肺气肿：呼吸性细支气管的破坏和扩张,常见于吸烟者和肺上部(图20-1B)。

全小叶型肺气肿：肺泡囊与呼吸性细支气管的破坏和融合,常见于先天性 α_1-抗胰蛋白酶(α_1-anti-trypsin)缺乏者,也可见于吸烟者(图20-1C)

隔旁肺气肿：为小叶远端肺泡导管、肺泡囊、肺泡的破坏与融合,位于肺内叶间隔或靠近胸壁的胸膜旁,常与以上二种肺气肿并存(图20-1D)。

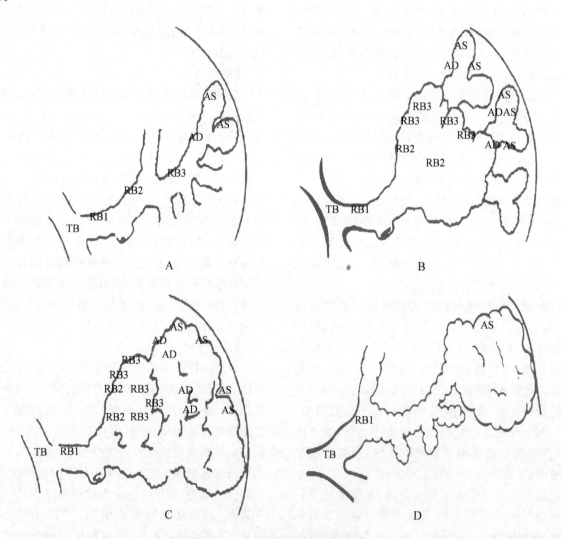

图 20-1　不同类型肺气肿示意图

A. 正常肺小叶；B. 小叶中心型肺气肿：呼吸性细支气管破坏融合,肺泡导管肺泡囊正常；C. 全小叶型肺气肿：终末细支气管远端气腔全部破坏、融合扩大；D. 隔旁肺气肿：小叶周围的肺泡腔破坏融合,靠近胸膜

TB：终末细支气管,RB$_{1\sim3}$：呼吸性细支气管,AD：肺泡导管,AS：肺泡囊

肺大疱(bulla):肺气肿可伴有肺大疱,为直径>1cm的扩张的肺气肿气腔。

肺气肿应与其他肺泡过度充气(alveolar hyperinflation)相鉴别,支气管哮喘由于支气管痉挛狭窄,远端肺泡腔残气增加,肺泡扩张,但并无肺泡壁的破坏,并非肺气肿。

代偿性肺气肿(compensatory emphysema)也是正常的肺泡过度扩张,不同于COPD中的肺气肿。

老年性肺气肿(senile emphysema),部分老年患者也可见到肺泡腔扩张,肺容量增加,主要是肺泡壁的弹性组织退行性变,肺泡弹性降低所致,并无肺泡壁的破坏,也无明显的症状。

【病因】

COPD的病因至今仍不十分清楚,但已知与某些危险因素有关,吸烟是最主要的危险因素,但吸烟者中也只有15%～20%发生COPD,因此个体的易感性也是重要原因,环境因素与个体的易感因素相结合导致发病。

(一)环境因素

1. 吸烟　已知吸烟为COPD最主要的危险因素,大多数患者均有吸烟史,吸烟数量愈大,年限愈长,则发病率愈高。被动吸烟能够增加吸入有害气体和颗粒的总量,也可以导致COPD的发生。

2. 职业性粉尘和化学物质　包括有机或无机粉尘,化学物质和烟雾,如二氧化硅、煤尘、棉尘、蔗尘、盐酸、硫酸、氯气。

3. 室内空气污染　用生物燃料如木材、畜粪等或煤炭做饭或取暖,通风不良,在不发达国家,是不吸烟而发生COPD的重要原因。

4. 室外空气污染　在城市里汽车、工厂排放的废气,如一氧化氮、二氧化氮、二氧化硫、二氧化碳,其他如臭氧等,在COPD的发生上,作为独立的因素,可能起的作用较小,但可以引起COPD的急性加重。

(二)易感性

包括易感基因和后天获得的易感性。

1. 易感基因　比较明确的是表达先天性 α_1-抗胰蛋白酶缺乏的基因,是COPD的一个致病原因,但这种病在我国还未见报道,有报道COPD在一个家庭中多发,但迄今尚未发现明确的基因,COPD的表型较多,很可能是一种多基因疾病,流行病学调查发现吸烟者与早期慢支患者,其 FEV_1 逐年下降率与气道反应性(airway responsiveness)有关,气道反应性高者,其 FEV_1 下降率加速,因此认为气道高反应性也是COPD发病的危险因素。某些研究资料表明气道高反应性与基因有关,总之基因与COPD的关系,尚待深入研究。

2. 出生低体重　学龄儿童调查发现出生低体重者肺功能较差,这些儿童以后若吸烟,可能是COPD的一个易感因素。

3. 儿童时期下呼吸道感染　许多调查报告表明儿童时期下呼吸道感染与成年后COPD的发病有关,如果这些患病的儿童以后吸烟,则COPD的发病率显著增加,如果不吸烟,则对COPD的发生无明显影响,上述结果提示儿童时期下呼吸道感染可能是吸烟者发生COPD的易感因素,因儿童时期肺组织尚在发育,下呼吸道感染对肺组织的结构与功能均会发生不利影响,如果再吸烟,气道就更容易受到损害而发生COPD,这种因果关系尚有待今后更多的研究资料证实。

4. 气道高反应性　气道高反应性是COPD的一个危险因素。气道高反应性除与基因有关外也可以是后天获得,继发于环境因素,例如氧化应激反应,可使气道反应性增高。

【发病机制】

近年来对COPD的研究已有了很大进展,但对其发病机制至今尚不完全明了。

(一)气道炎症

香烟的烟雾与大气中的有害物质能激活气道内的肺泡巨噬细胞(alveolar macrophage),巨噬细胞处在COPD慢性炎症的关键位置,它被激活后释放各种细胞因子,包括白介素-8(IL-8,interleukin-8)、肿瘤坏死因子-α(TNF-α,tumor necrosis factor-α)、干扰素诱导性蛋白-10 (IP-10)、单核细胞趋化肽-1 (MCP-1)与白三烯 B4 (LTB4)。IL-8 与 LTB4 是中性粒细胞的趋化因子(chemokine),MCP-1 是巨噬细胞的趋化因子,IP-10 是 CD8$^+$ T 淋巴细胞的趋化因子,这些炎症细胞被募集至气道后,在其与组织细胞相互作用下,发生了慢性炎症。TNF-α 能上调血管内皮细胞间黏附分子-1(ICAM-1,intercellular adhesion molecule-1)的表达,使中性粒细胞黏附于血管壁并移行至血管外并向气道内聚集,巨噬细胞与中性粒细胞释放的弹性蛋白酶与 TNF-α 均能损伤气道上皮细胞,使其释放更多的 IL-8,进一步加剧了气道炎症,蛋白酶还可刺激黏液腺增生肥大,使黏液分泌增多,上皮细胞损伤后脱纤毛,以及免疫球蛋白受到蛋白酶的破坏,都能削弱气道的防御功能,容易继发感染,气道潜在的腺病毒感染,可以激活上皮细胞内的核因子 NF-κB(nuclear factor-κB)的转录,产生 IL-8 与 ICAM-1,吸引更多的中性粒细胞,使炎症持久不愈,这也可以解释为何 COPD 患者在戒烟以后,病情仍持续进展。CD8$^+$T 淋巴细胞也是重要的炎症细胞,其释放的 TNF-α、穿孔素(perforin)等能使肺泡细胞溶解和凋亡,导致肺气肿。

气道炎症引起的分泌物增多,使气道狭窄,炎症细胞释放的介质可引起气道平滑肌的收缩,使其增生肥厚,上皮细胞与黏膜下组织损伤后的修复过程可导致气道壁的纤维化与气道重塑,以上的病理改变共同导致阻塞性通气障碍。巨噬细胞在 COPD 炎症反应中的枢纽作用见图 20-2,小气道阻塞发生的机制见图 20-3。

(二)蛋白酶与抗蛋白酶的失平衡

香烟等有害气体与颗粒除了引起支气管、细支气管的炎症以外,还可引起肺泡的慢性炎症,肺泡腔内有多量的巨噬细胞与中性粒细胞聚集,前者可产生半胱氨酸蛋白酶(cysteine proteinases)与基质金属蛋白酶(matrix metallo proteinase, MMP),后者可产生丝氨酸蛋白酶(serine proteinases)与基质金属蛋白酶,它们可水解肺泡壁中的弹性蛋白与胶原蛋白(collagen),使肺泡壁溶解破裂,许多小的肺泡腔融合成大的肺泡腔,产生肺气肿,在呼吸性细支气管,则可引起呼吸性细支气管的破坏、融合,产生小叶中心型肺气肿。

在正常情况下,由于抗蛋白酶的存在,可与蛋白酶保持平衡,使其不致对组织产生过度的破坏,血浆中的 α$_2$-巨球蛋白(α$_2$-Macroglobulin)、α$_1$-抗胰蛋白酶能与中性粒细胞释放的丝氨酸蛋白酶结合而使其失去活性,此外气道的黏液细胞、上皮细胞尚可分泌低分子的分泌型白细胞蛋白酶抑制药(secretory leuco protease inhibitor, SLPI),能够抑制中性粒细胞释放的弹性蛋白酶的活性。许多组

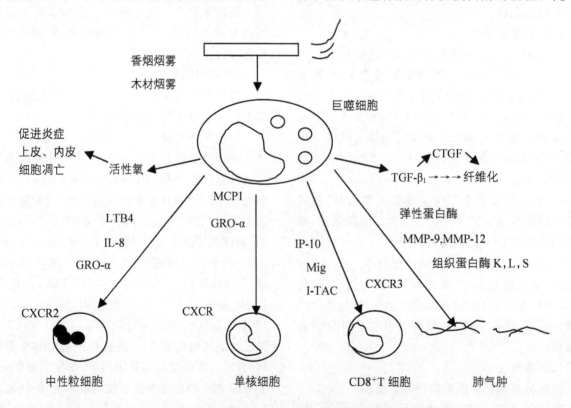

图 20-2 巨噬细胞在 COPD 炎症反应中的枢纽作用

巨噬细胞被香烟烟雾等激活后,可分泌许多炎症因子,促进了 COPD 炎症的发生,IL-8,生长相关性肿瘤基因-α(GRO-α)和白三烯 B4(LTB4)趋化中性粒细胞,巨噬细胞趋化蛋白-1(MCP-1)趋化单核细胞,γ-干扰素诱导性蛋白(IP-10),γ-干扰素诱导性单核细胞因子(Mig)与干扰素诱导性 T 细胞 α-趋化因子(I-TAC)趋化 CD8$^+$ T 细胞。巨噬细胞释放基质金属蛋白酶(MMP)和组织蛋白酶(cathepsin)溶解弹性蛋白并释放转化生长因子(TGF-β)和结缔组织生长因子(CTGF)导致纤维化。巨噬细胞还产生活性氧,放大炎症反应,损伤上皮和内皮细胞

CXCR:CXC 受体

织能产生半胱氨酸蛋白酶抑制药与组织基质金属蛋白酶抑制药(tissue inhibitors of matrix metallo-proteinases，TIMPs)，使这两种蛋白酶失活，但在 COPD 患者，可能由于基因的多态性，影响了某些抗蛋白酶的产量或功能，使其不足以对抗蛋白酶的破坏作用而发生肺气肿(图 20-4)。

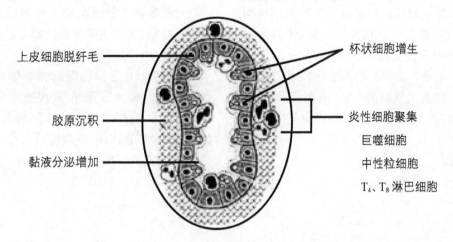

图 20-3 COPD 小气道阻塞发生机制

杯状细胞增生，气道炎症，黏液分泌增多，上皮细胞脱落纤毛，清除能力降低，胶原沉积，气道重塑

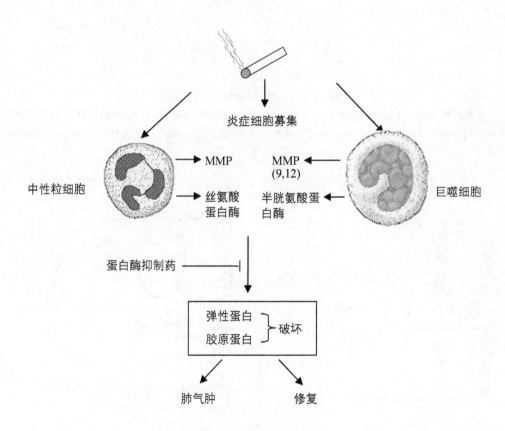

图 20-4 肺气肿的发生机制

香烟等烟雾导致炎症细胞向气道和肺泡聚集，巨噬细胞和中性粒细胞释放多种蛋白酶，而抗蛋白酶的作用减弱，二者失去平衡。细胞外基质包括弹性蛋白、胶原蛋白，受到破坏，发生肺气肿

MMP：基质金属蛋白酶

（三）氧化与抗氧化的不平衡

香烟的烟雾中含有许多活泼的氧化物,包括氮氧化物(nitrogen oxides)、氧自由基(oxygen radicals)等,此外炎症细胞如巨噬细胞与中性粒细胞均可产生氧自由基,它们可氧化抗蛋白酶,使其失去活性,氧化物还可激活上皮细胞中的 NF-κB,促使其进入细胞核,加强了某些炎前因子的转录,如 IL-8 与 TNF-α 等,加重了气道的炎症(图 20-5)。中性粒细胞释放的活性氧还可以上调黏附分子的表达和增加气道的反应性,放大慢性炎症。

【病理生理】

COPD 的主要病理生理变化是气流受限,肺泡过度充气和通气灌注比例(V/Q)不平衡。

（一）气流受限

支气管炎症导致黏膜水肿增厚,分泌物增多,支气管痉挛,平滑肌肥厚和气管壁的纤维化使支气管狭窄,阻力增加,流速变慢。

肺气肿时由于肺泡壁的弹性蛋白减少,弹性压降低,呼气时驱动压降低,故流速变慢,此外由于细支气管壁上,均有许多肺泡附着,肺泡壁的弹力纤维对其有牵拉扩张作用,当弹性蛋白减少时,扩张作用减弱,故细支气管壁萎陷,气流受限(图 20-6)。

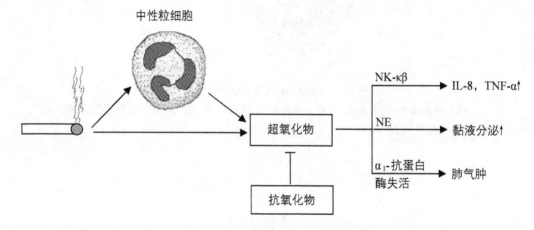

图 20-5 COPD 氧化-抗氧化失平衡

香烟烟雾与炎性细胞产生超氧化物能使上皮细胞中的 NF-κβ 激活,进入细胞核,转录 IL-8、TNF-α,中性粒细胞弹性蛋白酶(NE)可刺激黏液腺分泌,超氧化物可使 α₁-抗蛋白酶失活,有利于肺气肿的形成

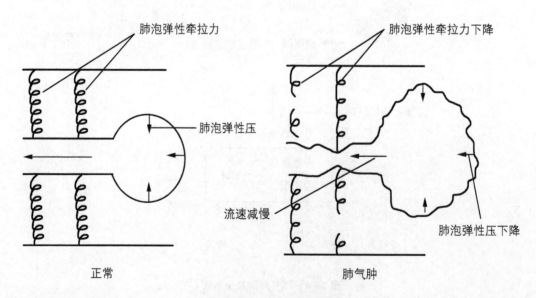

图 20-6 肺气肿时气流受限

左:正常肺泡与气道,气道壁外的弹簧表示附着在肺泡壁上的肺泡组织的弹性压力对气道壁的牵拉;右:肺气肿时,虽然肺泡容积增加,但弹性压降低,附着在气道壁外侧的肺泡由于弹性压降低,使其对气道的牵拉作用减弱,气道变窄,以上两原因使气体流速受限

在 COPD 患者，由于肺泡弹性压的降低，支气管阻力的增加，最大呼气流速（maximal expiratory flow rates，V_{max}）也明显受限（图 20-7）。

图 20-7 为最大呼气流速容积（MEFV）曲线，从肺总量（total lung capacity，TLC）位用力呼气至残气容积（residual volume，RV）位，纵坐标为流速，横坐标为肺容积，左边线为升支，代表用力呼气的前 1/3，右边线为降支，代表用力呼气的后 2/3，顶点代表用力呼气峰流速，它是用力依赖性的，呼气愈用力，则该点愈高，而在该点以后各点的 V_{max}，则是非用力依赖性的，是在该点的肺容积情况下所得到的最大流速，即使再用力呼气，流速也不再增加，其发生的机制可以用在用力呼气时，胸腔内的气道受到的动态压迫（dynamic compression）解释（图 20-8）。

图 20-8A 示在某肺容积情况下，用力呼气时的流速受限，设肺泡弹性压（P_{el}）＝6cmH_2O，胸膜腔压（P_{pl}）＝10cmH_2O，肺泡压（P_{alv}）＝P_{el}＋P_{pl}＝16cmH_2O，肺泡压为驱动压，驱动肺泡气向口腔侧运动，形成气道内压，在肺泡压驱动流速前进的过程中，必须不断地克服气道的阻力，消耗能量。因此气道内压从肺泡侧到口腔侧，逐渐地减弱，最后气道内压等于大气压，流速停止，由于气道内压不断地减弱，胸腔内的气道必有一点，气道内外的压

力达到平衡，这一点称为等压点（equal pressure point，EPP），在图 20-8A 中，等压点的压力为 10cmH_2O，在等压点的上游（肺泡侧），气道内压大于胸膜腔压，气道不致萎陷，但在等压点的下游（口腔侧），气道内压小于胸膜腔压，因此气道萎陷，阻力增加，流速降低（动态压迫）。在用力呼气时，胸膜腔压增加，一方面增加肺泡压，同时也增加了对胸腔内气道外侧壁的压力，而且这两个压力增加的量是相等的，因此等压点不变，即使再用力，流速也不会增加，如图 20-8B 所示，胸膜腔压由 10cmH_2O 增加到 20cmH_2O，肺泡压由 16cmH_2O 变为 26cmH_2O，气道外压也由 10cmH_2O 变为 20cmH_2O，气道内外增加的压力量是一样的，等压点不变，流速仍然受限，应当注意，肺容积不同，等压点的位置也不同，在高肺容积时，肺泡弹性压也加大，同时对气道壁的牵拉作用也加大，因此胸腔内气道是扩张的，此时等压点在有软骨支撑的气管附近，用力呼气，气管不致萎陷，而只会增加流速，故 V_{max} 是用力依赖性的，随着呼气的进行，肺容积越来越小，肺泡弹性压也越来越低，气道的阻力越来越大，为克服气道阻力，气道内压更早地消耗变小，气道内外的压力更早地达到平衡，也就是说，等压点逐渐向肺泡侧移位，气道壁越来越缺少软骨的支撑，容易受到胸膜腔压力的压迫，使流速受限，此时 V_{max} 变为非用力依赖性的，等压点的上游，最大流速取决于肺泡弹性压与气道阻力的大小，而与用力的大小无关。

正常人在用力呼气时的流速容积曲线，同样也显示，开始 1/3 是用力依赖性的，后 2/3 是非用力依赖性的，但在 COPD 患者，由于肺泡弹性压降低，气道阻力增加，等压点向上游移位，比正常人更靠近肺泡侧，常常在小气道，在用力呼气时，气道容易过早地陷闭，使 RV 加大，而且在相同肺容积情况下，其 V_{max} 比正常人为小，在 MEFV 曲线上，表现为降支呈勺状向内凹陷（图 20-9）。

图 20-9 为一重度 COPD 患者（左侧）和一正常人（右侧）MEFV 曲线的比较，纵坐标为流速，横坐标为肺容积，COPD 患者的肺容积大，PEFR 明显降低，且降支明显地呈勺状向内凹陷。

（二）肺泡过度充气

在 COPD 患者常有 RV 和功能残气量（functional residual capacity，FRC）的增加，由于肺泡弹性压的降低和气道阻力的增加，呼气时间延长，在用力呼气末，肺泡气往往残留较多，因而 RV 增加，

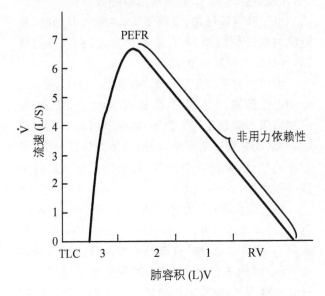

图 20-7　正常人最大呼气流速容积（MEFV）曲线

纵坐标为流速（$\dot{V}$），横坐标为肺容积（V），曲线的顶点为呼气峰流速（peak expiratory flow rate，PEFR），是用力依赖性的，曲线下降支各点的流速为非用力依赖性的

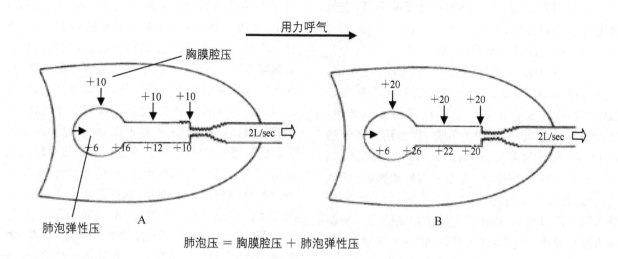

用力呼气

肺泡压 ＝ 胸膜腔压 ＋ 肺泡弹性压

图 20-8　非用力依赖部分的流速受限

A. 肺泡弹性压＝$6cmH_2O$，开始用力呼气时，胸膜腔压＝$10cmH_2O$，肺泡压＝$16cmH_2O$。随着呼气的进行，气道内压逐渐降低，等压点为$10cmH_2O$，等压点下游的气道内压＜气道外压，动态压迫变窄。B. 呼气用力加大，胸膜腔压由$10cmH_2O$增加到$20cmH_2O$，肺泡压由$16cmH_2O$增加到$26cmH_2O$，气道内外的压力增加量是一样的，等压点不变，气道受压部位不变，流速没有增加

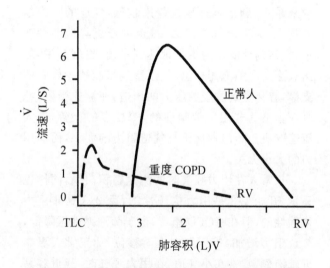

图 20-9　正常人与重度 COPD 患者的流速容积曲线

纵坐标为流速（$\dot{V}$），横坐标为肺容积（V），COPD 患者 TLC 与 RV 明显增加，呼气峰流速降低，肺容积＜70％FVC 时，流速明显受限，曲线的降支呈勺状凹陷

前述用力呼气时，小气道过早地陷闭，也是 RV 增加的原因，FRC 是潮气呼气末的肺容积，此时向外的胸壁弹性压和向内的肺泡弹性压保持平衡，肺气肿时，肺泡弹性压降低，向外扩张的力强，因而 FRC 增加，COPD 患者在潮气呼吸（平静呼吸）时，由于气道阻力的增加和呼吸频率的增快，呼气时间不够长，往往不足以排出过多的肺泡气，就要开始下一次吸气，因此 FRC 越来越高，这种情况称为动态性

过度充气（dynamic hyperinflation），随着 FRC 的增加，肺泡弹性压也增加，在呼气末，肺泡压可大于大气压，所增加的压力称为内源性呼气末正压（intrinsic postive end expiratory pressure，PEEPi），在下一次吸气时，胸膜腔的负压必须先抵消 PEEPi 后，才能有空气吸入，因而增加了呼吸功。

由于肺容积增加，横膈低平，在吸气开始时，横膈肌的肌纤维缩短，不在原始位置，因而收缩力减弱，容易发生呼吸肌疲劳。

由以上的病理生理可见，中重度 COPD 患者由于动态性肺泡过度充气，肺泡内源性 PEEP，吸气时对膈肌不利的几何学位置，在吸气时均会加重呼吸功，因此感到呼吸困难，特别是体力活动时，需要增加通气量，更感呼吸困难，最后导致呼吸肌疲劳和呼吸衰竭。

COPD 患者，呼气的时间常数（time constant）延长，时间常数＝肺顺应性（lung compliance）×气道阻力，COPD 患者常有肺顺应性与气道阻力的增加，所以时间常数延长，呼气时间常常不足以排出过多的肺泡气，使肺容积增加，肺容积过高时，肺顺应性反而降低（图 20-10），以致呼吸功增加，肺泡通气量（alveolar ventilation，V_A）减少，但若肺泡的血流灌注量更少，肺气肿区仍然是通气大于灌注，存在无效腔通气，无效腔通气是无效通气，徒然增加呼吸功。

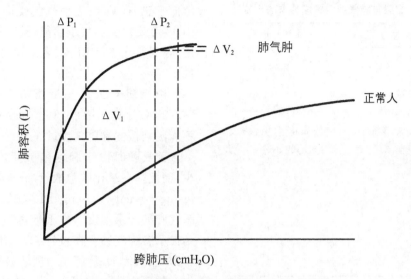

图 20-10　正常人和肺气肿时肺的压力-容积曲线

当肺容积较小时,肺气肿肺比正常人肺的顺应性(顺应性=ΔV/ΔP)大;而当肺容积过高时,其顺应性比正常人减小。ΔP:压力的改变,ΔV:容积的变化

(三)通气灌注比例不平衡

COPD 患者的各个肺区肺泡顺应性和气道阻力常有差异,因而时间常数也不一致,造成肺泡通气不均,有的肺泡区通气高于血流灌注(高 V/Q 区),有的肺泡区通气低于血流灌注(低 V/Q 区),高 V/Q 区有部分气体是无效通气(死腔通气),低 V/Q 区则流经肺泡的血液得不到充分的氧合,即进入左心,产生低氧血症,这种低氧血症发生的机制是由于 V/Q 比例不平衡所致。慢性低氧血症会引起肺血管收缩,血管内皮、平滑肌增生和管壁重塑与继发性红细胞增多,产生肺动脉高压和肺心病。

【临床表现】

早期患者,即使肺功能持续下降,可毫无症状,及至中晚期,出现咳嗽、咳痰、气短等症状,痰量因人而异,为白色黏液痰,合并细菌感染后则变为黏液脓性。在长期患病过程中,反复急性加重和缓解是本病的特点,病毒或细菌感染常常是急性加重的重要诱因,常发生于冬季,咯血不常见,但痰中可带血丝,如咯血量较多,则应进一步检查,以除外肺癌和支气管扩张,晚期患者气短症状常非常明显,即使是轻微的活动,都不能耐受。进行性的气短,提示肺气肿的存在。

晚期患者可见缩唇呼吸,呼气时嘴唇呈吹口哨状,以增加气道内压,使肺泡气缓慢地呼出,避免小气道过早地萎陷,以减少 RV。患者常采取上身前倾,两手支撑在椅上的特殊体位,此种姿势,可固定肩胛带,使胸大肌和背阔肌活动度增加,以协助肋

骨的运动。患者胸廓前后径增加,肺底下移,呈桶状胸,呼吸运动减弱,叩诊为过清音,呼吸音减弱,肺底可有少量湿啰音,如湿性啰音较多,则应考虑合并支气管扩张,肺炎,左心衰竭等。COPD 在急性加重期,肺部可听到哮鸣音(wheezing),表示支气管痉挛或黏膜水肿,黏液堵塞,但其程度常不如支气管哮喘那样严重而广泛。患者缺氧时,可出现发绀,如果有杵状指,则应考虑其他原因所致,例如合并肺癌或支气管扩张等,因 COPD 或缺氧本身,并不会发生杵状指。合并肺心病时,可见颈静脉怒张,伴三尖瓣收缩期反流杂音,肝大、下肢水肿等,但水肿并不一定表示都有肺心病,因 COPD 呼吸衰竭伴低氧血症和高碳酸血症时,肾小球滤过率减少也可发生水肿。单纯肺心病心衰时,很少有胸腔积液,如有胸腔积液则应进一步检查,以除外其他原因所致,例如合并左心衰竭或肿瘤等,呼吸衰竭伴膈肌疲劳时可出现胸腹矛盾呼吸运动,即在吸气时,胸廓向外,腹部内陷,呼气时相反。并发肺性脑病时,患者可出现嗜睡,神志障碍,与严重的低氧血症和高碳酸血症有关。

COPD 可分两型,即慢支型和肺气肿型,慢支型又称紫肿型(blue bloater,BB),因缺氧发绀较重,常常合并肺心病,水肿明显;肺气肿型又称红喘型(pink puffer,PP),因缺氧相对较轻,发绀不明显,而呼吸困难、气喘较重,大多数患者,兼具这两型的特点,但临床上以某型的表现为主,确可见到。两型的特点见表 20-1。

表 20-1　COPD 慢支型与肺气肿型临床特点的比较

	慢支型	肺气肿型
气短	轻	重
咳痰	多	少
支气管感染	频繁	少
呼吸衰竭	反复出现	终末期表现
X 线胸片	纹理增重,心脏大	肺透光度增加、肺大疱、心界小
PaO_2(mmHg)	<60	>60
$PaCO_2$(mmHg)	>50	<45
血细胞比容	高	正常
肺心病	常见	少见或终末期表现
气道阻力	高	正常至轻度
弥散能力	正常	降低

【实验室检查】

(一)胸部 X 线与 CT

慢支可见肺纹理增多;如果病变以肺气肿为主,可见肺透光度增加,肺纹理稀少,肋间隙增宽,横膈低平,有时可见肺大疱,普通 X 线片对肺气肿的诊断阳性率不高,即使在中重度肺气肿,其阳性率也只有 40%。薄层(1～1.5mm)高分辨 CT 阳性率比较高,与病理表现高度相关,CT 上可见到低密度的肺泡腔、肺大疱与肺血管减少,并可区别小叶中心型肺气肿,全小叶型肺气肿或隔旁肺气肿。胸部 X 线检查的另一重要功能在于发现其他肺疾病或心脏疾病,有助于 COPD 的鉴别诊断和并发症的诊断。

(二)肺功能

COPD 的特点是慢性气流受限,要证实有无气流受限,只能依靠肺功能检查,最常用的指标是一秒钟用力呼气容积(forced expiratory volume in one second,FEV_1)占其预计值的百分比(FEV_1% 预计值)和 FEV_1 与其用力肺活量(forced vital capacity,FVC)之比(FEV_1/FVC)。后者是检出早期 COPD 一项敏感的指标,而 FEV_1% 预计值对中晚期 COPD 的检查比较可靠,因中晚期 COPD,FVC 的降低比 FEV_1 的降低可相对地更多,如果以 FEV_1/FVC 作为检测指标,则其比值可以不低或高。在诊断 COPD 时,必须以使用支气管舒张药以后测定的 FEV_1 为准,FEV_1<80% 预计值,和(或)FEV_1/FVC<70% 可认为存在气流受限,FEV_1 值要求是使用支气管舒张药以后测定的,是为了去除可逆因素的影响,反映地是基础 FEV_1 值,如果基础

值低于正常,则证明该气流受限不完全可逆。因 FEV_1 可反映大小气道功能,且其重复性好,最为常用,呼气峰流速(PEF)的重复性比 FEV_1 差,一般不常用。

中晚期 COPD 患者常有 TLC、FRC、RV 与 RV/TLC 比例的增加,但这些改变均非特异性的,不能区别慢支和肺气肿。

肺气肿时由于肺泡壁破坏,肺血管床面积减少,因此肺一氧化碳弥散量(carbon monooxide diffusing capacity of lung,DL_{CO})降低,降低的程度与肺气肿的严重程度大致平行,如果有 DL_{CO} 的降低,则提示有肺气肿存在,但无 DL_{CO} 的降低,不能排除有肺气肿,因 DL_{CO} 不是一项敏感的指标。

肺顺应性(C_L)可以用肺泡弹性压(P_{el})与肺容积(V)相对应的变化表示,即 $C_L = \Delta V/\Delta P_{el}$(L/$cmH_2O$),肺气肿时,$P_{el}$ 降低,C_L 增加,可作为肺气肿的一个标志,但测定 P_{el},需先测定胸膜腔内压,需放置食管气囊,实际工作中不易实行。

中重度 COPD 患者,常常伴有明显的气短和活动耐力的降低,但气短症状与 FEV_1、FVC 的降低常常不平行,因此许多学者认为现在 COPD 轻重程度的分级,仅根据肺功能是不全面的,还应参考呼吸困难程度(分级),营养状况[体重指数=体重(kg)/身高^2(m^2)],运动耐力(6min 步行试验)等指标,但也应指出,现在的肺功能分级,仅根据 FEV_1、FVC 的改变也是不全面的,COPD 的气短常常与肺泡的动态性过度充气,内源性 PEEP 等有关,而 FEV_1、FVC 并不是反映肺泡动态性过度充气的指标,深吸气量(inspiratory capacity,IC)= TLC－FRC,因 TLC 在短期内变化不大,IC 与 FRC 成反比,IC 能间接反映 FRC 的大小,而 FRC 代表肺泡的充气程度,当肺泡过度充气时,FRC 增加,IC 减少,过度充气改善时,FRC 减少,IC 增加,它是反映气短和活动耐力程度较好的指标,当 IC 降至 40% 正常预计值以下时,常有明显的气短和活动耐力的下降,IC 的改变也可作为评价 COPD 治疗反应和预后的重要指标。

(三)动脉血气

测定的指标包括动脉氧分压(arterial oxygen partial pressure,PaO_2),二氧化碳分压(arterial carbon dioxide partial pressure,$PaCO_2$),酸碱度(hydrogen ion concentration,pH)。平静时在海平面吸空气情况下,PaO_2 < 60mmHg,$PaCO_2$ ≤ 45mmHg,表示 COPD 伴有 Ⅰ 型呼吸衰竭;PaO_2 <

60mmHg，$PaCO_2 > 50mmHg$，表示伴有 II 型呼吸衰竭，pH 的正常范围为 7.35~7.45，其测定可帮助判断有无酸碱失平衡。

当 PaO_2 低于正常值时，FEV_1 常在 50％预计值以下，肺心病时，FEV_1 常在 30％预计值以下，PaO_2 常在 55mmHg 以下，慢性呼吸衰竭可导致肺源性心脏病的发生，当有肺心病的临床表现时，即使 $FEV_1 > 30％$预计值，也提示属于第 IV 级极重度 COPD。

(四)血红蛋白

当 $PaO_2 < 55mmHg$ 时，常伴有红细胞的增多与血红蛋白浓度的增加，因此血红蛋白浓度高时，提示有慢性缺氧的存在。

【诊断】

COPD 是一种渐进性疾病，经过多年的发展才发生症状，因此发病年龄多在 40 岁以后，大多数患者有吸烟史或有害气体粉尘接触史，晚期患者根据其年龄、病史、症状、体征、胸部 X 线、肺功能、血气检查结果不难做出诊断，但在诊断上应注意以下几点。

1.COPD 患者早期可无任何症状，要做到早期诊断，必须做肺功能检查，正常人自 25 岁以后，肺功能呈自然下降趋势，FEV_1 每年下降 20~30ml，但 COPD 患者每年下降 40~80ml，甚至更多，如果一个吸烟者经随访数年（3~4 年），FEV_1 逐年下降明显，即应认为是在向 COPD 发展，应劝患者戒烟。FEV_1/FVC 对早期 COPD 的诊断是一个较敏感的指标。在 20 世纪 70 年代与 80 年代早期，小气道功能检查曾风靡一时，如闭合容积（closing volume）/肺活量（vital capacity）％（CV/VC％），50％肺活量时最大呼气流速（V50），25％肺活量时最大呼气流速（V25），Ⅲ 相斜率（$\Delta N_2/L$）等，当时认为这些指标的异常是早期 COPD 的表现，但经多年的观察，这些指标的异常并不能预测 COPD 的发生，而应以使用支气管舒张药后 FEV_1/FVC，FEV_1％预计值异常作为 COPD 早期诊断的指标，如果 $FEV_1/FVC < 70％$，而 $FEV_1 \geqslant 80％$预计值，则是早期气流受限的指征。

2.慢支的诊断标准是每年咳嗽、咳痰时间 >3 个月，连续 2 年以上，并能除外其他心肺疾病，但这个时间标准是为做流行病学调查而人为制订的，对个体患者，要了解有无慢性气流受限及其程度，则必须做肺功能检查，如果已有肺功能异常，虽然咳嗽，咳痰时间未达到上述标准，亦应诊断为 COPD，反之，咳嗽、咳痰时间虽然达到了上述标准，但肺功能正常，亦不能诊断为 COPD，而应随访观察。

3.COPD 患者中，绝大多数慢支与肺气肿并存，但二者的严重程度各异，肺气肿的诊断实际上是一个解剖学诊断，因根据其定义，必须有广泛的气腔壁的破坏，但在实际工作中，要求解剖诊断是不可能的，而慢支与肺气肿都可引起慢性气流受限，二者在肺功能上较难区别，如果 DL_{CO} 减少，肺顺应性增加，则有助于肺气肿的诊断，胸部薄层高分辨率 CT 对肺气肿的诊断也有帮助。但应注意吸烟者中有相当一部分人胸部高分辨率 CT 可见肺气肿的影像，只有在肺功能检查时出现气流受限，才能诊断为 COPD。

4.COPD 轻重程度肺功能的分级（表 20-2）。

5.COPD 发展过程中，根据病情可分为急性加重期和稳定期。急性加重期是指患者在其自然病程中咳嗽、咳痰、气短急性加重，超越了平常日与日间的变化，需要改变经常性治疗者。急性加重的诱因，主要是支气管病毒或细菌的感染和空气污染，但也有 1/3 原因不明，急性加重时，痰量增加，变为脓性或黏液脓性，肺部可出现哮鸣音或伴发热等，合并肺炎时，虽然也可诱发急性加重，但肺炎本身并不属于急性加重的范畴；稳定期患者咳嗽、咳痰、气短等症状稳定或症状轻微。

6.晚期支气管哮喘和支气管扩张患者，肺功能可类似 COPD，不应诊断为 COPD，但可合并有 COPD。在诊断 COPD 时必须除外其他可能引起气流受限的疾病。

表 20-2 COPD 轻重程度肺功能的分级（FEV_1：吸入支气管舒张药后值）

级别	肺功能
I 级(轻度)	$FEV_1/FVC < 70％$，$FEV_1 \geqslant 80％$预计值
II 级(中度)	$FEV_1/FVC < 70％$，$50％ \leqslant FEV_1 < 80％$预计值
III 级(重度)	$FEV_1/FVC < 70％$，$30％ \leqslant FEV_1 < 50％$预计值
IV 级(极重度)	$FEV_1/FVC < 70％$ $FEV_1 < 30％$预计值或 $30％ \leqslant FEV_1 < 50％$预计值，伴有慢性呼吸衰竭

【鉴别诊断】

COPD 应注意与支气管扩张、肺结核、支气管哮喘、特发性间质性肺炎（idiopathic interstitial pneumonia）等鉴别。前二者根据其临床表现和胸部 X 线不难鉴别，而 COPD 与支气管哮喘的鉴别有时比较困难，二者均有 FEV_1 的降低，通常是以慢性气流受限的可逆程度协助诊断，具体方法如下。

支气管舒张试验：

①试验时患者应处于临床稳定期，无呼吸道感染，试验前 6h、12h 分别停用短效与长效 β_2 受体激动药，试验前 24h 停用茶碱制剂。

②试验前休息 15min，然后测定 FEV_1 共 3 次，取其最高值，吸入沙丁胺醇（salbutamol），或特布他林（terbutaline）2～4 喷，10～15min 后再测定 FEV_1 3 次，取其最高值。

③计算 FEV_1 改善值，如果

$$\frac{\text{吸药后 } FEV_1 - \text{吸药前 } FEV_1}{\text{吸药前 } FEV_1} \times 100\% \geqslant 15\%$$

且 FEV_1 绝对值在吸药后增加 200ml 以上，为支气管舒张试验阳性，表示气流受限可逆性较大，支持支气管哮喘的诊断；如吸药后 FEV_1 改善率<15%则支持 COPD 的诊断。本试验在吸药后 FEV_1 改善率愈大，则对阳性的判断可靠性愈大，如果吸药后 FEV_1 绝对值的改善>400ml，则更有意义。

因有 10%～20% 的 COPD 患者支气管舒张试验也可出现阳性，故单纯根据这一项检查来鉴别是哮喘或 COPD 是不可取的，还应结合临床表现，综合判断才比较可靠。

在临床工作中经常遇到的是关于慢性喘息型支气管炎（慢喘支，chronic asthmatic bronchitis）的鉴别诊断问题，慢喘支与支气管哮喘很难区别，所谓慢喘支可能包括两种情况，一种是 COPD 合并了支气管哮喘，另一种是 COPD 急性加重期时，肺部出现了哮鸣音。如果一个 COPD 患者，出现了典型的支气管哮喘症状，例如接触某些过敏原或刺激性气体后，肺部出现广泛的哮鸣音，过敏性体质，皮肤过敏原试验阳性，支气管舒张试验阳性，对皮质激素治疗反应良好，则应诊断为 COPD 合并支气管哮喘。哮鸣音并非支气管哮喘所独有，某些 COPD 患者在急性加重时亦可出现哮鸣音，如果不具备以上哮喘发作的特点，则不应诊断为 COPD 合并哮喘，而应诊断为单纯的 COPD。慢性喘息型支气管炎这一名词以不用为宜，因应用这一名词，容易与

COPD 合并支气管哮喘发生混淆。

COPD 还应与特发性间质性肺炎相鉴别，因二者均有慢性咳嗽，气短等症状，后者 X 线胸片上的网状纹理容易误认为是慢支，但如果注意到其他特点则不难鉴别，COPD 的肺容积增加而特发性间质性肺炎肺容积减小，前者肺功能为阻塞性通气障碍而后者为限制性通气障碍，胸部高分辨率 CT 更容易将二者区别开来。应当注意的是 COPD 合并特发性间质性肺炎或其他限制性肺疾病时，其肺功能则兼具阻塞性通气障碍和限制性通气障碍的特点，因二者 FEV_1、FVC 都可以降低，此时诊断阻塞性通气障碍主要是根据 FEV_1/FVC 的降低，而限制性通气障碍主要是根据 TLC 的减少。

【治疗】

治疗的目的：①缓解症状；②预防疾病进展；③改善活动的耐受性；④改善全身状况；⑤预防治疗并发症；⑥预防治疗急性加重；⑦降低病死率。

（一）稳定期的治疗

1. 戒烟 COPD 与吸烟的关系十分密切，应尽一切努力劝患者戒烟，戒烟以后，咳嗽、咳痰可有很大程度的好转，对已有肺功能损害的患者，即使肺功能不能逆转，但戒烟后也可以明显延缓病情的发展，提高生存率，对每一个 COPD 患者，劝其戒烟是医生应尽的职责，也是一项重要的治疗，据调查经医生 3min 的谈话，可使 5%～10% 的患者终身戒烟，其效果是可观的。

2. 预防治疗感染 病毒与细菌感染常是病情加重的诱因，因寄生于 COPD 患者下呼吸道的细菌经常为肺炎链球菌与流感嗜血杆菌，如痰色变黄，提示细菌感染，可选用羟氨苄青霉素（amoxicillin）、羟氨苄青霉素/棒酸（augmentin）、头孢克洛（ceclor）、头孢呋辛（zinacef）等，重症患者可根据痰培养结果，给予抗生素治疗。为预防流感与肺炎，可行流感疫苗与肺炎链球菌疫苗的预防注射，流感疫苗能减少 COPD 的重症和病死率 50% 左右，效果显著；肺炎链球菌疫苗可减少肺炎的发生，对 65 岁以上的老年人或肺功能较差者推荐应用。

3. 排痰 COPD 患者的咳嗽是因痰多引起，因此应助其排痰而不是单纯镇咳，有些患者痰液黏稠，不易咳出，不仅影响通气功能，还会增加感染机会，可口服沐舒坦、氯化铵或中药祛痰药等，也可超声雾化吸入，注意补充液体，入量过少则会使痰液干燥黏稠，不易咳出。

4. 抗胆碱能药物（anticholinergics） COPD

患者的迷走神经张力较高,而支气管基础口径是由迷走神经张力决定的,迷走神经张力愈高,则支气管基础口径愈窄。此外各种刺激,均能刺激迷走神经末梢,反射性地引起支气管痉挛,抗胆碱能药物可与迷走神经末梢释放的乙酰胆碱竞争性地与平滑肌细胞表面的胆碱能受体相结合,因而可阻断乙酰胆碱所致的支气管平滑肌收缩,对 COPD 患者有舒张支气管的作用,并可与 β_2 受体激动药合用,比单一制剂作用更强。

抗胆碱能药物吸入剂有溴化异丙托品(ipratropinum bromide,atrovent),它是阿托品的四胺衍生物,难溶于脂质,因此与阿托品不同,经呼吸道或胃肠道黏膜吸收的量很少,从而可避免吸入后类似阿托品的一些副作用。用定量吸入器(MDI)每日喷 3~4 次,每次 2 喷,每喷 20μg,必要时每次可喷 40~80μg,水溶液用雾化器雾化吸入,每次剂量可用 0.025% 水溶液 2ml(0.5mg),用生理盐水 1ml 稀释,吸入后起效时间为 5min,30~60min 达高峰,维持 4~6h,由于此药不良反应较少,可长期吸入,但溴化异丙托品的作用时间短,疗效也不是很理想。

新近研制的长效抗胆碱能药噻托溴铵(tiotropine),一次吸入后,其作用>24h。胆碱能的受体为毒蕈碱受体(muscarine receptor),在人体主要有 M_1、M_2、M_3 3 种亚型,M_1 存在于副交感神经节,能介导乙酰胆碱的传递,M_3 分布在气道平滑肌细胞上,可能还分布在黏膜下腺体细胞上,能介导乙酰胆碱的作用,故 M_1、M_3 能促进气道平滑肌收缩和黏液腺分泌,M_2 分布在胆碱能神经末梢上,能反馈性地抑制乙酰胆碱的释放,故能部分地抵消 M_1、M_3 的作用。噻托溴铵能够竞争性地阻断乙酰胆碱与以上受体的结合,其对 M_1、M_3 的亲和力,比溴化异丙托品强 10 倍,而其解离速度则慢 100 倍,对 M_2 的亲和力,虽然噻托溴铵也比溴化异丙托品强 10 倍,但二者与 M_2 的解离速度都比与 M_1、M_3 的解离速度快得多,因此噻托溴铵对 M 受体具有选择性,对乙酰胆碱的阻断作用比溴化异丙托品强而且持久,每日吸入 18μg,作用持续>24h,能够有效地舒张支气管,减少肺泡动态性过度充气,缓解呼吸困难,其治疗作用 6 周达到高峰,能够减少 COPD 的急性加重和住院率。噻托溴铵的缺点是起效时间稍慢,约为 30min,吸入后 3h 作用达高峰,因此在急性加重期,不宜于单独用药,其口干的副作用较溴化异丙托品常见,但并不严重,多数患者可以耐受。

5. β₂受体激动药　能舒张支气管,并有刺激支气管上皮细胞纤毛运动以利排痰的作用,可以预防各种刺激引起的支气管痉挛。常用的气雾剂有沙丁胺醇、特布他林等。前者每次吸入 100~200μg(即喷吸 1~2 次),每日 3~4 次,后者每次吸入250~500μg,每日 3~4 次,吸入后起效时间为 5min,1h 作用达高峰,维持 4~6h。

6. 氨茶碱(aminophylline)　有舒张支气管,加强支气管上皮细胞纤毛运动,改善膈肌收缩力的作用,根据病情缓急,可口服或静脉点滴,但后者可使心率增快,宜慎用,目前有长效茶碱控释片,每日 2 次,一次 1 片,可维持疗效 24h。茶碱血浓度监测对估计疗效和不良反应有一定意义,>5mg/L 即有治疗作用,>15mg/L 时,不良反应明显增加。

7. 糖皮质激素　长期吸入皮质激素并不能改变 COPD 患者 FEV₁ 下降的趋势,但对 FEV₁<50% 预计值并有症状和反复发生急性加重的 COPD 患者,规则地每日吸入布地奈德/福莫特罗,或沙美特罗/氟地卡松联合制剂可减少急性加重的发作。前者干粉每吸的剂量为 160μg/4.5μg,后者干粉每吸的剂量为 50μg/250μg,每次 1~2 吸,每日 2 次。

8. 氧疗　氧疗的指征为:①PaO_2≤55mmHg 或动脉血氧饱和度(SaO_2)≤88%,有或无高碳酸血症;②PaO_2 55~60mmHg,或 SaO_2<89%,并有肺动脉高压、心力衰竭水肿或红细胞增多症(血细胞比容>55%)。COPD 呼吸衰竭患者除低氧血症外,常伴有二氧化碳潴留,吸入氧浓度(FiO_2)过高,会加重二氧化碳潴留,对呼吸衰竭患者应控制性给氧,氧流量 1~2L/min。呼吸衰竭患者最大的威胁为低氧血症,因会造成脑缺氧的不可逆性损害,因此对 COPD 合并明显的低氧血症患者,应首先给氧,但氧疗的目标是在静息状态下,将 PaO_2 提高到 60~75mmHg,或使 SaO_2 升至 90%~92%,如果要求更高,则需加大 FiO_2,容易发生二氧化碳麻醉。

对 COPD 所致的慢性低氧血症患者,使用长期的家庭氧疗,每天吸氧≥15h,生存率有所改善。长期吸氧可以缓解患者的呼吸困难,改善生活质量,树立生活信心,对肺心病患者可以降低肺动脉压,改善心功能,因此应作为一个重要的治疗手段。

9. 强心药与血管扩张药　对肺心病患者除伴有左心衰竭或室上性快速心律失常需用洋地黄外,一般不宜用,因缺氧时容易发生洋地黄中毒,对肺心病的治疗主要依靠纠正低氧血症和高碳酸血症，改善通气，控制感染，适当利尿等。近年来使用血管扩张药以降低肺动脉压的报道很多，其目的是减少右心室的后负荷，增加心排血量，改善氧合和组织的供氧，但使用血管扩张药后，有些患者的 PaO_2 反而下降，因 COPD 患者缺氧的主要原因，是肺内的 V/Q 比例不平衡，低 V/Q 区因为流经肺泡的血液不能充分氧合，势必降低 PaO_2，出于机体的自我保护机制，低 V/Q 区的供血小动脉发生反射性痉挛，以维持 V/Q 比例的平衡，使用血管扩张药后，低 V/Q 区的供血增加，又恢复了 V/Q 比例的不平衡，故 PaO_2 下降，而这部分增加的供血，则是由正常 V/Q 区或高 V/Q 区转来，使这两个区域的 V>Q，增加了无效腔通气，使 $PaCO_2$ 增加。一氧化碳吸入，是选择性肺血管扩张药，但对 COPD 的缺氧治疗同样无效，还会增加 V/Q 比例的不平衡，而对急性呼吸窘迫综合征（ARDS）治疗有效，是因后者的缺氧机制是肺内分流，而前者的缺氧机制是 V/Q 比例不平衡，故吸入一氧化碳对 COPD 不宜。

10. **肺减容手术**（lung volume reduction surgery, LVRS）　对非均匀性肺气肿，上叶肺气肿较重而活动耐力下降的患者，切除过度扩张的部分，保留较轻的部分，可以减少 TLC、FRC，改善肺的弹性压与呼吸肌功能，改善生活质量，但由于费用昂贵，又是一种姑息手术，只能有选择地用于某些病人。

11. **肺移植**　对晚期 COPD 患者，经过适当的选择，肺移植可改善肺功能和生活质量，但肺移植的并发症多，成功率低，费用高，目前很难推广。

12. **呼吸锻炼**　对 COPD 患者应鼓励其做缓慢的深吸气深呼气运动，胸腹动作要协调，深呼气时要缩唇，以增加呼气时的阻力，防止气道萎陷，每天要有适合于自身体力的运动，以增加活动的耐力。

13. **营养支持**　重度 COPD 患者常有营养不良表现，可影响呼吸肌功能和呼吸道的防御功能，因此饮食中应含足够的热量和营养成分，接受呼吸机治疗的 COPD 患者，如果输入碳水化合物过多，会加重高碳酸血症，但对非呼吸机治疗患者则不必过多地限制碳水化合物，因减少碳水化合物，必然要增加脂肪含量，会引起患者厌食，营养支持是否能减少重症的发作和病死率，尚有待进一步的研究。

总之，稳定期 COPD 的治疗应根据病情而异，其分级治疗，表 20-3 可供参考。

（二）急性加重期的治疗

1. 重症患者应测动脉血气，如果 pH 失代偿，说明患者的病情是近期内加重，肾脏还未来得及代偿。应当详细了解过去急性加重的诱因、频率和治疗情况，稳定期和加重期的血气情况，以作为此次治疗的参考。

2. 去除诱因。COPD 急性加重的诱因常见的有呼吸道感染（病毒或细菌）、空气污染，其他如使用镇静药、吸氧浓度过高或其他并发症，也可使病情加重，其中吸氧浓度过高，可抑制呼吸，$PaCO_2$ 上升，以致发生神志障碍，甚为常见，必须仔细询问病史，当 $PaCO_2$ 在 90mmHg 以上，又有吸氧史，常常提示吸氧浓度过高，应采用控制性给氧。肺心病患者因使用利尿药或皮质激素，均容易造成低钾、低氯性代谢性碱中毒，代谢性碱中毒可抑制呼吸，脑血管收缩和氧解离曲线左移，加重缺氧，去除诱因后，病情自然会有所好转。其他肺炎、肺血栓栓塞、左心衰竭、自发性气胸等所产生的症状也很类似 COPD 急性加重，必须仔细鉴别，予以相应的治疗。

3. 低流量氧吸入，每分钟氧流量不大于 2L，氧疗的目标是保持 PaO_2 在 60～75mmHg，或 SaO_2 90%～92%，吸氧后 30～60min 应再测血气，如果 PaO_2 上升且 pH 下降不明显，或病情好转，说明给

表 20-3　稳定期 COPD 患者的推荐治疗

分级	特征	治疗方案
Ⅰ级（轻度）	$FEV_1/FVC<70\%$，$FEV_1\geqslant80\%$预计值	避免危险因素；接种流感疫苗；按需使用支气管舒张药
Ⅱ级（中度）	$FEV_1/FVC<70\%$，$50\%\leqslant FEV_1<80\%$预计值	在上一级治疗的基础上，规律应用一种或多种长效支气管舒张药，康复治疗
Ⅲ级（重度）	$FEV_1/FVC<70\%$，$30\%<FEV_1<50\%$预计值	在上一级治疗的基础上，反复急性发作，可吸入糖皮质激素
Ⅳ级（极重度）	$FEV_1/FVC<70\%$，$FEV_1<30\%$预计值或 $30\%\leqslant FEV_1<50\%$预计值，伴有慢性呼吸衰竭	在上一级治疗的基础上，如有呼吸衰竭、长期氧疗，可考虑外科治疗

氧适当,如果 $PaO_2 > 75mmHg$,就有可能加重二氧化碳潴留和酸中毒。

4. 重症患者可经雾化器(nebulizer)吸入支气管舒张药,0.025% 溴化异丙托品水溶液 2ml(0.5mg)加生理盐水 1ml 和(或)0.5%沙丁胺醇 0.5ml 加生理盐水 2ml 吸入,4~6h 一次,雾化器的气源应使用压缩空气,而避免用氧气,因使用雾化器时,气源的流量近 5~7L/min,可使 $PaCO_2$ 急剧升高,但在用雾化器时,应同时给予低流量氧吸入。在急性加重期也可联合糖皮质激素和 β_2 受体激动药治疗,或短效支气管舒张药,加用噻托溴铵。

5. 酌情静脉点滴氨茶碱 500~750mg/d,速度宜慢,在可能条件下应动态监测氨茶碱血清浓度,使其保持在 $10~15\mu g/ml$。

6. 应用广谱抗生素和祛痰药。

7. 如无糖尿病、溃疡、高血压等禁忌证,可口服强的松(prednisone)30~40mg/d,或静脉点滴其他相当剂量的糖皮质激素,共 7~10d。延长疗程并不会增加疗效,反而增加不良反应。

8. 如有肺心病心衰体征,可适当应用利尿药。

9. 机械通气治疗。目的是通过机械通气,支持生命,降低病死率,缓解症状,同时争取时间,通过药物等其他治疗使病情得到逆转。机械通气包括有创或无创,近年来通过随机对照研究,证明无创通气治疗急性呼吸衰竭的成功率,能达 80%~85%,能够降低 $PaCO_2$,改善呼吸性酸中毒,减少呼吸频率和呼吸困难,缩短住院时间,因为减少了插管有创通气,避免了并发症,也就降低了病死率,但无创通气并非适合所有患者,其适应证和禁忌证见表 20-4。

有创性机械通气的适应证见表 20-5。

表 20-4　无创性正压通气在 COPD 加重期的应用指征

适应证(至少符合其中 2 项)
　中至重度呼吸困难,伴辅助呼吸肌参与呼吸并出现胸腹矛盾呼吸运动
　中至重度酸中毒(pH 7.30~7.35)和高碳酸血症($PaCO_2$ 45~60mmHg)
　呼吸频率 > 25/min
禁忌证(符合下列条件之一)
　呼吸抑制或停止
　心血管系统功能不稳定(低血压,心律失常,心肌梗死)
　嗜睡、意识障碍或不合作者
　易误吸者(吞咽反射异常,严重上消化道出血)
　痰液黏稠或有大量气道分泌物
　近期曾行面部或胃食管手术
　头面部外伤,固有的鼻咽部异常
　极度肥胖
　严重的胃肠胀气

表 20-5　有创性机械通气在 COPD 加重期的应用指征

严重呼吸困难,辅助呼吸肌参与呼吸,并出现胸腹矛盾呼吸运动
呼吸频率 > 35/min
危及生命的低氧血症($PaO_2 < 40mmHg$ 或 $PaO_2/FiO_2 < 200mmHg$)
严重的呼吸性酸中毒(pH < 7.25)及高碳酸血症
呼吸抑制或停止
嗜睡、意识障碍
严重心血管系统并发症(低血压、休克、心力衰竭)
其他并发症(代谢紊乱、脓毒血症、肺炎、肺血栓栓塞、气压伤、大量胸腔积液)
无创性正压通气治疗失败或存在无创性正压通气的使用禁忌证(表 20-4)

机械通气的目标是使 PaO_2 维持在 $60\sim75mmHg$，或 SaO_2 $90\%\sim92\%$，$PaCO_2$ 也不必降至正常范围，而是使其恢复至稳定期水平，pH 保持正常即可，如果要使 $PaCO_2$ 降至正常，则会增加脱机的困难，同时 $PaCO_2$ 下降过快，肾脏没有足够的时间代偿，排出体内过多的 HCO_3^-，由呼吸性酸中毒转为代谢性碱中毒，对机体极为不利。

10. 呼吸兴奋药（respiratory stimulants）。COPD 呼吸衰竭急性加重期患者，是否应使用呼吸兴奋药，尚有不同意见，呼吸衰竭患者大多有呼吸中枢兴奋性增高，对这类患者使用呼吸兴奋药，徒然增加全身的氧耗，弊多利少。

【预后】

影响预后的因素很多，但据观察，与预后关系最为密切的是患者的年龄与初始 FEV_1 值，年龄愈大、初始 FEV_1 值愈低，则预后愈差，长期家庭氧疗已被证明可改善预后。COPD 的预后，在个体间的差异较大，因此对一个具体患者，预言其生存时间的长短是不明智的。

（丁东杰）

■ 参考文献

[1] Global initiative for Chronic Obstructive Pulmonary Disease Global strategy for the diagnosis, management, and prevention of chronic obstructive pulmonary disease. Update 2007 http://www.goldcopd.com

[2] 慢性阻塞性肺疾病诊治指南（2007 年修订版）. 中华结核和呼吸杂志, 2007,30(1):8-17

[3] Mbchb WM. Pathogenesis of chronic obstructive pulmonary disease. Clin Chest Med, 2007,28(3):479-513

[4] Barnes PJ, Shapiro SD, Pauwels RA. Chronic obstructive pulmonary disease: Molecular and cellular mechanisms, Eur Respir J, 2003,22:672-688

[5] Shapiro SD. Evolving concepts in the pathogenesis of chronic obstructive pulmonary disease. Clin Chest Med, 2000,21:621-632

第21章

支气管扩张和囊性纤维化

第一节　支气管扩张症

支气管扩张症(bronchiectasia)是由于不同病因引起气道及其周围肺组织的慢性炎症,造成气道壁损伤,继之管腔扩张和变形。临床表现为慢性咳嗽、咳痰、间断咯血和反复肺部感染。

【流行病学】

支气管扩张症的发病率并不清楚,其起病多在儿童或青少年时期,由于抗生素及疫苗的应用,发病率有减少趋势。然而近年CT的应用,诊断技术的提高,能使更细小的支气管病变得以诊断而使其发病率似有增加。

【病因和发病机制】

支气管扩张症的病因有多种,可见表21-1。

不同病因所致支气管及其周围肺组织慢性炎症,中性粒细胞产生自由基及炎性因子和弹性蛋白酶,使管壁弹力纤维、平滑肌和软骨受到破坏,管壁变形和扩张,而炎症所致支气管黏膜肿胀、黏液分泌增多,又可造成支气管堵塞,炎性分泌物不能排出,从而更加重堵塞的支气管及周围肺组织的感染。慢性支气管周围肺组织可纤维化,肺组织体积缩小,胸腔负压增大,持续负压牵引,更易形成支气管扩张。支气管肺组织反复感染和支气管堵塞,两者相互作用、互为因果,促使支气管扩张的发生和进展。

【病理】

支气管扩张常损伤段或亚段支气管,限于肺一叶或多叶,不同病因,损伤部位不同。一般下呼吸

表 21-1　支气管扩张症的病因

分类	举例
感染	
细菌	金黄色葡萄球菌所致坏死性肺炎,百日咳杆菌所致肺炎等
真菌	组织胞浆菌肺炎等
结核分枝杆菌及非结核分枝杆菌	结核及非结核分枝杆菌所致支气管肺部感染
病毒	腺病毒、麻疹病毒等
遗传性或先天性缺隔	囊性纤维化、支气管软骨缺损、肺隔离症、黄甲综合征、原发纤毛不动综合征、杨氏综合征等
免疫缺陷	原发性:低γ球蛋白血症等,继发性:人类免疫缺陷病毒感染,肺移植等
物理化学因素	放射性肺炎,气通阻塞——气道内异物、肿瘤,外源性压迫。毒性气体吸入,胃食管反流,吸入性肺炎等
全身相关疾病	类风湿关节炎,舍格伦综合征,溃疡性结肠炎等

道感染多发生于肺下叶,加之体位关系易于引流不畅,故支气管扩张多发生于肺下叶;结核易发生于肺上叶,结核性支气管扩张则易发生于肺上叶后段。支气管扩张可分三种类型,囊状,柱状和不规则状——有的可呈串珠状。支气管扩张的支气管黏膜呈慢性炎症,可见黏膜水肿、黏液腺增生,炎性细胞浸润、溃疡。管壁肌肉,弹力纤维以及软骨受到破坏,由纤维组织代替。支气管内可积累黏稠黏液或脓性分泌物,可堵塞气道。支气道扩张的周围肺间质和肺实质亦有炎症累及,可发生纤维化、肺气肿、肺不张。由于炎症所致支气管壁血管增多,支气管动脉和肺动脉的终末支常扩张、吻合,形成血管瘤。

【临床表现】

因病因不同加之病情轻重不一,临床表现各异,轻者,病变早期临床可无症状,随着病情进展可出现以下临床常见的症状。

1. 慢性咳嗽、咳痰　继发感染可咳大量脓痰,每日可达数百毫升,排痰难易可与体位有关。

2. 间断咯血　咯血量多少不一,少时痰中带血,多者每日可达数百毫升甚至更多。咯血多发生于继发感染时,但也可以以咯血为唯一症状,临床上称之为干性支气管扩张。

3. 反复发生下呼吸道感染　轻时咳嗽加重、脓痰增多,痰黏稠不易咳出。重时可以伴有发热、气短、胸痛、食欲减退、乏力、消瘦和贫血。常见的细菌感染多为铜绿假单胞菌、金黄色葡萄球菌、流感嗜血杆菌、卡他莫拉菌、肺炎链球菌等。

体格检查:轻症或早期患者可无异常发现,病变明显或继发感染时,在支气管扩张部位可听到局限性、固定性湿性啰音,有时可闻及哮鸣音。慢性患者可伴有杵状指(趾)。有并发症肺气肿、肺源性心脏病时则有相应的体征。

【实验室检查】

1. 痰微生物检查　包括痰涂片、痰细菌培养、抗生素敏感试验,除了常见的球菌、杆菌以外,还要注意分枝杆菌、真菌的检查,以指导抗生素的应用。

2. 肺功能检查　弥漫性支气管扩张可引起气流受限。

3. 影像学检查　轻症者 X 线胸片可正常,中度和重症患者 X 线胸片可见环状、双轨状影像,支气管壁可增厚。既往认为支气管碘油造影可确认支气管扩张,特异性高。但此为创伤性检查,远端支气管难于显示,有时造影剂还难于排出,而加重

病情,现有高分辨 CT(HRCT)检查,此法已弃之不用。HRCT 对支气管扩张的敏感性可达 97%,由于无创,又易于重复,已成为主要诊断方法。HRCT 的表现:外周肺野出现囊状、柱状及不规则形状的支气管扩张,囊状支气管扩张其直径比伴行的血管粗大,形成印戒征。呼气相扫描如有气体滞留征,可证实有阻塞性气道病变(图 21-1,图 21-2,图 21-3,图 21-4)。

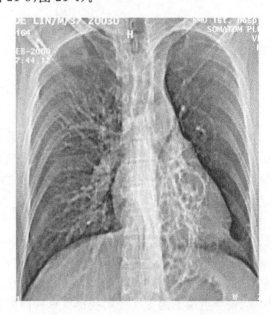

图 21-1　正位 X 线胸片:左肺中下野可见肺纹理紊乱稀疏,内侧带可见不规则的索条状影和囊状阴影,局部肺野透光度明显增加

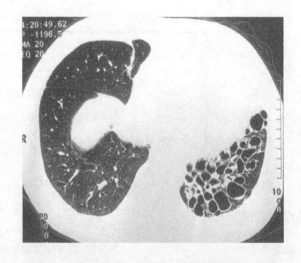

图 21-2　HRCT 显示:左肺下叶多发薄壁囊腔,囊壁厚壁 1mm 均匀,囊腔旁可见伴行的肺动脉影

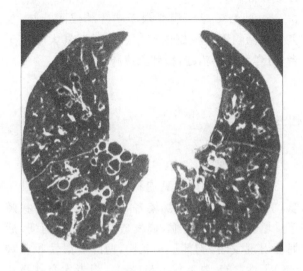

图 21-3　HRCT 显示双肺弥漫性支气管和细支气管扩张,右肺中叶扩张的支气管呈串珠样(混合型或静脉曲张型)

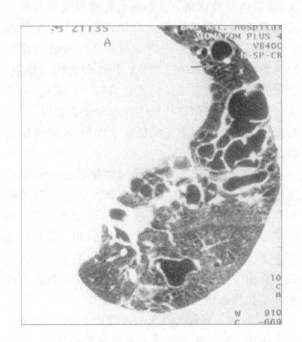

图 21-4　HRCT 显示左肺舌叶支气管扩张呈柱状、囊状等混合存在,近左心尖处可见典型的印戒征(signet sign),即扩张的囊状支气管旁可见伴行的肺动脉影

4. 纤维支气管镜检查　可直接观察气道黏膜病变,可做支气管肺泡灌洗液检查,能进行细菌、细胞病理学、免疫学的检查,可进一步明确病因,指导诊断和治疗。

【诊断和鉴别诊断】

根据患者慢性咳嗽、咳脓痰、反复咯血,加之HRCT 检查,即可明确支气管扩张的诊断。

鉴别诊断:①HRCT 囊状病变应与肺大疱、先天性肺囊肿相鉴别。肺大疱、肺囊肿其壁为肺泡上皮细胞和肺组织,非支气管壁,肺大疱壁甚薄,常伴有肺气肿,自觉症状以气短明显。先天性肺囊肿其壁较肺大疱为厚,周围无炎症浸润,故其壁清晰,感染时囊内可有液平面。②诊断支气管扩张时,应针对病因进行全面分析。首先要详细询问病史,包括既往史和家族史,便于了解患者是否有遗传性或先天性缺陷疾病的可能。再者针对考虑的病因进行特殊检查。如囊性纤维化,应有汗液氯离子和钠离子浓度的测定;类风湿关节炎,应测定抗核抗体谱,类风湿凝集因子等检查,从而能针对基础疾病作出诊断和治疗。

【治疗】

1. 治疗基础疾病　如活动性肺结核伴有支气管扩张应抗结核治疗。又如类风湿关节所致间质性肺炎引起的支气管扩张则应针对类风湿治疗。

2. 积极控制感染　根据上述常见的感染选用敏感的抗生素治疗(参见第 14 章肺炎)。但支气管扩张患者抗生素应用剂量要充分、疗程较一般肺炎为长,一般 10~14d 或更长。如治疗不充分,可引起感染的细菌定植,特别是铜绿假单胞菌,该菌易产生耐药,又易形成生物被膜,有实验测定生物被膜中的细菌最小抑菌浓度(MIC)可增加 1 000 倍。故针对铜绿假单胞菌常选用两种敏感的抗生素联合使用,除静脉应用抗生素外,还可采用雾化吸入妥布霉素或多黏菌素 B 治疗。针对生物被膜的形成,宜应用小剂量大环内酯类抗生素,如阿奇霉素、红霉素较长时间的治疗。

3. 清除气道分泌物,改善气流受限　①除了采用物理方法振动胸部,拍背及深呼吸外,应重视体位引流,使病变位处于高位,扩张的支气管开口向下使痰液易于排出。②清除气道分泌物,改善气流受限;应用黏液溶解药,如氨溴索、N-乙酰半胱氨酸口服或雾化吸入,也可应用脱氧核糖核酸酶雾化吸入,使黏液溶解,让痰液容易排出。针对支气管痉挛,宜应用支气管扩张药,如氨茶碱缓释片治疗,以改善气流受限。

4. 制止咯血　咯血时患者应卧床休息,减少胸部活动和振动,如使用小量镇咳药,可待因、右美沙芬。大咯血时,除应用一般止血药外,可即刻应用垂体后叶素 5~10U 小壶静脉滴注,但需注意高血压、心脏病及老年患者原则上禁用,而采取降血压扩血管药如盐酸乌拉地尔(亚宁定),静脉小壶注入,开始小量 2mg/(kg·min),而后逐渐加量,或酚妥拉明治疗达到降压扩血管止血目的。近年大咯血患者多采用介入治疗,堵塞出血的支气管动脉,疗效较好。

5. 外科治疗 病变限于一叶肺或两叶肺,反复发生药物不易控制的继发感染或反复大咯血患者,可考虑外科治疗,做肺段或肺叶切除术。

第二节 囊性纤维化

囊性纤维化(cystic fibrosis,CF)是一种侵犯多脏器的常染色体隐性遗传病。由于囊性纤维化跨膜传导调节因子(CFTR)突变,引起外分泌腺腺管、气道上皮细胞的功能紊乱,使其分泌液氯离子、钠离子含量增高,分泌液黏稠,堵塞气道和各脏器腺管,使肺、胰腺、肠道、输精管和子宫颈等发生功能障碍,而以肺损害突出,临床表现为慢性气道堵塞和反复感染。

【流行病学】

CF 主要发生于白种人,在美国发病率白种人约为 1/2 500,黑种人约为 1/17 000,亚洲人更为少见。而在我国仅有 10 余例报道。本病主要在婴幼儿时期发病,常在出生后 6 个月内诊断。既往本病中位生存年龄仅为 2 岁。由于能早期诊断及治疗上的进步,中位生存年龄已达 30 岁,个别患者已达 50 岁。

【发病机制和病理】

CF 为常染色体隐性遗传病。位于第 7 对染色体长臂上 CFTR 突变,已发现 CFTR 基因突变位点已超过 1 000 种,最常见的突变点是 ΔF508,由于缺失三个核酸导致肽链第 508 位丢失 1 个苯丙氨酸。因突变位点不同,影响 CFTR 功能不一,临床表现有所差异。CFTR 在上皮细胞内是一种氯离子通道蛋白,并有调节钠离子通道功能,当其有缺陷时,气道、腺管内氯离子通透性降低,钠离子过度吸收,造成气道内和外分泌腺腺管内水分减少,分泌物黏稠度增加,纤毛运动清除功能下降,支气管堵塞、肺不张和继发感染。反复感染中性粒细胞聚集于病变部位,释放氧自由基及炎性因子,弹性蛋白溶解酶,造成气道壁破坏,产生支气管扩张、肺炎和肺脓肿,逐渐形成囊性纤维化和阻塞性肺气肿。从而患者产生通气和弥散功能障碍。最后可并发呼吸衰竭和肺源性心脏病。胰腺外分泌腺管被黏稠分泌物堵塞,可致胰酶缺乏,包括胰蛋白酶、脂肪酶和淀粉酶,故患者消化不良,脂肪吸收不良。胰腺损伤还可促使发生糖尿病。

【临床表现】

1. 呼吸系统 常见症状和体征有患者慢性干咳,感染时咳黄痰,痰量增多、气短、乏力。症状随年龄增长加重,可咯血,偶发气胸。体检:消瘦,后期可出现发绀,胸部呈桶状胸,两肺有湿性啰音和(或)干性啰音,常有杵状指(趾)。患者常合并鼻息肉、鼻窦炎。病变进一步发展,可并发呼吸衰竭、肺源性心脏病而出现相应的症状。

患者反复肺部感染、痰培养大多为铜绿假单胞菌、金黄色葡萄球菌。流感嗜血杆菌以及洋葱伯克霍尔德等革兰阴性杆菌。若痰培养连续 6 个月均为铜绿假单胞菌或短期内此菌抗体滴度显著增加称为慢性铜绿假单胞菌感染。从细菌定植到感染,铜绿假单胞菌的表型从无黏液型到产黏液型,所产生的藻酸盐使细菌在呼吸道内形成生物被膜,从而有抵抗抗生素及宿主免疫反应的作用,此时病情也将逐渐恶化。

2. 消化系统 多数患者因胰腺功能减退而产生脂肪、蛋白质吸收不良,造成营养缺乏。10% 新生儿出生时发生胎粪性肠梗阻。CF 胰腺损害,胰岛素分泌减少,约 10% 患者产生糖尿病。但存活至 30 岁患者,则 50% 可出现糖尿病。因肠道吸收不良,CF 患者体重下降、消瘦。部分患者可因胆管阻塞发生黄疸及胆汁淤积性肝硬化。

3. 其他 多数男性失去生育能力,女性患者生殖力下降,部分患者可发生关节炎和血管炎,出现紫癜或结节性红斑。白细胞胞质抗体(ANCA)阳性率可高达 40%。CF 至成年后始诊断时,则多数症状较轻。

【实验室检查】

1. 影像学 HRCT 观察病变可更清晰。病情早期结果可正常,以后因中、小气道黏液阻塞出现空气陷闭,肺过度充气,多发的边界模糊的小结节影,囊状、柱状及不规则状的支气管扩张(图 21-5、图 21-6)。若有肺部感染,则可有明显炎性浸润影。病变好发于肺上部。

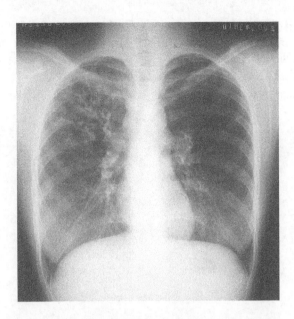

图21-5　正位X线胸片显示为右肺上叶可见囊状、索条状和结节状等混合阴影

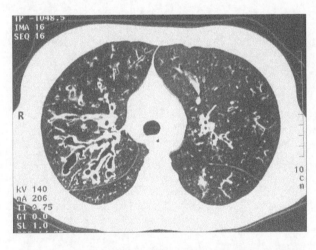

图21-6　HRCT显示右肺上叶中央性支气管扩张伴有支气管管壁不规则增厚,局部可见空气潴留征改变(该囊性纤维化病例为女性,14岁)

2.肺功能　主要表现为阻塞性通气功能障碍,FEV$_1$、FVC随病情进展而变化,常有气道高反应,激发试验可呈阳性。后期血气分析可异常,发生低氧血症和二氧化碳潴留。

3.汗液检查　采用定量毛果芸香碱晶离子渗透试验,测定汗液氯离子和钠离子浓度。氯离子和钠离子浓度儿童大于60mmol/L,成人大于70mmol/L则阳性,此方法可作为重要诊断标准。但成人轻症患者,汗腺检查结果可无异常。

4.其他　基因突变分析,仅用于产前诊断和家族中携带者。实验室常规细菌培养及敏感试验检查很重要,除了常见的细菌外,尚要注意真菌。结核分枝杆菌的检查,以指导抗生素治疗。

【诊断和鉴别诊断】

根据患者发病多在幼儿和少年、自觉症状、HRCT所见、汗液氯离子和钠离子的测定阳性结果,或测定2个致病性CFTR突变位点,即可明确诊断。鉴别诊断并不困难。

【防治】

1.控制呼吸道感染　①早期强化治疗,根据常规每月1次门诊患者或咽喉部分泌物的细菌培养,发现致病菌,即开始为期2周大剂量抗菌药物治疗,避免细菌定植。②发生急性感染时选用敏感的抗生素,剂量要大,疗程应长。若为铜绿假单胞菌,应选用两种敏感的抗生素联合治疗,可雾化妥布霉素或多黏菌素B。针对其生物被膜的形成,宜加用小量大环内酯类抗生素如红霉素、阿奇霉素较长时期应用。

2.选用黏液溶解药利于排出气道分泌物　黏液溶解药可口服、静脉或雾化吸入,如应用N-乙酰半胱氨酸、氯胺吡咪、核苷三磷酸,重组核糖酸酶等雾化吸入,也可应用支气管扩张药,如茶碱缓释片或长效β受体兴奋药缓解支气管痉挛,利于痰液排出。同时应采用物理疗法(参见第21章支气管扩张)也利于黏稠痰液排出。

3.肺移植治疗　终末期患者可采用肺移植治疗,移植后一年的生存率可达70%～80%,多数患者可存活10年以上。

4.基因治疗　当前尚在实验阶段。

5.营养治疗　应摄入高热量、高蛋白、低脂肪饮食,补充各种维生素,特别是脂溶性维生素,应补充胰酶。

6.有慢性鼻窦炎者应及早根治　CF患者除幼时按规定注射各种疫苗外,至少年后每年应接种流感疫苗,定期注射肺炎疫苗。

(何　冰)

■ 参考文献

[1] Murray. Nadel's Text book of Respiratory Medicine Fourth Edition, USA Elsevier Saunders, 2005：1217-1241，1252-1273

[2] 李楠,何冰,王广发,等.囊性纤维化一例报告并文献复习.中华结核和呼吸杂志,2003,26(9):559-562

[3] Scott H. Donaldson. Richard C Boucher:Sodium channels and cystic fibrosis,Chest,2007,132:1631-1636

[4] Arnon Elizur,Carolyn L cannon,Thomas W Ferkol. Airway inflammation in cystic fibrosis,Chest,2008,133:489-495

第 22 章

弥漫性泛细支气管炎

弥漫性泛细支气管炎(diffuse panbronchiolitis,DPB)是以两肺弥漫性呼吸性细支气管及其周围慢性炎症为特征的独立性疾病。目前认为 DPB 是东亚地区所特有的人种特异性疾病。DPB 的病理学特点为以呼吸性细支气管为中心的细支气管炎及细支气管周围炎,因炎症累及呼吸性细支气管壁的全层,故称之为泛细支气管炎。临床表现主要为慢性咳嗽、咳痰、活动后呼吸困难。胸部听诊可闻及间断性啰音。80% 以上的 DPB 患者合并或既往有慢性鼻窦炎。胸部 X 线可见两肺弥漫性颗粒样结节状阴影,尤其胸部 CT 显示两肺弥漫性小叶中心性颗粒样结节状阴影对协助诊断具有重要意义。肺功能检查主要为阻塞性通气功能障碍,但早期出现低氧血症,而弥散功能通常在正常范围内。实验室检查血清冷凝集试验效价升高,多在 1:64 以上。本病是一种可治性疾病,治疗首选红霉素等 14 元大环内酯类,疗效显著。

【流行病学】

1969 年日本学者山中根据病理学改变首次报道了 DPB。20 世纪 70 年代本间等从临床提出 DPB 为一种独立性疾病。90 年代初欧美教科书对 DPB 加以描述,使其成为世界公认的新疾病。1980 年日本开始 DPB 流行病学调查,80 年代初调查结果推测日本 DPB 的发病率为 11.1/10 万,1995 年为 3.4/10 万。目前 DPB 最多见于日本,自 1992 年开始在东亚地区如韩国、中国等也有报道,然而欧美报道的病例极少且其中约 50% 是亚洲人种。我国 1996 年首次报道明确诊断的 DPB,以后陆续报道了一些病例,但至今我国仍无流行病学调查资料。最近研究表明 DPB 是东亚地区所特有的人种特异性疾病。

【病因】

DPB 的病因至今不明,但可能与以下因素有关。

1. 遗传因素 近年研究表明 DPB 发病有明显的人种差别,且部分患者有家族发病。此外,84.8% 的 DPB 患者合并有慢性鼻窦炎或家族内鼻窦炎支气管综合征(sino bronchial syndrome,SBS),因此有学者推测遗传因素可能是 DPB 及其与慢性鼻窦炎相关性的发病基础。目前认为 DPB 可能是一种具有多基因遗传倾向的呼吸系统疾病。最近研究结果表明,DPB 与人体白细胞抗原(HLA)基因密切相关,日本 DPB 患者与 HLA-B$_{54}$(尤其是 HLA-B$_{5401}$)基因有高度的相关性;而在韩国 DPB 患者与 HLA-A$_{11}$有高度的相关性。有报道我国 DPB 患者可能与 HLA-B$_{54}$及 HLA-A$_{11}$有一定相关性。2000 年 Keicho 等认为 DPB 的易感基因存在于第 6 染色体短臂上的 HLA-B 位点和 A 位点之间,距离 B 位点 300kb 为中心的范围内。最近研究推测 DPB 发病可能与 TAP(transporter associated with antigen processing)基因、白介素-8(IL-8)基因、CETR(cystic fibrosis transmembrane conductance regulator)基因以及与黏蛋白基因(MUC5B)有关。

2. 慢性气道炎症与免疫系统异常 部分 DPB 患者支气管肺泡灌洗液(BALF)中中性粒细胞、IL-8 及白三烯 B4 等均明显升高提示本病存在慢性气道炎症病变。此外,以下因素提示本病可能与免疫系统功能障碍有关:①血冷凝集试验效价升高以及部分患者 IgA 增高;②病理检查显示呼吸性细支气管区域主要为淋巴细胞、浆细胞浸润和聚集;③DPB 患者 BALF 中 CD8 淋巴细胞总数增高;④部分 DPB 患者与类风湿关节炎、成人 T 淋巴细胞白血病、非霍奇金淋巴瘤等并存。

3. 感染 DPB 患者常合并铜绿假单胞菌感染,但铜绿假单胞菌是 DPB 的病因还是继发感染尚不清楚。有报道应用铜绿假单胞菌接种到动物气道内可成功建立 DPB 动物模型。也有人认为由于细菌停滞于气道黏膜上,引起由铜绿假单胞菌产生的弹性硬蛋白酶和一些炎症介质的生成,可能是造成 DPB 气道上皮细胞的损伤和气道炎症的原因。

【病理】

DPB 的病理学特征为以两肺呼吸性细支气管为中心的细支气管炎及细支气管周围炎。因炎症病变累及两肺呼吸性细支气管的全层,故称之为弥漫性泛细支气管炎。

大体标本肉眼观察肺表面及切面均可见弥漫性分布的浅黄色或灰白色 2~3mm 的小结节,结节大小较均匀,位于呼吸性细支气管区域,以两肺下叶多见。通常显示肺过度充气。镜下可见在呼吸性细支气管区域有淋巴细胞、浆细胞、组织细胞等圆形细胞的浸润,导致管壁增厚,常伴有淋巴滤泡增生。由于息肉样肉芽组织充填于呼吸性细支气管腔内,导致管壁狭窄或闭塞;呼吸性细支气管壁及周围的肺间质、肺泡隔、肺泡腔内可见吞噬脂肪的泡沫细胞聚集。病情进展部分患者可见支气管及细支气管扩张和末梢气腔的过度膨胀。有日本学者提出以下 DPB 病理诊断标准:①病变为累及两肺的弥漫性慢性气道炎症;②慢性炎症以细支气管及肺小叶中心部为主;③呼吸性细支气管壁、肺泡壁及肺泡间质泡沫细胞聚集和淋巴细胞浸润。

【临床表现】

本病常隐匿缓慢发病。发病可见于任何年龄,但多见于 40~50 岁的成年人。发病无性别差异。临床表现如下。

1.症状 主要为慢性咳嗽、咳痰、活动后呼吸困难。首发症状常为咳嗽、咳痰,逐渐出现活动后呼吸困难。患者常在疾病早期反复合并有下呼吸道感染,咳大量脓性痰,而且痰量异常增多,每日咳痰量可达数百毫升。如不能及时治疗,病情呈进行性进展,可发展为继发性支气管扩张,呼吸衰竭,肺动脉高压和肺心病。

2.体征 胸部听诊可闻及间断性湿啰音或粗糙的捻发音,有时可闻及干啰音或哮鸣音,尤以两下肺明显。啰音的多少主要决定于支气管扩张及气道感染等病变的程度。祛痰药物或抗生素治疗后,啰音均可减少。部分患者因存在支气管扩张可有杵状指。

3.合并慢性鼻窦炎 80%以上 DPB 患者都合并有或既往有慢性鼻窦炎,部分患者有鼻塞、流脓涕或嗅觉减退等,但有些患者无症状,仅在进行影像学检查时被发现。如疑诊为 DPB 患者,应常规拍摄鼻窦 X 线片或鼻窦 CT 片。

【辅助检查】

1.胸部 X 线/肺部 CT 胸部 X 线可见两肺野弥漫性散在分布的边缘不清的颗粒样结节状阴影,直径在 2~5mm,多在 2mm 以下,以两下肺野显著,常伴有肺过度膨胀。随病情进展,常可见肺过度膨胀及支气管扩张的双轨征。

肺部 CT 或胸部高分辨 CT(HRCT)特征:①两肺弥漫性小叶中心性颗粒状结节影;②结节与近端支气管血管束的细线相连形成"Y"字形树芽征;③病情进展细小支气管扩张呈小环状或管状影,伴有管壁增厚。HRCT 的这种特征性改变是诊断 DPB 非常重要的影像学依据。影像学显示的颗粒样小结节状阴影为呼吸性细支气管区域的炎性病变所致,随着病情加重或经大环内酯类抗生素治疗后,小结节状阴影可扩大或缩小乃至消失。

2.肺功能检查及血气分析 肺功能主要为阻塞性通气功能障碍,病情进展可伴有肺活量下降,残气量(率)增加,但通常弥散功能在正常范围内。部分患者可伴有轻、中度的限制性通气功能障碍或混合性通气功能障碍。一秒用力呼气容积与用力肺活量比值(FEV_1/FVC)<70%,肺活量占预计值的百分比(VC%)<80%。残气量占预计值的百分比(RV%)>150%或残气量占肺总量的百分比(RV/TLC%)>45%。在日本早期的 DPB 诊断指标中,曾要求在以上肺功能检查中至少应具备三项,但弥散功能和肺顺应性通常在正常范围内,这对于我国临床诊断 DPB 患者有一定的参考价值。动脉血氧分压(PaO_2)<80mmHg,发病初期就可以发生低氧血症,进展期可有高碳酸血症。

3.实验室检查 日本 DPB 患者 90%血清冷凝集试验效价升高,多在 1:64 以上,但支原体抗体多为阴性。我国患者冷凝集试验阳性率较低。部分患者可有血清 IgA、IgM 和血 CD4/CD8 比值增高,γ-球蛋白增高,血沉增快,类风湿因子阳性,但非特异性。部分患者可有血清 $HLA-B_{54}$ 或 $HLA-A_{11}$ 阳性。痰细菌学检查可发现起病初期痰中多为流感嗜血杆菌及肺炎链球菌,晚期多为铜绿假单胞菌感染。

4.慢性鼻窦炎的检查 可选择鼻窦 X 线片或鼻窦 CT 检查,以确定有无鼻窦炎。受累部位可为单侧或双侧上颌窦、筛窦、额窦等。

5.病理检查　病理检查是确诊 DPB 的金标准。如果肺活检能发现典型的 DPB 病理学改变即可确诊。经支气管镜肺活检(TBLB)方法简便且安全,但常因标本取材少,而且不一定能取到呼吸性细支气管肺组织,有一定的局限性。如欲提高检出率,应在 TBLB 检查时,取 3～5 块肺组织,如仍不能确诊,应行胸腔镜下肺活检或开胸肺活检,可提高本病的确诊率。

【诊断标准】

1.临床诊断标准　日本于 1980 年首次推出 DPB 诊断标准后,厚生省于 1995 年进行了修改,1998 年其再次对 DPB 临床诊断标准进行了重新修改。目前日本和我国均使用 1998 年修改的临床诊断标准。

DPB 临床诊断标准(1998 年日本厚生省)如下。

(1)必要条件

①持续咳嗽、咳痰、活动后呼吸困难;

②影像学确定的慢性鼻窦炎或有明确的既往史;

③胸部 X 线可见弥漫性分布的两肺颗粒样结节状阴影或胸部 CT 见两肺弥漫性小叶中心性颗粒样结节状阴影。

(2)参考条件

①胸部间断性湿啰音;

②第一秒用力呼气容积与用力肺活量比值(FEV$_1$/FVC%)<70% 以及动脉血氧分压(PaO$_2$)<80mmHg;

③血清冷凝集试验效价>1:64。

(3)临床诊断

①临床确诊:符合必要条件①+②+③加参考条件中的 2 项以上。

②临床拟诊:符合必要条件①+②+③。

③临床疑似诊断:符合必要条件①+②。

2.病理确诊　肺组织病理学检查是诊断 DPB 的金标准。肺活检如能发现前述典型的 DPB 病理学改变即可确诊。

3.鉴别诊断　本病应与慢性支气管炎和慢性阻塞性肺气肿、支气管扩张症、阻塞性细支气管炎(BO)、肺间质纤维化、支气管哮喘、囊性纤维化、尘肺、粟粒肺结核、支气管肺泡癌等相鉴别。

(1)慢性阻塞性肺疾病:本病主要临床特点为长期咳嗽、咳痰或伴有喘息,晚期有呼吸困难,在冬季症状加重。患者多有长期较大量吸烟史。多见于老年男性。胸部 X 线可出现肺纹理增多、紊乱,呈条索状、斑点状阴影,以双下肺野明显。晚期肺充气过度,肺容积扩大,肋骨平举,肋间隙增宽,横膈低平下移,心影呈垂滴形,部分患者有肺大疱。胸部 CT 检查可确定小叶中心型或全小叶型肺气肿。肺功能检查为阻塞性通气功能障碍,FEV$_1$/FVC%下降和残气量(RV)增加更为显著,弥散功能可有降低。COPD 的病理改变为终末细支气管远端气腔持续性不均一扩大及肺泡壁的破坏,而 DPB 病理为局灶性肺充气过度,极少有肺泡破坏。DPB 80% 以上患者存在慢性副鼻窦炎,大部分患者血清冷凝集试验效价增高,而且 DPB 患者的肺弥散功能和顺应性通常在正常范围,此外,DPB 影像学胸部 X 线可见弥漫性分布两肺的颗粒样结节状阴影或胸部 CT 可见两肺弥漫性小叶中心性颗粒样结节状阴影也与 COPD 不同,可资鉴别。

(2)支气管扩张症:本病主要症状为慢性咳嗽、咳痰和反复咯血。肺部可闻及固定性持续不变的湿性啰音。本病胸部 HRCT 可见多发囊状阴影及明确均匀的壁,然而支气管扩张的囊状阴影一般按支气管树分布,位于肺周围者较少,囊壁较厚,同时可见呈轨道征或纡曲扩张的支气管阴影。DPB 患者一般无咯血,晚期患者胸部 X 线可有细支气管扩张改变,但 DPB 影像学主要表现为两肺弥漫性分布的颗粒样结节状阴影。对可疑患者应进一步检查有无慢性副鼻窦炎和血清冷凝集试验效价等,以除外在 DPB 的基础上合并继发性支气管扩张症。

(3)阻塞性细支气管炎(BO):本病是一种小气道疾病。临床表现为急速进行性呼吸困难,肺部可闻及高调的吸气中期干鸣音;胸片提示肺过度通气,但无浸润影,也很少有支气管扩张;肺功能显示阻塞性通气功能障碍,而弥散功能正常;肺组织活检显示直径为 1～6mm 的小支气管和细支气管的瘢痕狭窄和闭塞,管腔内无肉芽组织息肉,而且肺泡管和肺泡正常。DPB 患者起病缓慢,先有慢性咳嗽、咳痰史,活动时呼吸困难逐渐发生。胸部听诊多为间断性湿啰音。胸部 X 线可见弥漫性分布的两肺颗粒样结节状阴影,HRCT 可见两肺弥漫性小叶中心性颗粒样结节阴影,与 BO 不同。此外,病理改变也与阻塞性细支气管炎不同,故可以鉴别。

(4)肺间质纤维化:本病最主要的症状是进行性加重的呼吸困难,其次为干咳。体征上本病有半数以上的患者双肺可闻及 Velcro 啰音。胸片主要为间质性改变,早期可有磨玻璃样阴影,此后可出现细结节样或网状结节影,易与DPB混淆,但肺间质纤维化有肺容积的缩小和网状、蜂窝状阴影。此外,肺间质纤维化有明显的肺弥散功能降低,而且病理可以与DPB不同,可资鉴别。

【治疗】

1987年日本工滕翔二等发现红霉素等大环内酯类药物治疗DPB具有显著疗效。目前红霉素、克拉霉素及罗红霉素等14元大环内酯类药物已成为DPB的基本疗法。15元大环内酯类药物阿奇霉素可能也有效,但尚需更多病例观察来证实。本病一旦确诊后应尽早开始治疗。2000年日本厚生省重新修改了DPB的治疗指南。

(一)治疗方案

1. 一线治疗 日本方案:红霉素400~600mg/d,分2次口服。我国红霉素剂型不同于日本,具体方案为:红霉素250mg,每日口服2次。用药期间应注意复查肝功能等。如果存在以下情况可选用二线治疗药物:①存在红霉素的不良反应;②药物相互拮抗作用;③使用红霉素治疗1~3个月无效者。

2. 二线治疗 日本方案:克拉霉素200~400mg/d,或服用罗红霉素150~300mg/d,每日口服1~2次。我国具体方案为:克拉霉素250~500mg/d,每日口服1~2次;罗红霉素150~300mg/d,每日口服1~2次。用药期间应监测肝功能等不良反应。

(二)疗效评估及疗程

在用药后1~3个月,评估临床症状并行肺功能、动脉血气分析及胸部影像学检查,以确定是否有效。如有效(临床症状、肺功能、血气分析及胸部影像学改善),可继续使用红霉素或克拉霉素或罗红霉素,用药至少需要6个月。服药6个月后如果仍有临床症状应继续服用以上药物2年。如应用以上药物治疗3个月以上仍无效者应考虑是否为DPB患者,应谨慎排除其他疾病的可能。

(三)停药时间

1. 早期DPB患者 经6个月治疗后病情恢复正常者可考虑停药。

2. 进展期DPB患者 经2年治疗后病情稳定者可以停药。停药后复发者再用药仍有效。

3. DPB伴有严重肺功能障碍或广泛支气管扩张或伴有呼吸衰竭的患者 需长期给药,疗程不少于2年。

(四)DPB急性发作期治疗

如果DPB患者出现发热、咳脓痰、痰量增加等急性加重情况时,多为铜绿假单胞菌等细菌导致支气管扩张合并感染,此时应加用其他抗生素,如β内酰胺类/酶抑制药或头孢三代或氟喹诺酮类抗生素等,或根据痰培养结果选择抗生素。

(五)其他辅助治疗

包括使用祛痰药和支气管扩张药,有低氧血症时进行氧疗。

【预后】

如果DPB患者能够得到早期诊断和规范治疗,预后良好,可能会使患者病情好转或痊愈,恢复正常的生活和工作。目前DPB的5年生存率为91%,7年生存率为90%,但晚期DPB如治疗不及时可发展为慢性铜绿假单胞菌感染及支气管扩张,若长期反复发作而并发肺心病、呼吸衰竭者则预后不良。

【展望】

在我国目前临床医生对本病认识仍不够充分,漏诊、误诊病例较多。今后亟须提高医生对DPB的认识,统一制定结合我国特点的临床诊断标准,使更多患者得以早期诊断与正确治疗。此外,应尽快进行我国DPB的流行病学调查,积累和总结出我国DPB患者的临床资料。

(胡 红 刘又宁)

■ 参考文献

[1] 山中晃. 慢性闭塞性肺疾患の问题点とくにびまん性汎細気管支炎について. 内科,1969,23:442-451

[2] 本间日臣. びまん性汎細気管支炎. 日胸疾会杂志,1975,13:383-386

[3] Fraser RG. Diagnosis and diseases of the chest. 3rd ed. Philadelphia:Saunders WB,1990:2224

[4] Azuma A, Kudoh S. Diffuse panbronchiolitis in East Asia. Respirology. 2006,11:249-261

[5] 刘又宁,胡红,蔡祖龙. 弥漫性泛细支气管炎一例. 中华结核和呼吸杂志,1996,16:118-119

[6] 胡红,刘又宁. 中国大陆で初めて临床され,Clarithromycinが奏效したびまん性汎細気管支炎の1例. Therapeutic Research,1996,17:23-28

[7] 王厚东,孙铁英,李燕明. 弥漫性泛细支气管炎一例. 中华结核和呼吸杂志,1996,19(2):119

[8] 刘又宁,胡红,张金铭. 十四及十五元大环内酯类抗生素治疗弥漫性泛细支气管炎六例. 中华内科杂志,1999,38:622-624

[9] 谢广顺,李龙芸,刘鸿瑞,等. 弥漫性泛细支气管炎9例临床分析. 中华

结核和呼吸杂志,2005,28(8):516-519

[10] Yu Chen,Jian Kang,Shenqi Li. Diffuse Panbronchiolitis in China. Respirology,2005,10:70-75

[11] 李英姬,胡红,工滕翔二. 弥漫性泛细支气管炎和大环内酯类药物疗法. 中华结核和呼吸杂志,2002,25(7):421-423

[12] Keicho N, Tokunaga K, Nakada K, et al. Contribution of HLA genes to genetic predisposition in diffuse panbronchiolitis. Am J Respir Crit Care Med,1998,158:846-850

[13] Park MH, Kim YW, Yoon HL, et al. Association of HLA class I antigens with diffuse panbronchiolitis in Korea patients. Am J Respir Crit Care Med,1999,159:526-529

[14] Keicho N, Ohasgi J, Tamiya G, et al. Fine localization of a major disease-susceptibility locus for diffuse panbronchiolitis. Am J Hum Genet,2000,66:501-507

[15] Kamio K, Matsushita I, Hijikata M, et al. Promoter analysis and aberrant expression of the MUC5B Gene in diffuse panbronchiolitis. Am J Respir Crit Care Med,2005,171:949-957

[16] 中田紘一郎. DPBの诊断指针改订と重症度分类策定. 厚生省特定疾患对策研究事业. びまん肺疾患分科会,平成 10 年度研究报告书,1999,109-111

[17] Kudoh S, Azuma A, Yamamoto M, et al. Improvement of survival in patients with diffuse panbronchiolitis. Am J Respir Crit Care Med, 1998, 157: 1829-1832

[18] 中田紘一郎,田口善夫,工滕翔二. DPBの治療ガイドライン最终案报告. 厚生省特定疾患びまん肺疾患调查研究班. 平成 11 年度研究报告书,2000,111

第23章

肺 栓 塞

肺栓塞(pulmonary embolism,PE)是以各种栓子阻塞肺动脉系统为其发病原因的一组疾病或临床综合征的总称。包括肺血栓栓塞症,脂肪栓塞综合征,羊水栓塞,空气栓塞等。肺血栓栓塞症(pulmonary thrombo embolism,PTE)是来自深静脉或右心的血栓堵塞了肺动脉及其分支所致疾病,以肺循环和呼吸功能障碍为其主要临床和病理生理特征。PTE占肺栓塞的绝大部分,通常在临床上所说的肺栓塞即指PTE。引起PTE的血栓主要来源于深静脉血栓形成(deep venous thrombosis,DVT),PTE常为DVT的并发症。PTE与DVT是静脉血栓栓塞症(venous thrombo embolism,VTE)的两种重要的临床表现形式。

PTE-DVT一直是国内外医学界非常关注的医疗保健问题,在世界范围内发病率和病死率都很高,临床上漏诊与误诊情况严重。美国DVT的年发病率为1.0%,而PTE的年发病率为0.5%,未经治疗的PTE病死率高达26%~37%,而如果能够得到早期诊断和及时治疗,其病死率会明显下降。我国目前尚无PTE发病的准确的流行病学资料。但据国内部分医院的初步统计和依临床经验估计,在我国PTE绝非少见病,而且近年来其发病例数有增加趋势。

【病因】

PTE的危险因素包括任何可以导致静脉血液淤滞、静脉内皮损伤和血液高凝状态的因素,即Virchow三要素。这些因素单独存在或者相互作用,对于DVT和PTE的发生具有非常重要的意义。易发生VTE的危险因素包括原发性和继发性两类。

1.原发性危险因素 由遗传变异引起,包括凝血、抗凝、纤溶在内的各种遗传性缺陷(表23-1)。如40岁以下的年轻患者无明显诱因出现或反复发生VTE,或呈家族遗传倾向,应考虑到有无易栓症的可能性。

2.继发性危险因素 由后天获得的多种病理生理异常所引起,包括骨折、创伤、手术、妊娠、产褥期、口服避孕药、激素替代治疗、恶性肿瘤和抗磷脂综合征等,其他重要的危险因素还包括神经系统病变或卒中后的肢体瘫痪、长期卧床、制动等。在临床上,可将上述危险因素按照强度分为高危、中危和低危因素(表23-2)。

即使积极地应用较完备的技术手段寻找危险因素,临床上仍有部分病例发病原因不明,称为特发性VTE。这些患者可能存在某些潜在的异常病变(如恶性肿瘤)促进血栓的形成,应注意仔细筛查。

表23-1 引起PTE的原发性危险因素

抗凝血酶缺乏

先天性异常纤维蛋白原血症

血栓调节因子(thrombomodulin)异常

高同型半胱氨酸血症

抗心脂抗体综合征(anticardiolipin antibodys syndrome)

纤溶酶原激活物抑制因子过量

凝血酶原20210A基因变异

Ⅻ因子缺乏

Ⅴ因子Leiden突变(活性蛋白C抵抗)

纤溶酶原缺乏

纤溶酶原不良血症

蛋白S缺乏

蛋白C缺乏

表 23-2　引起静脉血栓的危险因素

高危因素(OR 值>10)
　　骨折(髋部或大腿)
　　髋或膝关节置换
　　大型普外科手术
　　大的创伤
　　脊髓损伤
中危因素(OR 值 2~9)
　　关节镜膝部手术
　　中心静脉置管
　　化疗
　　慢性心衰或呼吸衰竭
　　雌激素替代治疗
　　恶性肿瘤
　　口服避孕药
　　瘫痪
　　妊娠/产后
　　既往 VTE 病史
　　易栓倾向
低危因素(OR 值<2)
　　卧床>3d
　　长时间旅行静坐不动(如长时间乘汽车或飞机旅行)
　　年龄
　　腔镜手术(如胆囊切除术)
　　肥胖
　　静脉曲张

【病理生理】

PTE 发生后,一方面通过栓子的机械阻塞作用直接影响肺循环、体循环血流动力学状态和呼吸功能;另一方面,通过心脏和肺的反射效应以及神经体液因素(包括栓塞后的炎症反应)等导致多种功能和代谢变化。以上机制的综合和相互作用加上栓子的大小和数量、多个栓子的递次栓塞间隔时间、是否同时存在其他心肺疾病等对 PTE 的发病过程和病情的严重程度均有重要影响。

(一)急性 PTE 后肺循环血流动力学变化

1.肺动脉高压　肺动脉的机械堵塞和神经-体液因素引起的肺血管痉挛是栓塞后形成肺动脉高压的基础。当肺血管床被堵塞 20%~30%时,开始出现一定程度的肺动脉高压;随着肺血管床堵塞程度的加重,肺动脉压力会相应增加,当肺血管床堵塞达 75%以上时,由于严重的肺动脉高压,可出现右心室功能衰竭甚至休克、猝死。同时,PTE 时受损的肺血管内皮细胞、血栓中活化的血小板及中性

粒细胞等可以释放血栓素 A_2(TXA_2)、5-羟色胺、内皮素、血管紧张素Ⅱ等血管活性物质,这些物质可引起肺血管痉挛,加重肺动脉高压。

2.右心功能障碍　随着肺动脉高压的进展,右心室后负荷增加,导致右心室每搏做功增加,收缩末期压力升高。在栓塞早期,由于心肌收缩力和心率的代偿作用,并不导致心室舒张末期压力升高,不出现右心室扩张,维持血流动力学相对稳定。随着右心室后负荷的进一步增加,心率和心肌收缩力的代偿作用不足以维持有效的心排血量时,心室舒张末期压力开始显著升高,心排血量明显下降,右心室压升高,心房扩大,导致左心回心血量减少,体循环淤血,出现急性肺源性心脏病。

3.左心功能障碍　肺动脉堵塞后,经肺静脉回流至左心房的血液减少,左心室舒张末期充盈压下降,体循环压力趋于下降,通过兴奋交感神经使心率和心肌收缩力增加,以维持心排血量的相对稳定。当通过心率和心肌收缩力的改变不能代偿回心血量的继续下降时,心排血量明显减少,造成血压下降,内脏血管收缩,外周循环阻力增加,严重时出现休克症状。

上述病理生理改变的严重程度和发展速度受到以下因素影响:肺血管阻力升高的幅度、速度和患者基础心肺功能状态。如果肺血管阻力突然升高,且幅度越大时,右心功能损害就越严重,病情发展就越快;如果肺血管阻力极度升高,心脏射血功能接近丧失,会出现电机械分离现象,即心脏可以产生接近正常的电活动,但是心肌细胞的运动状态接近等长收缩,心室内压力虽可随心动周期而变化,却不能产生有效的肺循环血流,甚至可发生猝死。

(二)急性 PTE 后呼吸功能的变化

栓塞部位肺血流减少或阻断,肺泡无效腔量增大;肺梗死、肺水肿、肺出血、肺萎陷和肺不张等因素均可导致通气/血流(V/Q)比例失调;支气管痉挛及过度通气等因素综合存在可产生气体交换障碍,从而发生低氧血症和代偿性过度通气(低碳酸血症)。

(三)急性 PTE 的临床分型

按照 PTE 后病理生理变化,可以将 PTE 分为急性大面积 PTE 和急性非大面积 PTE。

急性大面积 PTE:临床上以休克和低血压为主要表现,即体循环动脉收缩压<90mmHg,或较基础值下降幅度≥40mmHg,持续 15min 以上。须除

外新发生的心律失常、低血容量或感染中毒症所致血压下降。

急性非大面积 PTE(non-massive PTE):不符合以上大面积 PTE 标准的 PTE。此型患者中,一部分人的超声心动图表现有右心功能障碍(right ventricular dysfunction,RVD)或临床上出现右心功能不全表现,归为次大面积 PTE(submassive PTE)亚型。

【临床表现】

PTE 的临床症状多不典型,表现谱广,从完全无症状到突然猝死,因而极易造成漏诊与误诊。国家"十五"科技攻关课题——肺栓塞规范化诊治方法的研究中,对 516 例 PTE 患者的临床表现进行了分析,其各种临床症状及发生率见表 23-3。

PTE 的体征亦无特异性,最常见的体征是呼吸急促,占 51.7%,可部分反映患者病情的严重程度;心动过速的发生率为 28.1%,主要是缺氧、肺循环阻力增高和右心功能不全等因素引起交感神经兴奋所致;由于严重的低氧血症和体循环淤血可出现周围型发绀。

呼吸系统的体征较少出现,25.4% 的患者存在细湿啰音,可能与炎症渗出或肺泡表面活性物质减少导致肺泡内液体量增加有关。另有 8.5% 的患者存在哮鸣音,程度一般较轻,有的局限于受累部位,也有的波及全肺。如合并胸腔积液,可出现胸膜炎的相应体征,如局部叩诊实音、胸膜摩擦感和摩擦音等。

41.9% 的患者在肺动脉瓣听诊区可闻及第二心音亢进。当存在右心室扩大时,可使三尖瓣瓣环扩张,造成三尖瓣相对关闭不全,出现收缩期反流。在胸骨左缘第四肋间可闻及三尖瓣收缩期反流性

表 23-3　中国人 516 例急性 PTE 患者的临床表现

症状	发生率(%)
呼吸困难	88.6
胸痛	59.9
心绞痛样胸痛	30.0
胸膜炎性胸痛	45.2
咳嗽	56.2
咯血	26.0
心悸	32.9
发热	24.0
晕厥	13.0
惊恐、濒死感	15.3

杂音,吸气时增强,发生率 7.8%。另有 20.2% 的患者可出现颈静脉充盈或怒张,为右心压力增高在体表的反映。如果患者病情危重,出现急性右心功能衰竭时,可出现肝大、肝颈反流征阳性、下肢水肿等表现。

【诊断】

(一)诊断策略

中华医学会呼吸病学分会在《肺血栓栓塞症的诊断与治疗指南(草案)》中提出的诊断步骤分为临床疑似诊断、确定诊断和危险因素的诊断三个步骤。

1. 临床疑似诊断(疑诊)　对存在危险因素的病例,如果出现不明原因的呼吸困难、胸痛、晕厥和休克,或伴有单侧或双侧不对称性下肢肿胀、疼痛等对诊断具有重要的提示意义。心电图、X 线胸片、动脉血气分析等基本检查,有助于初步诊断,结合 D-二聚体检测(ELISA 法),可以建立疑似病例诊断。超声检查对于提示 PTE 诊断和排除其他疾病具有重要价值,若同时发现下肢深静脉血栓的证据则更增加诊断的可能性。

2. PTE 的确定诊断(确诊)　对于临床疑诊的患者应尽快合理安排进一步检查以明确 PTE 诊断。如果没有影像学的客观证据,就不能诊断PTE。PTE 的确定诊断主要依靠核素肺通气/灌注扫描、CTPA、MRPA 和肺动脉造影等临床影像学技术。如心脏超声发现右心或肺动脉内存在血栓征象,也可确定 PTE 的诊断。

3. PTE 成因和易患因素的诊断(求因)　对于临床疑诊和已经确诊 PTE 的患者,应注意寻找PTE 的成因和易患因素,并据以采取相应的治疗和预防措施。

(二)辅助检查及 PTE 时的变化

1. 动脉血气分析　常表现为低氧血症,低碳酸血症,肺泡-动脉血氧分压差 $[P_{(A-a)}O_2]$ 增大,部分患者的血气结果可以正常。

2. 心电图　心电图的改变取决于 PTE 栓子的大小、堵塞后血流动力学变化以及病人的基础心肺储备状况。当栓塞面积较小时,心电图表现可以正常或仅有窦性心动过速。而当出现急性右心室扩大时,在 I 导联可出现 S 波,Ⅲ 导联出现 Q 波,Ⅲ 导联的 T 波倒置,即所谓的 $S_I Q_{Ⅲ} T_{Ⅲ}$ 征。右心室扩大可以导致右心传导延迟,从而产生完全或不完全右束支传导阻滞。右心房扩大时,可出现肺型 P波,在 PTE 患者心电图演变过程中,出现肺型 P 波

的时间仅为 6h。当出现肺动脉及右心压力升高时可出现 $V_1 \sim V_4$ 的 T 波倒置和 ST 段异常,电轴右偏及顺钟向转位等。由于肺栓塞心电图的变化有时是非常短暂的,所需及时、动态观察心电图改变。

3. X 线胸片 可显示肺动脉阻塞征(如区域性肺纹理变细、稀疏或消失),肺野透亮度增加;另可表现为右下肺动脉干增宽或伴截断征,肺动脉段膨隆以及右心室扩大等肺动脉高压征及右心扩大征象;部分患者 X 线胸片可见肺野局部片状阴影,尖端指向肺门的楔形阴影,肺不张或膨胀不全等肺组织继发改变。有肺不张侧可见横膈抬高,有时合并少至中量胸腔积液。X 线胸片对鉴别其他胸部疾病有重要帮助。

4. 超声心动图 在提示诊断和除外其他心血管疾患方面有重要价值。对于严重的 PTE 病例,可以发现右室壁局部运动幅度降低;右心室和(或)右心房扩大;室间隔左移和运动异常;近端肺动脉扩张;三尖瓣反流速度增快;下腔静脉扩张,吸气时不萎陷。若在右心房或右心室发现血栓,同时患者临床表现符合 PTE,可以作出诊断。超声检查偶可因发现肺动脉近端的血栓而直接确定诊断。

5. 血浆 D-二聚体(D-dimer) 酶联免疫吸附法(ELISA)是较为可靠的检测方法。急性 PTE 时血浆 D-二聚体升高,但 D-二聚体升高对 PTE 并无确诊的价值,因为在外伤、肿瘤、炎症、手术、心肌梗死、穿刺损伤甚至心理应激时血浆 D-二聚体均可增高。

(三)确诊检查方法及影像学特点

1. 核素肺灌注扫描 PTE 典型征象呈肺段或肺叶分布的肺灌注缺损。当肺核素显像正常时,可以可靠地排除 PTE。根据前瞻性诊断学研究(prospective investigation of pulmonary embolism diagnosis,PIOPED),将肺灌注显像的结果分为四类,正常或接近正常、低度可能性、中间可能性和高度可能性。高度可能时约 90% 患者有 PTE,对 PTE 诊断的特异性为 96%;低度和中间可能性诊断不能确诊 PTE,需作进一步检查;正常或接近正常时,如果临床征象不支持 PTE,则可以除外 PTE 诊断。

2. CT 肺动脉造影(CTPA) PIOPED Ⅱ 的结果显示,CTPA 对 PTE 诊断的敏感性为 83%,特异性为 96%,如果联合 CT 静脉造影(CTV)检查,则对 PTE 诊断的敏感性可提高到 90%。由于 CTPA 是无创性检查方法,且可以安排急诊检查,已在临床上广泛应用。PTE 的 CT 直接征象是各种形态的充盈缺损,间接征象包括病变部位肺组织有"马赛克"征、肺出血、肺梗死继发的肺炎改变等。

3. 磁共振肺动脉造影(MRPA) 在大血管的 PTE,MRPA 可以显示栓塞血管的近端扩张,血栓栓子表现为异常信号,但对外周的 PTE 诊断价值有限。由于扫描速度较慢,故限制其临床应用。

4. 肺动脉造影 敏感性和特异性达 95%,是诊断 PTE 的"金标准"。表现为栓塞血管腔内充盈缺损或完全阻塞,外周血管截断或枯枝现象。肺动脉造影为有创性检查,可并发血管损伤、出血、心律失常、咯血、心衰等。致命性或严重并发症的发生率分别为 0.1% 和 1.5%,应严格掌握其适应证。

(四)鉴别诊断

1. 肺炎 有部分 PTE 患者表现为咳嗽、咳少量白痰、低中度发热,同时有活动后气短,伴或不伴胸痛症状,化验血周围白细胞增多,X 线胸片有肺部浸润阴影,往往被误诊为上呼吸道感染或肺炎,但经抗感染治疗效果不好,症状迁延甚至加重。肺炎多有明显的受寒病史,急性起病,表现为寒战高热,之后发生胸痛,咳嗽,咳痰,痰量较多,可伴口唇疱疹;查体肺部呼吸音减弱,有湿性啰音及肺实变体征,痰涂片及培养可发现致病菌及抗感染治疗有效有别于 PTE。

2. 心绞痛 急性 PTE 患者的主要症状为活动性呼吸困难,心电图可出现 Ⅱ、Ⅲ、aVF 导联 ST 段及 T 波改变,甚至广泛性 T 波倒置或胸前导联呈"冠状 T",同时存在胸痛、气短,疼痛可以向肩背部放射,容易被误诊为冠心病、心绞痛。需要注意询问患者有无高血压、冠心病病史,并注意检查有无下肢静脉血栓的征象。

3. 支气管哮喘 急性 PTE 发作时可表现为呼吸困难、发绀、两肺可闻及哮鸣音。支气管哮喘多有过敏史或慢性哮喘发作史,用支气管扩张药或糖皮质激素症状可缓解,病史和对治疗的反应有助于与 PTE 鉴别。

4. 血管神经性晕厥 部分 PTE 患者以晕厥为首发症状,容易被误诊为血管神经性晕厥或其他原因所致晕厥而延误治疗,最常见的要与迷走反射性晕厥及心源性晕厥(如严重心律失常、肥厚型心肌病)相鉴别。

5. 胸膜炎 PTE 患者尤其是周围型 PTE,病变可累及胸膜而产生胸腔积液,易被误诊为其他原因性胸膜炎,如结核性、感染性及肿瘤性胸膜炎。

PTE 患者胸腔积液多为少量、1～2 周内自然吸收,常同时存在下肢深静脉血栓形成,呼吸困难,X 线胸片有吸收较快的肺部浸润阴影,超声心动图呈一过性右心负荷增重表现,同时血气分析呈低氧血症、低碳酸血症等均可与其他原因性胸膜炎鉴别。

【治疗】

(一)一般治疗

胸痛严重者可以适当使用镇痛药物,但如果存在循环障碍,应避免应用具有血管扩张作用的阿片类制剂,如吗啡等;对于有焦虑和惊恐症状者应予安慰并可以适当使用镇静药;为预防肺内感染和治疗静脉炎可使用抗生素。存在发热、咳嗽等症状时可给予相应的对症治疗。

(二)呼吸循环支持治疗

1. 呼吸支持治疗 对有低氧血症患者,可经鼻导管或面罩吸氧。吸氧后多数患者的血氧分压可以达到 80mmHg 以上,因而很少需要进行机械通气。当合并严重呼吸衰竭时可使用经鼻(面)罩无创性机械通气或经气管插管机械通气。但注意应避免气管切开,以免在抗凝或溶栓过程中发生局部不易控制的大出血。

2. 循环支持治疗 针对急性循环衰竭的治疗方法主要有扩容、应用正性肌力药物和血管活性药物。急性 PTE 时应用正性肌力药物可以使心排血量增加或体循环血压升高,同时也可增加右心室做功。临床上可以使用多巴胺、多巴酚丁胺和去甲肾上腺素治疗,三者通过不同的作用机制,可以达到升高血压、提高心排血量等作用。

(三)抗凝治疗

抗凝治疗能预防再次形成新的血栓,并通过内源性纤维蛋白溶解作用使已经存在的血栓缩小甚至溶解,但不能直接溶解已经存在的血栓。

抗凝治疗的适应证是不伴血流动力学障碍的急性 PTE 和非近端肢体 DVT;进行溶栓治疗的

PTE,溶栓治疗后仍需序贯抗凝治疗以巩固加强溶栓效果避免栓塞复发;对于临床高度疑诊 PTE 者,如无抗凝治疗禁忌证,均应立即开始抗凝治疗,同时进行 PTE 确诊检查。

抗凝治疗的主要禁忌证:活动性出血(肺梗死引起的咯血不在此范畴)、凝血机制障碍、严重的未控制的高血压、严重肝肾功能不全、近期手术史、妊娠头 3 个月以及产前 6 周、亚急性细菌性心内膜炎、心包渗出、动脉瘤等。当确诊有急性 PTE 时,上述情况大多属于相对禁忌证。

目前抗凝治疗的药物主要有普通肝素、低分子肝素和华法林。

1. 普通肝素 用药原则应快速、足量和个体化。推荐采用持续静脉泵入法,首剂负荷量 80U/kg(或 2 000～5 000U 静推),继之以 18U/(kg·h) 速度泵入,然后根据 APTT 调整肝素剂量(表 23-4)。也可使用皮下注射的方法,一般先予静注负荷量 2 000～5 000U,然后按 250U/kg 剂量每 12h 皮下注射 1 次。调节注射剂量使注射后 6～8h 的 APTT 达到治疗水平。

肝素抗凝治疗在 APTT 达到正常对照值的 1.5 倍时称为肝素的起效阈值。达到正常对照值 1.5～2.5 倍时是肝素抗凝治疗的适当范围,若以减少出血危险为目的,将 APTT 维持在正常对照值 1.5 倍的低限治疗范围,将使复发性 VET 的危险性增加。因此,调整肝素剂量应尽量在正常对照值的 2.0 倍而不是 1.5 倍,特别是在治疗的初期尤应注意。

溶栓治疗后,当 APTT 降至正常对照值的 2 倍时开始应用肝素抗凝,不需使用负荷剂量肝素。

肝素可能会引起血小板减少症(heparin-induced thrombocytopenia,HIT),在使用肝素的第 3～5 天必须复查血小板计数。若较长时间使用肝素,尚应在第 7～10 天和第 14 天复查。HIT 很少

表 23-4 根据 APTT 监测结果调整静脉肝素用量的方法

APTT	初始剂量及调整剂量	下次 APTT 测定的间隔时间(h)
治疗前测基础 APTT	初始剂量:80U/kg 静推,然后按 18U/(kg·h)静滴	4～6
<35s(<1.2 倍正常值)	予 80U/kg 静推,然后增加静滴剂量 4U/(kg·h)	6
35～45s(1.2～1.5 倍正常值)	予 40U/kg 静推,然后增加静滴剂量 2U/(kg·h)	6
46～70s(1.5～2.3 倍正常值)	无需调整剂量	6
71～90s(2.3～3.0 倍正常值)	减少静滴剂量 2U/(kg·h)	6
>90s(>3 倍正常值)	停药 1h,然后减少剂量 3U/(kg·h)后恢复静滴	6

于肝素治疗的 2 周后出现。若出现血小板迅速或持续降低达 30% 以上，或血小板计数 $<100 \times 10^9$/L，应停用肝素。一般在停用肝素后 10d 内血小板开始逐渐恢复。

2. 低分子肝素(LMWH) LMWH 应根据体重给药，每日 1～2 次，皮下注射。对于大多数病例，按体重给药是有效的，不需监测 APTT 和调整剂量，但对过度肥胖者或孕妇宜监测血浆抗 Ⅹa 因子活性并据以调整剂量。

3. 华法林 在肝素治疗的第 1 天应口服维生素 K 拮抗药华法林作为抗凝维持阶段的治疗。因华法林对已活化的凝血因子无效、起效慢，因此不适用于静脉血栓形成的急性期。

初始剂量为 3.0～5.0mg/d。由于华法林需要数天才能发挥全部作用，因此与肝素需至少重叠应用 4～5d，当连续两天测定的国际标准化比率(INR)达到 2.5(2.0～3.0)时，即可停止使用肝素/低分子肝素，单独口服华法林治疗。应根据 INR 或 PT 调节华法林的剂量。在达到治疗水平前，应每日测定 INR，其后 2 周每周监测 2～3 次，以后根据 INR 的稳定情况每周监测 1 次或更少。若行长期治疗，约每 4 周测定 INR 并调整华法林剂量 1 次。

口服抗凝药的疗程应根据 PTE 的危险因素决定：低危人群指危险因素属一过性的(如手术创伤)，在危险因素去除后继续抗凝 3 个月；中危人群指存在手术以外的危险因素或初次发病找不到明确的危险因素者，至少治疗 6 个月；高危人群指反复发生静脉血栓形成者或持续存在危险因素的患者，包括恶性肿瘤、易栓症、抗磷脂抗体综合征、慢性血栓栓塞性肺动脉高压者，应该长期甚至终身抗凝治疗，对放置下腔静脉滤器者终身抗凝。

(四)溶栓治疗

溶栓治疗主要适用于大面积 PTE 病例。对于次大面积 PTE，若无禁忌证可以进行溶栓。

溶栓治疗的绝对禁忌证包括活动性内出血和近 2 个月内自发性颅内出血、颅内或脊柱创伤、手术。

相对禁忌证：10～14d 内的大手术、分娩、器官活检或不能压迫部位的血管穿刺；2 个月之内的缺血性卒中；10d 内的胃肠道出血；15d 内的严重创伤；1 个月内的神经外科或眼科手术；难以控制的重度高血压(收缩压 > 180mmHg，舒张压 > 110mmHg)；近期曾进行心肺复苏；血小板计数<

100×10^9/L；妊娠；细菌性心内膜炎；严重的肝肾功能不全；糖尿病出血性视网膜病变；出血性疾病等。

对于大面积 PTE，因其对生命的威胁极大，上述绝对禁忌证亦应视为相对禁忌证。

溶栓治疗的时间窗为 14d 以内。临床研究表明，症状发生 14d 之内溶栓，其治疗效果好于 14d 以上者，而且溶栓开始时间越早治疗效果越好。

目前临床上用于 PTE 溶栓治疗的药物主要有链激酶(SK)、尿激酶(UK)和重组组织型纤溶酶原激活剂(rt-PA)。

目前推荐短疗程治疗，我国的 PTE 溶栓方案如下。

UK：负荷量 4 400U/kg 静脉注射 10min，继之以 2 200U/(kg·h)持续静脉点滴 12h。另可考虑 2h 溶栓方案，即 20 000U/kg 持续静脉点滴 2h。

SK：负荷量 250 000U 静脉注射 30min，继之以 1 000 000U/h 持续静脉点滴 24h。SK 具有抗原性，故用药前需肌注苯海拉明或地塞米松，以防止过敏反应。也可使用 1 500 000U 静脉点滴 2h。

rt-PA：50mg 持续静脉滴注 2h。

出血是溶栓治疗的主要并发症，可以发生在溶栓治疗过程中，也可以发生在溶栓治疗结束之后。因此，治疗期间要严密观察患者神志改变、生命体征变化以及脉搏血氧饱和度变化等，注意检查全身各部位包括皮下、消化道、牙龈、鼻腔等是否有出血征象，尤其需要注意曾经进行深部血管穿刺的部位是否有血肿形成。注意复查血常规、血小板计数，出现不明原因血红蛋白、红细胞下降时，要注意是否有出血并发症。

溶栓药物治疗结束后每 2～4h 测 1 次活化的部分凝血激酶时间(APTT)，待其将至正常值的 2 倍以下时，开始使用肝素或 LWMH 抗凝治疗。

(五)介入治疗

介入治疗主要包括经导管吸栓碎栓术和下腔静脉滤器置入术。导管吸栓碎栓术的适应证为肺动脉主干或主要分支大面积 PTE 并存在以下情况者：溶栓和抗凝治疗禁忌证；经溶栓或积极的内科治疗无效。

为防止下肢深静脉大块血栓再次脱落阻塞肺动脉，可于下腔静脉安装滤器。适用于下肢近端静脉血栓，而抗凝治疗禁忌或有出血并发症；经充分抗凝而仍反复发生 PTE；伴血流动力学变化的大面积 PTE；近端大块血栓溶栓治疗前；伴有肺动脉高压的慢性反复性 PTE；行肺动脉血栓切除术或肺动脉血栓内膜剥脱术的病例。

(六)手术治疗

适用于经积极的非手术治疗无效的紧急情况。适应证包括大面积 PTE,肺动脉主干或主要分支次全堵塞,不合并固定性肺动脉高压者(尽可能通过血管造影确诊);有溶栓禁忌证者;经溶栓和其他积极的内科治疗无效者。

【预防】

主要的预防措施包括机械性预防和药物预防。机械性预防方法包括逐步加压弹力袜和间歇充气压缩泵,药物预防可以使用 LWMH、低剂量的普通肝素等。机械性预防方法主要用于有高出血风险的患者,也可用于与药物预防共同使用加强预防效果。不推荐单独使用阿司匹林作为静脉血栓的预防方法。

(王　辰　杨媛华)

■ 参考文献

[1] Anderson FA Jr, Spencer FA. Risk factors for venous thromboembolism. Circulation, 2003, 107 (suppl 1): Ⅰ-9- Ⅰ-16

[2] 国家"十五"攻关"肺栓塞规范化诊治方法的研究"课题组. 急性肺血栓栓塞症 516 例临床分析. 中华医学杂志, 2006, 86(31): 2161-2165

[3] 中华医学会呼吸病学分会. 肺血栓栓塞症的诊断与治疗指南(草案). 中华结核和呼吸杂志, 2001, 24: 259-264

[4] Value of the ventilation /perfusion scan in acute pulmonary embolism. Results of the Prospective Investigation of Pulmonary Embolism Diagnosis (PIOPED). The PIOPED Investigators. JAMA, 1990, 263: 2753-2759

[5] Stein PD, Fowler SE, Goodman LR, et al. Multidetector computed tomography for acute pulmonary embolism. N Engl J Med, 2006, 354: 2317-2327

[6] Task Force Members. Guidelines on the diagnosis and management of acute pulmonary embolism: The Task Force for the Diagnosis and Management of Acute Pulmonary Embolism of the European Society of Cardiology (ESC). European Heart Journal, 2008, 29: 2276-2315

[7] Schünemann HJ, Cook D, Guyatt G. Methodology for Antithrombotic and Thrombolytic Therapy Guideline Development: American College of Chest Physicians Evidence-Based Clinical Practice Guidelines (8th Edition). Chest, 2008, 133: 113-122

第24章

肺动脉高压

肺动脉高压（pulmonary hypertention,PH）是不同病因导致的,以肺动脉压力和肺血管阻力升高为特点的一组临床病理生理综合征,肺动脉高压可导致右心室负荷增加,最终右心衰竭。临床常见、多发且致残、致死率均很高。目前肺动脉高压的诊断标准采用美国国立卫生研究院规定的血流动力学标准,即右心导管测得的肺动脉平均压力在静息状态下≥25mmHg,运动状态下≥30mmHg（高原地区除外）。

依据肺动脉高压的病理生理、临床表现及治疗策略的不同将肺动脉高压进行分类。最新的肺动脉高压的分类是2003年在意大利威尼斯举行的第三届世界肺动脉高压大会上制定的（表24-1）。

表 24-1　肺动脉高压分类(2003 年,威尼斯)

1. 动脉型肺动脉高压(pulmonary arterial hypertension,PAH)
 (1)特发性肺动脉高压
 (2)家族性肺动脉高压
 (3)相关因素所致的肺动脉高压
   结缔组织疾病
   先天性体-肺分流
   门静脉高压
   HIV 感染
   药物/毒素
   其他:甲状腺疾病,戈谢病,糖原蓄积症,遗传性出血性毛细血管扩张症,血红蛋白病,脾切除术,骨髓增生异常
 (4)肺静脉或毛细血管病变:肺静脉闭塞病、肺毛细血管瘤
 (5)新生儿持续性肺动脉高压
2. 左心疾病相关性肺动脉高压
 (1)主要累及左心房或左心室性的心脏疾病
 (2)二尖瓣或主动脉瓣瓣膜疾病
3. 呼吸系统疾病和(或)低氧血症均相关性肺动脉高压
 (1)慢性阻塞性肺疾病
 (2)间质性肺疾病
 (3)睡眠呼吸障碍
 (4)肺泡低通气综合征
 (5)慢性高原病
 (6)肺发育异常
4. 慢性血栓和(或)栓塞性肺动脉高压
 (1)肺动脉近端血栓栓塞
 (2)肺动脉远端血栓栓塞
 (3)非血栓性肺栓塞(肿瘤、寄生虫、异物)
5. 混合性肺动脉高压
 (1)结节病
 (2)肺郎汉斯细胞增生症
 (3)淋巴管肌瘤病
 (4)肺血管受压(淋巴结肿大,肿瘤,纤维素性纵隔炎)

第一节 特发性肺动脉高压

【定义】

特发性肺动脉高压(idiopathic pulmonary arterial hypertension,IPAH)是指原因不明的肺血管阻力增加引起持续性肺动脉压力升高,肺动脉平均压力在静息状态下>25mmHg,在运动状态下>30mmHg,肺毛细血管嵌压<15mmHg,心排血量正常或降低,排除所有引起肺动脉高压的已知病因和相关因素所致。特发性肺动脉高压这个名词在2003年威尼斯第三届肺动脉高压会议上第一次提出。在此之前,特发性肺动脉高压曾与家族性肺动脉高压统称为原发性肺动脉高压(primary pulmonary hypertension,PPH)。

【流行病学】

目前国外的统计数据表明PPH的发病率为15~35/100万。90%以上的病人为IPAH。IPAH患者一般在出现症状后2~3年内死亡。老人及幼儿皆可发病,但是多见于中青年人,平均患病年龄为36岁,女性多发,女男发病比例为2~3:1。

易感因素包括药物因素、病毒感染和其他因素及遗传因素。

【病理与病理生理学】

1.病理 主要累及肺动脉和右心,表现为右心室肥厚,右心房扩张。肺动脉主干扩张,周围肺小动脉稀疏。特征性的改变为肺小动脉内皮细胞、平滑肌细胞增生肥大,血管内膜纤维化增厚,中膜肥厚,管腔狭窄、闭塞,扭曲变形,呈丛样改变。

2.病理生理 其机制尚未完全清楚,目前认为与肺动脉内皮细胞功能失调(肺血管收缩和舒张功能异常、内皮细胞依赖性凝血和纤溶系统功能异常)、血管壁平滑肌细胞钾离子通道缺陷、肺动脉重构等多种因素引起血管收缩、血管重构和原位血栓形成有关。

【临床表现】

1.症状 患者早期无明显症状。最常见的症状为劳力性呼吸困难,其他常见症状包括胸痛、咯血、晕厥、下肢水肿。约10%患者(几乎均为女性)呈现雷诺现象,提示预后较差。也可有声嘶。

2.体征 主要是肺动脉高压和右心功能不全的表现,具体表现取决于病情的严重程度。

(1)肺动脉高压的表现:最常见的是肺动脉瓣区第二心音亢进及时限不等的分裂,可闻及Gra-ham-Steell杂音。

(2)右心室肥厚和右心功能不全的表现:右心室肥厚严重者在胸骨左缘可触及搏动。右心衰竭时可见颈静脉怒张、三尖瓣反流杂音、右心第四心音、肝大搏动、心包积液(32%的患者可发生)、腹水、双下肢水肿等体征。

(3)其他体征:①20%的患者可出现发绀;②低血压、脉压差变小及肢体末端皮温降低。

【辅助检查】

确诊特发性肺动脉高压必须要排除各种原因引起的已知病因和相关因素所致肺动脉高压。

实验室检查需进行自身抗体的检查、肝功能与肝炎病毒标记物、HIV抗体、甲状腺功能检查、血气分析、凝血酶原时间与活动度及心电图、X线胸片、超声心动图、肺功能测定、肺通气灌注扫描、肺部CT、肺动脉造影术、多导睡眠监测以除外继发性因素引起。右心导管术是唯一准确测定肺血管血流动力学状态的方法,同时进行急性血管扩张试验能够估测肺血管反应性及药物的长期疗效。另外还有胸腔镜肺活检及基因诊断等方法。

【诊断及鉴别诊断】

不仅要确定IPAH诊断、明确严重程度和预后,还应对IPAH进行功能分级和运动耐力判断,对血管扩张药的急性反应情况等进行评价,以指导治疗。

1.诊断 由于IPAH患者早期无特异的临床症状,诊断有时颇为困难。早期肺动脉压轻度升高时多无自觉症状,随病情进展出现运动后呼吸困难、疲乏、胸痛、昏厥、咯血、水肿等症状。本病体征主要是由于肺动脉高压,右心房、右心室肥厚进而右心衰竭引起。常见体征是颈静脉搏动,肺动脉瓣听诊区第二心音亢进、分裂,三尖瓣区反流性杂音,右心第四心音,肝大、腹水等。依靠右心导管及心血管造影检查确诊IPAH。IPAH诊断标准为肺动脉平均压在静息状态下≥25mmHg,在活动状态下≥30mmHg,而肺毛细血管压或左心房压力<15mmHg,心排血量正常或降低,并排除已知所有引起肺动脉压力升高的疾病。IPAH确诊依靠右心导管及心血管造影检查。心导管检查不仅可以明确诊断,而且对估计预后有很大帮助。特发性肺动脉高压是一个排除性的诊断,要想确诊,必须将

可能引起肺动脉高压的病因——排除(图 24-1)。具体可参考肺动脉高压的鉴别诊断。

2.鉴别诊断 IPAH 是一个排除性的诊断,鉴别诊断很重要。主要是应与其他已知病因和相关因素所致肺动脉高压相鉴别。正确诊断 IPAH 必须首先熟悉可引起肺动脉高压的各种疾病的临床特点,掌握构成已知病因和相关因素所致肺动脉高压的疾病谱,熟悉肺动脉高压的病理生理,然后从病史采集、体格检查方面细致捕捉诊断线索,再合理安排实验室检查,——排除。通过 X 线片、心电图、超声心动图、肺功能测定及放射性核素肺通气/灌注扫描,排除肺实质性疾病、肺静脉高压性疾病、先天性心脏病及肺栓塞。血清学检查可明确有无胶原血管性疾病及 HIV 感染。

3.病情评估

(1)肺动脉高压分级(表 24-2)

(2)运动耐量评价:6min 步行试验简单易行,

可用于肺动脉高压患者活动能力和预后的评价。

(3)急性血管扩张试验:检测患者对血管扩张药的急性反应情况,用于指导治疗,对 IPAH 患者进行血管扩张试验的首要目标是筛选可能对口服钙通道阻滞药治疗有效的患者。血管扩张试验阳性标准:应用血管扩张药物后肺动脉平均压下降≥10mmHg,且肺动脉平均压绝对值≤40mmHg,心排血量不变或升高。

【治疗】

治疗原则:由于 IPAH 是一种进展性疾病,目前还没有根治方法。治疗主要应针对血管收缩、血管重构、血栓形成及心功能不全等方面进行,旨在降低肺血管阻力和压力,改善心功能,增加心排血量,提高生活质量,改善症状及预后。

(一)一般治疗

1.健康教育 包括加强 IPAH 的宣传教育及生活指导以增强患者战胜疾病的信心,平衡膳食,合理运动等。

2.吸氧 氧疗可用于预防和治疗低氧血症,IPAH 患者的动脉血氧饱和度宜长期维持在 90% 以上。但氧疗的长期效应尚需进一步研究评估。

3.抗凝 口服抗凝药可提高 IPAH 患者的生存率。IPAH 患者应用华法林治疗时,INR 目标值为 2.0～3.0。但是咯血或其他有出血倾向的患者应避免使用抗凝药。

(二)针对肺动脉高压发病机制的药物治疗

确诊为 IPAH 后应对其进行功能分级和急性血管反应试验,根据功能分级和急性血管反应性试验制定肺动脉高压的阶梯治疗方案。急性血管反应试验阳性且心功能 I—II 级的患者可给予口服钙通道阻滞药治疗。急性血管反应试验阴性且心功能 II 级的患者可给予磷酸二酯酶-5 抑制药治疗;急性血管反应试验阴性且心功能 III 级的患者给予磷酸二酯酶-5 抑制药、内皮素受体拮抗药或前列环素及其类似物;心功能 IV 级的患者应用前列环素及其类似物、磷酸二酯酶-5 抑制药或内皮素受体拮抗药,必要时予以联合治疗。如病情没有改善或恶化,考虑行外科手术治疗。

1.钙通道阻滞药 钙通道阻滞药(CCBs)可用于治疗急性血管反应试验阳性且心功能 I—II 级的 IPAH 患者。CCBs 使肺动脉压下降,心排血量增加,肺血管阻力降低。心排血指数大于 2.1L/(min·m²)和(或)混合静脉血氧饱和度大于 63%、右心房压力低于 10mmHg,而且对急性扩血管药物

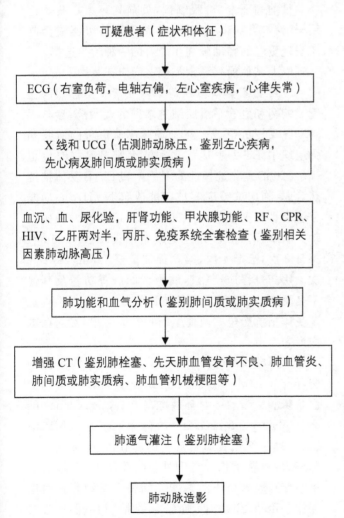

图 24-1 肺动脉高压诊断流程

可疑患者(症状和体征)

↓

ECG(右室负荷,电轴右偏,左心室疾病,心律失常)

↓

X 线和 UCG(估测肺动脉压,鉴别左心疾病,先心病及肺间质或肺实质病)

↓

血沉、血、尿化验,肝肾功能、甲状腺功能、RF、CPR、HIV、乙肝两对半,丙肝、免疫系统全套检查(鉴别相关因素肺动脉高压)

↓

肺功能和血气分析(鉴别肺间质或肺实质病)

↓

增强 CT(鉴别肺栓塞、先天肺血管发育不良、肺血管炎、肺间质或肺实质病、肺血管机械梗阻等)

↓

肺通气灌注(鉴别肺栓塞)

↓

肺动脉造影

表 24-2　WHO 对肺动脉高压患者的心功能分级

分级	描述
I	日常体力活动不受限,一般体力活动不引起呼吸困难、乏力、胸痛或晕厥
II	日常体力活动轻度受限,休息时无不适,但一般体力活动会引起呼吸困难、乏力、胸痛或晕厥
III	日常体力活动明显受限,休息时无不适,但轻微体力活动就可引起呼吸困难、乏力、胸痛和晕厥
IV	不能进行体力活动,休息时就有呼吸困难和乏力,有右心衰竭表现

试验呈明显的阳性反应的患者,在密切监控下可开始用 CCBs 治疗,并应逐渐增加剂量至最大可耐受量且无副作用表现。对于不满足上述标准的患者,不推荐使用 CCBs。最常用的 CCBs 包括地尔硫□(diltiazem)、氨氯地平(amlodipine)和长效硝苯地平(nifedipine)。应避免选择有明显负性肌力作用的药物(如维拉帕米)。国内以应用地尔硫□和氨氯地平经验较多。应用 CCBs 需十分谨慎,从小剂量开始,逐渐摸索患者的耐受剂量,且要注意药物副作用,主要不良反应包括低血压、急性肺水肿以及负性肌力作用。

2. 前列环素及其类似物　前列环素是很强的肺血管舒张药和血小板凝集抑制药,还具有细胞保护和抗增殖的特性。在改善肺血管重塑方面,具有减轻内皮细胞损伤和减少血栓形成等作用。目前临床应用的前列环素制剂包括吸入制剂依洛前列环素(iloprost)、静脉用的依前列醇(epoprostenol)、皮下注射制剂曲前列环素(treprostinil)、口服制剂贝前列环素(beraprost)。

(1)依洛前列环素:依洛前列环素是一种更加稳定的前列环素类似物,可通过吸入方式给药。通过吸入方式给药不仅可充分扩张通气良好的肺血管,更好地改善通气/血流比值,而且可减少或避免全身不良反应,并发症也更少。治疗方法是每次雾化吸入 10～20μg,每日吸入 6～9 次。主要不良反应是少数患者有呼吸道局部刺激症状等。已有大样本、随机双盲、安慰剂对照、对中心临床研究证实了依洛前列环素治疗心功能 III～IV 级肺动脉高压患者的安全性和有效性。该药于 2006 年 4 月在我国上市。

(2)其他前列环素类似物

依前列醇:1995 年美国 FDA 已同意将该药物用于治疗 IPAH 的患者(NYHA 心功能分级为 III 和 IV 级),是 FDA 批准第一种用于治疗 IPAH 的前列环素药物。依前列醇半衰期短,只有 1～2min,故需连续静脉输入。主要不良反应有头痛、潮热、恶心、腹泻。其他的慢性副作用包括血栓栓塞、体

重减轻、肢体疼痛、胃痛和水肿,但大多数症状较轻,可以耐受。依前列醇必须通过输液泵持续静脉输注需要长期置入静脉导管,临床应用有很大不便,并增加了感染机会,在治疗过程中短暂的中断也会导致肺动脉压的反弹,且往往是致命的。

曲前列环素:皮下注射制剂,其半衰期比前列环素长,为 2～4h。常见的副作用是用药局部疼痛。美国 FDA 已批准将曲前列环素用于治疗按 NYHA 心功能分级为 II－IV 级的肺动脉高压患者。

贝前列环素:口服制剂,贝前列环素在日本已用于治疗 IPAH。口服贝前列环素将可能成为临床表现更轻的肺动脉高压患者的一种治疗选择。

以上其他前列环素类似物尚未在我国上市。

3. 内皮素受体拮抗药　内皮素-1 是强烈的血管收缩药和血管平滑肌细胞增殖的刺激药,参与了肺动脉高压的形成。在肺动脉高压患者的血浆和肺组织中 ET-1 表达水平和浓度都升高。波生坦(bosentan)是非选择性的 ET-A 和 ET-B 受体拮抗药,已有临床试验证实该药能改善 NYHA 心功能分级为 III 和 IV 级的 IPAH 患者的运动能力和血流动力学指标。治疗方法是起始剂量每次 62.5mg,每日 2 次,治疗 4 周,第 5 周加量至 125mg,每日 2 次。用药过程应严密监测患者的肝肾功能及其他不良反应。2006 年 10 月在我国上市。选择性内皮素受体拮抗药包括西他生坦和安贝生坦,目前在国内尚未上市。

4. 磷酸二酯酶-5 抑制药　磷酸二酯酶-5 抑制药(phospho diest erase inhibitors,PDEI)可抑制肺血管磷酸二酯酶-5 对环磷酸鸟苷(cyclic guanosine monophos phate,cGMP)的降解,提高 cGMP 浓度,通过一氧化氮通路舒张肺动脉血管,降低肺动脉压力,改善重构。在国外包括美国 FDA 批准上市治疗肺动脉高压的磷酸二酯酶-5 抑制药有西地那非(sildenafil)。西地那非的推荐用量为每次 20～25mg,每日 3 次,饭前 30～60min 空腹服用。主要不良反应为头痛、面部潮红、消化不良、鼻塞、

视觉异常等。

5.一氧化氮 一氧化氮(nitric oxide,NO)由血管内皮细胞Ⅲ型一氧化氮合酶(nitric oxide synthase,NOS)分解精氨酸而生成,有舒张血管、抑制血管平滑肌增生和血小板黏附的重要生理作用。吸入一氧化氮已用于诊断性的急性肺血管扩张试验,也已用于治疗围术期的肺动脉高压,该方法治疗肺动脉高压选择性高,起效快,但应用于临床时最大缺点是不仅需要一个持续吸入的监测装置,而且吸入的一氧化氮氧化成二氧化氮还有潜在毒性。已发现通过外源给予L-精氨酸可促进内源性一氧化氮的生成,目前国外已出现L-精氨酸的片剂和针剂,临床试验研究尚在进行中。

(三)心功能不全的治疗

IPAH可引起右心室功能不全。然而,标准的治疗充血性心力衰竭的方法对严重肺动脉高压或右心室功能不全的患者却作用有限。

利尿药是治疗合并右心衰竭[如有外周水肿和(或)腹水]IPAH的适应证。一般认为应用利尿药使血容量维持在接近正常水平,谨慎限制水钠摄入对IPAH患者的长期治疗十分重要。但利尿药应慎重使用,以避免出现电解质平衡紊乱、心律失常、血容量不足。

洋地黄治疗能使IPAH患者循环中的去甲肾上腺素迅速减少,心排血量增加,但长期治疗的效果尚不肯定,可用于治疗难治性右心衰竭,右心功能障碍伴发房性心律失常或者右心功能障碍并发

左心室功能衰竭的患者。应用过程中需密切监测患者的血药浓度,尤其对肾功能受损的患者更应警惕。

血管紧张素转化酶抑制药和血管紧张素受体拮抗药只推荐用于右心衰竭引起左心衰竭的患者,在多数肺动脉高压右心功能衰竭者不适用。

有研究表明,重症肺动脉高压患者改善心功能和微循环的血管活性药物首选多巴胺。

(四)介入治疗

经皮球囊房间隔造口术(balloon atrial septostomy,BAS)是一种侵袭性的手术,是通过建立心房内缺损使产生心内从右到左的分流,达到减轻症状的目的。目前认为只适用于那些在接受最佳血管扩张药物治疗方案前提下仍出现发作性晕厥和(或)有严重心力衰竭的患者。可作为肺移植治疗前的一种过渡治疗。

(五)外科手术治疗

治疗肺动脉高压的新药开发及其令人乐观的初步临床结果,使得肺移植和心肺联合移植术仅在严重IPAH且内科治疗无效的患者中继续应用。

【预后】

IPAH进展迅速,若未及时诊断、积极干预,预后险恶。IPAH是一种进行性血管病,晚期IPAH患者出现进行性右心功能障碍,血流动力学指标出现心排血量下降、右心房压力上升以及右心室舒张末压力升高表现,最终导致心衰和死亡。随着科学技术的发展,IPAH患者的预后有望得到改善。

第二节 其他类型肺动脉高压

【家族性肺动脉高压】

家族中有两个或两个以上成员患肺动脉高压,并除外其他引起肺动脉高压的原因时可诊断为家族性肺动脉高压(familial pulmonary arterial hypertension,FPAH)。据统计,PPH中有6%～10%是家族性的。目前认为多数患者与由骨形成蛋白Ⅱ型受体(BMPR-Ⅱ)基因突变有关,以常染色体显性遗传,具有外显率不完全、女性发病率高和发病年龄变异的特点,大多数基因携带者并不发病。对怀疑有FPAH患者,应进行基因突变的遗传学筛查。治疗方法同IPAH。

【结缔组织病相关性肺动脉高压】

结缔组织病是引起肺动脉高压的常见原因之一。肺动脉高压可以继发于任何一种结缔组织病,

总体发生率约2%,但是不同结缔组织病合并肺动脉高压的发生率不同,以硬皮病、混合性结缔组织病、系统性红斑狼疮多见。结缔组织病相关性肺动脉高压的发病机制尚不十分清楚,可能与肺的雷诺现象(肺血管痉挛)、自身免疫因素、肺间质病变和血栓栓塞或原位血栓有关。患者有一些特殊表现,如雷诺现象和自身抗体阳性。结缔组织病合并肺动脉高压对患者基础疾病的预后有较大影响,常常提示预后差。应定期对结缔组织病患者进行心脏超声检查。肺CT检查有助于明确有无肺栓塞或肺间质病变的存在。要积极治疗原发病,根据病情使用皮质激素和免疫抑制药治疗结缔组织病。前列环素类、西地那非、波生坦等药物对肺动脉高压的治疗均有一定效果。长期预后不如IPAH患者。

由于此类患者常合并多系统病变，并使用过免疫抑制药治疗，肺移植治疗要慎重。

【先天性体-肺循环分流疾病相关性肺动脉高压】

当心脏和血管在胚胎发育时出现先天畸形和缺损，会发生体肺循环分流，由于肺循环血容量增加、低氧血症、肺静脉回流受阻、肺血管收缩等因素导致肺动脉高压。疾病早中期以动力性因素为主，肺动脉高压可逆，晚期发展到肺血管结构重塑，肺动脉高压难以逆转。

各种不同体-肺循环分流先心病的临床表现不同，相应肺动脉高压出现的时间、轻重程度和进展速度也不同。根据病史、临床表现、心电图、胸部X线片和心脏超声检查，大部分患者可明确诊断，少数复杂的先心病患者需要做CT、磁共振。心导管检查和心血管造影是评价体肺分流性肺动脉高压和血流动力学改变最准确的方法，并且也是原发疾病手术适应证选择的重要依据。早期治疗原发疾病先心病，避免肺动脉高压的发生是预防的关键。各种体-肺循环分流合并肺动脉高压的先心病患者，需要尽早外科手术和（或）介入治疗以防止出现肺血管结构重塑。正确地评估患者的临床情况是决定治疗选择和预后的关键，一旦出现艾森曼格综合征就不能做原发先心病的矫正手术。此外，新型肺血管扩张药物前列环素类似物、磷酸二酯酶-5抑制药、波生坦、一氧化氮对治疗先天性体-肺循环分流疾病相关性肺动脉高压有一定效果。此类患者的预后较IPAH好。

【门脉高压相关性肺动脉高压】

慢性肝病和肝硬化门脉高压患者中肺动脉高压的发生率为3%～5%。其发生机制可能是由于门脉分流使肺循环血流增加和未经肝脏代谢的血管活性物质直接进入肺循环引起血管增殖、血管收缩、原位血栓形成，从而引起肺动脉高压。超声心动图是筛查的首选无创检查，但仅肺动脉平均压力增加而肺血管阻力正常，不能诊断门脉高压相关性肺动脉高压（portopulmonary hypertension，POPH），右心导管检查是确诊的"金标准"。对于POPH患者行急性血管扩张试验推荐使用依洛前列环素或依前列醇。钙通道阻滞药可以使门脉高压恶化。由于POPH患者有出血倾向，抗凝药使用应权衡利弊。降低POPH肺动脉压力药物主要为前列环素类、西地那非，在肝损病人中应注意波生坦的肝毒性。POPH预后较差。肝移植对POPH预后尚有争议。

【HIV感染相关性肺动脉高压】

HIV感染是肺动脉高压的明确致病因素，肺动脉高压在HIV感染病人中的年发病率约0.1%，至少较普通人群高500倍。其发生机制可能是HIV通过逆转录病毒导致炎症因子和生长因子释放，诱导细胞增殖和内皮细胞损伤，引起肺动脉高压。HIV感染相关性肺动脉高压（pulmonary arterial hypertension related to HIV infection，PAHRH）的病理改变和临床表现与IPAH相似。PAHRH的治疗包括抗逆转录病毒治疗和对肺动脉高压的治疗。PAHRH的预后比IPAH还差，HIV感染者一旦出现肺动脉高压，肺动脉高压就成为其主要死亡原因。

【食欲抑制药物相关性肺动脉高压】

食欲抑制药物中阿米雷司、芬氟拉明、右芬氟拉明可以明确导致肺动脉高压，苯丙胺类药物可能会导致肺动脉高压，且停药后很少逆转。食欲抑制药物引起肺动脉高压的机制可能与5-羟色胺通道的影响有关，血游离增高的5-羟色胺使肺血管收缩和肺血管平滑肌细胞增殖。食欲抑制药物相关性肺动脉高压在病理和临床与IPAH相似。

【甲状腺疾病相关性肺动脉高压】

国外文献报道，IPAH患者中各类甲状腺疾病的发病率高达49%，其中合并甲状腺功能减退的发病率为10%～24%，因此应对所有IPAH患者进行甲状腺功能指标的筛查。发病机制可能与自身免疫反应和高循环血流动力学状态导致肺血管内皮损伤及功能紊乱等因素有关。对此类患者不仅应针对甲状腺功能紊乱进行治疗，同时也应针对肺动脉高压进行治疗。

【肺静脉闭塞病和肺毛细血管瘤样增生症】

这两种疾病是罕见的以肺动脉高压为表现的疾病，临床表现与IPAH相似。肺静脉闭塞病（pulmonary veno-occlusive disease，PVOD）主要影响肺毛细血管后静脉，病理表现为肺静脉内膜增厚、纤维化，严重的肺淤血和间质性纤维化形成的小病灶是其特征性改变。PVOD的胸部CT显示肺部出现磨玻璃样变，伴或不伴边界不清的结节影，叶间胸膜增厚，纵隔肺门淋巴结肿大，这些征象对于IPAH鉴别有特征意义。肺毛细血管瘤样增生症（pulmonary capillary hemangioma，PCH）病理表现为大量灶状增生的薄壁毛细血管浸润肺泡组织，累及胸膜、支气管和血管壁，有特征的X线表现是弥漫分布的网状结节影。这两种疾病的确诊很困难,需要开胸肺活检。它们的治疗与 IPAH 不同,使用扩张肺动脉的药物会加重肺动脉高压,甚至导致严重的肺水肿和死亡。这两种疾病的预后差,肺移植是唯一有效的治疗方法。

【左心疾病相关性肺动脉高压】

各种左心疾患,如冠心病、心肌病、瓣膜病、缩窄性心包炎等会引起肺静脉压力增加,进而使肺动脉压力增高,又称肺静脉高压。肺静脉高压对呼吸功能的影响较明显,使肺的通气、换气、弥散功能下降。临床表现不仅有劳力性呼吸困难,而且有端坐呼吸和夜间阵发性呼吸困难。X 线胸片显示左心衰征象。超声心动图对原发疾病有确诊价值。治疗主要针对原发疾病,瓣膜病、心包疾病患者适时手术治疗。内科药物治疗减低心脏负荷、改善心功能。

【呼吸疾病和(或)缺氧相关的肺动脉高压】

患有各种慢性肺疾病的患者由于长期缺氧肺血管收缩、肺血管内皮功能失衡、肺血管结构破环(管壁增厚)、血管内微小血栓形成,以及患者的遗传因素使之易发,这些最终造成各种慢性肺疾病的患者发生肺动脉高压。慢性肺部疾病引起的肺动脉高压有一些与其他类型肺动脉高压不同的特点:肺动脉高压的程度较轻,多为轻至中度增高,间质性肺病可为中度至重度增高;肺动脉高压的发展通常缓慢;在一些特殊情况下,如活动、肺部感染加重,肺动脉压力会突然增加;基础肺疾病好转后,肺动脉高压也会明显缓解。临床表现既有基础肺疾病又有肺动脉高压的症状和体征,肺部听诊有助于判断肺疾病的严重程度。肺功能检查和血气分析提示呼吸功能障碍和呼吸衰竭的类型和程度。肺动脉高压影响慢性肺疾病患者的预后。积极治疗基础肺疾病能够使肺动脉高压明显缓解,长程氧疗对降低肺动脉压力有益并能提高患者的生存率。新型肺血管扩张药对此类患者肺动脉高压的治疗

价值有限。晚期患者可考虑肺移植。

【慢性血栓栓塞性肺动脉高压】

肺动脉及其分支的血栓不能溶解或反复发生血栓栓塞,血栓机化,肺动脉内膜慢性增厚,肺动脉血流受阻;未栓塞的肺血管在长期高血流量的切应力等流体力学因素的作用下,血管内皮损伤,肺血管重构;上述两方面的因素使肺血管阻力增加,导致肺动脉高压。由于非特异的症状和缺乏静脉血栓栓塞症的病史,其发生率和患病率尚无准确的数据。以往的尸检报道表明慢性血栓栓塞性肺动脉高压(chronic thromboembolism pulmonary hypertension,CTEPH)的总发生率为 $1\%\sim3\%$,其中急性肺栓塞幸存者的发生率为 $0.1\%\sim0.5\%$。临床表现缺乏特异性,易漏诊和误诊。渐进性劳力性呼吸困难是最常见症状。心电图、胸部 X 线片、血气分析、超声心动图是初筛检查,核素肺通气灌注显像、CT 肺动脉造影、右心导管和肺动脉造影可进一步明确诊断。核素肺通气灌注显像诊断亚段及以下的 CTEPH 有独到价值,但也可能低估血栓栓塞程度。多排螺旋 CT 与常规肺动脉造影相比,有较高的敏感性和特异性,但可能低估亚段及以下的 CTEPH。需要同时做下肢血管超声、下肢核素静脉显像确定有无下肢深静脉血栓形成。CTEPH 患者病死率很高,自然预后差,肺动脉平均压力>40mmHg,病死率为 70%;肺动脉平均压力>50mmHg,病死率为 90%。传统的内科治疗手段,如利尿、强心和抗凝治疗,以及新型扩张肺动脉的药物对 CTEPH 有一定效果。肺动脉血管内球囊扩张及支架置入术对部分 CTEPH 患者也有一定效果。肺动脉血栓内膜剥脱术是治疗 CTEPH 的重要而有效方法,术后大多数患者肺动脉压力和肺血管阻力持续下降,心排血量和右心功能提高。手术死亡率为 $5\%\sim24\%$。对于不能做肺动脉血栓内膜剥脱术的患者,可考虑肺移植。

(何建国 顾 晴)

■ 参考文献

[1] Badesch DB, Abman SH, Simonneau G,et al. Medical therapy for pulmonary arterial hypertension:updated ACCP evidence-based clinical practice guidelines. Chest,2007 Jun,131(6):1917-1928

[2] McLaughlin VV, Presberg KW, Doyle RL,et al. Prognosis of pulmonary arterial hypertension:ACCP evidence-based clinical practice guidelines. Chest,2004 Jul,126(1 Suppl):78S-92S

[3] Galiè N, Torbicki A, Barst R, et al. Guidelines on diagnosis and treatment of pulmonary arterial hypertension. The Task Force on Diagnosis and Treatment of Pulmonary Arterial Hypertension of the European Society of Cardiology. Eur Heart J,2004 Dec,25(24):2243-2278

[4] Bosentan therapy for pulmonary arterial hypertension. N Engl J Med, 2002 Mar 21, 346(12):896-903. Erratum in:N Engl J Med 2002 Apr 18, 346

(16):1258

[5] Galiè N, Ghofrani HA, Torbicki A, et al. Sildenafil Citrate Therapy for Pulmonary Arterial Hypertension. N Engl J Med, 2005 Nov 17, 353(20):2148-2157

[6] Olschewski H, Simonneau G, Galie N, et al. Inhaled iloprost for severe pulmonary hypertension. N Engl J Med, 2002 Aug 1, 347(5):322-329

[7] 季颖群,张卓莉,陆慰萱.结缔组织病相关性肺动脉高压的临床分析.中华内科杂志,2006,45(6):467-471

[8] Gehlbach BK, Geppert E. The Pulmonary Manifestations of Left Heart Failure. Chest, 2004, 125:669-682

[9] Rubin LJ, Hoeper MM, Klepetko W, et al. Current and future management of chronic thromboembolic pulmonary hypertension: from diagnosis to treatment responses. Proc Am Thorac Soc, 2006, 3(7):601-607

第 25 章

肺血管畸形

肺血管畸形包括一组肺动脉瓣的先天异常及肺动、静脉管径和起源异常的先天畸形。可单发，亦可并发于其他先天性心血管异常。

第一节　肺动脉狭窄

肺动脉狭窄(pulmonary arterial stenosis)包括肺动脉瓣和瓣下狭窄、肺动脉干及外围分支狭窄。可单发，也可多发。单纯肺动脉狭窄是常见的先天性心脏病之一，占先天性心脏病总数的 10%～20%，单纯的肺动脉瓣下及肺动脉干和分支狭窄相对少见，多与其他复杂或复合畸形并存。

一、肺动脉瓣、瓣下狭窄

单纯肺动脉瓣狭窄占肺动脉狭窄的 70%～80%。单发瓣下狭窄即漏斗部狭窄少见，仅占 10%。

【病理生理】

肺动脉瓣膜性狭窄：三个瓣叶增厚，交界处不同程度粘连，瓣口狭窄呈鱼口状，收缩期瓣叶呈圆顶状突出，中心留有几毫米至 10mm 以上的小孔，肺动脉干狭窄后扩张，为特征性改变之一。漏斗部狭窄：分为纤维膜状或环状狭窄(瓣下形成纤维膈膜或纤维环)和局限性纤维肌性狭窄(漏斗部肌肉增厚，形成长而狭的通道)。右心排血受阻，右室压力升高，右室肥厚，继发右心功能不全，肺动脉压正常或偏低。

【临床表现】

轻度狭窄者，一般无症状，中度以上狭窄者，可有劳累后气喘，乏力，心悸以及昏厥。晚期可有右心衰竭。查体胸骨左缘 2、3 肋间闻及Ⅲ～Ⅳ级收缩期喷射性杂音，伴震颤；肺动脉第二心音减弱或消失，为其特征。

【影像学检查】

胸部 X 线片示肺动脉段"直立样"凸出，两肺门不对称，肺血减少，右心增大。漏斗部狭窄时肺动脉段凹陷(图 25-1)。超声心动图是该病最有价值的常规影像技术，显示肺动脉瓣狭窄的性质，部位及程度，是否并存肺动脉瓣畸形及发育不良。剑突下双动脉短轴可显示漏斗部狭窄。胸前切面可观察到右心室、右心房增大。并可计算右室-肺动脉间的跨瓣压差。MRI 和 CT 对于显示瓣膜本身病变有较大限度，一般不需要。心导管检查可提供肺动脉狭窄的血流动力学变化数据：右心室与肺动脉间收缩期压力阶差＞20mmHg 为轻度狭窄；压差＞40mmHg 为有意义狭窄，应进行治疗。

【治疗】

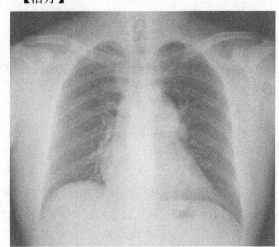

图 25-1　肺动脉瓣狭窄
X 线片示：双肺血减少，肺动脉段直立样凸出，双侧肺门不对称，右肺门动脉细小，右心房室大。符合肺动脉瓣狭窄

本病的预后随狭窄的严重程度而不同,轻中度狭窄者预后好。对于症状明显,右心室增大,右心室与肺动脉间收缩期压力阶差>40mmHg者,实施手术治疗、经皮肺动脉瓣球囊扩张或加支架置入术。

二、肺动脉干及外围分支狭窄

【病理生理】

根据狭窄位置可以将其分成3个主要类型。①中心型:病变累及主肺动脉和(或)左右肺动脉干,可为单发局限性狭窄,也可以是阶段性狭窄。②外围型:外围肺动脉分支的狭窄,常为多发性,狭窄常发生在肺段动脉开口处,亦可累及肺叶或肺亚段动脉分支。局限性狭窄远端可有狭窄后扩张。③混合型:病变同时累及中心和外围肺动脉分支者。单发、轻度狭窄一般无明显血流动力学影响,中心型、重度狭窄或两侧肺动脉分支的多发狭窄使肺循环阻力增加、右室肥厚增大以致衰竭。单独存在的多发性肺动脉狭窄虽少见,但多伴有明显的肺动脉高压。

【临床表现】

劳累后心悸、气短,少数可见咯血。症状出现的早晚、轻重与肺动脉高压和右心功能损害的程度密切相关。体征主要有一侧或两侧肺野闻及广泛连续性或粗糙的收缩期杂音,甚至因此误诊为动脉导管未闭。伴重度肺动脉高压者可出现发绀、杵状指(趾)、红细胞增多及肺动脉第二心音亢进。

【影像学检查】

胸部X线片所见,随狭窄类型、有无肺动脉高压及狭窄程度而有所不同。①心影:肺动脉高压者呈二尖瓣型,心脏及右室多轻中度增大。②肺动脉段:多不同程度凸出、搏动增强,但主肺动脉狭窄显著者,可不凸出。肺门动脉随狭窄类型或左、右肺动脉的受累情况,可表现为正常、缩小、扩张或两侧不对称,后者特别是右肺门阴影缩小变形者,有时难以与一侧肺动脉缺如或发育不全鉴别。③病变累及一侧或两侧外围肺动脉分支时,可相应出现两侧肺血管纹理不对称(患侧肺血减少,健侧代偿性肺血增多)或均减少,肺纹理多粗细不均(狭窄及狭窄后扩张改变),具有一定的诊断意义。超声心动图可显示主肺动脉及左右肺动脉的局限性或节段性狭窄,偶可探查到叶动脉分支的狭窄,对外围分支病变诊断有限度。MRI和CT可检查出段以上分支的狭窄及狭窄后扩张,后者的空间分辨率更高,甚至可以显示部分亚肺段分支的病变,并有助于同肺血管炎引起的肺动脉狭窄鉴别(后者管壁多环行增厚,伴中膜或全层钙化,活动期,管壁多非均匀强化)。肺动脉狭窄特别是外围分支狭窄的全面诊断仍有赖于心血管造影。

【治疗】

对孤立性肺动脉狭窄,伴或不伴有置入支架的球囊扩张术缓解梗阻有效。外科手术对那些伴有弥漫性外周肺动脉狭窄的患者无效。

第二节 肺动静脉瘘

肺动静脉瘘(pulmonary arteriovenous malformations,PAVMs)为肺内动、静脉直接沟通形成短路。

【病理生理】

分为两型。①囊状型:又分为单纯型和复杂型,单纯型为一支供血肺动脉和一支引流肺静脉直接相通,囊壁无分隔;复杂型常为2支以上供血肺动脉和引流肺静脉直接相通,囊壁常有分隔。可单发或多发。②弥漫型:多为双肺广泛的弥漫性肺小动静脉瘘,有家族性,与遗传因素有关,常发生于遗传性出血性毛细血管扩张症(Rendu-Osler-Weber病)的患者,有些会合并肺动脉高压。由于静脉血从肺动脉直接分流入肺静脉,血流动力学上属于"心外"右向左的分流,其分流量可达18%~89%,造成体循环血氧饱和度下降,引起一系列缺氧改变。

【临床表现】

症状的轻重及发病的早晚取决于PAVMs分流量的大小。13%~55%的患者无症状,仅在肺部X线检查时发现。主要临床症状包括劳累后呼吸困难、发绀,咯血、胸痛、栓塞等。约25%病例出现神经系统症状,如抽搐、语言障碍、复视、暂时性麻木(因红细胞增多、低氧血症、血管栓塞、脑脓肿等引起)。在遗传性出血性毛细血管扩张症者可见皮肤黏膜血管痣及出血症状。约50%病例病变区可闻及收缩期杂音或双期连续性杂音,随吸气增强,呼气减弱。

【影像学检查】

胸部X线片显示肺部有单个或多个结节状、多囊状阴影,与肺血管影相连。在不同的呼吸时相,较大瘤囊的大小、形态随胸内压力变化而改变（图 25-2）。多发小动静脉瘘或弥漫性肺动静脉畸形的 X 线征象与上述改变不同，表现为一侧或两侧肺野内（多在中、下肺野）弥漫性结节网状或粗细不均的血管纹理，有时类似肺间质性改变。超声心动图声学造影对诊断有临床意义的 PAVMs 的敏感性几乎为 100％，甚至能发现那些很小的没有临床意义的 PAVMs。胸部 CT 随分型不同表现不同。有"瘤囊"者，表现为大小不等、边缘清晰的类圆形或多囊状阴影，典型者可见纡曲扩张的供血及引流血管与其相连；增强后"瘤囊"迅速明显强化。多发、弥漫性肺小动静脉瘘表现为众多小结节及网状结构，可见增强和扩张的血管影，但很难看到动、静脉的连通。胸部 CT 被认为是无创性评价 PAVMs 的最佳方法，在诊断肺动静脉瘘方面，其敏感性和特异性方面不亚于肺血脉造影。但为手术或介入治疗选择适应证，明确本畸形的形态细节，叶、段、亚段及以远分支的多发或弥漫型 PAVMs，仍需造影检查（图 25-3）。

【治疗】

所有患者均应治疗以消除潜在并发症的发生。手术切除有动静脉瘘的肺叶和肺段是最早的治疗方法，现已被经导管栓塞治疗取代，后者是安全有效的治疗方法。

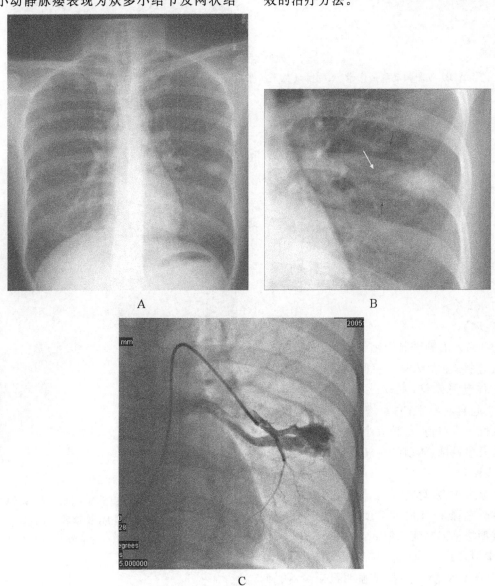

A B

C

图 25-2　左舌叶肺动静脉瘘（单纯型）
A、B. 胸片示左舌叶结节，可见三条增粗的血管影与之相连（↑示）。C. 选择性肺动脉造影示左肺动脉舌叶
分支发出一粗大的异常动脉，与远端"瘤囊"相连，同时显影，并可见上下两支较粗大的引流静脉

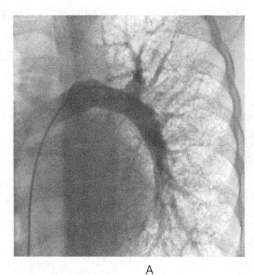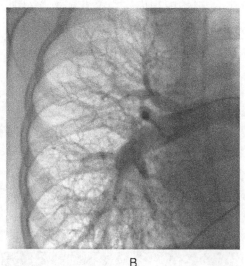

A　　　　　　　　　　　　　　B

图 25-3　双肺弥漫肺小动静脉瘘

A、B. 双侧肺动脉造影示：双侧肺动脉干扩张，远段小分支呈小串珠状，其间可见多数小结节状微小血管池充盈。肺静脉提早显影

第三节　肺动脉闭锁

一、肺动脉闭锁合并室间隔缺损

肺动脉闭锁合并室间隔缺损（pulmonary atresia with ventricular septal defect，PAVSD）是一类严重的发绀型先天性心脏病，其发生率为各类先天性心脏病的 0.2%～2%。

【病理生理】

主肺动脉及左右肺动脉干闭锁或不发育，肺动脉与心脏无连接；主动脉瓣下室间隔缺损；肺动脉供血均来自体动脉系统；主动脉骑跨于两心室之上，亦可完全起自右心室；右室增大、肥厚，缺损的室间隔是其惟一出口；左室腔大小多正常。两心室血流均射入升主动脉，体动脉血氧明显不饱和。

【临床表现】

多有明显发绀，发育差，活动受限，部分患儿有晕厥史。胸骨左缘 2～4 肋间轻度收缩期杂音。临床表现与重型法洛四联症相似。

【影像学检查】

胸部 X 线片示靴形心，两肺血明显减少，两肺血管纹理不对称、粗细不均，多无肺动脉干影（图25-4）。超声心动图与法洛四联症表现相似，但难探及肺动脉瓣。剑突下左室短轴、右室流出道长轴断面可清楚地显示右室流出道盲端及肺动脉瓣闭

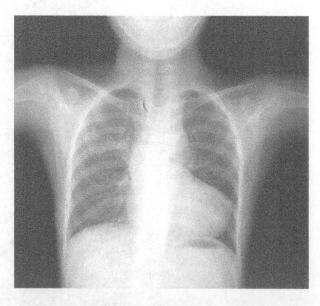

图 25-4　肺动脉闭锁＋室间隔缺损，体肺侧支形成

X 线片示双肺血减少，纹理较杂乱，以右中上肺野显著，靴形心，肺动脉段凹陷，右室增大，符合肺血少发绀属先天性心脏病

锁等情况，有助于进一步诊断。心血管造影是该病诊断的"金标准"，主要作用在于评价肺动脉发育情况（包括主肺动脉及分支的分布和发育情况、左右肺动脉有无融合、体肺侧支连接处有无狭窄、各肺

段的供血情况等）及观察体-肺侧支血管情况。降主动脉造影对上述各种侧支血管均可显示，并可同时进行选择性侧支血管造影和栓塞术。CT 或 MRI 可作为造影的辅助检查方法，特别是当固有肺动脉在心血管造影显示不佳时，可补其不足。

【治疗】

体肺分流术和矫正手术治疗。

二、室间隔完整的肺动脉闭锁

室间隔完整的肺动脉闭锁（pulmonary atresia with intact ventricular septum，PA/IVS）是一种少见而预后不佳的发绀型先天性心脏病，患儿生后 1 个月的自然死亡率高达 50%，在诊断的先心病中约占 0.1%。

【病理生理】

90% 肺动脉瓣纤维性膈膜闭锁，约 80% 的肺动脉发育尚可。多有不同程度三尖瓣发育不良，伴瓣膜畸形，右室发育差。右室压力增高，保持了胎儿期心肌窦状隙与冠状动脉间的交通。另外，主肺动脉及左右肺动脉发育情况对临床治疗及预后的判断亦有重要的意义。室间隔完整，右室血流无出口，致右室压力增高，如合并三尖瓣关闭不全，右室压力减低，右房压增高；体循环回流的静脉血经房间交通入左心，使其血氧饱和度下降，如心房水平分流不充分，则导致右心衰竭而早期死亡；肺循环通过动脉导管和（或）体-肺侧支实现。窦状隙的开放使一部分静脉血在右心室收缩时倒流入冠状动脉。

【临床表现】

出生后很快出现发绀，逐渐加重，右心衰竭更多见于三尖瓣关闭不全的患者。胸前区闻及轻柔的收缩期杂音或胸骨左缘第 2、3 肋间Ⅲ级连续性杂音。

【影像学检查】

胸部 X 线片示双肺血减少，心脏进行性增大。超声心动图可清楚显示心内各部分结构的连接方式，右心室、三尖瓣及肺动脉发育情况，肺动脉瓣的发育及活动情况，但对肺内动脉分支和体-肺侧支、窦状隙是否存在、其与冠状动脉的交通情况等，尚需行心血管造影。右室造影为显示本病解剖特征的关键。CT 或 MRI 图像清晰、无重叠，当心血管造影三尖瓣发育不良致右心室显示不清、固有肺动脉显示不佳时，可作为造影辅助检查方法，补其不足；对危重患儿造影风险大者，可作为造影的替代影像检查方法。

【治疗】

一旦确诊宜立即实施体-肺动脉分流术和（或）肺动脉瓣切开术。

第四节　先天性单侧肺动脉缺如

先天性单侧肺动脉缺如（congenital unilateral absence of a pulmonary artery，UAPA）是一种罕见的肺血管畸形，国外报道的发病率约 1/20 万，男女发病率大致相同。单纯 UAPA 主要累及右肺动脉。约 80% 左 UAPA 合并其他心血管畸形；右 UAPA 合并其他先心病，常为动脉导管未闭或间隔缺损。

【病理生理】

患侧肺血供差，主要来自体肺侧支血管，多伴有不同程度肺发育不全。国外报道单发 UAPA 中，20%～25% 并发肺动脉高压，可能为右心室排血量仅通过一侧肺动脉的血管床，使该侧肺血流量增多。

【临床表现】

单发 UAPA 在相当长的时期内可无症状，临床表现不典型，易被忽视。常见的症状包括：反复肺部感染、咯血、胸痛、呼吸困难等，常见的体征有：患侧胸廓缩小，呼吸音减低，心脏与纵隔向患侧移位；偶在心底闻及收缩期杂音。发生肺动高压者可出现呼吸困难、青紫、肺动脉第二心音亢进及右心衰等，临床上常需与发绀型先天性心脏病或各种肺动脉高压鉴别。

【影像学检查】

胸部 X 线片示患侧肺门动脉影细小或缺如，肺血明显减少，对侧肺血增多，两肺纹理不对称。患侧肺容积缩小征象，如胸廓缩小、肋间隙变窄、膈肌上抬和纵隔向患侧移位。并发肺动脉高压时，肺纹理有相应改变，同时右室增大（图 25-5）。超声心动图表现为一侧肺动脉自根部缺失，对侧肺动脉扩张，还可估测肺动脉压力及有无并发心内畸形等。MRI 和 CT 对该病的直接征象（一侧肺动脉自起始部缺失）及间接征象（包括：不同程度胸廓缩小、乳内或肋间动脉等侧支血管扩张、对侧肺动脉干及主肺动脉扩张、不同程度的肺动脉高压等）均可清晰显示（图 25-6）。目前 UAPA 诊断一般已不需要血管造影，但对于体肺侧支的显示及肺动脉高压的评

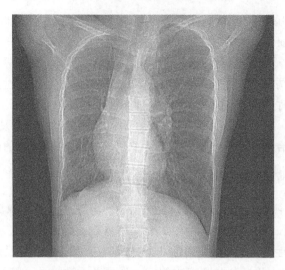

图 25-5　先天性单侧肺动脉缺如

　　胸部正位片示：右侧胸廓及右肺体积减小，两肺纹理不对称，右肺血明显减少，右侧肺门动脉缺如，左肺门动脉明显突出，主动脉结宽，心影不大

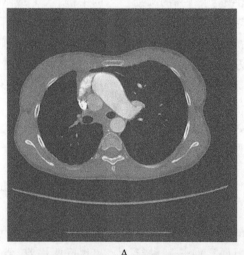

A

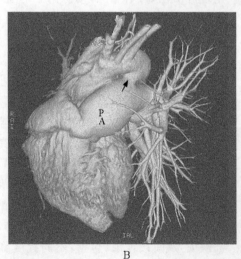

B

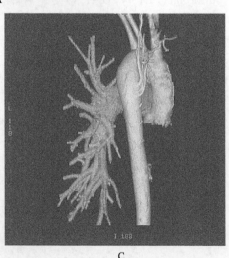

C

图 25-6　先天性单侧肺动脉缺如

　　A、B、C：CT 横断位及三维容积重建示：右肺动脉缺如，主肺动脉及左肺动脉扩张，呈肺动脉高压表现，可见未闭动脉导管连接于左肺动脉近端（↑示）。PA：肺动脉

价,造影及右心导管检查仍为最佳方法。

【治疗】

发生肺动脉高压者预后较差。如患者的患侧肺部病变严重可行肺切除术。

第五节　肺动脉起源异常

一、肺动脉异常起源于升主动脉

肺动脉异常起源于升主动脉(anomalous origin of pulmonary artery from the ascending aort,AOPA),指右肺动脉或左肺动脉中一支异常起源升主动脉,而另一支仍与主肺动脉延续。肺动脉发自弓部和降主动脉上段者不包括在内。右侧较左侧常见。

【病理生理】

一侧肺动脉起源于升主动脉时,直接接受来自主动脉的高压血流灌注,肺血流量及压力明显增加;另外,回流入右心系统的静脉血经对侧肺动脉全部注入健侧肺血管床,肺血流量亦明显增加,所以自新生儿期常有重度肺动脉高压改变,右心压力负荷增加,引起右心衰竭。另一方面,主动脉不仅供血给体循环,还供给一侧肺动脉,左心容量负荷增加,导致左心衰竭。难治性心力衰竭通常是本病的死亡原因。患者的发绀是由于右心室、右心房的压力增高,而使卵圆孔开放,或经间隔缺损产生右向左分流所致。

【影像学检查】

胸部 X 线片诊断本症较为困难。超声心动图可直接显示一侧肺动脉异常起源于升主动脉,但易漏诊。MRI 和 CT 均可清楚显示一侧肺动脉与主肺动脉无连接,而起源于升主动脉,并同时观察并存心血管畸形。心血管造影可明确诊断、显示解剖及并存畸形。

【治疗】

早期发现,早期行根治手术。

二、迷走左肺动脉

先天性迷走左肺动脉是一种罕见的先天性心血管畸形,指左肺动脉起源于右肺动脉近心段后上壁;也可认为主肺动脉延长、延伸为右肺动脉,左肺动脉起始于延长的主肺动脉。在异常左肺动脉走行过程中可压迫相邻的右、左主支气管及食管,引起不全梗阻。临床症状取决于气道受压的程度,有症状者可表现为反复发作的呼吸道感染、哮喘、肺部感染和阵发性呼吸困难。胸部 X 线平片示左肺血管纹理多较右侧细小,左肺动脉干细,位置较低。侧位于气管下端后方可见类圆形密度增高影,食道服钡该区食管前缘示局限性压迹,为异位左肺动脉压迫所致。超声心动图、CT、MRI 及心血管造影(右室-肺动脉造影)均能显示左肺动脉起源及走行异常,右肺动脉正常,左肺动脉细小,直径为对侧的 1/3~1/2。有气道梗阻者,需手术治疗,预后较差。

第六节　特发性肺动脉扩张

特发性肺动脉扩张(idiopathic dilatation of the pulmonary artery,IDPA)是指主肺动脉"异常扩张",而无明确病理和血流动力学基础者。少见于 4 岁以下的小儿,其病因目前尚不清楚,有人认为是由于先天或后天性肺动脉弹性组织发育不良。也有人将其视为一种极端的解剖变异。临床表现:多无自觉症状,如扩张肺动脉压迫毗邻结构,可相应出现咳嗽、声音嘶哑等。肺动脉听诊区多可闻及收缩期杂音。胸部 X 线片表现为肺动脉段中度以上凸出,心脏各房室无增大,肺血无变化。右心导管血氧测定、压力分析均在正常范围。诊断时必须排除引起肺动脉扩张的先天性或后天性疾病。本病预后较好,有症状者予以对症治疗。

第七节　肺静脉曲张

肺静脉曲张为肺内静脉的局限性扩张,亦称肺静脉瘤(aneurysms of the pulmonary vein),为罕见的先天性肺血管异常。本身无血流动力学异常,如破裂可引起咯血,甚至危及生命。胸部 X 线平片可见肺内（尤其是下叶）圆形或带状纤曲的异常血管影。CT 及 MRI 均可清晰显示该病灶为异常扩张的肺静脉，无供应动脉，有助于同肺动静脉瘘鉴别，诊断一般无需心血管造影。

（黄连军　何建国）

■ 参考文献

[1] 刘玉清.心血管病影像诊断学.合肥：安徽科学技术出版社，2001：514-527，604-625

[2] Chun KJ, Simpson IA, Newman R, et al. Cine magnetic resonance imaging for evaluation of congenital heart disease: Role in pediatric cardiology compared with echocardiography and angiography. J Pediatr, 1998, 113：1025

[3] 支爱华，蒋世良，凌坚，等. 室间隔完整的肺动脉闭锁的心血管造影诊断. 中国医学影像技术，2004，20：1214-1216

[4] Selamet SE, Hsu DT, Thaker HM, et al. Complete atresia of coronary ostia in pulmonary atresia and intact ventricular septum. J Pediatr Cardiol, 2004, 25：67-69

[5] Colo'n JL, Garcia-Rubira JC, Marin E. Common arterial trunk with absence of the left pulmonary artery. Int J cardiol, 1997, 36(1)：117-120

[6] Eva Castan er, Xavier Gallardo, Jordi Rimola, et al. Congenital and Acquired Pulmonary Artery Anomalies in the Adult: Radiologic Overview. Radio-Graphics, 2006, 26：349-371

[7] 赵一举，程显声.特发性肺动脉扩张 21 例临床分析. 中华内科杂志，1992, 3l：10-11

[8] Walter E. Berdon, MD. Rings, Slings, and Other Things: Vascular Compression of the Infant Trachea Updated from the Midcentury to the Millennium-The Legacy of Robert E. Gross, MD, and Edward B. D. Neuhauser, MD. Radiology, 2000, 216：624-632

[9] Victor A. Ferrari, Nehal N. Mehta, Michael Soulen, et al. Pulmonary Venous Aneurysms in Hereditary Hemorrhagic Telangiectasia Detected by 3-Dimensional Magnetic Resonance Angiography. Circulation, 2003, 108：122-123

第26章

呼 吸 衰 竭

呼吸系统主要的功能是氧化动脉血并清除静脉血中的二氧化碳(CO_2)，呼吸衰竭是通气功能和（或）换气功能障碍引起缺氧，伴或不伴有二氧化碳潴留。主要临床表现包括呼吸困难、呼吸费力、气促、心悸、面色苍白、多汗、神志改变甚至意识模糊。呼吸衰竭的诊断主要依靠临床表现，并结合血气分析和胸部 X 线平片等辅助检查。

在临床实践中，通常按发病急缓分为急、慢性呼吸衰竭。急性呼吸衰竭由某些突发的致病因素，如严重肺疾患、创伤、休克、电击、急性气道阻塞等，致使肺通气和（或）换气功能出现严重障碍，在短时间内引起呼吸衰竭。慢性呼吸衰竭则指一些慢性疾病，如慢性阻塞性肺病（COPD）、肺结核、间质性肺疾病和神经肌肉病变等所致呼吸功能损害逐渐加重，经过较长时间发展为呼吸衰竭。也可参考动脉血气分析将呼吸衰竭分类为 I 和 II 型呼吸衰竭，仅有 PaO_2 降低者（$PaCO_2$ 降低或正常）称为 I 型呼吸衰竭，兼有 $PaCO_2$ 升高者称为 II 型呼吸衰竭。

呼吸衰竭病人应收入 ICU 治疗，同时积极治疗原发病，给予吸氧，控制气道分泌物，必要时行机械通气。为更好地治疗呼吸衰竭，也有必要了解其发病机制和病理生理改变，并对呼吸衰竭进行分类，以明确是换气不足还是通气不足，但是实际上在很多情况下二者并存。尽管存在很多姑息治疗方法，呼吸衰竭病人往往需要机械通气治疗。

第一节 呼吸衰竭发病机制和病理生理改变

一、呼吸衰竭发病机制

呼吸衰竭的发病机制主要涉及缺氧和二氧化碳潴留，其中二氧化碳潴留的发病主要与通气不足有关，而缺氧还涉及通气/血流（V/Q）比值失调，弥散障碍等因素。

（一）通气不足

通常健康成人静息呼吸空气时，每分钟约耗氧 250ml，产生 200ml 左右二氧化碳，约需 4L 肺泡通气量才能有效地保持氧和二氧化碳的动态平衡。肺泡通气量不足时即会出现二氧化碳分压升高和（或）肺泡氧分压降低。

（二）V/Q 比值失调

有效的气体交换（尤其是氧）除要求足够的肺泡通气量之外，还要求进入肺泡内的气体与血流充分接触。只有每个肺泡或每个肺区域的 V/Q 比值均为 0.8 左右，才能保证高效率的气体交换。V/Q 比值<0.8 时，即不能充分摄氧和排出二氧化碳，类似于"静-动脉分流"。V/Q 比值>0.8 时，部分气体则无机会与肺毛细血管接触，形成无效通气或称为"死腔效应"。健康人由于重力的影响，也存在区域性 V/Q 比值的差别。但在临床实践中，V/Q 比值失调，除非是由严重通气不足引起，后果主要造成缺氧，而不引起二氧化碳潴留。其原因有以下两点。

（1）缺氧和二氧化碳潴留均刺激肺泡通气和增加血流，由于二氧化碳解离曲线和氧解离曲线的差别，V/Q>0.8 的肺泡可排出更多的二氧化碳，但无法摄取更多的氧。

（2）静脉与动脉血氧和二氧化碳分压差分别为 60mmHg 和 6mmHg，相差悬殊。因此，静脉血分流进入动脉后，动脉血氧分压下降的幅度远较二氧化碳分压显著。

（三）弥散功能障碍

弥散功能障碍主要影响氧合功能，因为氧和二氧化碳通过肺泡毛细血管膜的弥散力相差很大,根据两者分子量和在体液中的溶解度计算,前者仅为后者的1/20。但与V/Q比值失调比较,在病理变化引起弥散功能障碍之前,即已对V/Q比值产生了明显影响,所以V/Q比值失调对氧合功能的影响更重要,是最多见的低氧原因。

(四)氧耗量增加

健康成人静息状态下氧耗量不构成缺氧原因。成人每分钟氧耗量仅为250ml左右,4 L/min肺泡通气量即可保持适当的肺泡氧分压,维持PaO_2在生理范围。在发热、寒战和高气道阻力(如COPD和哮喘时)时可明显增加氧耗量,影响肺泡PO_2。寒战发抖时,氧耗量可达500ml/min。支气管哮喘重度发作时,氧耗量可达正常几倍。如果肺泡通气量不变,随着氧耗量的增加,肺泡氧分压即明显下降。

(五)吸入气氧分压降低

在海平面生活的健康人,吸入气中氧浓度不会成为缺氧的原因。吸入气中氧分压150~160mmHg,可保持动脉血氧分压在90~100mmHg,即使高龄老年人,如果无明显心肺疾病,动脉血氧分压也可保持在60mmHg以上。但是高原居民,由于大气压随海拔升高而降低,肺泡氧分压相应减少,致使健康年轻人的PaO_2也难以达到60mmHg。另一种引起吸入氧分压降低的情况是环境变化(如火灾时)或医源性,如吸入低氧混合气进行检查,或在手术麻醉中错误地给病人吸入低氧气体。均可引起肺泡氧分压和PaO_2降低。

二、呼吸衰竭的病理生理改变

呼吸衰竭的病理生理改变主要与缺氧和二氧化碳潴留有关,可影响全身各器官组织代谢,出现多器官功能减退或障碍、酸碱失衡和水电解质紊乱,甚至死亡。

(一)缺氧对生理功能的影响

摄入体内的氧与食物中的糖类、蛋白和脂肪通过氧化磷酸化作用生成高能磷酸键,供应机体生理活动所需要的能量。但体内储存的氧很少,呼吸停止时在功能残气中仅含有400ml左右氧气,血液中与血红蛋白结合和溶解的氧850ml左右,全部含氧量仅1 250ml左右。按静息状态每分钟耗氧250ml计算,也仅够5min左右需要。尽管缺氧时可通过糖酵解产生能量,但效率很低,而且可生成大量乳酸导致代谢性酸中毒。因此,PaO_2低于20mmHg

时即难以维持生命悠关的重要组织,特别是大脑的需氧,脑皮质可发生难以复原的损伤。

1. **缺氧对细胞代谢和电解质的影响** 重度缺氧可抑制三羧酸循环、氧化磷酸化及相关酶的活动,进而影响细胞代谢所需能量。同时也产生大量乳酸,诱发代谢性酸中毒,并可与人体缓冲系统中的碳酸氢盐起作用,增加碳酸生成,升高组织PCO_2,进一步恶化组织的代谢内环境。此外,由于氧化磷酸化过程受影响,不能利用其产生的能量与无机磷形成三磷腺苷,致使组织中无机磷不断蓄积,加重代谢性酸中毒。能量供应不足后,也可影响细胞离子泵和细胞离子交换功能。促进钠和氢离子进入细胞内,钾离子转移到细胞外,诱发细胞内酸中毒和细胞外高钾,加剧电解质和酸碱平衡紊乱。

2. **缺氧对中枢神经系统的影响** 中枢神经系统对缺氧十分敏感,但依缺氧缓急和缺氧的程度而表现不同。急性缺氧对中枢神经系统的影响最大,如吸入纯氮迅速冲洗功能残气中的氧气造成组织无氧20s后,即可出现昏迷和全身抽搐。轻度缺氧可仅表现为注意力不集中,智力减退,定向障碍。但随缺氧加重,对中枢神经系统的影响即变为明显。$PaO_2 < 50mmHg$时表现为烦躁不安、神志恍惚、谵妄;$PaO_2 < 30mmHg$时,表现为神志丧失、昏迷;$PaO_2 < 20mmHg$时,即可产生不可逆性脑细胞损伤。但各部分脑组织对缺氧的敏感性并不一致,其中皮质神经元最为敏感。

缺氧可扩张脑血管,减少脑循环阻力、增加脑血流量,便于单位时间内向组织输送更多氧气代偿缺氧。脑循环血流量与颈内静脉血PO_2变化一致,当颈内静脉氧分压从35mmHg降至28mmHg(相当于PaO_2 60mmHg)时,脑血流量即增加,但当其降到10~15mmHg时,血流量却开始减少。

缺氧可引起脑组织水肿。病理检查可见脑血管周围神经胶质细胞水肿,髓鞘内积液并常形成空泡。由于颅脑是一个近乎密闭的容器,脑组织含水量增加2.5%后颅内压即可升高4倍。挤压脑组织,同时压迫血管,增加脑血液循环阻力,减少血流量,进一步影响氧供。

3. **缺氧对呼吸的影响** 缺氧可通过颈动脉体、主动脉体和化学感受器反射性增加通气量。如果缺氧缓慢发生且缺氧程度不重,这种反射作用很迟钝。健康人吸入氧气浓度在12%~14%时,通气量无明显增加,吸入氧气浓度降为10%时,通气量可增加 50%。吸入氧气浓度为 5% 时，通气量可增加 3 倍。然而急性缺氧，PaO_2 迅速低于 30mmHg 时，反可直接抑制呼吸中枢，减少通气量。

4. 缺氧对循环的影响　心血管系统对缺氧也十分敏感，可增加心率和每搏心输出量，升高血压。吸入氧浓度（FiO_2）降至 15% 时，心率即加快，FiO_2 低至 8% 时，心率可增快 1 倍。通常动脉血氧饱和度（SaO_2）> 90% 时，心脏每搏量无明显改变。SaO_2 降至 83% 时，心输出量开始增加，SaO_2 降至 75% 时，心输出量可增加近 1 倍。缺氧引起的各脏器血流改变中，心脏的变化最大。急性缺氧还可引起心律失常，甚至出现心室颤动或心搏骤停。缺氧还可引起肺动脉收缩和增加肺循环阻力（加上心排血量增加），诱发肺动脉高压加重右心负担，甚至发展成肺心病。

5. 缺氧对造血系统的影响　慢性缺氧可刺激肾脏产生红细胞生成因子，再作用于由肝脏生成的促红细胞生成素原转变为促红细胞生成素，刺激骨髓生成红细胞。红细胞增多后，有利于增加单位血液的携氧量（每克 Hb 携氧 1.39ml）改善组织供氧。但在红细胞增多的同时，血液黏稠度也相应增加，会进一步加重肺循环和右心负担。

6. 缺氧对肝、肾功能影响　缺氧可影响肝功能，表现为谷丙转氨酶升高。多为功能性改变，缺氧纠正后即可恢复正常。但严重缺氧时也可出现肝细胞坏死，甚至大面积坏死。轻度缺氧，肾血流量、肾小球滤过率、钠和尿排量均有所增加，但当动脉血氧分压低于 40mmHg 时，肾血流量即开始减少，肾功能会受到明显抑制。

（二）二氧化碳潴留对机体的影响

1. 二氧化碳潴留对酸碱平衡的影响　健康人静息时，每天由肺排出的二氧化碳达 15 000mmol，几乎接近产生量，保持 $PaCO_2$ 近 40mmHg 左右，同时，肾脏也调节体内最重要的缓冲系统 HCO_3^- 的水平与 $PaCO_2$ 成 20∶1 的比值，保持 pH 7.40 左右：

$$pH = PK + log\,(HCO_3^- / 0.03 \times PCO_2)$$

二氧化碳潴留后，伴随着体内 PCO_2 升高，与 HCO_3^- 的比值迅速发生变化，导致呼吸性酸中毒。如果能增加通气量迅速排出潴留的二氧化碳，数分钟即可使 pH 恢复正常。在慢性呼吸衰竭时，因二氧化碳潴留发展缓慢，肾脏能保留重要的碳酸氢盐、维持 pH 稳定。

2. 二氧化碳对中枢神经系统的影响　二氧化碳潴留可引起临床上所谓的二氧化碳麻醉状态。

动物实验表明，电刺激的抽搐阈随吸气中二氧化碳浓度增加而升高，吸气中二氧化碳达 12.5% 时最明显，此后随着二氧化碳浓度的增加，抽搐阈反而逐步降低。二氧化碳达 30% 时，已降至基础水平。这些现象提示二氧化碳对中枢神经系统的影响可分为三个阶段：①最初吸入二氧化碳直接抑制大脑皮质，降低皮质兴奋性。②进一步增加吸入气二氧化碳浓度后，对皮质下层的刺激作用加强，间接兴奋皮质。③更高浓度的二氧化碳会抑制皮质下层使动物完全处于麻醉状态。临床上所见的二氧化碳潴留呼吸衰竭病人，也先有失眠、兴奋、烦躁不安等先兆症状，后有类似二氧化碳麻醉的意识不清和昏迷状态。

3. 二氧化碳对呼吸的影响　动脉血二氧化碳可通过刺激位于延髓和颈动脉的化学感觉器影响通气量。吸入气体中二氧化碳增加至 0.5% 时，即可见到通气量变化。但超过 10% 后，呼吸中枢反被抑制（表 26-1）。

在通气反应中，颈动脉体的作用占 1/3，延髓占 2/3，但前者反应迅速敏捷，后者缓慢持久。

4. 二氧化碳潴留对循环系统的影响　增加吸入气中二氧化碳浓度，可一方面松弛血管平滑肌，另一方面却通过刺激交感神经、收缩血管平滑肌，同时加快心率增加心输出量。二氧化碳也可由于刺激呼吸中枢加强吸气努力，增加胸腔负压和利于静脉回流，进一步增加心输出量。二氧化碳对全身血管平滑肌的作用存在分布性差异，表现为表浅毛细血管和静脉大多扩张，而部分内脏血管，如脾、肌肉血管大多收缩加上心排血量增加，血压并不降低，甚至增加。但当二氧化碳潴留严重，pH 明显降低后心排血量即减少，血压也开始下降。

5. 二氧化碳对肾功能的影响　二氧化碳轻度潴留可扩张肾血管增加肾血流量、增加尿量。但如

表 26-1　吸入气二氧化碳浓度与通气量的关系

吸入气二氧化碳浓度（%）	增加的通气量（L/min）
1%	1
4%	增加至静息通气量 1 倍
5%	增加至静息通气量 4 倍
7.5%	增加至静息通气量 7~8 倍
10%	增加至静息通气量 10 倍左右
>10%	呼吸中枢被抑制，通气量迅速减少

果发生代偿性呼吸酸中毒,pH明显下降时,可出现肾血管痉挛、肾血流量减少。实验研究发现,$PaCO_2>65mmHg$时,肾血流量、尿量和尿钠排出即明显减少,HCO_3^-再吸收增加。二氧化碳潴留对促进肾排尿作用十分迅速,故推测是二氧化碳的直接作用,并不是通过醛固酮的缓慢作用。

第二节 慢性呼吸衰竭

慢性呼吸衰竭为一些慢性疾病诱发的呼吸功能障碍,其中以COPD最常见,随着呼吸功能损害的逐渐加重,经过较长时间发展为呼吸衰竭。早期生理功能障碍和代谢紊乱较轻,机体可通过代偿适应保持一定的生活和活动能力。但是在此基础上,病人可因为呼吸系统感染、气道痉挛或并发气胸等情况使病情急性加重,在短时间内出现PaO_2显著下降和$PaCO_2$显著升高,称为慢性呼吸衰竭急性加重,其病理生理学改变和临床表现可兼有急性呼吸衰竭的特点。了解和发现病因,熟悉临床表现和治疗原则是成功救治慢性呼吸衰竭的关键。在治疗中应着重去除诱发因素,同时改善缺氧和二氧化碳潴留,纠正水电解质、二氧化碳失衡和酸碱紊乱。

【病因】

常见病因为支气管-肺疾病,如COPD、严重肺结核、肺间质纤维化、尘肺等。胸廓和神经肌肉病变(如胸部手术、外伤、广泛胸膜增厚、胸廓畸形、脊髓侧索硬化症等),也可导致慢性呼吸衰竭。

【临床表现】

主要包含以下几方面。

1. 呼吸困难 COPD所致呼吸衰竭,病情较轻时常表现为呼吸费力伴呼气延长,严重时可发展为浅快呼吸。出现二氧化碳潴留,致使$PaCO_2$升高过快或发生二氧化碳麻醉时,病人可由呼吸过速转为浅慢呼吸或潮式呼吸,甚至呼吸停止。

2. 精神神经症状 慢性呼吸衰竭时,由于二氧化碳潴留可随$PaCO_2$升高表现为先兴奋后抑制现象。兴奋症状包括失眠、烦躁、躁动、夜间失眠而白天嗜睡的昼夜颠倒现象。但此时切忌用镇静或催眠药,以免加重二氧化碳潴留,发生肺性脑病。后者表现为神志淡漠、肌肉震颤或扑翼样震颤、间歇抽搐、昏睡,甚至昏迷等。亦可出现腱反射减弱或消失,锥体束征阳性等。此时应与合并脑部病变作鉴别。

3. 循环系统表现 二氧化碳潴留可致外周体表静脉充盈、皮肤充血、温暖多汗、血压升高、心排血量增多甚至脉搏洪大。多数病人有心率加快,并可因脑血管扩张而产生搏动性头痛。

【诊断】

慢性呼吸衰竭是指呼吸功能的损害逐渐加重,较长时间后发展成的呼吸功能障碍。血气分析时发现PaO_2低于60mmHg和(或)$PaCO_2$高于50mmHg。早期虽有低氧血症或伴高碳酸血症,但机体通过代偿适应,生理功能障碍和代谢紊乱较轻,仍保持一定的生活活动能力,动脉血气分析pH可在正常范围(7.35~7.45)。pH可反映机体的代偿状况,有助于对急性或慢性呼吸衰竭加以鉴别。当$PaCO_2$升高、pH正常时,称为代偿性呼吸性酸中毒;若$PaCO_2$升高、pH<7.35,则称为失代偿性呼吸性酸中毒。

【治疗】

1. 纠正缺氧 可通过鼻导管或面罩氧疗纠正慢性呼吸衰竭病人的低氧血症。鼻导管主要优点为简单、方便,不影响病人咳痰、进食。其缺点为氧浓度不恒定,易受病人呼吸的影响。高流量时可刺激局部黏膜,氧流量不能大于7L/min。面罩主要包括简单面罩、带储气囊无重复呼吸面罩和文丘里(Venturi)面罩,其优点为吸氧浓度相对稳定,可按需调节,对于鼻黏膜刺激小,缺点为在一定程度上影响病人咳痰、进食。

如果基础疾病为COPD或哮喘,经鼻导管低流量给氧即可改善缺氧。如基础疾病为肺间质纤维化,常需面罩高流量给氧。氧疗过程中应密切监测症状和无创动脉血氧饱和度(SpO_2)。为避免缺氧影响重要脏器的功能,应调整吸氧流量保持SpO_2在90%~95%。治疗慢性呼吸衰竭,尤其是COPD引起的低氧血症,纠正缺氧并不困难,但较难纠正其二氧化碳潴留。特别是严重二氧化碳潴留者,呼吸中枢对二氧化碳潴留已不敏感,主要靠低氧维持呼吸中枢驱动。给予高浓度氧疗使PaO_2高到不再刺激呼吸中枢时,反会进一步降低肺泡通气量和加重二氧化碳潴留。所以应密切监测病人动脉血氧合,使SpO_2在90%~95%即可。此外,因为其中大部分病人存在影响通气和气体交换的器质性病变和呼吸肌疲劳,需要机械通气。

2. 抗感染治疗 抗感染治疗在呼吸衰竭治疗

中占有重要位置,因为我国慢性呼吸衰竭急性发作的诱发因素很多为感染,而且非感染因素诱发的呼吸衰竭也常继发感染。感染可引起细支气管黏膜充血、水肿、分泌增加、肺泡内渗出物滞留,增加肺泡毛细血管膜距离、加重气道阻塞和肺不张,影响气体交换功能,同时由于气道阻力增加也易诱发呼吸肌疲劳,减少肺泡通气量出现二氧化碳潴留。

治疗时应参考既往抗生素使用史、病情轻重和感染类型(社区或院内感染)选药。社区感染可首选青霉素(或第Ⅰ代头孢菌素)联合一种氨基糖苷类抗生素。院内感染可首选第Ⅲ代头孢菌素和(或)喹诺酮类抗生素。给药前即应收集痰液,分离培养病原菌和进行药敏试验,以便选择敏感抗生素,或根据治疗反应调换抗生素。但应避免滥用抗生素,以预防菌群失调和真菌感染。同时应加强呼吸道卫生,如有效地进行呼吸道湿化、物理排痰和鼓励病人咳嗽等均有助于控制感染。对于已建立人工气道的病人,应注意呼吸道护理,定期和按需吸引分泌物,翻身拍背,加强清洁和隔离措施,切断院内感染途径。

3.机械通气 当机体出现严重的通气和(或)换气功能障碍时,以人工辅助通气装置(呼吸机)来改善通气和(或)换气功能,即为机械通气。

无创正压通气(non-invasive positive pressure ventilation,NIPPV),不需建立人工气道,简便易行,并可降低机械通气相关并发症。可通过面罩进行无创正压通气,目的为增加肺泡通气量、减轻或纠正二氧化碳潴留,适合于呼吸兴奋药无效的病人。应用时可存在漏气、胃食管胀气、通气量易变等问题,应密切监测病情变化和治疗反应。如果1～2d后仍无效,或短时间内病情急剧恶化,二氧化碳逐渐潴留使 pH<7.25,应考虑建立人工气道进行有创机械通气。

经人工气道机械通气可保证通气量、避免胃肠胀气、减少医护人员工作量,以及可应用多种新型通气模式进行呼吸支持。但其缺点是有创、对病人的血流动力学影响较大,易产生气压伤,以及形成呼吸肌失用性萎缩和呼吸机依赖。在设定呼吸机通气模式时应注意以下两点:①如果病人有一定自主呼吸能力,应选用部分通气模式,如同步间歇指令通气(SIMV)或压力支持通气(PSV);②参考病人基础通气量设定较低的肺泡通气量,只要 pH 维持在正常范围内即可,而不追求将 $PaCO_2$ 降至正常范围。这一策略有利于停机以及经济地利用现存

的肺功能进行日常生活。

4.减轻通气负荷 影响动脉血二氧化碳分压主要为 2 个因素,二氧化碳产生量和肺泡通气量。影响后者的因素主要为呼吸力学,即肺顺应性和气道阻力。然而,在慢性呼吸衰竭时可减轻通气负荷,有明显疗效的策略主要为降低气道阻力和减少二氧化碳产生量。慢性气道疾病呼吸衰竭病人多有明显气道黏膜水肿、支气管痉挛和分泌物增多,进而引起气道阻力增高和诱发呼吸肌疲劳。因此,解除支气管痉挛、减轻黏膜水肿和消除气道分泌物会有助于减轻呼吸困难和消除呼吸肌疲劳。

为解除支气管痉挛可雾化吸入 β_2 受体激动药和(或)抗胆碱能药物。由于呼吸衰竭病人呼吸急促,常无法应用定量吸入剂,可选用 β_2 受体激动药溶液(如 1～2.5mg 特布他林,沙丁胺醇等)雾化吸入。哮喘病人单用 β_2 受体激动药即可取得很好疗效。COPD 病人可同时应用 β_2 受体激动药和抗胆碱能药物。临床上也可联合应用氨茶碱静脉滴注,但其治疗窗较窄(10～20μg/ml)致使有效与治疗血浓度很接近。应用前应了解用药史,已服用氨茶碱者应缓慢少量静滴,同时监测血茶碱浓度,避免中毒。也有作者建议同时静脉应用甲泼尼龙 40～80mg,每 8h 左右 1 次,症状缓解后减量再改为吸入治疗。但主要对哮喘病人有效,而且由于糖皮质激素可抑制免疫功能,加重或诱发肺部感染和消化道出血等,使用时应格外慎重并应注意监测和防治并发症。

COPD 病人不但存在黏液纤毛功能障碍致使气道分泌物增多,而且可因营养不良和呼吸肌疲劳诱发咳嗽无力,加重分泌物潴留,进而增加呼吸能和诱发肺部感染。为此,可口服或静脉应用化痰药(如盐酸氨溴环己胺醇)帮助排出分泌物。痰液黏稠者,可考虑雾化吸入蒸馏水和痰液溶解药。此外,物理治疗,如拍背或训练有效地咳嗽,也有助于加强呼吸道卫生,清除分泌物。

5.纠正水电解质失衡 慢性呼吸衰竭可有多种电解质紊乱,如低氯、低钾、高钾、低钠、高钠、低镁等。低氯与二氧化碳潴留后代偿性 HCO_3^- 增高和应用利尿药有关,可导致低氯性碱中毒,应补充氯化钾或其他含氯药物。高氯少见,常为高氯性代谢性酸中毒,纠正代谢性酸中毒后可纠正。低钾多与饮食少钾或胃肠淤血影响吸收,以及应用利尿药和糖皮质激素有关。治疗时应注意去除病因同时补钾。高钾与严重呼吸性酸中毒、脱水、输库存血和肾功能障碍有关,治疗主要为去除病因。低钠血

症多见于肺心病病人，进食少、应用利尿药、多汗及心源性肝硬化导致抗利尿激素分泌，补钠可取得明显疗效。高钠少见，可见于哮喘重度发作致使呼吸道丧失水分较多，可补液纠正。低镁常见原因为摄入不足，吸收不良和排泄过多，可补充硫酸镁（MgSO₄）纠正。

6.纠正酸碱紊乱　慢性呼吸衰竭发生的酸碱失恒主要为呼吸性酸中毒、代谢酸中毒、呼吸性碱中毒和代谢性碱中毒，当然也可存在多重酸碱紊乱。由于呼吸性酸中毒的直接原因是二氧化碳潴留，因此治疗上应着重改善肺泡通气，而不是应用碱性药物。

代谢性酸中毒的原因可能与缺氧、心血管功能或肾功能障碍有关，应首先追查病因进而选择针对性治疗，同时可应用碱性药物，如碳酸氢钠（NaHCO₃），或 3-羟甲基氨基甲烷（THAM）。呼吸性碱中毒常为人工通气过度所致，减少潮气量和（或）减少呼吸频率后即可纠正。同样，代谢性碱中毒也不是呼吸衰竭本身原发的过程，主要与快速利尿、输入碱性药物、人工机械通气过度有关。通常去除诱因后即可纠正，如 pH 过高影响呼吸和血红蛋白氧

释放时，可采取相应的治疗措施。如以低氯为主的代谢性碱中毒可输入氯化钠，氯化钙精氨酸等含氯药物，或补充氯化氨，以便加速 HCO_3^- 排出。

7.呼吸兴奋药　可给病人静注或静滴尼可刹米，但疗效通常不如急性呼吸衰竭明显。因为慢性呼吸衰竭，尤其基础疾病为 COPD 时，气道阻力增高是引起呼吸肌疲劳的主要原因，在没去除原因前应用呼吸兴奋药，其增加通气的有益作用会被增加代谢的副作用抵消，结果不一定降低 $PaCO_2$，反而可合并 PaO_2 降低。应用前必须保持气道通畅并预先应用支气管舒张药纠正可逆转的支气管痉挛，否则会促发呼吸肌疲劳，并进而加重二氧化碳潴留。主要适用于以中枢抑制为主、通气量不足引起的呼吸衰竭，对于以肺换气功能障碍为主的呼吸衰竭病人不宜使用。脑缺氧、水肿未纠正而出现频繁抽搐者慎用。近年来尼可刹米和洛贝林两种药物在西方国家已很少使用，取而代之的有多沙普仑（doxapram），该药对于镇静催眠药过量引起的呼吸抑制和 COPD 并发急性呼吸衰竭者呼吸兴奋效果较明显。应用呼吸兴奋药后要密切监测治疗反应，无效时，应及时启用人工机械通气。

第三节　急性呼吸衰竭

急性呼吸衰竭时，特别是肺损伤诱发者可伴有严重的动脉低氧血症，单纯氧疗很难纠正，因其是继发于肺泡渗出增多的动静脉短路引起，表现为呼吸困难和气促等。诊断有赖于动脉血气分析和胸部 X 线摄片，通常需机械通气治疗。由于肺损伤引起的急性呼吸衰竭具有特殊性，为临床诊断和治疗方便起见，本章将急性呼吸衰竭时分为非肺损伤性和肺损伤性，包括急性肺损伤（acute lung injury，ALI）与急性呼吸窘迫综合征（acute respiratory distress syndrome，ARDS）。

一、非肺损伤性急性呼吸衰竭

【病因】

包括严重呼吸系统感染、急性呼吸道阻塞、重度或危重哮喘、急性肺水肿、肺血管疾病、胸廓外伤或手术损伤、自发性气胸和急剧增加的胸腔积液，均可导致肺通气和（或）换气障碍；急性颅内感染、颅脑外伤、脑血管病变（脑出血、脑梗死）等可直接或间接抑制呼吸中枢；脊髓灰质炎、重症肌无力、有机磷中毒及颈椎外伤等可损伤神经-肌肉传导系

统，引起通气不足。

【临床表现】

1.精神神经症状　急性缺氧可诱发精神错乱、躁狂、昏迷、抽搐等症状。

2.呼吸困难　较早出现，多数病人可有明显的呼吸困难，表现为频率、节律和幅度的改变。早期可为呼吸频率增快，病情加重时出现呼吸辅肌活动加强，如三凹征。中枢性疾病或中枢神经抑制性药物所致的呼吸衰竭，可仅表现为呼吸节律改变，如陈-施呼吸（Cheyne-Stokes respiration）和比奥呼吸（Biot's respiration）等。

3.发绀　当动脉血氧饱和度低于 90% 时，可在口唇、指甲出现发绀，为缺氧的典型表现。但应注意发绀程度与还原型血红蛋白含量相关，红细胞增多者发绀更明显，贫血者发绀则不明显。严重休克引起末梢循环障碍的病人，即使动脉血氧分压正常，也可出现发绀，称作外周性发绀。而真正由于动脉血氧饱和度降低引起的发绀，称作中央性发绀。此外，发绀还受皮肤色素及心功能的影响。

4.循环系统表现　多有心动过速，严重低氧血

症、酸中毒者可引起心肌损害,也可引起周围循环衰竭、血压下降、心律失常、心搏停止。

5. **消化和泌尿系统表现** 部分病人可出现丙氨酸氨基转移酶与血浆尿素氮升高。少数病人可出现尿蛋白、红细胞和管型。由于胃肠道黏膜屏障功能损伤,可导致胃肠道黏膜充血水肿、糜烂渗血或应激性溃疡,甚至引起上消化道出血。

【诊断】

除原发疾病以及低氧血症和二氧化碳潴留导致的临床表现外,呼吸衰竭诊断主要依靠血气分析。$PaCO_2 > 50mmHg$、$PaO_2 < 60mmHg$ 即可确定诊断为呼吸衰竭。

【治疗】

原则为保持呼吸道通畅和呼吸支持、纠正呼吸衰竭病因和诱发因素、加强支持治疗以及对其他重要脏器功能的监测和支持。

1. **保持呼吸道通畅** 保持气道通畅的方法主要有:①若病人昏迷应使其处于仰卧位,头后仰,托起下颌并将口打开;②清除气道内分泌物及异物;③若以上方法不能奏效,必要时应建立人工气道。人工气道的建立方法有 3 种,即简便人工气道、气管插管及气管切开。简便人工气道主要有口咽通气道、鼻咽通气道和喉罩,是气管插管的临时替代方式,在病情危重不具备插管条件时应用,待病情允许后再行气管插管或切开。

若病人有支气管痉挛,需积极使用支气管扩张药物,可选用 β_2 肾上腺素受体激动药、抗胆碱药、糖皮质激素或茶碱类药物等。在急性呼吸衰竭时,主要经静脉给药。

2. **改善气体交换**

(1) 氧疗:急性呼吸衰竭病人均需要氧疗,应该立即通过鼻导管或面罩增加吸入氧浓度来纠正病人缺氧状态。无效者可通过无创或有创机械通气给病人吸入一定浓度氧纠正缺氧。

(2) 呼吸兴奋药:参见慢性呼吸衰竭治疗。

(3) 机械通气:应用机械通气可维持必要的肺泡通气量,降低 $PaCO_2$、改善肺的气体交换效能、使呼吸肌得以休息,并有利于恢复呼吸肌功能。可首选无创机械通气。但病人应具备以下基本条件:①清醒合作;②血流动力学稳定;③不需要气管插管保护(即无误吸、严重消化道出血、气道分泌物过多且排痰不利等);④无影响使用鼻/面罩的面部创伤;⑤能耐受鼻/面罩。无效者应及时气管插管采用有创通气。

气管插管的指征因病而异。病人昏迷逐渐加深,呼吸不规则或暂停,呼吸道分泌物增多,咳嗽和吞咽反射明显减弱或消失时,应考虑气管插管使用有创机械通气,同时根据血气分析和临床疗效调整呼吸机参数。机械通气的主要并发症为过度通气、呼吸性碱中毒、通气不足、加重原有的呼吸性酸中毒和低氧血症。并可出现血压下降、心排血量减少、脉搏增快等循环功能紊乱。气道压力过高或潮气量过大还可导致气胸、纵隔气肿或间质性肺气肿等气压伤。长期使用人工气道者,还可并发呼吸机相关肺炎(ventilator associated pneumonia,VAP)。

3. **病因治疗** 机械通气只为呼吸衰竭的基础治疗赢得时间,根本治疗主要为去除诱发因素。为此,在解决呼吸衰竭本身造成危害的前提下,还要及时针对不同病因采取适当的治疗措施,如肺炎应该积极抗感染治疗,哮喘应加强抗炎和平喘治疗。

4. **一般支持疗法** 电解质紊乱和酸碱平衡失调的存在,可以进一步加重呼吸系统乃至其他系统的功能障碍,并可干扰呼吸衰竭的治疗效果,因此应及时加以纠正。加强液体管理,防止血容量不足和液体负荷过大,保证血细胞比容(HCT)在一定水平,对于维持氧输送能力和防治肺水肿有重要意义。因为呼吸衰竭时可由于摄入不足和代谢失衡诱发营养不良,需保证充足的营养及热量供给。

5. **综合监测与支持** 呼吸衰竭往往会累及其他重要脏器,应及时将重症病人转入 ICU,加强对呼吸、心脏、脑和肝肾等重要脏器功能的监测与支持。积极预防和治疗肺动脉高压、肺源性心脏病、肺性脑病、肾功能不全、消化道功能障碍和弥散性血管内凝血(DIC),以及注意防治多器官功能障碍综合征(MODS)。

二、肺损伤性急性呼吸衰竭

ALI 和 ARDS 是多种原因(包括 SARS)诱发的发病率和死亡率极高的综合征。以往研究发现,两者的病因,发病机制均相同,氧合受损程度和临床表现的轻重不过是同一综合征的病情差别的表现,所以称为急性肺损伤与急性呼吸窘迫综合征(以下简称 ALI/ARDS)更为合适。尽管部分国外研究表明其死亡率可降到 40% 左右,但国内死亡率仍很高,上海 ARDS 协作组调查的结果表明可高达 70%。这除了与诊断偏晚有关外,也与保护性机械通气策略和一些新的治疗方法推广不足有关。为此,有必要对其发病机制、临床特征和诊断进行全面阐述,为最佳治疗奠定基础。

【ALI/ARDS 相关危险因素】

ALI/ARDS 所涉及的危险因素相当多,从临床角度可分为 9 类(表 26-2)。

表 26-2　ALI/ARDS 相关危险因素

1. 感染
   细菌(多为革兰阴性需氧杆菌和金黄色葡萄球菌)
   真菌
   病毒
   分枝杆菌
   立克次体
2. 吸入
   胃酸
   溺水
   碳氢化合物和腐蚀性液体
3. 创伤(通常伴有休克或多次输血)
   软组织撕裂
   烧伤
   头部创伤
   肺挫伤
   脂肪栓塞
4. 药物和化学品
   阿片制剂
   水杨酸盐
   百草枯(除草剂)
   三聚乙醛(副醛,催眠药)
   氯乙基戊烯炔醇(镇静药)
   秋水仙碱
   三环类抗抑郁药
5. DIC
   血栓性血小板减少性紫癜(TTP)
   溶血尿毒综合征
   其他血管炎性综合征
   热射病
6. 胰腺炎
7. 吸入
   来自易燃物的烟雾
   气体(NO_2、NH_3、Cl_2、镉、光气、O_2)
8. 代谢性疾病
   酮症酸中毒
   尿毒症
9. 其他
   羊水栓塞
   妊娠物滞留体内
   子痫
   蛛网膜或颅内出血
   白细胞凝集反应
   反复输血
   心肺分流

其中常见病因为间接性肺损伤,如脓毒血症,创伤和输血等。触发因素可经过血液运输到肺部和全身,引起系统性炎症反应。中国的两个回顾性调查表明,感染是 ARDS 最常见的原因。单纯菌血症引起 ARDS 的发病率并不高,仅为 4% 左右,但严重脓毒血症临床综合征合并 ARDS 者可高达 35%～45%。

【临床表现】

ALI/ARDS 临床表现可以有很大差别,取决于潜在疾病和受累器官的数目与类型,而不取决于正在发生的肺损伤所导致的表现。许多危险因素可以引起 ALI/ARDS,最常见的是严重的脓毒血症或脓毒血症综合征,其机制可能是通过血液中存在的损害血管内皮和上皮的炎症介质所致。后者损伤肺毛细血管膜屏障和肺泡上皮细胞,引起血管通透性增加,富含蛋白的液体渗出血管间隙导致了肺水肿和表面活性物质的异常。首先出现在相关肺区域的局灶性肺泡水肿和肺泡萎陷逐渐增多,并向全肺蔓延。肺组织的水肿和肺泡萎陷导致了肺内分流,造成了严重的低氧血症和呼吸窘迫,赋予临床以下特征。

1. 发病迅速　ALI/ARDS 多发病迅速,通常在受到致病因素攻击(如严重创伤、休克、败血症,误吸有毒气体或胃内容物)后 12～48h 发病,偶有长达 5d 者。在此期间的症状、体征多为原发病的表现,不一定提示 ALI/ARDS,特别是基础病为呼吸系统疾患时,如肺炎或吸入有毒气体。但是与肺炎或其他非肺损伤性疾患不同,ALI/ARDS 一旦发病后,即很难在短时间内缓解,因为修复肺损伤的病理改变通常需要 1 周左右的时间。

2. 呼吸窘迫　是最常见的症状,主要表现为气急和呼吸次数增加。呼吸次数大多在 25～50/min 之间,其严重程度与基础呼吸频率和肺损伤的严重程度有关。基础呼吸频率越快和肺损伤越严重,气急和呼吸次数增加越明显。也常见到呼吸类型改变,主要表现为呼吸加快或潮气量变化。病变越严重这一改变越明显,甚至伴有吸气时鼻翼扇动、锁骨上窝及胸骨上窝和肋间隙凹陷等呼吸困难体征。在早期自主呼吸能力强时,常表现为深快呼吸,但是出现呼吸肌疲劳后,则表现为浅快呼吸。

3. 难以纠正的低氧血症　ALI/ARDS 可引起呼吸力学、呼吸驱动和气体交换等多种呼吸功能变化,其中的特征性改变为严重氧合功能障碍,或称为难以纠正的低氧血症。在潜伏期即可由于肺毛细血管内皮和(或)肺泡上皮损害,形成间质肺水肿引起肺毛细血管膜弥散距离加大,影响弥散功能,表现为动脉血氧分压降低。到肺损伤期后,随着肺泡上皮和毛细血管内皮损伤的加重,肺间质特别是肺泡渗出引起的静-动脉分流样效应,将出现难以纠正的低氧血症。其变化幅度与肺泡渗出和不张形成的低通气或无通气肺区与全部肺区的比值有关,比值越大,低氧血症越明显。

4. 死腔/潮气比值增加 在 ALI/ARDS 时肺死腔/潮气(V_D/V_T)比值不断增加,而且这一比值的增加是发病早期的一种特征。V_D/V_T 大于或等于 0.60 时可能与更严重的肺损伤相关,死亡病人的 V_D/V_T 比值比存活病人的要高。多因素分析结果显示,ALI/ARDS 病人无效通气量增加,是预测死亡率的独立危险因素。尽管该方法不能确定无效通气的病因(毛细血管毁损、毛细血管可逆性或非可逆性阻塞),但它为毛细血管损伤在 ALI/ARDS 发病机制及预后中的重要作用提供了参考。

5. 重力依赖性影像学改变 在 ALI/ARDS 早期,由于肺毛细血管膜通透性一致增高,可引起血管内液体甚至有形成分渗出到血管外,呈非重力依赖性影像学变化。对于检测这一变化,HRCT 具有很高的灵敏性,甚至在渗出局限于肺间质时,即可发现。随着病程进展,当渗出突破肺泡上皮防线进入肺泡内后,由于重力依赖性作用,渗出液易坠积在下垂的肺区域(仰卧时,主要在背部),HRCT 可发现肺部斑片状阴影主要位于下垂肺区。为提高鉴别诊断的精确性,还可分别进行仰卧和俯卧位比较性 CT 扫描。无肺毛细血管膜损伤时,两肺斑片状阴影应均匀分布,既不出现重力依赖性现象,也无变换体位后的重力依赖性变化。这一特点有助于与肺部感染性疾患相鉴别,但很难与心源性肺水肿区分,因为充血性心衰引起的高静水压性肺水肿可完全模仿 ALI/ARDS 的体位性影像学变化。

【诊断】

1994 年欧美 AR 注意以下 2 点,认为 ARDS 的诊断应符合以下要求:①氧合指数(PaO_2/FiO_2)≤200,不管有无 PEEP 以及 PEEP 水平多高;②胸片表现为双侧肺浸润,可与肺水肿共同存在;③临床上无充血性心衰,证据为应用肺动脉导管测定肺动脉楔压≤18mmHg。如果病人居住在海拔较高的地区,根据 PaO_2/FiO_2 可能无法评价病人的病情,特别是无法比较不同海拔高度时 PaO_2/FiO_2 的意义。此时,可采用肺泡氧分压(PaO_2)/FiO_2 比值。

因其较少受海拔高度的影响,$PaO_2/FiO_2<0.2$ 可代替 $PaO_2/FiO_2≤200$ 作为第一项标准。

中华医学会呼吸病分会提出的 ALI/ARDS 诊断标准(草案)中,全面采用了欧美 ARDS 诊断标准,并增加了其中没有提及的高危因素和呼吸窘迫的临床表现:①有发病的高危因素。②急性起病,呼吸频数和(或)呼吸窘迫。③低氧血症:ALI 时动脉血氧分压(PaO_2)/吸氧浓度(FiO_2)≤300mmHg(1mmHg = 0.133kPa);ARDS 时 $PaO_2/FiO_2≤$200mmHg。④胸部 X 线检查两肺浸润阴影。⑤肺毛细血管楔压(PCWP)≤18mmHg 或临床上能除外心源性肺水肿。

凡符合以上 5 项可以诊断为 ALI 或 ARDS。虽然与欧美诊断标准比较,强调了发病的高危因素和临床症状,但是对于欧美诊断标准中的争论,尤其是第 4 和第 5 项的不足,并没有办法解决。因为,既往存在呼吸系统疾病或 ARDS 的病因为肺炎,吸入毒性气体或胃内容物,即可明显改变上述的影像学变化,或与上述表现重叠而影响诊断。此外,PCWP<18mmHg 确实可排除心源性肺水肿,但 PCWP>18mmHg,却不能只诊断为心源性肺水肿,而除外 ARDS。因为两者可同时存在,特别在 ARDS 输液过多或原有心功能失代偿时,可出现两者并存。如果只诊断为心源性肺水肿,势必漏诊 ARDS,进而影响其治疗和预后。

为解决这些问题,可根据评价肺毛细血管膜通透性的方法来排除可引起氧合指数降低和影像学与 ARDS 相混淆的其他疾病。可采用标准 14～18F 导管,经气管导管楔入到右下肺的段或亚段支气管内,不能前进时再用尽可能低的负压(通常为 50cmH$_2$O 左右)吸引肺水肿液体至集液器内。如果吸不出液体,可慢慢转动病人卧位姿势,使导管对应的支气管高于导管端口,靠重力帮助液体流出。标本含有气道分泌物时,如黏液和脓液碎屑,应用纱布滤过丢弃。同时也采取血液标本,分别测定肺水肿液体和血浆中蛋白浓度,为迅速鉴别高通透性和高压性肺水肿提供可靠证据。高压性肺水肿时,由于微血管屏障功能完整,水肿液蛋白/血浆蛋白比值通常<0.6。而在高通透性肺水肿时,由于微血管屏障功能受损不能有效地限制血浆蛋白流到血管外,所以水肿液蛋白/血浆蛋白比值通常>0.7。水肿液蛋白/血浆蛋白比值在 0.6～0.7 时,通常提示高通透性与高压性肺水肿并存。水肿液与血浆渗透压比值也有类似临床意义。

【治疗】

目前尚无有效的方法中止 ALI/ARDS 的炎症性肺损伤,也无修复肺损伤的药物应用于临床,可应用的治疗原则主要为去除病因、抗感染、改善氧合和组织氧供,纠正水、电解质紊乱和酸碱失衡以及支持治疗,为肺损伤自然修复争取时间。

1. **去除病因** 在 ALI/ARDS 的防治中占有重要地位。如果基础疾病为脓毒血症,除了清除感染灶外,应及早凭经验联合选用可能有效的抗生素,然后再根据药敏试验结果选择敏感抗生素。同时加强呼吸道卫生,如有效地进行呼吸道湿化,物理排痰,鼓励病人咳嗽等,以切断院内感染途径。

部分直接和间接肺损伤的原因(严重感染,急诊大量输血输液)是可以治疗或避免的。如避免大量输血、输液及积极早期诊断和治疗原发病,避免高浓度吸氧和保护性机械通气对预防疾病进展具有重要意义。

2. **防治肺水肿** 在 ALI/ARDS 治疗中应采取有效措施防治血管内静水压力升高,以减少肺水肿和改善肺功能。合理的策略是在保持适当系统灌注的前提下保持低水平的血管内容量。如果在恢复血管内容量后不能保持系统灌注,如脓毒血症休克时见到的,即提示应该用血管加压药物治疗来恢复最终的器官灌注并保持氧运输正常化。

3. **改善气体交换**

(1)增加吸氧浓度:对分流量较大的病人,单纯增加 FiO_2 是不够的。因其低氧血症是肺泡内渗出和肺不张所引起的分流样效应,需应用机械通气加 PEEP。

(2)机械通气:现已清楚地注意到,使用 PEEP 可改善 ALI/ARDS 的氧合,允许减少吸氧浓度。其机制是增加功能残气量,使萎陷的肺泡重新启用。

肺损伤机械通气方法一直存在争论。虽然正常人的潮气量多为 6~7ml/kg,但历史上多推荐用 12~15ml/kg 的潮气量进行机械通气。这一相对大的潮气量可引起进一步肺损伤。美国国立卫生研究院 ARDS 网对 861 例 ARDS 病人比较了传统潮气量(12ml/kg)与小潮气量(6ml/kg)的临床效果。在接受小潮气量组中,要求平台压(在吸气末 0.5s 时测定气道压)不能超过 30cmH$_2$O 并制定了详细的方案来调整 FiO_2 和 PEEP。结果表明死亡率在传统潮气量组为 39.8%,小潮气量组为 31%($P=0.007$)。与传统潮气量相比较,小潮气量治疗

组的死亡率减少了 22%,证明特殊治疗可减少 ARDS 死亡率,同时也提供了临床呼吸机相关肺损伤(VILI)的有意义证据。然而,小潮气量机械通气存在着人机不配、氧合改善不满意和二氧化碳排出困难等问题。

4. **防治肺损伤**

(1)抗炎和抗氧化治疗:ALI/ARDS 肺损伤本质是炎症的认识引起了抗炎治疗的兴趣,特别是应用糖皮质激素治疗。然而其疗效一直存在争论,在发病前或早期使用糖皮质激素,并没有表现出明显效果,最近还被试用于治疗其后期纤维化性肺泡炎。除了糖皮质激素外,其他的抗炎药物也被设计用来干扰急性肺损伤的过程,但结果也没发现有明显疗效。这提示急性肺损伤炎症的复杂性和严重性,也可能需要精密设计个体化研究方案。

(2)防治继发性肺损伤:大量临床研究已经证实 VILI 促进了病人的死亡。其机制可能为通过加重存在的肺损伤、延长需要机械通气的时间、增加患其他监护室并发症的危险,进而增加病人死亡率。VILI 也可以增加炎症介质释放入血,损害其他脏器,甚至介导多脏器功能不全/衰竭综合征(MODS/MSOF)。现在临床上采用的小潮气量通气策略可能无法完全预防 VILI 的发生。因此,有必要进一步研究 VILI 的细胞学机制,以便进一步指导和完善病人的通气策略。

5. **防治并发症**

(1)预防呼吸机相关肺炎:除了积极治疗原发病、选择合适抗生素外,还应积极采取措施缩短病程和机械通气时间、加强物理治疗和营养支持。肺部物理治疗,包括体位、翻身、拍背、主动或被动性咳嗽、排痰和气道湿化,有利于充分发挥人体呼吸道非特异性防御功能的作用,可获得事半功倍的疗效。

(2)防治气压伤:气压伤是影响 ALI/ARDS 机械通气病人预后的重要因素之一,一旦发生即应及时处理。包括积极治疗基础病、调整呼吸机和气道压力,同时建立引流通道,排除积气。气胸是气压伤中最常见的形式,应立即切开插管闭式引流。肺复张不满意时,可用 −10~−20cmH$_2$O 负压吸引。如果连续吸引 24h 后还有大量气泡溢出,提示存在支气管胸膜瘘。常规方法无效时可请胸外科医生帮助,进行明视或经胸腔镜手术修补。有条件者也可考虑分侧通气,但技术复杂,护理困难。此外,还应注意防治纵隔气肿、心包积气等气压伤。

（3）防治应激性溃疡：应激性溃疡的治疗应针对病因，积极纠正低氧、二氧化碳潴留、低血压，改善微循环和纠正酸中毒。此外，对应激性溃疡和上消化道出血的预防性治疗对高危人群具有重要意义。可应用抗酸药物或减少胃酸分泌的药，如西咪替丁、雷尼替丁或洛赛克。但胃液 pH 升高后胃部细菌定殖也随之增多，可增加呼吸机相关肺炎的发病率。因此，也可用硫糖铝，既不减少胃酸或胃蛋白酶水平，又有助于预防应激性溃疡。胃肠营养也有助于预防应激性溃疡，但机制尚不清楚。发现应激性溃疡出血后应积极给予洛赛克等有效的抗酸药物，同时还可经鼻胃管给予去甲肾上腺素加冰盐水或凝血酶治疗。

（4）防治 MODS/ MSOF：能引起 MODS/MSOF 病因很多，但缺氧和休克导致的组织器官灌注不良和感染是主要因素。因此，应格外重视缺氧、休克和感染的治疗。

6. 特殊治疗

（1）降低肺动脉高压：一氧化氮（NO）是强力的血管扩张药，可通过吸入释放到肺血管结构中而不引起系统血管扩张。虽然有研究提示吸入一氧化氮对 ALI/ARDS 可能有效，但 II 期临床试验却表明吸入一氧化氮没有减少死亡率或缩短机械通气时间。这一治疗改善氧合的作用也不大、不持久，降低肺动脉压力幅度也有限。因此，目前尚不能推荐将一氧化氮作为常规治疗手段，但是用于难治性低氧血症的抢救性治疗可能是有效的。也有报道前列腺素可在降低肺动脉压力的同时，不明显影响气体交换，但也缺乏大规模临床验证。

（2）膜氧合和血液净化：早在 1970 年即认识到了 VILI 的可能性，并导致了启动体外膜肺（ECMO）合并应用较小潮气量机械通气的试验。然而，如同体外移除二氧化碳的研究一样，并没有减少死亡率，而且可产生炎症因子而导致肺及其他器官的损害。近年，随着血液净化技术的进步，又重新引起了用血液净化和体外膜肺合治疗 ARDS 的兴趣。从理论上分析这是有可能用于重症 ARDS 治疗方法的，是否可推广应用，也有待于循证医学验证。

（白春学）

■ 参考文献

[1] 白春学. 急性呼吸窘迫综合征. 蔡柏蔷，李龙芸主编. 当代呼吸病学进展. 北京：中国协和医科大学出版社，2008：145-155

[2] 白春学. 急性呼吸窘迫综合征. 上海：复旦大学出版社，2005

[3] 中华医学会呼吸病分会. 急性肺损伤/ARDS 的诊断标准（草案）. 中华结核和呼吸杂志，2000，23：203

[4] 王辰. 呼吸衰竭. 钟南山主编. 内科学. 7 版. 北京：人民卫生出版社，2008

[5] Nuckton TJ, Alonso J., Kallet R., et al. Pulmonary dead-space fraction as a risk factor for death in the ac ute respiratory distress syndrome. N Engl J Med, 2002, 346：1281-1286

[6] Prabhakaran P, Ware LB, White KE, et al. Elevated levels of plasminogen activator inhibitor- 1 in pulmonary edema fluid are associated with mortality in acute lung injury [J]. Am J Physiol Lung Cell Mol Physiol, 2003, 285(1)：20-28

[7] Carraway MS, Welty- Wolf KE, Miller DL, et al. Blockade of tissue factor: treatment for organ injury in established sepsis. Am J Respir Crit Care Med, 2003, 167(9)：1200-1209

[8] Bernard GR, Vincent JL, Laterre PF, et al. Efficacy and safety of recombinant human activated protein C for severe sepsis. N Engl J Med, 2001, 344(10)：699-709

[9] Yan SB, Helterbrand JD, Hartman DL, et al. Low levels of protein C are associated with poor outcome in severe sepsis. Chest, 2001, 120(3)：915-922

[10] Honore PM, Jamez J, Wauthier M et al. Prospective evaluation of short-term, high-volume isovolemic hemofiltration on the hemodynamic course and outcome in patients with intractable circulatory failure resulting from septic shock. Crit Care Med, 2000, 28；3581-3587

[11] The Acute Respiratory Distress Syndrome Network. Ventilation with lower tidal volumes as compared with traditional tidal volumes for acute lung injury and the acute respiratory distress syndrome. N Engl J Med, 2000, 342：1301-1308

[12] Bernard GR, Luce JM, Sprung CL, et al. High-dose corticosteroids in patients with the adult respiratory distress syndrome. N Engl J Med, 1987, 317：1565-1570

第 27 章

肺 血 管 炎

肺血管炎是指肺血管壁及其周围的炎性病变导致血管壁破坏，引起相应器官的功能异常或衰竭的一组疾病，又称为坏死性血管炎。多数属于全身血管炎的一部分。疾病可以先后累及多种组织与器官，因此其临床表现呈多样性。血管炎分类方法包括病理分类和病因分类等，但是因为血管炎的临床和形态学特征互相交叉存在，而且病因不明确，所以分类尚未统一。

1988 年 Strauss 报道肺血管炎病因分类如下。

1. *病因不明而具有明显临床、形态学的综合征*

（1）韦格纳肉芽肿（Wegner granulomatosis，WG）。

（2）变应性肉芽肿性血管炎（allergic granulomatous angitis，AGA）。

（3）淋巴瘤样肉芽肿病（lymphomatoid granulomatosis，LYG）。

（4）坏死性结节病样肉芽肿（necrotizing sarcoid granulomatosis，NSG）。

（5）支气管中心性肉芽肿病（bronchocentric granulomatosis，BG）。

（6）Takayasu 主动脉弓动脉炎综合征。

（7）结节病。

（8）Goodpasture 综合征。

（9）原发性肺动脉高压。

2. *病因不明而具有明显临床综合征的非特异性动脉炎*

（1）Henoch-Schonlein 紫癜。

（2）类风湿关节炎。

（3）系统性红斑狼疮。

（4）进行性系统性硬化。

（5）舍格伦综合征。

（6）Behcet 病。

（7）混合性冷球蛋白血症。

（8）巨细胞动脉炎。

（9）外源性过敏性肺泡炎。

（10）其他。

3. *感染所致血管炎*

（1）细菌性：结核性、梅毒、非典型分枝杆菌病。

（2）真菌性：曲霉菌、毛霉菌、组织胞浆菌等。

（3）寄生虫：蛔虫病、丝虫病。

4. *重叠综合征* 1994 年，Jennette 提出了抗中性粒细胞胞浆抗体（anti-neutrophil cytoplasmic antibodies，ANCA）相关性血管炎（ANCA associated vasculitis，AAV）的概念。这组血管炎包括韦格纳肉芽肿（WG）、变应性肉芽肿性血管炎（AGA）以及显微镜下多血管炎（MPA）等。本章将重点讨论ANCA 相关性血管炎。

第一节 韦格纳肉芽肿病

韦格纳肉芽肿（Wegner granulomatosis，WG）是一种坏死性肉芽肿性血管炎，病变累及小动脉、静脉及毛细血管，偶尔累及大动脉。其病理以血管壁的炎症为特征，主要侵犯上、下呼吸道和肾脏，临床常表现为鼻和副鼻窦炎、肺病变和进行性肾功能衰竭。还可累及关节、皮肤、眼、心脏、神经系统及耳等其他脏器。临床上分为只有呼吸道受累而无其他系统受损的局限型和包括肾脏在内的多系统受累的系统型。发病初期大部分为局限型，此后可发展为系统型；也有部分患者开始即表现为系统型；另有少数病人只表现为局限型而不会进展为系统型。

【流行病学】

韦格纳肉芽肿两性均可发病,男略多于女。可见于任何年龄,但发病高峰期在40～50岁。各人种均可发病。根据美国Gary S. Hoffma的研究,WG的发病率为每30 000～50 000人中有1人发病。北京协和医院的资料显示平均发病年龄为32岁,男女比为1.7∶1。

【病因和发病机制】

韦格纳肉芽肿的病因尚不清楚。有报道韦格纳肉芽肿一般都有感冒样前驱期,冬季易发病,而且对活动期韦格纳肉芽肿支气管肺泡灌洗液的分析结果也提示,最初的肺损伤为中性粒细胞性肺泡炎。以上观察提示呼吸道感染或吸入性变应原可能是韦格纳肉芽肿的诱发因素。

ANCA是一组针对中性粒细胞胞质成分,如蛋白酶3(proteinase 3,PR3)、髓过氧化物酶(my-eloperoxidase,MPO)、弹性蛋白酶和组织蛋白酶G等的抗体的总称。ANCA的主要检测方法包括间接免疫荧光和抗原特异性的酶联免疫吸附法。间接免疫荧光法可呈胞质型(cytoplasmic ANCA,cANCA)和核周型(peri-nuclear ANCA,pANCA);cANCA的主要靶抗原是蛋白酶3,pANCA的主要靶抗原之一是髓过氧化物酶。cANCA/抗PR3抗体与WG密切相关,对韦格纳肉芽肿具有很高的特异性。cANCA在韦格纳肉芽肿发病机制中的作用尚未完全了解。现已发现韦格纳肉芽肿血清中促炎性细胞因子如肿瘤坏死因子-α(tumor necrosis factor-α,TNF-α)、白介素-8(interleukin-8,IL-8)和IL-1的水平明显升高,这些细胞因子能上调中性粒细胞和血管内皮细胞内PR3的表达并诱导PR3从胞质内的嗜苯胺蓝颗粒中转移到细胞表面。AN-CA与中性粒细胞表面的PR3结合后,其Fc段与中性粒细胞上的受体FcrRⅡα结合,从而激活中性粒细胞,导致中性粒细胞脱颗粒,释放氧自由基及溶酶体酶等,造成血管内皮损伤、坏死性血管炎和肉芽肿形成。此外,ANCA也可与内皮细胞表面的PR3结合,导致补体依赖性血管内皮细胞溶解。

T细胞是否直接参与韦格纳肉芽肿的病理过程仍不清楚。韦格纳肉芽肿受累组织的活检显示有T细胞浸润,主要为CD4[+]细胞。最近还发现从肉芽肿组织中克隆出的T细胞主要表达和分泌Th-1型细胞因子,提示细胞免疫反应占优势。

【病理】

韦格纳肉芽肿典型的病理表现包括坏死、肉芽肿和血管炎。坏死性肉芽肿:中心为坏死性病灶,形状不规则,坏死灶中可有白细胞聚集,其中有坏死细胞核碎片,周围有淋巴细胞、浆细胞、组织细胞、多核巨细胞浸润。若坏死灶中有大量中性粒细胞聚集则形成微脓肿。坏死性血管炎:累及小动脉、小静脉及毛细血管。管壁有纤维素样坏死,全层有炎性细胞浸润。早期浸润细胞以中性粒细胞为主,晚期以淋巴细胞为主。管腔可有血栓形成,由于管壁肌层、弹力层破坏可致管腔狭窄、阻塞或小动脉瘤形成。

【临床表现】

WG临床表现多样,可累及多系统。典型的WG有三联征:上呼吸道、肺和肾病变。

1. 一般症状 可表现起病缓慢,也可表现为快速进展性发病。病初症状包括发热、疲劳、抑郁、食欲缺乏、体重下降、关节痛、盗汗、尿色改变和虚弱,其中发热最常见,热型多不规则。

2. 上呼吸道 大部分患者以上呼吸道病变为首发症状。通常表现是持续性流涕,而且不断加重。伴有鼻黏膜溃疡和结痂,鼻出血,唾液中带血丝。鼻窦炎有轻有重,严重者鼻中隔穿孔,鼻骨破坏,出现鞍鼻。外耳受累表现为耳垂软骨炎、耳垂萎缩、外耳道炎,内耳受累表现为感觉神经性耳聋、眩晕,中耳可有浆液性中耳炎且常伴感染。部分患者可因声门下狭窄出现声音嘶哑及呼吸喘鸣,喉镜下可见急性充血、黏膜易碎或瘢痕形成。

3. 肺 肺部受累是WG基本特征之一,约50%的患者在起病时即有肺部表现,总计80%以上的患者将在整个病程中出现肺部病变。最常见的症状是胸闷、气短、咳嗽、咯血以及胸膜炎。大量肺泡性出血较少见,但一旦出现,则可发生呼吸困难和呼吸衰竭。有约1/3的患者肺部影像学检查有肺内阴影,可缺乏临床症状。查体可有叩诊浊音、呼吸音减低以及湿啰音等体征。因为支气管内膜受累以及瘢痕形成,55%以上的患者在肺功能检测时可出现阻塞性通气功能障碍,另有30%～40%的患者可出现限制性通气功能障碍以及弥散功能障碍。

4. 肾 85%病例有肾脏病变,出现蛋白尿,红、白细胞及管型尿,严重者伴有高血压和肾病综合征,最终可导致肾功能衰竭,是WG的重要死因之一。

5. 眼 眼受累的最高比例可至50%以上,其中约15%的患者为首发症状。眼的任何部位均可受累,角膜炎、结膜炎、巩膜炎、浅层巩膜炎、葡萄膜炎、眶后假性肿瘤或突眼、鼻泪管阻塞、视网膜血管阻塞和视神经炎等。有8%的患者会导致失明。

6. 皮肤黏膜　40%～50%的病人会出现皮肤损害。紫癜最为常见,好发于下肢,但也可见于躯干、上肢及面部。皮肤损害的其他表现还有溃疡、皮下结节和斑丘疹等。活动性的皮肤损害是系统型疾病活动的标志。

7. 神经系统　很少有WG患者以神经系统病变为首发症状,但仍有约1/3的患者在病程中出现神经系统病变。以外周神经病变最常见,多发性单神经炎是主要的病变类型。临床表现为对称性的末梢神经病变。肌电图以及神经传导检查有助于外周神经病变的诊断。

8. 关节　关节病变在WG中较为常见,约30%的患者发病时有关节病变,全部病程中有约70%的患者关节受累。多数表现为关节疼痛以及肌痛,1/3的患者可出现对称性、非对称性以及游走性关节炎(可为单关节、寡关节或多关节的肿胀和疼痛)。

9. 心脏　韦格纳肉芽肿的心脏受累多为心包炎,病人可有无症状性心包渗出或主诉胸痛,偶见心脏压塞。其他心脏受累表现有冠状动脉炎导致的心脏缺血、心肌炎、心内膜炎、瓣膜炎、心律失常及传导阻滞等。

10. 消化道　大肠或小肠溃疡引起的腹痛、腹泻、出血为常见症状,严重者可有肠穿孔。另外也可有胆囊炎,不明原因的腹水、肛周溃疡、胰腺炎或肝酶升高等表现。临床上脾受累症状少见,但尸检显示78%～100%的患者有脾的坏死、血管炎及肉芽肿损伤。

【实验室检查】

1. 一般项目

(1)50%以上患者有正细胞正色素性贫血、白细胞中度增多、血小板增多,疾病活动期,大部分患者血小板计数超过$400×10^9$/L,少数患者甚至高达$1\,000×10^9$/L。

(2)血沉加快、C-反应蛋白及免疫球蛋白升高等。血沉及C-反应蛋白在疾病的活动期升高,缓解期降低或恢复正常,可用于监测疾病的活动性。

(3)免疫球蛋白升高以IgA最为明显。另外50%以上患者类风湿因子阳性。抗核抗体及冷球蛋白常为阴性。总补体及C_3水平正常或略升高。

(4)有肾脏损害时,尿检可见蛋白尿、血尿或镜

下血尿及管型尿等。

2. ANCA　用间接免疫荧光法测定,其核型可分为cANCA和pANCA。cANCA/PR3对韦格纳肉芽肿的特异性达95%～98%。因此,cANCA阳性,虽无其他特殊的临床表现也应怀疑韦格纳肉芽肿,但cANCA阴性也不能排除韦格纳肉芽肿。cANCA对韦格纳肉芽肿的敏感性取决于疾病的病变程度和活动性,活动性局限型患者cANCA的阳性率为70%～80%,而活动性的系统型患者cANCA的阳性率几乎达100%。在完全缓解期绝大部分患者cANCA为阴性,部分缓解时则效价降低。缓解期如果cANCA的效价升高或持续阳性提示韦格纳肉芽肿可能复发。因此,cANCA的连续检测有助于了解疾病活动性的变化及指导治疗。但有少数患者虽然cANCA的效价升高,仍可处于长期的缓解状态而不复发。相反,另有少数患者复发时cANCA的效价并无明显上升。

3. 活组织检查　上呼吸道、支气管内膜及肾脏活检是诊断的重要依据。当诊断困难时,有必要进行胸腔镜或开胸活检以提供诊断的病理依据。

【影像学检查】

1. 胸部影像学

(1)胸片:WG的胸部病变常为双侧,单侧肺部受累者较少。多发结节状阴影是最典型的表现。结节阴影常呈圆形,边界清楚,大小0.5～10cm,通常可见到空洞形成,空洞壁薄、内壁不规则,罕见液平。结节的数目一般少于10个。浸润影像表现多样,Cordier等将其分为3类:双侧弥漫低密度影,伴肺泡出血;散在低密度影,有的可自行消退,另一些浸润影可融合成团,边缘模糊;或可见到支气管气像或灶状空洞。上述三种浸润影像可以同时出现,也可以出现在疾病的不同时期。胸片还可以看到气道局部狭窄,肺段或肺叶不张,胸膜肥厚或胸腔积液。

(2)胸部CT:胸部CT检查可见到双肺多发的大小不等的结节状团块影,其中可见空洞或支气管气柱征。病灶的周围可看到放射状的线状瘢痕、毛刺及胸膜牵拽征象。CT也有助于发现支气管树的炎症性和瘢痕性损害导致的肺不张或阻塞性肺炎。

2. 鼻窦影像学　鼻窦影像显示黏膜增厚。Lloyd复习28例WG,包括鼻局限性WG 10例,其中85.7% CT与MRI的影像显示鼻黏膜增厚,75%显示骨质破坏,50%有新骨形成,30%显示眼眶受累。

【诊断】

韦格纳肉芽肿的诊断主要是根据疾病的临床表现和病理特征。诊断韦格纳肉芽肿,首先应除外感染性疾病,尤其是真菌及抗酸杆菌感染。

美国风湿病协会1990年提出的韦格纳肉芽肿的分类标准:

1. 鼻或口腔炎症 痛性或无痛性口腔溃疡,脓性或血性鼻分泌物。

2. 胸片异常 胸片示结节、固定浸润病灶或空洞。

3. 尿沉渣异常 镜下血尿(红细胞>5个/高倍视野)或出现红细胞管型。

4. 活检有肉芽肿性炎性 病理显示动脉壁内或血管周围或血管外区域有肉芽肿性炎症。

符合4项标准中2项或2项以上时,可诊为韦格纳肉芽肿。该分类标准的敏感性为88.2%,特异性为92%。

WG在临床上常被误诊,为了能早期诊断,对有以下情况者应反复进行活组织检查:不明原因的发热伴有呼吸道症状;慢性鼻窦及副鼻窦炎,经检查有黏膜糜烂或肉芽组织增生;眼、口腔黏膜有溃疡、坏死或肉芽肿;肺内有可变性结节状阴影或空洞;皮肤有紫癜、结节、坏死和溃疡等。

【鉴别诊断】

韦格纳肉芽肿应与下列的疾病相鉴别。

1. churg-strauss综合征(CSS) 受累的脏器与韦格纳肉芽肿相似,亦为坏死性、肉芽肿性血管炎。WG与CSS均可累及上呼吸道,但前者常有上呼吸道溃疡,胸片示肺内有破坏性病变如结节、空洞形成,而在CSS则不多见。WG病灶中很少有嗜酸性粒细胞浸润,周围血嗜酸性粒细胞增高不明显,也无哮喘发作,可与CSS相鉴别。

2. 显微镜下多血管炎 是一种主要累及毛细血管、小动脉和小静脉的坏死性血管炎,坏死性肾小球肾炎及肺毛细血管炎常见,但无肉芽肿形成。主要为pANCA阳性,特异性为80%,敏感性约50%。

3. 淋巴瘤样肉芽肿病 是多形细胞浸润性血管炎和血管中心性坏死性肉芽肿病,浸润细胞为小淋巴细胞、浆细胞、组织细胞等,病变主要累及肺、皮肤、神经系统及肾间质,不侵犯上呼吸道。

4. Goodpasture综合征 主要表现为肺出血和肾小球肾炎。但其特征是有抗基膜抗体存在,免疫组化方法可见此抗体线性沉积于肺和肾组织中。

肺肾以外其他脏器受累少见。

5. 结节性多动脉炎 为中、小动脉受累的坏死性血管炎,但不累及微血管。无上呼吸道受累,很少累及肺脏。肾脏受累常见,但主要是叶间动脉和弓形动脉壁坏死性炎症,动脉壁纤维化可形成动脉瘤。无肉芽肿形成。ANCA阳性率低。

6. 复发性多软骨炎 复发性多软骨炎是以软骨受累为主要表现,临床表现也可有鼻塌陷、听力障碍、气管狭窄,但该病一般均有上耳郭受累,而无鼻窦受累,实验室检查ANCA阴性,活动期抗Ⅱ型胶原抗体阳性。

【治疗】

治疗分为3期,即诱导缓解、维持缓解以及控制复发。循证医学显示糖皮质激素加环磷酰胺(CTX)联合治疗有显著疗效,特别是肾脏受累以及具有呼吸系统疾病的患者应作为首选治疗方案。

(一)肾上腺皮质激素和免疫抑制药联合治疗

1. 环磷酰胺和激素联合治疗 一般开始口服环磷酰胺$2mg/(kg \cdot d)$加上大剂量的泼尼松$1mg/(kg \cdot d)$。急性症状消失后(一般需要1个月),泼尼松可逐渐减量直到完全停止。但环磷酰胺在临床症状完全缓解后至少应维持1年,然后开始减量,一般2～3个月减25mg直至停药。对危及生命的重症(弥漫性肺出血,急性进展性肾小球肾炎),可采用大剂量静脉甲泼尼龙冲击治疗,每日1g,连用3d。然后用常规量激素治疗。环磷酰胺开始可用$3\sim5mg/(kg \cdot d)$,3～4d后改为$2mg/(kg \cdot d)$。

治疗过程中,应密切观察外周血象。白细胞水平不应低于$(3\sim3.5)\times10^9/L$,或中性粒细胞数目不应低于$(1\sim1.5)\times10^9/L$。

2. 硫唑嘌呤 为嘌呤类似药,有抗炎和免疫抑制双重作用,可替代CTX。一般用量为$2\sim2.5mg/(kg \cdot d)$。总量不超过200mg/d。如CTX不能控制病情,可合并使用硫唑嘌呤或改用硫唑嘌呤。

3. 甲氨蝶呤(MTX) MTX一般用量为10～25mg,1周1次,口服、肌内注射或静脉滴注疗效相同。易复发。

4. 环孢菌素 作用机制为抑制白细胞介素-2合成,抑制T淋巴细胞的激活。优点为无骨髓抑制作用,但免疫抑制作用也较弱。常用剂量为$3\sim5mg/(kg \cdot d)$。

5. 霉酚酸酯 初始用量1.5g/d,分3次口服,维持3个月,维持剂量1.0g/d,分2～3次口服,维持 6～9 个月。

6. 来氟米特（LEF） LEF 是一新型免疫抑制药，其作用机制是通过抑制二氢乳清酸脱氢酶（DHODH）的活性而阻断嘧啶的合成途径，影响嘧啶的合成，使增生活跃的淋巴细胞受抑制。此外，LEF 还可以抑制细胞黏附及抗体的产生和分泌。国外文献报道 20 例 WG 病人用 LEF 30～50mg/d 进行维持缓解治疗获得成功。但迄今为止，国内外均缺乏临床对照研究。

（二）高剂量免疫球蛋白静脉注射治疗

静脉用丙种球蛋白与补体和细胞因子网络相互作用，提供抗独特型抗体作用于 T、B 细胞。大剂量丙种球蛋白还具有广谱抗病毒、细菌及中和循环性抗体的作用。一般与激素及其他免疫抑制药合用，剂量为 300～400mg/(kg·d)，连用 5～7d。

（三）其他治疗

1. 复方新诺明片 对于病变局限于上呼吸道以及已用泼尼松和 CTX 控制病情者，可选用复方新诺明片进行抗感染治疗，被认为有良好疗效，能预防复发，延长生存时间。

2. 生物制剂 对泼尼松和 CTX 治疗无效的患者也可试用肿瘤坏死因子 α 受体阻滞药（Infliximab 和 Etanercept）。

3. 血浆置换 对活动期或危重病例，血浆置换治疗可作为临时性治疗，但仍需与激素及其他免疫抑制药合用。

4. 免疫吸附 近来有人根据 ANCA 在血管炎发病机制中的作用，尝试用 L-α 氨基-β-吲哚基丙酸免疫吸附半特异性清除 ANCA，例如，用髓过氧化物酶附着的免疫吸附清除 MPO-ANCA，取得了较好的疗效，但必须联用其他免疫抑制药。

5. CD20 治疗 Rituximab 是抗 CD20 的单克隆抗体。国外一项研究采用 Rituximab 诱导治疗 9 例 CTX 无效的难治性 AAV 患者，结果 8 例（88.9%）获得缓解，无严重副作用，提示 Rituximab 能够有效诱导治疗 AAV，且相对安全。

6. 透析治疗 出现肾功能衰竭需要透析。

7. 手术治疗 针对鞍鼻，可手术矫形。主支气管狭窄可经纤维支气管镜行扩张术或放入支架。

【预后】

韦格纳肉芽肿发展迅速，预后不良。在采用皮质激素治疗之前，平均存活期 5 个月，82% 的病人在 1 年内死亡，90% 病人 2 年内死亡。死因通常是呼吸衰竭和（或）肾功能衰竭。随着细胞毒药物的应用，韦格纳肉芽肿的预后有了很大改善。目前大于 80% 的患者平均存活时间超过 5 年。但如有肺弥漫性出血或老年患者同时有严重肾功能不全的预后差，死亡率较高。早期诊断、早期治疗可明显改善预后。

第二节 变应性肉芽肿性血管炎

变应性肉芽肿性血管炎（allergic granulomatous angitis，AGA）是一种以哮喘、血和组织中嗜酸性粒细胞数增多，嗜酸细胞性坏死性血管炎伴有坏死性肉芽肿为特征的系统性小血管炎。1951 年由 Churg 和 Strauss 首先报道，故又称 Churg-Strauss 综合征（CSS）。

【流行病学】

1995 年 Watts 等报道，从 1988—1994 年 6 年间在英国 Norwich 地区调查了 414 000 名成年人，其中 CSS 患者 6 例，每年发生率为 2.4/百万。Masi 等报道 20 例 CSS 患者的年龄为 16～74 岁，平均为 50 岁，男性占 65%。而 Lanham 等报道的平均年龄为 38 岁，男、女性别无差异。

【病因和发病机制】

CSS 病因不明，多数作者认为可能是嗜酸性细胞组织浸润、脱颗粒，释放的阳离子蛋白和主要碱基蛋白具有细胞毒性，破坏血管内皮细胞，从而引起全身性血管炎。部分作者认为 CSS 与嗜酸性细胞释放的髓过氧化物酶（MPO）刺激机体产生的抗中性粒细胞胞质抗体（ANCA）引起的 III 型变态反应有关。由于抗原刺激产生的抗体以及循环免疫复合物的形成，并发坏死性血管炎；活化的 T 细胞产生的各种细胞因子引起巨噬细胞的活化，形成肉芽肿。

【病理】

病理学特点为嗜酸性粒细胞组织浸润，血管外的肉芽肿形成和坏死性血管炎，各种病理表现可单独出现或同时存在，且分布广泛。病变可以累及肺脏、心脏、胰腺、脾、肾和皮肤的小动脉和小静脉。典型表现为肉芽肿和坏死性病变，坏死灶内可见嗜酸性粒细胞、嗜酸性坏死碎片、嗜酸性颗粒和 Charcot-Leyden 结晶，周边有嗜碱性物质、组织细胞和巨细胞；血管壁内肉芽肿内可见大量嗜酸性粒细胞碎片和嗜酸性小脓肿。

【临床分期】

国内学者将CSS的自然病程分为3期。

(1)前驱期：为合并上呼吸道病变的支气管哮喘期。以过敏性哮喘和过敏性鼻炎为主要表现，常伴发鼻窦炎、鼻息肉。这一期哮喘症状较轻。

(2)嗜酸性粒细胞浸润期：表现一过性肺嗜酸细胞浸润而出现难治性哮喘。外周血嗜酸细胞计数平均>1 000/ml。

(3)血管炎期：可累及肺、神经系统、皮肤、肾脏、心脏及胃肠道。

【临床表现】

CSS的临床表现因血管炎累及的器官不同而异。包括呼吸道、肺部及肺外表现。

1. 呼吸道　90%以上疾病初期有支气管哮喘和过敏性鼻炎病史，哮喘的病情变化与血管炎的严重程度相关。

2. 肺部　96%累及肺脏，多表现为咳嗽、咯血、呼吸困难和发热乏力以及体重下降等一般临床表现。胸部X线表现呈多样化改变。绝大多数患者表现为浸润性肺病变，也可表现为网状结节影、局限性或弥漫性斑点状阴影或肺门淋巴结肿大。病程长者可发生肺间质纤维化。1/3患者有胸腔积液。

3. 肾脏病变　约85%的患者有局灶性节段性肾小球肾炎，但病变较轻，可有血尿、蛋白尿等急性肾炎表现，少数发生急性肾衰。

4. 神经系统损害　多发性神经炎。66%~75%的患者出现外周单神经病或多发性单神经病。表现肌痛、肌力下降、深浅感觉减退。颅神经受累少见，偶有缺血性视神经炎引起的眼部病变。中枢神经系统受累，约占27%，可有惊厥、意识错乱、昏迷及脑梗死表现。

5. 皮肤损害　多见，约占70%。表现为可触知性紫癜、红斑、皮下结节、荨麻疹等。

6. 心脏病变　发生率高，且严重，是最常见的死亡原因。心肌肉芽肿形成和冠状动脉血管炎可导致充血性心力衰竭、心律失常、心内膜炎、心包积液和限制性心肌病。CSS死亡患者中近半数死于心衰、心肌梗死、心搏骤停。

7. 胃肠道　胃肠道受累较多见，约占31%。出现腹痛、腹泻，少数便血。偶有胃肠道穿孔。部分患者出现肝大、转氨酶升高、胆囊炎等表现。

8. 全身症状　可有发热、乏力、食欲缺乏、全身不适及体重减轻。体温超过38℃，持续3周以上。

【实验室检查】

1. 外周血嗜酸性粒细胞计数>1.5×10^9/L，常大于白细胞计数的10%，甚至高达80%。支气管肺泡灌洗液(BALF)中嗜酸粒细胞的百分数明显升高，个别可达33%。血小板升高，>400×10^9/L。

2. 血清IgE水平明显升高(>600U/L)，且与疾病的活动性有关。IgA、IgG和IgM亦可增高。大部分患者有贫血和血沉升高，循环免疫复合物阳性。部分患者C-反应蛋白阳性，类风湿因子阳性，但补体水平正常。

3. 10%~60%患者ANCA阳性，多为核周型ANCA(pANCA)，也可有胞质型ANCA(cANCA)。

4. 尿素氮、肌酐可升高。乳酸脱氢酶(LDH)升高。

5. 活组织检查，包括肺活检、神经肌肉活检、皮肤活检，可见血管炎及嗜酸性细胞浸润，血管周围有肉芽肿形成。

【影像学检查】

胸片为浸润性阴影，可见斑点状或结节状阴影，有报道可发生弥漫性肺间质病变，30%患者有胸腔积液。胸部CT主要表现为磨玻璃样改变或实变阴影，也可见肺部小结节影、叶间隔增厚和支气管管壁增厚。

【诊断】

患者有支气管哮喘或过敏性鼻炎病史，并且无明显诱因出现咳嗽、咯血等呼吸道症状，外周血嗜酸性粒细胞增高，可疑血管炎的临床表现，应该高度怀疑CSS，必要时可以行皮肤肌肉活检，明确诊断。

1990年美国风湿病协会制定的诊断标准为：①哮喘；②不论白细胞总数多少，嗜酸性细胞>10%；③单神经炎(包括多神经炎)或多发性神经炎；④X线表现为非固定的肺部浸润；⑤鼻旁窦异常；⑥活检示血管以外的嗜酸性细胞浸润。符合以上6个条件中的4个者可诊断CSS。此诊断标准敏感性为85%，特异性99.7%。

1998年日本难治性血管炎调查研究班制定了CSS的临床诊断标准，具体如下。

1. 主要临床表现

(1)支气管哮喘或过敏性鼻炎。

(2)嗜酸性粒细胞增多。

(3)血管炎所致的症状:发热(38℃以上持续2周)、体重减轻(6个月内减轻6kg以上)、多发性神经炎、消化道出血、紫癜、多发性关节痛(炎)、肌痛、肌力下降。

2. **临床经过特点** 先以主要临床表现中的(1)、(2)出现,继之以(3)发病。

3. **主要病理组织学改变**

(1)伴有周围组织明显嗜酸性粒细胞浸润的细小血管的肉芽肿性或类纤维蛋白坏死性血管炎。

(2)血管外肉芽肿。

4. **诊断**

(1)确诊

①凡同时符合主要临床表现3项(第3项中的某一条或更多),及主要病理组织学改变中的1项(AGA)。

②符合主要临床表现所有3项及临床经过特点(CSS)。

(2)疑诊

①符合主要临床表现中的1项和主要病理组织学改变中1项(AGA)。

②符合主要临床表现所有3项,但无临床经过特点(CSS)。

5. **有参考价值的辅助检查**

(1)白细胞增加(10×10^9/L以上)。

(2)血小板增加(400×10^9/L以上)。

(3)血清IgE升高(600U/ml以上)。

(4)髓过氧化物酶-抗中性粒细胞胞质抗体阳性。

(5)类风湿因子阳性。

(6)肺部浸润阴影。

使用上述诊断标准,敏感度和特异度分别为85.2%和96.6%。根据该诊断标准,病理学所见并非必需。因此,有人提出,有组织学的所见者为AGA,只有临床所见者称为CSS。

【鉴别诊断】

诊断CSS,首先除外感染性疾病,尤其是真菌及抗酸杆菌感染。另外还需要与以下疾病相鉴别。

1. **韦格纳肉芽肿** 上呼吸道病变以溃疡、坏死及鼻痛为主。肺内病变易形成空洞,无哮喘和嗜酸性粒细胞浸润,病变最终多累及肾脏,主要为cANCA阳性。

2. **肺嗜酸性粒细胞增多症** 是一组以嗜酸性粒细胞增多(>6%)并伴有咳嗽、胸闷、气急等临床特点的疾病,但是无哮喘和血管炎的改变。

3. **结节性多动脉炎** 为中小动脉受累的坏死性血管炎,不累及微血管,极少肉芽肿形成,无哮喘症状,无肺部浸润和嗜酸性细胞增多,肾损害重,主要死于肾功能衰竭。

4. **变应性支气管肺曲菌病** 有哮喘,外周血嗜酸性粒细胞增多及肺部嗜酸性粒细胞浸润性肺炎表现。但无坏死性血管炎及坏死性肉芽肿表现。

【治疗】

多数CSS患者对激素治疗效果良好。常选用泼尼松龙,初始剂量0.5~1mg/(kg·d),起效1~3个月后减量至10mg/d,维持治疗1年。病情严重或复发者,常应用细胞毒药物,如环磷酰胺,初始剂量2~3mg/(kg·d),起效后每2~3个月减量25mg,维持治疗1年。必要时可以糖皮质激素、细胞毒药物联合应用。

(一)**药物疗法**

1. **糖皮质激素**

(1)适应证和剂量

①有皮肤、关节症状,多发性神经炎及嗜酸性粒细胞增多,IgE升高,但不伴内脏病变者,开始口服泼尼松龙20~40mg/d。

②上述①的症状加上重症支气管哮喘或伴有胸部X线肺浸润病变时,开始口服泼尼松龙40~60mg/d。

③上述①甚至于②的症状加上中枢神经症状、消化系统病变、心力衰竭等严重的脏器病变时,开始口服泼尼松龙60~80mg/d。

(2)疗程

①以初始剂量连续服用泼尼松龙2~4周后,根据临床症状、体征、各种功能检查、X线检查所见、炎症反应、嗜酸性粒细胞数等项指标,逐渐减量,每2~3周减量10%。

②对泼尼松龙初始剂量无反应时,试将药量增加50%。由于血管炎造成的脏器缺血、梗死、肺等的弥漫性肉芽肿性病变时,有时用冲击疗法。即甲基泼尼松龙1g/d,连用3d。

③维持量为泼尼松龙10mg/d以下。完全缓解且再复发的可能性很小时,可停用。

2. **免疫抑制药**

(1)适应证

①对激素治疗反应差或产生依赖的患者。

②有致命性合并症,如进展性肾衰或心脏受累的患者。

③出现与疾病进展相关的合并症,如血管炎伴有周围神经病。

④使用糖皮质激素出现严重的副作用,难以继续服用时。

(2)剂量和疗程

①药物:环磷酰胺或硫唑嘌呤。

②给药方法:环磷酰胺 1 000mg 加入 200ml 生理盐水中静点,每周 1 次,6~8 周;或用环磷酰胺 200mg 加入 200ml 生理盐水中静点,每周 3 次,约 3 个月;或用 400mg 加入 200ml 生理盐水中静点,每周 2 次,约 2 个月。环磷酰胺总量一般达 6 000~8 000mg。但需监测白细胞和血小板,当白细胞$<4\times10^9/L$,或血小板$<100\times10^9/L$时,应停用环磷酰胺,可改用硫唑嘌呤。若对环磷酰胺或硫唑嘌呤反应差,可在激素基础上加用环孢素 A,疗程亦不应少于 1 年。

3.抗凝疗法、血小板凝集抑制药、血管扩张药

对于血栓造成的脏器缺血和梗死、皮肤溃疡、难治性末梢神经损伤等,宜合用肝素、尿激酶、华法林、小剂量阿司匹林、双嘧达莫、地诺前列酮等抗凝药、血小板凝集抑制药、血管扩张药。

4.非类固醇性抗炎药　适用于发热、有关节症状和肌肉症状者。

(二)血浆置换疗法

1.适应证

(1)用包括糖皮质激素在内的免疫抑制疗法无效时。

(2)出现高免疫复合物,高黏滞综合征,并认为与病情有关时。

2.使用注意事项

(1)与包含糖皮质激素在内的免疫抑制药合用。

(2)反复进行。

【预后】

据文献报道,CSS 1 年生存率 90%,3 年生存率 76%,5 年生存率 62%,未经治疗的患者约 50% 在血管炎形成后 3 个月死亡。首位死亡原因是心衰或心肌梗死,其次是肾衰。影响预后的因素主要为心肌损害和重度消化系统症状,尤其合并心肌损害者,5 年死亡率达 70%。糖皮质激素可改变 CSS 的自然病程,使用糖皮质激素治疗的患者,平均生存期为 9 年。因此,早期诊断、早期治疗往往能改善预后。在缓解期为防止再发,维持治疗以及定期的病情观察至关重要。

第三节　显微镜下多血管炎

显微镜下多血管炎(microscopic polyangiitis, MPA)又称显微镜下多动脉炎(microscopic polyarteritis),是一种系统性、坏死性血管炎,属自身免疫性疾病。该病主要侵犯小血管,包括毛细血管、小静脉或微动脉,但也可累及小和(或)中型动脉。可侵犯全身多个器官,如肾、肺、眼、皮肤、关节、肌肉、消化道和中枢神经系统等,在临床上以坏死性肾小球肾炎为突出表现,但肺毛细血管炎也很常见。

【流行病学】

本病男性多见,男女之比为(1~1.8):1,平均发病年龄在 50~60 岁,我国的确切发病率尚不清楚。

【病因和发病机制】

MPA 病因未明,E. Csemok 等认为 ANCA 可能直接或间接造成血管损伤。M. F. Meyer 和 B. Hellmich认为 MPA 与细胞巨化病毒及细菌感染有关。

【病理】

肺活检显示主要为肺毛细血管炎,弥漫性肺泡出血,肺泡间隔及间质有中性粒细胞浸润,可见到核尘,肺间质中有红细胞。小血管内血栓形成和纤维素样坏死性毛细血管炎较少见。肾脏活检为阶段性、血栓性、坏死性肾小球肾炎,肾小球和肺泡间隔免疫复合物稀少或阴性。血管炎也可以见于皮肤或其他脏器。

【临床表现】

MPA 临床表现复杂多样,可以累及全身多个组织和器官。多数有上呼吸道感染或药物过敏样前驱症状。非特异性症状有不规则发热、疲乏、皮疹、关节痛、肌痛、腹痛、神经炎和体重下降等。

1.肾　70%~80%的患者肾脏受累,几乎全有血尿,肉眼血尿者约占 30%,伴有不同程度的蛋白尿,高血压不多见或较轻。约半数病人呈急进性肾炎综合征,表现为坏死性新月体肾炎,早期出现急性肾功能衰竭。

2.肺　为仅次于肾脏的最易受累的器官(约占 50%),临床上表现为哮喘、咳嗽、咳血痰或咯血。

严重者可表现为肺肾综合征,表现为蛋白尿、血尿、急性肾功能衰竭、肺出血等。

3.消化道　可出现肠系膜血管缺血和消化道出血的表现,如腹痛、腹泻、黑粪等。

4.心脏　可有心力衰竭、心包炎、心律失常、心肌梗死等。

5.耳　耳部受累可出现耳鸣、中耳炎、神经性听力下降。

6.眼　可出现虹膜睫状体炎、巩膜炎、色素膜炎等。

7.关节　常表现为关节肿痛,其中仅10%的患者有关节渗出、滑膜增厚和红斑。

8.神经　20%~25%的患者有神经系统受累,可有多发性神经炎、末梢神经炎、中枢神经血管炎等,表现为局部周围感觉或运动障碍、缺血性脑病等。

9.皮肤　约30%的患者有肾-皮肤血管炎综合征,典型的皮肤表现为红斑、斑丘疹、红色痛性结节、湿疹和荨麻疹等。

【实验室检查】

1.一般项目检查　白细胞增多、血小板增高及与出血不相称的贫血;血沉升高、C-反应蛋白增高、类风湿因子阳性;蛋白尿、血尿、血尿素氮升高、肌酐升高等。

2.抗中性粒细胞胞质抗体(ANCA)　MPO-ANCA又称为核周型ANCA(pANCA),70%的MPA该抗体阳性,是本病诊断、监测病情活动和预测复发的重要血清学指标,其滴度通常与血管炎的活动度有关。PR3-ANCA又称为胞质型ANCA(cANCA),多见于韦格纳肉芽肿病,但无肾外表现的坏死性新月体肾小球肾炎患者中有20%~30%PR3-ANCA阳性。

3.活组织检查　MPA的诊断往往依赖于组织活检,尤其是肾组织的活检,是MPA区别于其他血管炎的鉴别要点。

4.胸片　显示肺充血征,双侧肺野呈模糊阴影,间质可见浸润性改变,病变为双侧对称性改变。

5.支气管肺泡灌洗　支气管肺泡灌洗液为血性,巨噬细胞内有吞噬的含铁血黄素。

【诊断】

本病尚无统一诊断标准,明确诊断需要依靠病理检查。以下情况有助于MPA的诊断:①中老年,以男性多见;②具有上述起病的前驱症状;③肾脏损害表现:蛋白尿、血尿和(或)急进性肾功能不全等;④伴有肺部或肺肾综合征的临床表现;⑤伴有关节、眼、耳、心脏、胃肠道等全身各器官受累表现;⑥pANCA阳性;⑦肾、肺活检有助于诊断。

【鉴别诊断】

1.结节性多动脉炎　它是坏死性血管炎的一种,但多发生于中等口径的肌型动脉,极少肉芽肿形成。肾脏表现多为肾血管炎及肾血管性高血压、肾梗死和微动脉瘤,一般不表现为急性进展性肾炎,并且临床无肺出血表现。ANCA阳性率约20%,可以是胞质型或核周型。

2.韦格纳肉芽肿　是一种病因不明的中、小血管坏死性肉芽肿性炎性疾病。临床也可有肺出血和肾小球肾炎。但是韦格纳肉芽肿与ANCA相关性强,cANCA特异性95%~98%,活动期敏感性70%~100%。韦格纳肉芽肿肾脏病理表现为灶性、阶段性坏死性肾小球肾炎,MPA有明显动脉炎者仅占20%,大、中血管正常。

3.变应性肉芽肿性血管炎　本病是累及小、中型血管的系统性血管炎,有血管外肉芽肿形成及高嗜酸性细胞血症,患者常表现为变应性鼻炎、鼻息肉及哮喘,可侵犯肺及肾脏,出现相应症状,可有ANCA阳性,但以pANCA阳性为多。

4.肺出血-肾炎综合征　以肺出血和急进性肾炎为特征,抗肾小球基膜抗体阳性,肾病理可见基膜有明显免疫复合物沉积。

5.狼疮肾炎　具有典型系统性红斑狼疮表现,蛋白尿,肾活检见大量各种免疫复合物沉着。

【治疗】

目前国内外对MPA的治疗建议采用联合治疗,主要为肾上腺糖皮质激素与环磷酰胺的联合治疗。

1.肾上腺皮质激素和免疫抑制药联合治疗　糖皮质激素对肺出血的疗效显著,治疗24~48h出血可以减轻,2周后缓解。泼尼松初始剂量1mg/(kg·d),见效后逐渐减量,至10mg/d维持,直至患者单独应用环磷酰胺即可控制病情时就可以停用。免疫抑制药首选环磷酰胺,剂量2mg/(kg·d),病情缓解后逐渐减量,每2~3周减量25mg,维持治疗至少1年。由于CTX长期使用副作用多,诱导治疗一旦达到缓解(通常4~6个月后)也可以改用硫唑嘌呤,1~2mg/(kg·d)口服,维持至少1年。另外有报道霉酚酸酯1.0~1.5g/d。用于维持缓解期和治疗复发的MPA,有一定疗效。

2.高剂量免疫球蛋白静脉注射(ⅣIG)治疗

在合并感染、体弱、病重等原因导致无法使用糖皮质激素和细胞毒药物时或对于糖皮质激素和免疫抑制药无效的患者可用 IVIG 治疗,0.4g/(kg·d),3～5d 为 1 个疗程。

3. 其他治疗 应用抗胸腺细胞球蛋白和抗 T 淋巴细胞单克隆抗体治疗。对于病毒(如乙肝病毒)引起的血管炎可试用干扰素治疗。有报道证实特异性免疫吸附有效,即应用特异性抗原结合树脂,吸附患者血清中相应的 ANCA。进入终末期肾功能衰竭者,需要依赖维持性透析或进行肾移植。

【预后】

经糖皮质激素联合免疫抑制药治疗后 1 年生存率达 80%～100%,5 年生存率已从未治疗患者的 10% 提高到 70%～80%。预后与患者年龄、就诊时的肌酐水平和有无肺出血密切相关。

【案例分析】

(一)病史

患者,男性,60 岁,退休工人。

主诉:反复咳嗽咳痰 8 年,加重伴发热 3 周。

现病史:患者 8 年前始间断出现咳嗽,咳痰,为少量白色黏液痰,无喘息,无咯血、胸痛,无发热,多以受凉为诱因,无明显季节性,每次发作持续 2 周左右,经抗炎治疗后好转。后症状反复多次发作,无进行性加重。入院前 3 周无明显诱因再发咳嗽、咳痰,咳嗽以夜间为重,影响睡眠。痰量 10～20ml/d,为白色黏痰,伴有低热,体温波动于 37.5℃ 左右,以午后为著。自服左氧氟沙星及祛痰药 1 周,效果不佳。后于社区诊所静脉点滴头孢类抗生素 2 周无效,渐出现高热,体温波动于 39～40℃,皮肤常无明显诱因出现荨麻疹,可自行消退,为求进一步诊治入院。病来夜间可平卧,无咳粉红色泡沫样痰,无胸痛,无消瘦,无盗汗。自觉体力明显下降,饮食睡眠欠佳,二便正常。体重无明显下降。

既往史:否认肝炎、结核病史。否认高血压、糖尿病、血液病、肾病等病史。无食物及药物过敏史。

个人史:生于鞍山,否认疫区居住史。吸烟 30 年,20 支/d,不饮酒。否认动物、植物饲养史。

家族史:否认家族遗传性疾病史。

(二)体格检查

体温 38.8℃,呼吸 21/min,脉搏 90/min,血压 140/75mmHg。

神清,发育正常,营养中等,全身皮肤散在荨麻疹,未见黄染、蜘蛛痣、出血点及水肿。浅表淋巴结未触及肿大。头颅五官未见异常,巩膜无黄染,结膜无苍白。颈软,颈静脉无怒张。甲状腺不大。器官居中。胸廓对称无畸形,胸骨无压痛。双肺呼吸音粗,双肺底可闻及少量湿啰音,无胸膜摩擦音。心音有力,心率 88/min,律齐,未闻及杂音,无心包摩擦音。腹平软,全腹无压痛,肝脾肋下未触及,肝肾区无叩击痛。双下肢无水肿。生理反射对称引出,病理反射及脑膜刺激征未引出。

(三)实验室检查

血常规:白细胞计数 15×10^9/L,中性粒细胞 82.5%,淋巴细胞 8.8%,嗜酸性细胞 2.5%,红细胞计数 3.86×10^{12}/L,血红蛋白 10^9 g/L,血小板计数 3.78×10^9/L。

尿常规:尿蛋白(艹),红细胞满视野/HP,白细胞 10～15 个/HP,颗粒管型 0～1 个/HP,尿胆红素、尿胆原阴性。

24h 尿蛋白定量 2g。

血尿素氮 28mg/dl,血肌酐 1.5mg/dl。

血清蛋白 3.5g/dl,球蛋白 3.3 g/dl,白球蛋白比值 1.1。

抗核抗体阴性,抗双链 DNA 抗体阴性,抗 ENA 抗体 7 项阴性。免疫球蛋白定量未见异常。

血沉 108mm/1h。

C-反应蛋白 99μg/L。

血清 β_2 微球蛋白 4μg/ml,尿 β_2 微球蛋白 4 000ng/ml。

血清分枝杆菌抗体阴性,痰、支气管肺泡灌洗液均未找到抗酸杆菌。

1:2 000 PPD 试验(+)。

尿相差显微分析:30% 红细胞形态异常。

反复血、尿、痰、骨髓培养均无细菌生长。

肾功免疫检查:尿微量白蛋白 15.7mg/dl,(参考范围<1.9),尿 α_1 微球蛋白 1.58mg/dl(参考范围<1.28),尿免疫球蛋白 G 2.17mg/dl(参考范围<1.0)。

pANCA 阳性,cANCA 阴性。

前列腺特异性抗原阴性。

腹部 CT 未见异常。

胸部 CT 提示双肺纹理增粗紊乱。

心脏彩超未见异常。

骨髓象未见异常。

支气管镜检查未见异常。

膀胱镜检查未见异常。

静脉肾盂造影提示:双肾增大,以左肾为著。

同位素肾图提示:左肾分泌段略延迟,右肾分泌段正常,双肾排泄段明显延缓。

肾穿刺活检结果:穿刺组织中可见 8 个肾小球,一个为细胞性纤维素样坏死,3 个纤维性新月体形成,肾小管多灶性萎缩,肾间质灶性淋巴和单核细胞浸润伴纤维化,小动脉管壁增厚,结合临床符合小血管炎引起的局灶坏死性肾小球肾炎。

(四)思考题

1. 本例的诊断思路有哪些? 本例的诊断是什么? 诊断依据是什么?

2. 本例诊断实验室检查价值较大的项目有哪些?

3. 本病的治疗原则有哪些?

(五)分析

本病例的临床特点是:①男性,60 岁,亚急性起病。②以发热为主要症状,初为低热,渐发展为高热,反复抗炎治疗无效。皮肤出现荨麻疹。③体检无明显异常体征。④实验室检查结果提示:尿蛋白量增高;镜下血尿,相差显微镜提示 30％为异常形态红细胞;尿中可见颗粒管型,肾功能受损;尿 β_2 微球蛋白增高,尿中大、中、小分子蛋白质均明显增高;静脉肾盂造影示双肾增大;肾图提示双肾排泄段明显延缓,左肾分泌段略延迟;pANCA 阳性;肾穿符合小血管炎病变所致肾损害。

本例的诊断思路:患者为亚急性起病,以高热伴无痛性镜下血尿为主要表现,红细胞 30％来源于肾小球。肾功能受到相当程度的损害,大、中、小分子蛋白均可漏出。肾分泌排泄功能延缓。故首先应考虑肾脏存在病变。腹部 CT,膀胱镜,静脉肾盂造影及细菌学等检查可除外由于急性感染性或梗阻或肿瘤等因素所致肾脏受损。患者同时存在用普通感染不能解释的长期高热,故应考虑其他因素:如特异性细菌感染、血液病、肿瘤及自身免疫性疾病等。但临床的细菌学检查,骨髓象及胸腹部 CT 等基本可除外感染、血液病及肿瘤的诊断。综合考虑本例是一例免疫性疾病。根据 pANCA 阳性及肾穿刺活检结果,故本例明确诊断为小血管炎,肾血管受累为突出表现。

本例诊断为:显微镜下多血管炎。

(六)诊断依据

1. 老年男性,亚急性起病。

2. 持续高热伴荨麻疹,抗感染治疗无效。

3. 无痛性镜下血尿。

4. 肾功能受损,蛋白尿,且对大、中、小分子蛋

白均可漏出。

5. pANCA 阳性。

6. 肾穿活检:符合小血管炎所致肾损害。

患者为无痛性镜下血尿,蛋白尿,经静脉肾盂造影,腹部 CT 膀胱镜等检查未发现泌尿系结石、结核病灶,肿瘤,肾脏畸形等情况,故可除外由此引起的血尿;尿细菌学检查阴性,抗感染治疗无效,可除外感染所致肾脏病变;血小板计数正常,凝血功能正常,骨髓象再次可除外血液病所致血尿;长期持续性高热及肾穿结果可除外原发性肾小球病变所致疾病。综合上述几点,结合 pANCA 阳性及肾穿结果,可确诊为显微镜下多血管炎(MPA)。MPA 是一种坏死性血管炎,侵犯小动脉、小静脉及毛细血管等。临床主要表现为坏死性肾小球肾炎,极少有上、下呼吸道病变。组织病理学特点为小血管炎但不伴肉芽肿形成。

对于本例诊断有较大价值的实验室检查有:

1. 组织活检　肾脏是最常见的受累器官,因而肾活检是一个极有意义的检查,尤其对已出现肾损害表现者(血尿,蛋白尿,管型尿),肾活检不仅可以明确诊断并且可以提示血管炎的严重性,对治疗方案的选择具有较大指导意义。此外,可进行皮肤、肌肉等组织的活检。

2. 抗中性粒细胞胞质抗体(ANCA)　PR3-ANCA 阴性,MPO-ANCA 阳性,pANCA 阳性。pANCA 阳性对 MPA 诊断的敏感性为 58％,当同时测定 MPO-ANCA 阳性时,敏感性可达 67％;pANCA 特异性为 81％,MPO-ANCA 阳性时可达 99％。

治疗原则:治疗为综合性。

1. 主要药物为糖皮质激素及免疫抑制药。联合应用此两类药物比单纯应用激素效果好。泼尼松初始剂量 1mg/(kg·d),见效后逐渐减量,至 10mg/d 维持,直至患者单独应用环磷酰胺即可控制病情时就可以停用。免疫抑制药首选环磷酰胺,剂量 2mg/(kg·d),病情缓解后逐渐减量,每 2～3 周减量 25mg,维持治疗至少 1 年。

2. 病情严重时可采用静脉冲击疗法,予甲泼尼龙或环磷酰胺冲击。存在严重肾功能减退时,可行血浆置换疗法。其他治疗如丙种球蛋白,环孢素 A 等。在病情随访过程中,除观察临床表现外,应动态监测 ANCA 水平。

(康　健　曹丽华)

■ 参考文献

[1] Kippel. Rheumatology 2nd ed. London:Mosbv,2000:7221-7229

[2] 萧柏蕾,李龙芸.协和呼吸病学.北京:中国协和医科大学出版社,2005:1227-1235,1236-1243,1248-1250

[3] 曾小峰.韦格纳肉芽肿病诊治指南(草案).中华风湿病学杂志,2004,8(9):562-564

[4] Metzler C,Fink C,Lamprecht P,et al. Maintenance of remission with leflunomide in Wegener's granulomatosis.Rheumatology,2004,43(1):315-320

[5] 宗田良,等.Churg-Strauss 综合征.日本医学介绍,2002,23(4):171-174

[6] Noth I, Strek ME, Leff AR. Churg-Strauss syndrome. Lancet,2003,361(9357):587-594

[7] Savage COS, et al. Primary systemic vasculitis. Lancet, 1997, 349:553-558

[8] Duna GF,et al. Wegener'granulomatosis. Rheumtic Dis Clin North Am,1995,21:949-986

[9] 邓星奇,蔡映云.变应性肉芽肿性血管炎.国外医学内科学分册,2002,29(6):260-263

[10] 朱元珏,陈文彬.呼吸病学.北京:人民卫生出版社,2003:945-954,1112-1125

[11] 尹培达.显微镜下多血管炎诊治指南(草案).中华风湿病学杂志,2004,8(9):564-566

[12] 陶仲为.肺血管炎的诊断和鉴别诊断.中国医师进修杂志,2006,29(3):4-7

[13] 磨红,赵志权.抗中性粒细胞胞浆抗体相关性血管炎的治疗进展.中国医学文摘.2006,27(3):235-238

第28章

弥漫性肺泡出血综合征

第一节 概 论

弥漫性肺泡出血(diffuse alveolar haemorrhage,DAH)是以咯血、缺铁性贫血和胸部放射学弥漫性肺泡浸润或实变为特征的临床综合征,即弥漫性肺泡出血综合征(diffuse alveolar haemorrhage syndrome,DAHS),为一组病因和发病机制迥异而临床表现相似的疾病。临床常见的咯血的原因为气道和肺实质疾病,如支气管扩张、支气管炎、坏死性肺炎、肺恶性肿瘤、肺梗死及动、静脉畸形等。此时出血主要来自支气管循环,肺泡虽可有血液弥漫性进入,但大部分肺泡结构是完整的。DAH则是由广泛的肺泡-毛细血管里衬细胞损伤,导致肺泡腔内出血。出血来自肺小血管,包括毛细血管和小动、静脉。

DAHS的病因多种多样,可分为伴有毛细血管炎和不伴毛细血管炎两大类(表28-1)。系统性红斑狼疮和Goodpasture综合征出现肺泡出血可伴有或不伴肺毛细血管炎。

多种自家免疫病和免疫受损状态伴有DAH。自家免疫病伴肺泡出血是由弥漫性肺小血管损伤引起,主要见于系统性坏死性血管炎(韦格纳肉芽肿,显微镜下多血管炎)抗肾小球基底膜(GBM)抗体病(Goodpasture综合征)、伴免疫复合物沉积的结缔组织病(系统性红斑狼疮),以及寡免疫肾小球肾炎等。免疫受损状态如骨髓移植后和获得性免疫缺陷病毒(HIV)感染亦可并发严重DAH(表28-2)。

DAH的临床表现随不同疾病而异,可呈单纯的肺病变和肺-肾等多器官病变等。DAH病人在其病程中出现肾炎或肾疾病,即所谓肺出血-肾炎综合征,见于多种系统性疾病。Goodpasture综合征是肺出血-肾炎综合征中的一种独立疾病。

表28-1 弥漫性肺泡出血的病因

伴毛细血管炎的弥漫性肺泡出血
特发性含铁血黄素沉着症
Goodpasture综合征
系统性红斑狼疮
化学物质、药物中毒(三苯六酸酐、异氰酸盐、青霉胺等)
免疫受损宿主的肺泡出血
凝血性疾病
二尖瓣狭窄
肺毛细血管多发性血管瘤
有血管炎的弥漫性肺泡出血
韦格纳肉芽肿
显微镜下多血管炎
Churg-Strauss综合征
结缔组织病(含系统性红斑狼疮)
混合性冷球蛋白血症
过敏性紫癜
寡免疫肾小球肾炎

表28-2 免疫相关性弥漫性肺泡出血

抗肾小球基底膜抗体病(Goodpasture综合征)
抗中性粒细胞胞质抗体(ANCA)介导的血管炎(韦格纳肉芽肿,显微镜下多见血管,Churg-Strauss综合征,寡免疫肾小球肾炎等)
特发性急进性肾小球肾炎
结缔组织病(系统性红斑狼疮)
免疫受损状态(骨髓移植后、HIV感染等)
外源性中毒或药物作用
特发性肺含铁血黄素沉着症(发病机制不明)

DAH 典型的临床表现为咳嗽、咯血、呼吸困难、低氧血症、缺铁性贫血和胸部放射学两肺弥漫性浸润影。肺出血可呈慢性隐袭性,也可为急骤性,甚至迅速进展为呼吸衰竭。咯血量不等。少数病例无肉眼可见的咯血,但有广泛肺泡出血。贫血程度往往严重,与咯血量不平行。胸部 X 线片/CT 扫描显示两肺弥漫、对称或不对称肺泡浸润影,其内可见支气管充气征;也可呈单侧类似肺炎的局灶影。咯血停止后,随出血吸收,阴影可在 $24\sim72h$ 内迅速变淡,完全吸收需 $1\sim2$ 周。反复出血可导致肺间质纤维化。肺功能检查可呈限制性通气障碍,低氧血症可伴过度通气[动脉血氧分压(PaO_2)降低,动脉血 CO_2 分压($PaCO_2$)降低或正常,pH 值可升高]。肺泡出血时,一氧化碳(CO)弥散量($DLco$)升高。这是因肺泡中血管外积血吸收一氧化碳,即一氧化碳与血红蛋白结合所致。动态测定 $DLco$ 可作为提示活动性肺泡出血复发的敏感指标。支气管肺泡灌洗(BAL)显示多肺段血性回收液,出血 48h 后吞噬含铁血黄素肺泡巨噬细胞数增多($>20\%$)。血性 BAL 液若缺乏脓性分泌物和感染依据,强烈提示肺泡出血是肺浸润的原因。尿常规及肾功能检查有助于肺出血-肾炎综合征的诊断。其他常规检查包括血常规,出、凝血时间,冷球蛋白,血清抗体和补体等。免疫缺陷病人若疑有微生物感染,诸如肺孢子菌或巨细胞病毒等,应采集适当标本送检。可卡因吸毒者应行毒物分析。

在 DAHS 鉴别诊断中,免疫血清学检查有诊断意义。Goodpasture 综合征病人循环抗 GBM 抗体多呈阳性。系统性红斑狼疮时血清出现抗核抗体(ANAs)和抗 DNA 抗体,循环免疫复合物增加,补体消耗,有高 γ-球蛋白血症。ANCA 试验阳性有助于韦格纳肉芽肿、Churg-Strauss 等血管炎性疾病的诊断。c-ANCA 的作用靶点为中性粒细胞和单核细胞胞质中的蛋白酶 3,形成一种中央颗粒状免疫荧光染色类型,阳性多见于韦格纳肉芽肿。p-ANCA 的作用靶点为白细胞的髓过氧化物酶,形成核周围的染色类型,其阳性多见于显微镜下多血管炎和寡免疫肾小球肾炎伴肺泡出血。近来发现,ANCA 这种抗体可诱导中性白细胞和单核细胞产生呼吸爆发和脱颗粒,进而释放蛋白酶和氧自由基,造成血管内皮损伤。在评估上述实验结果时须注意检测方法对诊断的灵敏性和特异性,结合临床和病理组织学所见进行综合判断。如 Goodpasture 综合征早期循环抗 GBM 抗体可呈阴性,结缔组织病时 p-ANCA 也可呈非特异性阳性结果。

肺活检的确定诊断和病因的意义存在争议。对严重出血及呼吸衰竭患者,开胸或经胸腔镜肺活检有较大危险性。经支气管镜肺活检(TBLB)标本量小,可信度较低。肺活检病理所见除肺泡出血外,常见吞噬含铁血黄素的巨噬细胞聚集于肺泡腔和间质,提示既往曾有肺泡出血。可见坏死性肺毛细血管炎(内膜炎),表现为毛细血管壁中性粒细胞浸润、中性粒细胞裂解为碎片和毛细血管壁坏死,肺泡毛细血管基底膜完整性破坏导致红细胞和中性粒细胞漏入肺泡腔。毛细血管炎是韦格纳肉芽肿等系统性血管炎的标志性改变,但也可见于系统性红斑狼疮等结缔组织病、抗 GBM 抗体病、骨髓移植受者和药物诱发肺泡出血。有时可见伴发性小静脉炎和小动脉炎,大血管不受累。其他组织学改变有 Ⅱ 型肺泡上皮细胞增生、出血肺泡机化及肺间质单核细胞浸润。Goodpasture 综合征时免疫荧光染色可见免疫球蛋白(IgG)和(或)补体 C_3 沿肺泡毛细血管壁呈明亮线状沉积。系统性红斑狼疮和特发性急进性肾小球肾炎时可见粗糙颗粒状免疫复合物沉积于肺泡隔。反复肺泡出血最终可导致机化性肺炎,小气道胶原沉积和肺纤维化。

由于自家免疫性肺泡出血与肾小球肾炎有密切关联,故尿常规和肾功能异常的肺泡出血者都应做经皮肾活检。此时主要的(尽管是非特异性的)改变为坏死性肾小球肾炎,其程度从轻度肾小球炎症伴系膜增厚至严重坏死性新月型肾小球肾炎。免疫荧光染色有助于明确基础病的性质。沿肾小球基底膜呈明亮的线性 IgG 沉积为 Goodpasture 综合征所特有。粗糙颗粒状免疫复合物沉积(满堂亮)则见于结缔组织病和特发性免疫复合物介导肾小球肾炎。免疫荧光染色阴性见于寡免疫肾小球肾炎。结合血清学检查(ANCAs、抗 GBM 抗体、抗核抗体和抗双链 DNA 抗体等)更有助于诊断和了解发病机制(表 28-3),有利于选择治疗和判断预后。

DHAS 为少见病,至今尚无大规模临床治疗试验可供借鉴。由于大部分病因与免疫相关,故治疗以糖皮质激素及免疫抑制药为主。对急进性严重出血,应尽快行大剂量糖皮质激素冲击疗法,可用甲泼尼龙每日 $0.5\sim1.0g$ 静脉滴注 3d。对危重病人延迟几小时治疗都可导致灾难性的后果。用

表 28-3　自家免疫性弥漫性肺泡出血:病理和血清学特点

疾病	肺活检		肾活检		血清学
	组织学	免疫荧光染色	组织学	免疫荧光染色	
Goodpasture 综合征	±毛细血管炎	线状沉积	多种改变	线状沉积	抗 GBM 抗体阳性 ±p-ANCA
韦格纳肉芽肿	毛细血管炎	阴性	节段性坏死 新月体形成	寡免疫反应	ANCA 阳性 (c-ANCA>p-ANCA)
显微镜下多血管炎	毛细血管炎	阴性	节段性坏死 新月体形成	寡免疫反应	ANCA 阳性 (p-ANCA 或 c-ANCA)
系统性红斑狼疮	毛细血管炎	颗粒状沉积	多种改变	颗粒状沉积	ANAs 阳性
特发性肺含铁血黄素沉着症	±毛细血管炎	阴性	正常	阴性	阴性

药 24～72h 后,出血多可停止。冲击治疗后可改为甲泼尼龙每日 60～120mg(或等量其他糖皮质激素制剂)数日。随病情好转,肺泡出血和肺外表现控制,可参照 X 线和血清学改变,个体化地减量。糖皮质激素冲击治疗效果不佳者,可并用免疫抑制药环磷酰胺或硫唑嘌呤,1～2mg/(kg·d)。多数作者推荐应用环磷酰胺。也有作者主张诱导治疗用环磷酰胺,维持治疗用硫唑嘌呤。对严重病例可考虑环磷酰胺"冲击治疗",750mg/m² 静脉滴注,3～4周 1 次,病情缓解后改为维持量。维持治疗疗程一般为 2 个月。其他免疫抑制药如环孢素、霉酚酸酯、甲氨蝶呤等亦有应用。治疗过程中注意药物的毒副作用。血浆置换对抗 GBM 抗体病是重要的疗法,有利于清除血浆抗体、保护肾功能和减轻 DAH。血浆置换也成功用于系统性红斑狼疮合并 DAH。免疫吸附治疗对清除免疫活性物质更具选择性和特异性。它是一种新型的血液净化技术,在膜式血浆分离的基础上,使患者的血浆通过含特殊配体的吸附柱,清除抗体,减轻靶器官的炎症反应和损伤,肺泡出血可望迅速消失。静注免疫球蛋白或丙种球蛋白可能有益。对低氧血症者应充分供氧,及早应用无创或有创机械通气。机械通气多采用呼气末正压(PEEP)模式,以纠正缺氧。伴有肾功能衰竭者,必要时进行血液透析治疗。预防继发感染、保证营养、维持水和电解质平衡也十分重要。

第二节　系统性红斑狼疮合并弥漫性肺泡出血

系统性红斑狼疮(systemic lupus erythematosus,SLE)合并 DAH 最早于 1904 年由 Osler 报道。其发生率很低,小于 4%。在 SLE 的肺部并发症中,DAH 也仅占 22%。免疫介导的肺泡出血中约 10%源于 SLE。DAH 是 SLE 的严重合并症,病死率可达 50%。DAH 多发生于 SLE 诊断后 20～36个月,但少数病例肺泡出血是 SLE 的惟一症状或首发症状,易于误诊为其他疾病。DAH 多出现于 SLE 的活动期,也可出现于非活动期。有报道 DAH 易发生于狼疮性肾炎病情稳定后再次复发时。

本病多见于青年女性。临床可有多系统损害、发热等 SLE 病症,狼疮性肾炎十分常见。DAH 可隐匿起病,但多急骤。症状和放射学表现与其他 DAH 相似,主要有咳嗽、咯血、呼吸困难,心动过速、贫血,甚至出现呼吸窘迫综合征。半数以上患者需行机械通气。部分病人肺泡出血早期无明显咯血,血红蛋白(Hb)突然下降及血细胞比容减低为其特征性表现,即肺出血与咯血量不匹配。实验室检查可见小细胞低色素性贫血,可除外凝血机制障碍。C_3 等补体降低。部分病例血 CD 4^+、CD 8^+ T 细胞明显降低,呈免疫缺陷状态。血清学显示抗核抗体(ANA)、抗双链 DNA(dsDNA)抗体阳性,抗脱氧核糖核酸核蛋白(DNP)抗体、抗核小体抗体(AnuA)、抗 Sm 抗体、抗 URNP 抗体等也可阳性。以上抗体谱须反复测定,其累积阳性率接近 100%。肺功能检查显示限制性通气障碍、低氧血症和弥散功能障碍,可超过基线值的 30%。X 线胸片可见双肺弥漫性模糊斑片影,以下肺为著。胸片 CT 早期表现为散在结节影,后融合为磨玻璃样影或含支气管充气征的实变影。出血停止后阴影可于 2~4d 内迅速吸收。慢性期 X 线检查呈肺间质纤维化征象。BAL 有重要诊断意义。若多肺段 BAL 液为血性,出血 48h 后可见大量吞噬含铁血黄素的巨噬细胞,气道分泌物非脓性且无感染微生物,则强烈支持自家免疫性 DAH 并应开始治疗。

肺组织病理学的主要改变为肺泡出血和毛细血管炎,很少累及小动脉。还可见间质性炎症、肺泡坏死、透明膜形成和微血管血栓。约 50% 病例有免疫复合物和 C_3 呈粗糙颗粒状沉积于肺泡-毛细血管基膜。DAH 的发生机制可能与补体激活、血管活性酶活化及炎症因子释放,导致肺泡-毛细血管膜完整性破坏有关。肾活检表现为狼疮性肾炎,免疫荧光染色可见免疫复合物及 C_3 沉积于病变组织,呈"满堂亮"现象。对危重病人肺活检有较大危险性,应慎用。纤维支气管镜检也应根据病情,恰当选用。

确认 SLE 的患者若符合以下 4 条标准中的至少 3 条,并除外凝血系统疾病、急性肺水肿和肺栓塞,考虑合并 DAH:①咯血、呼吸困难等肺部症状;②新出现的肺部浸润影;③24h 内 Hb 下降至少 15g/L;④血性 BAL 液或 BAL 液中可见含铁血黄素巨噬细胞。弥漫性肺部浸润还需与 SLE 的其他并发症相鉴别,如狼疮性肺炎、机会性感染、充血性心衰及尿毒症肺炎等。

对 SLE 合并严重出血,采用糖皮质激素冲击治疗。静滴甲泼尼龙每日 1g,连续 3d,第 4 天减量至每日 60~120mg 或等量其他制剂。对轻症起始用泼龙松 1mg/(kg·d)可能足够。症状变化、血常规、系列胸片、抗核抗体滴度可作为监测疗效的指标,并据以指导减糖皮质激素的速度。疗效不佳者可加免疫抑制药或细胞毒药物(参见第一节概述)。有报道血浆置换并用糖皮质激素或免疫抑制药有良效,曾中止数例危及生命的 DAH。血浆置换以外源性新鲜冰冻血浆置换患者血浆,以减少免疫活性物质,多用于重症红斑狼疮的应急治疗。免疫吸附疗法对免疫活性物质的清除更具选择性和特异性,是一种新型血液净化技术。它使患者血浆流经含特殊配体的免疫吸附柱(如葡萄球菌 A 蛋白吸附柱),清除抗体效率更高,还可避免血源性传染疾病。但后两种疗法价格昂贵,只适用于重症。此外,加强支持治疗,纠正缺氧和改善通气,控制感染等并发症等,也是提高疗效的重要方面。

第三节　免疫受损宿主的弥漫性肺泡出血

DAH 可发生于免疫受损病人,是灾难性的合并症,反映肺毛细血管内皮和肺泡上皮细胞的损伤。这种损伤可源于恶性肿瘤的放疗和化疗、骨髓抑制或毒性反应所致血小板减少和功能障碍、各种感染或非特异性间质性肺炎、肾功能衰竭,以及心力衰竭伴肺水肿等。血液恶性肿瘤和骨髓移植病人中的严重免疫受损者,DAH 的发生率达 11%~64%。临床及亚临床型 DAH(BAL 液中吞噬含铁血黄素巨噬细胞数增多)占免疫受损者肺浸润的 1/3 左右。一项对 228 例可疑肺炎的免疫受损者行 BAL 的研究结果显示,20% 患者 BAL 液中有增多的含铁血黄素巨噬细胞,表明曾有肺泡出血。心脏移植者 DAH 发生率高达 75%。

DAH 是骨髓移植后的严重并发症。预先接受大剂量化疗、放疗的自体或同种体骨髓移植者中,3%~31% 可发生 DAH。造血干细胞移植(HSCT)者行 BAL,发现 1%~39% 有 DAH。据报道 HSCT 者合并临床 DAH 的死亡率高达 70%~100%。DAH 的病因和发病机制尚未阐明。机会菌感染、血小板减少、化疗及放疗的毒性作用、心力衰竭、移植物抗宿主病等与 DAH 的发病有关。其他危险因素尚有:年龄大于 40 岁,患有实体瘤,严重口腔黏膜炎,气道损伤和气道中性粒细胞及嗜酸性粒细胞浸润,存在高热、肾功能不全及骨髓细胞的早期植入等。DAH 往往发生于骨髓开始恢复、血循环和 BAL 液中再现中性粒细胞时。中性粒细胞和其他炎症细胞的流入并释放氧自由基、蛋白酶和其他炎性介质,可促发肺泡损伤,在发病机制中起重要作用。

DAH 多发生于骨髓移植或 HSCT 后 10~100d,移植后 2~3 周最常见,迟发者预后差,病死率高。骨髓移植合并 DAH 的诊断标准为:①弥漫性肺泡损伤表现:多肺叶浸润影,肺炎症状,PaO_2 降低和肺泡-动脉血氧分压差增高,以及限制性通气障碍等;②可排除感染;③BAL 显示来自 3 个不同支气管亚段的血性回收液,或在除外心脏病变或感染所致出血的情况下,含铁血黄素巨噬细胞占细胞总数≥20%。DAH 可无咯血症状而仅有肺浸润(亚临床型)。Gupta 等报道 223 例 HSCT 后行 BAL 者,87 例(39%)有 DAH,其中 47 例为明显血性 BAL 液,40 例仅为含铁血黄素肺泡巨噬细胞增高。76 例(87%)的 DAH 发生在移植后 3 周,最迟发生于 15 周。87 例中 30d 的预计生存率为 55%,6 个月为 38%。DAH 合并肺感染者(BAL 液细菌培养阳性)预后最差,中位生存期仅 1.5 个月。早期诊断和及时治疗可改善预后。大部分患者需入住 ICU 行机械通气治疗。尽快用甲泼尼龙 500~

1 000mg"冲击"治疗 3~5d,后改口服糖皮质激素,2~6 周后渐减量。DAH 也可能因肺感染(特别是巨细胞病毒和曲霉菌感染)引起,应严格予以排除,否则应用大剂量糖皮质激素将十分有害。

HIV 感染病人中 BAL 液含铁血黄素巨噬细胞≥20%者占 15%~44%。多数合并机会菌感染。巨细胞病毒感染可引起 DAH。巨细胞病毒具有内皮细胞取向性,主要感染内皮细胞间的巨细胞。外周血出现裂红细胞,反映巨细胞病毒所致血管损伤和血栓性微血管病。支气管内卡波西肉瘤也是肺出血的原因之一。治疗用更昔洛韦等抗病毒药物。

第四节 特发性肺含铁血黄素沉着症

特发性肺含铁血黄素沉着症(idiopathic pulmonary hemosiderosis,IPH)是一种少见病,于 1864 年首先由 Virchow 报道,1931 年 Ceelan 详述了本病的临床表现和特点,故又称 Ceelan 病。本病的特点为肺泡毛细血管反复出血,渗出的血液溶血后,其珠蛋白部分被吸收,含铁血黄素则沉积于肺组织。临床表现为反复咯血、咳嗽、呼吸困难、发绀和继发性缺铁性贫血。晚期常合并弥漫性肺间质纤维化。多数患者预后不佳,少数可自行缓解。

IPH 的病因和发病机制尚未阐明,曾提出以下几种学说:①多数学者认为与免疫紊乱有关。Steiner 提出原因不明的抗原刺激产生抗体,抗原抗体反应作用于肺泡壁,使肺泡上皮损伤,肺毛细血管通透性增加而反复出血。但肺组织活检光镜下并未见免疫球蛋白或补体沉积于肺小血管。有人报道部分患者血清 IgG、IgA 及 IgM 增高,以 IgA 增高为著(约 50%患者 IgA 增高),或伴有自家免疫性溶血性贫血。肺组织嗜酸性粒细胞增多,肥大细胞聚集,网状内皮系统浆细胞增多。大部分病例用糖皮质激素、免疫抑制药和血浆置换治疗有效。这些均提示 IPH 发病与免疫相关。②肺泡毛细血管和上皮细胞结构和功能异常,与发育不良有关。血管壁弹力纤维中酸性黏多糖结构失常,使血管壁弹性降低进而扩张出血。③对牛奶或麸质过敏。Heiner 报道 7 例牛奶过敏小儿,其中 4 例患 IPH,停用牛奶后症状消失。成人对麦麸(谷蛋白黏胶质)过敏者,可发生粥样泻及反复肺泡出血,从食物中除去麸质可好转。目前对明确由牛奶过敏致病者,特称为 Heiner 综合征。④接触有机磷杀虫药、烟尘吸入、水源污染等不良环境因素及药物也与发

病有关。国内外的报道均表明部分 IPH 患儿有反复有机磷农药接触史。蔡利琴等报道 38 例 IPH,30 例来自农村,20 例曾不同程度接触有机磷农药,发病高峰为 3、4、8 月份春耕秋种喷洒农药时。⑤遗传因素。有报道一家中数人发病或双胞胎发病,但至今未发现致病基因。

病理学显示肺重量和体积增加,表面呈紫褐色,散在出血斑和深棕色含铁血黄素沉着区。切面硬,棕褐色,即所谓"褐色硬化"表现。肺内含铁量为正常肺的 5~2 000 倍。早期的肺组织学改变为肺泡和细支气管内出血,肺泡上皮细胞肿胀、退化、脱落和增生,肺泡腔和间质可见吞噬含铁血黄素或红细胞的巨噬细胞。肺毛细血管扩张、扭曲、增生,基底膜增厚。肺泡壁弹力纤维变性。肺小动脉内膜纤维化、玻璃样变,弹性纤维变性,管壁含铁血黄素沉积。电镜下可见广泛肺泡毛细血管损害,基底膜失去正常结构,并有蛋白质沉着。伴随出血反复发作,出现不同程度的肺间质纤维化,动脉肌层增厚。间质中含铁血黄素沉积是胶原增生和肺纤维化的基础。晚期可发展为严重肺纤维化、肺动脉高压和肺源性心脏病(肺心病)。

本病常于 16 岁以下儿童期发病,1~7 岁最多见,男女儿童发病率相似。成人约占 20%,多在 30 岁以下发病。男性多于女性。儿童期起病常呈急性,成年人则相对隐匿。急性出血期的临床表现为咳嗽、呼吸困难、咯血(少量咯血居多)、心悸、乏力、发热、呼吸增快、面色苍白、发绀、黄疸等。幼儿咯血常不显著,而以苍白、贫血为主。藏晏等报道 245 例 IPH 患儿,12 例以腹痛、苍白为主诉,无呼吸道症状和体征,值得注意。个别病例可有黑粪。出血

期听诊肺部可闻及干、湿啰音,呼吸音减低,或无明显阳性体征。少数病例可见皮肤、巩膜黄染。出血反复发作。在慢性间歇期患者常有咳嗽、气短(活动后尤甚)、少量咯血、倦怠乏力及慢性贫血,可见肝、脾大及杵状指(趾)。继发感染时可出现高热、咳脓痰等。后期常合并广泛肺间质纤维化,肺部听诊可闻及吸气末高调、细小、浅表、密集的湿啰音(爆裂音,Velcro啰音)。呼吸衰竭、肺心病、心力衰竭或心律紊乱将可能接踵而至。

实验室检查显示缺铁性(低色素小细胞)贫血,网织红细胞显著增高,白细胞总数常增高,可有嗜酸性粒细胞增多,血沉增快。骨髓红细胞系统增生活跃,血清铁和转铁蛋白饱和度降低,总铁结合力升高。尽管全身铁储备正常,缺铁持续存在,这是因巨噬细胞中的含铁血黄素不能用于生产血红蛋白。由于血红蛋白在肺内破坏,血清胆红素多升高。血IgA及乳酸脱氢酶可升高,少数IgG升高。直接Coomb试验、冷凝集试验及嗜异性凝集试验可呈阳性。胃液、痰或BAL液中可查见含铁血黄素巨噬细胞,阳性率均可达90%左右,BAL液阳性率可达100%。动脉血气早期多无改变,肺泡大量出血或广泛肺纤维化时,PaO_2降低,$PaCO_2$正常或降低,呈Ⅰ型呼吸衰竭。后期并发蜂窝肺、肺心病时,除PaO_2降低外$PaCO_2$升高,呈现进行性Ⅱ型呼吸衰竭。肺功能检查可显示限制性通气功能障碍,肺总量、残气容积及肺顺应性降低;一氧化碳弥散量增高,这是因肺实质内游离血红蛋白摄取一氧化碳之故。出现肺纤维化后一氧化碳弥散量可降低。

IPH的影像学改变可分为以下四型:①片影型,胸片示肺门周围及双中下肺野磨玻璃影或絮片影,肺尖及肋膈角多不受累,部分伴粟粒结节影。CT检查更易早期发现。部分实变影内可见支气管充气征。少数为单侧影。1~2周后阴影可吸收。此型多见于出血期。②隐匿型,胸片表现为肺纹理增粗,边缘毛糙,其间有少许细网影。CT片示双肺轻度纤维增生样改变。此型相当于临床出血吸收期或轻症少量出血。③网状结节型,胸片示双肺局限性或弥漫性网状及小结节状影,肺门周围较明显。CT片示弥漫分布的小结节。此型相当于反复出血后缓解期,肺内形成特征性的含铁血黄素结节。④混合纤维化型,双肺纹理杂乱,可伴肺气肿、肺动脉膨隆、心影增大等改变。CT片可见小叶间隔弥漫性增厚,呈细网状及磨玻璃样影。此型相当于后期肺纤维化,部分属不可逆性改变。

肺活检有一定危险性,非必要操作。组织学检查可见毛细血管扩张和扭曲,Ⅱ型肺泡上皮细胞增生,红细胞和吞铁血黄素巨噬细胞充满肺泡腔,肺间质亦有含铁血黄素沉积。

IPH的诊断宜采用排除法。首先应区别继发性肺含铁血黄素沉着症,如二尖瓣狭窄等心脏疾病引起的肺淤血及渗血,血液病引起的肺出血等。本病无肾和其他肺外器官受累,血清和组织相关抗体(包括ANCA、免疫复合物、抗GBM抗体)均阴性,借此可与系统性血管炎、结缔组织病和Goodpasture综合征鉴别。胸片呈弥漫性小结节影者须与粟粒性肺结核区别。后者小结节影位于上、中肺野并可有钙化,患者有明显结核中毒症状,一般不咯血,也无明显贫血,抗结核治疗有效,这些均与本病有区别。

本病病程不一,以数年内反复发生肺泡出血为特征。约25%可自行缓解,但多数儿童患者病情凶险,1/3~1/2在3年内死亡。成人患者预后相对较好。

本病尚无特效疗法。急性大咯血时,应给予镇咳、止血药物(垂体后叶素、酚磺乙胺等),必要时输血。糖皮质激素不仅可控制急性症状,小剂量维持治疗也可减少复发,是治疗本病的主药。其作用机制可能与增加膜稳定性、减少毛细血管渗出及抑制免疫反应有关。可口服泼尼松1~2mg/(kg·d),或琥珀酸氢化可的松4~5mg/(kg·d)静脉滴注。症状缓解2~3周后逐渐减至维持量。多数学者推荐维持用药1~2年。也有人建议用药3~6个月,如症状反复,继续用药仍然有效。对重症可先用甲泼尼龙冲击治疗。近年国内外采用糖皮质激素吸入疗法,以代替或减低口服药量,从而降低糖皮质激素的副作用,收到较好效果。可吸入布地奈德和(或)丙酸氟替卡松。但吸入药物能否达到肺泡并作用于毛细血管,尚待进一步研究。对糖皮质激素反应不佳者,可联合应用免疫抑制药硫唑嘌呤,剂量为口服2.5mg/(kg·d),6周后减为1.25mg/(kg·d)。成人一般用量为50~100mg。疗程因人而异。如副作用不明显,可连服1年以上。糖皮质激素也可与环磷酰胺联用。有个别报道糖皮质激素无效时并用人血丙种球蛋白,效果显著。血浆置换适用于对其他治疗反应差的患者,可消除免疫复合物所致组织损伤,使临床症状改善。对慢性病例和胸片持续异常者,可给予铁螯合剂去铁胺(deferoxamine),以去除肺内过多的铁沉积,阻止肺纤维化的发展。用量为 25mg/(kg·d),分 2 次肌注。对牛奶过敏的患儿,应禁食牛奶,改用豆奶。对麸质过敏者需避免食用。

（崔德健）

■ 参考文献

[1] Ioachimescu OC, Stoller JK. Diffuse alveolar hemorrhage: diagnosing it and finding the cause. Clive Clin J Med,2008,75(4):258-265

[2] Brussrlle GG. Pulmonary-renal syndromes. Acta Clinica Belgica, 2007, 62(2):88-96

[3] Cortese G, Nicali R, Placido R, et al. Radiological aspects of diffuse alveolar hemorrhage. Radiol med, 2008, 113(1):16-28

[4] Diffuse alveolar hemorrhage syndromes in children. Curr Opin Pediatr,2007,19(3):314-320

[5] 纪树国,王莞尔,张波.重视弥漫性肺泡出血.心肺血管病杂志,2006,25(3):186-188

[6] 侯显明.弥漫性肺泡出血.临床内科杂志,2003,20(6):285-287

[7] 李世军,刘志红.弥漫性肺泡出血与自身免疫性疾病.肾脏病与透析肾移植杂志,2003,12(5):455-458

[8] 沈敏,王玉,曾学军,等.系统性红斑狼疮合并弥漫性肺泡出血病例分析.基础医学与临床,2007,27(4):457-461

[9] 解放军肾脏病研究所学术委员会.免疫吸附治疗系统性红斑狼疮合并弥漫性肺泡出血.肾脏病与透析肾移植杂志,2006,15(6):584-589

[10] Gupta S, Jain A, Warneke CL, et al. Outcome of alveolar hemorrhage in hematopoietic stem cell transplant recipients. Bone Marrow Transplant, 2007,40(1):71-78

[11] Perri D, Cole DE, Friedman O, et al. Azathioprine and diffuse alveolar hemorrhage: the pharmacogenetics of thiopurine methyltransferase. Eur Respir J,2007,30(5):1014-1017

[12] 王东,张波.骨髓移植术后非感染性肺部并发症的诊断与治疗进展.国际呼吸杂志,2007,27(2):109-113

[13] Kabra SK, Bhargava S, Lodha R, et al. Idiopathic pulmonary hemosiderosis: clinical profile and follow up of 26 children. Indian Pediatr, 2007, 44: 333-338

[14] 潘玲丽,陈婷婷,高举.小儿特发性肺含铁血黄素沉着症 46 例临床分析.华西医学,2005,20(4):726-727

[15] 罗蓉,黄英.特发性肺含铁血黄素沉着症 50 例.实用儿科杂志,2007,22(21):1644-1645

[16] 刘鸿圣,刘立伟,罗源利.儿童特发性肺含铁血黄素沉着症临床影像分析.广州医学院学报,2006,34(5):22-25

[17] 程华.大剂量甲泼尼龙、人血丙种球蛋白治疗特发性肺含铁血黄素沉着症 1 例.实用儿科杂志,2007,22(1):46-47

[18] Fishman AP, edi. Fishman's pulmonary diseases and disorders. 3 ed. New York:McGraw-Hill,1988:1157

[19] 蔡柏蔷,李龙芸.协和呼吸病学.北京:中国协和医科大学出版社,2005:1215-1226

[20] 藏宴,诸美瞻,冀淑惠,等.特发性肺含铁血黄素沉着症 245 例报告.北京医学,1995,17(4):228

第 29 章

Goodpasture 综合征

Goodpasture 综合征（Goodpasture's syndrome）是一种少见病，其特征为反复咯血、肺部浸润影、贫血、血尿和肾小球肾炎，以及血清抗肾小球基底膜（GBM）抗体效价升高等。本病好发于青、中年男性。部分患者病情进展迅速，预后凶险，常因大咯血窒息、肾功能衰竭、呼吸衰竭而死亡。部分可呈慢性进程。

1919 年 Goodpasture 首先报道 1 例 18 岁男性，患流感后因咳嗽、咯血、贫血及严重肾炎而死亡。尸检发现肺内出血及增生性肾小球肾炎。以后陆续有类似病例报道。1958 年 Stanton 及 Tange 建议将具有上述临床及病理表现者定名为 Goodpasture 综合征，作为一种独立疾病。1967 年 Lemer 发现相当一部分患者血清抗 GBM 抗体阳性。目前，将同时具备肺出血、肾小球肾炎及抗 GBM 抗体阳性者诊断为 Goodpasture 综合征，又称抗肾小球基底膜病，为肺出血-肾炎综合征中的一个主要类型。本病占免疫介导肺泡出血的 18%～32%，发病率为每年 0.3/100 万。

Goodpasture 综合征的病因和发病机制尚未完全阐明，多数学者认为与自身免疫有关。本病为一种继发性抗基底膜病。较为肯定的诱因有呼吸道病毒感染（A_2 型流感病毒）、吸入和接触金属粉尘、吸入有机溶剂（汽油、松节油、清洁剂、油漆、杀虫药等）、吸烟、吸毒以及长期应用青霉胺等。金葡菌败血症、鼠伤寒杆菌败血症也可引发本病。10%～30% 的患者发病于呼吸道病毒感染后，有报道在患者肾小球上皮和内皮细胞中发现病毒颗粒。上述诱发因素通过改变基底膜抗原性或促使基底膜抗原物质暴露，导致抗基底膜抗体的生成，引起发病。

基底膜在体内伴随上皮细胞存在，通常介于细胞与结缔组织之间，但肺和肾的毛细血管基底膜则分别位于肺泡上皮与血管内皮细胞之间及足细胞与血管内皮细胞之间。基底膜具有高选择性的过滤功能。肺和肾是 Goodpasture 综合征的靶器官。人体内 I～III 型胶原存在于各种结缔组织中，IV 型胶原仅存在于基底膜内。胶原由 3 条 α 链（α3 链）呈螺旋状缠绕而成。IV 型胶原 α3 链分子相互联结，形成网眼状结构。其 C 端（羧基端）与 C 端结合部分，形成 2 根三重链，即六聚体样构造，是为抗基底膜抗体的靶抗原[α3（IV）NC1]。有学者认为，导致抗体形成的机制可能是，外源性诱发因素引起白介素（IL）-6、8 等炎症因子释放，产生炎症反应和肺组织损伤，活化的中性粒细胞、单核细胞和肾小球系膜细胞能释放氧自由基，后者作用于基底膜，使 α3（IV）NC1 区六聚体结构发生改变，高级结构解离，导致隐藏于其内的基底膜抗原（Gp 抗原）暴露，引起自身抗体形成和 T 辅助淋巴细胞免疫反应。正常状态下肺泡毛细血管的通透性不及肾小球毛细血管高，可阻碍大的攻击分子接近基底膜。当肺泡毛细血管内皮受到病毒感染或含烃有机溶剂损伤后，通透性会大大增加，使致病抗体与基底膜结合，进一步诱导抗 GBM 抗体生成。

抗 GBM 抗体已被证明为 IgG，亚型为 IgG_1 及 IgG_4，少数为 IgM 或 IgA。肺毛细血管基底膜与 GBM 之间有交叉抗原性，抗 GBM 抗体可与二者产生特异性免疫反应，使肺与肾共同发生病变并出现临床症状。在反应过程中激活补体，生成具有趋化活性的 C_3 片断，使中性粒细胞聚集，进一步加重组织损伤。抗 GBM 抗体延肺、肾毛细血管壁呈线状分布，也可见 C_3 的沉积。除体液免疫反应外，细胞免疫因素也参与其中。本病患者外周血 CD4+ T 细胞明显升高，提示辅助 T 淋巴细胞功能亢进，其产生的细胞因子与肾脏损害有密切关系。

遗传因素也是本病的重要内因。研究表明本病与人类白细胞 DR 抗原（HLA-DR2）显著相关。

64%～91%的患者携带该抗原的 HLA-DRB1 1501 等位基因。只有20%～31%的健康人携带此基因。其他相关基因还有 HLA-DR4、HLA-DQA1 01 和 HLA-DQB1 06 等,其出现频率高于健康人。HLA-DR1 和 HLA-DR7 则为本病的负相关基因。

Goodpasture 综合征肺部的病理改变表现为体积增大,表面有弥漫性出血,切面可见水肿及新旧出血灶。光镜下肺泡结构完整,肺泡腔可有大量红细胞,并有含铁血黄素巨噬细胞。可见灶性中性粒细胞毛细血管炎,肺泡损伤和透明膜形成。反复出血后肺泡壁有局灶性纤维组织增生肥厚。间质内无铁沉积,借此可与特发性肺含铁血黄素沉着症鉴别,无小动脉炎。免疫荧光检查可见肺泡壁抗 GBM 抗体 IgG[和(或)IgM、IgA]及补体 C_3 呈明亮线状沉积。电镜下肺泡毛细血管基底膜断裂,局部肥厚,内皮下有高致密物呈斑点状沉积。

肾脏肉眼可见苍白肿大,表面有出血斑。光镜下早期肾小球囊壁层上皮细胞明显增生,细胞性新月体形成,伴单个核细胞浸润。肾小球毛细血管壁有纤维素性坏死,甚至肾小球和小动脉坏死。短期内细胞性新月体即可向纤维素性新月体转化,出现肾小球纤维化,收缩、粘连于囊壁的一侧。肾小管变性、坏死、萎缩。这一过程发展速度快,80%病例在 6～12 个月内发展为慢性肾功能衰竭。免疫荧光染色可见 IgG 沿肾小球基底膜呈线状沉积,2/3 病例有补体 C_3 沉积。电镜下肾小球囊上皮细胞增殖,新月体形成,基底膜增生、断裂,毛细血管壁内皮下有电子高致密物呈斑点状沉积。

本病可发生于任何年龄,20～45 岁的男性多见,男女之比为 3～4:1。发病前多有上呼吸道感染史、吸入含烃化物的溶剂(汽油等)或接触金属粉尘史。多数以肺部表现为首发症状,少数首先出现肾异常或肺、肾病变同时显现。咯血为最常见和最早的症状,占 80%～94%,可误诊为各种支气管肺疾病。咯血量从少量血痰到大咯血,甚至窒息死亡。咯血期间常有咳嗽、气短、苍白、全身不适、虚弱乏力等症状,可伴胸痛、发热。咯血多为间断性,反复发作。肺部病变广泛者可出现呼吸衰竭症状。两肺听诊可闻及湿啰音或干鸣音。肾脏症状多在咯血后数周至数月出现,急进性肾炎为典型表现。早期症状类似一般肾小球肾炎,几乎都有显微镜下血尿,此外尚有蛋白尿、细胞管型和颗粒管型等。约 40%有肉眼血尿。就诊时约半数有血尿素氮升高。继之病情进展迅速,出现进行性肾功能减退。据报

道 81%病例肾功能衰竭出现于 1 年内,甚至出现于起病后数天至数周内。临床有少尿、无尿、水肿、贫血、血压升高、恶心、呕吐及神经、精神症状等,呈尿毒症表现。少数病例以蛋白尿为主,临床符合肾病综合征。其他症状有贫血,多较严重,少数有脾大,约 10%可见眼底出血和渗出。个别病例肾功能可正常。

实验室检查 90%以上患者显示不同程度的贫血,可为小细胞低色素或正常细胞性贫血。约半数白细胞增高,核左移。血清铁和铁蛋白常降低,提示铁储备不足。凝血机制正常。尿常规 80%～99%有红细胞,可见肉眼血尿、蛋白尿、细胞管型和颗粒管型。血尿素氮、肌酐升高。血清抗 GBM 抗体阳性。此检查对诊断及监测治疗很有价值,可采用放射免疫分析法和酶联免疫吸附法测定,敏感性和特异性均在 90%以上。其滴度高低与疾病严重度不一定相关,但滴度动态变化是评价病情和疗效的指标。滴度升高预示复发,降低提示缓解。应用糖皮质激素或血浆置换后抗体可以转阴,提示治疗可以减量或停用。抗肾小管基膜(TBM)抗体也可阳性。痰和支气管肺泡灌洗(BAL)液中可查到吞噬含铁血黄素巨噬细胞。肺功能检查一氧化碳弥散量(DL_{CO})可增高,这是因肺泡内血红蛋白能结合更多的一氧化碳所致。反复肺泡出血最终导致肺间质纤维化,可出现限制性通气障碍,气体分布不均,DL_{CO} 此时反可下降。动脉血氧分压(PaO_2)降低,肺泡气动脉血氧分压差($A-aDO_2$)加大。由于呼吸困难和过度通气,动脉血 CO_2 分压($PaCO_2$)可降低或正常。

胸部 X 线片显示由两侧肺门向肺野散布的片状及小结节影,中下肺野居多,肺尖、肺底很少累及。阴影可融合成大片或团块状,范围与出血程度有一定关系。出血量多,病变范围大。CT 片对早期病变检出率高。出血初期呈多发肺腺泡结节影及小片磨玻璃影,其后可融合成片影或团块影,内有支气管充气征。肺纹理增粗模糊。阴影因出血吸收变化大,咯血停止后 1 周内可完全消失。反复慢性咯血导致肺含铁血黄素沉积,对肺组织有刺激作用而引起肺纤维组织增生。此时 X 线表现为索条或网状结节状影。可伴胸腔积液。肾功能损害后,胸腔积液可能与尿毒症有关。少数病例肺部有浸润影而无咯血症状。

肾组织活检可见新月体肾炎和其他相应的病理改变。具有特征性的是,免疫荧光染色可见 IgG

（有时也可见 IgM 和 IgA）及补体 C_3 呈线状沉积于肾小球及肾小管基底膜。肺活检也显示肺泡壁有 IgG 和 C_3 呈明亮线状沉积。但肺泡出血时行肺活检有一定危险性，无须都做。肾活检往往已足够用于诊断。

具有肺泡出血、肾小球肾炎及血清抗 GBM 抗体阳性这三项特征者，可确诊为 Goodpasture 综合征。由于肺出血与肾炎往往不同时出现，给诊断造成一定困难。凡具有原因不明的咯血症状，胸部 X 线检查有两肺浸润，短期内出现缺铁性贫血者，若尿检查异常，肾功能呈进行性减退，应高度疑及本病。血清抗 GBM 抗体阳性或肾活检见 IgG 沿肾小球基底膜呈线性沉积者，可以确诊。

如上一章所述，肺泡出血合并肾炎可见于多种疾病。本病应与以下疾病相鉴别：①系统性红斑狼疮（SLE）合并弥漫性肺泡出血，好发于青年女性，较本病多见，常有多器官损害。血清抗 GBM 抗体阴性，而抗核抗体、抗双链 DNA 抗体及抗 Sm 抗体阳性。肾组织活检可见狼疮性肾炎及 IgG 免疫复合物呈粗糙颗粒状沉积（"满堂亮"）。SLE 诊断困难不大，以上几点有助于与 Goodpasture 综合征鉴别。②显微镜下多血管炎，属系统性血管炎。临床常有发热、肌肉关节痛。可发生肺泡出血及肺部多发性浸润、肾脏损害甚至肾功能衰竭。常伴有末梢神经炎。血清抗中性白细胞胞质抗体（p-ANCA）阳性，抗 GBM 抗体阴性。肾、肺活检可见典型的小血管炎改变。③韦格纳肉芽肿，早期即可有血痰及尿检异常，易与 Goodpasture 综合征相混淆，但肺部浸润病灶常有液化坏死、空洞形成倾向。约 3/4 病例鼻咽部受累，表现为化脓性鼻窦炎及鼻、上腭、眼眶骨质破坏等改变。肺、肾病理学主要显示灶性坏死性血管炎及灶性坏死性肾小球肾炎，免疫荧光染色无 IgG 及 C_3 沉积。血清抗 GBM 抗体阴性，c-ANCA 试验阳性，可资与 Goodpasture 综合征鉴别。④特发性肺含铁血黄素沉着症，好发于儿童，无性别差异，反复咯血为其特点，一般不累及肾。$20\%\sim25\%$ 患者伴有杵状指（趾）和肝、脾大。病程长，进展缓慢，预后相对较好。血抗 GBM 抗体阴性。肾或肺活检肾小球和肺泡壁基底膜正常，无抗 GBM 抗体呈线样沉积等 Goodpasture 综合征的特点。此外，还应除外因二尖瓣狭窄等心脏病变所致继发性肺含铁血黄素沉着症。

本病治疗的关键在于早期确诊和及时清除循环抗体，减少其生成，削弱其对肺、肾等脏器的破坏作用。起始治疗时若血肌酐已明显升高，或有少尿或肾活检新月型改变占 50% 以上，则肾功能很难明显逆转，多进展至终末期肾功能衰竭。早期治疗生存率可显著提高，可采用以下治疗措施：①糖皮质激素联合免疫抑制药，能有效抑制抗 GBM 抗体的形成，迅速减轻肺泡出血和控制威胁生命的急性大咯血。常用甲泼尼龙冲击治疗，每日 1.0g 静脉滴注，连续 3d。病情较轻者也可口服泼尼松，1mg/（kg·d）。同时应用免疫抑制药环磷酰胺或硫唑嘌呤。多数学者认为环磷酰胺略优于硫唑嘌呤。剂量为 $1\sim2mg/$（kg·d）。治疗期间保持此剂量，只在出现并发症如白细胞降低时减量。病情控制并稳定 3 个月后可停用免疫抑制药。糖皮质激素应用数周后可减至维持量 $5\sim15mg/d$。如病情持续好转，血清抗 GBM 抗体消失，$3\sim6$ 个月后可停用糖皮质激素。如 2 个月内血清抗体持续存在，有可能早期复发肺泡出血。复发的危险因素有呼吸道感染、液体超负荷和吸烟等。缓解后的后期复发多由于抗体重新合成所致。②血浆置换疗法，能迅速去除循环抗 GBM 抗体，改善肾功能，对肺出血合并感染而不宜用大剂量糖皮质激素者，更适合采用。每次置换血浆 $2\sim4L$，隔日 1 次，维持 $2\sim4$ 周。也可每 3d 1 次，持续 30d 左右，直至临床好转、抗 GBM 抗体消失。血浆置换应联合免疫抑制药和中等剂量糖皮质激素，以便同时清除抗体和抑制抗体形成。对急进性患者，如在发生少尿之前、血肌酐低于 $353.6\mu mol/L$（4mg/dl）时进行血浆置换，疗效明显。对于糖皮质激素冲击治疗未能满意控制肺出血的患者，血浆置换可缓解出血，肾功能改善与否则取决于肾损害的可逆程度。③免疫吸附疗法，用葡萄球菌蛋白 A 免疫吸附柱吸附血清所含 IgG 自身抗体，并可部分清除 IgA 和 IgM。此法具有高度选择性和特异性，清除率高，对血浆成分包括凝血因子影响轻微，不需补充外源性血浆，有利于防止过敏反应和疾病传播（血浆置换需补充新鲜冰冻血浆或白蛋白）。国内外报道免疫吸附疗法控制肺泡出血疗效好。疗程随病情而定。有学者用 10 次为一疗程，共再生血浆 $30\sim60L$。④肾脏替代治疗，对进入终末期肾疾病的患者，需进行长期血液透析或腹膜透析治疗。病情稳定和循环抗 GBM 抗体持续阴转后，经一阶段血液透析可考虑肾移植。在循环抗体仍高时行肾移植术，移植肾可再发生抗基底膜性肾炎。⑤其他治疗，大咯血时除糖皮质激素冲击疗法和血浆置换外，为防止窒息必要时可行气管插管、抽吸血液及机械通气治疗。合并感染时给予适当抗感染治疗。注意纠正贫血,必要时输血。

在血液透析等现代治疗之前,本病的预后很差,病死率高达90%。中位生存期不足4个月。现在联合应用血浆置换、糖皮质激素冲击治疗和免疫抑制药,预后明显改善,病死率已降至20%以下。

极少数病例症状轻微,治疗后可完全缓解。多数患者病情进展迅速,肾功能进行性恶化,因此治疗时机对预后影响极大。早期治疗可防止不可逆性肾功能损害,提高缓解率和治愈率。死亡原因主要为大咯血、窒息、肾功能衰竭、呼吸衰竭和继发感染。

(崔德健)

■ 参考文献

[1] Lazor R, Bigay-Game L, Cottin V, et al. Alveolar hemorrhage in anti-basement membrane antibody disease: a series of 28 cases. Medicine (Baltimore), 2007, 86(3): 181-193

[2] 解放军肾脏病研究所学术委员会. 长期接触金属粉尘和汽油后并发肺出血和急进性肾炎. 肾脏病与透析肾移植杂志, 2006, 15(4): 390-394

[3] Shah MK, Hugghins SY. Characteristics and outcome of patients with Goodpasture's syndrome. South Med J, 2002, 95(1): 1411-1418

[4] 吴茉莫, 靳建军, 孙培宗. Goodpasture 综合征 1 例并文献复习. 医药论坛杂志, 2005, 26(1): 66-67

[5] 张晓, 万洪强, 张华善, 等. 肺出血肾炎综合征的临床与影像学表现. 实用医学影像杂志, 2003, 4(4): 192-193

[6] Sirvent AE, Enriquez R, Andrada E, et al. Goodpasture's syndrome in a patient using cocaine-a case report and review of the literature. Clin Nephrol, 2007, 68(3): 182-185

[7] Jara LJ, Vera Lastra O, Calleja MC. pulmonary renal vasculitic disorders: differential diagnosis and management. Curr Rheumatol, 2003, 5(2): 107-115

[8] Fishman AP, edi. Fishman's pulmonary diseases and disorders. 3 ed. New York: McGraw-Hill, 1988: 1

[9] 蔡柏蔷, 李龙芸. 协和呼吸病学. 第1版. 北京: 中国协和医科大学出版社, 2005: 1215-1226

第 30 章

结 节 病

【流行病学】

结节病发生于世界各国,发病率因地域、人种及环境不同,差异较大,欧洲发病率最高,非洲及亚洲则较低,波动于(1~50)/10 万之间。黑人多于白人,美国白人发病率 10.9/10 万,而美国的黑人发病率高达 35.5/10 万。寒冷地区发病率高,如日本的寒、温、亚热带地区发病率之比是 4:2:1。近年来日本和我国的发病人数明显增多,自 1982 年中华结核和呼吸杂志编委会综合报道北京地区 129 例后,2001 年文献报道累计超过 3 000 例。结节病可发生于任何年龄,文献报道多见于青、中年,女性多于男性。在日本和斯堪的纳维亚的结节病人,≥50 岁的女性是发病的第二高峰。卫生部北京医院(以下简称北京医院)经病理确诊的胸内结节病 121 例中,男性 37 例、女性 84 例。按确诊时统计,15 岁及 17 岁各 1 例。21~35 岁 24 例、36~49 岁 48 例、50~59 岁 27 例、60~70 岁 16 例、71~75 岁 4 例。35 岁以下青年占 21.5%、36~59 岁中年占 62%。

【病因】

结节病的病因迄今未明。目前认为遗传、感染、化学因素、环境及职业、自身免疫反应等均可能为本病的潜在病因,但缺乏确切证据说明它们与结节病发病有直接关系;其中遗传因素的客观证据较多;结节病的易感性及临床表现、自然病程、严重程度和预后,与人类白细胞组织相容性抗原(HLA)的不同等位基因具有相关性。如急性起病伴结节性红斑及关节炎者,HLA_{B8} 出现频率高,结节病性眼葡萄膜炎患者的 HLA_{B27} 检出率较其他葡萄膜炎高。英国报道 10% 结节病人有家族遗传史,62 例患者中,含 5 对双胞胎(4 对为单卵孪生)。北京医院诊治过 6 例有血缘关系的结节病人(同胞兄妹及同胞姐妹各 2 例、母女 2 例)。该 6 例发病前 5 年

内均分居两地,可排除环境职业因素。他们的 HLA 检测结果:仅姐妹两人均被检出 HLA_{A11},余 4 例的 HLA 型分散无规律。结节病发病的种族差异和家族聚集现象均提示结节病的遗传倾向。但国内外有关报道差异较大,缺乏显著一致性。可能与 HLA 表型不同、易感基因呈多态性分布有关。总之,遗传因素在结节病发病中的作用,仍存在争议。

【病理组织学改变】

结节病的基本病理改变是由类上皮细胞、巨噬细胞、散在的多核巨细胞(郎汉斯细胞及异物巨细胞)和淋巴细胞组成的境界清楚,无干酪样坏死的肉芽肿。有时巨细胞内可见两种包涵体(星形体和舒曼体)。早期病变,结节形态结构单一、大小一致且分布均匀。晚期病变可见结节互相融合,并见纤维化及玻璃样变性。病理诊断采用除外性诊断方法,需排除一切与结节病相似的肉芽肿性疾病,如结核、非典型分枝杆菌病、真菌感染、布氏杆菌病及铍病等疾病。结合临床特点,方能作出结节病诊断。病理标本应常规进行抗酸染色及免疫组化检查。

【免疫学改变与发病机制】

因结节病病因未明,很难用精辟简练的文字,阐明该病的发病机制。多数学者认为,当未知抗原进入人体后,被肺泡巨噬细胞(AM)吞噬,由抗原递呈细胞的溶酶体在细胞膜递呈抗原并持续存在,使细胞内代谢增强,产生一系列活性介质,如白介素(IL)-12、IL-1.2、干扰素-r(IFN-r)、氧自由基及花生四烯酸代谢产物等,参与细胞的激活和趋化。活化的 T 淋巴细胞(TLC)释放细胞因子如单核细胞趋化因子(MCF)和单核细胞移动抑制因子(MIF)等,使周围血液中的 T 抑制细胞(T_s)相对占优势,而 T 辅助细胞(T_h)相对减少。在 BALF 中 T_h 增

多，Ts细胞相对减少，这代表病变部位的 Th 细胞增多而 Ts 细胞减少。TLC、AM 和单核细胞等炎症细胞在肺内的聚集浸润，形成了结节病早期的肺泡炎阶段。T 细胞和巨噬细胞、肥大细胞和自然杀伤细胞等通过释放细胞因子、化学趋化、黏附分子和生长因子形成复杂的炎症反应。募集在炎症部位的单核细胞，分泌多种细胞因子，如 IL-1.2、TNFa 及 IFNr 等参与激活、趋化自身和 TLC 并转化为类上皮细胞、多核巨细胞和郎汉斯巨细胞、构成无干酪坏死性肉芽肿。由上皮细胞、多核巨细胞和巨噬细胞产生的 ACE 抑制巨噬细胞移行，亦促使肉芽肿形成。结节病患者的 AM 释放 IFNr 和 IL-1，产生纤维连接蛋白及分泌纤维母细胞生长因子。IFNr 和 IL-1 及纤维母细胞生长因子促使成纤维细胞在肺部聚集和增殖；纤维连接蛋白吸收大量纤维母细胞并和细胞外基层黏附。与此同时，周围的炎症细胞和免疫效应细胞进一步减少以致消失；胶原蛋白和基质蛋白产生，最终纤维母细胞慢性收缩，破坏了肺的正常结构使肺泡变形。这种肺实质细胞的修复反应，导致纤维化及瘢痕组织形成。

【临床表现】

结节病的全身症状无特异性，15%～60%的患者无症状，常在胸部 X 线检查时偶被发现双侧肺门淋巴结肿大而就医。自觉症状和体征取决于病变累及的脏器和部位，表现多种多样。北欧的斯堪的纳维亚、瑞典、爱尔兰及波多黎各的女性常以急性发病，病程在 2 年以内者称亚急性，约半数以上患者属此型。病程 2 年以上者称慢性型，此型常伴不同程度的肺纤维化。我国的结节病以慢性及隐匿性起病为多，症状轻微者多见，急性起病者少见。

（一）结节病对各脏器的受侵率

结节病是多系统肉芽肿性疾病，人体的任何器官、任何部位均可受累。由于受地区、人种不同、疾病自然发展过程的个体差异以及研究者搜集病例的专业、时间、调查方式和研究深度不同等因素的影响，文献对各器官受侵率的报道差异较大。如欧洲一组眼科医师报道眼结节病占结节病患者的 9%；另一组眼科医师将某医院各科住院患者进行眼科检查并结膜活检，确诊眼受侵率高达 54.1%。综合 1994－1999 年 WASOG 汇总的文献报道，受侵率最高的是肺门及纵隔淋巴结，依次是肺、眼、皮肤、肝、脾、表浅淋巴结、唾液腺、肾、神经系统、心脏、骨关节及骨骼肌、消化道、内分泌器官及生殖器。一组尸解报告对主要器官受侵率可作参考。详见表 30-1。

表 30-1　尸解发现结节病器官受累的百分率

报告作者	Branson& Park	Roberts et al	Williams &JonesWilliams	Iwai et al	Perry &Vuttch	ccco*
尸解例数受侵百分率(%)	117[a]	38[b]	30	320[c]	38[d]	31
肺	77.0	80.0	93.0	84.3(男) 82.2(女)	92	96.6
淋巴结	77.7	100	95.2		95	100(26)
肝	66.5	77	59.1	37.2(男) 45.4(女)	66	80
脾	49.5	74	57.9	36.2(男) 41.2(女)	44	93(14)
心	19.6	(100)	26.6	66.6(男) 68.3(女)	76	48

注：(1)＊美国俄亥俄州的 Cuyahoga 郡的尸解办公室；

(2)(a) 8 个组联合报告；(b)尸解前已知心肌结节病；(c)日本病例；(d)尸解前已知结节病例占 45%；

(3)( )中的数字是通过显微镜检查过的；

(引自 Sarcoidosis Vasculitis and diffuse Lung Diseases. 1998,15：44-51)

(二)胸内结节病

1. 症状

(1)全身症状 Tanoue；LT 等报道,患者就诊时主诉疲劳、体重减轻各占 20%～30%、低热 15%～22%、盗汗 15%、眼症状 10%～20%、皮肤病变 10%～28%、关节症状 5%～17%、神经系统症状 2%～5%及心脏症状 1%～5%。北京医院曾见 2 例Ⅱ期肺结节病,主诉高热(39.2～39.4℃)住院。

(2)呼吸道症状:20%～40%患者有刺激性咳嗽或少量白痰、少数患者轻度胸痛、喘息及活动后呼吸困难。胸部影像改变显著而无症状或症状轻微者门诊屡见不鲜。国外一组报道 433 例肺结节病患者中,25 例咯血,占 6%;其中 19 例轻度咯血、4 例中度咯血、2 例大量咯血。咯血患者常合并曲霉菌感染、支气管扩张或肺囊肿。不足 5%患者单侧或双侧胸腔积液,包括胸膜增厚在内的胸膜受累占 3%～20%。国内报道 14 例胸腔积液均为渗出液。

(3)典型的 Löfgren 综合征:双侧对称性肺门淋巴结肿大,呈马铃薯状,常伴皮肤结节性红斑、发热及关节肿痛。可伴眼葡萄膜炎或虹膜炎,常为急性发病。此类患者 60%～80%在 2 年内自愈,预后良好。见图 30-1。

(4)肺外脏器受累表现:常见者为眼部症状、皮肤结节性红斑、皮下结节、表浅淋巴结肿大、肝脾大等,肿大的纵隔淋巴结压迫食管时可出现吞咽困难。肺外结节病的临床表现与受累器官的关系详见表 30-2。

2. 体征

(1)胸部阳性体征:多数患者无阳性发现。两肺弥漫性纤维化时可听到爆裂音,约占 20%。胸内淋巴结显著肿大时可出现压迫肺血管的征象,如肺动脉及肺静脉高压、左无名静脉受压时可致左侧胸腔积液。如心脏受累,可出现心动过速、心律不齐、传导阻滞、心包积液、心力衰竭等。

(2)胸外阳性体征:约 1/4 患者体重减轻、结节性红斑占 16.3%。有些表现皮肤丘疹、冻疮样皮损及皮下结节。表浅淋巴结肿大均为孤立不融合、活动无压痛。杵状指(趾)罕见。约 1/4 患者肝脾大。

3. 肺功能检查 肺功能检查在辅助结节病的诊断、病程的动态观察、使用皮质激素的适应证、疗效判断、剂量调整及预后评估等诸方面均有重要价值,是诊治结节病不可缺少的检查。早期患者因支气管、细支气管和血管周围肉芽肿对气道和肺泡的影响,可出现阻塞性通气障碍或小气道功能障碍。严重的肺泡炎可出现弥散量(DLco)下降。肺纤维化常出现以限制为主的混合性通气功能障碍。特征性改变是肺活量(VC)、肺总量(TLC)和 DLco 下降。低氧血症和肺泡-动脉氧压差增加仅见于严重的肺纤维化。

肺功能异常与 X 线影像的范围与严重程度常呈一定相关性,但并非完全一致,可结合临床相互弥补。若多次 DLco 下降且呈进行性恶化的肺外结节病,虽 X 线影像无异常,仍应警惕早期肺泡炎的可能性。

4. 旧结核菌素(OT 1:2 000)及结核杆菌纯化蛋白(PPD5U)皮内试验 结节病活动期常为阴性或弱阳性。

5. BALF 细胞成分的改变 结节病患者的BALF 中淋巴细胞显著增多(正常人＜10%)、巨噬细胞增多(正常人 90%)、T 淋巴细胞增多(正常人占淋巴细胞的 47%)可高达 80%。CD_4/CD_8 比值增加(正常人与周围血象相同,为 0.7～2.1)。

6. 实验室检查

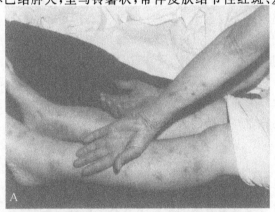

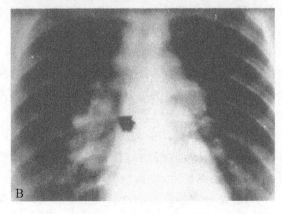

图 30-1 Löfgren 综合征
女性,30 岁。A. 双上下肢结节性红斑。B. 胸部正位片示双侧较对称的肺门淋巴结肿大。箭头所指显示肿大淋巴结与肺门之间有清晰的空隙。该患者结膜活检确诊结节病

表 30-2 结节病临床表现与受累器官的关系

受累器官	临床表现
上呼吸道	呼吸困难、鼻黏膜充血及息肉致鼻塞不通气、喉肉芽肿、炎症致声音嘶哑
皮肤	丘疹、斑疹、皮下结节、狼疮样皮损
眼	畏光、视物模糊、眼痛、低视力、泪腺肿大(考虑裂隙灯显微镜检查)
关节及骨骼肌	结节病风湿病表现:多关节炎、单关节炎、肌病
神经系统	颅神经麻痹、常见面瘫、感觉异常、癫痫、脑病、颅内占位病灶(考虑做 MRI)
心脏	晕厥、呼吸困难、传导阻滞、心衰、心律不齐、心脏填塞、猝死(考虑做 EKG 及 UCG)
消化系统	吞咽困难、腹痛、黄疸、肝脾肿大及肝功能异常
血液系统	淋巴结肿大、脾功能亢进(血小板减少、白细胞减少、贫血)
肾脏	肾功能异常、肾衰、肾结石
内分泌代谢	尿崩症、高钙血症、高尿钙症、附睾炎

(1)血液学改变:周围血中淋巴细胞显著下降是活动期结节病的特征之一。约 50%患者血常规正常、CD$_8$增高、CD$_4$／CD$_8$下降。Sweden 报道 181 例结节病患者血常规结果:淋巴细胞减少占 60%、白细胞总数下降占 40%、血红素降低占 30%、单核细胞增多占 10%、血小板减少占 10%,骨髓活检上皮细胞肉芽肿占 0.3%~2.2%。

(2)SACE 活性测定:活动期结节病患者的 SACE 活性增高,其特异性 90.5%,敏感性 57%~75%,因其他疾病(如粟粒结核、铍肺、淋巴瘤、戈谢病及甲亢等)也可表现 SACE 增高,故不能单凭 SACE 增高作为诊断结节病的指标。非活动期结节病患者的 SACE 可在正常范围,故 SACE 不高,不能作为排除结节病的指标。北京医院曾测定 4 例结节病胸腔积液的 ACE 活性,2/4 例 SACE 和胸腔积液 ACE 均升高,而胸腔积液 ACE 明显高于同一日测定的 SACE。

(3)血钙和尿钙测定:钙代谢紊乱是肾结节病常见特征之一。主要表现高钙血症、高尿钙症、泌尿系结石和高钙性肾病。文献报道结节病并高钙血症占 10%~20%。因血钙增高致肾小球滤液中钙浓度增加、甲状旁腺因高血钙的抑制使分泌减少,致肾小管对钙重吸收减少,尿钙排泄增加,故高尿钙症发生率为高钙血症的 3 倍。国内报道结节病并高钙血症占 2%~10%。北京医院对结节病患者 98 例,1 个月内测血钙 2 次,血钙增高者仅占 4%。

(4)其他实验室检查:①血沉增快占 30%~40%,可能与贫血或血清球蛋白增高有关;②高 r 球蛋白血症占 25%;③急性期 IgM 和 IgA 升高;④慢性期 IgG 升高。少数患者血清溶菌酶、β$_2$微球蛋白及 C-反应蛋白增高、类风湿因子阳性。血浆总胆固醇及高密度脂蛋白降低,这类改变在诊断中无确定性意义。肝损害可出现肝功能异常、骨破坏者可出现碱性磷酸酶增高。

【影像学改变及分期】

(一)X 线胸片

X 线胸片异常,常是结节病的首要发现和就诊主要原因,主要表现如下。

1. 肺门及纵隔淋巴结肿大 两侧肺门淋巴结对称性肿大是该病主要特征。典型者呈马铃薯状,边缘清楚、密度均匀,占 75%~90%。单侧肺门淋巴结肿大仅占 1%~3%,常以此与结核和淋巴瘤鉴别。在 Kirks 报道的 150 例结节病患者中,两侧肺门淋巴结肿大(BHL)、BHL 伴一侧气管旁淋巴结肿大及 BHL 伴两侧气管旁淋巴结肿大各占 30%。后纵隔淋巴结肿大占 2%~20%。仅有气管旁或主动脉窗淋巴结肿大无 BHL 者少见。

2. 肺内病变

(1)网结节型:多数结节伴有网影,称网结节影,占 75%~90%;结节 1~5mm;<2mm 结节聚合一起常呈磨玻璃影。结节大多两侧对称,可分布在各肺野,以上中野居多。结节沿支气管血管束分布,为该病的特征之一。

(2)肺泡型(又称腺泡型):典型者两侧多发性,边缘模糊不规则致密影 1~10cm 大,以肺中野及周边部多见;2/3 患者以网结节及肺泡型共存,此型占 10%~20%。

(3)大结节型:0.5~5cm 大,有融合倾向见图 30-2 结节内可见支气管空气征,占 2%~4%;结节可伴纵隔淋巴结肿大,少数结节可形成空洞。

(4)肺部浸润阴影呈小片状或融合成大片实变影占 25%~60%,由于肉芽肿聚集,亦可致叶间裂胸膜增厚。

(5)两肺间质纤维化:结节病晚期两肺纤维化、肺大疱、蜂窝肺、囊性支气管扩张并可伴一般细菌或真菌感染,最终导致肺心病。

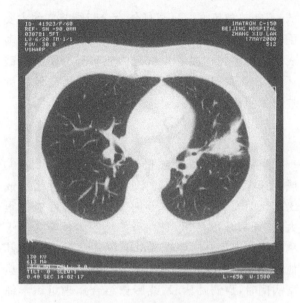

图 30-2 大结节型肺结节病

女性,60岁,健康查体胸片左肺团块影,胸部 CT 左肺上叶舌段大结节 3.5cm×2.1cm,与一小结节融合,周围有毛刺,肺门及纵隔各区无肿大淋巴结,疑诊肺癌,开胸活检,病理诊断结节病

3. 气道病变 结节病可侵犯气管、支气管和细支气管。肉芽肿阻塞支气管致阻塞性肺炎及肺不张、以中叶不张多见。大气道狭窄占 5%。纤维支气管镜发现气道内肉芽肿约占 60%。

4. 胸膜病变 国外一组 3 146 例结节病资料中,胸腔积液发生率 2.4%,约 1/3 为双侧;多数是少量胸腔积液,右侧(49%)多于左侧(28%),多数在 6 个月内吸收。20% 残留胸膜肥厚。自发气胸常因肺纤维化、肺大疱破裂所致,占 2%～3%。

5. 结节病性心脏病致心影增大者＜5%

(二)胸部 CT 和高分辨薄层胸部 CT(HRCT)

CT 平扫,以淋巴结短径＞1cm 为淋巴结肿大的标准。CT 可提高纵隔内淋巴结肿大的检出率,如主动脉旁(6 区)、隆突下(7 区)和食管旁(8 区)的肿大淋巴结在胸片未能检出者,CT 可以检出。CT 和胸片对肿大淋巴结的检出率各为 78.1% 和 65.6%。胸部 HRCT 对肺磨玻璃影、微结节、特别是间质病变的检出率比胸片明显提高。对疾病动态观察、疗效估价有重要意义。

(三)胸外影像学阳性改变

累及骨骼占 1%～13%,主要表现为:①伴有骨小梁吸收的弥漫性骨髓浸润,形成圆形或卵圆形骨质疏松区;②骨骼孔状病变;③骨皮质隧道状病变,形成囊肿状或骨折,多累及肋骨。

(四)结节病分期

目前,ATS/ERS/WASOG 均采用如下分期方法,即以 X 线胸片为依据,将结节病分为五期。

0 期:X 线胸片正常。

Ⅰ期:双侧肺门、纵隔或气管旁淋巴结肿大,肺野无异常,见图 30-3。

Ⅱ期:双侧肺门、纵隔或气管旁淋巴结肿大伴肺内病变。见图 30-4。

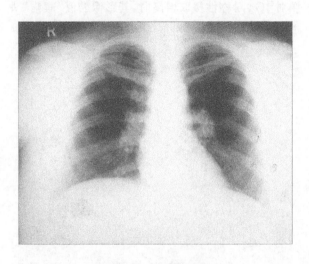

图 30-3 Ⅰ期肺结节病

女性,36 岁。双侧肺门淋巴结对称性肿大。不伴肺内病变。右侧颈前斜角肌脂肪垫淋巴结活检确诊结节病

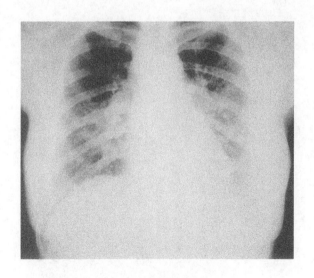

图 30-4 Ⅱ期肺结节病

女性,41 岁。双侧肺门淋巴结对称性肿大。两肺较密集的微结节,中下野多见。经纤支镜支气管内膜活检确诊结节病

Ⅲ期：仅有肺内病变，不伴胸内淋巴结肿大。见图30-5。

Ⅳ期：双肺纤维化。见图30-6。

我国1993年曾制定结节病分期为0期、Ⅰ期、Ⅱ~A期、Ⅱ~B期和Ⅲ期，其中Ⅱ~A期相当于上述Ⅱ期、Ⅱ~B期相当于上述Ⅲ期、Ⅲ期相当于上属Ⅳ期。

（五）放射性核素[67]Ga显像

结节病患者肺门"入"影像征占72%，腮腺和泪腺对[67]Ga对称性摄取增高时，其影像酷似"熊猫"头形，称"熊猫"征，占79%。其特异性及敏感性均较低，不能单独依靠[67]Ga显像作为诊断结节病的主要手段。典型"入"征或"熊猫"征，可认为结节病活动表现。肉芽肿性血管炎引起的血管局部闭锁或破坏，可在核素扫描时表现为灌注缺损，但在X线胸片常无阳性表现。

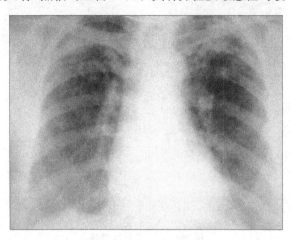

图30-5　Ⅲ期肺结节病
女性，38岁。两肺大小不等结节影，不伴肺门纵隔淋巴结肿大。颈部淋巴结及皮下结节活检病理诊断结节病

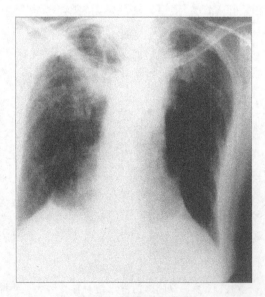

图30-6　Ⅳ期肺结节病
女性，54岁。患结节病14年，两肺容积减小，双肺纤维化。以限制为主的通气功能障碍、TLC占预计值61%，DL_{CO} 64%。Kveim皮试阳性

【诊断与鉴别诊断】

（一）诊断

当临床及X线征象符合结节病，OT 1:2 000或PPD5U皮试阴性或弱阳性、SACE活性增高或BALF中$CD_4/CD_8 \geqslant 3.5$时，结节病的可能性很大，应积极争取活组织检查；如组织学证实为非干酪坏死性肉芽肿病变或Kveim皮试阳性，可排除其他肉芽肿性疾病，结节病诊断可以确立。遇到不典型病例时，强调临床、X线影像结合病理组织学综合判断；必要时需进行两个以上部位的组织活检确定。

1. **活体组织学检查**　是确诊结节病的必要手段。选择适宜的活检部位是获得阳性结果的关键。常采用的部位及其阳性率和注意事项参考表30-3。

2. **Kveim-Siltzbach皮肤试验**　以往，对于找不到可供活检病损部位的疑似结节病患者，该试验提供了确诊结节病的重要措施。当前诊断手段有较大进展，如FOB和TBLB方便易行，并可将BAL、FOB及TBLB一次完成。鉴于很难获得制作Kveim抗原的标本、且皮试需4~6周时间方能完成，目前，很少采用Kveim皮试方法。

（二）结节病活动性的判断指标

1. 症状加重，如发热、新近出现的肺外受累表现，如眼葡萄膜炎、结节性红斑、关节痛、肝脾大、心脏及神经系统受累表现等。

2. SACE增高或伴血沉及免疫球蛋白增高。

3. BALF中淋巴细胞20%以上或$CD_4/CD_8 \geqslant 3.5$。

4. 胸部影像病变增加或[67]Ga显示"入"征或"熊猫"征。

5. 高血/尿钙症。

6. 肺功能TLC及DLco进行性下降。

（三）鉴别诊断

结节病需与多种疾病鉴别，Ⅰ期需与淋巴结核、淋巴瘤、中心型肺癌和肺门淋巴结转移癌鉴别。Ⅱ期应与肺结核、肺真菌感染及尘肺鉴别。Ⅲ期需与过敏性肺炎、感染性间质肺炎及嗜酸细胞肺浸润等鉴别。Ⅳ期需与其他原因致肺纤维化鉴别。

1. **肺门淋巴结核及肺结核**　肺门淋巴结核常

表 30-3　选择性活检部位及其阳性率

活检部位	阳性率(%)	注意事项
皮肤黏膜	30～90	高出皮表,不规则斑丘疹或皮下、黏膜结节阳性率高。结节性红斑常为脂膜炎改变,不宜选择
表浅淋巴结	65～81	
颈前斜角肌脂肪垫淋巴结	40～86	如标本仅有脂肪垫,不含淋巴结,则无意义
眼睑、结膜、泪腺	21～75	
唾液腺	40～58	"熊猫"征者阳性率高
经纤支镜内膜活检(FOB)	19～68	镜下见黏膜充血,有结节处阳性率高
经纤支镜肺活检(TBLB)	40～97	阳性率与活检块数成正比
胸腔镜	90 以上	切口小,并发症小于开胸活检
电视辅助下纵隔镜肺或淋巴结		
CT 引导下经皮肺活检	90 以上	
开胸肺或淋巴结活检	95 以上	
经皮肝穿刺	54～70	
经皮肾穿刺	15～40	

为单侧或不对称性两侧肺门淋巴结肿大见图 30-7。原发型肺结核儿童及青少年多见。67%的成年肺结核在胸片上可见陈旧结核灶。Ⅱ期结节病如两肺密集小结节影,需与粟粒结核鉴别。见图 30-8。活动性肺结核伴发热盗汗等中毒症状、血沉快、OT 或 PPD 皮试阳性。病理组织学可见新旧不一、形态多样的干酪样坏死性肉芽肿、抗酸染色可找到抗酸杆菌。胸部增强 CT 时,肿大淋巴结出现环形强化(CT 值 101～157HU)、中心密度减低(CT 值 40～50HU)时,提示淋巴结坏死液化,支持结核。

反之,淋巴结均匀强化,则支持结节病诊断。由于增殖性结核与结节病的病理组织学极为相似,同一张病理切片在某医院病理诊断"结核",而另一医院的病理诊断是结节病,此情况并非罕见。遇此现象时需临床、放射与病理多科室讨论,综合判断。

据文献报道,结节病合并结核占 2%～5%,日本 1983 年全国普查中发现,Ⅰ～Ⅲ期结节病并陈旧结核占 2%,Ⅳ期合并浸润型肺结核占 2.4%。中国为结核病发病率较高的国家,应给予足够重视。

2. 淋巴瘤　常为两侧不对称性肺门淋巴结肿大呈波浪状,反复高热、全身淋巴结肿大及肝脾大。

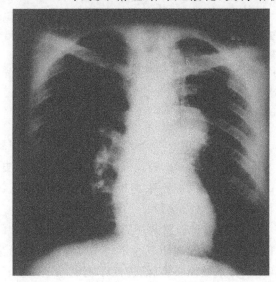

图 30-7　左侧肺门淋巴结核

男性,16 岁。低热 37.6℃,胸片左侧肺门淋巴结肿大。血沉 78mm/1h,OT 试验 1:2 000 强阳性。颈部淋巴结活检病理诊断结核,抗酸染色找到抗酸杆菌

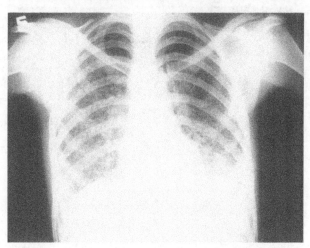

图 30-8　两侧肺门淋巴结不对称肿大,伴两肺粟粒结节

女性,26 岁。因刺激性干咳两周,拍胸片诊断粟粒性肺结核,OT 试验 1:2 000 阳性,直至 1:100 阴性,血沉 21mm/1h,SACE 68U,纤维支气管镜下支气管黏膜充血,有结节,活检诊断结节病

病程进展快、预后差。骨髓活检可见 Read-stenberg 细胞,淋巴结活检可确诊,见图 30-9。

3. 肺癌 中心型肺癌常见于 40 岁以上中老年,单侧肺门影肿大呈肿块状,同侧肺野可见原发病灶,痰、纤支镜刷片或活检找到癌细胞可确诊。见图 30-10。肺泡型结节病的影像学酷似肺泡癌,需依靠活检病理确诊,见图 30-11。肺外癌瘤经淋巴管转移至肺门或纵隔的转移性肺癌,常为单侧或不对称性双侧肺门影增大伴有肺外肿瘤的相应表现,病情发展快,应寻找可疑病灶,争取活检病理确诊。

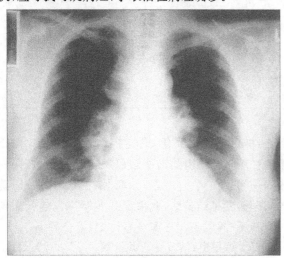

图 30-9 Hodgkin's 淋巴瘤

男性,52 岁。不规则高热 20d,双侧肺门淋巴结肿大,右侧肺内有浸润,骨髓活检找到 Reed-stenberg 细胞。SACE 正常。淋巴结活检确诊淋巴瘤

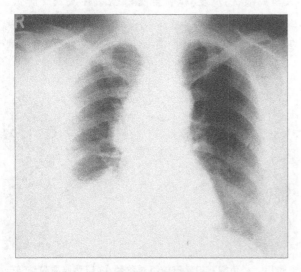

图 30-10 小细胞肺癌

男性,54 岁。因咯血、胸痛 1 周,拍胸片右侧肺门肿大。同侧有胸腔积液,心缘旁可见一肿块影,部分被胸腔积液掩盖,痰及胸腔积液中均找到癌细胞

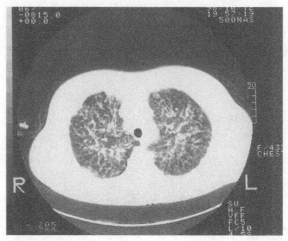

A

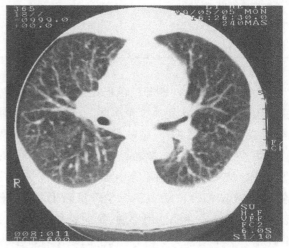

B

图 30-11 肺泡型结节病

A. 女性,51 岁。因活动后呼吸困难,拍胸片两肺浸润影及小结节影,胸部 CT 见片状浸润影与结节互相融合,某肿瘤医院诊断肺泡癌,肺活检确诊结节病。B. 同 1 病例口服泼尼松 40mg/d×2 个月,病变吸收,逐渐递减剂量。治疗后 7 个月复查 CT 两肺病灶明显吸收。右肺门淋巴结略肿大

4. 肺真菌感染 以组织胞浆菌病常见,X 线胸片与 Ⅱ 期结节病相似,有鸟禽、畜类排泄物接触史,SACE 不增高、组织胞浆菌抗原阳性或痰培养、组织活检找到真菌可确诊。

5. 尘肺 X 线胸片两肺小结节伴不对称肺门淋巴结肿大,与 Ⅱ 期结节病相似。前者有长期粉尘接触史、长期咳嗽咳痰、渐进性呼吸困难,后期肺门淋巴结呈蛋壳样钙化,见图 30-12。

6. 铍肺 X 线胸片两肺境界不清的结节影伴不对称性肺门淋巴结肿大、病理改变与结节病相似,但从铍接触职业史、铍皮肤贴布试验阳性可与

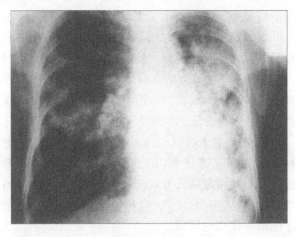

图 30-12 尘肺

男性,58 岁。接触粉尘 32 年。两肺小结节,两侧肺门不对称性淋巴结肿大。右侧肺门淋巴结呈典型的蛋壳样钙化。

结节病鉴别。

7. 肺组织细胞增多症 X 线片改变与Ⅳ期结节病相似,呈蜂窝状及弥漫性结节,如以囊状改变为主,则更像前者。SACE 不高,组织活检可与结节病鉴别。

8. Wegener 肉芽肿 该病非两侧对称性肺门淋巴结肿大、病情发展快、死亡率高、为多系统化脓性病变,抗中性粒细胞胞质抗体(ANCA)阳性,组织学改变为坏死性肉芽肿与多发性血管炎改变。

9. 淋巴瘤样肉芽肿 该病可侵犯肺、皮肤、中枢神经系统和肾,无肺门淋巴结肿大,病理特征为血管壁淋巴网织细胞和嗜酸细胞浸润,不是结节性肉芽肿。

10. 变应性血管炎性肉芽肿 主要为肺浸润,偶有非对称性肺门淋巴结肿大。临床特征为哮喘、过敏体质、周围血液及病变部位嗜酸细胞显著增多,组织学改变为肉芽肿性血管炎及广泛凝固性坏死。

11. 支气管中心性肉芽肿 该病的胸片仅有肺内浸润及结节、无肺门淋巴结肿大。临床表现为发热、哮喘及较重的咳嗽咳痰、周围血液及病变部位嗜酸细胞增多,组织学改变除肉芽肿结节外,有广泛凝固性坏死。

12. 特发性肺间质纤维化 该病无肺门淋巴结肿大病史,突出表现为进行性呼吸困难及低氧血症。杵状指(趾)阳性、两肺可闻及爆裂音、SACE 不增高、应用排除诊断法,排除已知原因引起的肺纤维化,肺组织活检可确诊。

13. 结缔组织病致肺部纤维化 从临床病史

及免疫学检查,如抗免疫球蛋白抗体滴度升高、类风湿因子阳性、抗 DNA 抗体阳性、抗双链 DNA 和抗 Sm 核抗原抗体增高或找到 LE 细胞等有助于鉴别诊断。

14. 莱姆病 该病和结节病均可出现结节性红斑、表浅淋巴结肿大、眼葡萄膜炎、多关节炎、脑及周围神经病变、束支传导阻滞及心包炎,且结节病患者血清抗布氏疏螺旋体抗体可呈阳性,需要鉴别。莱姆病无肺门淋巴结肿大及肺浸润,SACE 不高,根据流行病学及病原学不难鉴别。

【治疗】

结节病的病因未明,缺乏根治性特效治疗方法。自 1952 年应用皮质激素治疗结节病已 50 余年;多数学者认为,皮质激素仍是治疗结节病的首选药物,用药后可在短期内减轻症状、改善肺功能及 X 线影像病变;但迄今无确凿证据,证明皮质激素一定能够改变结节病的自然病程并预防肺纤维化及提高患者生存时间。相反,英国胸科协会(BTS)报道,皮质激素治疗无症状的肺结节病患者 185 例 10 年追随结果:胸片持续异常者多于非皮质激素治疗组、停药后复发率高于非皮质激素治疗组。鉴于皮质激素的副作用明显,故对结节病治疗适应证一直存在争议。近年来 BTS 及美国的多篇文献显示,对无症状的肺结节病(包括Ⅱ期及Ⅲ期),暂不给予皮质激素治疗而严密观察,其中不少患者,病情可能自愈,避免了皮质激素的不良反应。

(一)皮质激素

1. 适应证 胸内结节病。

(1)Ⅰ期(包括 Löfgren 综合征):无需皮质激素治疗,可给予非类固醇抗炎药及对症治疗。需观察症状、胸部 X 线、肺功能、SACE 及血/尿钙测定等。1~3 个月追随 1 次,至少观察 6 个月。

(2)无症状的Ⅱ期及Ⅲ期:暂不给予治疗,先观察 2~4 周,如病情稳定,继续观察。如出现症状并持续或胸部 X 线征象加重或肺功能 VC 及 DLco 下降超过 15%,应开始皮质激素治疗。

(3)Ⅳ期伴活动性证据者,可试用皮质激素。

(4)肺结节病伴肺外脏器损害,属多脏器结节病,应给予皮质激素治疗。

2. 皮质激素的剂量、用法及疗程 一般首选短效泼尼松。Gianfranco Rizzato 报道 702 例肺结节病泼尼松治疗并追随 16 年结果显示:开始剂量 40mg/d 足够,显著疗效出现在第 2~3 个月,如治疗 3 个月无效,提示该患者对皮质激素无反应;即使加大剂量或延长治疗时间亦无作用。当出现显著疗效后,应逐渐递减剂量。递减至 10mg/d 时,维持 6 个月以上者,复发率明显减低。减药剂量过快、疗程不足 1 年者,复发率 36.6%。一般主张开始剂量 20～40mg/d[或 0.5mg/(kg·d)]持续 1 个月后评估疗效,如效果不明显,原剂量继续 2～3 个月。如疗效显著,逐渐递减剂量,开始每 2 周减 5mg/d,减至 15mg/d 时,持续 2～3 个月后每 2 周减 2.5mg/d,直至 10mg/d 时,维持 3～6 个月;亦可采用隔日 1 次日平均剂量。为避免复发,建议总疗程 18 个月,不少于 1 年。停药后或减少剂量后复发病例,应加大剂量至少是开始时的每日剂量。待病情明显好转后再递减剂量,递减速度应更缓慢。严重的心或脑结节病,开始剂量宜增至 60～80mg/d。

3. 皮质激素吸入治疗 丹麦学者 Nils Milman 选择 Ⅰ～Ⅲ 期患者,设安慰剂双盲随机对照,治疗组吸入布地奈德 1.2～2.0mg/d 连续 6～12 个月后评估疗效;结果两组的症状、胸片、肺功能及生化指标均无显著性差异。但治疗组的肺容量明显增加。另一组的 Ⅱ～Ⅲ 期患者分成两组,试验组口服泼尼松 10mg/d 加吸入布地奈德 1.2～2.0mg/d 持续 6 个月;对照组单服泼尼松 10mg/d,结果两组无显著性差异。ERS/ARS/BTS 均认为吸入皮质激素不能作为结节病的常规治疗。可考虑在泼尼松维持最小剂量时,改用吸入治疗。也可考虑用于有呼吸道症状而不宜口服皮质激素治疗者。

4. 皮质激素的副作用 常见的是医源性肾上腺皮质功能亢进现象,如血压增高、水钠潴留、肥胖、低钾、血糖增高及骨质疏松等,应在治疗前开始监测体重、血压、电解质、血糖及骨密度等,直至治疗结束并作相应处理。

(二)其他免疫抑制药

甲氨蝶呤、羟氯喹、硫唑嘌呤、苯丁酸氮芥、环磷酰胺、环孢素 A 及沙利度胺等均可用于结节病,但不作为首选药。国外文献报道,当皮质激素治疗有效,但因某种原因不能继续治疗时,可选用以上药物和小剂量皮质激素联合治疗或皮质激素无效时试用该类药物。适应证及剂量请参考表 30-4。

对确诊 5 年内的结节病,治疗方案见图 30-13。对慢性结节病的治疗策略见图 30-14。

表 30-4 非皮质激素类治疗结节病药物的适应证、剂量及毒副作用

药物名称	适应证	剂量	常见毒副作用	监测内容
羟氯喹	急慢性	200～400mg/d	视网膜损害,胃肠道反应,皮疹	眼科检查,6～12 个月 1 次
氯喹	急慢性	250～500mg/d	以上副作用较重	眼科检查
甲氨蝶呤	慢性、难治性	10～15mg/周	胃肠道反应,肝损害,骨髓抑制	血常规、肝肾功 1～3 个月 1 次
硫唑嘌呤	慢性、难治性	50～200mg/d	肝功异常,感染骨髓抑制	血常规、肝功 1～3 个月 1 次
吗替麦考酚酯(my-cophenolate)	慢性、难治性	500～3 000mg/d	恶心、腹泻,骨髓抑制,感染	血常规,肝功 1～3 个月 1 次
环磷酰胺	难治性	50 0～2 000mg/2～4 周	骨髓抑制,感染,出血性膀胱炎,致癌	治疗前后血常规、肾功、尿常规 1 个月 1 次。必要时膀胱镜检查
沙利度胺(thalido-mide)	慢性,难治性	50～200mg/每晚一次	致畸、嗜睡、便秘、末梢神经炎	妊娠试验每月 1 次
米诺环素(minocy-cline)	急慢性	100～200mg/d	恶心、贫血、皮疹	
英利西单抗(inflix-imab)	慢性难治性	开始 2 周 3～5mg/kg,以后 1～2 个月 3～5mg/kg	感染,过敏反应,致畸	治疗前 PPD 皮试治疗期间观察有无血管渗漏

引自 Robert P. Baughman, Ulrich Costable, Treatment of Sarcoidosis. CLin chest med 29(2008),540

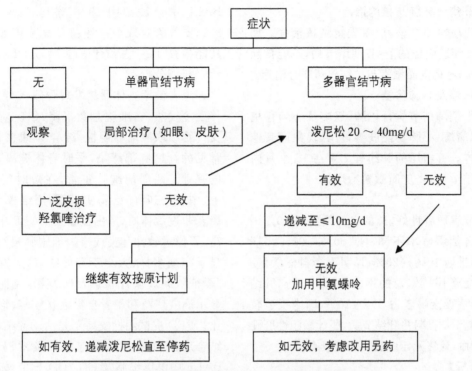

图 30-13　急性单器官(神经或心)及多器官结节病的治疗

引自 Robert P,Baughman,Ulrich Costabel,Treatment of Sarcoidosis. Clin chest med 29(2008),535

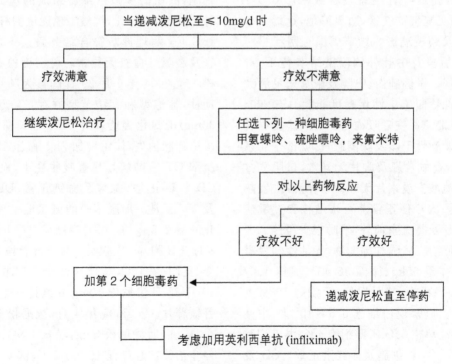

图 30-14　慢性结节病的治疗策略

引自 Robert P,Baughman,Ulrich Costabel,Treatment of Sarcoidosis. Clin Chest med 29(2008),536

(三)高钙血症的治疗

血钙增高可用阿仑膦酸钠 10mg/d,早餐前半小时口服,并大量饮水。防止日晒,限制钙和维生素 D 摄入。禁服噻嗪类利尿药。血钙浓度超过 3.7mmol/L(15mg/dl)并伴高钙血症状时,可用帕米二膦酸钠 15mg 稀释于不含钙离子的生理盐水

125ml 中,2h 内滴完,同时监测血钙,调整剂量。

(四)结节病合并肺结核的治疗

确诊为活动性肺结核,应首先抗结核治疗。如为皮质激素治疗适应证的Ⅱ~Ⅳ期结节病,不能排除合并肺结核时,考虑皮质激素与抗结核药联合治疗。

(五)肺移植及心肺移植

有报道Ⅳ期肺结节病行单肺、双肺及心肺移植后,患者症状缓解,心肺功能改善,排异现象同其他器官移植一样。移植后的肺约有 2/3 在 15 个月内出现复发性结节病,需皮质激素治疗。

【预后】

多数结节病预后良好,总的自然缓解率 60%~70%。各期自然缓解率不同,Ⅰ期 60%~90%,Ⅱ期 40%~70%,Ⅲ期 10%~20%;Ⅳ期不会自然缓解。病死率各家报道不一致,总的死亡率 1%~6%,肺结节病中,死于呼吸衰竭者占 5%~10%,国内报道较少。北京医院 1 例Ⅳ期并肝结节病,胆汁淤积性肝硬化,消化道出血,最终死于多脏器功能衰竭。

【案例分析】

患者女性,64 岁,北京人,打字员。查体发现胸部 X 线正位片右侧中野大结节影。胸部 CT 双肺容积正常、右肺下叶背段斑块状致密影 3.0~3.6cm 大,内可见充气支气管,边界清楚,远端多个结节呈肿块状及磨玻璃影。结节周围有网状"晕"征。右肺上叶后段及中叶外侧段微结节各 1 个。气管支气管通畅。两侧肺门、纵隔及腋窝未见肿大的淋巴结。影像诊断感染性疾病可能大。于 2004 年 6 月 20 日住北京医院呼吸内科。追问病史患者在 2 周前曾因刺激性干咳及胸闷憋气,就诊于北京医院内科门诊,查血常规及胸片无异常,口服复方甘草口服液及盐酸安溴索片无效。不伴发冷、发热及咳痰。食、睡、大小便正常。否认结核和过敏病史。除口服钙片及降血脂药外,平时很少服药。无烟酒嗜好,未饲养禽鸟、猫狗等宠物,无油漆和发霉物质接触史。体重 55kg、体温 36.4℃、血压 130/80mmHg、呼吸平稳、一般状况好、无病容、全身查体无阳性所见。血常规白细胞 3.5×10^9/L、中性 70%、淋巴 10%、单核 8%、嗜酸细胞 4%,淋巴细胞绝对值 3.5×10^9/L、红细胞及血红素正常。CD_4 及 CD_8 正常范围、血沉 46mm/1h、血清 IgM564mg/dl(正常 46~304mg)、血糖、血钙、尿钙、肝肾功能、C-反应蛋白及肿瘤标记物测定均在正常范围,SACE68U(正常 33±10),PPD5U 皮内试验阴性。纤维支气管镜下显示双侧支气管通畅、黏膜光滑无充血和结节。分泌物不多。支气管黏膜活检阴性。BALF 中巨噬细胞 69%、淋巴 31%、CD_4/CD_8 = 3.1,支气管吸取液一般菌及真菌培养均阴性。肺功能检查 TLC 占预计值的 74%,DL_{CO}65%。

病例分析:

患者健康查体偶然发现胸部 X 线影像异常,不伴发冷发热、白细胞总数下降、C-反应蛋白正常及支气管吸取液培养阴性,结合 X 线影像特征,不像常见的社区肺部感染,平时身体健康,无真菌感染的基础。两周前胸片正常,在短时间内出现右肺上、中、下三叶广泛病变,不能用结核和肿瘤解释。患者非过敏体质,周围血象及 BALF 中嗜酸细胞不高,不像过敏性肺炎或嗜酸细胞肺浸润。X 线影像显示病变多样、大小不等的结节,周围伴有网影呈"晕征"、磨玻璃片状影及实变影,见图 30-15A、B,显示病变广泛和患者自觉症状较轻、形成鲜明的对比。PPD 皮试阴性支持不是活动性结核;另一方面结合周围血象中白细胞总数及淋巴细胞偏低而 BALF 中淋巴细胞及 CD_4/CD_8 比值增高,有可能是反映了结节病免疫学的特征,故疑诊结节病。在 CT 引导下经皮肺穿刺,病理组织学改变为类上皮细胞,散在的多核巨细胞组成的境界清楚的肉芽肿,无干酪样坏死,抗酸染色无抗酸杆菌。见图 30-15E、F。病理诊断符合结节病。补充眼科常规检查及裂隙灯检查无异常。骨密度检查轻度骨质疏松。于 2004 年 6 月 29 日确诊为肺结节病Ⅲ期活动性,肺泡型和大结节型并存。给予醋酸泼尼松 30mg/d、氯化钾缓释片 0.5g/d 口服 1 个月后,呼吸道症状消失、体重增加 2kg、血压 150/90mmHg、胸部 CT 右肺病灶显著吸收变小,血沉及血常规、CD_4/CD_8 正常、血糖及血钙正常、DL_{CO}80%、TLC 及 VC 正常。加服苯磺酸氨氯地平片 5mg/d 及骨化三醇 2.5μg/d。每月递减泼尼松 5mg/d,2004 年 8 月 3 日胸部 CT 仅见右肺下叶背段残留索条状阴影,见图 30-15C,其他病灶全部吸收。自 2004 年 10 月 28 日泼尼松 10mg/d 维持 6 个月,停服氯化钾缓释片。至 2005 年 4 月,泼尼松 5mg/d 维持 3 个月。以后泼尼松 5mg,隔日 1 次,维持 3 个月后停止治疗。总疗程 16 个月。胸部 CT 仅见右肺下叶细索条影。血常规、生化及肺功能正常。骨密度测定同治疗前结果。停止治疗后 2 个月,体重及血压逐渐恢复正常。2008 年 9 月 5 日随诊无异常发现,胸片仅见右肺下野纹理增粗,见图 30-15D。

(缪竞智)

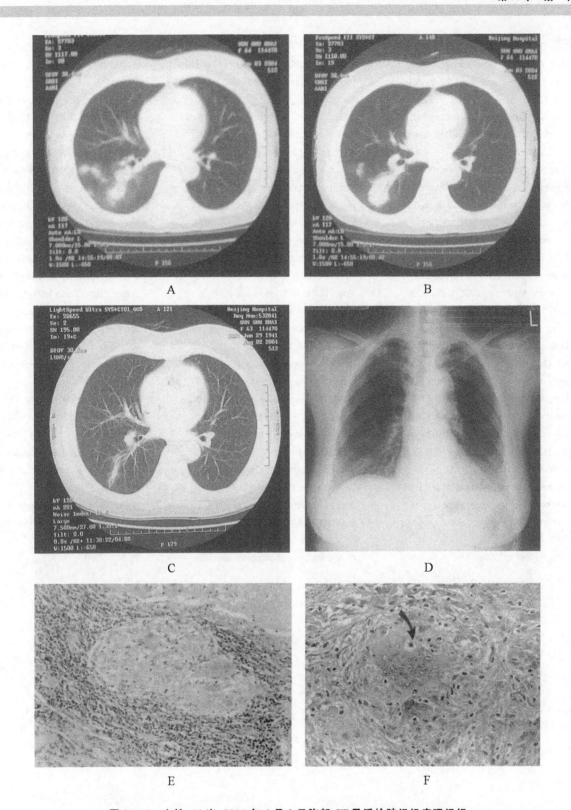

图 30-15　女性,64 岁,2004 年 6 月 3 日胸部 CT 及活检肺组织病理组织

A. 右肺下叶背段斑块致密影 3.0cm×3.6cm,远端多个结节,周围网状呈"晕"征。B. 同一 CTF 层面,斑块致密影内可见充气的支气管,边界清楚。C. 口服醋酸泼尼松 30mg/d×8 周后胸部 CT 示右肺下叶病变大部吸收。D. 停止皮质激素治疗后,观察 3 年,胸片接近正常未复发。E. 切片中可见肺支气管边缘由类上皮细胞、多核巨细胞、淋巴细胞构成的境界清楚的肉芽肿,无干酪样坏死,HE 200×。F. 同一病例的治疗前病理组织切片中箭头所示为巨细胞内的星形小体

■ 参考文献

[1] Marc A,Judson,The diagnosis of sarcoidosis. Clin chest med, 2008, 29：415-427

[2] Robert P,Baughman, Ulrich Costabel, Treatment of Sarcoidosis. Clin chest med,2008,29：533-548

[3] Marc A, Judson, Sarcoidosis；Clinical presentation, diagnosis, and approach to treatment. January 2008,335：26-33

[4] Shin-ichi Nureki,Eishi Miyazaki,Masaru Ando, et al. Circulating Levels of both Th$_1$ and Th$_2$ chemokines are elevated in patients with Sarcoidosis. Respiratory medicine, 2008, 102：239-247

[5] Om P, Sharma, Hidenobu shigemitsu, Diagnosis and treatment of Sarcoidosis. California, California Thoracic Society medical section of the American Lung Association,2008,1-12

[6] Robina K. Coker, Guidelines for the use of corticosteroids in the treatment of pulmonary Sarcoidosis. Drugs, 2007,67(8)：1139-1147

[7] Surinder K Jindal,Practical issues and challenges in the diagnosis and treatment of pulmonary sarcoidosis. Drugs, 2007,67(1)：1-9

[8] Om P, Sharma, Atlas of Sarcoidosis (pathogenesis, diagnosis, and clinical features). Los Angeles, CA, USA. Springer-Verlag London Limited, 2005,1-117

[9] Pietinalho A,Tukiainen P,Haohtela T, et al. Early treatment of stage II Sarcoidosis improves 5-years pulmonary function. Chest,2002,121(1)：3-5

[10] Rybicki BA, Maliarik MJ, Poiisson LM, et al. Sarcoidosis and granuloma genes；A family-based study in African-Americans. Eur Respir J, 2004, 24：251-257

[11] Sato T, Tsuru T, Hagiwara K, et al. Sarcoidosis with acute recurrent polyarthritis and hypercalcemia. Intern Med,2006,45(6)：363-368

[12] Utz JP,Limper AH,Kalras, et al. Etanercept for the treatment of stage II and III Progressive pulmonary sarcoidosis. Chest,2003,124(1)：177-183

[13] Nobata K,Kasai T,Fujimura M, et al. Pulmonary sarcoidosis with usual interstitial pneumonia distributed predominantly in the Lower Lung fields. Intern Med,2006,45(6)：359-362

[14] D. Gupta,R. Agarwal,A. N. Aggarwal, et al. Molecular evidence for the role of mycobacteria in sarcoidosis；A meta-analysis. Eur Respir J, 2007, 30：508-516

[15] 缪竞智,潘纪戊,马正中.结节病.北京：科学技术文献出版社,2003：1-318

[16] 缪竞智,杜迪军,曾平.皮质激素治疗结节病的疗效及预后的影响.中华结核和呼吸杂志,2003,26(1)：14-17

[17] Petienalho A, Tuklainen P, Haohetela T, et al. Oral prednisonolone followed by inhaled budesonide in newly diagnosed pulmonary sarcoidosis；a double-blind, placebo-controlled multicenter study. Chest, 1999：116-424

[18] Gianfranco Rizzato, Wasog general secretary. The golden book-Sarcoidosis vasealitis and diffuse Lung diseases. Mattioli, Casa Editrice Mattioli, 2000；1-215

[19] Gianfranco Rizzato,Lidia Montemurro, Paola Colombo, The late fllow-up of chronic sarcoid patients previously treated with corticosteroids. Sarcoidosis Vasculitis and diffuse Lung diseases, 1998, 15：52-58

[20] Soskel N, sherma O, Pleural involvement in Sarcoidosis. Curr Opin Pulmon Med,2000,6：455-569

第31章

肺泡蛋白沉着症

肺泡蛋白沉着症（pulmonary alveolar proteinosis，PAP）是一种以肺泡内有不可溶性磷脂蛋白样物质沉积为特点的弥漫性肺部疾病，原因至今未明。其临床症状主要表现为气短、咳嗽和咳痰。胸部X线呈双肺弥漫性肺部浸润阴影。病理学检查以肺泡内充满有过碘酸雪夫（PAS）染色阳性的磷脂蛋白样物质为特征。该病由Rosen于1958年首次报道。肺泡蛋白沉着症可分为原发性或特发性（iPAP，约占90％）、继发性（sPAP，＜10％）和先天性（cPAP，2％）。

【发病机制】

肺泡蛋白沉着症的发病机制尚不完全清楚，电镜观察发现肺泡蛋白样沉积物和全肺灌洗物在结构上与由Ⅱ型肺泡上皮细胞分泌的含有层状体的肺泡表面活性物质（SF）非常相似，提示肺泡蛋白沉积物可能与肺泡表面活性物质代谢障碍有关。目前，大多数证据表明肺泡蛋白沉积物是由于肺泡表面活性物质清除障碍所致，而不是产生过多。正常情况下肺泡表面活性物质的产生与清除是一个复杂的动态过程，肺泡Ⅱ型上皮细胞不仅合成和分泌肺泡表面活性物质，而且还与肺泡巨噬细胞一道参与肺泡表面活性物质的清除。当某些因素导致肺泡巨噬细胞和肺泡Ⅱ型细胞功能发生改变，肺泡表面活性物质的清除能力降低，从而引发了表面活性物质在肺泡内的沉积。

1. **特发性PAP** iPAP患者体内存在粒细胞巨噬细胞集落刺激因子（GM-CSF）中和抗体，导致维持肺泡巨噬细胞功能的GM-CSF不足，肺泡巨噬细胞功能出现障碍，不能有效清除肺泡表面活性物质。

1994年Dranoff等发现在去除GM-CSF基因的小鼠肺泡有蛋白样物质沉积，其病理表现与人类PAP相似。之后有许多学者对此进行了研究。目前已证实：GM-CSF基因敲除小鼠肺泡巨噬细胞功能存在缺陷，表现在：细胞直径变大、吞噬功能降低、表面活性物质代谢能力降低、细胞表面的整合素、Toll样受体-2、Toll样受体-4和黏附分子的表达降低、细胞因子（IFN-r、PGE2、TNF-a、IL-6、IL-18、白三烯-C、白三烯-D、白三烯-E4）产生下降。给GM-CSF基因敲除小鼠吸入GM-CSF可以逆转肺部PAP病变，提示GM-CSF在PAP发病机制中起重要作用。

在人类，GM-CSF与iPAP之间的关系也已被许多研究所证实。1996年Seymour及其同事首先报道了用GM-CSF成功治疗iPAP的案例，并发现iPAP患者的疗效与给予GM-CSF的剂量存在着一定相关性，提示iPAP患者体内存在着相对GM-CSF不足。通过进一步的研究，Kitamura及其同事发现，在11名iPAP患者的支气管肺泡灌洗液（BALF）和5名患者的血清中存在抗GM-CSF的IgG型中和抗体，但是在继发性PAP、健康对照者以及其他肺部疾病的血清和BALF中均未发现GM-CSF抗体的存在。随后克利夫兰临床医院进行了系列研究，在40例iPAP患者的BALF和血清中均检测到抗GM-CSF中和性抗体存在，其中血清最低滴度为1:400，最高滴度为1:25 600。而正常健康者中最高滴度仅为1:10，当血清滴度的cutoff值为1:400时，对iPAP的敏感性是100％，特异性为100％，20例BALF标本中均存在抗GM-CSF抗体，并且滴度均≥1:100，而正常健康者和其他肺部疾病者均未检测到此抗体，这提示iPAP患者出现的相对GM-CSF不足是由于体内中和抗体的存在。

2. **先天性PAP** 肺泡表面活性物质相关蛋白B（SP-B）基因突变已被证实与先天性肺泡蛋白沉着症（cPAP）有关，目前，已经证实SP-B基因至少存在 2 个突变位点,一个是第 121 位碱基 C 被三个碱基 GAA 所替代,另一个是第 122 位点上缺失了一个碱基 T,两种基因突变均可导致肺泡表面活性物质中 SP-B 缺失,但先天性肺泡蛋白沉着症的临床表现差异很大,提示可能还有其他位点或新的 SP 基因突变参与。另外 GM-CSF/IL-3/IL-5 受体 βc 链缺陷,导致 GM-CSF 不能与其受体结合也是先天性 PAP 的原因之一。

3. 继发性 PAP　某些感染、理化因素和矿物粉尘吸入,如马利兰、苯丁酸氮芥、矽尘和铝尘等可能与肺泡蛋白沉着症有关,另外有些疾病特别是血液系统恶性肿瘤,如髓白血病、淋巴瘤、Fanconi 氏贫血以及 IgG 型免疫球蛋白病等也可发生肺泡蛋白沉着症。其发病机制目前尚不完全清楚,可能与上述状态下,导致肺泡巨噬细胞功能受损有关。

总之,肺泡蛋白沉着症的发病机制目前尚不完全清楚,上述任何一种病因均不能完全解释所有病例,需要今后进一步研究。

【病理表现】

1. 肉眼观察　肺大部呈实变,胸膜下可见弥漫性黄色或灰黄色小结节或小斑块,结节直径由数毫米到 2cm 不等,切面可见黏稠黄色液体流出。如不合并感染,胸膜表面光滑。

2. 光镜检查　肺泡及细支气管腔内充满无形态的、过碘酸雪夫(PAS)染色阳性的富磷脂物质。肺泡间隔正常或肺泡隔数目增多,但间隔内无明显的纤维化。肺泡腔内除偶尔发现巨噬细胞外无炎症表现(图 31-1)。

3. 电镜检查　肺泡腔内碎片中存在着大量的层状结构,由盘绕的三层磷脂构成,其结构类似肺

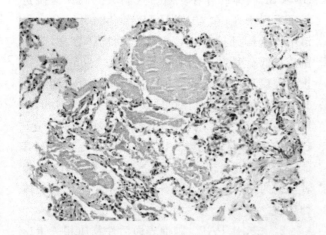

图 31-1　肺泡及细支气管腔内充满无形态的 PAS 染色阳性物质

泡表面活性物质。

【临床表现】

本病发病率约为 0.37/10 万,患病率约为 3.7/100万。男性多于女性,男女比约 2.5:1,任何年龄均可发病,但 30～50 岁的中年人常见,平均 40 岁,约占病例数的 80%。3/4 的患者有吸烟史。

本病的临床表现差异很大,有的可无任何临床症状,仅在体检时发现,此类约占 1/3;约有 1/5 的病人则以继发性肺部感染症状为首发表现,有咳嗽、发热、胸部不适等;另有约 1/2 的病人隐匿起病,表现为咳嗽、呼吸困难、乏力,少数病例可有低热和咯血,呼吸道症状与肺部病变受累范围有一定关系。体格检查一般无特殊阳性发现,肺底有时可闻及少量捻发音,虽然呼吸道症状与肺部病变受累范围有关,但临床体征与胸部 X 线表现不平衡是本病的特征之一。重症患者可出现发绀、杵状指和视网膜斑点状出血。极少数病例可合并肺心病。

肺泡蛋白沉着症患者合并机会感染的概率较大,为 15% 左右,除了常见的致病菌外,一些特殊的病原菌如奴卡菌属、真菌、组织胞浆菌、分枝杆菌及巨细胞病毒等较为常见。

【X 线表现】

常规的胸部 X 线片表现为双肺弥漫性细小的羽毛状或结节状浸润影,边界模糊,并可见支气管充气症。这些病变往往以肺门区密度较高,外周密度较低,酷似心源性肺水肿。病变一般不发生钙化,也不伴有胸膜病变或肺门及纵隔淋巴结肿大。

胸部 CT 检查,尤其高分辨 CT(HRCT)可呈磨玻璃状和(或)网状及斑片状阴影,可为对称或不对称性,有时可见支气管充气症。病变与周围肺组织间常有明显的界限且边界不规则,形成较特征性的"地图样"改变。病变部位的小叶内间隔和小叶间间隔常有增厚,表现为多角形态,称为"疯狂的堆砌"(Crazy-paving)(图 31-2)。

【实验室检查】

1. 血常规　多数患者血红蛋白正常,仅少数轻度增高,白细胞一般正常。血沉正常。

2. 血生化检查　多数患者的血清乳酸脱氢酶(LDH)明显升高,而其特异性同工酶无明显异常。一般认为血清 LDH 升高与病变程度及活动性有关,其升高的机制可能与肺泡巨噬细胞和肺泡 II 型上皮细胞死亡的增多有关。少数患者还可有球蛋白的增高,但无特异性。近年来,有学者发现肺泡蛋白沉着症患者血清中肺泡表面活性物质相关蛋

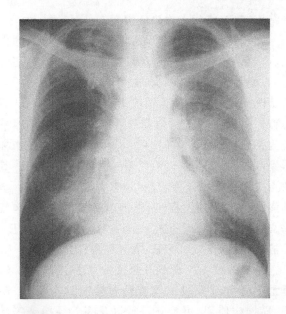

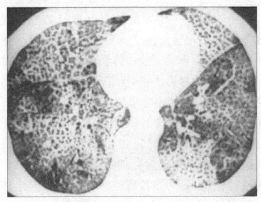

图 31-2 肺泡蛋白沉积症患者的胸片和胸部 CT

白 A(SP-A)和肺泡表面活性物质相关蛋白 D(SP-D)较正常人明显升高,但 SP-A 在特发性肺纤维化(IPF)、肺炎、肺结核和泛细支气管炎患者也有不同程度地升高,而 SP-D 仅在 IPF、PAP 和结缔组织并发的肺间质纤维化(CTD-ILD)患者中明显升高,因此,对不能进行支气管镜检查的患者,行血清 SP-A 和 SP-D 检查可有一定的诊断和鉴别诊断意义。

3.痰检查 虽然早在 20 世纪 60 年代,就有学者发现 PAP 患者痰中 PAS 染色阳性,但由于其他肺部疾病(如慢性支气管炎、支气管扩张、肺炎)和肺癌患者的痰液也可出现阳性,加之 PAP 患者咳痰很少,故痰的检查在 PAP 患者的使用受到很大限制。近年来,有学者报道,在 PAP 患者痰中 SP-A 浓度较对照组高出约 400 倍,此对照组疾病包括慢性支气管炎、支气管哮喘、肺气肿、IPF、肺炎和肺癌患者,提示痰 SP-A 检查在肺部鉴别诊断中有一定意义,但需进一步研究证实。

4.GM-CSF 抗体检测 特发性 PAP 患者血清和 BALF 中均可检测到抗 GM-CSF 抗体,而在先天性 PAP、继发性 PAP 以及其他肺疾病中无此抗体存在,因此,对临床诊断有实用价值,但目前尚无商品化的试剂盒。

5.支气管肺泡灌洗液检查 典型的支气管肺泡灌洗液呈牛奶状或泥浆样。肺泡蛋白沉积物的可溶性很低,一般放置 20min 左右,即可出现沉淀。支气管肺泡灌洗液的细胞分类对 PAP 诊断无帮助。BALF 中可以以巨噬细胞为主,也可以淋巴细胞为主,CD_4/CD_8 比值可以增高也可降低。BALF 的生化检查如 SP-A、SP-D 可明显升高。将 BALF 加福尔马林离心沉淀后,用石蜡包埋,进行病理切片检查,可见独特的组织学变化:在弥漫性的嗜酸颗粒的背景中,可见大的、无细胞结构的嗜酸性小体;PAS 染色阳性,而奥星蓝(Alcian blue)染色及黏蛋白卡红染色阴性。

6.肺功能 可呈轻度的限制性通气功能障碍,表现为肺活量和功能残气量的降低,但肺弥散功能降低最为显著,可能是由于肺泡腔内充满蛋白样物质有关。动脉血气分析示动脉血氧分压和氧饱和度降低,动脉 CO_2 也因代偿性过度通气而降低。Martin 等报道 PAP 患者吸入纯氧时测得的肺内分流可高达 20%,较其他弥漫性肺间质纤维化病人的 8.9%明显升高。

7.经纤支镜肺活检和开胸肺活检 病理检查可发现肺泡腔内有大量无定型呈颗粒状的嗜酸性物质沉积,PAS 染色阳性,奥星蓝染色及黏蛋白卡红染色阴性。肺泡间隔可见轻度反应性增厚和肺泡 II 型上皮细胞的反应型增生。但由于经纤支镜肺活检的组织较小,病理阴性并不能完全排除该病。

【诊断】

由于肺泡蛋白沉着症患者的症状不典型,故诊断主要依据胸部 X 线检查和支气管肺泡灌洗或经纤支镜肺活检。PAP 的胸部 X 线表现需与肺水肿、肺炎、肺霉菌病、结节病、结缔组织疾病相关的间质性肺病、硅沉着病、肺孢子菌肺炎及特发性肺纤维化等相鉴别。支气管肺泡灌洗和经纤支镜肺活检是目前诊断 PAP 的主要手段。如支气管肺泡灌洗液外观浑浊,呈灰黄色,静置后可分层,则提示有 PAP 可能。光镜下若见到大量无定型、嗜酸性碎片,PAS 染色阳性,而奥星蓝染色及黏蛋白卡红染色阴性,则可明确诊断。经纤支镜肺活检组织若见到典型病理表现也可明确诊断。血清和 BALF 中抗 GM-CSF 抗体检查对 iPAP 有诊断价值。

【治疗】

由于部分肺泡蛋白沉着症患者的肺部浸润可以自行缓解，因此，对于症状轻微或无临床症状的患者，可以不马上进行治疗，适当观察一段时间，当病人症状明显加重或病人不能维持正常活动时，可以考虑进行治疗。

1. 药物治疗　对于症状轻微或生理功能损害较轻的患者，可以考虑使用溶解黏液的气雾剂或口服碘化钾治疗，但效果均不可靠。有人曾试用胰蛋白酶雾化吸入，虽然可使部分病人症状有所改善，但体外试验发现胰蛋白酶并不能消化肺泡蛋白沉着症患者的肺泡内沉积物，加之胰蛋白酶雾化吸入疗程长，可引起支气管痉挛、发热、胸痛、支气管炎等副作用，因而逐渐被临床放弃。糖皮质激素对肺泡蛋白沉着症无治疗作用，而且由于本病容易合并感染，糖皮质激素的使用可能会促进继发感染，所以临床上不提倡使用糖皮质激素。

2. 全肺灌洗　全肺灌洗是治疗肺泡蛋白沉着症最为有效的方法。虽然到目前为止尚无随机对照研究，但有足够的证据表明全肺灌洗可以改善病人的症状、运动耐受能力、提高动脉血氧分压、降低肺内分流，改善肺功能。近年来还有学者证实全肺灌洗可以改善肺泡巨噬细胞功能，降低机会感染的发病率。

全肺灌洗的适应证：只要病人诊断明确，日常活动受到明显限制，均可认为具有全肺灌洗的指征。Rogers 等提出的指征是：①诊断明确；②分流率>10%；③呼吸困难等症状明显；④显著的运动后低氧血症。

全肺灌洗需在全身麻醉下进行，病人麻醉后经口插入双腔气管插管，在确定双腔管的位置正确后，分别向支气管内套囊（一般位于左主支气管内）和气管套囊充气，以确保双侧肺完全密闭，然后用 100% 的纯氧给双肺通气至少 20min，以洗出肺泡内的氮气。病人可取平卧位，也可取侧卧位。在用 100% 的纯氧给双肺通气 20min 后，在呼气末，夹闭待灌洗侧肺的呼吸通路，接通灌洗通路，以 100ml/min 左右的速度向肺内注入加温至 37℃ 的生理盐水，当肺充以相当于功能残气量（FRC）的生理盐水后，再滴入大概相当于肺总量（通常 500~1 200ml）盐水，然后吸出同量的肺灌洗液。这个过程反复进行，直至流出液完全清亮，总量一般 10~20L。灌

洗结束前，应将病人置头低脚高位进行吸引。

在进行全肺灌洗过程中应密切监测病人的血压、血氧饱和度及灌洗肺的液体平衡。一侧肺灌洗之后，是否立即行对侧肺灌洗，需取决于病人的当时情况而定。如果病人情况不允许，可于 2~3d 后再行另一侧肺灌洗。全肺灌洗的主要优点是灌洗较为彻底，患者可于灌洗后 48h 内症状和生理指标得到改善，一次灌洗后可以很长时间不再灌洗。其缺点是所需技术条件较高，具有一定的危险性。全肺灌洗的主要并发症是：①肺内分流增加，影响气体交换；②灌注的生理盐水流入对侧肺；③低血压；④液气胸；⑤支气管痉挛；⑥肺不张；⑦肺炎等。

3. 经纤维支气管镜分段支气管肺泡灌洗　经纤维支气管镜分段支气管肺泡灌洗具有安全、简便、易推广使用、可反复进行以及病人易接受等优点。我院一组对 7 例肺泡蛋白沉着症的患者进行了经纤维支气管镜分段支气管肺泡灌洗，除 1 例效果不好，改用全肺灌洗外，其余 6 例的临床症状均明显好转，劳动耐力增加，肺部浸润影明显减少，肺一氧化碳弥散量由治疗前的 54.23%±15.81% 上升到 90.70%±17.95%，动脉血氧分压由治疗前的 6.95kPa±0.98kPa 上升到 10.52kPa±0.73kPa。灌洗液一般采用无菌温生理盐水。每次灌洗时，分段灌洗一侧肺，每一肺段或亚段每次灌入温生理盐水 100~200ml，停留数秒钟后，以适当负压将液体吸出，然后反复进行 2~3 次，再进行下一肺段灌洗。全肺灌洗液总量可达 2 000~4 000ml。每次灌洗前应局部给予少量 2% 利多卡因以减轻刺激性咳嗽，吸引时可拍打肺部或鼓励患者咳嗽，以利于液体咳出。由于整个灌洗过程较长，可给予患者鼻导管吸氧。灌洗后肺部常有少量细湿啰音，第 2 天常可自动消失。必要时可适当使用口服抗生素，以预防感染。经纤维支气管镜分段支气管肺泡灌洗与全肺灌洗相比，前者对肺泡蛋白沉积物的清除不及后者，因而常需反复多次灌洗。

4. GM-CSF 疗法　到目前为止 GM-CSF 治疗 iPAP 例数最多的一组报道来源于美国克利夫兰临床医院，他们于 2004 年应用重组人 GM-CSF 对 25 例 iPAP 患者进行了治疗研究，有 21 例完成了治疗方案。结果显示：9 例（43%）无效，12 例（57%）有效。在有效组，所有患者胸片评分均有改善，肺总量（TLC）平均增加了 0.9L，一氧化碳弥散量（DLco）平均提高了 5ml/(min·mmHg)，平均肺泡-动脉氧分压差降低了 20mmHg，在 5μg/(kg·

d) 皮下注射剂量下, GM-CSF 疗法总体耐受良好, 局部红斑和硬结的发生率为 36％, 一例出现了嗜中性粒细胞减少, 但停药后嗜中性粒细胞数目恢复。没有使用 GM-CSF 出现迟发性反应报道。

综合国外现有资料, GM-CSF 治疗 iPAP 总有效率为 50％左右, 并且存在着剂量递增现象 (有些患者需要在加大剂量情况下, 才能取得临床疗效), 剂量从 $5\mu g/(kg \cdot d)$ 到 $18\mu g/(kg \cdot d)$ 不等, 疗程 3 到 12 个月。有个别报道应用 GM-CSF 吸入治疗 iPAP 的案例。

虽然 GM-CSF 治疗 iPAP 取得了一定的疗效, 但仍然有一些重要的问题, 如: GM-CSF 的合适剂量是多少? 疗程多长? GM-CSF 剂量与抗体的滴度有何相关性? 以及给予 GM-CSF 的途径等没有解决, 故这种新疗法的疗效尚需更多临床实验证实。

5. 血浆置换 血浆置换可以去除血液中各种分子, 包括抗体、冷球蛋白、免疫复合物, 因此该方法被用在自身免疫性疾病的治疗。iPAP 患者由于体内存在 GM-CSF 抗体, 理论上说, 可以进行血浆置换。目前仅有 1 例报道, iPAP 患者应用血浆置换后抗体滴度从 1：6 400 下降到 1：400, 同时伴随着胸部影像学和氧合的改善。如果今后有更多的临床病例证实该方法有效, 将为 iPAP 的治疗提供另一条途径。

6. 基因治疗 由于肺泡蛋白沉着症可能与 SP-B 基因突变、GM-CSF 表达低下以及 GM-CSF/IL-3/IL-5 受体 β 链缺陷等有关, 因而存在着基因治疗的可能性。目前已有学者将正常 SP-B 基因、GM-CSF 基因通过病毒载体转入动物体内, 并且成功表达, 今后能否用于临床治疗尚需进一步研究。

【预后】

20％～25％的肺泡蛋白沉着症患者可以自行缓解, 大部分患者需要进行治疗。肺泡灌洗使肺泡蛋白沉着症患者的预后有了明显改善。有 60％的患者经灌洗治疗后, 病情可以改善或痊愈。有少数患者尽管反复灌洗, 病情仍呈进行性发展, 最终可发展为肺间质纤维化。影响肺泡蛋白沉着症预后的另一重要因素是肺部继发感染, 由于肺泡蛋白沉着症患者肺泡巨噬细胞功能障碍、肺泡表面活性物质异常导致下呼吸道防御功能降低以及肺泡腔内蛋白样物质沉积易于细菌生长等因素共同存在, 使得肺泡蛋白沉着症患者发生肺部感染, 尤其是机会感染的概率大大增加, 是导致死亡的重要因素。

(徐作军)

■ 参考文献

[1] Rosen SH, Castleman B, Liebow AA. Pulmonary alveolar proteinosis. N Engl J Med, 1958, 258: 1123-1142

[2] Trapnell B C., Whitsett JA., and Nakata K,. Pulmonary Alveolar Proteinosis. N Engl J Med, 2003, 349: 2527-2539

[3] Dranoff G, Crawford AD, Sadelain M, et al. Involvement of granulocyte-macrophage colony-stimulating factor in pulmonary homeostasis. Science, 1994, 264: 713-716

[4] Presneill JJ, Nakata K, Inoue Y, et al. Pulmonary alveolar proteinosis. Clin Chest Med, 2004, 25: 593-613

[5] Seymour JF, Dunn AR, Vincent JM, et al. Efficacy of granulocyte-macrophage colony-stimulating factor in acquired alveolar proteinosis. N Engl J Med, 1996, 335: 1924-1925

[6] Kitamura T, Tanaka N, Watanabe J, et al. Idiopathic pulmonary alveolar proteinosis as an autoimmune disease with neutralizing antibody against granulocyte /macrophage colony-stimulating factor. J Exp Med, 1999, 190: 875-880

[7] Bonfield TL, Russell D, Burgess S, et al. Autoantibodies against granulocyte macrophage colony-stimulating factor are diagnostic for pulmonary alveolar proteinosis. Am J Respir Cell Mol Biol, 2002, 27: 481-486

[8] Venkateshiah SB, Yan TD, Bonfield TL, et al. An Open-Label Trial of Granulocyte Macrophage Colony Stimulating Factor Therapy for Moderate Symptomatic Pulmonary Alveolar Proteinosis. Chest, 2006, 130: 227-237

第32章

嗜酸性粒细胞性肺疾病

嗜酸性粒细胞性肺疾病包括多种疾病,表现为肺实质性浸润伴有组织和外周血嗜酸性粒细胞增多。可分为原因不明的嗜酸性粒细胞性肺疾病,如单纯性肺嗜酸性粒细胞浸润症(simple pulmonary eosinophilia,SPE),急性嗜酸性粒细胞性肺炎(acute eosinophilic pneumonia,AEP),慢性嗜酸性粒细胞性肺炎(chronic eosinophilic pneumonia,CEP),特发性嗜酸性粒细胞增多综合征(idiopathic hypereosinophilic syndrome,IHS),支气管中心性肉芽肿病(bronchocentric granulomatosis,BG)和嗜酸性粒细胞性血管炎(如丘-施综合征 Churg-Strauss syndrome);和原因明确的嗜酸性粒细胞性肺疾病,如过敏性支气管肺曲霉病(allergic bronchopulmonary aspergillosis,ABPA),寄生虫感染和药物过敏。嗜酸性粒细胞性肺疾病时嗜酸性粒细胞在肺部浸润,有的主要表现为气道内嗜酸性粒细胞浸润,也有些限于肺实质,还有的同时见于气道和肺实质。其诊断有赖于下面几点:①伴有外周血嗜酸性粒细胞增多的肺部浸润性病变;②开胸或经支气管肺活检证实组织中嗜酸性粒细胞增多;③支气管肺泡灌洗液嗜酸性粒细胞增加。许多其他肺部疾病也可伴有一定程度的外周血嗜酸性粒细胞增加,如支气管哮喘、球孢子菌或肺孢子菌引起的肺部感染、分枝杆菌感染、某些类型肿瘤(如非小细胞性肺癌、淋巴瘤、淋巴细胞性白血病)、胶原血管性疾病如类风湿病、韦格纳肉芽肿病、特发性肺纤维化和郎汉斯细胞组织细胞增生症等。然而这些疾病一般不能被称为嗜酸性粒细胞性肺疾病,因为它们往往不具备典型的组织嗜酸性粒细胞增多。

诊断要点:仔细询问患者的病史和进行详细的体格检查非常有价值,症状的程度和持续时间也很重要。如喘息史提示可能是丘-施综合征(变应性肉芽肿性血管炎)、ABPA 或 BG;疫区或疫水接触史应想到寄生虫感染;同时还应注意询问药物接触史。

外周血细胞分类计数对嗜酸性粒细胞性肺疾病非常重要,大多数患者外周血嗜酸性粒细胞增多,但也有少数另外,如 AEP。大便检查和血清学检查对寄生虫感染或 ABPA 有一定价值。

对于原因不明的嗜酸性粒细胞性肺疾病需做肺功能检查,有些嗜酸性粒细胞性肺疾病如 AEP、CEP 和热带肺嗜酸性粒细胞增多症表现为典型的限制性通气功能障碍,而 ABPA 和丘-施综合征则表现为阻塞性通气功能障碍。

支气管肺泡灌洗(BAL)对嗜酸性粒细胞性肺疾病的判断非常有价值,正常 BAL 液中嗜酸性粒细胞不到 1%,因为有些嗜酸性粒细胞性肺疾病外周血嗜酸性粒细胞并不多,此时 BAL 液中嗜酸性粒细胞增多可能是最早的(也有可能是惟一的)支持嗜酸性粒细胞性肺疾病的证据。

多数嗜酸性粒细胞性肺疾病表现为伴外周或组织中嗜酸性粒细胞增多,伴肺部体征或胸影学异常。常规胸片检查可以发现多种多样和无特征性的异常表现。胸部 CT 检查比普通胸片检查更具临床价值,可以表现为肺实质密度增高影。虽然 CT 检查比常规胸片检查意义更大,但在不同类型的嗜酸性粒细胞性肺疾病中它们的表现常有重叠,可能需要结合病史和其他检查综合判断。对于丘-施综合征或 BG 的诊断可能需要开胸肺活检,但是 ABLA、HIS 和药物反应或寄生虫感染多数不需要行肺活检。

第一节　原因不明的嗜酸性粒细胞性肺疾病

一、单纯性肺嗜酸性粒细胞浸润症(SPE)

吕弗琉于 1932 年首先描述本病,故又名吕弗琉综合征(Löffler's syndrome)。其特点为游走性肺部浸润伴外周血嗜酸性粒细胞计数增高,肺部症状轻微,多数仅有轻咳,病程呈自限性,常于 3～4 周内自行痊愈。

【病因】

本症很可能为肺泡的一过性变态反应,常见病因为寄生虫感染和药物反应。约有 1/3 患者未能查出病因。本病在某些地区呈季节性流行,故推测环境抗原因素在某些地区亦为可能的病因。

蛔虫感染是最常见的病因,蛔虫体多种物质有很强的抗原性。实验证明,进食蛔虫卵后,幼虫移行至肺可发生本症典型的肺部表现与嗜酸粒细胞升高。引起本病的其他寄生虫有钩虫、丝虫、绦虫、姜片虫、旋毛虫和阿米巴原虫等。药物有对氨水杨酸钠、阿司匹林、青霉素、硝基呋喃妥因、保泰松、氯磺丙脲、肼苯哒嗪、美卡拉明、磺胺药和甲氨蝶呤等。尚有吸入花粉、真菌孢子等产生本病的报道。

【病理】

病理变化主要位于肺间质、肺泡壁及终末细支气管壁,有不规则的嗜酸性粒细胞浸润灶,有时肺泡内可见成堆的嗜酸性粒细胞,极少累及血管。

【临床表现】

单纯性肺嗜酸性粒细胞浸润症轻者只有微热、疲倦及轻微干咳等,重者可发高热、阵发性咳嗽及喘气等急性症状;严重时,偶可发生呼吸衰竭。胸部听诊有湿性或干性啰音,有时叩诊可得浊音。脾可稍大。影像学上表现为 X 线胸片可见云絮状斑片影,大小、形状及位置都不恒定,呈游走样,多在 1 个月内自行消退。这种阴影往往是非节段性的,可以单发或多发,边缘模糊,常主要位于周围肺野。高分辨率 CT 显示为磨玻璃阴影或阴影内有充气征,主要位于中下肺叶的周围区域,或表现为单个或多个含气的结节,周围呈磨玻璃样改变。在影像学上应与其他游走性阴影性疾病,如肺出血、肺血管炎、隐原性机化性肺炎或反复吸入性肺炎。表现为含气的结节周围呈磨玻璃样晕征时应与肺部感染(如侵袭性肺曲霉病、毛霉菌病和念珠菌病)、原发性或转移性出血性肿瘤、细支气管肺泡癌或肺淋巴瘤等

相鉴别。外周血嗜酸性粒细胞增多,可达 10%～20%,有时高达 60%～70%,且正常嗜酸性粒细胞大,并含有大型颗粒。痰液中亦可见到较多嗜酸性粒细胞。

【诊断】

本症的诊断主要根据外周血嗜酸性粒细胞增高伴游走性肺部浸润灶,且临床症状轻微,能自愈等特点。怀疑由蛔虫感染引起者,可在症状出现 2 个月后,即尾蚴在体内发育成虫后,做粪便集卵检查。

【治疗】

一般不需治疗。疑为药物引起者应立即停药。寄生虫所致者可予驱虫治疗。如症状显著或反复发作,可使用肾上腺皮质激素。

二、急性嗜酸性粒细胞肺炎(AEP)

AEP 是一类与其他特发性嗜酸性粒细胞性肺疾病不同的一类疾病,主要临床特征是急性发热,持续时间常不超过 5d;低氧血症;胸部影像检查示弥漫性肺泡或肺泡-肺间质密度增高影;BAL 液中嗜酸性粒细胞超过 25%;无寄生虫、真菌或其他微生物感染的证据;糖皮质激素治疗快速有效,并且停药后无复发。外周血嗜酸性粒细胞计数多正常,但在随后的病程中可以升高。与外周血嗜酸性粒细胞不同,BAL 液中嗜酸性粒细胞非常高,是 AEP 重要的特征。在急性期行肺功能检查提示为限制性通气功能障碍。对糖皮质激素治疗有效,而且反应非常快速,多在 24～48h 内起效,并且与 CEP 不同,停用糖皮质激素后一般也不会复发。

【病因】

AEP 的确切病因迄今未明,可能与抗原、尘埃、海洛因、烟雾或病毒等吸入有关。近年有多篇报道发现第 1 次吸烟或戒烟多年后又重新吸烟诱发本病,并且有人观察到吸烟负荷试验可重现 AEP 临床表现。

【病理】

AEP 主要病理特征是以嗜酸性粒细胞浸润为主的肺泡炎,肺泡腔、肺泡壁、肺泡间隔、细支气管周围、小叶间隔以及胸膜有广泛嗜酸性粒细胞和小圆细胞浸润及纤维素性渗出,亦可出现单侧或双侧胸膜反应、胸腔积液,病情严重者有肺泡内出血及

嗜酸性粒细胞破碎。

【临床表现】

AEP好发于以往健康的青年,常急性起病,表现为发热（37.5～40.0℃）、畏寒、干咳、呼吸困难、胸痛、肌肉酸痛、上腹部不适等,重者可出现急性呼吸衰竭。体检80%患者可闻及爆裂音（Crackles音）或小水泡音,部分患者可听到哮鸣音,多伴心动过速。症状持续时间多短暂,平均3d左右,有自愈倾向,但亦可有迅速恶化,24h内便需行机械通气者。

AEP患者外周血白细胞一般均升高,可达（15～20）×10⁹/L或以上,以中性粒细胞为主,多数患者症状明显时外周血嗜酸性粒细胞正常或降低（嗜酸性粒细胞向肺聚集）,但在病后5～10d及20～30d时可分别出现2次外周血嗜酸性粒细胞增多,这种现象是AEP重要的临床特点。有人认为第1次（病后5～10d）外周血嗜酸性粒细胞出现高峰是由于残留的抗原刺激引起骨髓嗜酸性粒细胞池的释放增加,第2次高峰（病后20～30d）是骨髓嗜酸性粒细胞产生增加所致。血液C-反应蛋白阳性,血沉、IgE、粒细胞集落刺激因子（Gcsf）及IL-5常增高。胸液为渗出液,嗜酸性粒细胞明显增多（可高达50%）,葡萄糖正常范围。血液及BAL液细菌、分枝杆菌、真菌、军团菌、病毒等培养及其抗体测定均阴性。粪中找不到寄生虫或寄生虫卵。

血气分析多表现为严重的低氧血症,在呼吸空气的条件下,$PaO_2 \leqslant 60mmHg$（$1mmHg = 0.133 kPa$）,pH常高,$PaCO_2$常低下,有呼吸性碱中毒表现,肺泡气-动脉血氧分压差$[(P_{(A-a)}O_2] > 40mmHg$。

AEP患者BAL液细胞总数增高,常大于（0.8～1.2）×10⁹/L,嗜酸性粒细胞>0.25,甚至>0.50,这是诊断本病最有用的依据,怀疑为AEP患者应尽早进行BALF检查。此外,BALF中亦可见中性粒细胞、淋巴细胞也增高,但肺泡巨噬细胞比例下降,无论涂片染色或培养均找不到病原体。

AEP患者胸片示两肺弥漫性间质性、肺泡性或混合性浸润阴影,常伴双侧或单侧小量胸腔积液,以双侧多见,40%～50%可见Kerley B线和A线,纵隔淋巴结可肿大,但心影多正常。CT检查能更清楚地显示两肺弥漫性磨玻璃状、片状或网状阴影、小叶间隔肥厚及胸腔积液。

【诊断】

AEP现虽无明确的病因学诊断,但临床上凡遇年轻患者,特别是男性,有发热、咳嗽、气急或急性呼吸衰竭等临床症状,体检有Crackle音或小水泡音,X线胸片两肺弥漫性浸润阴影,严重低氧血症,BALF嗜酸性粒细胞明显增多,或肺活检示肺泡腔、肺泡间隔有大量嗜酸性粒细胞浸润,均应考虑为AEP。

综合Allen及Pope-Harman提出的诊断标准,符合下列几点可作为AEP诊断依据:①1周以内的急性发热;②X线胸片示两肺弥漫性浸润阴影;③严重低氧血症,呼吸空气条件下$PaO_2 \leqslant 60mmHg$,动脉血氧饱和度（SaO_2）<90%或$P_{A-aO_2} > 40mmHg$;④BALF嗜酸性粒细胞≥0.25或肺活检示肺嗜酸性粒细胞弥漫浸润;⑤无支气管哮喘或其他过敏史;⑥有可能自愈或经肾上腺糖皮质激素（以下称糖皮质激素）治疗有效,治疗结束后无复发亦无后遗症。

【治疗】

糖皮质激素对AEP有特效,应视病情轻重调节剂量,病情轻者可口服泼尼松20mg（甲基强的松龙16mg）,每日3次,病情重者可用甲基强的松龙125mg静注,每6小时1次,症状控制后可减量或改为口服泼尼松40～60mg/d,并逐渐减量,治疗数小时或1周以内,临床表现可迅速缓解甚至消失,但疗程仍需10d至3个月,以防复发。

【预后】

AEP预后良好,有自愈倾向,停止糖皮质激素治疗后常无复发,亦无后遗症。

三、慢性嗜酸性粒细胞性肺炎（CEP）

CEP多表现为慢性和进行性加重的临床表现和组织学特征。其临床表现常较隐匿,患者在明确诊断前多存在较长时间的不典型的临床表现,女性较男性更多见。轻症患者肺功能可正常,但多数表现为限制性通气功能障碍。外周血嗜酸性粒细胞常呈轻中度嗜酸性粒细胞增多,但也有重度增多者。BAL液中嗜酸性粒细胞比例非常高。CEP在我国并不常见。

【病因】

本病的病因尚不清楚,可能是一种自身免疫性疾病,也有学者认为可能与寄生虫（钩虫、蛔虫等）及药物所致的变态反应有关。现有的临床研究资料表明,1/3～1/2的患者有特异体质、过敏性鼻炎或鼻息肉病史;2/3以上的患者原无支气管哮喘史,而在患本病前数月发生支气管哮喘;或在患CEP

同时出现支气管哮喘的症状。

【病理】

CEP 的主要病理特点为在肺胞腔及间质内,有不同程度的炎性细胞浸润,其中含有大量的嗜酸性粒细胞。聚集的嗜酸性粒细胞可发生坏死形成"嗜酸性脓肿",但常不出现组织坏死。在肺泡腔及巨噬细胞内还可见到游离的 Charcot-Leyden 结晶体。肺间质内可伴有纤维母细胞增生及轻度的胶原增多,有的病例可出现闭塞性细支气管炎的改变及非坏死性、机化性小血管炎。

【临床表现】

CEP 无特异性临床表现。起病常隐匿,有些患者在确诊前已患病数月,平均时间长达 7.7 个月。常见症状为发热,可为低热或高热,自感乏力、体重下降及夜间多汗。患病初期为干咳,以后咳少量黏液痰,偶有咯血,可有胸痛。疾病进展后可出现进行性气短,严重者还可发生呼吸衰竭或急性呼吸窘迫综合征(ARDS)。部分患者可出现淋巴结肿大及肝大。在未经治疗的患者,上述症状可以持续存在。值得注意的是 40% 的过敏性肉芽肿血管炎(丘-施综合征,CSS)病例可先出现肺浸润、哮喘及嗜酸性粒细胞增多,后出现系统性血管炎的表现,提示在某些患者 CEP 可能为 CSS 的一部分。

CEP 患者周围血白细胞总数常中度升高,60%~90%患者的白细胞分类显示嗜酸性粒细胞增多,甚至高达 0.90。有 1/3 病例周围血嗜酸性粒细胞并不增多,因此周围血嗜酸性粒细胞比例正常不能除外 CEP。可出现血小板增加、正常细胞正常色素性贫血、血沉增快。血清 IgE 水平升高。痰液及 BALF 中嗜酸性粒细胞增多,甚至在周围血嗜酸性粒细胞正常时,痰及 BALF 中亦可出现此种改变,因此,纤维支气管镜及 BALF 检查对疾病的确诊是非常有意义的。

肺功能变化主要为中、重度限制性通气障碍和弥散功能减低,伴哮喘时可有阻塞性通气障碍。急性期可出现低氧血症。

影像学检查在 CEP 诊断中有十分重要的作用,特别是高分辨薄层 CT 可为鉴别诊断提供依据。普通 X 线胸片的主要特征为:①非节段性均匀的肺实变阴影,病变边缘模糊,可有非典型性改变如结节状阴影、弥漫性磨玻璃样改变、肺不张及病变内空腔形成。②肺内病变发生于外 2/3 肺野,即位于外周,呈"肺水肿反转"表现。通常为双侧,以中上肺野多见。因此如发现位于外周的、双上肺的

实变阴影,高度提示 CEP。③肺内病变为非游走性。如未进行治疗肺内阴影可持续数周,而在糖皮质激素治疗后 48h 病变即可迅速消失。④病变可在同一部位复发。另外,CEP 还可累及胸膜出现胸腔积液。

CT 检查能更准确地显示肺内病变的部位,特别是临床怀疑而普通 X 线胸片表现不典型的病例。随着病情的进展,CT 的影像也有变化。在患病的前几周,影像表现为分布于外周的实变影,如有磨玻璃样改变,常与实变区相连,偶可独立存在。如患病时间在 2 个月以上,可出现与胸膜平行的条状带。在少部分病例,还可有纵隔及肺门淋巴结肿大。Takeshi 等对 111 例嗜酸性粒细胞肺炎患者高分辨率 CT(HRCT)影像学诊断的准确性进行了分析研究,发现 HRCT 对慢性嗜酸性粒细胞肺炎及变态反应性支气管肺曲菌病和急性嗜酸性粒细胞性肺炎的诊断准确率明显高于其他嗜酸性粒细胞性肺部疾病,其中对 CEP 的诊断准确率可达 78%。虽然本病的临床表现是非特异性的,但根据分布于外周的肺实变阴影及 BALF 中嗜酸性细胞增多可做出诊断,仅有极少数病例需开胸肺活检,激素实验性治疗可进一步确诊。

【治疗】

主要使用糖皮质激素,口服泼尼松的初始剂量为每日 30~60mg,或甲基强的松龙 24~48mg,10~14d 后逐渐减少口服剂量。口服激素后 6h 内体温即可下降,2~3d 低氧血症纠正,2 周内多数病人症状完全消失,X 线胸片显著改善,最后肺内可遗留纤维化改变。多数学者认为激素治疗至少需维持 4~6 周,甚至数月或数年。本病可有多次复发,但复发后糖皮质激素依然有效。本病预后良好,偶见未经治疗者自愈。

四、特发性嗜酸性粒细胞增多综合征

特发性嗜酸性粒细胞增多综合征(idiopathic hypereosinophilic syndrome,IHS)是一种罕见的疾病,表现为原因不明的嗜酸性粒细胞明显增多,同时伴有多个脏器由于嗜酸性粒细胞浸润聚集而导致功能异常。诊断标准包括长达 6 个月以上外周血嗜酸性粒细胞持续升高(1 500/mm³);无寄生虫感染、变态反应及其他已知原因嗜酸性粒细胞增多的证据;器官受累和多脏器功能异常。

【病因和病理】

IHS 病因不明,多于 30~40 岁时起病,男、女

之比为7:1。心脏和中枢神经系统特别容易受累，心脏受累包括心内膜纤维化、限制性心肌病、心瓣膜病变及附壁血栓形成等。高达40%患者可出现肺部病变，多数与心力衰竭导致的肺水肿有关。也有报道可出现血栓栓塞性疾病、周围神经病变、胃肠道、肾脏、皮肤和关节受累等。BAL液中嗜酸性粒细胞可高达73%。组织病理学检查会发现HIS患者组织中包括肺等大量嗜酸性粒细胞浸润聚集，伴有组织结构破坏和坏死。

【临床表现】

IHS临床表现复杂多样，症状体征缺乏特异性。影像学检查也不具特征性，肺部可以呈局灶性或弥漫性，也可以呈间质性或肺泡浸润性，大多数肺部阴影与严重心力衰竭有关。50%左右患者可出现胸腔积液。CT上呈伴或不伴周围毛云雾样改变的结节，或者是局限性或弥漫性磨玻璃样影。IHS影像学上的鉴别诊断与勒夫勒综合征（嗜酸性粒细胞性心内膜炎）相类似。

【诊断】

IHS由Hardy等1968年首次报道。1975年Chusid等提出了具体的诊断标准：①嗜酸性粒细胞绝对数高于1.5×10^9/L，持续6个月以上或因嗜酸性粒细胞增高于6个月内死亡；②有多系统及多脏器受累的证据；③未发现引起嗜酸性粒细胞增多的常见原因。此后，国内外均应用此诊断标准。

【鉴别诊断】

IHS临床表现复杂多样，症状体征缺乏特异性，而临床上反应性或继发性嗜酸性粒细胞增多的原因又很多，故首诊常易误诊。临床上诊断IHES首先要排除引起反应性或继发性嗜酸性粒细胞增多的疾病，包括：①寄生虫感染，如蛔虫病、钩虫病、丝虫病、血吸虫病、肺吸虫病、华支睾吸虫病、类圆线虫病、旋毛虫病等。某些寄生虫病大便常规不一定能找到虫卵，血清学及PCR方法有助于病原诊断。②变态反应性疾病，如支气管哮喘、荨麻疹、血管神经性水肿、药物过敏等。③药物所致嗜酸性粒细胞增多。④某些感染伴嗜酸性粒细胞增多，如结核、猫抓病、艾滋病、念珠菌感染等。⑤皮肤病伴嗜酸性粒细胞增多。⑥血液病伴嗜酸性粒细胞增多，如急性髓单细胞性白血病、慢性髓性白血病、真性红细胞增多症、霍奇金病、非霍奇金淋巴瘤、血管免疫母细胞淋巴结病、恶性组织细胞病、多发性骨髓瘤、γ2重链病等均可伴嗜酸性粒细胞增多，但只是伴发，应有原发病症状体征。⑦恶性肿瘤，约0.5%

伴有嗜酸性粒细胞增多。⑧风湿性疾病伴嗜酸性粒细胞增多，如类风湿关节炎、系统性红斑狼疮、皮肌炎、血管炎、结节性多动脉炎，均应有相应临床表现，血清学及病理改变。⑨肺嗜酸性粒细胞浸润综合征，包括单纯性肺嗜酸性粒细胞浸润症（过敏性肺炎）、慢性持久性肺浸润嗜酸性粒细胞增多、慢性哮喘性肺浸润嗜酸性粒细胞增多、热带性肺嗜酸性粒细胞浸润症和流行性嗜酸性粒细胞增多症。⑩Churg-Strauss综合征，亦称变应性血管炎肉芽肿，典型者有哮喘，嗜酸性粒细胞增多，坏死性血管炎及血管外肉芽肿形成四联症，病理活检有助于鉴别。⑪嗜酸性粒细胞性胃肠炎（变应性胃肠炎）。⑫嗜酸性粒细胞白血病，本病与IHS临床上均可累及多脏器，某些IHS亦存在克隆性证据，鉴别比较困难，但前者可有白血病的一般特征，如骨髓和（或）外周血原始细胞增多，细胞遗传学可有8号、10号、16号染色体异常，细胞培养示嗜酸性粒细胞集落增加，对化疗反应差，存活期短，激素亦不能改变病程。

【治疗】

治疗措施应个体化，以达到控制器官损害，延长生存期为目的。Parrillo等提出如果无脏器浸润可不进行特殊治疗，只需定期观察。对有脏器浸润的病例首选糖皮质激素治疗。糖皮质激素无效者可用羟基脲或长春新碱。最近，国外报道生物反应调节剂如α2干扰素能抑制嗜酸性粒细胞生成，最小剂量300万U，皮下注射，3/周，持续数月，可达长期缓解，对耐药病例仍有效，也可作为一线治疗药。环孢素A亦可试用。白细胞去除术可去除血中大量嗜酸性粒细胞，但作用短暂。有血栓栓塞或心室内血栓形成者，可用抗凝药及抗血小板药物。脾切除术适用于巨脾、脾梗死、脾功能亢进及脾破裂者。有明显心脏瓣膜损伤、心内膜血栓形成可行瓣膜置换或修补术。骨髓移植曾有数例报道，但除有恶性过程者外多不主张应用。

五、支气管中心性肉芽肿病

支气管中心性肉芽肿病（bronchocentric gran-ulomatosis，BG）是一种罕见的疾病，主要表现为支气管或细支气管上皮坏死性肉芽肿病变，周围肺组织呈慢性炎症改变。大约1/3患者有组织中嗜酸性粒细胞增多，且往往伴有哮喘发作、外周嗜酸性粒细胞增高、组织病检中见到真菌菌丝和痰培养时曲霉菌阳性。这些病人组织病检时可类似于AB-

PA。另外,2/3 患者肺部病变中可能是中性粒细胞增加而非嗜酸性粒细胞增加,并且不伴有哮喘发作。在无哮喘发作的病人中,BG 的病因往往不清楚。

【病因】

支气管中心性肉芽肿病病因不明,可能与病毒、细菌、衣原体、侵袭性霉菌感染以及免疫复合物沉积有关,在支气管树处形成溃疡及肉芽肿浸润病变。

【病理】

支气管中心性肉芽肿主要为侵犯支气管和细支气管的肉芽肿性疾病,有时累及肺组织,但不侵犯肺外组织。主要病理改变在小支气管及细支气管,小支气管及细支气管充满白色坏死组织,在坏死性肉芽肿周围环绕上皮样细胞,这与本文资料中支气管开口被白色坏死组织所覆盖完全相符。哮喘患者以嗜酸性细胞浸润为主,而非哮喘患者则以浆细胞、淋巴细胞浸润为主。近肉芽组织的肺动脉有浆细胞及浆细胞浸润。支气管黏膜下有浆细胞、淋巴细胞及嗜酸性细胞,大支气管内有黏液性栓子存在。

【临床表现】

本病症状较胸部其他肉芽肿性疾病为轻,早期仅有急性支气管炎症状,主要表现为咳嗽,呈阵发性刺激性咳嗽,咳痰不多,为少许黏液痰;发热,以低热为主,但可出现高热、胸痛及活动后气促,少数患者可出现痰中带血,这与本组病例早期症状相符。病变早期 X 线片表现无异常或仅有肺纹理增粗,当病变进展到支气管出现气道阻塞时病人表现为胸闷、气促及病变侧呼吸音明显减低体征,并可闻及湿性啰音,X 线片表现类似支气管曲菌病及支气管黏栓症,有肺叶及肺段实质性浸润及肺不张。BG 的影像学表现无特征性,主要有两种较典型的表现,即结节影或块影(占 60%)和肺炎性实变影(27%)。多为单侧(73%),尤其以上叶多见(60%)。CT 上表现为局灶性块影或伴肺不张的肺叶实变。若疑为支气管中心性肉芽肿病,应立即行纤维支气管镜检查及病变处活检做病理检查,这是目前诊断支气管中心性肉芽肿病最可靠的方法。

【治疗】

激素治疗本病疗效甚佳,但可复发。首先予大剂量激素冲击治疗,1 个月后予纤维支气管镜复查支气管开口逐渐增大而减量,若临床症状基本消失、胸片复查基本正常可停用激素。由于支气管阻塞可引起继发性肺部感染,抗生素应提倡早期、足量、联合应用,同时还应予祛痰、对症及加强全身支持治疗,这样更有利于病变的吸收及消散,达到治愈目的。

六、嗜酸性粒细胞性血管炎(丘-施综合征)

Churg - Strauss 综合征(Churg - Strauss Syndrome,CSS)又称变应性肉芽肿性血管炎(AGA)或嗜酸性粒细胞性血管炎(enosino philic vasculitis),是一种以哮喘、血和组织中嗜酸性粒细胞增多、嗜酸性粒细胞性坏死性血管炎伴有坏死性肉芽肿为特征的系统性小血管炎。1951 年由 Churg 和 Strauss 首先描述,故而得名。如果下面 6 个标准中出现 4 个或 4 个以上时可以考虑其诊断:哮喘、外周血嗜酸性粒细胞超过 10%、神经病变、移行性或一过性肺部阴影、鼻窦异常、病检示血管外嗜酸性粒细胞浸润。

【病因】

丘-施综合征病因仍不清楚,由于部分患者可出现有哮喘、嗜酸性粒细胞增加和血清 IgE 水平增高等提示其与免疫反应或变态反应有关。最近有研究认为治疗哮喘的白三烯受体拮抗药可能与丘-施综合征有关。哮喘发作是丘-施综合征的一个重要特征,但其发病年龄相对于普通哮喘患者来说较晚;另外支气管哮喘患者外周血嗜酸性粒细胞也可增多,但常不超过 0.8×10^9/L,丘-施综合征者则高得多。

【病理】

典型病理改变为:①嗜酸性粒细胞组织浸润;②坏死性血管炎;③血管外肉芽肿形成。3 种病理改变可单独或同时存在。

【临床表现】

患者出现肺部嗜酸性粒细胞浸润或血管炎后可有发热、咳嗽、呼吸困难。约 85% 患者有局灶性节段性肾小球肾炎,但病变较轻,可有血尿、蛋白尿等急性肾炎表现,少数发生急性肾衰。66%~75% 的患者出现外周单神经病或多发性单神经病,表现肌痛、肌力下降、深浅感觉减退。皮肤损害多见,约占 70%,表现为可触知性紫癜、红斑、皮下结节、荨麻疹等。心脏病变发生率高且严重,是最常见的死亡原因。心肌肉芽肿形成和冠状动脉血管炎可导致充血性心力衰竭、心律失常、心内膜炎、心包积液和限制性心肌病。

全身症状可有发热、乏力、食欲缺乏、全身不适及体重减轻。体温超过 38℃,持续 3 周以上。

影像学上丘-施综合征常呈双侧非节段性实变影或呈网络结节状阴影。薄层 CT 扫描可以发现胸膜下磨玻璃样阴影或肺叶分布的实变影,小叶中心性结节,支气管壁增厚和小叶间隔增厚等。少见的表现有肺气肿、纵隔或肺门淋巴结腺病、胸膜腔或心包腔积液等。需要与 CEP 和其他类型肺血管炎和肉芽肿病相鉴别。在 CT 上,CEP 表现为同源性周围肺野含气的实变影,而丘-施综合征的肺实变影则倾向于呈肺叶分布,常有小叶中心性结节形成,周围呈磨玻璃样变。韦格纳肉芽肿、淋巴瘤样肉芽肿病和坏死性结节性肉芽肿病常表现为可伴有空洞形成单个或多个结节,而丘-施综合征常表现为周围肺实变,多个结节很少见。

【诊断】

1990 年美国风湿病协会(ACR)制定的诊断标准为符合以下 6 个条件中的 4 个者可诊断 CSS:①哮喘;②不论白细胞总数多少,嗜酸性粒细胞>10%;③单神经炎(包括多神经炎)或多发性神经炎;④X 线表现为非固定的肺部浸润;⑤鼻旁窦异常;⑥活检示血管以外的嗜酸性粒细胞浸润。活检

仍然是诊断的"金标准"。原来的开胸肺活检已被针吸活检所代替。

【治疗】

多数患者对激素治疗效果良好,一般患者(无威胁生命表现者)可口服泼尼松 40~80mg 直至症状好转。胸部 X 线、外周血嗜酸性粒细胞计数、血沉、C-反应蛋白等指标显示病情活动得到控制 1 个月后逐渐减量,维持治疗 1 年以上。减量时要慢,如症状反复,激素需改回原量或适当加大剂量。近年来强调早期大剂量激素冲击治疗,尤其是急性期、有多脏器受累者,给予甲基强的松龙 1g,每日静点 1 次,连续使用 3d,后改为泼尼松 80mg/d,连续服用 1~15 个月,之后逐渐减量。免疫抑制药可提高缓解率,协助激素减量或停药,并降低复发率。以下三种情况,需加用免疫抑制药:①对激素治疗反应差或产生依赖的患者;②有致命性合并症的患者,如进展性肾衰或心脏受累的患者;③出现与疾病进展相关的合并症,如血管炎伴有周围神经病。常用环磷酰胺或硫唑嘌呤。若对环磷酰胺或硫唑嘌呤反应差,可在激素基础上加用环孢素 A,疗程亦不应少于 1 年。无效者可考虑血浆置换。

第二节　原因明确的嗜酸性粒细胞性肺疾病

一、过敏性支气管肺曲霉病

曲霉菌广泛存在于自然界,迄今发现约有 200 种,但只有相对少数可引起人类发病,其中最常见的有烟曲霉、黄曲霉、黑曲霉。曲霉菌所致的肺部疾病统称为肺曲霉菌病,因宿主和暴露时间不同而有不同的临床表现,大致分为肺曲霉球(常继发于肺部空洞性疾病)、变态反应性支气管肺曲霉病(allergic bronchopulmonary aspergillosis,ABPA,基础疾病多为哮喘和囊性纤维化)、慢性坏死性曲霉病(有慢性肺部疾病或轻度免疫缺陷患者)和侵袭性肺曲霉病(多发生在免疫缺陷或器官移植患者)。其中 ABPA 是一种非感染性、炎症性疾病,以机体对寄生于支气管内的曲霉发生变态反应为主要特点。

【病因及发病机制】

首先曲霉孢子经呼吸道吸入,黏附在气道上皮细胞表面或细胞之间发育生长成为菌丝。在此过程中释放蛋白水解酶和其他毒性物质,破坏气道上皮并激活上皮细胞;上皮层结构被破坏后有利于曲

霉抗原与上皮细胞直接相互作用从而进一步激活上皮细胞。激活的上皮细胞释放一系列炎症前细胞因子和细胞趋化因子启动炎症反应,同时被蛋白水解酶破坏的上皮层增强了曲霉抗原和其他变应原转运和递呈,进而诱导 Th2 型免疫反应,产生 IL-24、IL-213、IL-25,其中 IL-24 和 IL-213 诱导 B 细胞产生 IgE 并激活肥大细胞,IL-25 使嗜酸性粒细胞脱颗粒。这种 I 型变态反应引起气道壁和周围肺组织的损害,出现支气管痉挛,腺体分泌增多,临床上表现为喘息、咳痰。其次肺部抗原持续存在是疾病进展、气道重构的重要因素。曲霉自身释放的毒性物质可以抑制肺内吞噬细胞的活性并使纤毛的清除功能减弱,从而使抗原持续存在气道中,同时诱发局部炎症,形成黏液栓致支气管扩张,并且使嗜酸性粒细胞分泌多种致纤维化因子以及抗原抗体介导的 III 型免疫反应等引起气道重构,最终致肺纤维化。

【病理特点】

ABPA 的病理改变早期主要表现为支气管壁被单核细胞和嗜酸性粒细胞浸润,然后出现黏液嵌

塞和嗜酸粒细胞肺炎,进一步进展为慢性或渗出性毛细支气管炎和中心性支气管肉芽肿,晚期出现广泛纤维化及瘢痕形成。

支气管壁浸润及支气管黏液嵌塞:支气管壁损害在病理上主要表现为类似哮喘的炎症过程,即嗜酸性粒细胞、淋巴细胞和浆细胞浸润的炎症反应,气道上皮损坏或杯状细胞增生,鳞状化生,溃疡;基底膜增厚;随后肌肉和软骨消失,纤维化。接着支气管腔被过敏性黏液嵌塞,过敏性黏液由分层排列的细胞(指退化或存活的嗜酸性粒细胞及其他炎症细胞)、细胞碎片和黏液组成,有时其中可看到Charcot-Leyden 晶体和真菌菌丝,但使用组织化学染色,菌丝一般也很难找到。

嗜酸性粒细胞性肺炎:肺泡和肺间质充满嗜酸性粒细胞、巨噬细胞等炎症细胞和 Charcot-Leyden 晶体。

中心性支气管肉芽肿:支气管内含黄色非干酪样肉芽肿,类似坏死性肉芽肿,沿支气管呈线状或结节状匐行延伸分布,有时充满支气管腔而将其阻塞。肉芽肿中心有坏死的嗜酸性粒细胞和中性粒细胞,有时还可看到稀疏或断裂的菌丝。此外,还有罕见的曲霉球和继发于阻塞引起的改变如急性或机化性细菌性肺炎、脓肿形成、脂质性肺炎和慢性间质性肺炎等。

【易感因素】

宿主的潜在性肺部疾病和遗传学上的特点与ABPA 的发生有关。潜在性肺部疾病主要指支气管哮喘和囊性纤维化,在持续性哮喘患者中 ABPA的发生率为 1%~2%,而囊性肺纤维化患者是 7%(1%~15%)。此外遗传性过敏症、先天性免疫缺陷综合征、高 IgE 综合征和慢性肉芽肿疾病等患者也易发生 ABPA。遗传学研究发现 HLA-DR2 和HLA-DR5 基因型可以促使 ABPA 的发生,而HLA-DQ 基因则起保护作用。还有一些易感因素如囊性纤维化患者跨膜转导调节基因的突变、肺表面活性蛋白 SP-A2 胶原区域的多型性、甘露聚糖结合凝集素结构基因的多态性及气道分泌物的生物化学特点和环境暴露史等。

【临床分期】

ABPA 自然病程可分五期,I 期(急性期):典型发作症状,可有肺部浸润影,血清总 IgE 升高;II期(缓解期):哮喘症状仅靠支气管扩张药及吸入糖皮质激素可控制,血清 IgE 和胸片正常至少 6 个月;III 期(复发加重期):急性症状发作或无症状但是肺部出现新的浸润影,且血清 IgE 升高 2 倍以上;IV 期(糖皮质激素依赖哮喘期):进入此期后,症状必须靠口服糖皮质激素控制,即使症状缓解也难以停药;V 期(肺间质纤维化期):肺呈广泛纤维化改变,不可逆性的肺损害,最终因呼吸衰竭而死亡。临床分期可指导治疗,但这五期不是 ABPA 的必然过程;各患者因其诊断早晚以及治疗及时与否而呈现不同的临床经过。

【临床表现】

(1)症状和体征:复发和缓解常交替出现,症状没有特异性,如咳嗽、咳痰、喘息、咯血、发热、胸痛,典型的患者可咳出支气管树状痰栓,痰栓咳出后支气管痉挛症状常明显改善;很多患者同时伴有其他变态反应,如鼻炎、结膜炎、过敏性皮炎及对常见肺部变应原和花粉的敏感性增强。疾病晚期发展为肺纤维化可出现呼吸衰竭表现。体征也缺乏特异性,发作时可有湿啰音,出现肺实变或纤维化时可在吸气末听到裂帛音。

(2)影像学:暂时性改变包括肺部的浸润影、痰栓(单支受累表现为牙膏状、纺锤状、团块状,相邻支气管受累表现为 V 形或 Y 形)、肺不张;永久性改变包括支气管扩张、支气管管壁增厚、肺大疱、胸膜增厚、肺纤维化等。

(3)肺功能变化:主要表现为限制性和阻塞性混合的通气功能障碍和弥散功能降低(在 V 期和 III期明显)。但个体差异很大,有些患者肺功能可以相对稳定,而另一些患者肺功能却呈进行性下降。

【诊断】

ABPA 是持续性哮喘和囊性纤维化的重要并发症,极少部分发生在如前述的其他疾病基础上,而健康人几乎不发病。

非囊性纤维化患者诊断标准包括:①发作性支气管哮喘;②霉菌变应原速发性皮肤试验阳性;③霉菌变应原沉淀抗体阳性;④血清总 IgE 浓度(>1 000ng/ml)升高;⑤抗霉菌变应原特异性 IgE、IgG 抗体效价升高;⑥周围血嗜酸性粒细胞增多;⑦肺部游走性浸润病灶;⑧近端支气管扩张症。其中第⑥、⑦条主要出现在 ABPA 急性期或加重恶化期,因而不是诊断所必要的。而第⑧条对 ABPA 诊断很有帮助但不是所有患者都会出现。

继发于囊性纤维化患者的诊断标准。因支气管堵塞、肺部浸润影、支气管扩张在囊性纤维化患者中比较常见,这使得囊性纤维化基础上发生 AB-PA 的诊断较为困难。美国囊性纤维化基金会提出了新的诊断标准,包括:①临床恶化(咳嗽、喘息、痰量增多、活动受限和肺功能降低);②曲霉变应原速发性过敏反应(皮肤试验阳性或 IgE 反应);③血浆总 IgE 浓度>1 000ng/ml;④曲霉变应原沉淀抗体阳性;⑤有异常的胸片表现(浸润影、黏液痰栓或与以前胸片比较表现出难以解释的改变)。确诊必须同时满足以上 5 项。

【防治】

曲霉广泛分布于自然界,存在于有机坏死物、发霉的谷物、酿造食品、水、土壤、衣服、空气、动物皮毛,尽可能脱离过敏原,避免接触曲霉污染的环境;如果不能脱离,采取各种防护措施如防尘、戴防护口罩等。

【治疗】

ABPA 是对曲霉引起的一种变态反应性疾病,糖皮质激素是最有效的治疗,口服激素联合依曲康唑是目前传统治疗方案。Ⅰ期和Ⅲ期患者使用泼尼松 0.5mg/(kg·d),一般 2 周或待症状控制或肺部浸润影改善后改为相同剂量隔日口服维持 3 个月,之后逐渐减量,减量过程至少 3 个月以上。ABPA 的发生与气道内真菌持续存在有关,所以在激素治疗同时加用抗真菌药可以清除支气管内的真菌,可望降低糖皮质激素的用量和稳定症状。近年应用依曲康唑(it raconazole)作为 ABPA 的辅助治疗可有效控制哮喘,改善肺功能,减少激素使用量,降低血浆中 IgE 水平。三唑类新抗真菌药伏立康唑(voriconazole)主要用于侵袭性肺曲霉病的治疗,而在 ABPA 的治疗中研究很少。但与依曲康唑相比伏立康唑有更好的口服生物利用度,且其吸收不受胃酸影响,可作为 ABPA 的另一种治疗选择。

二、寄生虫感染(parasitic infections)

多种寄生虫感染可以引起肺部病变,同时伴有血液和组织中嗜酸性粒细胞增多。寄生虫感染导致肺部嗜酸性粒细胞浸润聚集可能有 2 个主要原因:直接侵犯(如蛔虫、丝虫、并殖吸虫、十二指肠钩虫)和变态反应(如溶组织内阿米巴、弓蛔虫、华支睾吸虫)。在华支睾吸虫感染时,生命周期中出现的不同抗原可引起免疫反应,导致肺部出现单个或多个移行结节。由于不同地域寄生虫感染的类型不同,了解当地寄生虫的流行情况对诊断非常有用。

粪类圆线虫(strongyloides stercoralis)感染可伴有外周血嗜酸性粒细胞增加、皮疹和一过性肺部阴影。在细胞免疫缺陷的患者,粪类圆线虫感染可导致严重后果,患者可出现肺部弥漫性病变、革兰阴性菌脓毒血症、呼吸衰竭等,死亡率高。

蛔虫(ascaris lumbricoides)感染也是一种导致肺部阴影和外周血嗜酸性粒细胞增加的常见疾病。在大多数勒夫勒综合征病人中蛔虫感染可能是肺部阴影的主要原因。

班氏吴策线虫和马来丝虫感染是引起热带肺嗜酸性粒细胞增多症主要原因,血清和 BAL 液中含有高水平的 IgE 和 IgG,并且与疾病的活动有关。外周血中嗜酸性粒细胞计数可达 3 000/mm^3,BAL 液中嗜酸性粒细胞平均在 50% 以上。热带肺嗜酸性粒细胞增多症最早期的组织学检查特点是组织细胞向肺泡腔内移行,随后大量嗜酸性粒细胞侵入肺泡腔和间质,常常形成嗜酸性粒细胞脓肿。长期患者可出现肺纤维化。胸部影像学检查示下肺弥漫性网格样阴影。

血吸虫病是一种地方病,多见于热带或亚热带地区。这种感染可分为三类:变态反应性皮炎,急性血吸虫病和慢性血吸虫病。慢性或复发性感染多发生于到疫区旅游或居住的人群。血吸虫卵存积于肺血管床可导致肉芽肿和纤维化形成闭塞性动脉病和肺动脉高压。急性血吸虫病多见于无免疫力而去疫区旅游者,与第 1 次接触血吸虫有关,CT 检查可以在肺部发现大小介于 2～15mm 细小结节,或者是周围伴磨玻璃样晕征的较大的结节。

肺胸膜肺吸虫病(PP)是由 Pwestermani 引起的一种寄生虫病,多见于摄取生的或未煮熟感染了后囊蚴的河蟹或蝲蛄所致。在痰、胸液或 BAL 液中发现肺吸虫卵可以明确诊断,皮试或血清学检查对诊断也有帮助。影像学检查结果与疾病分期有关,早期表现主要为幼虫移行所致,可导致气胸、液气胸、局灶性含气实变影或条索影。后期主要与包囊形成有关,可出现薄壁囊肿、块状实变影、结节和支气管扩张的表现。典型 CT 表现可以为边缘模糊的胸膜下或叶间胸膜下结节,这些结节常含低密度的坏死组织,也可以为局限性胸膜增厚或胸膜下与周围肺野坏死性结节相连的条索影。在 CT 与组织病理检查结果相关性研究发现,胸膜下结节多是中央为多个虫卵的坏死性肉芽肿或由肉芽组织形成的机化性肺炎。邻近的胸膜增厚多与淋巴细胞浸润致组织纤维增生所致。其他 CT 表现有邻近的支气管扩张、磨玻璃样实变影、胸腔积液或气胸。PP 在影像学上有时还类似于肺癌,甚至在

PET 检查时也表现为对 2-[fluorine-18]fluoro-2-deoxy-D-glucose（FDG）摄入增加。不伴有肺实质病变仅侵犯胸膜或心包膜的肺吸虫病也有报道。影像学与 PP 需要与细菌感染所致的肺脓肿、血管炎、肺结核和隐球菌病等鉴别。

三、药 物 反 应

多种药物或毒性物质可以肺部嗜酸性粒细胞浸润，药物引起的嗜酸性粒细胞性肺疾病可以有多种多样的表现，从轻微的 SPE 样的表现到暴发的 AEP 样表现。历史上有两次较明显的药物性嗜酸性粒细胞性肺疾病暴发，第一次是食用含氨基苯衍生物的菜子油所致的毒油综合征，第二次是与摄入 L-色氨酸有关的嗜酸性粒细胞增多性肌痛综合征。药物引起的皮肤反应如中毒性表皮坏死溶解和 DRESS（伴嗜酸性粒细胞增多和系统性损害的药疹，drug rash with eosinophilia and systemic symptoms）综合征甚至是致命的。药物引起的皮

肤反应一般不引起肺部病变，一旦出现多提示病情严重。

药物性酸性粒细胞性肺疾病的诊断多依赖于用药史和外周血嗜酸性粒细胞计数，而非影像学检查。组织病理学检查发现药物引起的嗜酸性粒细胞性肺炎主要表现为肺泡腔嗜酸性粒细胞和巨噬细胞聚集。在相邻的肺泡隔或肺间质内也常伴有嗜酸性粒细胞、淋巴细胞和浆细胞浸润。胸部影像学表现多种多样且无特异性，可以呈实变、肺门腺病、胸腔积液、网状密度增高影等。CT 检查可以进一步明确上述影像学检查结果，可以见到磨玻璃样实变影、结节和不规则的条索影等。

药物引起的嗜酸性粒细胞性肺疾病多数仅需停用所用的药物即可，少数情况下如严重或持续存在的病例可短程使用糖皮质激素，有助于病情的恢复。

（刘辉国　徐永健）

■ 参考文献

[1] Yeon Joo Jeong, Kun-Il Kim, Im Jeong Seo, et al. Eosinophilic Lung Diseases: A Clinical, Radiologic, and Pathologic Overview. RadioGraphics, 2007, 27:617-639

[2] Yutaro Shiota, Tohru Kawai, Hitomi Matsumoto, et al. Acute Eosinophilic Pneumonia Following Cigarette Smoking. Internal Medicine, 2000, 39:830-833

[3] Venerino Polettia, Ulrich Costabelc, Gian Luca Casonia, et al. Rare Infiltrative Lung Diseases: A Challenge for Clinicians. Respiration, 2004, 71:431-443

[4] Philippe Camus, Annlyse Fanton, Philippe Bonniaud, et al. Interstitial Lung Disease Induced by Drugs and Radiation. Respiration, 2004, 71:301-326

[5] P G Gibson, M Fujimura, A Niimi. Eosinophilic bronchitis: clinical manifestations and implications for treatment. Thorax, 2002, 57:178-182

[6] 刘富光. 急性嗜酸粒细胞肺炎. 中国实用内科杂志, 2002, 22:321-322

[7] 贺蓓. 慢性嗜酸粒细胞肺炎. 中国实用内科杂志, 2002, 22:322-323

[8] 任娥, 王选锭. 变态反应性支气管肺曲霉病的诊断与治疗. 国际呼吸杂志, 2007, 27:437-439

第 33 章

结缔组织病所致间质性肺病

【概述】

肺间质疾病(interstitial lung disease,ILD)是一组肺间质的炎症性疾病。肺间质是指肺泡上皮细胞基膜和毛细血管基膜之间的空隙。其中有弹力纤维、网状纤维和基质,还包括成纤维细胞、白细胞和吞噬细胞等细胞成分。ILD除了累及肺间质,还累及肺泡壁、小气道和微血管。随着医学的发展,发现ILD发病率远较以往估计的要高,约占呼吸系统疾病中的15%,受到了越来越多的重视。由于引起ILD的原因众多;治疗时机的掌握与ILD的分类,使ILD预后差异很大。不同的病因引起ILD的治疗在一定程度上不同,故及时诊断及发现引起ILD的病因对于确定治疗方案及改变预后意义重大。

2002年欧洲美国共同制定了ILD的分类,在此分类中结缔组织病(connective tissue disease,CTDs)是引起ILD(CTD-ILD)的重要病因之一。有文献报道,在ILD中15%是由CTD引起。即便是特发性肺间质纤维化(idiopathic pulmonary fibrosis,IPF)也被证实有自身抗体的存在,在一项68例的IPF研究中发现,19%的患者在1~11年中确诊为结缔组织病,说明自身免疫在ILD的发病机制中起重要作用。

CTD是风湿病中的一大类疾病,其中包括十几种主要疾病,如系统性红斑狼疮(systemic lupus erythematosus,SLE)、类风湿关节炎(rheumatoid arthritis,RA)、原发性舍格伦综合征(primary Sjögren syndrome,pSS)、多发性肌炎/皮肌炎(polymyositis/dermatomyositis,PM/DM)、系统性硬化病(systemic sclerosis,SSc)和系统性血管炎等。尽管这类疾病的病因不明,发病机制尚未完全确定,然而自身免疫在CTD的发病机制中起重要的作用则已被证实,因此CTD也被称为自身免疫性疾病。虽然CTD中每个疾病都有各自的特点和主要攻击的靶组织器官,由于自身免疫的存在,CTD都是全身性疾病,所以全身各个器官组织都可能受到累及,其中也包括肺组织,而且少数CTD以肺间质改变为首发症状。

【流行病学】

尽管CTD合并ILD并不少见,但大样本的流行病学资料并不多。文献报道各种CTD继发肺间质病变的比例分别为:SSc 60%~100%,PM/DM 5%~10%,RA 10%~50%,SLE 3%~13%,pSS 10%,混合性结缔组织病(mixed connective tissue disease,MCTD)30%~85%。各种继发ILD的病死率为:SSc 9%~30%,PM/DM 30%,RA 5%。我们对北京协和医院1990—1997年间住院的842名CTD患者进行统计发现:SSc患者继发ILD 49.4%,严重ILD 42.5%,死亡12.5%;PM/DM患者继发ILD 28.7%,严重ILD 57.4%,死亡31.9%;RA患者继发ILD 22.5%;SS患者继发ILD 15.5%,严重ILD 11.1%;MCTD患者继发ILD 14.5%,严重ILD 22.2%;SLE患者继发ILD 3.2%,严重ILD 22.2%。从这些资料中可以看出,ILD是CTD中重要的合并症。在美国CTD合并ILD的患者死亡人数每年可达1 600人,占ILD死亡人数的25%,呼吸系统死亡人数的2%,我国尚无这方面的统计资料。

【病因和发病机制】

目前CTD-ILD的病因未明,免疫、感染、药物、环境等多种因素均参与发病。由于支气管、肺血管、肺间质及胸膜均富含结缔组织,故CTD可累及肺部,CTD中ILD的发病机制还不十分清楚,但肯定有免疫因素参与。首先,研究证明CTD-ILD与自身抗体有关,在RA中RF滴度高的患者易出现ILD,在DM/PM中与抗tRNA合成酶,如Jo-1抗体有关,抗 Scl-70 抗体阳性的 SSc 患者易出现肺间质病变,相关抗体还有抗 RNP 抗体等。其次越来越多的研究证实 CTD-ILD 的发生与细胞亚群及细胞因子的变化相关。CD_4^+ T 淋巴细胞以及 B 淋巴细胞共同作用会产生大量的自身抗体。肿瘤坏死因子-α(TNF-α)、转化生长因子-β(TGF-β)等可能参与 ILD 的发生。在 CTD-ILD 的肺泡炎和纤维化过程中,细胞因子之间及其与炎症细胞、肺组织细胞之间相互作用、相互诱生,促进了肺组织炎症反应或免疫损伤,刺激纤维母细胞的增殖,促进胶原和胞外基质的产生和沉积,最终导致肺间质的纤维化。

【病理】

肺泡灌洗液检查证明 CTD 引起的肺间质病肺泡内有炎症细胞、免疫复合物、细胞因子和生长因子的存在。早期肺泡壁上有免疫球蛋白和补体沉积,肺泡内有炎性细胞渗出,这些免疫复合物可能激活肺内巨噬细胞,释放趋化因子和炎性介质,刺激纤维母细胞增生,产生大量的胶原纤维和细胞外基质,引起间质纤维化。小叶间隔增厚是肺间质性病变早期的表现,晚期为蜂窝状改变。CTD 引起的 ILD 病理与特发性间质性肺炎(idiopathic interstitial pneumonia,IIP)有很多相似的表现,故风湿科医生常借鉴 2002 年美国胸科学会和欧洲呼吸学会(ATS/ERS)联合制定的 IIP 分类,病理类型有以下几种:①急性间质性肺炎(acute interstitial pneumonia,AIP)为急性弥漫性肺泡损伤(diffuse alveolar damage,DAD)所致,急性期表现为肺泡上皮破坏、炎性渗出、肺泡内出血、水肿及透明膜形成;慢性期有肺泡萎缩,残存的肺泡间隔增厚,其纤维化的特点为纤维母细胞和肌纤维母细胞增殖,胶原的沉积极轻微。②寻常型间质性肺炎(usual interstitial pneumonia,UIP)表现为肺泡间质内不同程度的单核细胞浸润、成纤维细胞增殖及胶原沉积,也可见间质内肺泡巨噬细胞聚集和平滑肌细胞增殖。终末可形成蜂窝肺。此型是 CTD-ILD 常见的病理类型。③非特异性间质性肺炎(nonspecific interstitial pneumonia,NSIP)病理改变为不同程度的炎症和纤维化,肺泡间隔呈弥漫性一致性增厚,其中有慢性炎细胞浸润,主要是淋巴细胞和浆细胞。④脱屑性间质性肺炎(desguamative interstitial pneumonia,DIP)表现为肺泡腔内及间隔出现大量巨噬细胞,巨噬细胞胞浆丰富,大部分为单核细胞。这种单核巨噬细胞的来源曾被认为是由肺泡上皮细胞脱落而来故命名。⑤淋巴细胞型间质性肺炎(lymphocytic interstitial pneumonia,LIP)表现为成熟的小淋巴细胞及浆细胞在肺间质内弥漫浸润呈小血管中心性分布,以膈间质为主,导致细支气管壁、小叶间隔及肺泡间隔增宽;尚可有巨噬细胞、单核细胞和淀粉样沉积。多见于舍格伦综合征。⑥隐原性机化性肺炎(cryptogenic organizing pneumonia,COP)或闭塞性细支气管炎伴机化性肺炎(bronchiolitis obliterans organizing pneumonia,BOOP)表现为病变区细支气管、肺泡管、肺泡腔内肉芽组织增生,形成小的息肉样突起,周围间质和肺泡内有不同程度的单核细胞和巨噬细胞浸润,常见于 RA 和皮肌炎/多肌炎患者。⑦呼吸细支气管炎伴间质性肺炎(respiratory bronchiolitis-interstitial lung disease,RB-ILD)。

不同 CTD-ILD 疾病间的病理学类型各有特点,发病率也不同,如:NSIP 易在 SSc、PM/DM、RA、SLE、pSS 及 MCTD 中出现;UIP 易在 RA、SSc、PM/DM、pSS 中出现;BOOP 易在 PM/DM、RA、SSc、SLE、pSS 中出现;LIP 易在 pSS、SLE、MCTD 中出现;DIP 易在 SLE、RA、SSc 中出现;DAD 易在 SLE、SSc、PM/DM、RA、MCTD 中出现。同一病例的组织病理学类型可有重叠现象。有些 CTD 还可合并有其特征性的肺部表现,如 RA 患者肺内可出现类风湿结节。

【实验室及辅助检查】

对于 CTD 所致的 ILD 没有特异的实验室检查,患者可有原发病 CTD 的一些特异性异常指标,如各种自身抗体的存在。RA 患者可有 RF 阳性、抗 CCP 抗体阳性;SLE 患者可有 ANA、抗 ds-DNA 及抗 Sm 抗体阳性,累及肾脏还可表现为尿蛋白阳性、血尿及肾功能不全;PM/DM 患者有抗 Jo-1 抗体阳性、肌酶的升高、肌活检及肌电图异常等。舍格伦综合征有抗 SSa、抗 SSb 抗体、RF 阳性及高球蛋白血症。硬皮病可出现抗 Scl-70 标记性抗体。各种病变急性期或合并感染时可有血沉和 C-反应蛋白的升高。血液系统受累时可有白细胞、血小板下降及贫血。

肺功能检查无特异性,早期表现为弥散功能下降和肺容量减少,逐渐发展可出现限制性通气功能障碍;表现为肺活量、用力肺活量、呼吸峰值、肺总量及弥散值均下降。血气分析在病变的不同程度有不同的表现,对于临床指导用药有一定的帮助,最常见为静息时氧分压低于正常。

【影像学】

胸部 X 线片仍是最常用的方法，但诊断 ILD 敏感性较低，早期常无明显异常，随着间质病变的发展可出现磨玻璃样改变、细网状、网状结节状、肺大疱、囊性病变及晚期蜂窝样改变，可合并肺动脉高压、胸膜肥厚。目前更多地采用胸部 CT 和肺高分辨薄层 CT（high-resolution CT，HRCT）了解 CTD-ILD 的病变情况。HRCT 有较高的空间和密度分辨率，尤其对弥漫性肺间质病变的检出率高于普通 CT 及 X 线检查。田成飞等对 36 例 CTD 患者进行 HRCT 检查，其中 21 例（58.3%）有肺间质病变，而 X 线仅显示有 4 例（11.1%）；Afeltra 等的研究显示 81 例 CTD 患者，其中 69 例（85.1%）HRCT 示有肺间质病变。CTD-ILD 的 HRCT 表现与 IIP 无本质的区别。主要表现为：①磨玻璃样影；②蜂窝状阴影；③小叶间隔增厚；④胸膜下线；⑤牵拉性支气管扩张（或支气管血管束增厚）；⑥胸膜下结节影；⑦肺气肿；⑧马赛克样阴影；⑨胸膜渗出伴或不伴胸膜增厚。ILD 时可表现为其中一种或多种并存。各种类型的 CTD-ILD 具体的 HRCT 表现见表 33-1。

【临床表现】

CTD 临床上有两个主要特点：①常同时出现多个系统或器官受累；②有一系列的自身抗体存在。患者常有典型的各种 CTD 的临床表现。RA 患者常有对称性多关节肿痛，主要累及小关节，如双手足及腕关节，活动期可有明显的晨僵；部分 RA 患者还可出现类风湿结节。SLE 患者可有面部蝶形红斑、盘状红斑、口腔溃疡、关节肿痛及肾损害等多脏器受累的表现。PM 可有特征性的四肢近端对称性肌无力，常可累及颈部肌肉。DM 患者除了有肌炎的表现外，还有典型的皮损如上眼睑或眶周的水肿性暗紫红斑，鼻梁、颈部、前胸 V 形区及上背部红皮疹；关节伸面 Gottron 斑丘疹以及典型的甲周病变。pSS 患者有口干、眼干症状，硬皮病患者表现为局部或弥漫的皮肤硬肿，面部皱纹减少，张口受限，常伴有雷诺现象。当 CTD 患者合并有 ILD 时，大多数患者为慢性型，早期可无症状，随着病情的发展，可出现一系列呼吸系统的症状：①劳力性呼吸困难并进行性加重，呼吸浅促；②早期无咳嗽，逐渐发展为干咳或少量黏液痰，继发感染时可出现黏液脓性痰或浓痰；③急性肺间质病变或合并感染时可有发热，也有少部分 CTD-ILD 病例呈急性经过，出现快速进行性的呼吸困难，短期内可死于呼吸循环衰竭。常见体征：①呼吸困难和发绀；②两肺中下部特征性爆裂（Velcro）音；③杵状指（趾）；④可合并肺动脉高压及终末期呼吸衰竭和右心衰竭的征象。

少数 CTD-ILD 不典型的患者，以肺间质病变为首发症状或主要表现，而缺乏典型的 CTD 临床表现，这类患者经长期随诊可在以后的病程中出现 CTD 的相关临床表现。

【诊断】

目前对 CTD-ILD 的诊断没有确切的诊断标准。患者若有明确的 CTD 病史，有呼吸道症状，呈进行性加重的呼吸困难、咳嗽、咳痰、发热，查体有口唇发绀、呼吸浅促、杵状指、吸气时两肺底为明显的细湿啰音或爆裂音，或合并肺动脉高压和右心肥大或右心衰竭的体征，应考虑此诊断。目前常用的 X 线胸片，胸部 CT 及 HRCT、血气分析及肺功能检查均可用于协助诊断及了解病变程度。对于一些疑难病例，也可考虑支气管肺泡灌洗检查及

表 33-1 常见 CTD-ILD 的 HRCT 具体表现

类型	HRCT 表现
寻常型间质性肺炎（UIP）	病变以肺基底部和外周为主，网状阴影，伴牵拉性支气管扩张和蜂窝肺，少见磨玻璃影，晚期肺结构改变和容积缩小
非特异性间质性肺炎（NSIP）	双侧对称性胸膜下磨玻璃影，可伴有网状阴影和牵拉性支气管扩张，少数蜂窝肺及实变
弥漫性肺泡损害（DAD）	以两肺磨玻璃样影和实变影为主，伴有慢性间质性肺炎及胸膜渗出。随病变发展双肺可出现弥漫性实变，支气管扩张和肺结构破坏
淋巴细胞型间质性肺炎（LIP）	以磨玻璃样影、结节影、支气管血管束和小叶间隔增厚以及广泛的囊状影表现为特点。囊状影多发
闭塞性细支气管炎（BO）和闭塞性细支气管炎伴机化性肺炎（BOOP）	呈马赛克样灌注，伴有气腔的实变，中央和外围都可能看到扩张的支气管。当 BO 病变扩展到肺实质（肺泡）时即为 BOOP

肺活检。肺活检为诊断 ILD 的金标准手段,分为经支气管肺活检和开胸肺活检,但由于为有创性检查,对于有明确 CTD 病史的患者出现肺部典型 ILD 表现,肺 CT 及 HRCT 支持 ILD 的诊断,并不一定做肺活检。

只要有 CTD 的这个观念,对于典型 CTD-ILD 的诊断并不困难。但是 CTD 常慢性起病,对于每一个组织器官受累也不是同时出现。很多病变也无一定前后顺序规律可寻,特别是有时某个组织器官受累先于这个疾病的主要组织器官出现。例如 ILD 在 PM/DM、SSc、pSS 和 RA 等疾病中可能是首发症状,若无 CTD 的概念往往贻误诊断和治疗不当。

CTD 中各个疾病都有国际共同的诊断标准,如果熟练掌握了这些标准,诊断典型的 CTD-ILD 一般不难。诊断的难点在于以 ILD 为首发症状或未完全表现出相关 CTD 疾病特征性临床表现的那部分病人。尽管这部分病人尚未全部出现相应 CTD 的临床表现,我们要根据 CTD 的共同特点,仔细了解全身的情况,做相应自身抗体的检测进行综合分析,可增加对 CTD 的诊断率。对于那些仍然无法确定病因的 ILD 应长期临床随诊,CTD 多是慢性过程的疾病,常会随疾病的发展出现新的表现,在出现新的表现时积极做相应检查,可及时做出新的诊断。

【鉴别诊断】

(1)特发性肺间质纤维化(IPF):CTD-ILD 与 IPF 有时难于鉴别,两种疾病的肺部症状、体征及影像学的表现均无本质的区别,少数 IPF 还可有低滴度的 ANA。IPF 主要表现为以肺部症状体征为主,缺少 CTD 典型的临床表现及相应的各种特征性自身抗体。对于 IPF 患者应做 CTD 相应的实验室检查以除外 CTD-ILD。部分 CTD-ILD 患者以肺间质病变为首发症状,酷似 IPF。对这类患者应定期随诊,进一步寻找 CTD 的证据。

(2)CTD 合并肺部感染:CTD 患者长期使用激素及免疫抑制药,免疫功能低下,易合并各种类型的肺部感染,如普通细菌、结核杆菌、真菌、病毒及一些少见病原体的感染等,均可出现肺部表现,有些肺部感染的影像学与 ILD 很相似,难于鉴别,痰培养及相关的病原学检查可进一步确诊,针对病原体的治疗可缓解症状及体征。这里还强调卡氏肺囊虫感染,近来随着诊断技术的提高,此病在 CTD 中的发病率有升高的趋势。病人也表现为发热、干咳、呼吸急促、呼吸困难及发绀,但肺部体征很少,与症状不平衡,可有少许散在的干、湿啰音或呼吸音减低。可做病原菌及免疫学的检查,必要时可做支气管肺泡灌洗及肺活检。磺胺甲噁唑及喷他脒治疗有效可鉴别。

【治疗】

CTD-ILD 强调早期诊断、早期治疗。晚期 ILD 病者,糖皮质激素及免疫抑制药效果甚微,故一旦出现 ILD 则应积极使用糖皮质激素和免疫抑制药,但目前尚无大样本资料研究治疗 CTD-ILD 时糖皮质激素和免疫抑制药的给药方案,多数参考治疗 CTD 的方案并根据经验调整。常推荐的治疗方案是糖皮质激素联合环磷酰胺或硫唑嘌呤。

(1)糖皮质激素:为治疗 CTD-ILD 最常用药,首选泼尼松 $0.5\sim1mg/(kg\cdot d)$,维持 $6\sim8$ 周,然后每隔 $1\sim2$ 周减量 5mg,至维持量 $5\sim10mg/d$。对于 HRCT 示有大片状磨玻璃模糊阴影或临床上表现为急性肺间质病变者,可考虑大剂量甲泼尼龙冲击治疗(1 000mg/d),连续 3d。糖皮质激素的反应取决于纤维化进展的程度及病理类型。有相当一部分 CTD 合并 ILD 患者对糖皮质激素反应不佳,特别是病理表现为 UIP 的患者。

(2)免疫抑制药:对于糖皮质激素反应不佳患者,有报道联合应用免疫抑制药如环磷酰胺、环孢素 A、硫唑嘌呤和羟氯喹有效,但大多数为病例报道,缺乏随机双盲对照前瞻性研究。最近美国 13 家临床中心进行了随机双盲安慰剂对照的临床研究,观察口服环磷酰胺[$\leqslant2mg/(kg\cdot d)$]对 SSc 肺间质病变的疗效。研究结果标明:治疗 1 年时环磷酰胺组与安慰剂组相比:环磷酰胺有效($P<0.03$),而且在第 24 个月时这种差别依然存在。这是迄今为止关于 CTD-ILD 治疗随机双盲对照研究第 1 次阳性报道。但在解读该研究结果时应注意:尽管口服环磷酰胺较安慰剂组治疗 SSc-ILD 有统计学意义的改善,而这种改善差别并不非常突出。

常用的药有:①环磷酰胺,环磷酰胺[$2mg/(kg\cdot d)$]口服,疗程一般为 6 个月或环磷酰胺静脉 $0.5\sim1.0g/m^2$ 冲击治疗,每月 1 次,疗程为 6 个月,以后根据病情调整用药剂量及间隔时间。②硫唑嘌呤,用量为 $1\sim2mg/(kg\cdot d)$($50\sim100mg/d$),口服,疗程为 $0.5\sim4$ 年。用药期间应注意监测肝肾功能及血象。

(3)N-乙酰半胱氨酸:IPF 治疗经验可对我们治疗 CTD-ILD 有一定启示。体外研究显示 N-乙酰半胱氨酸(N-acetylcysteine ,NAC)能抑制 TGF-β_1 的活性,通过使细胞周期停留在 G_1 期从而抑制人成纤维细胞的增生,在抑制胶原的合成中起一定作用。动物实验表明 NAC 对于大鼠的肺纤维化模型的纤维化有显著治疗作用,主要通过抗氧化、抑制炎症反应、影响胶原合成 3 个方面来治疗大鼠的肺纤维化。Demedts M 等组织的多国家随机前瞻双盲对照临床研究表明,大剂量的 NAC(600mg,3/d)口服治疗 IPF 具有明确效果,能够显著改善患者的肺活量,且患者耐受性良好。虽然目前在临床上很多风湿科医生采用大剂量的 NAC 治疗 CTD-ILD,但 NAC 对于 CTD-ILD 是否有良好的治疗作用还需要进一步的临床研究验证。

(4)抗纤维化药物:①秋水仙碱,秋水仙碱具有抗纤维化作用,它的作用机制包括使胶原合成趋于正常,胶原Ⅰ和胶原Ⅲ的比例正常化,抑制纤维连接蛋白及肺泡巨噬细胞源生长因子的释放;另外秋水仙碱还有较强的抗炎作用。②γ-干扰素,体外实验显示 γ-干扰素可抑制成纤维细胞增殖及胶原产生。虽然临床实验结果有些争议,但重组干扰素已经被提出作为抗纤维化药物。③内皮素受体阻滞药,内皮素配体有促进纤维化作用,此作用受内皮素受体调节。内皮素受体阻滞药波生坦可抑制细胞外基质过度产生和肌成纤维细胞分化,同时还可使培养的硬皮病肺成纤维细胞的生化表形正常化。对继发于硬皮病的肺纤维化有治疗作用,同时可有效地降低肺动脉高压。波生坦常用剂量 62.5mg,每日 2 次。④吡非尼酮(pirfenidone)是一种羟基吡啶分子,体外实验证实它能抑制纤维化因子 TGF-β_1、血小板衍生生长因子(PDGF)等表达、使前胶原Ⅰ和Ⅲ表达下降、促进胶原降解等。吡非尼酮[40mg/(kg·d)]治疗后可延长 ILD 患者的生存期。

(5)生物制剂:对于 RA 合并 ILD,随着近年来 TNF-α 拮抗药在临床上的广泛应用,有研究报道 RA 合并 ILD 患者,应用 infliximab(一种 TNFα 拮抗药)治疗可使 ILD 症状、肺功能和放射学评分加重恶化。但也有报道在使用 infliximab 治疗 RA 的过程中,RA 合并 ILD 的肺部病变减轻。因此 TNFα 拮抗药治疗 CTD-ILD 的疗效仍在观察中。

(6)对症和支持治疗:虽然 CTD-ILD 的预后好于 IPF,但仍缺乏有效的治疗手段,对于晚期出现低氧血症的患者应给予氧疗;合并气道痉挛,可给予支气管扩张药;合并感染应给予抗感染治疗。

(7)肺移植:对于终末肺(蜂窝肺)阶段惟一有效的治疗方法是采用肺移植,但由于供体缺乏及免疫排异等原因,目前此类治疗尚少采用,但它毕竟是根治 ILD 的惟一手段。

在治疗 CTD 合并 ILD 过程中,必须排除其他因素引起的继发性肺间质病变,包括药物、感染等。甲氨蝶呤是治疗 CTD 尤其是 RA 的常用药物,但甲氨蝶呤本身可以引起急性超敏性肺炎或慢性肺间质纤维化,因此,对于合并 ILD 的 CTD 一般避免使用甲氨蝶呤。但近期有些研究认为小剂量甲氨蝶呤应用肺损害较低,因此,对于 CTD-ILD 甲氨蝶呤并非绝对禁忌。

【预后】

ILD 是 CTD 并不少见的合并症,严重影响 CTD 的预后,是 CTD 重要的死亡原因之一。组织病理的不同与预后有很大的关系,如 DAD 可出现快速进行性呼吸困难伴严重的低氧血症,病人预后很差,死亡率极高;BOOP 对激素治疗敏感,有完全缓解倾向,预后较好;UIP 对激素反应差易发展成晚期蜂窝肺。有效地控制 CTD-ILD,可明显改善 CTD 患者的预后及生活质量,近几年实验室检查的进步,经支气管镜肺活检以及 HRCT 等新技术的开展,明显提高了对 CTD 肺部受累的早期诊断,使这类患者的预后有所改观。

(张奉春)

■ 参考文献

[1] Cushley MJ, Davison AG, du Bois RM, et al. The diagnosis, assessment and treatment of diffuse parenchymal lung disease in adults. British Thoracic Society recommendations. Thorax 1999; 54 Suppl. 1; S1-S30

[2] Strange C, Highland KB. Interstitial lung disease in the patient who has connective tissue disease. Clin Chest Med, 2004, 25; 549-559

[3] Bouros D, Wells AU, Nicholson AG, Colby TV, Polychronopoulos V, Pantelidis P, Haslam PL, et al. Histopathologic subsets of fibrosing alveolitis in patients with systemic sclerosis and their relationship to outcome. Am J Respir Crit Care Med, 2002, 165; 1581-1586

[4] Carmona L, Gonzalez-Alvaro I, Balsa A, Angel Belmonte M, Tena X, Sanmarti R. Rheumatoid arthritis in Spain; occurrence of extra-articular manifestations and estimates of disease severity. Ann Rheum Dis, 2003, 62; 897-900

[5]　张烜,董怡,张奉春.结缔组织病肺间质病变的临床特点分析.中华风湿病学杂志,1999,3:247-249

[6]　Vassallo R, Thomas CF. Advances in the treatment of rheumatic interstitial lung disease. Curr Opin Rheumatol, 2004,16:186-191

[7]　Marie I, Hachulla E, Cherin P, Dominique S, Hatron PY, Hellot MF, Devulder B, et al. Interstitial lung disease in polymyositis and dermatomyositis. Arthritis Rheum,2002,47:614-622

[8]　Sato H, Lagan AL, Alexopoulou C, Vassilakis DA, Ahmad T, Pantelidis P, Veeraraghavan S, et al. The TNF-863A allele strongly associates with anti-centromere antibody positivity in scleroderma. Arthritis Rheum, 2004, 50:558-564

[9]　田成飞,李居一.高分辨CT对结缔组织病所致肺间质病变的诊断价值.中国实用内科杂志,2006,26:1359-1360

[10]　Sugiura Y, Banno S, Matsumoto Y, Niimi T, Yoshinouchi T, Hayami Y, Naniwa T, et al. Transforming growth factor beta1 gene polymorphism in patients with systemic sclerosis. J Rheumatol, 2003,30:1520-1523

[11]　Schnabel A, Reuter M, Biederer J, Richter C, et al. Interstitial lung disease in polymyositis and dermatomyositis:clinical course and response to treatment. Semin Arthritis Rheum, 2003,32(5):273-284

[12]　Tashkin DP, Elashoff R, Clements PJ, et al. Cyclophosphamide versus placebo in scleroderma lung disease. N Engl J Med, 2006, 354 (25): 2655-2666

[13]　Ostor AJ, Chilvers ER, Somerville MF, Lim AY, Lane SE, Crisp AJ, Scott DG. Pulmonary complications of infliximab therapy in patients with rheumatoid arthritis. J Rheumatol, 2006, 33 (3): 622-628

[14]　Antoniou KM, Mamoulaki M, Malagari K, et al. Infliximab therapy in pulmonary fibrosis associated with collagen vascular disease. Clin Exp Rheumatol, 2007,25 (1):23-28

[15]　Villeneuve E, St-Pierre A, Haraoui B. Interstitial pneumonitis associated with infliximab therapy. J Rheumatol, 2006,33(6):1189-1193

[16]　Demedts M, Behr J, Buhl R, et al. High-dose acetylcysteine in idiopathic pulmonary fibrosis. N Engl J Med, 2005, 353(21):2229-2242

[17]　Eric B Meltzer and Paul W Noble. Idiopathic pulmonary fibrosis. Orphanet Journal of Rare Diseases,2008,3:8

[18]　Goldin JG, Lynch DA, Strollo DC, et al. High-resolution CT scan findings in patients with symptomatic scleroderma-related interstitial lung disease. Chest,2008,134(2):358-367

[19]　Woodhead F, Wells AU, Desai SR. Pulmonary complications of connective tissue diseases. Clin Chest Med, 2008,29(1):149-164

[20]　Afeltra A, Zennaro D, Garzia P, et al. Prevalence of interstitial lung involvement in patients with connective tissue diseases assessed with high-resolution computed tomography. Scand J Rheumatol,2006,35(5):388-394

第 34 章

特发性间质性肺炎

特发性间质性肺炎(interstitial lung disease, ILD)是以肺泡壁为主并包括肺泡周围组织及其相邻支持结构病变的一组疾病群,病因近 200 种。由于多数 ILD 病变不仅仅局限于肺泡间质,而可累及肺泡上皮细胞、肺毛细血管内皮细胞和细支气管,并常伴有肺实质受累如肺泡炎、肺泡腔内蛋白渗出等改变,故也称为弥漫性肺实质疾病(diffuse parenchymal lung disease, DPLD),因此 ILD 与 DPLD 所含的概念相同,是所有弥漫性间质性肺病的总称。

关于 ILD 的诊断,需依靠病史、体格检查、胸部 X 线检查(特别是 HRCT)和肺功能测定来进行综合分析。诊断步骤包括下列 3 点:首先明确是否是弥漫性间质性肺病(ILD/DPLD);明确属于哪一类 ILD/DPLD;如何对特发性间质性肺炎进行鉴别诊断。

一、明确是否为弥漫性间质性肺病

病史中最重要的症状是进行性气短、干咳和乏力。多数 ILD 患者体格检查可在双侧肺底闻及 Velcro 啰音。晚期病人缺氧严重者可见发绀。胸部 X 线对 ILD/DPLD 的诊断有重要作用。疾病早期可见磨玻璃样改变,更典型的改变是小结节影、线状(网状)影或二者混合的网状结节状阴影。晚期肺容积缩小可出现蜂窝样改变。肺功能检查主要表现为限制性通气功能障碍和弥散功能下降。动脉血气分析可显示不同程度的低氧血症,而 CO_2 潴留罕见。

二、属于哪一类 ILD/DPLD

1. 翔实的病史是基础:包括环境接触史、职业史、个人史、治疗史、用药史、家族史及基础疾病情况。

2. 胸部 X 线影像特点可提供线索:根据影像学的特点、病变分布、有无淋巴结和胸膜的受累等,可对 ILD/DPLD 进行鉴别诊断。①病变以肺上叶分布为主提示肺郎汉斯组织细胞增生症(PLCH)、囊性肺纤维化和强直性脊柱炎。②病变以肺中下叶为主提示特发性肺纤维化、癌性淋巴管炎、慢性嗜酸细胞性肺炎、以及与类风湿关节炎、硬皮病相伴的肺纤维化。③病变主要累及下肺野并出现胸膜斑或局限性胸膜肥厚提示石棉肺。④胸部 X 线呈游走性浸润影提示变应性肉芽肿性血管炎、变应性支气管肺曲菌病、慢性嗜酸细胞性肺炎。⑤气管旁和对称性双肺门淋巴结肿大提示结节病,也可见于淋巴瘤和转移癌。⑥蛋壳样钙化提示硅沉着病和铍肺。⑦出现胸膜腔积液提示类风湿关节炎、系统性红斑狼疮、药物反应、石棉肺、淀粉样变性、肺淋巴管平滑肌瘤病或癌性淋巴管炎。⑧肺容积不变和增加提示并存阻塞性通气障碍如肺淋巴管平滑肌瘤病、PLCH 等。

3. 支气管肺泡灌洗检查有确诊价值或者有助于诊断:①找到感染源,如卡氏肺孢子虫;②找到癌细胞;③肺泡蛋白沉积症,支气管肺泡灌洗液呈牛乳样,过碘酸-希夫染色阳性;④含铁血黄素沉着症,支气管肺泡灌洗液呈铁锈色并找到含铁血黄素细胞;⑤石棉小体计数超过 1/ml,提示石棉接触。分析支气管肺泡灌洗液细胞成分的分类在某种程度上可帮助区分 ILD/DPLD 的类别。

4. 某些实验室检查包括:①抗中性粒细胞胞浆抗体,见于韦格纳肉芽肿;②抗肾小球基底膜抗体,见于肺出血肾炎综合征;③针对有机抗原测定血清沉淀抗体,见于外源性过敏性肺泡炎;④特异性自身抗体检测,提示相应的结缔组织疾病。

三、如何对特发性间质性肺炎进行鉴别诊断

如经上述翔实地询问病史、必要的实验室和支

气管肺泡灌洗检查及胸部影像学分析,仍不能确定为何种 ILD/DPLD,就应归为特发性间质性肺炎。特发性间质性肺炎包括:特发性肺纤维化(病理学上称为寻常型间质性肺炎)、脱屑型间质性肺炎、呼吸性细支气管炎伴间质性肺病、非特异性间质性肺炎、急性间质性肺炎、淋巴细胞间质性肺炎和隐原性机化性肺炎(图 34-1)。

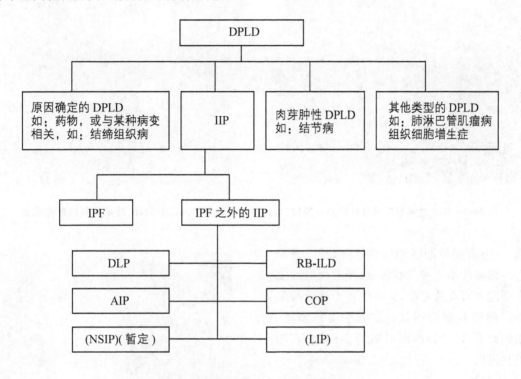

图 34-1 DPLD 的分类(ATS/ERS,2002)

第一节 寻常型间质性肺炎

寻常型间质性肺炎(usual interstitial pneumonia,UIP)病因不明,发病机制不甚明了,其确切发病率尚不清,国外报道约为 5/100 000,近年此病发生尚有明显上升的趋势,由于疗效差,其 5 年生存率低于 50%,从而引起人们极大的关注。

【病因】

IIP/IPF 致病原因、发病过程均未阐明。肺纤维化是肺组织损伤后的修复失调过程。组织损害的宿主反应包括炎症和修复,尽管损伤的类型不同,却都能够唤起宿主的保护性反应,使宿主不受伤害。在正常情况下,炎症和修复严格受时间和环境所控制。而当经典炎症反应停止,代之以持续慢性修复状态时,就导致了肺纤维化的发生,因此,纤维化也被看作是机体对损伤的过度修复。损伤的持续存在或者复发导致化学因子、细胞因子、生长因子等失调、血管再生异常、纤溶系统受损、细胞外基质降解减少和氧化应激增强等,使肺泡微环境发生变化,从而有效地抑制宿主炎症反应。肺泡微环境改变可能导致修复失调和组织重构异常,使肺泡上皮细胞重新上皮化失败、成纤维细胞募集、活化,最终导致进行性纤维化。多种因素产生的肺损害均可导致肺纤维化的发生,这些因素包括有毒物质、自身免疫性疾病、药物、感染和创伤等。这些已知和未知因素所导致的肺组织病理学表现各不相同,但也有共同点,即不同程度的炎症和纤维化。

【病理表现】

在组织学上,UIP 的主要病理学特征为出现片状、不均一、分布多变的间质炎症、纤维化和蜂窝肺改变,与正常肺组织呈灶性、交替分布。低倍镜下,可见肺间质炎症,纤维化和蜂窝样改变,这些改变在胸膜下外周肺实质最为严重。间质炎症包括肺泡间隔淋巴细胞,浆细胞和组织细胞浸润,伴 II 型肺泡细胞增生(图 34-2)。纤维化区域主要是由致密的非细胞组成的 II 型胶原构成,可见增殖性成纤

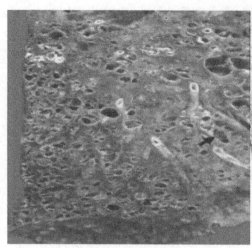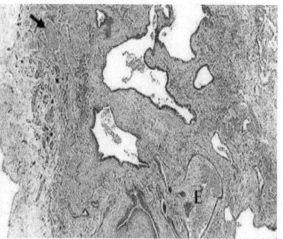

图 34-2　UIP 大体观表现为蜂窝肺改变(左),显微镜下表现为肺间质炎症,纤维化和蜂窝样改变

维母细胞灶(为病变早期活动性病灶部位)。蜂窝样区域是由囊性纤维化的气腔构成,经常内衬细支气管上皮细胞并有黏液充填,黏液中有中性粒细胞积聚。在纤维化和蜂窝样部位常有平滑肌增生。纤维母细胞灶是 UIP 诊断所必需的条件,它表明纤维化正在进行。

【临床表现】

IPF/UIP 的临床表现包括活动后气促,干咳和体检时发现吸气性 Velcro 捻发音。在疾病晚期,可出现肺心病体征,杵状指和发绀。

【辅助检查】

(1)常规实验室检查:血沉升高。在无结缔组织疾病情况下,也可发现有血中抗核抗体,类风湿因子。乳酸脱氢酶可升高,但无特异性。在无肺动脉高压或合并心脏疾病情况下,ECG 常正常。

(2)影像学表现:HRCT 上的表现双下肺外带以网状影为主,主要由增宽的小叶间隔及小叶内线状影构成,可出现蜂窝样变(图 34-3)。牵张性支气管扩张,磨玻璃样阴影,斑片状阴影少见(图 34-4)。

(3)肺功能检查:常显示限制性通气功能障碍。最大静态经肺压/总肺容量增加。一氧化碳弥散功能(DL$_{CO}$)降低。

(4)动脉血气:表现低氧血症和低动脉血 CO$_2$ 水平(PaCO$_2$),常因运动而加重或诱发出现。

(5)支气管镜检查:支气管肺泡灌洗液的细胞学分类也有助于区分 UIP 和 NS IP。UIP 以中性粒细胞增多为主,支气管镜肺活检在区分 UIP/IPF 的病理类型方面由于标本太小而难于判断。

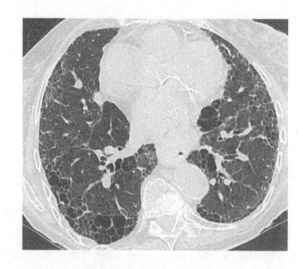

图 34-3　UIP 患者 HRCT 显示双下肺外带以网状影及蜂窝样变

(6)开胸肺活检:IPF/UIP 的诊断一般需要开胸或胸腔镜辅助(VATS)进行肺活检,因为由经支气管的肺活检组织标本小,不能反映疾病的全貌。当 HRCT 显示广泛的蜂窝样变时则无需肺活检。对临床诊断不肯定的病例需要手术肺活检以确定病理类型来指导治疗。

【诊断和鉴别诊断】

1.诊断　目前我们遵循的仍是 2000 年发表的 ATS/ERS 推荐的"共识"。ATS/ERS 提出的 IPF (UIP)临床诊断标准包括 4 条主要标准和 4 条次要标准。临床诊断 IPF (UIP)需要满足所有主要标准和 4 个次要标准中至少 3 项。

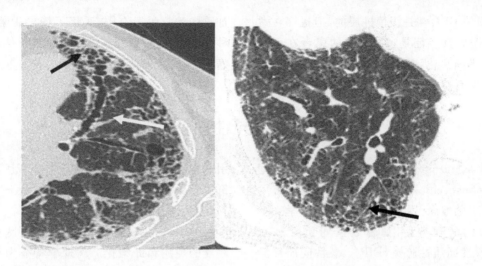

图 34-4　UIP 患者 HRCT 显示支气管扩张(白箭头所示)及牵张性支气管扩张(黑箭头所示)

表 34-1　IPF/UIP 的诊断标准(ATS/ERS,2002)

主要标准
除外 ILD 的其他原因,如药物、环境因素或结缔组织病等 肺功能限制性异常及气体交换障碍(静息或运动的 A-aPO$_2$ 增加或 DL$_{CO}$ 下降 HRCT 双肺基底部网状异常, 很少有磨玻璃样变
经支气管镜肺活检或肺泡灌洗液检查不支持其他诊断
次要标准
年龄>50 岁
原因不明缓慢起病的活动后气短呼吸困难
病程>3 个月
双下肺吸气像爆裂音

2. 鉴别诊断　在结缔组织疾病(如风湿性关节炎,系统性红斑狼疮,进行性系统性硬化症),尘肺(如石棉肺),放射性损伤以及某些药物引起的肺疾病(如呋喃妥因)可出现相同类型的间质炎症和纤维化,在上述情况下,这种病变类型不能称为 UIP。尚需与 UIP 鉴别的情况包括脱屑性间质性肺炎,呼吸性细支气管相关的间质性肺疾病,无法分类或非特异性慢性间质性肺炎,特发性阻塞性细支气管炎伴机化性肺炎,过敏性肺炎和肺嗜酸细胞性肉芽肿。

【治疗】

对 IPF 的治疗已经不推荐应用大剂量皮质激素,有时在病情稳定,病变已经基本不具有可逆成分或存在较为严重的不宜于服用皮质激素的合并症时,则更需考虑服用皮质激素的利弊,而采用其他治疗措施密切观察病情变化。泼尼松初始剂量为每天 0.5mg/kg,连续 4 周;第 5 周开始为每日 0.25mg/kg,连续 8 周;第 13 周减量为每日 0.125mg/kg,并维持治疗。每次减量时,需评估临床,胸部 CT 和生理反应。最常使用的第二线药物为细胞毒药物,尤其是环磷酰胺。如果没有严重并发症或不良反应,联合治疗时间不应短于 6 个月。治疗 6～12 个月后,如果病情改善或稳定,则继续联合治疗。如果病情加重,应该停药或改变治疗方案。治疗满 18 个月后,是否继续治疗需根据临床反应和病人的耐受性而作决定。对治疗的反应差异较大,但疾病早期,在未明显纤维化之前,更多为细胞改变期时,皮质激素或细胞毒药物治疗似乎更能改善病情。支持及姑息性治疗包括高浓度氧疗以缓解低氧血症;发生细菌性感染,给予抗生素。对晚期患者可进行肺移植。

目前,国内已在应用大剂量 N-乙酰半胱氨酸治疗 UIP,应用吡非尼酮(pirfenidone)、某些 ACE I 或他汀类药物以及其他新药在进行临床观察,有的已通过 II 期临床试验,开发抗纤维化的药物也在进一步研究中。另有学者在探索通过基因治疗以期对某些细胞因子干预来阻断或对抗纤维化的进程。希望通过大家的努力能对治疗各种原因引起的肺组织损伤后导致的肺纤维化过程有所突破,从而对此类疾病取得有效的治疗方法,改变 IPF 的预后。

【预后】

IPF 的临床病程呈进行性,诊断后的平均生存期为 4～6 年。

附:UIP/IPF 急性加重的诊断治疗

DPLD 的急性加重(acute exacerbation)最早是 1984 年由日本学者提出的。临床上除 AIP 以外,其他类型的 IP 常常是缓慢进展的,但也存在急性加重的情况。其特征是:诊断 IP 的患者在短期内出现症状迅速恶化,低氧血症,影像学上出现新的浸润影而没有感染或心功能不全的证据。急性加重的治疗手段有限,采用了糖皮质激素,静脉丙种球蛋白,但疗效并不满意。UIP 急性加重的患者病死率较高,即使存活肺功能亦较加重前有恶化。

第二节　非特异性间质性肺炎

1994 年 Katzenstein 等首次提出非特异性间质性肺炎(nonspecific inter stitial p neumonia/fibrosis,NSIP) 的概念,用来指那些病理组织学表现不符合已知的病理类型,如普通型间质性肺炎(UIP)、脱屑性间质性肺炎(DIP)、急性间质性肺炎和机化性肺炎,而临床预后好于 UIP/IPF 的一组间质性肺病。NSIP 与 UIP/IPF 预后有很大的不同,NSIP 的提出和认识具有重要的临床意义:①改变了对 IPF 的理解,对大多数过去报道的 IPF 研究必须按目前掌握的 NSIP 知识予以重新评价;现许多过去被诊断为 IPF 者的组织学类型可能更符合 NSIP 而不是 UIP。这些患者 5 年生存率近70%,而 IPF 患者的 5 年生存率<30%。在原先病理诊断为 UIP 型患者的样本中发现 24%～36%是NSIP 型。②应重新认识 IPF 患者现行治疗方案的有效率,按当今 IPF 定义,以往许多治疗后病情转为稳定或改善的患者可能患的是 NSIP 型(或其他的损伤型)和非 UIP 型肺损伤,或根据推断是 NSIP病而不是 IPF。在以往有关 IPF 治疗研究中,报道10%～30%的 IPF 患者对现行的治疗方案有效,当从其他病理类型中正确区分出 UIP 型后,最近发表的回顾性观察性研究估计,真正的治疗有效率更低,或许只有 0～10%。

【发病机制】

NSIP 病例中,39%存在相关的临床疾病,如部分患者可能伴有抗原吸入、某些潜在的结缔组织疾病、有机粉尘的吸入、急性肺损伤的缓解期、放射性损伤以及某些药物反应等;NSIP 可以是继发于其他疾病,也可以为特发性,无相关病因的病例,则称之为特发性 NSIP。NSIP 的发病机制并不清楚,呼吸道感染性病原体,如病毒中的 EB 病毒、流行性感冒病毒、巨细胞病毒和肝炎 C 病毒等与 IIP 的发病机制有关,但病毒是否能直接或间接诱发 NSIP尚缺乏直接的证据。在 NSIP、慢性炎症和病毒感染的持续存在以协同方式,通过激活树突细胞,启动了在细胞内对内源性抗原(包括病毒和Ⅱ型肺泡上皮细胞)的处理,此过程损伤Ⅱ型肺泡上皮细胞,引起慢性肺泡炎症过程,最后导致不适当的修复和纤维化。

【病理表现】

NSIP 的主要病理学表现可概括为肺间质不同程度的炎症和纤维化。病理学特征为病变相对一致,纤维化的时相一致,无纤维母细胞灶。根据其间质炎细胞的数量和纤维化的程度,NSIP 病理表现分成 3 型:①富细胞型,主要表现为间质的炎症,很少或几乎无纤维化,肺泡间隔内的慢性炎细胞主要是淋巴细胞和浆细胞浸润,炎性细胞浸润的程度较 UIP 和 DIP 等其他类型的间质性肺炎更为突出。②混合型,以间质有大量的慢性炎细胞浸润和明显的胶原纤维沉着为特点。③纤维化型,肺间质以致密的胶原纤维沉积为主,伴有轻微的炎症反应或者缺乏炎症反应。此型与 UIP 不易鉴别,区别的要点是,NSIP/ F 的主要表现为致密或疏松间质纤维化,无 UIP 的时相不均,无纤维母细胞灶,如出现也不像 UIP 那样显著;也没有 UIP 典型的胸膜下分布,有局灶的蜂窝肺。

【临床表现】

发病年龄为 46～73 岁,非吸烟患者占 69%;主要的主诉有干咳,活动后呼吸困难。

【辅助检查】

(1)常规实验室检查:血沉、抗核抗体和类风湿因子可增高,但没有特异性。

(2)胸部 X 线检查:常见征象是两肺弥漫性间质渗出,呈网状或磨玻璃样,也可以是正常胸片。胸部 CT 表现为多样性,磨玻璃样密度影、实变影、网状影、粗线条状影、小叶中央型结节影、牵拉性支气管扩张、蜂窝影。①富细胞型:磨玻璃样影或气腔实变影,相对较少牵引性支气管扩张和细支气管扩张,小叶内网状阴影,无蜂窝肺(图 34-5)。②纤维化型:磨玻璃样影伴有相对范围广的牵引性支气管扩张和细支气管扩张,小叶内网状阴影;有蜂窝肺。相对而言,细胞型 NSIP 的 CT 表现较有特征。而纤维化型的 NSIP 与 UIP 的 HRCT 表现有重叠,特别是 HRCT 示胸膜下不规则的线网状阴影,

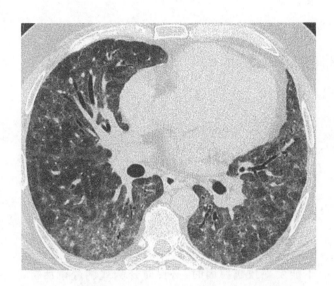

图34-5 NSIP患者HRCT表现为弥漫分布的双肺磨玻璃、片状渗出影

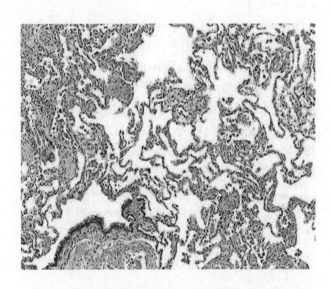

图34-6 NSIP富细胞型,显微镜下主要表现为间质的炎症,肺泡间隔增宽,淋巴细胞和浆细胞浸润,无纤维化表现

有蜂窝肺和牵引性支气管扩张和细支气管扩张,不易与UIP鉴别。

(3)肺功能:主要表现为限制性通气功能障碍,肺弥散功能障碍,及低氧血症。

(4)支气管镜检查:BAL特点是中性粒细胞、嗜酸粒细胞和淋巴细胞增多,但以淋巴细胞增多明显。TBLB因为取材太小,很难做出NSIP的病理诊断。

(5)外科肺活检:开胸或经胸腔镜肺活检病理检查是NSIP的确诊手段。

【诊断和鉴别诊断】

NSIP的临床-放射-病理的诊断依据包括:①慢性或亚急性起病,可发生于任何年龄;②主要临床表现为咳嗽和气短,少数患者有发热;③影像学上表现为双侧间质性浸润影,双肺斑片状磨玻璃阴影是本病HRCT的特征性所见;④病理改变为肺泡壁明显增厚,含有不同程度的炎症和纤维化,肺泡间隔内由淋巴细胞和浆细胞混合构成的慢性炎症细胞浸润是NSIP的病理特点,但缺乏UIP、DIP或AIP的特异性病理改变;⑤对糖皮质激素反应好,预后良好。

NSIP的正确诊断不是一个简单的病理诊断或临床诊断,而是一个动态的过程。特别要强调的是当病理学发现为NSIP时,对患者进行重新评估尤其重要,因为有可能发现潜在的特异病因。肺活检发现NSIP的重要性在于,可以促使临床医生进一步寻找和识别可能伴有某些潜在的疾病。对病因明确者,临床上可诊断为继发性NSIP;病因暂时不能明确者,可考虑诊断特发性NSIP。部分病例长期随访才能明确其最终的转归,如部分原诊断为特发性NSIP的患者在以后的随访中发现与风湿免疫性疾病相关。

【治疗】

糖皮质激素为NSIP的一线治疗药物,单独使用糖皮质激素治疗NSIP的剂量和疗程无统一治疗方案。常用口服泼尼松,每日40～60mg或1mg/kg,根据治疗反应减量,一般1～3个月后减至每日20～40mg,4～6个月后减至维持量10mg/d,总疗程1年。糖皮质激素和免疫抑制药联合治疗NSIP尚没有公认的统一标准方案,其指征也不明确,其中采用糖皮质激素联合硫唑嘌呤或环磷酰胺者为多,有的在开始时就联合使用,或在开始糖皮质激素无效时才加用免疫抑制药。如果没有严重并发症或不良反应,治疗时间不应短于6个月。治疗6～12个月后,如果病情改善或稳定,则继续联合治疗。如果病情加重,应该停药或改变治疗方案。

【预后】

NSIP患者5年生存率为76.2%,明显好于采用类似治疗方案的UIP/IPF的5年生存率(43.8%)。NSIP患者初始肺功能损害的程度与预后,也与对药物治疗的反应有关,当NSIP患者DL_{CO}<35%预计值和(或)治疗中DL_{CO}下降>15%,其中位生存时间约为2年,和UIP患者的预后相似。治疗 6 个月后 FVC 改善,开始治疗时 DL$_{CO}$测定值的高低对患者预后估计具有重要的意义。

第三节　急性间质性肺炎

急性间质性肺炎(acute interstitial pneumonia,AIP),或 Hamman-Rich 综合征,通常发生于以往身体健康者。男女比例相等,可发生于任何年龄,但多数病人>40 岁。

【病理表现】

AIP 的病理改变为弥漫性肺泡损害,一种对多种造成肺损伤病因的非特异性反应。主要特点是非特异性及具有特征性的短暂分期,包括急性、机化和恢复等期,每一期有不同的组织学表现。AIP 的病理变化分为急性期(渗出期)和机化期(增殖期)。渗出期有水肿、透明膜形成和间质急性炎症。此外还有肺泡上皮和基底膜损伤,Ⅱ型肺泡上皮增生取代损伤的Ⅰ型肺泡上皮,随着病变的进展这一变化更为突出,呼吸上皮也可表现非典型改变。此期肺泡间隔逐渐出现纤维母细胞,进而导致肺泡腔内纤维化。机化期的特点是肺泡隔和肺泡腔内出现纤维化并有肺泡隔的显著增厚。纤维化病灶主要由增生的纤维母细胞和肌纤维母细胞构成,伴有轻度的胶原沉积,不同区域病变时相一致,这是与其他 ILD 鉴别的关键点。如果病人存活,肺脏可以恢复到正常,也可向终末期蜂窝纤维化发展。

【临床表现】

尽管在临床表现前 7~14d 常有前驱性病变,本病起病通常急骤,最为常见的症状为发热、咳嗽和呼吸困难。

【辅助检查】

(1)常规实验室检查:无特异性且常无帮助。

(2)X 线表现:类似于 ARDS,胸部 X 线可见弥漫性两肺气腔阴影。CT 表现为两肺斑片状对称性分布的磨玻璃样阴影,有时为双侧性气腔实变。分布以胸膜下为主。可见通常影响到不足 10% 肺的轻度蜂窝样变。

(3)大多数病人有中度至重度的低氧血症,出现Ⅰ型呼吸衰竭。

【诊断】

当病人有 ARDS 临床综合征表现但仔细检查不能发现致病原因时,必要时开胸或胸腔镜活检,病理上证实有机化性弥漫性肺泡损害时,可诊断 AIP。

【治疗】

1. 糖皮质激素　一般认为 AIP 是一种具有潜在逆转可能的急性肺泡损伤性疾病,在疾病早期及时治疗可能康复而不遗留肺部阴影或仅有少许索条影。一般使用大剂量糖皮质激素,对于病情凶险的患者可以采用冲击治疗,一般采用静脉甲基泼尼松龙治疗,连续 3d;第 4 天开始根据疗效决定皮质激素用量,一般为每日 1mg/kg 泼尼松或等量药物,逐渐减量。疗程须根据患者情况决定。

2. 细胞毒药物　用于病情凶险或疾病在好转后出现反复的患者。环磷酰胺为 0.2g,隔天 1 次静脉点滴。如果病情改善或稳定,则减量并继续联合治疗。如果病情加重,应该停药或改变治疗方案。

【预后】

病死率>60%;大多数病人出现临床表现后 6 个月内死亡。痊愈患者通常不会复发,肺功能绝大多数或完全恢复。

第四节　隐原性机化性肺炎

隐原性机化性肺炎(cryptogenic organizing pneumonia,COP)最早在 1983 年由 Davison 及同事描述其病理学特征,表现为肺泡腔内肉芽组织增生,并可见纤维母细胞和肌纤维母细胞和松散的结缔组织,细支气管管腔内也可见肉芽组织增生。2002 年 ATS/ERS 共识认为,COP 与其他 IIP 一样,不再是单纯的病理诊断名称,而是结合了临床-影像-病理诊断之后的临床诊断名称。

【病因及发病机制】

COP 的病因目前尚不清楚,由于起病时多数病人有类似流感样表现,推测可能与感染有关。Elizabeth 等用呼吸道肠病毒复制出 BOOP 的肺部病理模型,提示呼吸道病毒感染参与 BOOP 的形成。

【病理特征】

病变呈斑片状分布,在呼吸细支气管、肺泡管和细支气管周围肺泡腔内有由成纤维细胞组成的息肉样组织。病变区附近的肺泡间隔常常增厚,单核细胞浸润,肺泡Ⅱ型细胞增生。

【临床表现】

发病率男女基本相等,年龄在 50～60 岁之间。亚急性起病,表现为发热、刺激性咳嗽,乏力,食欲缺乏和体重下降。气短的症状较轻。上述临床症状在数周内进展。体检时可发现散在的湿性啰音。

【辅助检查】

(1)常规实验室检查:无特异性。约半数病人有无嗜酸性细胞增高的白细胞增多,开始时血沉常升高。

(2)胸部 X 线:双侧性弥漫性肺泡性密度增高阴影。阴影呈外周性分布,也可发现类似于被认为是慢性嗜酸性细胞性肺炎的特征性表现。极少见情况下,肺泡性密度增高阴影呈单侧性。反复性游走性肺部阴影常见。表现为线状或结节状间质性阴影少见。HRCT 扫描显示斑片状气腔实变,磨玻璃样阴影,小结节阴影以及支气管壁增厚和扩张。斑片状阴影在肺外周更常见,常位于肺底部。CT 扫描比胸部 X 线能显示更广泛的病变。

(3)肺功能检查:肺功能检查常显示为限制性障碍,20% 的病中可发现阻塞性通气功能障碍。

(4)血气分析:静息及运动后低氧血症常见。

(5)支气管镜检查:支气管肺泡灌洗液,细胞分类中淋巴细胞和中性粒细胞增高,嗜酸性细胞也可增高。CD$_4$ 与 CD$_8$ 比值明显降低,TBLB 有时可明确诊断。

【诊断】

COP 是依据临床-放射-病理进行诊断的。肺活检是确诊的依据。

【鉴别诊断】

灶性机化性肺炎是一种对肺损伤的非特异性反应,亦可继发于其他病理过程,包括隐球菌病,韦格纳肉芽肿,淋巴瘤,过敏性肺炎和嗜酸性细胞性肺炎,若能明确病因,则不作为 COP 诊断,当有疑问时也可以 COP 样改变表示,提醒临床医师进一步寻找原发病因。由于肺部细菌或病毒感染后,也可以出现炎性肉芽肿性改变,常也被称为"机化性肺炎",但是需明确此种机化性肺炎与 COP 不同,治疗与预后均有区别。

【治疗及预后】

糖皮质激素起始剂量 0.5～0.75mg/(kg·d),2～4 周后减量。皮质激素减量或停药后可出现复发。复发对总预后影响不大。总疗程应在 6～12 个月,复发病人治疗时间相对长些。对于发病急且出现呼吸衰竭的患者推荐使用静脉甲基泼尼松龙,可以 80～160mg/d,在病情缓解之后改用口服泼尼松会取得较好的疗效。环磷酰胺及硫唑嘌呤的剂型及用法参见 NSIP。

【预后】

一经诊断建议尽早治疗,因部分患者起病急,可以迅速进展为呼吸衰竭,而患者对糖皮质激素反应往往良好且迅速,早期治疗可能避免机械通气。

第五节　淋巴细胞性间质性肺炎

淋巴细胞性间质性肺炎(lymphocytic interstitial pneumonia, LIP)是一个临床病理学术语,目前,LIP 被认为是一种反应性肺淋巴增生,属弥漫性肺实质疾病。美国胸科协会/欧洲呼吸病协会(ATS/ERS)组建的间质性肺病国际分类委员已将 LIP 再次划归为间质性肺炎。

【病因】

LIP 的确切病因目前尚不清楚,很可能是多种因素共同作用的结果。然而有证据提示,病毒感染在某些病例的发病中起一定作用。自身免疫性疾病与 LIP 亦强烈相关,约占 LIP 的 39%,这些自身免疫性疾病包括舍格伦综合征、系统性红斑狼疮、类风湿关节炎、多发性肌炎、自身免疫性甲状腺炎、重症肌无力、溶血性贫血、恶性贫血、自身红细胞致敏综合征、慢性活动性肝炎,其中最多见的是舍格伦综合征。LIP 还与各种免疫缺陷有关,进一步提示淋巴细胞调节紊乱参与 LIP 的发病。LIP 还可以是同种异体骨髓移植的一种晚期并发症,常发生于移植后 200～400d。也有苯妥英引起 LIP 以及家族性 LIP 的报道。特发性 LIP 非常罕见,在特发性间质性肺炎(idiopathic interstitial pneumonia, IIP)中不足 2%。

【发病机制】

目前,LIP 的发病机制不明,这方面的研究甚少。

【病理】

病理特征为弥漫性肺间质致密淋巴细胞浸润,常可见淋巴滤泡,有时支气管周围亦受累,但通常病变轻微。腺泡内无病变特别严重的区域(如腺泡周围或腺泡中央),偶有非坏死性肉芽肿形成。淋巴细胞呈多克隆性,主要是 T 细胞,内有散在的 B 细胞、浆细胞和组织细胞,同时有 Ⅱ 型肺泡细胞的增加及肺泡巨噬细胞的轻度增生。其他表现有肺泡腔中蛋白样液体及单核细胞、泡沫巨噬细胞或巨细胞的聚集。细支气管周围淋巴细胞浸润导致气道进行性阻塞和扩张是形成囊性病变的原因。疾病晚期可有间质纤维化和蜂窝肺。

【临床表现】

成人 LIP 患者常为女性,发病时的年龄 40～70 岁,平均为 50 岁左右,起病缓慢,表现为进行性干咳、呼吸困难,可有发热、盗汗、消瘦,偶有咯血、胸痛、关节痛,一些患者无症状。儿童 LIP 患者通常在 2～3 岁发病,表现为咳嗽、呼吸困难、发热、发育停滞。体检时可在双肺底听到爆裂音。杵状指及外周淋巴结肿大或肝脾大在儿童患者中多见。

【辅助检查】

(1)实验室检查:可有轻度贫血。常有免疫球蛋白产生异常,其中 75％ 以上的患者表现为多克隆高丙种球蛋白血症或 IgG、IgM 的单克隆增加。另有约 10％ 的患者表现为低丙种球蛋白血症。值得注意的是,若为单克隆丙种球蛋白病或低丙种球蛋白血症,需警惕淋巴增生性恶性肿瘤的可能。此外,与 HIV 相关的 LIP 通常发生于 CD_4 细胞数尚在正常范围时,而 NSIP 通常发生于晚期阶段,患者的 CD_4 细胞数通常在 $200 \times 10^6/L$。

(2)影像学:胸部 X 线片上 LIP 表现为特征性的以双下肺为主的网状、粗网状结节状或细网状结节状影,还可有粟粒影以及斑片状的浸润影、实变影,病变也可弥漫分布。个别患者胸片无异常发现,需行 HRCT 检查。HRCT 表现为边界不清的小叶中央性结节和胸膜下小结节(1～4mm)、磨玻璃样影、支气管血管束增厚、小叶间隔增厚,以下叶分布多见,此外,68％～82％ 的患者有薄壁囊状气腔,大小一般在 1～30mm,最大者直径可达 10cm。纵隔淋巴结肿大多见于儿童患者或舍格伦综合征患者。不常见的表现有:1～2cm 的大结节、肺气肿、气腔实变、支气管扩张、胸膜增厚等,胸腔积液罕见。

(3)肺功能:肺功能常表现为限制性通气功能障碍,包括 TLC、FVC、FEV_1 降低,FEV_1/FVC 升高,但也有肺通气功能正常的报道。一氧化碳弥散量降低,弥散系数可以正常。

(4)支气管镜检查:支气管肺泡灌洗对 LIP 有一定的诊断价值,表现为支气管肺泡灌洗液中白细胞总数增加,淋巴细胞增加,CD_3^+ T 细胞、B 细胞可以增多或正常,若淋巴细胞、CD_3^+ T 细胞、多克隆 CD_{20}^+ B 细胞增加则提示 LIP。

(5)外科肺活检:是确诊的手段。

【诊断】

LIP 的确诊有赖于外科肺活检。

【鉴别诊断】

(1)原发性肺低度恶性淋巴瘤:临床上,LIP 主要与原发性肺低度恶性淋巴瘤相鉴别。淋巴瘤的淋巴细胞呈单克隆性,浸润更致密,形态单一,可有肺结构的破坏、Dutcher 小体(含有免疫球蛋白的核内包涵体)、胸膜浸润,病变沿淋巴通路分布(支气管血管束、胸膜和小叶间隔),但 HE 染色常难以区分这两种疾病,因此,需要进行免疫组化染色及分子基因重排检测,如应用 PCR 技术对免疫球蛋白重链基因的克隆性重排进行检测。

(2)细胞型 NSIP:细胞型 NSIP 以男性略多,HRCT 上磨玻璃样影为其显著特征,病理上间质炎性细胞浸润程度轻于 LIP,一些肺泡壁可无受累。

(3)外源性过敏性肺泡炎:此病 HRCT 上亦表现为磨玻璃样影及边界不清的小叶中央性结节,但呼气相可显示气体陷闭引起的斑片状密度减低区,提示存在细支气管的炎症。此外,囊状气腔、小叶间隔增厚、淋巴结增大罕见。外源性过敏性肺泡炎患者常有吸入有机气雾颗粒或低分子化学物质史,症状的出现与从事某些活动存在时间相关性,可呈急性或亚急性发病。病理上病变常为细支气管周围分布,炎性细胞浸润程度轻于 LIP,常见肉芽肿、机化性肺炎等较为特征的表现,由此可与 LIP 鉴别。

此外,LIP 尚需与隐原性机化性肺炎、肺孢子菌肺炎、滤泡性细支气管炎、结节性淋巴组织增生等疾病鉴别。

【治疗和预后】

LIP 的治疗为糖皮质激素或联合免疫抑制药。LIP 的病程个体间差异很大,一些患者治疗反应极好,可完全持续缓解;一些患者在进展为肺纤维化和肺心病以前,病情可相对稳定数月或数年;另一些患者可在数月内死于肺部疾病;另有 LIP 自发缓解的报道。LIP 患者诊断后 5 年内病死率为 33％～50％,近 5％ 的患者发展为低度恶性 B 细胞淋巴瘤。

第六节　呼吸性细支气管炎伴间质性肺病及脱屑性间质性肺炎

呼吸性细支气管炎常发生于吸烟人群,常与间质性肺病相伴行(简称 RB-ILD)。在一小部分吸烟患者中,主要表现为间质病的症状,同时伴有细支气管炎。

【病因及发病机制】

既往有吸烟史或目前依然在吸烟的患者需考虑本病,但有时常与其他的间质性肺病,特别是特发性间质性肺炎相鉴别。发病机制尚不明确。

【病理特征】

RB-ILD 病理表现为含有大量炭末的巨噬细胞,在呼吸性细支气管周围及邻近肺泡的部位轻度的间质炎症,病变呈灶性,以细支气管为中心的分布,支气管周围的非组织肺泡间隔轻度增宽。脱屑性间质性肺炎(DIP)与 RB-ILD 的区别在于肺泡腔内有较多的巨噬细胞聚集,肺泡间隔增宽,病变分布弥漫。也就是说,呼吸性细支气管炎,RB-ILD,DIP 可能是吸烟引起的肺间质病变的一个连续过程。由于呼吸性细支气管炎及 DIP 样改变在吸烟人群中常被偶然发现,临床与胸部影像学需吻合。病理学表现是吸烟导致上皮细胞损伤后的炎症反应。

【临床表现】

多数 RB-ILD 及 DIP 患者,多在 40～50 岁时出现临床症状,比 UIP 患者出现临床症状早,男性多发,吸烟平均在 30 包/年。临床表现为进行性加重的咳嗽及气短,特别是 DIP 患者气短和低氧血症常见。一半病人肺部听诊能发现吸气末爆裂音。

50％的 DIP 患者可见杵状指,RB-ILD 病人少见。RB-ILD 患者肺功能可正常,也可表现混合性通气功能障碍。大多数 DIP 患者肺功能表现为限制性通气功能障碍及弥散功能障碍。RB-ILD 及 DIP 患者胸部影像学表现为细网格影,网格结节影,还可表现为磨玻璃样变,支气管管壁增厚。RB-ILD 肺容量正常,而 DIP 时肺容量缩小,除非合并有肺气肿,肺容量会不变。20％的 RB-ILD 及 DIP 患者胸部平片正常。HRCT 可见磨玻璃样改变,小叶中心性小结节只在 RB-ILD 患者中可见。小叶中心性小结节与呼吸性细支气管内巨噬细胞聚集慢性炎症有关。磨玻璃样改变与肺泡腔及肺泡导管内巨噬细胞聚集相关。还可见小叶中心性气肿,主要位于上肺。特发性间质性纤维化的表现如胸膜下蜂窝变及牵张性支气管扩张不会出现。小叶间隔增宽及纹理增粗叶不常见。

【诊断】

主要依靠开胸或胸腔镜活检明确。

【治疗及预后】

RB-ILD 及 DIP 的治疗主要是戒烟,但有些病人在积极治疗的情况下肺部病变仍呈进行性加重趋势。目前,尚无 RB-ILD 患者死亡的报道,但已有 DIP 患者死亡的文献。糖皮质激素治疗是有效的。对于戒烟后病情无改善或出现一定程度加重的患者,可以使用糖皮质激素。

(朱元珏　施举红)

■ 参考文献

[1] American Thoracic Society, European Respiratory Society. American Thoracic Society/European Respiratory Society international multidisciplinary consensus classification of the idiopathic interstitial pneumonias. Am J Respir Crit Care Med, 2002, 165:277-304

[2] British Thoracic Society. The diagnosis, assessment and treatment of diffuse parenchymal lung disease in adults. Thorax, 1999, 54:S1-S30

[3] 朱元珏. 特发性间质性肺炎的诊断治疗变迁. 实用诊断与治疗杂志, 2006, 20:157-160

[4] Flaherty KR, King TE Jr, Raghu G, Lynch JP III, Colby TV, Travis WD, Gross BH, Kazerooni EA, Toews GB, Qi L, et al. Idiopathic interstitial pneumonia: what is the effect of a multidisciplinary approach to diagnosis? Am J Respir Crit Care Med, 2004, 170:904-910

[5] Tansey D, Wells AU, Colby TV, Ip S, Nikolakoupolou A, du Bois RM, Hansell DM, Nicholson AG. Variations in histological patterns of interstitial pneumonia between connective tissue disorders and their relationship to prognosis. Histopathology, 2004, 44:585-596

[6] 蒋昭实, 刘鸿瑞. 普通型间质性肺炎的病理诊断. 中华结核和呼吸杂志, 2000, 23:15-18

[7] Fujita J, Ohtsuki Y, Yoshinouchi T, Yamadori I, Bandoh S, Tokuda M, Miyawaki H, Kishimoto N, Ishida T. Idiopathic non-specific interstitial pneumonia: as an "autoimmune interstitial pneumonia." Respir Med, 2005, 99:234-240

[8] 施举红, 许文兵, 刘鸿瑞, 等. 隐原性机化性肺炎 18 例的临床病理特征.

中华结核和呼吸杂志,2006,29:167-170

[9] Cottin V. Interstitial lung disease：are we missing formes frustes of connective tissue disease? Eur Respir J, 2006,28:893-896

[10] Cha SI., Fessler MB, Cool CD, et al. Lymphoid interstitial pneumonia：clinical features,associations and prognosis. Eur Respir J,2006,28:364-368

[11] 徐凌,许文兵,蔡柏蔷,等.淋巴细胞性间质性肺炎三例并文献复习.中华内科杂志,2006,45:45-49

[12] 留永健,朱元珏,刘鸿瑞,等.非特异性间质性肺炎三例报告并文献复习.中华结核和呼吸杂志,2000,23:19-24

[13] 孙永昌,姚婉贞,等.非特异性肺炎临床－放射－病理诊断分析.中华结核和呼吸杂志,2004,27:664-667

[14] Silva CI, Flint JD, Levy RD, et al. Diffuse Lung Cysts in Lymphoid Interstitial Pneumonia：High-resolution CT and Pathologic Findings. J Thorac Imaging,2006,21:241-244

[15] Lazor R, Vandevenne A, Pelletier A, et al. Cryptogenic organizing pneumonia1 Characteristics of relap ses in a series of 48 patients1 Am J Resp ir Crit Care Med,2000,162:571-577

[16] Jin S, Soo KY, Hoon Y, et al. Reversed halo sign on high resolution CT of cryptogenic organizing pneumonia diagnostic implications1. Am J Roentgenol,2003,180:1251-1254

[17] 易祥华,何国钧,刘鸿瑞,等.呼吸性细支气管炎伴间质性肺病和脱屑性间质性肺炎的比较分析.中华结核和呼吸杂志,2004,27:373-377

第35章

肺朗格汉斯细胞组织细胞增生症

【概述】

肺朗格汉斯细胞组织细胞增生症(Pulmonary Langerhans'-cell histiocytosis,PLCH)原称为肺组织细胞增生症X(Pulmonary histiocytosis X,PHX),它以朗格汉斯细胞单克隆增殖和组织浸润为特征。1953年人们曾用组织细胞增生症X来统一命名一组临床表现各异的综合征,包括嗜酸性肉芽肿、勒-雪病(Letterer-Siwe disease),韩-雪-柯综合征(Hand-Schuller-Christian syndrome),Hanshimoto-Pritzer综合征和单纯性皮肤型组织细胞增生症。由于组织细胞增生症X可以表现为侵犯多个组织器官,包括肺、骨、皮肤、淋巴结、脑垂体、甲状腺、肝等,肺侵犯可以是孤立的也可以是多器官损害的一部分,随着人们对这类疾病的发病机制和病理生理逐步阐明,1985年改用朗格汉斯细胞组织细胞增生症来取代组织细胞增生症X,以强调朗格汉斯细胞在疾病发生发展中的重要作用。因此,PLCH常指朗格汉斯细胞(Langerhans'-cell,LC)局限性侵犯肺的疾病,或者除了其他器官同时侵犯肺的疾病。

【流行病学】

PLCH是几乎均发生在成人吸烟患者的罕见疾病。据估计PLCH发病率为2.7/百万,准确的流行病资料缺乏。外科肺活检资料显示PLCH占肺间质疾病不到5%,男性多于女性,常影响年轻成人,发病峰年龄20~40岁。该病病因不明,无明确的遗传易感性,无种族、职业、地理位置的显著差异。

【病因】

研究表明,病毒感染,如EB病毒和乳头状病毒的感染可能与发病相关,支持这一推断的证据在于部分病例在EB病毒和乳头状病毒感染后患病,且部分PLCH病例的LC中发现了单疱病毒6的DNA片段,但目前从超微结构和其他分子生物学研究尚不能证实病毒感染的致病作用。此外,临床研究还发现吸烟和PLCH关系密切;组织学检查也提示PLCH早期病变位于细支气管周围,这与吸烟引起的小气道病变部位一致;吸烟者的支气管肺泡灌洗液中LC细胞增多;PLCH患者外周血白细胞在受到烟草糖蛋白刺激后,T细胞增殖反应减弱,IL-2合成减少,这些研究提示吸烟可能具有一定的致病作用。细胞因子促发也可能是LC在肺组织内聚集的一个因素,研究发现在粒-巨噬细胞集落刺激因子(GM-CSF)过度表达的转基因鼠模型中,巨噬细胞和LC在气道上皮周围过度表达。在支气管肺癌和移植后闭塞性细支气管炎患者的细支气管周围,可见到由GM-CSF趋化的LC。此外,IL-1、IL-4、肿瘤坏死因子α(TNF-α)及转化生长因子β(TGF-β)也参与到PLCH病变的发展中。

【病理学】

LCH的基本组织病理学改变为肉芽肿性病变,病灶部位有组织细胞、成熟的嗜酸性粒细胞、淋巴细胞浸润,部分还可见多核巨细胞、中性粒细胞和浆细胞。早期病灶呈增殖性改变,可见增生的组织细胞,呈结节状(直径可达1.5cm)沿小气道分布,其中部分为LC。随着疾病的进展,可能出现坏死、黄色瘤样变和纤维化。疾病的晚期,病灶中已找不到特征性的LC。这种组织病理学改变与病变的严重程度和进展可能并无关系。其中肺部病变按发生、发展可分为三期:①细胞期:嗜酸性粒细胞、朗格汉斯细胞、淋巴细胞、浆细胞及少量的中性粒细胞浸润,早期病变集中在细小的膜性细支气管和近端呼吸性细支气管,随后逐渐向邻近的肺泡间质扩展形成典型的星型灶或环形结节灶。②增殖期:病灶内已有肺间质纤维化,伴有慢性炎细胞浸润,同时肺泡上皮细胞增生,肺泡腔内可见大量巨噬细胞浸润。同时 LC 数量减少。③愈合和纤维化期：有较多的瘢痕，细支气管可以阻塞并继发扩张而形成囊泡，可有闭塞性细支气管炎伴机化性肺炎的表现。间质弥漫性纤维化甚至形成蜂窝肺，伴有大小不等的肺囊肿形成。不同时期的病变可以在同一脏器里表现出来，灶性分布的病变组织之间可见正常的肺组织。从大体上看，在 PLCH 病变的早期，肺内可见直径 1～10mm 的多发小结节。随着病程进展，这些孤立病灶相互融合，形成形态不规则的纤维灶及大小不等的囊疱。这些病灶多见于上叶和肺野中心区域。

病灶内浸润的组织细胞中含有病理性的 LC 是确诊 PLCH 的依据。这些 LC 的特点是在光镜下可见到褶皱的不规则囊状核，在电镜下可见胞质内 Birbeck 颗粒，免疫组化染色示膜表面 CD1a，CD_{68} 抗原，S-100 蛋白，1a 样抗原和膜结合的 ATP 酶等阳性。它们虽然属于树突状细胞但并不具备抗原递呈能力，而可在局部增殖。

【临床表现】

LCH 的临床表现多种多样，按受累的器官、系统的部位、数目、主要分为局限性病变（包括嗜酸性肉芽肿和原发性朗格汉斯细胞组织细胞增生症，多见于成人），多灶性病变（包括多灶性嗜酸性肉芽肿、Hand-Schuller-Christian syndrome，多见于青少年），弥漫性病变（如 Letterer-Siwe disease，多见于年龄小于 2 岁的婴幼儿或老年人）。虽然各种病变累及的脏器范围、发病年龄、临床表现各有不同，但肺部可有不同程度的累及。同一病例在不同时期也可有不同的表现。在成人中，最常受累的器官为骨，其次是肺和垂体，还可以累及皮肤、眼、淋巴结、心脏、偶见骨髓受累。

原发的 PLCH 或多灶、弥漫型 LCH 肺部受累可见于各年龄段患者，尤其多见于 20～40 岁年龄组，无明显性别差异。早期 25％患者可能无症状，随后出现非特异的全身不适如乏力、发热、消瘦和呼吸系统症状如干咳和呼吸困难。不足 5％的患者会有咯血、胸痛。25％的患者可反复出现气胸。肺部体征通常为阴性，偶尔可闻及肺部细湿啰音，少见爆裂音和杵状指。晚期患者可出现继发的肺动脉高压和肺源性心脏病的表现。部分患者还可以因骨病变出现骨痛，牙齿脱落、面部肿胀和出牙障碍，脊髓受压；中枢神经系统受累而出现垂体性尿崩、脑神经功能障碍、生长迟滞；类似于脂溢性皮炎的表面覆有鳞屑的暗红色丘疹或出血疹以及浅表

淋巴结肿大。

【辅助检查】

1. 实验室检查　外周血白细胞及其分类计数通常正常。血沉呈中等程度增快。患者血清中可能存在多种低效价的自身抗体和免疫复合物。

2. 肺功能检查　早期患者的肺功能正常。随病变范围的扩大和纤维化的进展，最常见的肺功能异常为弥散功能障碍，晚期可出现阻塞性、限制性和混合性通气功能障碍。虽然患者的肺活量（VC）减低，但残气量（RV）正常或增加。因为肺总量（TLC）大致正常，而 RV/TLC 增加。这种肺功能改变和肺囊性化改变有关，也是 PLCH 与其他弥漫性肺间质病变的肺功能改变不同的特征之一。

3. 血气分析　早期正常，晚期可出现低氧血症和（或）高碳酸血症。

4. 支气管镜检和支气管肺泡灌洗　支气管镜直视下可见气管-支气管树大致正常或表现为非特异性炎症。经支气管肺活检如能取得足够大的组织块并行免疫组化检查，查找 LC，对诊断才有一定的意义。如已有多发性肺囊泡形成，则不宜行经支气管肺活检。支气管肺泡灌洗液的细胞学检查显示细胞总数增多（可达 $10^6/ml$），其中巨噬细胞和嗜酸性粒细胞比例增加，淋巴细胞比例正常或下降，CD_4/CD_8 下降。由于 LC 也存在于正常肺组织，支气管肺泡灌洗液中 LC 数量增多并不能诊断 PLCH，还需 CD1a 阳性朗格汉斯细胞其分类计数大于 5％才有诊断意义。

5. X 线胸片和胸部 CT 表现

（1）X 线胸片：胸片的异常发现与病变的进展程度有关。约有 10％的 PLCH 患者的胸片基本正常。胸片上的肺内病变通常是弥漫的、双侧对称的，以上、中肺野受累为主，而肋膈角通常未受累（图 35-1）。病程的早期，可见边界不清微小结节（<5mm）。随后可见典型的网结节影，提示已有囊性损伤。到病程晚期，肺呈囊样变或假性肺气肿表现，邻近囊腔直径可达 2cm，常和淋巴管肌瘤病影像学表现不易鉴别。在放射影像学上，PLCH 与其他弥漫性肺间质疾病的区别包括肺容积的显著增大，病变的分布特征，纵隔淋巴结和胸膜很少受累，部分患者可有反复发作性气胸和溶骨性肋骨损伤。

（2）胸部 CT：胸部 HRCT 可以更好地显示 PLCH 的病变形态。HRCT 显示病灶均匀的分布在肺野的内、外带之间，通常间隔有正常的肺实质，肺底部相对病变较轻。病变早期不仅可见边界不

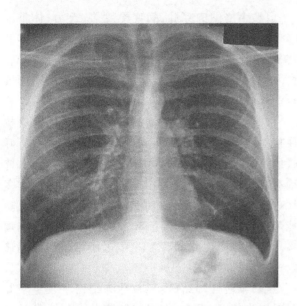

图 35-1　PLCH 胸部 X 线表现为网状浸润并主要分
布在肺的上中叶

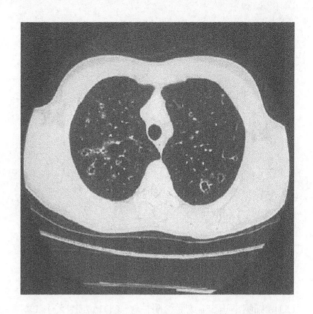

图 35-2　PLCH 胸部 HRCT 表现为结节状和囊状混合
性改变

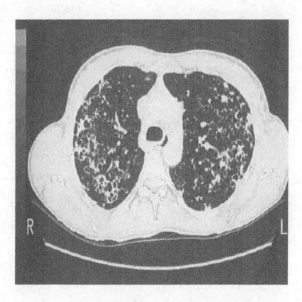

图 35-3　PLCH 病情进展胸部 HRCT 表现为多发性囊
泡样以及肺周结节样改变

清的小结节,还可见这些小结节呈小叶中心型分布,可伴有薄或厚壁空洞。当病变进展时囊样变越来越明显,这些囊泡大小不等,可以孤立存在也可相互融合,当肺野广泛囊变时,呈肺气肿样改变。研究显示病程早期的结节性病变可能自然或经治疗而消退,但囊样变则很难回复。多数病人的HRCT 可见到结节影和囊泡影。胸部 HRCT 通常比胸部 X 线更敏感,可发现后者无法显示的病灶。HRCT 片上出现的其他改变包括磨玻璃样渗入影,线状影,类似于小叶中央型的肺气肿等,偶见胸膜腔积液和肺门淋巴结增大。

【诊断及鉴别诊断】

1. 诊断

(1)询问病史:应注意患者的发病年龄,吸烟病史对诊断有一定帮助。

(2)PLCH 特征性临床和影像学表现:特别应注意患者除干咳、气短外,是否合并多饮、多尿,溶骨性骨质破坏,皮疹,肝脾淋巴结肿大等多系统损害。肺功能检查显示肺总量正常或轻度升高和(或)存在显著的阻塞性通气功能障碍,这些改变在其他肺间质疾病中很少见。胸片/HRCT 上肺内病变的分布特点,及其从结节影到弥漫性间质纤维化伴多发囊泡形成的影像特征均有助于该病的诊断。

(3)病理学检查:发现病变部位的 LC 浸润及细胞内 Birbeck 颗粒和细胞表面 CD1a 抗原阳性是确诊的依据。当肺内病变以结节和网状结节改变为主时,为确诊可行开胸肺活检。病理诊断根据其

可信度,PLCH 的诊断分为三种情况。

①推测性诊断:根据光学显微镜的特征,仅能做出推测性诊断。HE 染色切片中,典型的 LC 显示有中等量均匀的粉红色、颗粒状胞质;核常折叠、锯齿状或多小叶;细胞边界清楚。

②指定性诊断:光学显微镜的特征加上 2 个或2 个以上的下述阳性指标,如 ATP 酶、S-100 蛋白、α-D-甘露糖苷酶、花生凝集素。

③决定性诊断:光学显微镜的特征,再加上电子显微镜所见 LC 胞质中有 Birbeck 颗粒,具有确

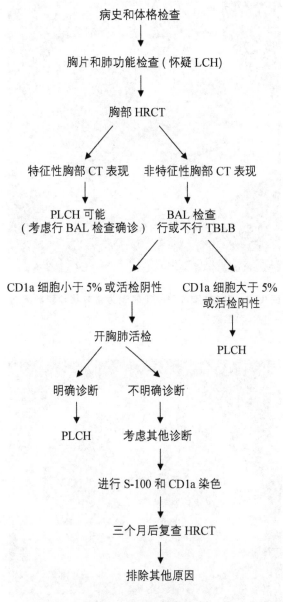

病史和体格检查

↓

胸片和肺功能检查（怀疑 LCH）

↓

胸部 HRCT

特征性胸部 CT 表现　　非特征性胸部 CT 表现

↓　　　　　　　　　↓

PLCH 可能　　　　　BAL 检查
（考虑行 BAL 检查确诊）　行或不行 TBLB

CD1a 细胞小于 5% 或活检阴性　　CD1a 细胞大于 5%
或活检阳性

↓　　　　　　　　　↓

开胸肺活检　　　　　　PLCH

明确诊断　不明确诊断

↓　　　　↓

PLCH　考虑其他诊断

↓

进行 S-100 和 CD1a 染色

↓

三个月后复查 HRCT

↓

排除其他原因

图 35-4　PLCH 诊断流程

诊意义。另一个确诊条件为光学显微镜的特征,再加上 CD1a 抗原阳性。如病理表现符合指定性诊断和(或)决定性诊断,可最终诊断。

2. 鉴别诊断

(1)结节病:当病变仅表现为多发性结节时,鉴别诊断应考虑结节病,它是系统性肉芽肿性疾病,累及全身多脏器,如外周淋巴结、皮肤、眼、关节、肾脏、神经系统等。其呼吸道症状轻微,少数有发热,胸片有双肺门及纵隔对称性淋巴结肿大、伴或不伴肺内结节样、纤维化改变,Kvein 试验阳性,sACE 升高,5U PPD 阴性或弱阳性,BAL 中 T 细胞增多、CD_4/CD_8 升高,高尿钙,高血钙,血浆免疫球蛋白增高。鉴别依赖于肺组织活检。

(2)韦格纳肉芽肿:病变除发热、乏力、体重下降、畏食等全身表现,常有肺、眼、皮肤、关节等多器官累及,化验检查有贫血、血沉增快、白血病增高、血尿、蛋白尿、C-ANCA 阳性。胸片有肺浸润影或空洞形成。确诊依靠病理检查。

(3)过敏性肺泡炎:发病前常有明确的有机抗原接触史,尤其是脱离特异抗原后症状减轻,有呼吸困难、干咳、发热症状,无全身系统受累表现,体检有双肺散在捻发音及湿啰音,胸部 X 线变化多端,并呈游走性改变,肺功能检查呈限制性通气功能障碍为主,弥散功能下降。BAL 中淋巴细胞增多。血清特异性抗体阳性,必要时肺活检可明确诊断。

(4)粟粒性肺结核:粟粒性肺结核常发生于儿童或青少年,有发热、全身中毒症状。X 线显示病灶细小、分布均匀、密度较淡的粟粒样结节,组织学或细菌学检查不难鉴别。

(5)转移瘤:由其他原发部位的原发性肿瘤或肺内肿瘤经淋巴管转移所致,肺门和纵隔淋巴结同时受侵及。原发肿瘤以胃、乳腺和肺为常见。原发灶很小而肺门淋巴结肿大明显,但很多为单侧性,而且病变发展快,患者全身情况差。

(6)特发性肺纤维化:主要好发于中老年人,病变范围是肺脏,一般不涉及肺外脏器,临床上以干咳和进行性呼吸困难加重为主要表现。肺功能检查障碍程度较重;BALF 检查以中性粒细胞为主;蜂窝样改变位于肺基底部胸膜下,其间肺组织也呈纤维化样异常;预后差。本病多见于青少年和成人,病变除肺组织外,还有骨骼。临床呼吸系统症状相对较轻,同时有骨骼痛;BALF 检查以嗜酸粒细胞为主;预后良好。两者最后的确诊依赖于肺组织活检。

(7)淋巴管平滑肌瘤病:本病以囊泡影为主时应与淋巴管平滑肌瘤病相鉴别。本病肺囊泡常为不规则怪异形,与结节并存,主要位于上肺野。淋巴管肌瘤肺囊泡形状规则一致,呈弥漫性分布,并伴有乳糜胸液,多发生于不吸烟的育龄女性。

(8)支气管扩张:常有慢性咳嗽、咳脓痰和反复咯血的病史。囊状支气管扩张的壁较厚,沿支气管树分布,并可见双轨状与静脉曲张样扩张的支气管存在,一般鉴别无困难。

(9)肺气肿:一般继发于慢性支气管炎,有反复咳嗽、咳痰病史。影像学上肺气肿为无壁透亮区,两肺底受累,这与 PLCH 明显不同。

【治疗】

PLCH 是一种罕见疾病,尚无确切的治疗方案对这种病是有效的。也有部分病例虽然未经治疗,但临床症状无进展或可自行缓解。

1. 戒烟　戒烟可以使部分患者症状趋向稳定,甚至一些患者,影像学和肺功能也有改善。虽然目前尚未证实戒烟对改善疾病的预后有确切的疗效,但由于吸烟与疾病密切相关,因此这类病人应尽可能劝说其戒烟。

2. 糖皮质激素　适用于肺内病变以结节或网结节改变为主时。泼尼松 0.5~1mg/(kg·d),疗程 6~12 个月。

3. 化疗药物　长春新碱、依托泊苷、巯嘌呤、甲氨蝶呤等化疗药物已被用于多器官受累或对糖皮质激素治疗无反应的疾病进展期的患者中。PLCH 的临床治疗中仍可选择全身化疗。对多数患者,PLCH 与肿瘤化疗相比,强度宜弱,时间宜短。当化疗停止后病情复发时可反复化疗。

4. 免疫调节药　环孢菌素、2-氯脱氧腺苷、IL-2、干扰素-α 有个案成功治疗的报道。

5. 肺移植　对合并严重呼吸功能受损、影响生存期及生活质量时,应考虑肺移植。目前无确切的手术指征。但有报道移植肺再出现 PLCH 病变,并伴有肺功能的迅速恶化,因此,此项治疗方法对生存率的影响尚未确定。

【预后】

PLCH 的临床病程差异很大,大约 70% 病人病情可自然或经糖皮质激素治疗而稳定或改善。当病情局限于肺部时,通常预后较好。少部分患者在初治病情缓解后可复发。影响疾病预后的因素包括老年、伴有弥漫性全身病变,肺功能显示有气流阻塞(如 FEV_1/FVC 降低和 RV/TLC 升高),放射影像学检查显示有蜂窝肺,特别伴有反复发生的气胸。也有研究发现,当病灶部位存在不典型的 LC 时,病程进展快,病变范围广。PLCH 伴发恶性肿瘤,如肺癌、肺类癌、淋巴瘤、白血病和肺外肿瘤,这些肿瘤性病变可先于、后于或 PLCH 同时发病。妊娠不影响 PLCH 预后,如果无肺功能不全,PLCH 也不是怀孕的禁忌证。

【案例分析】

患者,男性,48 岁。因间断咳嗽、胸闷半年余,体检发现两肺阴影收住入院。有吸烟史 28 年,每日 2 包。无粉尘接触史,无养宠物史,无特殊药物应用史,无家族遗传病史。入院体检:一般情况好,神清,巩膜皮肤无黄染,全身浅表淋巴结未及肿大,心率 81/min,律齐,两肺呼吸音略低,未闻及干湿啰音及爆裂音。腹部平软,无压痛,双下肢无水肿。辅助检查,血气分析:pH 7.38,PaO_2 102mmHg,$PaCO_2$ 34mmHg,SaO_2 98%;血常规:血红蛋白 132 g/L,白细胞计数 4.6×10^9/L,中性分叶核细胞占 72%,血小板计数 110×10^9/L,嗜酸细胞计数正常;PPD(-);结核抗体(-);血清血管紧张素转化酶(26μmol/L);红细胞沉降率 20mm/h;^{67}Ga 肺扫描未见特殊异常;肝肾功能正常;类风湿因子(-),抗链球菌素"O"正常,抗核抗体(-);全身骨扫描(-);痰找结核菌 5 次(-);痰找脱落细胞 5 次(-);痰霉菌培养 3 次(-);肺功能:混合型通气功能障碍;电子支气管镜检查见各支气管开口黏膜正常,未见新生物及狭窄;胸片、胸 HRCT:两肺纹理增多紊乱,两肺弥漫性小结节、斑片状、囊状病灶,以两上肺为主;入院后胸腔镜右肺上叶活检,肺活检标本经甲醛固定,常规包埋、切片、苏木素-伊红染色及 SP 法免疫组化染色,光镜观察,其结果如下:切面有一黑色结节,边界较清楚,质地中等。光镜观察局灶性病变均匀散在分布,呈不规则的小结节状,间隔着正常的肺实质。典型的病变中央为增生的细胞团,周边部为纤维化瘢痕,边缘呈星节状或手指状浸润邻近肺泡间隔间质,少数病灶边缘呈圆形。聚集的细胞中常可见炎症细胞,如数量不等的嗜酸性粒细胞、淋巴细胞和浆细胞。高倍镜下,细胞具有中等量嗜酸性胞质,核染色质均匀细腻,核膜有明显的核沟,LC 局限于肺间质。免疫组化染色 LC CD1a 抗原、S-100 蛋白阳性。病理诊断 PLCH。

诊断思路:患者表现为间断咳嗽伴胸闷半年,症状无明显特征性,体格检查无阳性发现,影像学检查表现为两肺弥漫性小结节、斑片状、囊状病灶,以两上肺为主。而其他辅助检查基本排除结核、肿瘤、风湿免疫性疾病、结节病及真菌感染可能。采用侵入式的检查方法应该是明确诊断的最佳途径,本例经胸腔镜肺活检,病理发现 LC,免疫组化证实 CD1a 抗原、S-100 蛋白阳性,最终确诊 PLCH。因此,本病诊断依据包括:

1. 中年男性,有长期吸烟史。

2. 特征性的影像学表现:两肺弥漫性小结节、囊状病灶,并以两上肺为主。

3. 病理学检查:发现典型的 LC,免疫组化证实 CD1a 抗原、S-100 蛋白阳性。如果检查其他指标还可发现 LC 胞质内 Birbeck 颗粒及表面 CD_{68} 抗原、1a 样抗原和 ATP 酶阳性。

4. 同时注意与肺淋巴管平滑肌瘤病,肺结核,弥漫性转移性肺癌,过敏性肺泡炎,结节病,肺间质纤维化等疾病相鉴别。

（殷凯生 蒋雄斌）

■ 参考文献

[1] 朱元珏,陈文彬主编.呼吸病学.北京:人民卫生出版社,2003:1097-1102

[2] Vassallo R,Ryu JH,Colby TV,et al. Pulmonary Langerhans'-cell histiocytosis. N Engl J Med,2000,342:1969-1978

[3] Tazi A. Adult pulmonary Langerhans' cell histiocytosis Eur Respir J,2006, 27:1272-1285

[4] 蔡柏蔷,李龙芸主编.协和呼吸病学.北京:中国协和医科大学出版社,2005:1270-1273

[5] Sundar KM,Gosselin MV,Chung HL,et al. Pulmonary Langerhans cell histiocytosis:emerging concepts in pathobiology,radiology,and clinical evolution of disease. Chest, 2003, 123: 1673-1683

[6] Brauner MW,Grenier P,Tijani K,et al. Pulmonary Langerhans cell histiocytosis:evolution of lesions on CT scans. Radiology, 1997,204:497-502

[7] Mendez JL,Nadrous HF,Vassallo R,et al. Pneumothorax in pulmonary Langerhans cell histiocytosis. Chest, 2004, 125:1028-1032

第36章

淋巴管肌瘤病

淋巴管肌瘤病(lymph angioleio myomatosis, LAM)是一种罕见病,由于平滑肌细胞在淋巴系统、小血管、肺实质等部位病态增生而产生一系列临床症状和体征。最常见的临床表现是进行性呼吸困难、胸痛、咳嗽,咯血,常有气胸或乳糜胸病史。组织病理学特点为远端肺泡扩张和肺间质的非典型平滑肌细胞的弥漫性侵袭,包括气道、血管和淋巴管周围。

有人将淋巴管肌瘤病分为两类:①与结节性硬化症(tuberous sclerosis complex,TSC),同时发生的淋巴管肌瘤病 TSC-LAM。②单独发病的淋巴管肌瘤病 S-LAM。

【流行病学】

此病于 1937 年由 Von Stosse 首先报道,1966年 Cornog 和 Enterline 将本病命名为淋巴管肌瘤病。本病罕见,绝大部分发生于育龄期妇女,平均发病年龄约为 35 岁,大部分发病年龄为 20～40岁,极少在绝经后发病。

单独发病的淋巴管肌瘤病(S-LAM)的患病率为(3～5)/100 万,全世界 30 000～50 000 例患者。与结节性硬化症同时发生的淋巴管肌瘤病(TSC-LAM)的患病率是 S-LAM 的 5～10 倍,结节性硬化症女性中 30%～40%存在淋巴管肌瘤病的囊状改变。在一些结节性硬化症(TSC)家系中 TSC 男性患者也可出现囊状改变的影像学特征,但只有 3例男性患者经过活检证实的 TSC-LAM 报道,目前,有 1 例单发 LAM(S-LAM)的男性患者报道。所有种族均可发病,在一个 LAM 基金会的 480 例LAM 调查中显示:高加索人占 90%,亚洲人占3.5%,非裔美国人占3%,西班牙人占 2%。

我国于 1986 年首次报道 1 例淋巴管肌瘤病,随着对本病认识的提高,近 20 年国内各地有几十例报道。

【病因和发病机制】

淋巴管肌瘤病的病因尚未明确,遗传基因和性激素在疾病发展中起着重要作用。淋巴管肌瘤病和结节性硬化症都是由结节硬化症基因的突变引起,通过 TSC_1 或 TSC_2 调节、调控细胞的生长、发育和死亡,TSC_1 或 TSC_2 基因突变导致其编码蛋白失调,蛋白过度表达和细胞过度增生。雌激素在该疾病发生和发展中起一定作用,研究表明,淋巴管肌瘤病患者的平滑肌瘤细胞有雌激素及孕激素受体异常表达。蛋白酶水平的失衡包括基质金属蛋白酶 MMP-2,MMP-9 和金属蛋白酶-3 抑制药都与 LAM 的发病相关,并且在结缔组织基质降解和囊性气腔形成中起到重要作用。

在淋巴管的内皮上发现了大量的分子标记物如 VEGF 受体-3,VEGF-C 等。有人报道在 LAM中血清 VEGF-D 是正常人的 3 倍,从而有可能成为一种有用的标志物和治疗位点。淋巴管肌瘤病肺移植的患者中还可以再复发,提示淋巴管肌瘤病可以转移。

【临床表现】

淋巴管肌瘤病患者从出现症状到就诊的平均时间 3～5 年,我们中国人的淋巴管肌瘤病与欧美和亚洲其他国家报道的临床表现基本相似,肺部表现:大部分女性常见症状为呼吸困难、咳嗽、胸痛、咯血、反复出现的气胸和乳糜胸,66%LAM 患者出现气胸,右侧多于左侧;初次气胸发生后 70%患者可再一次复发;33%LAM 患者可出现乳糜胸;肺外表现:肺外损害可累及纵隔、腹膜后组织,也可累及下肢、肝、肾、输尿管,表现为下肢水肿、乳糜尿,个别报道可累及子宫、卵巢、骨骼、胃十二指肠、胰腺等,可伴有内分泌功能紊乱。腹膜后淋巴管肌瘤病可出现腹膜后肿块,大多数 LAM 患者中可伴有血管肌脂瘤,包括 70%～80%TSC-LAM 和 40%～

50％S-LAM 也可出现血管肌脂瘤,出现血尿。

【肺功能检查】

早期检查可能正常,特别是淋巴管肌瘤病临床主诉不严重,经过 HRCT 扫描诊断的患者。淋巴管肌瘤病的一般表现为 FVC 降低的同时出现 FEV_1 的降低,与阻塞性肺功能障碍一致,可逆性阻塞性肺功能障碍患者超过 20％～25％,常常出现 RV 和 RV/TLC 比值的升高。以限制性通气障碍为主的复合性通气功能障碍也常出现。另外,可出现气体交换障碍和低氧血症,一氧化碳的弥散功能(DL_{CO})常降低,在一些病例中的降低超出了阻塞性障碍的程度。Kitaichi 等对 LAM 生存者与死亡病例的肺功能进行了比较,显示 $FEV_1/FVC\% < 50\%$ 或 $TLC\% > 131\%$ 的患者死亡率较高,提示其可作为 LAM 预后判断指标。

【影像学】

在淋巴管肌瘤病的早期,其胸部放射学表现无明显特征性,在 LAM 的进展期胸片可表现网状影、网结节影、粟粒状影或蜂窝影等,均缺乏特异性,另外可见囊状和大泡状变化、单侧或双侧胸腔积液、肺门和纵隔淋巴增大、气胸等。

常规 CT 由于容积效应使大部分囊状影未能显示囊壁的存在,特别是直径＜10mm 的囊状影,仅呈小透亮区,与小叶中央型肺气肿不易鉴别。高分辨 CT(HRCT)由于具有最小的容积效应和较好的空间分辨率,使 LAM 患者胸部 HRCT 显示出特征性表现:两肺弥漫性分布的薄壁小囊状病变,其直径常＜10mm,壁厚约 1mm,边缘清楚,厚薄均匀(图 36-1,图 36-2),HRCT 是早期诊断及对病变严重程度评估的非常重要的措施。

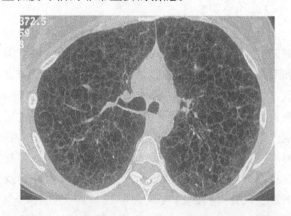

图 36-1　胸部 HRCT 显示两肺弥漫性分布的薄壁小囊状病变

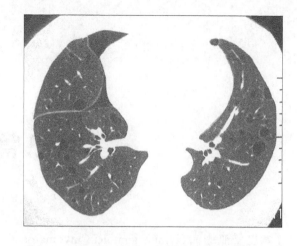

图 36-2　胸部 HRCT 显示两肺散在分布的大小不一薄壁小囊状病变,右肺可见气胸

有文献报道根据肺部 HRCT 扫描结果的严重性与临床表现和肺功能检查结果存在相关性,即把 HRCT 扫描的肺野分为上、中、下三个肺野,对每个肺野中的薄壁小囊进行评分:1 分为小囊直径＜0.5cm,2 分为 0.5～1cm,3 分为 1～2cm,4 分≥2cm;囊状改变的数量占每个肺野的比例也进行评分:1 分占＜25％,2 分占 25％～50％,3 分占 51％～75％,4 分占＞75％;每个肺野两项评分总和用来量化 HRCT 扫描的疾病严重性,因此,可与肺功能检查结果相比较,显示两者的相关性,为判断预后及治疗效果提供有力的证据。

腹部 CT 检查 75％以上患者呈阳性,可显示含有肾或肾外血管肌脂瘤的脂肪、淋巴结病、囊或非囊状淋巴管肌瘤、乳糜腹腔积液等。在单独发病的淋巴管肌瘤病(S-LAM)患者中至少进行一次头颅 CT 或 MRI 检查,以便与亚临床型的结节性硬化症如皮层结节、皮层下结节、皮层下巨型星状细胞瘤相鉴别。

【病理学】

淋巴管肌瘤病的肺部病变特点为远端肺泡扩张和肺间质的非典型平滑肌细胞的弥漫性侵袭,在肺部的大体标本上弥漫蜂窝状,镜下:多灶性分布,由特化的"平滑肌细胞"即血管周上皮样细胞(PEC)围绕淋巴管、血管、支气管"错构性增生",PEC 呈上皮样排列,增生的平滑肌细胞可形成结节,引起局部管腔的狭窄或阻塞,细支气管及其周围平滑肌细胞增生,使气道局部狭窄致空气潴留,使远端肺泡扩大融合成囊状腔,囊壁由平滑肌细胞覆盖,胸膜下囊腔破裂可导致气胸,淋巴管或胸导管阻塞可引起淋巴管回流障碍,甚至淋巴管破裂而致乳糜胸、胸腔积液,肺小静脉管平滑肌增生,阻塞致远端管腔内淤血扩张,甚至破裂出血,引起咯血。

肺外病变可累及纵隔、腹膜后,偶尔可累及下肢淋巴管、肾输尿管等。腹膜后肿物多为圆形、乳白色、肉色等,切面海绵状,内有许多小囊及小管,囊内有乳白色液体,也有出血者。镜下:大小不等淋巴管,有内皮细胞,周围细胞成梭形、椭圆形,边界不清,胞浆丰富,核呈圆形或椭圆形,平滑肌 Actin 抗体免疫组化染色阳性,也可用 Ditak 抗体染色肌丝,用 Desmin 可染肌丝中的带。超微机构上可见平滑肌内丰富的肌丝、局灶性密集的结节和胞饮颗粒;同时还有大量的粗面内质网、糖原和偶见的电子密度颗粒。部分研究表明病变细胞核内有雌激素及孕激素受体,这为激素治疗提供了依据。

目前,许多文献因 LAM 具有 PEC 的形态及表型特征(免疫组化联合表达肌源性和黑色素生成的标记,即 Actin 和 HMB45)而将其归入与 PEC 相关的病变家族,包括肾的血管平滑肌脂肪瘤、包膜瘤、微小错构瘤、单形性上皮样血管平滑肌瘤、肝的血管平滑肌脂肪瘤、肺及肺外的淋巴管肌瘤病、透明细胞"糖"瘤、肺透明细胞结节等。

【实验室检查】

目前,无相关实验室检查对 LAM 的诊断和治疗有所帮助。尽管 TSC_1 和 TSC_2 基因分析已经商业化应用了,但 S-LAM 患者的周围血细胞未显示基因突变,TSC-LAM 基因分析的临床应用依然还未建立起来。

【诊断】

(1)育龄期妇女。

(2)活动后呼吸困难、咳嗽、胸痛、咯血、反复出现的气胸和乳糜胸。

(3)常见阻塞性肺功能障碍和限制性通气障碍,可出现气体交换障碍和低氧血症。一氧化碳的弥散功能(DL_{CO})常降低。

(4)胸部 HRCT 显示出特征性表现:两肺弥漫性分布的薄壁小囊状病变。

(5)肺外表现:肺外损害可累及纵隔、腹膜后组织,也可累及下肢、肝、肾、输尿管,表现为下肢水肿、乳糜尿等。

(6)肺组织活检的病理特征是肺淋巴管、小血管、小气道壁及其周围平滑肌细胞的进行性增生。平滑肌 Actin 抗体和 HMB45 免疫组化染色阳性。

根据临床的特殊表现如活动后呼吸困难、反复出现的气胸和乳糜胸,结合胸部 HRCT 显示出特征性表现:两肺弥漫性分布的薄壁小囊状病变,即可确诊 LAM,无需肺活检。胸部 HRCT 是 LAM 的常规检查措施,其对 LAM 的诊断率可达 80% 左右。如果 HRCT 表现不典型,可行肺活检进行确诊。腹部 CT 或超声波检查可发现肾或肾外血管肌脂瘤,头颅 CT 或 MRI 可发现 TSC 的皮层结节或其他隐性临床表现。

【鉴别诊断】

淋巴管肌瘤病出现进行性呼吸困难需要与普通的阻塞性肺部疾病,如哮喘、COPD 鉴别,胸部体格检查和 X 线检查缺乏特征性,甚至有时严重囊性病变在胸部 X 线检查上也不能被发现。对所有非吸烟年轻女性出现呼吸困难和有气胸病史,均需考虑 HRCT 检查。在年轻女性中气胸原因是原发性自发气胸(PSP)比 LAM 常见,但 PSP 几乎总是与吸烟相关联;哮喘也可出现气胸,但这部分患者存在明显气道高反应和反复发作的支气管痉挛史。

鉴别诊断包括了肺朗格汉斯细胞增生症和肺气肿,通过吸烟史和囊肿的形态可以鉴别:肺朗格汉斯细胞增生症的囊腔壁比较厚,肺部的中上肺野为主,往往形状不规则;肺气肿仅呈小透亮区,周围无囊壁;而 LAM 患者胸部 HRCT 显示出特征性表现:两肺弥漫性分布的薄壁小囊状病变。

单独发病的淋巴管肌瘤病与结节性硬化症同时发生的淋巴管肌瘤病相鉴别。结节硬化症是一种少见的遗传性疾病,其病因及发病机制尚不清楚。典型表现为癫痫发作、痴呆、皮质腺腺瘤三大特点,可伴颅内钙化、肾血管平滑肌脂肪瘤、视网膜晶状体瘤、骨硬化性病变等多脏器病变。一般发病于婴幼儿,且 75% 死于成年以前。结节硬化症极少侵犯肺,仅占 0.1%~1%,尽管结节硬化症男女发病率相等,但侵犯肺者仅为女性,有文献报道它可与淋巴管肌瘤病并存,也有报道认为淋巴管肌瘤病是结节硬化症的一种顿挫型。有肺侵犯的结节硬化症病人临床同样表现为气短、气胸、咯血等,其病理与淋巴管肌瘤病相似,但结节硬化症主要累及血管平滑肌而极少侵犯淋巴管和淋巴结,同时乳糜胸罕见,伴有肾脏血管肌脂瘤的淋巴管肌瘤病仅占 15%,而结节硬化症却有 80% 伴有血管肌脂瘤。

【治疗】

(1)抗雌激素治疗:LAM 被认为雌激素依赖性疾病,可应用孕激素和抗雌激素治疗。其原因为:①一些病人活检标本中有孕激素受体存在;②孕激素作用于靶细胞阻止细胞分裂,抑制平滑肌细胞生长;③实验证明平滑肌在孕激素作用下变得规则。对进展性肺功能减退的 LAM 患者应用黄体酮 $400\sim800mg$,每月 1 次肌内注射,或黄体酮 $10\sim20mg$,每天 1 次口服。LAM 患者需停用所有含雌激素的药物,告诉患者妊娠将加重 LAM 的病情和气胸的发生。黄体酮可引起体液潴留和情绪波动,可应用促性腺激素释放激素治疗 LAM 患者,但其疗效还未肯定,而且使年轻女性患者过早进入绝经期,产生更年期综合征的病态。

(2)卵巢切除术:目前不主张进行卵巢切除,因为,其疗效是未知的,且增加骨骼和心脏病变发生的风险。皮质激素、免疫介导的细胞毒性药或卵巢放疗治疗 LAM 也未被证明有明确效果。

(3)肺移植:当 LAM 患者的 FEV_1 为 30% 时,需考虑肺移植,但对一些患者还需考虑影响生命质量的其他因素,如呼吸困难程度、氧饱和度等。双侧肺移植的效果优于单侧,最近研究显示淋巴管肌瘤病进行肺移植后又复发,提示此疾病有转移作用的机制。

(4)对症治疗:LAM 患者应避免直接或被动吸烟,可试用支气管扩张药改善气道阻塞症状,对低氧血症的 LAM 患者进行氧疗,静息、运动和睡眠时血氧饱和度 $>90\%$ 时,可延长患者生命。积极处理出现的胸部病变,$>65\%$ 的 LAM 患者发生气胸,反复气胸可推荐胸膜固定术和胸膜切除术。乳糜不会引起胸膜炎症反应和纤维化,如果 LAM 的诊断明确,小量乳糜胸不需要任何处理,大量乳糜胸需反复抽吸。注意预防胸腔积液渗出产生的营养不良和淋巴细胞低下;否则,将使渗出反复或长期出现。

(5)许多患者都被建议尽量避免空中旅行,因为,理论上飞机带来的气压改变可能使肺泡囊性扩张破裂。特别是有多发气胸的患者应该小心空中旅行。

【预后】

淋巴管平滑肌瘤病预后很差,过去报道大部分患者在起病十年内死亡,但近年报道生存期较前延长,大部分生存期在 10 年以上,可能与综合治疗有关。

【展望】

LAM 和 TSC 的研究已经发现了一系列可以用于进一步临床实验的分子生物靶向治疗。它们包括:mTOR 抑制药(西罗莫司和依维莫司),Rheb 抑制药,选择性雌激素拮抗药,酪氨酸激酶抑制药,金属蛋白酶抑制药和淋巴血管形成抑制药(抗 VEGF-D 抗体)等。

(明树红 孙铁英)

■ 参考文献

[1] Francis X. McCormack, MD, FC-CP. Lymphangioleiomyomatosis A Clinical Update. CHEST,2008,133: 507-516

[2] Juvet SC,McCormack FX,Kwiatkows-ki DJ,et al. Molecular pathogenesis of lymphangioleiomyomatosis: lessons learned from orphans. Am J Respir Cell Mol Biol,2007,36:398-408

[3] Johnson SR. Lymphangioleiomyomatosis. Eur Respir J,2006,27:1056-1065

[4] 金美玲,肺淋巴管平滑肌瘤病,实用内科学,2006(12 版):1743-1745

第 37 章

药物所致肺疾病

自 1972 年 Rosenow 首先描述了药物致肺毒性以来,人们愈来愈认识到肺是一重要的靶器官。迄今至少已报道 150 种以上药物可引起肺部不良反应。涉及肺、上气道和(或)下气道、肺循环、纵隔、胸膜腔、神经肌肉系统、以致血红蛋白输送等方面,出现不同的病理改变及临床症状。认识药物所致肺疾病有重要意义,一方面可通过中止有害药物使用及其他治疗措施防止机体进一步受损,另一方面有利于疾病诊断及鉴别诊断,避免不必要的检查。

【临床特征】

药物所致肺损害可产生不同的临床综合征。现列表于后(表 37-1)并对几种主要临床综合征作简要叙述。

表 37-1　药物所致肺疾病临床特征性病变

肺实质
间质性肺炎
嗜酸性细胞性肺炎
肉芽肿性浸润性肺病
机化性肺炎
弥漫性肺泡损伤
肺水肿
弥漫性肺泡出血
肺纤维化
气道
上气道阻塞
急性支气管痉挛
咳嗽
闭塞性细支气管炎
胸膜(胸腔渗液、胸膜增厚)
肺循环
肺动脉高压
肺静脉闭塞
纵隔(纵隔脂肪增多、淋巴结增大)

(1)间质性肺炎:可表现为急性或亚急性肺间质改变。引起间质性肺炎毒性病变的药物有:氟达拉滨(fludarabine)、金盐、伊马替尼(imatinib)、甲氨蝶呤(methotrexate)等抗肿瘤药和呋喃妥因(nitrofurantoin)、西罗莫司(sirolimus)等。发热、乏力、肌肉及关节痛等全身症状常在该型早期出现,随后出现干咳、气促等呼吸系统症状。胸片及高分辨 CT(HRCT)显示弥漫性小叶间或小叶内线状阴影、磨玻璃阴影或马赛克状影。急性或进展性病例,有实变影及支气管充气征,呈灶状、小叶或弥漫分布。支气管肺泡灌洗(BAL)检查显示 CD_4 或 CD_8 淋巴细胞增多。BAL 检查也对除外感染等鉴别诊断有益。该型病理组织学为非特异性间质性肺炎(NSIP)改变,包括伴有水肿的间质炎症、间质内大量单核细胞浸润,但很少纤维化。该型病变在停药后大多症状缓解,预后较好。严重者可给予糖皮质激素治疗。

(2)嗜酸性细胞性肺炎:以血及肺组织嗜酸性细胞增多为特征。多由于抗生素(主要是米诺环素)、非甾体抗炎药、抗抑郁药[如丙米嗪、文拉法辛(venlafaxine)、美酚辛(mephenesin)]等所致。发热、关节痛、皮疹为发病早期表现。肺影像常呈外周肺浸润影,与其他间质性肺炎不易鉴别。BAL 检查嗜酸性细胞增多,数量甚至超过淋巴细胞和嗜中性粒细胞。有些患者表现为急性呼吸困难、弥漫性肺浸润、胸腔渗液,甚至发生急性呼吸衰竭而需紧急治疗。一般嗜酸性细胞性肺炎经停药及使用糖皮质激素治疗后预后尚好。少数服用米诺环素或抗惊厥药引起的嗜酸性细胞性肺炎患者,有广泛的皮疹及内脏受累,外周血嗜酸性细胞增多,被称为 DRESS(drug rash and eosinophilic with systemic symptom)病情严重,治疗困难。

(3)弥漫性肺泡损伤(DAD):这是一种亚急性

或急性应用抗肿瘤药物所致的合并症。在多种抗肿瘤药物组合应用、大剂量用药或与氧疗、放疗联合时易发生。

引起 DAD 的药物包括抗肿瘤抗生素、烃类药物、抗代谢药、亚硝胺（nitrosamine）、鬼臼毒素、taxanes、酪氨酸激酶抑制药、伊立替康（irinotecan）以及粒-单集落刺激因子（GM-CSF）等（表 37-2）。接受骨髓移植或干细胞移植者、实体瘤或血液恶性肿瘤患者为高危病人，特别是高肿瘤负荷（主要为血液恶性肿瘤）接受首次化疗后易发生。因为，肿瘤细胞溶解产生 DAD 及多器官功能紊乱（包括肾功能衰竭）。DAD 主要表现为：呼吸困难、干咳、并可发生弥漫性肺浸润，即胸部 X 线影像呈磨玻璃影或广泛密实影。可发生严重低氧血症或急性呼吸困难综合征。肺病理改变呈不同程度的炎症细胞浸润，间质及肺泡水肿、透明膜形成、2 型肺泡细胞反应性增生、纤维蛋白及脱屑细胞在肺泡内沉积、机化性肺炎及间质纤维化。

表 37-2 致弥漫性肺泡损伤的药物

抗肿瘤抗生素
博来霉素
丝裂霉素 C
烃类药
白消安（busulfen）
环磷酰胺（cyclophosphamide）
苯丁酸氮芥（chlorambucil）
美法仑（melphalan）
抗代谢药
硫唑嘌呤（azathioprine）
阿糖胞苷（aracytine）
吉西他滨（gemcitabine）
氟达拉滨（fludarabine）
巯嘌呤（6-mercaptopurine）
甲氨蝶呤（methotrexate）
亚硝胺类
卡莫司汀（氯乙亚硝脲，BCNU）
洛莫司汀（环己亚硝脲，CCNU）
鬼臼毒素（podophyllotoxins）
紫杉类
紫杉醇（paclitaxel）
多西他赛（docetaxel）
酪氨酸激酶抑制药
吉非替尼（gefitinib）
伊马替尼（imatinib）
厄洛替尼（erlotinib）
伊立替康（irinotecan）
粒-单集落刺激因子（GM-CSF）

（4）肺水肿：非心源性肺水肿是因为药物引起肺毛细血管通透性增加所致；还有的是因为药物引起左心功能障碍结果。通常在给药后即刻或数小时发生。

引起肺水肿的药物有抗肿瘤药〔如紫杉特尔（docetaxel）、吉西他滨（gemcitabine）〕、水杨酸钠、白介素-2、氢氯噻嗪、维 A 酸（all-tran-retinoic acid）或三氧化砷、阿片、大剂量静注 B 激动药或输血、输液产品。呼吸窘迫及低氧血症是非心源性肺水肿主要临床表现，少数病例有泡沫样痰。肺影像常呈弥漫性肺泡浸润影，但无心脏扩大及胸腔渗液表现。病理显示为间质水肿及肺泡含蛋白样液体渗入，罕有间质炎症改变。本症在停药及支持治疗后（包括机械通气）预后较好，少数因呼吸衰竭而死亡。

（5）机化性肺炎：以前称闭塞性细支气管炎机化性肺炎，常在使用胺碘酮、博来霉素、干扰素、呋喃妥因及 statins 后发生，呈弥漫性或局部浸润、游走性肺泡影或致密结节影。病理学改变为在肺泡内结缔组织增加。一停药及应用糖皮质激素后反映较好。

（6）肺纤维化：这是一种抗肿瘤药和胺碘酮引起的肺迟发性病变，前者包括博来霉素、白消安、苯丁酸氮芥（Chlorambucil）、环磷酰胺、nitrosoureas、卡莫司汀、环己亚硝脲等。病变可以在药物使用时或在结束后短期内急性发生，也可在许多年后发生，以致与特发性肺纤维化难以区分。本症表现为呼吸困难、干咳、肺底爆裂音和体重减轻。X 线胸片显示肺底部呈线状或条索状阴影，肺容积减少；HRCT 表现为小叶周围粗网格影和（或）胸膜下增厚在肺底可出现牵拉性支气管扩张。但少数 nitrosoureas 或环磷酰胺所致肺纤维化晚期病例，病变可在肺尖明显，并引起局部收缩及胸廓变形。治疗应停止用药，但停药后很少获效，糖皮质激素治疗效果亦不明显，不能中止肺纤维化的进展。少数病人可考虑肺移植。

（7）支气管痉挛：多由于应用阿司匹林、非甾体类抗炎药、β 受体阻滞药及某些吸入性药物引起；近来认为吸入海洛因亦可发生支气管痉挛。发生此种反应者大多是原有支气管哮喘或慢性阻塞性肺疾病患者。常在给药后数分钟或数小时发生。

（8）咳嗽：接受血管紧张素转换酶抑制药（ACEI）患者，5％～15％发生慢性咳嗽，多在用药 1～2 个月后出现，女性多于男性。各种 ACEI 制剂都可引起咳嗽,但其受体2拮抗药如氯沙坦并不发生。对哮喘患者亦不增加其发生率。引起咳嗽的原因尚不清楚,可能与缓激肽引起气道刺激及支气管收缩有关。停药后在几天或几周内症状改善,再用药引起复发。

(9)肺循环障碍:药物所致的肺循环障碍典型表现为肺动脉高压。食欲抑制药、包括老的阿米雷司(aminorex)和1980年以后的芬氟拉明(fenflura-mine)和dexfenfluramine均可引发肺动脉高压。

肺静脉闭塞是一种原因未明的少见疾病,肺静脉发生纤维性闭塞并引起肺动脉高压。某些细胞毒药物或放疗、或在骨髓移植时可发生。患者表现为隐匿发展的呼吸困难,胸片示Kerley's B线,但心脏不大。

bevacizumab是一种靶向血管内皮细胞的血管生成抑制药,可能在化疗后抑制血管内细胞恢复。

(10)全身表现:主要指狼疮样综合征,与系统性红斑狼疮相比,药物所致狼疮样综合征累及肾及神经的病变较少,但胸膜-肺病变多。可引起此类病损的药物有肼屈嗪(hydralazine)、普鲁卡因胺、奎尼丁、异烟肼及苯妥英钠等;干扰素及新的TNF-α抗体亦可引起该症。

少数药物可引起韦格纳(Wegener)综合征或血管炎,发生肺及其他部位受累。

【药物毒性作用机制】

药物所致肺疾病机制有多种;往往是一种以上机制发生作用。主要有以下几方面。①氧化-抗氧化系统失衡:反应性氧代谢产物有助于机体防御作用,但也可引起多种毒性作用。某些细胞毒药物,如博来霉素、环磷酰胺及卡莫司汀(卡氮芥)可改变这一平衡,而非细胞毒药物,除呋喃妥因外,则不常发生。②免疫平衡失调:许多抗生素和抗炎药中毒机制具有这一特点。③胶原增生与胶原分解平衡失调,使基质修复受损,博来霉素、金盐及青霉胺可通过这一机制发生部分作用。④通过神经作用引起血管通透性增加和肺水肿,阿片及水杨酸钠中毒具有此种作用机制。

【诊断】

要确定药物所致肺疾病的诊断,需具有以下条件:①确定可能引起肺毒性的药物。②具有用药前正常的胸部X线片和(或)其他检查资料(如肺功能)。③相关的症状和体征发生与用药关系在时间上一致。④具有该药物损害的临床特征,包括影像、支气管肺泡灌洗、胺碘酮(amiodarone)为常用

的抗心律紊乱药,治疗严重室性心律紊乱和顽固性室上性心律紊乱。但该药可引起眼、皮肤、肝、甲状腺和肺受损,尤以肺部最明显。肺毒性发生率为5%～15%,在每日剂量超过400mg、尤其在静脉注入高剂量时,肺毒性发生率高。肺毒性表现有五种类型。间质性肺炎是最主要的表现,患者有咳嗽、气促、胸痛、疲乏、体重减轻等症状;其次为急性可逆性肺炎,症状为急性或亚急性发热、咳嗽、胸痛、支气管肺泡灌洗液中淋巴细胞增多。这两种类型都有血沉增高及外周血淋巴细胞增多。肺中毒第三种类型为急性呼吸窘迫综合征,常急性发病,威胁生命。第四种类型为不可逆肺纤维化,多在典型胺碘酮中毒后发生。最后一型为机化性肺炎,出现段或叶的浸润、肺团片或结节影,或可呈移动性及组织病理学表现。⑤停药后病损可恢复。⑥再次用药引起相同病损。应当说这些条件相当严格,也是确诊所必需的。然而在临床实际工作中,往往难以完全做到。

药物所致肺疾病在诊断上所遇到的困难有以下几方面:①患者往往同时使用多种药物,因而难以确定可能引发中毒的药物;②患者原有的基础疾病的临床改变可能干扰药物中毒的诊断;③药物所致疾病的临床表现不具有特异性;④尤其是作为药物毒性作用金标准的再激发试验,因可能引起严重的毒性反应大多难以实际应用。

【举例】

1.胺碘酮(amiodarone) 为常用的抗心律紊乱药,治疗严重室性心律紊乱和顽固性室上性心律紊乱。但该药可引起眼、皮肤、肝、甲状腺和肺受损,尤以肺部最明显。肺毒性发生率为5%～15%,在每日剂量超过400mg、尤其在静脉注入高剂量时,肺毒性发生率高。肺毒性表现有五种类型。间质性肺炎是最主要的表现,患者有咳嗽、气促、胸痛、疲乏、体重减轻等症状;其次为急性可逆性肺炎,症状为急性或亚急性发热、咳嗽、胸痛、支气管肺泡灌洗液中淋巴细胞增多。这两种类型都有血沉增高及外周血淋巴细胞增多。肺中毒第三种类型为急性呼吸窘迫综合征,常急性发病,威胁生命。第四种类型为不可逆肺纤维化,多在典型胺碘酮中毒后发生。最后一型为机化性肺炎,出现段或叶的浸润、肺团片或结节影,或可呈移动性。

与上述五种类型相应的胸部X线影像表现为:肺间质性阴影、浸润性阴影,以及较少见的团片及结节影。这些病人镓扫描常为阳性。肺功能检查

呈轻-中度限制性通气功能障碍,弥散功能下降及低氧血症。支气管肺泡灌洗为非特异性改变。

肺病理学改变为间质与肺泡炎症和不同程度的纤维化。组织中有泡沫样巨噬细胞,这是由于胺碘酮抑制磷脂酶使磷脂在细胞内积聚所致。此外,也可见到肺泡内出血及透明膜形成。

治疗措施包括立即停用胺碘酮,糖皮质激素有一定疗效,后者剂量为 $40\sim60mg/d$,持续数月,缓慢减量。若因原有疾病而难以停用胺碘酮者,可减少其用量,同时加用糖皮质激素。经历外科手术又使用胺碘酮的患者,应避免吸高浓度氧,尽可能用胺碘酮的替代药物。外科手术后病人,不推荐用胺碘酮作为心律失常预防用药。

2.博来霉素(bleomycine)　为细胞毒性药物。主要引起肺纤维化或间质性肺炎,偶尔发生急性肺炎或过敏性肺炎。临床显性中毒发生率为 4%,经 HRCT 或肺功能检查发现的亚临床中毒发生率约 25%。70 岁以上,快速输注本药、剂量、胸部放疗、氧疗、肾功能不全、应用多种药物等为发生中毒的危险因素。虽然低剂量博来霉素可引起肺中毒,但剂量超过 400U 肺中毒发生率明显增加。放射线和吸入高浓度氧对博来霉素肺毒性有协同作用,因此,在使用博来霉素时应避免吸氧或用最小剂量氧。博来霉素致肺中毒的病死率约 10%。其主要临床表现为:呈亚急性或隐匿开始的呼吸困难、干咳或胸痛,双肺底爆裂音。X 线检查显示肺底及外周部浸润影,进而呈弥漫性间质浸润影,肺野缩小;CT 显示胸膜下线增厚及较早出现间质病变。发生过敏性肺炎或急性肺炎者,可见腺泡浸润影;也可见到灶状浸润或结节影,反映机化性肺炎改变。BAL 检查,有多形核粒细胞比例增加。病理组织学特征为不典型 2 型肺细胞增加,肺泡与间质细胞浸润及不同程度纤维化。肺功能呈弥散功能减低、限制性通气功能障碍和低氧血症。主要治疗措施:中止用药、在给予博来霉素期间避免氧疗及胸部放疗,重者应使用糖皮质激素治疗。经治疗后,患者临床症状可获改善,但仍有肺功能异常及呼吸系统症状。

(赵鸣武)

■参考文献

[1]　Albert Rk, Spiro SG, Jett JR, eds. Comprehensive Respiratory Medicine Mosby,1999,20.77.1

[2]　林跃广.系经统性疾病和肺.2 版.北京:科学出版社,2007

第38章

环境及职业相关性肺病

第一节　硅沉着病

【概述】

硅沉着病(silicosis)是指长期吸入二氧化硅结晶体引起的弥漫性肺间质纤维化疾病,且疾病发生的可能性同职业暴露的程度及时间呈正相关关系。硅沉着病的基本病变是肺组织内矽结节的形成和弥漫性肺间质纤维化,其中矽结节对硅沉着病有诊断意义。硅沉着病是现在我国发病人数最多的职业病。据卫生部统计我国2007年报道新发职业病12 212例,其中尘肺病病例报道9 173例,而在尘肺中硅沉着病4 358例,占尘肺的47.5%,而且发病时间有前移的趋势。

按照临床和病理特点,硅沉着病可分为四类:慢性单纯型硅沉着病、进行性块状纤维化、加速型硅沉着病和急性硅沉着病。其中慢性单纯型最常见,一般在初次暴露后5~10年出现影像学异常。进行性块状纤维化是指数个小矽结节融合成大的结节,同时患者临床症状恶化。如果患者暴露于高浓度的粉尘,其病程进展较慢性单纯性明显加快,称为加速型硅沉着病。而急性硅沉着病是一种由大量二氧化硅暴露造成的弥漫性肺泡损伤,其特点是表面活性物质溢出充填肺泡,类似于肺泡蛋白沉着症。

【临床表现】

慢性单纯性硅沉着病多为隐性发病,进展缓慢,通常是先发现影像学异常,而不是症状和生理功能的异常。最常见的症状是活动性呼吸困难,也经常出现咳嗽及咳痰。肺部听诊一般正常,但有时可闻及水泡音和散在的哮鸣音。杵状指很少出现。有时即使患者已脱离暴露环境,疾病仍可继续进展。但患者出现进行性块状纤维化,呼吸困难在静息的情况下也可出现。硅沉着病患者患肺癌的可

能性也会增加,研究发现吸烟者暴露于高浓度二氧化硅时发生肺癌的风险会增加2~4倍。

加速型硅沉着病相对少见,一般在职业暴露后2~5年便会出现临床症状。呼吸困难在早期便会很明显,甚至部分病人会丧失劳动能力。急性硅沉着病更为少见,一般出现在挖掘隧道时碰到坚硬岩石或使用喷沙机时,患者可迅速出现呼吸困难及呼吸衰竭。

硅沉着病还可能出现下列并发症:①肺结核,硅沉着病最容易合并肺结核,且随着矽肺病变的进展,结核合并率也逐渐增加。②肺部感染,硅沉着病患者由于抵抗力下降,弥漫性肺纤维化,易发生肺部感染,而肺部感染的出现可加重呼吸衰竭,甚至导致病人的死亡。③自发性气胸,晚期硅沉着病病人常合并肺气肿,并可出现肺大疱,当剧烈咳嗽或用力过度时可造成肺大疱破裂,导致自发性气胸。④肺源性心脏病,晚期患者广泛的肺纤维化,肺毛细血管床减少,肺动脉压增加,加重右心负荷,从而导致肺源性心脏病。

【辅助检查】

(1)影像学检查:硅沉着病患者最重要的检查是影像学检查,其中胸部X片应用最广泛。典型硅沉着病的X线表现是双侧上肺野出现直径1~10mm的不透明圆形阴影,常在外带明显。肺门淋巴结蛋壳样钙化也是硅沉着病的特征性表现,但只有约10%的患者会出现。随着病变的发展,矽结节出现融合,上肺野出现肺纤维化,容量减低和肺门上提,还可出现肺气肿和肺大疱。加速型患者双肺可满布圆形阴影,似漫天大雪(暴雪状)。双肺基底部磨玻璃样阴影多发生在急性硅沉着病患者,颇像

肺水肿和肺泡出血。高分辨CT检测硅沉着病要比胸片敏感得多,能在早期检测出矽结节、结节融合和肺气肿。

(2)实验室检查:硅沉着病患者无特异的血清学或血液学诊断指标。血常规一般正常,但患者合并肺部感染时可出现白细胞升高。合并结核的硅沉着病患者结核皮肤试验可呈阳性。

(3)肺功能:硅沉着病早期肺功能改变不明显,随着病变的加重可出现轻中度改变,一般为限制性通气改变,常合并气流受限。

(4)支气管肺泡灌洗:通过偏光显微镜或透射电镜在灌洗液中可能会发现二氧化硅颗粒。而中性粒细胞的数目一般正常,但在某些晚期病人数目可能增加。淋巴细胞轻度升高,IgG、IgA和IgM也会升高。

【诊断】

硅沉着病的诊断要考虑以下几个方面:①二氧化硅粉尘接触史;②患者详细职业史和过去健康情况;③临床症状、体征和X线检查;④同工种工人既往和目前发病情况。通常情况下硅沉着病的诊断不需行肺组织活检,活检主要是为了排除恶性病变、风湿结节或感染。下表是不同类型硅沉着病的比较(表38-1)。

【鉴别诊断】

硅沉着病需要与下列疾病鉴别。

(1)急性粟粒性结核:急性粟粒性结核起病急,全身中毒症状明显,双肺出现分布均匀的急性粟粒状阴影,病人血沉加快,抗结核治疗有效,肺部粟粒性阴影可消散。

(2)肺含铁血黄素沉着症:双肺对称性出现粟粒样小阴影,以中下肺野为多,常见于风湿性心脏病及二尖瓣狭窄有反复心衰的患者。

(3)其他疾病:细支气管肺泡癌、结节病、肺泡微结石症及结缔组织病等可根据职业史、胸片、典型症状及实验室检查所见进行鉴别。

【治疗】

对于硅沉着病,现在尚无特异性的治疗手段。对于确诊的患者,应立即脱离粉尘作业环境。治疗原则是控制并发症,增加机体抗感染能力,针对患者病况对症处理。可以尝试使用治疗硅沉着病的药物如克矽平、粉防己碱、喹哌类药物和铝制剂进行治疗。对于合并肺结核的患者,需要进行抗结核治疗。对于发生低氧血症和肺心病的患者,需进行氧疗和对症支持治疗。

【预防和预后】

硅沉着病虽然无法根治,但是可以预防,预防最重要的便是限制二氧化硅粉尘的接触。消除接触是防止新发病例的关键。而与硅沉着病患者的预后关系最大的是有无并发症的存在。单纯硅沉着病患者的寿命不会受太大影响,但是一旦出现并发症,患者的预后就不乐观了。硅沉着病发生年龄段越小,预后越差。

表38-1 不同类型硅沉着病的比较

	慢性单纯型	进行性块状纤维化	加速型	急性
病因	暴露于低浓度的粉尘	数个小矽结节融合成大的结节	暴露于高浓度的粉尘	短期大量二氧化硅暴露
发病率	最常见	相对少见	相对少见	少见
病理学	典型的小矽肺结节	大矽肺结节	与慢性单纯性相似,但更严重	弥漫性肺泡损伤,表面活性物质溢出充填肺泡
发病时间	初次暴露后5～10年出现影像学异常	较晚	暴露后2～5年便会出现临床症状	暴露后数小时
疾病进展	缓慢	较快	较快	很快
临床表现	活动性呼吸困难最常见,也经常出现咳嗽及咳痰	出现静息状态下呼吸困难	呼吸困难在早期便会很明显,部分病人会丧失劳动能力	迅速出现呼吸困难及呼吸衰竭
胸部X片	双侧上肺野出现直径1～10mm的不透明圆形阴影,常在外带明显	较大的不透明圆形阴影,肺野出现肺纤维化,容量减低和肺门上提	双肺满布圆形阴影,似漫天大雪(暴雪状)	双肺基底部磨玻璃样阴影
预后	较好	稍差	较差	最差

第二节　职业性哮喘

职业性哮喘(occupational asthma)是指与工作场合以外的接触无关、只有暴露于工作场合才发生的一种哮喘,可由一种或多种致病源所致。职业性哮喘可分为两类:过敏诱导性哮喘和激发诱导性哮喘。前者在首次接触致敏源经过一段潜伏期(一般1～2 年)才会出现症状,大约占所有职业性哮喘的90%;后者吸入大量刺激性毒物后立即出现急性症状。

在工业化国家,职业性哮喘是最常见的职业性肺病。英国对职业性肺病发病的监测发现职业性哮喘在英国每年新发病例约 500 例,占所有职业性肺病的 25%。两项 Meta 分析显示 1/10～1/7 的成年哮喘病人与职业暴露有关。

工作场合中可以引起职业性哮喘的致病因子多达 200 多种,报道最多的是异氰酸,其次是面粉、谷物粉尘、松香、焊剂、乳胶、动物来源致敏源、醛类和木尘。职业性哮喘的高危工种据报道主要是漆工、面包师和糕点师、护士、化工工人、养殖业工人、焊接工、食品加工工人和伐木工。

职业性哮喘的发病机制复杂,与环境和宿主均相关。引起过敏诱导性哮喘的抗原按照分子量的大小,分为高分子抗原和低分子抗原,其比较见表38-2。

【临床表现】

职业性哮喘与普通哮喘在临床表现上很相似。职业性哮喘的致病因子种类很多,发病机制复杂,病人的临床表现变化很大。

大多数职业性哮喘有一定的潜伏期,潜伏期的长短与其发病机制、暴露的浓度、接触的频度有关。轻度职业性哮喘患者临床表现为发作性气短,常伴有剧烈的咳嗽、胸闷、喘息及肺部哮鸣音。重度患者的症状更加剧烈,发作更为频繁,通常表现为劳力性与静息性呼吸困难和喘鸣。鼻炎和眼结膜炎的症状如流涕、打喷嚏、鼻痒、眼痒和流泪等可以伴随呼吸道症状出现。哮喘一般持续数分钟至数小时。多数患者发作在工作期间,部分发生在下班后或夜间睡眠时。患者未能及时脱离工作环境可致反复发作,有时也可由着凉、劳累、异味刺激等诱发。反复发作者在缓解期也常有胸闷。不典型者可仅有咳嗽等表现。

激发诱导性哮喘主要是在病人吸入高浓度的有毒气体、烟雾、粉末和蒸气后出现呼吸系统症状,多发生在火灾、化学物质泄漏和爆炸时。患者在接触这些物质前,没有呼吸系统症状及气流受限和气道高反应性。

【辅助检查】

(1)支气管激发试验:诊断职业性哮喘的金标准是特异性变应原支气管激发试验,通过吸入可疑的职业性变应原观察患者出现的临床症状与体征及伴随的眼及皮肤刺激症状,通过肺功能测量观察反应程度。一般采用第 1 秒用力肺活量(FEV_1)作为测定指标。阳性反应标准是 FEV_1 较吸入抗原前下降>15% 或 FEV_1 下降在 10%～15% 之间伴有患者出现明显症状体征,如胸闷、气短、剧咳、肺部哮鸣音等。

(2)连续性峰值流速:连续性峰值流速测定对于职业性哮喘的诊断有较高的特异性和敏感性,但是必须每天至少检测 4 次(清晨醒来、中午、工作后和睡眠时)并至少持续 2 周。现在对于峰值流速数据的解释国际上还没有统一的标准,所以应当结合临床具体分析。如果工作 3～4 周出现峰值流速值恶化,脱离工作环境 3～4 周改善的话,这样的病人

表 38-2　高分子抗原和低分子抗原的比较

特点	高分子抗原	低分子抗原
大小	>1 000～5 000Da	<1 000～5 000Da
举例	蛋白、酶、树脂和面粉	异氰酸和西部红雪松
体液免疫机制	IgE	无
哮喘反应模式	速发或双相	迟发或双相
暴露开始到症状出现的时间间隔	长	短
在高危人群中的流行情况	<5%	>5%
哮喘模式	外源性哮喘	内源性哮喘

可以考虑为职业性哮喘。

（3）免疫学测试：免疫学测试方面，可以考虑进行抗原皮肤试验、抗原特异性抗体测定等。但是总体来说，免疫学测定对职业性哮喘的诊断价值相当有限，因为，其在敏感性或特异性方面均有很大不足。

（4）影像学检查：职业性哮喘患者的胸片大多正常。如果出现了呼气相气流受限，可以出现胸廓扩张的表现。所以胸片检查主要是用于排除其他疾病的可能。

【诊断】

对于每一位新发的成年哮喘患者，均要考虑到职业性哮喘的可能。其诊断可以分为三步：首先必须明确支气管哮喘的诊断，然后明确职业性病因的存在，最后进行验证评估如免疫学测试、峰流速值测定和变应原支气管激发试验。

支气管哮喘的诊断主要是根据典型的哮喘症状，且支气管扩张药可以逆转气流受限和气道高反应性，并排除其他原因所致的哮喘。

评估职业性哮喘的关键是详细的职业史，包括现在的和既往的。可以通过多种途径了解患者从事的工作的具体流程和可能接触过的致敏因子，这可有助于寻找暴露因子。应当直接询问患者是否接触过常见的抗原如特异性化学物质、动植物蛋白、金属颗粒和有毒烟雾等。还应明确工作与症状之间的关系。职业性哮喘的患者在从事当前工作前应无哮喘，参加本工作后才出现，但发病时间不一定。有的患者在进入工作场所后立即发病，也有的在 6h 后才发病，还有些患者是接触后数月到数年才出现症状。

综上所述，临床上必须根据确切的哮喘史及职业史，结合劳动卫生与流行病学调查以及实验室资料，进行综合分析，排除其他原因引起的哮喘或呼吸道疾患后，方可诊断职业性哮喘。由于职业性哮喘诊断政策性很强，确诊职业性病因不仅涉及疾病的预防和治疗，还与劳动赔偿有关，所以必须十分谨慎，要求诊断明确。世界各国都规定了赔偿的职业性哮喘名单。我国现行规定的职业性变应原包括异氰酸酯、苯酐类、多胺固化剂、铂复合盐和剑麻。

【鉴别诊断】

职业性哮喘需与下列疾病相鉴别。

（1）普通哮喘：从根本上来说，职业性哮喘是哮喘的一种特殊类型，但职业性哮喘的诊断必须有明确的职业变应原暴露史。

（2）喘息性慢性支气管炎：实际是慢性支气管炎合并哮喘，多见于中老年，有慢性咳嗽史，喘息常年存在，有加重期，有肺气肿体征，双肺可闻及哮鸣及湿啰音。

（3）变态反应性肺浸润：如过敏性肺炎等。致病源为寄生虫、化学药品、职业粉尘等，多有接触史，症状较轻，患者常有发热，胸部 X 片可见多发性、此起彼伏的淡薄斑片浸润阴影，可自行消失或再发。

【治疗】

职业性哮喘的诊断一旦成立，患者应尽快脱离工作环境，这是治疗的最根本的原则。而其药物治疗与肺职业性哮喘相似，应参照国际公认的哮喘治疗原则。

【预防及预后】

职业性哮喘是由于暴露于职业性变应原造成的，因此是可以预防的。一级预防是预防职业性接触；二级预防是要早期发现职业性哮喘，如能早期诊断并脱离工作环境，会很大程度地改善患者的预后；三级预防主要是控制职业性哮喘患者疾病的发作和治疗。

职业性哮喘患者的预后与很多因素相关，包括患者是否再次接触变应原，诊断当时肺功能情况，诊断前症状发作的频度和持续时间等。脱离工作环境后，大多数患者的症状会持续存在，因此，需要常年接受治疗和随访。大约 1/3 的患者在诊断后 6 年仍无法再次就业，因此，患者的经济情况和生活质量均较差。

【案例分析】

一位 24 岁的男性汽车修理工 4 年前开始出现胸闷、喘息、咳少量白色泡沫痰和呼吸困难等呼吸系统症状，且自觉症状逐渐加重。在过去 4 个月内，患者每周出现 2 次夜间觉醒。患者沙丁胺醇每天的用量逐渐增加到现在的每天 10～12 喷。患者的过去史无特殊，无儿童期哮喘史。患者有吸烟史，但无物质滥用史。查体示口咽正常，胸部听诊时发现呼气相延长。

第一问：根据现有资料，你的初步诊断是什么？为明确诊断下一步需要做哪些检查？

从现有资料来看，患者有胸闷、喘息、咳少量白色泡沫痰和呼吸困难等呼吸系统症状，且听诊时发现呼气相延长，应高度怀疑哮喘。但患者无儿童期哮喘史，属于成年期新发哮喘，需考虑职业性哮喘的可能,因为在成年人哮喘中有 10% 左右的患者发病与职业性因素有关。因此,除应进行气管舒张试验和支气管激发试验外,还应详细询问职业史,筛查职业性致敏源。

患者进行了进一步检查,肺功能正常,但乙酰甲胆碱支气管激发试验的结果证实了气道高反应性的存在。追问病史,患者大约于 4 年半前开始在汽车修理厂工作,且当时患者无上述症状。详细的职业史,包括物料安全性清单(Material Safety Data Sheets)调查显示患者工作中常接触聚氨基甲酸乙酯喷漆(含六亚甲基二异氰酸酯)。患者无季节性症状,家中也未发现有诱发物。患者被要求记录自己的呼气峰值流速,一共 2 周,每天至少 4 次,包括上班和下班后。

第二问:根据现在的一系列检查结果,你现在的诊断是什么?

患者高度怀疑患有哮喘,支气管激发试验的结果也证实了哮喘的诊断。同时该患者的职业史和工作前后峰值流速提示哮喘的发生与职业因素关系密切。一般来说,哮喘的诊断需要客观试验的支持,如支气管舒张试验和支气管激发试验等。在职业性哮喘的诊断中,这些检查最好在每周末工作或是哮喘发作 24h 内进行,这些时候得到的结果如果没有哮喘的证据,便基本上排除了职业性哮喘的可能。如果下班后进行的支气管激发试验的结果有

明显改善,这便支持职业性哮喘的诊断。对患者职业暴露的评估,不仅需要从患者的病史寻找,可能的话还应用物料安全性清单对工作环境进行调查,以及参考工业卫生学者的工作环境访问报告。连续性呼气峰值流速测定也对职业性哮喘的诊断有帮助。

最后需要筛查何种职业性致敏源引起的。该患者有明确的聚氨基甲酸乙酯喷漆接触史,而聚氨基甲酸乙酯通常含有二异氰酸酯(六亚甲基二异氰酸酯是其中一种),该物质可引起异氰酸盐诱导的职业性哮喘。

第三问:现在患者职业性哮喘的诊断已经明确,且高度怀疑是由二异氰酸酯引起的。但使用二异氰酸酯进行皮肤试验对于诊断职业性哮喘的意义有限,那现在是否应使用异氰酸酯进行支气管激发试验?为什么?

虽然使用怀疑的变应原进行支气管激发试验是诊断职业性哮喘的金标准,但是对于怀疑异氰酸酯诱导的职业性哮喘不推荐使用该方法。首先,该方法也可能有假阳性或假阴性的情况。比如使用的是与致敏源不同种类的二异氰酸酯的话,便可能出现假阴性的结果。其次,异氰酸酯诱导的职业性哮喘患者进行该检测时出现迟发或双相哮喘反应的可能较大,患者的风险较大。

第三节　过敏性肺炎

【概述】

过敏性肺炎(hypersensitivity pneumonitis)是由于反复接触有机及化学抗原物质诱发的一组呼吸系统炎性疾病。过敏性肺炎病理学特点是:细胞性细支气管炎、肺间质淋巴细胞浸润和巨噬细胞性肉芽肿。但这三种病变很少同时出现。引起过敏性肺炎的抗原主要有三类:微生物、动物源性蛋白和低分子化学物。微生物抗原最常见的是嗜热菌、非结核分枝杆菌和某些真菌,可引起农民肺和湿化器肺等,而鸟类抗原是造成过敏性肺炎最常见的动物源性蛋白,可造成饲鸽者肺等。低分子化学物抗原包括异氰酸、除虫菊杀虫药等。

现在关于过敏性肺炎的流行病学调查主要集中在农民肺上,其流行情况在不同国家地区间有所差异,一般在 2.3%~8.9%。而根据美国职业安全健康研究所的数据,1980—2002 年,全美因过敏性

肺炎造成的死亡率为 $0.09 \sim 0.29/1 \times 10^6$ 其中又以农业从业人群死亡率最高。

【临床表现】

过敏性肺炎按照发病时间可分为急性、亚急性和慢性,但是三者在临床上常有交叉。急性患者在接触抗原后 4~8h 内发病,主要表现为发热、寒战、肌肉酸痛等全身不适,也可出现咳嗽、呼吸困难等呼吸系统症状。查体可发现患者呼吸急促,可闻及吸气相水泡音。亚急性和慢性病人起病隐匿,多表现为咳嗽、呼吸困难等呼吸症状,并伴发乏力、低热、体重减轻等全身症状。体检可无阳性体征或仅有双肺基底部散在湿啰音。杵状指出现在一半左右的饲鸽子肺患者中,但在其他类型的过敏性肺炎中少见,出现杵状指的患者的预后更差。发展到疾病晚期,患者还可出现肺源性心脏病。

【辅助检查】

(1)影像学检查:急性患者胸部X片的典型表现是以肺下野为主的弥漫性结节影和网格状影。重症患者可出现弥漫分布的大片斑片影。亚急性患者的网格状阴影更为明显。慢性患者可见细小条状或网状阴影,也可见从肺门向外放射的大条索状及斑片状阴影,以及蜂窝状透亮区形成和气陷征等肺间质纤维化表现。高分辨CT较胸片敏感性更高。急性期高分辨CT可以发现圆形磨玻璃阴影和细小的纤维化,但这种情况也可能出现在亚急性和慢性患者。也可发现小叶中心结节影,边界不清,直径不超过5mm。而在亚急性和慢性过敏性肺炎,高分辨CT可以发现肺纤维化表现,如不规则线状阴影、蜂窝状改变等。

(2)实验室检查:特异性IgG抗体(血清素)的检测有助于本病的诊断,但特异性不高。若怀疑过敏性肺炎的患者检测出特异性抗体,说明患者对抗原的暴露程度足以产生体液免疫反应。急性患者的白细胞数目一般会升高,以中性粒细胞为主。过敏性肺炎患者的血沉和C-反应蛋白也可轻度升高。抗核抗体及其他自身抗体很少查见。

(3)肺功能:过敏性肺炎患者的肺功能在疾病早期改变不明显。活动时气体交换受限是本病患者最敏感的生理变化。限制性通气障碍表现和弥散功能降低在进行性患者中最常见。疾病晚期患者还可出现阻塞性通气不良。

(4)支气管肺泡灌洗及肺活检:支气管肺泡灌洗是过敏性肺炎的一种有效的评估手段。典型的灌洗液表现为淋巴细胞数目增加,比例可达60%～70%,巨噬细胞绝对值正常,但由于淋巴细胞数目的增加,其相对比例下降,中性粒细胞和嗜酸性粒细胞少见。肺活检一般较少采用,只有当患者缺乏足够的临床证据或是需要排除其他治疗方案不同的疾病时,可以考虑行肺活检。可以对组织进行特殊染色或培养以同真菌或结核感染造成的肉芽肿相鉴别。

【诊断】

现在过敏性肺炎的诊断并没有公认的国际标准,诊断时必须综合考虑各方面因素:详细的临床病史,体格检查,影像学检查,肺功能,支气管肺泡灌洗液及肺组织活检。Tehro提出了一种农民肺的诊断标准:患者必须满足所有主要诊断标准和至少两项附加标准,并排除其他有相似临床表现的疾病。主要诊断标准包括:病史、环境评估或特异性IgG抗体的存在证实有抗原暴露;症状符合暴露

于抗原数小时后出现的过敏性肺炎的表现;胸片显示异常。附加诊断标准包括:肺底水泡音,肺弥散量降低,静息或运动时氧分压或氧饱和度下降,符合过敏性肺炎的异常组织学表现,工作场合暴露或控制性吸入抗原激发试验阳性。但该标准较为严格,可能漏诊某些较轻的患者。

【鉴别诊断】

过敏性肺炎应与以下疾病相鉴别。

(1)肺间质疾病:如良性淋巴肉芽肿病、慢性铍病、特发性肺间质纤维化等,单凭症状和体征,很难把过敏性肺炎同这些疾病相鉴别。但是,过敏性肺炎不会发生严重的肺动脉高压。典型的组织学三联征也有助于鉴别,但是不能代替抗原接触史。

(2)支气管哮喘:少数病人以气流受限和高反应性为主要特征,但患者的喘息较轻,且全身症状较明显,结合病史、免疫学检查和X线胸片表现可鉴别。

(3)肺部感染:一般细菌性肺炎不难排除,但应与病毒、支原体、真菌性肺炎等相鉴别。

【治疗】

治疗的关键是避免接触抗原。初次发病的急性患者大多有自限趋势,脱离致敏环境后1周内症状可以好转。如果患者病情较重,需考虑使用肾上腺糖皮质激素,以控制免疫反应,减轻炎症。一般使用泼尼松,初始剂量为30～40mg/d,持续口服4～6周。在治疗前4～6周,最好对肺功能进行监测。如果肺功能明显改善,激素应开始逐渐减量至最小维持量;若生理功能不再改善,则应减量至停用。如果患者合并其他疾病,应给予相应治疗。

【预防和预后】

识别首发的过敏性肺炎对公共健康有重要意义,因为,同一环境中生活的人群有同样的患病风险,需要进行进一步调查,明确过敏源并采取相应措施。影响患者预后的因素包括年龄,症状初次出现后继续接触的时间,诊断前接触的时间。急性患者一般预后较好,慢性患者预后较差,死亡率为1%～10%。

【案例分析】

一57岁男性患者因活动性呼吸困难、咳嗽、乏力和胸闷就诊,且患者的症状在下班后更重。患者有吸烟史。患者在汽车零部件厂工作,具体工作是操纵机床切割金属,操作中有金属加工液不断地对

金属部件进行润滑。金属加工液通过1 000多加仑的池子进行循环使用。查体时,患者体温正常,胸部听诊及叩诊也未见异常,未见杵状指。胸片示双肺肺间质条纹增加。患者曾2次经验性使用抗生素治疗,效果不佳。曾怀疑职业性哮喘,但试用支气管舒张药无法缓解症状。患者曾在1周工作前及1周工作结束时分别行肺活量测定,结果显示无变化。

患者前往一位呼吸科专科医生处就诊,进行了进一步检查。肺功能结果见下表(表38-3),而支气管激发试验阴性。胸部高分辨CT显示双肺磨玻璃样变和轻度的支气管扩张。支气管肺泡灌洗液中淋巴细胞占90%,巨噬细胞占10%,而分枝杆菌及真菌涂片和培养均为阴性。纤维支气管镜肺活检提示慢性肺间质炎症和上皮样细胞聚集,抗酸杆菌和真菌染色阴性。对包括细菌、数种真菌和鸽血清在内的9种物质的血清素抗体均为阴性。

第一问:最可能的诊断是什么?

该患者主要以呼吸困难和咳嗽等呼吸道症状为主要表现,并伴有乏力。患者的工作环境可能有致敏源。肺功能提示弥散功能明显下降,氧饱和度也有所下降,通气功能正常。支气管激发试验阴性。胸部高分辨CT显示双肺磨玻璃样变和轻度

的支气管扩张,灌洗液中以淋巴细胞为主。综合考虑,过敏性肺炎的可能性较大。患者的血清素检测虽然呈阴性,但这并不能排除过敏性肺炎的诊断。现在市面上的血清素的检测大多是针对近10种过敏性肺炎的常见因素,但是还有很多其他抗原可以造成过敏性肺炎。该患者使用的测试板便不能检测出金属液中分离的分枝杆菌特异的血清素。因此,虽然血清素可以证实对1种或多种特异性抗原的暴露,但在诊断过敏性肺炎方面其作用可能有限。

第二问:引起患者疾病的因素是什么?

从病史来看,患者有明确的金属加工液暴露史。而金属加工液是脂类物质和水的混合物,是一种现成的培养基,而且经常被微生物感染。按规定必须在金属加工液中加入一定抗生素以保持液体最佳的工业特性,但抗生素只能减少微生物数目。该病例中的金属加工液经过培养证实了龟分枝杆菌的存在。

第三问:哪种干预手段对患者可能最有效?

脱离暴露环境是过敏性肺炎最重要的干预手段。这可能使患者完全康复,或在慢性病例可以阻止疾病的进展。在急性患者,短期系统性使用糖皮质激素可能使急性期症状得到更快缓解。

表38-3 肺功能结果

FEV$_1$ (% predicted)	FVC (% predicted)	DL$_{CO}$ (% predicted)	O$_2$ Saturation (Rest)	O$_2$ Saturation (Exercise)
2.52 (89)	3.14 (89)	9.4 (44)	92%	89%

(冯玉麟 毛彦雄)

■ 参考文献

[1] Philip Harber, Marc B. Schenker, John R Bolmes etc. Occupational and Environmental Respiratory Disease. St. Louis:Mosby-Year Book. Inc,1996

[2] Michael E. Hanley, Carolyn H. Welsh etc. Current Diagnosis & Treatment in Pulmonary Medicine. New York: McGraw-Hill Companies, Inc. 325-360

[3] 王曾礼,冯玉麟.呼吸病诊疗手册.北京:人民卫生出版社,2003;367-383

[4] 朱元珏,陈文彬.呼吸病学.北京:人民卫生出版社,2003:1152-1159,1179-1192

[5] Nicholson PJ, Cullinan P, Newman Taylor AJ, et al. Evidence based guidelines for the prevention, identification and management of occupational asthma. Occup Environ Med, 2005,62;290-299

[6] Jeremy Beach, Kelly Russell, Sandra Blitz, Nicola Hooton, Carol Spooner, Catherine Lemiere, Susan M. Tarlo and Brian H. Rowe. A Systematic Review of the Diagnosis of Occupational Asthma. Chest,2007,131;569-578

[7] Yves Lacasse, Moises Selman, Ulrich Costabel, Jean-Charles Dalphin, Masayuki Ando, Ferran Morell, Riitta Erkinjuntti-Pekkanen, Nestor Muller, Thomas V. Colby, Mark Schuyler, and Yvon Cormier for the HP Study Group. Clinical Diagnosis of Hypersensitivity Pneumonitis. Am J Respir Crit Care Med,2003;Vol,168;952-958

[8] Agostini, Carlo; Trentin, Livio; Facco, Monica; Semenzato, Gianpietro. New aspects of hypersensitivity pneumonitis. Current Opinion in Pulmonary Medicine. Volume,2004,10(5);378-382

第 39 章

肺 部 肿 瘤

第一节 原发性支气管肺癌

肺癌(lung cancer)为原发于气管、支气管及肺的恶性肿瘤。因绝大多数均起源于各级支气管黏膜上皮,源于支气管腺体或肺泡上皮细胞者较少,因而肺癌实为支气管源性癌(bronchogenic carcinoma),包括鳞癌、腺癌、小细胞癌和大细胞癌几种主要类型。

一、流 行 病 学

肺癌在 19 世纪还属于少见的肿瘤,常常作为个案在文献中报道。但现在已经是世界范围内常见的肿瘤,无论是男性还是女性,肺癌均已成为癌症死亡的主要原因。

2006 年报道,每年全世界新增肺癌病例达 150 万,每年死亡病例超过 120 万,死亡率为 90%。2007 年美国肺癌的新发病例估计有 213 380 例(男性 114 760例,女性 98 620 例),死亡 160 390 例(男性 89 510例,女性 70 880)。我国 2005 年肺癌的新发病例估计约有 500 000 例(男性约 330 000 例,女性约 170 000 例)。肺癌的病死率在城市已居肿瘤死亡首位,达 60 万。尤其青年和女性人群发病率和病死率迅速增长。预计 2025 年肺癌每年死亡数将达 100 万。非小细胞肺癌(NSCLC)占全部肺癌的 80%~85%,小细胞肺癌(SCLC)仅占 15%~20%。多数患者确诊时已属晚期,因此化疗仍是肺癌的主要治疗方法。治疗后中位生存期仅 8~10 个月,5 年生存率仅 10%~15%,以铂为基础的联合化疗失败后,再次治疗的中位生存期仅 5~7 个月。

二、病 因

肺癌的病因复杂,研究表明其发生与下列因素有关。

(一)吸烟

吸烟是肺癌的主要危险因素,90%以上的肺癌由主动吸烟或被动吸"二手"烟所致。随着每天吸烟支数及吸烟年数的增多,患肺癌的危险增加,除主动吸烟的危害以外,被动吸烟患肺癌的相关危险也增加,有证据表明,和吸烟者生活在一起的人群罹患肺癌的风险上升 20%~30%,而且,不吸烟者对烟草中有害物质的刺激反应更大于吸烟者。烟雾中含有数千种化学成分,多数对人体有害,如苯并芘、烟焦油、亚硝胺、一氧化碳、尼古丁、放射性物质和刺激性化合物等,其致癌毒性最大的为 NNN-亚硝尼古丁、NNK-4 甲基亚硝胺-1-(3 吡啶基)-1-丁酮。尼古丁还有高度成瘾性。吸烟增加了所有组织类型肺癌的发病风险,但似乎对鳞癌最强,其次是小细胞癌和腺癌。腺癌与吸烟的关系随时间而越来越密切,在许多西方国家腺癌已成为最常见的类型。一旦患肺癌后应建议患者戒烟。降低肺癌的死亡率需要采取有效的公共卫生措施,深入贯彻卫生保健研究和质量机构(AHRQ)指南,以发现、劝告和治疗尼古丁成瘾者。每个公民都应该被告知吸烟和暴露于烟雾环境对健康危害严重,可导致成瘾并可威胁生命,政府急需采取恰当的及有效的措施,如立法、行政、管理或其他手段以保护所有公民免予烟草的危害。目前,全球烟民数目高达 13 亿人,中国有吸烟者 3.5 亿,约占世界吸烟者总数的 1/3,每年约有 100 万人死于吸烟相关的疾病。为此,我国政府提出了在今后 25 年的总体目标,应将我国的烟民总数减少 1.1 亿。所以,不论从个人利害还是从公共道德来讲,进行禁烟宣传教育、提倡戒烟和禁止青少年吸烟已是当务之急。

(二)职业因素

某些职业的劳动环境中可能有导致或促进肺癌发生、发展的致癌物质。已确认的致癌物质有：

(1)氡气：氡气是镭的衰变产物，有放射性，是肺癌发病的第二大原因。这种同位素的衰变可以产生一些释放 α 粒子的物质，这些物质可破坏细胞，从而增加细胞恶变的可能。

(2)石棉：石棉是一种已知的致癌的无机化合物，它可以分裂为空气传播的碎片。暴露于空气中的石棉纤维会增加人们尤其是吸烟人群罹患肺癌的危险。据估计有 3‰～4‰ 的肺癌发病是由于暴露于石棉。可能是人类肺癌中最常见的职业因素。

(3)其他已确认的致癌物质：有铬、镍、铍、煤烟、煤焦油、芥子气、异丙油、二氯甲基醚及电离辐射和微波辐射等。这些因素可使肺癌发生危险性增加 3～30 倍。从接触致癌物到发生肺癌的时间与暴露程度有关，通常超过 10 年，平均 16～17 年。

(三)大气污染

大气污染与肺癌的死亡率有关。城市空气中的致癌物质明显高于农村，因城市中工业燃料燃烧后及大量机动车排出的废气中具有 3,4-苯并芘、甲基胆蒽类环烃化合物、SO_2、NO_2 和飘尘等，这些物质均具有致癌的作用。在污染严重的大城市中，居民每日吸入空气中的苯并芘量可超过 20 支纸烟的含量，并可增加纸烟的致癌作用。

(四)室内微小环境的污染

女性肺癌的发病与室内空气污染有关，如厨房小环境内煤焦油、煤烟、烹调的油烟等污染；香烟物；室内氡气、氡子气等均可成为女性肺癌的危险因素。

(五)慢性肺部疾病

包括反复发作的肺部感染、肺结核继发瘢痕形成、慢性支气管炎等与肺癌的危险度有显著关系；结节病及间质性肺纤维化患者中，肺癌的相对危险度也较高。

(六)营养状况

维生素 E、维生素 B_2 的缺乏及不足在肺癌病人中较为突出。食物中长期缺乏维生素 A、维甲类、β 胡萝卜素和微量元素(锌、硒)等易发生肺癌。

(七)遗传因素

遗传因素与肺癌的关系已越来越受到重视。重度吸烟者中只有少量(1/8 左右)发生肺癌，说明还有其他因素起作用，而在非吸烟人群中，有肺癌家族史者比无家族史者发生肺癌的危险性高 2～3 倍，提示遗传因素起一定作用。目前，在肺癌的遗传学多态性和肺癌危险性的研究已经识别了大量的关于异型生物代谢、DNA 修复和可能的尼古丁成瘾的候选基因，但由于存在种族、组织类型、暴露和其他宿主生活方式等不同，到目前为止肺癌遗传易感因素的预测还不能达到个体的水平，但已成为肿瘤学及生物医学领域的研究热点，为肺癌的预防和预警提供重要的方向。

三、分子生物学

随着分子生物学的研究和发展，对肺癌的发生过程中一系列分子生物学的异常有了进一步的了解。由于原癌基因的活化、抑癌基因的失活、DNA 损伤及其修复基因异常等，而导致细胞调节和生长调控途径的改变，从而形成临床可见的恶性肿瘤。肿瘤侵袭、转移及对治疗的反应也受到肿瘤分子生物学特征的影响。

(一)生长信号传导通路异常

表皮生长因子受体(epidermal growth factor receptor，EGFR)家族及其配体广泛表达于多种肿瘤细胞中。EGFR 家族包括四种受体：ErbB1(EGFR/HER1)、ErbB2(HER2/new)、ErbB3(HER3)和 ErbB4(HER4)。在 NSCLC 中，EGFR 表达率高达 30%～80%，是一种糖蛋白受体，其定位于细胞膜上，当配体 EGF、TGF-α 和泛调节素与受体的胞外部分结合后，受体胞内部分的酪氨酸残基 CP 磷酸化，使 EGFR 激活，形成二聚体，进而激活下游 Ras-Rafl-MAPK 和 PI3K 或 CDC42 信号的传导至细胞核内，介导 DNA 合成、肿瘤细胞增殖、血管生成、细胞周期 G1 至 S 期失控，肿瘤转移、复发及对抗肿瘤的治疗等。由于基因重组或 mRNA 异常剪切致 EGFR 突变，使 PI3K 信号传导持续激活。

(二)原癌基因活化及抑癌基因负调控失败

RAS 原癌基因家族中 K-RAS 通过密码子 12、13 和 61 信号突变，从而激活 EGFR 下游，致异常信号传导，引起细胞增殖及耐药发生。如肺腺癌病人肿瘤组织中存 K-RAS 点突变，疾病预后较差。其他原癌基因如 MYC、JUN 和 FOS 等。也对疾病进展有一定的作用。

抑癌基因对正常细胞的生长调控及 DNA 损伤的修复均具有重要作用。P^{53} 失活或突变是恶性肿瘤中最常见的基因改变。SCLC 中约 75% 有 P^{53} 失活，NSCLC 为 50%。其他抑癌基因 RB 和 P^{16}，以上的抑癌基因失活均表现为染色体杂合体缺失(LDH)。P^{16} 基因失活除 LDH 缺失及突变外，还有启动子的高甲基化。

（三）肿瘤细胞逃脱凋亡

SCLC 中 BCL2 原癌基因高表达为 75%～95%，从而抑制了肿瘤细胞的凋亡。

（四）肿瘤细胞增殖

肺癌细胞具有端粒酶活性，从而使肿瘤细胞获无限增殖。

（五）肿瘤组织脉管形成

肺癌细胞产生多数的血管生成因子，其中以血管内皮生长因子（VEGF）为主，VEGF 连接血管内皮细胞上两种独特的受体（Fet-1 及 KDR）可促进肿瘤的新生血管网的形成，从而使肿瘤快速生长、侵袭和转移。

（六）肿瘤局部侵袭和远处转移

上述各种异常基因的改变，使肿瘤细胞获得向周围组织侵袭与转移，其中与板层素（laminin）及整合素（integrin）功能异常密切相关。当然机体免疫系统的监视和杀伤能力的低下也起重要作用。

总之，肺癌发生是一个多步骤的过程。影响肿瘤细胞生长、分化及存活的基因变异是非常复杂的，但针对目前已了解的各种分子生物学发生特点为肺癌筛查、早诊、个体化的治疗及预后判断提供了更好的临床研究方向。

四、病理和分类

（一）病理分型

1999 年世界卫生组织对肺癌的病理分类作了进一步修改。

表 39-1　世界卫生组织肺癌的组织学类型（1999）

侵袭前病变（preinvasive lesions）
　鳞状上皮异型增生（squamous dysplasia）/原位癌（carcinoma in situ）
　非典型腺瘤样增生（atypical adenomatous hyperplasia）
　弥漫性特发性肺神经内分泌细胞增生（diffuse idiopathic pulmonary neuroendocrine cell hyperplasia）
鳞状细胞癌（squamous cell carcinoma）
　变异型（variants）
　　乳头状（papillary）
　　透明细胞（clear cell）
　　小细胞（small cell）
　　基底细胞样（basaloid）
小细胞癌（small cell carcinoma）
　变异型（variants）
　　复合性小细胞癌（combined small cell carcinoma）
腺癌（Adenocarcinoma）
　腺癌伴混合性亚型（adenocarcinoma with mixed subtypes）
　腺泡样（acinar）
　乳头状（papillary）
　细支气管肺泡癌（bronchioloalveolar carcinoma）
　　非黏液性（non-mucinous）
　　黏液性（mucinous）
　　混合性黏液及非黏液性（mixed mucinous and non-mucinous）或中间细胞型（indeterminate）
　实性腺癌伴有黏液（solid adenocarcinoma with mucin）
　变异型（variants）
　　分化好的胎儿型腺癌（well-differentiated fetal adenocarcinoma）
　　黏液型（"胶样"）腺癌［mucinous（"colloid"）adenocarcinoma］
　　黏液性囊腺癌（mucinous cystadenocarcinoma）
　　印戒细胞腺癌（signet ring adenocarcinoma）
　　透明细胞腺癌（clear cell adenocarcinoma）
大细胞癌（large cell carcinoma）
　变异型（variants）
　　大细胞神经内分泌癌（large cell neuroendocrine carcinoma）
　　复合型大细胞神经内分泌癌（combined large cell neuroendocrine carcinoma）
　　基底细胞样癌（basaloid carcinoma）
　　淋巴上皮瘤样癌（lymphoepithelioma-like carcinoma）
　　透明细胞癌（clear cell carcinoma）
　　具有横纹肌表型的大细胞癌（large cell carcinoma with rhabdoid phenotype）

（续　表）

腺鳞癌（adeno squamous carcinoma）
肉瘤样癌（sarcomatoid carcinoma）
　多形性癌（pleomorphic carcinoma）
　梭形细胞癌（spindle cell carcinoma）
　巨细胞癌（giant cell carcinoma）
　癌肉瘤（carcinosarcoma）
　肺母细胞瘤（pulmonary blastoma）
其他（others）
类癌（catcinoid tumour）
　典型类癌（typical carcinoid）
　不典型类癌（atypical carcinoid）
唾液腺型癌（carcinomas of salivary-gland type）
　黏液表皮样癌（mucoepidermoid carcinoma）
　腺样囊性癌（adenoid cystic carcinoma）
　上皮-肌皮样癌（epithelial-myoepithelial carcinoma）
不能分类的癌（unclassified carcinoma）

（二）按解剖学及病理学分类

1.按解剖部位分类

（1）中央型肺癌：发生于生长在段支气管至主支气管的肺癌称为中央型，约占3/4，以鳞状上皮癌和小细胞癌多见。

（2）周围型肺癌：发生于支气管以下的肺癌称为周围型，约占1/4，以腺癌较为多见。

2.组织学分类（表39-2）　细支气管肺泡癌（bronchioloalveolar carcinoma，BAC）是肺腺癌的一个重要亚型，而且由于BAC的发病率在年轻、不吸烟的女性中明显增高以及它对表皮生长因子受体-酪氨酸激酶抑制药（EGFR-TKIs）的敏感，有证据显示EGFR的突变和BAC的分化有关，BAC已受到了越来越多的重视。

BAC可分为三种类型，单纯型BAC、BAC局灶浸润性腺癌和腺癌伴BAC特征。上述三种类型预后相似，5年生存率优于腺癌。据WHO1999年和2004年定义，单纯型BAC只包括那些肿瘤细胞沿着肺泡壁生长（鳞片状扩散）的非浸润性肿瘤。无间质、血管、胸膜或区域淋巴的侵犯。BAC常见肺小叶间隔增宽伴有硬化，特别在非黏液性中。当存在肺泡萎陷同时伴有弹力纤维增多的情况下，区别硬化性BAC与早期侵袭性腺癌可能存在困难。

大体形态：单发结节型（部分病灶生长极缓慢）、多发结节型和弥漫型（可侵及多肺叶或双侧肺野）。

镜下特点：癌细胞为分化好的柱状细胞，衬在中、终末细支气管或肺泡壁表面蔓延，不侵犯或破坏肺的结构。也可在肺泡腔内形成大小不等的乳头状结构。肺泡腔内充满黏液物质，多见弥漫性。

电镜下：主要发生于支气管的Clara细胞、Ⅱ型肺泡细胞及黏液细胞，可能是一种异源性肿瘤。

病理分型及免疫组化：①黏液型，表达CK20和CK7，据报道缺乏TTF-1的表达。②非黏液型，表达甲状腺转录因子-1（TTF-1）和CK7，缺乏CK20的表达。③黏液和非黏液混合型或未确定性。

BAC有时与消化道肿瘤肺转移难以鉴别，但结直肠腺癌肺转移时CK7阴性，CK20阳性。而BAC通常CK7阳性，CK20阳性，故二者易鉴别。CDX-2是肠道的一个高度特异和敏感的标记物，因此，胃肠道肿瘤肺转移时可表达阳性，故可与黏液性BAC鉴别。

（三）免疫组织化学染色

1.意义　免疫染色可用于鉴别原发性肺腺癌、转移性肺腺癌和胸膜间皮瘤，确定肿瘤的神经内分泌情况。

2.原发性腺癌和转移性腺癌的鉴别　TTF-1对于鉴别原发性及转移性腺癌很重要，TTF-1是Nkx2基因家族中的一个包含同源结构的核转录蛋白，在胚胎和成熟的肺组织及甲状腺上皮细胞中表达，大多数原发性腺癌TTF-1阳性而转移性腺癌TTF-1几乎都阴性。

3.原发性肺腺癌与其他转移性腺癌免疫组化染色鉴别　见表39-3。

4.确定肿瘤的神经内分泌情况　凡典型和非典型类癌均可被嗜铬素（ChromograninA，CgA）和突触素（Synaptophysin，Syn）染色，约25％小细胞肺癌染色呈阴性。

5.肺腺癌和胸膜间皮瘤免疫组织化学的鉴别见表39-4。

表 39-2　组织学分类

类型	小细胞癌（SCLC）	非小细胞癌（NSCLC）			
		鳞癌	腺癌	腺鳞癌	大细胞癌
临床特点	发生率 17.8%，多见于男性，以 40~50 岁多发，恶性度最高	发生率 29.4%，老年男性多见，与吸烟关系密切	发生率最高，达 31.5%，多见于女性		发生率 9.2%
生长部位	中央型，周边型少见	中央型	3/4 以上为周围型	中央型	多周围型
生长方式	沿管壁黏膜下层浸润性生长，引起管腔狭窄，一般不形成多发性肿块，倍增时间最短（33d），生长迅速	多数起源于段和亚段支气管黏膜，在支气管内形成肿块，阻塞管腔，易发生肺不张或阻塞性肺炎	来自小支气管的黏液腺体，生长缓慢。常发生在原先肺有损伤的区域	沿管壁生长	为上皮肿瘤，腔内浸润
转移	早期即发生血行和淋巴转移，初诊时60%~88%的病人已全身转移。最常见的胸外转移是：肝、骨髓、肾上腺、中枢神经系统、骨、以及后腹膜	血行转移发生较晚，局部浸润及淋巴转移	早期可侵犯血管及淋巴管，引起远处转移。多数累及胸膜	早期淋巴或血行转移	早期淋巴或血行转移
大体病理	肿瘤质地软、灰白、有黏液样变性，出血和坏死多见	易发生中央坏死和形成空洞	癌组织内有明显的纤维化、瘢痕及炭末沉着，有时称瘢痕癌		
光镜下特点	多种细胞形态，如淋巴样、燕麦样、梭形，胞质少，核深染，分裂象多见，核仁明显	癌细胞呈多形性，胞质丰富，核畸形，染色深，呈癌巢，内可见角化现象，有细胞间桥。多数中分化或分化差，分化好的常有角化珠，分化差的无角化。变异型呈梭形，均分化差	癌细胞为立方状或柱状，形态不规则，核大、染色深、核仁明显，可分为：腺泡性、乳头状、微乳头状、细支气管肺泡癌、实性黏液细胞癌及变异型等	有明确的腺癌和鳞癌组织结构，两种成分混杂，或分别独立存在于同一肿块内	瘤细胞大，形态多样，核大深染，核仁明显，胞质丰富，有黏液形成，细胞呈双向分化，80%腺样分化，10%鳞样分化，与鳞癌和腺癌难于区分
电镜下特点	癌细胞无基质，桥粒少或无，胞质有神经内分泌颗粒	细胞间有桥粒连接，张力微丝附着，胞质内有散在成束的张力微丝，分化差的桥粒及张力微丝少。少数癌细胞含有神经内分泌颗粒	癌细胞有微腔，由复合体及指突状连接。胞质内高尔基体发达，有分泌颗粒、黏液颗粒、板层小体存在	电镜下本型发生率可达49%，多数鳞癌可能属于本型	
放化疗	敏感	中度敏感，5 年生存率较高	较敏感	敏感	较不敏感

表 39-3　原发性肺腺癌与其他转移性腺癌免疫组化染色鉴别

原发病灶	免疫组化项目	肺转移癌	肺原发癌
甲状腺癌	TTF-1（甲状腺转录因子 1）	＋	＋
	甲状腺球蛋白（Thyroglobulin 、TG）	＋	－
结直肠腺癌	CK7(细胞角蛋白 7)	－	＋
	CK20(细胞角蛋白 20)	＋	－
胃肠道肿瘤	CDX-2(高度特异和敏感的标记物)	＋	－
前列腺癌	前列腺特异性抗原(PSA)	＋	－
	前列腺酸性磷酸酶(PSAP)	＋	－
乳腺癌	囊泡病液体蛋白 15(GCDFP-15)	＋	－

表 39-4　肺腺癌和胸膜间皮瘤免疫组织化学的鉴别

项目	胸膜间皮瘤	肺腺癌
CEA(癌胚抗原)	－	＋
B72.3(肿瘤相关糖蛋白)	－	＋
Ber-EP4	－	＋
MOC31	－	＋
WT-1	＋	－
钙结合蛋白素 D2-40(Calretinin)	＋	－
细胞角蛋白 5/6(CK5/6)	＋,呈特异性表达	－

6. 与 SCLC 的鉴别　SCLC 对角蛋白(Cytokeratin)、表皮膜抗原、TTF-1、嗜铬素、神经特异性烯醇酶(NSE)、神经细胞黏附分子(NCAM)以及突触素可以呈阳性反应。单凭免疫组化有时也难以鉴别,约 10％NSCLC 也会有上述至少一种以上的神经内分泌标记物有反应。

(四)病理学评估原则

1. 病理学评估目的　①对肺癌病理类型进行分类,确定肿瘤侵犯的范围和手术切缘的情况。②肺癌的分子水平的异常可能能够用来对生物靶向治疗预测,如上皮生长因子受体激酶抑制药(EGFR-TKI)的敏感性和耐药性。③使肺癌患者的诊断、治疗、流行病学和临床研究以世界卫生组织(WHO)肿瘤分类系统为基础。④手术标本的病理报告应符合 WHO 的肺癌组织学分类。

2. 术前评估　通过下述方法之一获得样本,如支气管镜刷检、支气管肺泡灌洗、细针穿刺活检(FNA)、粗针活检、支气管腔内活检和经支气管肺活检,必要时行纵隔淋巴结活检。上述标本经病理或细胞学确诊后,才能评估分期和选择治疗方案。

3. 术中评估　术中应取肺叶切除或全肺切除样本来确定手术切缘的状况。对术中发现的结节应进行病理诊断或对区域淋巴结进行评估。

4. 术后的病理学评估　将为肿瘤分型、分期和预后因素提供了病理学基础,因此,手术标本的病理报告为不可或缺的依据。

(五)与手术有关的病理报告

1. 2008NCCN 指南推荐手术病理报告应包括肿瘤的组织病理学类型、肿瘤大小、部位、肿瘤组织学分化等级、胸膜受累的范围、外科切除边缘情况(包括距离)以及每站淋巴结转移的状态和定位。周围组织受侵犯情况及脉管有无癌栓等。肿瘤组织学分级(G):GX 分化程度不能被评估;G1 高度分化;G2 中度分化;G3 低度分化;G4 未分化。报告的完整对临床肿瘤医生制定治疗方案极为重要。

2. 有关肺癌分子学诊断研究有可能也作为病理报告内容之一,如①表皮生长因子受体(EGFR)过度表达,活化的 EGFR 突变,尤其是外显子 19、18 缺失与突变,T790M 等耐药基因表达等,因其与肿瘤对酪氨酸激酶抑制药(TKIs)的敏感度有重要关系。②15％～30％的肺腺癌中有 K-ras 突变,其和吸烟相关,预示对 TKIs 耐药,也提示预后差。

因此,上述多种基因的测定将有助于靶向治疗的选择。

五、临床表现

多数肺癌就诊时已有症状,仅 5％无症状。肺癌初次就诊症状多样,常见症状如下:

(一)原发肿瘤引起的症状

1. 咳嗽 为最常见的症状。早期表现为刺激性咳嗽,极易误认为呼吸道感染。当中央气道内肿物引起气道狭窄,咳嗽为持续性,呈高音调的金属音。当气管内肿瘤增大,影响到气道引流,可继发肺部感染,痰量增多,呈黏液脓性。肺泡癌病人常有的特点为咳大量黏液痰,有些病人每日可达 2 000ml 黏液痰。

2. 咯血 由于癌组织血管丰富,易发生组织坏死,因此,约 21% 以上病人有咯血或间断血痰,有时仅有 1～2 次,不易引起患者重视。如侵蚀大血管,可引起大咯血。

3. 其他 由于肿瘤造成较大气道的阻塞,病人可出现不同程度的阻塞症状如喘鸣、胸闷、气促、胸痛和发热等。

(二)肿瘤胸内蔓延

如胸痛、呼吸困难、胸闷、声音嘶哑、上腔静脉阻塞综合征、膈肌麻痹、食管受压、胸腔积液、心包积液等症状。肺尖部肺癌亦称 Pancost 肿瘤,可以侵入纵隔和压迫位于胸廓上口的器官或组织,如第 1 肋骨、锁骨下动脉和静脉、臂丛神经、颈交感神经等,产生剧烈的胸肩痛、上肢静脉怒张、水肿、臂痛和上肢运动障碍,同侧上眼睑下垂、瞳孔缩小、眼球内陷、面部无汗等交感神经综合征。

(三)远处转移

锁骨上、颈部等淋巴结肿大。出现中枢神经系统症状,如头痛、呕吐、眩晕、共济失调、偏瘫及癫痫发作等,往往是颅内转移的表现。肩背痛、下肢无力、膀胱或肠道功能失调,应高度怀疑脊髓束受压迫。肝转移时有 28%～33% 患者有肝大和疼痛,骨转移时表现为骨痛、骨折等。

(四)肺癌的肺外表现

某些肺癌病人可出现一些少见症状或体征,这些表现不是肿瘤的直接作用或转移引起的,它可出现于肺癌发现之前或之后,也可同时发生。这类症状和体征表现于胸部以外的脏器,故称为肺癌的肺外表现(paranneoplastic syndrome)(表 39-5)。肺癌的肺外表现多为肺癌细胞产生的某些特殊激素、抗原、酶或代谢产物所引起的临床表现。

1. 全身性改变 发热占 10%～34%,可出现于较早阶段,少数有长期持续高热,手术切除病灶后体温才恢复正常。食欲缺乏、恶病质(31%),常见于进展期肺癌患者。

2. 异位内分泌综合征 肺癌可分泌的激素或生物性物质达 20 余种,从而引起内分泌腺体功能的亢进症状,诊断异位内分泌综合征应符合以下几个条件:伴某个内分泌腺体功能增强的症状;血浆中某种内分泌激素水平升高;存在跨肿瘤的动静脉激素浓度差;切除肿瘤后血浆内某激素水平恢复,复发时又上升;肿瘤内激素高于周围组织;肿瘤组织的培养液或移植于动物体内的肿瘤能释放某激素及切除某有关内分泌腺后,血浆激素浓度不下降。

(1)抗利尿激素分泌异常综合征(SIADH):已证明 SIADH 与恶性肿瘤有关,最常见为小细胞癌,其与 SIADH 的相关性达 75%。除小细胞癌外,还包括支气管类癌、食管癌、十二指肠癌和胰腺癌等。临床表现为低钠血症及中枢神经系统紊乱。食欲缺乏、恶心及呕吐。严重或快速进展者可引起脑水肿、人格变化、意识模糊及昏迷,呈至癫痫发作及呼吸停止。SIADH 症状可出现于肺癌症状前 2～3 个月,或肺癌症状出现后 12～16 个月,或同时出现。其发病主要是由于肿瘤细胞分泌 ADH 异常增多,使肾远曲小管及集合管抑制钠吸收,促使水再吸收,使渗透压、水容量及尿浓缩功能改变。诊断要点:①持续性低钠血症,血清钠 <120 mmol/L;②血浆渗透压下降;③尿呈反常的高渗压;④尿钠浓度增高;⑤内生肌酐清除率和肾小管滤过率正常;⑥临床失水及水肿;⑦垂体肾上腺和甲状腺功能正常;⑧限水摄入可纠正低钠血症;⑨水负荷试验示排泄障碍。经肺癌原发病治疗 88% SIADH 症状缓解,当肺癌复发时,SIADH 也可能复发。

(2)异位促肾上腺皮质激素综合征(异位ACTH):15%～20% 的库欣综合征病人是由异位 ACTH 或促皮质素释放激素(CRH)产生的,常见于小细胞癌和支气管类癌。多数病人因肺癌恶化迅速,因此,不易见到库欣综合征,仅表现为体重减轻、水肿、近端肌无力和高血压,有时可产生低钾性碱中毒和葡萄糖耐量试验阳性。确定本病主要是测定 24h 尿中皮质醇的含量或小剂量地塞米松抑制试验阴性,当 ACTH 水平 $>275\mu$mol/24h,应考虑异位 ACTH。约有一半的异位 ACTH 或 CRH 需用大剂量地塞米松抑制。异位 ACTH 引起库欣综合征应用 metyrapone(氨基苯乙哌啶酮)及酮康唑(ketoconazole)可阻断胆固醇侧链,抑制皮质醇

表 39-5　肺癌的肺外表现

内分泌异常
　　抗利尿激素分泌失常(SIADH)
　　异位 ACTH 分泌(Cushing 综合征)
　　异位甲状旁腺素及高钙血症
　　黑色素细胞刺激素、绒毛膜促性腺激素
　　生长激素、胰岛素原样物质
神经肌肉
　　肌无力综合征(Lambert-Eaton 综合征)
　　多发性肌炎、癌性神经肌病、肌萎缩侧索硬化
神经病变
　　混合型感觉神经病变、感觉运动性神经病变
　　自主神经功能障碍:胃肠道功能障碍、神经根脊髓病
脑病
　　脊髓病、栓塞性脑梗死、痴呆、精神病、亚急性小脑变性、脑脊髓炎、僵人综合征、脑神经麻痹、深感觉性共济失调
皮肤病变
　　色素沉着、瘙痒、掌跖皮肤过度角化症、多毛症、黑棘皮病、微黑环形红斑
血管
　　游走性血栓性静脉炎、无菌性心内膜炎、心内膜炎、动脉栓塞
血液
　　贫血、溶血性贫血、红细胞发育不全、血小板减少性紫癜、弥散性血管内凝血、纤维蛋白原低下血症、嗜伊红细胞增多
症
结缔组织病
　　杵状指、肺性肥大性骨关节病、厚皮骨膜病
免疫系统病
　　皮肌炎、系统性硬化、膜性肾小球肾炎、佝偻病、腹膜后纤维化、慢性甲状腺炎
蛋白病
　　低蛋白血症、高 γ 球蛋白症
淀粉样病
全身性症状
　　食欲缺乏、恶病质、发热、味觉功能丧失

产生,使病人在 1~2 周内发生急性肾上腺皮质功能减退,因此,开始用酮康唑 400~800mg/d,以后减量,以维持正常皮质醇水平,以免复发。如是小细胞癌应进行有效的化疗和酮康唑治疗。

3. 肌肉与骨骼改变　杵状指(趾)常常是肺癌早期的惟一症状。由于远端指(趾)软组织增生引起甲床对称性指(趾)膨大。常见于鳞癌、腺癌及小细胞癌,男女均可发生,多数出现于肺癌确诊前,少数在确诊后发生。经化疗或手术后 94.4％ 好转,常伴有肥大性肺性骨关节病。

肥大性肺性骨关节病(HPO)是对称性关节痛,以踝关节、膝、腕及肘关节受累最常见。HPO 也可显示骨膜增生,不仅累及长骨,也累及掌骨、跖骨和指(趾)骨。长骨 X 线检查显示胫腓骨有新生骨膜

形成,核素显像骨膜表面摄取量增高。推测可能与体液抗原有关。也有报道推测由于瘤体分泌生长激素(PTH)、长效甲状腺刺激物(LATS)、血管扩张物质等有关。经化疗及手术 HPO 可好转,复发时症状又可出现。上述特点可用于与类风湿关节炎鉴别。

4. 神经副癌综合征　目前推测其发生与自身免疫机制有关。包括感觉性、感觉运动性、自主性脑脊髓炎、斜视、眼震挛及视网膜病变。脑脊髓炎症状又包括痴呆(边缘性脑炎)、小脑变性、脑干炎症和脊髓炎,感觉性神经病与脑脊髓炎常一起发病,多见于 SCLC,神经症状往往先于恶性肿瘤诊断前数月至几年出现。

小细胞肺癌并神经副癌综合征者常有自身抗

体产生,如抗神经细胞核抗体(ANNA-1)及抗 Hu 抗体(anti-Hu-antibody),它们均为抗核抗体。ANNA-1 可在肺癌病人中存留数月至数年,SCLC 病人如 ANNA-1 阳性伴副癌综合征时,其预后较好。抗 Hu-抗体阳性的病人,95%病变可得到缓解。ANNA-1 诊断神经副癌综合征敏感性为 82%,特异性为 95%~100%。

多数神经副癌综合征是由于肿瘤坏死等释放出肿瘤蛋白及 DNA,作为始动抗原激活辅助 T 淋巴细胞,刺激机体产生大分子蛋白,形成自身抗体。发生自身免疫交叉反应,而产生一系列症状。神经副癌综合征的诊断主要依赖于病史和影像学。神经系统的检查对早期发现及诊断副癌综合征有重要帮助,可及时抗肿瘤及应用免疫抑制药(环磷酰胺、甲泼尼龙、免疫球蛋白)治疗,保护神经功能。常见的神经副癌综合征如下。①肌无力综合征(lambert-eaton, mystheniac syndrome, LEMS):临床表现下肢近端肌无力,反射减弱和自主功能障碍。受累肌群多为四肢近端,持续活动后肌力可暂时改善。由于肌肉活动障碍,以致病人不能上楼、洗澡,蹲下起立困难,较少发生构音障碍、吞咽困难、复视及上眼睑下垂。LEMS 多见于 SCLC,偶发生于 NSCLC 或其他恶性肿瘤。约在 SCLC 确诊前 2~4 年即可有 LEMS。肌电图显示高频连续电刺激引起的动作电位幅度增高。LEMS 主要是胆碱能神经末梢乙酰胆碱(ACh)量释放减少,经化疗后 LEMS 有缓解,但一旦肺癌复发 LEMS 也加重。异型电压依赖性钙通道及抗 VGCC 抗体也参与发病,免疫抑制药对 LEMS 的治疗提供了一定的希望。乙酰胆碱酯酶抑制药如 3,4-二氨基吡啶能增加乙酰胆碱的释放,溴化吡啶斯的明可强化 3,4-二氨基吡啶的作用。已有血浆置换缓解症状的报道。②边缘性脑炎(paraneoplastic limbic encephalitis, PLE):约 2/3 病人为 SCLC,MRI 扫描可发现病变在海马旁回、扣带回、钩回、颞叶眶面、杏仁核等深部灰质结构,严重者波及周围白质。病人表现幻觉、性格及行为改变、近记忆丧失、精神错乱和癫痫发作。脑电图可正常,也可有单侧、双侧颞叶慢波或尖波病灶。③亚急性小脑变性(paraneoplastic cerebellar degeneration, PCD):包括小脑皮质变性、小脑弥漫性或局灶性炎症浸润。预后很差,神经系统症状难以改善。④其他:脑脊髓炎-亚急性感觉神经病、斜视眼震挛-肌震挛和僵人综合征临床少见。

5. 其他副癌综合征

(1)深静脉血栓、肺动脉栓塞:与恶性肿瘤关系密切,对于既往健康者,出现原因不明的深静脉血栓或肺动脉栓塞时,应警惕隐匿性恶性肿瘤的可能,均应做胸部 X 线或 CT 检查,如无异常应定期随访。

(2)非细菌性血栓性心内膜炎:在肺癌中发生率较高(7.7%),腺癌多见,推测腺癌有黏液分泌,癌性的黏液或蛋白质使心脏瓣膜发生变态反应,在损伤部位易形成赘生物。

(3)多发性肌炎、皮肌炎:皮肌炎的症状均出现于肺癌确诊前,故对有皮肌炎的病人也应寻找隐匿性恶性肿瘤。

(4)硬皮病:与恶性肿瘤的共同发病率为 3%~7%。肺癌大多发生于患硬皮病 10 年之后,常见为腺癌或肺泡癌。引起腺癌的原因推断可能是硬皮病使肺组织纤维化及接受免疫抑制药治疗有关。

六、肺癌早期筛查

最近,国际早期肺癌行动计划(I-ELCAP)评估了每年进行低剂量胸部 CT 筛查的数据显示可以检出 Ⅰ 期肺癌。Ⅰ 期肺癌患者如果立即进行手术切除,其 10 年生存率达 92%,然而所有未治疗的 Ⅰ 期患者将在 5 年内死亡。筛查能够增加早期肺癌的诊断,患者可以获得很好的生存结果。然而,尚未有资料表明筛查能够降低肺癌的死亡率。故 NCCN 专家组目前仍不推荐在临床实践中常规进行胸部 CT 筛查。仅建议有肺癌高危因素的人参加临床试验,以进一步评估 CT 筛查的作用、潜在风险和益处,并遵循国际早期肺癌行动计划(I-EL-CAP)的筛查规程,对于不能参加临床试验或不适合参加临床试验的高危人群,则建议前往优秀的肺癌中心寻求专业医生随访。我国已进行国家肺部筛查试验(NLST,ACRIN 协议 A6654),它是一项随机对照研究,约有 5 万吸烟或既往吸烟的烟民参加,比较螺旋 CT 和胸片进行肺癌筛查的风险和获益。NLST 目前已完成入组,将进行数据搜集工作,至 2009 年将报告结果。

七、诊断方法

肺癌的诊断包括病史、症状、体征、影像学、内镜、同位素、肺癌标志物、病理学、经皮肺穿刺、胸腔镜等多学科的多种方法,由于病人个体差异的存在,需要综合病史症状、体征和实验室检查等多种方法进行综合诊断。

(一)病史和体格检查

凡 40 岁以上,长期吸烟,患有慢性呼吸道疾病,具有肿瘤家族史及致癌职业接触史者,有下列临床表现应考虑除外肺癌,如不明原因的刺激性咳嗽、隐约胸痛、血丝痰;原有慢性肺疾病,近期症状加重,持续 2~3 周不愈;肺结核病人经正规抗结核治疗无效,病灶有增大;有非特异性全身性皮肤、神经、内分泌异常表现者;体检有单侧局限性哮鸣音或湿啰音。锁骨上触及淋巴结及体重下降等。

(二)胸部 X 线检查

胸部 X 线检查较普及,价格便宜,是诊断肺癌最基本的方法。但在诊断早期肺癌时,极易发生漏诊和误诊。因此,胸部 X 线报告应由两位经过严格专业训练的医师阅片,并与以往胸片比较,进行详细对比。如病人有可疑肺癌症状,应进一步行胸部 CT 检查。

1. 中心型肺癌 X 线表现　肿瘤常发生于主支气管、叶和段支气管。

(1)直接征象:常见为支气管壁不规则增厚、狭窄及中断,管内有肿物。肿物增大,侵犯肺实质时,其边缘有切迹、分叶及毛刺。肿物与肺不张、阻塞性肺炎并存时,可呈现横 S 形的 X 线征象。

(2)间接征象:由于气管内肿物,引起气道狭窄或阻塞,X 线可显示局限性肺气肿、肺不张、阻塞性肺炎和继发性肺脓疡的征象。

2. 周围型肺癌　发生于段和段以下支气管。早期周围型肺癌直径<2cm,肿瘤呈结节状、球形、淡片磨玻璃阴影,肿块周边也有毛刺、切迹及分叶。结节内可见 1~2 个透亮小疱。常有胸膜皱缩征。动态观察肿物可逐渐增大,引流的肺门淋巴结肿大、肺段阻塞性肺炎、胸腔积液、肋骨受累。

3. 细支气管肺泡癌　X 线可表现为孤立球形阴影,肺炎型、双肺弥漫小结节型或弥漫粟粒型。肺炎型可显示一侧肺野有散在团絮状浸润阴影,以后发展为双侧。

4. 空洞型病灶　常见于鳞癌,可呈现厚壁空洞,明显偏心,内壁不规则,有形态不规则结节,空洞外壁呈分叶状。偶有薄壁样空洞,但洞壁也不规则。腺癌也可偶见空洞性病灶。

5. 肺癌转移的胸部 X 线征象　可见肺内多发结节,肺门、纵隔淋巴结肿大,胸腔积液、心包积液等征象。淋巴管转移时,呈现自肺门向肺野行走的

索条状阴影,肺野呈网状阴影。

6. 胸膜病变　周围型肺癌临近胸壁时,易侵犯胸膜。鳞癌侵犯胸膜多引起胸膜增厚,或呈结节样增厚。腺癌侵犯胸膜多引起胸膜凹陷(胸膜与病灶间的条束状影,似兔耳征)。

7. 肺部多发结节、斑片浸润　一侧或双侧肺呈弥漫粟粒型病变,并沿支气管呈索条阴影向肺门集中,常见细支气管肺泡癌。弥漫炎症浸润:双侧肺野散在片状或团絮状浸润阴影,在临近肺门处或下肺野可融合成大片实变状阴影,多见于肺腺癌。局限性浸润:病初为局部多个小斑片或斑点状,密度较淡,为模糊浸润阴影,以后密度逐渐增高,融合成肿块。

(三)胸部 CT

胸部 CT 具有更高的分辨率,可发现更小和特殊部位的病灶,了解病灶对周围脏器、组织侵犯程度。显示纵隔、肺门淋巴结的肿大,有利于肺癌分期。淋巴结短径为真实体积的最佳预测指标,目前,多数认为正常淋巴结短径的阈值通常为 1cm。当纵隔淋巴结直径达 10~15mm,恶性度 25%,当 PET 显示阴性,恶性度为 5%;当纵隔淋巴结直径>20mm,恶性度为 67%,PET 显示阴性时,恶性度为 35%。但 CT 对纵隔淋巴结分期敏感性仅 40%~65%,特异性 45%~90%,阳性预测 43%,阴性预测 92%。CT 也可作为远处转移评价,显示胸外转移的证据达 25%。胸部 CT 还可以为病灶穿刺作定位和导向。

CT 扫描在评估肺癌累及淋巴结的范围上存在一定的局限性。根据 CT 淋巴结的大小确定转移与否,会遗漏体积没有增大的转移淋巴结。

胸部 CT 扫描包括:常规 CT 平扫、高分辨 CT、增强 CT、低剂量 CT、螺旋 CT 三维重建、CT 仿真内镜等。

1. 胸部 CT 常规扫描　常规选用 10mm 层距进行扫描。常规应包括上腹部及肾上腺。

2. 高分辨 CT(HRCT)　选用 1.5mm 或 2mm 的层厚进行扫描,可以优化显示肺内细微结构。

3. 增强 CT　静脉快速注入碘对比剂后连续扫描,以提高病灶的检出率,也可以清晰显示纵隔内病灶,如鉴别肺动脉扩张、肺内实性结节或肿块;确定纵隔淋巴结转移。一般肿瘤在增强后 CT 值比平扫 CT 值增加 30HU。

4. 低剂量 CT(low-dose spiral CT, LDCT)可在 20~30s 内通过一两次屏气扫描整个胸部,消

除了呼吸相不一致的层面不连续,避免了漏诊和重复扫描,减少心脏和大血管搏动产生的伪影,能精确显示肺内小结节的细微结构和边缘特征。其放射剂量小,是传统 CT 的 1/6。对于肺内孤立性小结节,可行追踪,高度疑似肺内病灶时,宜 2 或 3 个月复查 1 次,如保持稳定,延至 6 个月复查,如 2 年病灶一直稳定,证明良性病变可能大。但也有肺内孤立性小结节,追踪 2 年余,影像无改变,手术切除病理证实为肺泡癌。

5. 螺旋 CT 三维重建 可更好地显示直径＜5mm 的小结节、中央气道内病变及第 6~7 级支气管及小血管、明确病灶与周围气道和血管关系。将更有助于检出肿瘤对邻近脏器的侵犯。

(四)核磁共振成像(MRI)

MRI 检查在肺癌诊断中具有一定的分辨意义。但它对肺内病灶分辨率不如 CT 高。MRI 比 CT 具有更好的组织对比、更多的各方面成像优点。当 CT 不能分辨纵隔、肺门淋巴结或血管时,MRI 检查具有一定的分辨意义;MRI 能发现肺尖部的肿瘤、肺不张、肺门肿块及纵隔、心包、大血管淋巴结受累情况。但 MRI 对诊断周围型肺癌灶内结构、癌周情况及局部侵犯程度、肋骨破坏与否、淋巴结有无钙化都有一定限度。早期周围型肺癌适于 CT 检查,MRI 更适于中晚期的中心型肺癌或手术后、放疗后的患者检查。

2008 年 NCCN 指南不推荐将 MRI 常规用于排除无症状性脑转移。Ⅱ期(仅限 T1-2N1 的非鳞癌)、Ⅲ期和Ⅳ期的患者如考虑积极的综合治疗,则建议行脑 MRI 以排除脑转移。

(五)痰脱落细胞学检查

虽然 2007 年 NCCN 指南不推荐单独或连续的痰细胞学检查作为肺癌的早期筛查,但在有临床征象的肺癌的患者中,痰脱落细胞学检查简便,且不给病人带来任何痛苦,可反复检查,诊断肺癌阳性率达 80% 以上,中心型高于周围型。痰细胞学检查也可作为判断疗效或早期复发的指标之一。

痰标本采集,要求患者清晨收集肺深部咳出的痰。医务人员必须认真指导患者如何取得肺深部的痰,咳痰前不能吃任何东西,最好先用清水漱口 3 次,以去除口腔杂物。之后 2~3 次深呼吸,再用力咳嗽,将肺深部的痰咳出,遗弃第 1 口痰,留第 2、3、4 口痰作标本。如果患者咳痰困难,可用 3%~5% 的氯化钠溶液雾化吸入,诱导痰液排出。留于器皿内的痰应 1~2h 立即送检。如不能立即送检,必须保存在 4℃冰箱内。涂片要由有经验的技术员进行,选择带血丝的痰或灰白色痰块涂片,涂片要均匀,并立即置于固定液内,以后用巴氏或 HE 染色。置于乙醇的痰标本可送病理科,进行石蜡包埋后染色。留取痰次数一般认为 4~6 次。当晚期中心型肺癌支气管完全阻塞或合并气道感染时,肿物表面有多量坏死物及脓痂,痰细胞学检查往往阴性,待抗炎、化学治疗或放疗后,气道稍通畅,继续多次留痰,有可能细胞学检查阳性。

20 世纪 90 年代发展的液基细胞学与计算机辅助细胞学诊断系统应用,可使痰细胞学检出的阳性率达 97.1%,提高了诊断的精确度。

(六)支气管镜检查

支气管镜检查可用于中央型和周围型肺癌的诊断和局部分期,推荐用于Ⅰ期、Ⅱ期、ⅢA 期和ⅢB 期(T4N0~1)肺癌的治疗前评估。

支气管镜检查进行病灶活组织检查及刮片阳性率达 80%~90%。经支气管镜可行肺活组织检查(TBLB)、肺泡灌洗等,故对周围型肺癌也有一定的诊断价值。目前,已开展通过支气管镜对隆突、纵隔及肺门区域淋巴结或肿物进行穿刺针吸活组织检查(TBNA),将有利于肺癌诊断及分期,阳性率 65.1%,未发现假阳性,安全性良好。

经食管内镜超声引导下细针穿刺(EUS-FNA)和支气管内镜超声引导下的穿刺(EBUS-TBNA)被证实对患者纵隔病变的分期和诊断有意义,这些技术对部分患者可以替代创伤性分期方法。与 CT 和 PET 相比,EBUS-TBNA 对肺癌患者纵隔和肺门淋巴结分期具有更高的敏感性和特异性。EBUS 加针吸活组织检查方便,不需住院,无并发症,是了解纵隔是否异常的最好方法,尤其适用左侧纵隔有病变者。

目前,有自发荧光支气管镜(LIFE)利用 LIFE 可以分辨出支气管黏膜内的原位癌和癌前病变,以便进行病变部位活组织检查,使原位癌的检出率较传统支气管镜提高了 37%~75%,有利于发现多个原位癌病灶及了解肺癌浸润范围,以便更好地选择手术范围。

(七)病理学检查

除经支气管镜直视下采取活检外,也可经皮肺活检(PTNB)、经支气管镜肺活检(TBLB)、经纵隔镜及电视胸腔镜(VATS)活检、锁骨上肿大淋巴结和胸膜活检、超声引导下行肺病灶或转移灶针吸、活检等,均可取得病变部位组织,进行病理检查,对诊断有决定性意义。必要时进行剖胸探查。对孤立性可切除病灶,术前活检并非必须,但如病人体弱,已有转移证据,或不宜手术时,为明确肺癌病理类型,选择有效治疗方案时,可行经皮肺穿刺。2008年NCCN指南也指出,对于单发肺结节,高度怀疑为恶性肿瘤的患者,不进行创伤性检查,而直接行外科手术切除。

(八)核素闪烁显像

1.骨γ闪烁显像(ECT) 转移性骨病灶及其周围骨组织对^{99m}Tc-MDP的摄取明显增高,以确定骨的转移,特别是多发骨转移。其敏感性、特异性和准确性分别是91%、88%、89%。骨转移病灶在骨显像上并没有特征性表现,骨骼的创伤、关节退行性疾病、感染性疾病等因素也可引起的骨骼对^{99m}Tc-MD的暂时或持续性摄取增高,导致^{99m}Tc-MD骨显像对骨转移诊断假阳性率增高,特异性降低。不过结合临床及实验室检查,作出正确判断并不十分困难。2008年NCCN指南不推荐骨显像常规用于排除骨转移。

2.正电子发射断层显像(PET) 同位素标记的具有特殊功能的分子注入人体后,在体内呈现生理和生化的分布,并随时间的变化,可显示人体内部组织与器官的功能,因此PET是生化显像。生化的异常检测能更早期、更准确地反映肿瘤的代谢,且出现于形态学改变之前,利于肿瘤的早期诊断、了解疾病的转移及复发、分期及准确的疗效评定。本检查符合生理改变,可作定量分析,示踪核素为天然代谢物的主要元素,半衰期短,如^{18}F标记的脱氧葡萄糖(^{18}F2-脱氧D-葡萄糖,FDG)是目前最常用的放射性同位素标记物。由于肺癌细胞的代谢及增殖快于正常细胞,因此,对葡萄糖的摄取相对增多,FDG在肿瘤细胞内迅速积聚,FDG-PET可作为肺癌的定性诊断,当FDG的标准摄入比值SUR>2.5即恶性病变可能大。

(1)PET的临床意义:①由于PET检查的是肿瘤的生理变化而非解剖改变,因此可能比CT扫描更敏感。PET用于评估纵隔淋巴结分期时,敏感性78%,特异性81%,阴性预测值为89%。目前专家组认为PET对评估NSCLC有一定的作用,可以进行更准确的分期,例如鉴别Ⅰ期(外周和中央型T1~2,N0)、Ⅱ期、Ⅲ期、Ⅳ期NSCLC。PET扫描阳性者仍需要病理学或其他放射学证据证实。②对肺部>1.0cm的恶性肿瘤诊断敏感性93.6%,特

异性为80%,准确率为90%。对肺癌远处转移诊断的敏感性93%,特异性88%,假阴性8%,假阳性10%。③PET对手术、化疗及放疗后病人可进行监测,当18-FDG显像范围缩小、SUV值下降及肿瘤中央呈环状,均有利于对疗效的判断。④也可以作为肿瘤复发的信号。⑤PET-CT更有利于PET病灶的定位。

(2)警惕PET假阳性或假阴性:PET假阳性。①放疗后1个月或更长时间内不应行PET检查,因其难以确定放射性浓聚的性质。②一些慢性炎症如结核、肉芽肿、炎症、曲霉菌病等可出现假阳性。PET假阴性。代谢相对较低的肿瘤,如类癌、肺泡细胞癌或直径<5mm病灶易造成假阴性。有10%隐匿性转移灶未能检出。

(九)肺癌标志物检查

肿瘤标志物来源于肿瘤细胞的代谢产物、分化紊乱的细胞基因产物、肿瘤细胞坏死崩解释放进入血液循环的物质及肿瘤宿主细胞的细胞反应性产物等。肿瘤标志物对肿瘤的诊断、转移复发的监测、疗效判断、预后估计等有重要意义。但迄今尚无一种可靠的血清癌标志物用于诊断或普查肺癌。常用的肿瘤标志物有以下几种:①癌胚抗原(CEA),肺癌中以腺癌为最高,阳性率约30%。一般在肿瘤的中晚期才有较显著的升高。②组织多肽抗原(TPA),TPA是鳞状上皮细胞的标志物,可反映体内肿瘤细胞的增殖及凋亡状况,肺癌的阳性率达60%。③鳞状细胞癌相关抗原(SCCAg),在肺鳞癌中常出现异常升高。④细胞角蛋白21-1(Cyfra21-1),血清中含量与肺鳞癌患者的病程呈正相关。Cyfra21-1与CA199联合对肺癌诊断的敏感性为76%,特异性为96%。⑤糖类抗原,包括125(CA125)、153(CA153)、19-9(CA19-9)、242(CA242)、50(CA50)及724(CA724)等。它们均为非特异性的肿瘤抗原,在肺癌中均可有升高。⑥神经元特异性烯醇化酶(NSE),NSE在小细胞及神经母细胞瘤中常有异常过量表达,可用于小细胞肺癌患者的疗效观察、复发预测和预后评估。对小细胞癌的敏感性为80%,特异性为80%~90%。

(十)纵隔镜检查

CT扫描在评估肺癌累及纵隔淋巴结的范围上存在一定的局限性,当CT显示阴性时,开胸手术仍有16%为N2阳性的淋巴结,胸CT诊断N2淋巴结敏感性和特异性分别为69%和71%,如CT+纵隔镜可分别达89%和71%。因此,纵隔镜检查

被认为是初始评估金标准,特别是影像学不能确切排除纵隔受累时。

2008 年 NCCN 指南认为纵隔镜检查的适应证如下:①CT 显示纵隔淋巴结阳性;②若胸部 CT 纵隔淋巴结阴性,但有 T3 病变;③周围型肺癌为 T2 和 CT 扫描纵隔淋巴结阴性者的中央型 T1 或 T2 患者;④周围型 T1 患者淋巴结受累可能性低,因此,不常规进行纵隔镜检查。

(十一)胸腔镜检查

目前 EVIS 细径电子内科胸腔镜(LTF-240 型)操作简易、方便、安全度大。宜内科医师操作。胸腔积液患者当使用常规方法无法确诊时,需行胸腔镜检查。必要时可在胸腔镜下进行胸膜粘连术治疗。

(十二)分子生物学方法

目前,已逐步将应用于临床,如通过分子生物学方法来检测外周血肿瘤细胞释放的异常 DNA,即 DNA 微卫星改变及基因的异常甲基化。肿瘤组织及周围血的 EGFR 突变等也在广泛研究中。

八、诊断标准

(一)病理学诊断

无明显可确认的肺外原发癌灶时,必须符合下列各项之一者,方能确立病理学诊断。

1. 肺手术标本经组织病理学证实。

2. 行开胸探查、细针穿刺活检或经支气管镜所得肺或支气管组织标本,经组织学诊断为原发性支气管肺癌者。

3. 锁骨上、颈和腋下淋巴结、胸壁或皮下结节等转移灶活检,组织学符合原发性支气管肺癌,且肺或支气管壁内疑有肺癌存在,临床上必须排除其他器官原发。

4. 尸检发现肺内有癌灶,组织学诊断符合原发性支气管肺癌。

(二)细胞学诊断

痰液、支气管镜毛刷、抽吸、冲洗及刮匙等获得的细胞学标本,在显微镜下所见符合肺癌细胞学标准,诊断即可确诊。但需注意除外呼吸道其他癌肿及食管癌肿。

(三)临床诊断

符合下列各项之一者,可以确立临床诊断:

1. X 线胸片或 CT 见肺部有孤立性结节或肿块阴影,有周围型肺癌特征表现,如分叶、细毛刺状、胸膜牵拉和小空泡征,并在短期内(2～3 个月)逐渐长大,尤其经过短期的抗炎或抗结核药物治疗,可排除非特异性炎性病变,临床上无结核病特征。

2. 段性肺炎在短期内(2～3 个月)发展为肺不张,或肺叶不张短期内发展为全肺不张者,或在其相应部位的肺门部出现肿块,特别是呈生长性肿块。

3. 上述肺部病灶伴远处转移、邻近器官侵犯或压迫症状表现,如邻近骨破坏、肺门和(或)纵隔淋巴结明显肿大,短期内发展为腔静脉压迫症。同侧喉返神经麻痹(排除手术创伤后)、臂丛神经、膈神经受侵犯等。

九、鉴别诊断

(一)中心型肺癌的鉴别

多数鳞癌和小细胞癌为中心型肺癌。发生于大支气管的病变也可有支气管内膜结核、支气管腺瘤、转移瘤、支气管内肉芽肿病、淋巴瘤、淀粉样变性、韦氏肉芽肿、复发性多软骨炎等,需加以鉴别。

1. 气管支气管内膜结核 由于支气管黏膜充血、水肿、溃疡、肉芽组织增生和瘢痕形成,可引起支气管狭窄和阻塞,导致远端炎症和肺不张,常规胸片与肺癌鉴别一般较困难。胸部 X 线改变包括肺不张、闭塞性空洞、播散性结核病灶。甚至当病变仅局限于大气管或支气管,可无 X 线改变。与肺癌鉴别有一定困难。CT 具有一定特征:病变范围较广,多个支气管受累;常见支气管狭窄和扩张相间;支气管壁增厚主要由于黏膜病变造成,可见其内径狭窄和阻塞,外径不增大,局部无肿块;由于结核伴有支气管播散,病变不局限于肺叶或肺段,并可伴发结节性病变和空洞形成。上述特点有可能区别于肺癌,痰涂片和支气管镜检查是诊断结核的主要方法。结合临床、痰涂片、痰结核菌培养,通过支气管镜进行细胞学、肺或支气管组织病理学检查,可以对二者进行鉴别。

2. 肺门纵隔淋巴结结核 肺门纵隔淋巴结核是原发综合征的主要组成之一,多见于儿童及青少年,中年以上也可发生,多数病人有结核接触史、发热、乏力、盗汗等明显中毒症状,结核菌素试验阳性。胸片表现易与中央型肺癌易相混淆。胸部 CT 可显示多组淋巴结受侵,并融合,肿大淋巴结周围常有浸润阴影,淋巴结可钙化或部分钙化。支气管镜及 TBNA 将有助诊断,如仍不能确诊,可行纵隔镜、胸腔镜检查或开胸肺组织检查以明确,必要时也可考虑试验性抗结核治疗。纵隔型肺癌多见于中年以后,有长期吸烟史,病情进展快,呼吸道症状明显,痰脱落细胞学检查和支气管镜检查有助于诊断。

3. 结节病　结节病是一个多系统受累的肉芽肿性疾病,其病因和发病机制尚不清楚。由于 X 线影像学表现为双侧肺门和纵隔淋巴结肿大,易误诊为中心型肺癌。其淋巴结呈土豆状,互不融合,不侵犯血管或支气管,极少出现肺不张,可自行消失或缩小。肺内病变分为肺泡结节型、肉芽肿结节及肺纤维化。PET 在活动期结节病灶 SUV 明显高于非活动期无症状者,故 PET 不能区分结节病及肺癌。结节病明确诊断必须依赖于组织病理学,首选支气管镜检查,支气管镜下可见到较广泛的支气管黏膜下多发淡黄色小结节,或呈鹅卵石样改变,结节活检光镜下可见非坏死性肉芽肿存在。BALF 中淋巴细胞百分数增高,辅助性 T 淋巴细胞(CD_4)/抑制性 T 淋巴细胞(CD_8)比值升高。经支气管镜毛刷和肺泡灌洗液可排除细菌、结核、瘤细胞或真菌等感染情况。支气管镜联合 TBLB,可了解肺组织有无受累及。当采取上述方法仍不能确诊时,可考虑做纵隔镜、胸腔镜,开胸肺活组织检查等进一步检查。

4. 气管、支气管良性肿瘤　本组疾病早期常无症状,可存在假性哮喘性喘鸣音(pseudoasthtic wheezing)或伴有咳嗽、呼吸困难及咯血等。随病变增大,支气管部分或完全阻塞,可引起反复发作性肺炎、肺不张等,与中心型肺癌不易鉴别。若能仔细观察胸片,往往有可能发现大气管内有瘤的存在,为进一步证实可行胸部 CT 扫描。支气管镜检查可显示肿瘤及病变的部位,其特点之一是肿瘤周围黏膜显示正常,肿瘤表面光滑或带蒂,活检有助于诊断。

5. 纵隔肿瘤及囊肿　一般上纵隔肿物常见胸腺肿瘤、主动脉瘤、胸骨后甲状腺。前纵隔为皮样囊肿。中纵隔为心包囊肿、支气管囊肿、恶性淋巴瘤。后纵隔为神经源性肿瘤、脂肪瘤、膈疝及食管病变。

CT 扫描为确诊的重要方法,可了解病灶与纵隔、邻近器官的关系,也可显示肿瘤的密度,如肿瘤密度与水一致,可能为支气管囊肿。增强 CT 或血管造影可清楚显示主动脉瘤等,当肿瘤内有脂肪及钙化成分时应考虑畸胎瘤。

6. 纵隔淋巴瘤　纵隔淋巴源性肿瘤常为全身淋巴瘤的一部分,早期缺乏典型的临床表现,需与中央型肺癌鉴别。淋巴瘤常有明显发热、皮疹等全身症状,刺激性咳嗽不明显,病情进展快,恶性度高。影像学特点是对称性双侧肺门、纵隔淋巴结肿大,边缘不清晰,淋巴结相互融合,向周边组织侵犯。诊断主要依据淋巴结穿刺或活检,必要时行纵隔镜检查。

(二)周围型肺癌的鉴别

周围型肺癌应注意与肺脓肿、肺结核球、球形干酪性肺炎、炎性假瘤、肺肉瘤、肺错构瘤、支气管囊肿、肺动静脉瘤、肺内纤维瘤、畸胎瘤等鉴别。以下影像学特点在鉴别方面有重要意义。①结节或肿块的形态:肺癌结节多数有分叶,良性肿物仅11.5%分叶,且分叶较浅。②边缘特征:肺癌结节多数边缘清楚而不规则,周边毛糙或呈毛刺。良性肿瘤及肉芽肿炎性病变仅 11.5%有上述表现。③结节内部结构:<2cm 肺癌结节密度偏低及不均匀。良性结节密度均匀一致,结节内出现弧形、环形、爆米花样、同心圆或普遍均匀的钙化。但并非所有钙化都是良性,特别是偏心性钙化也常见于肺癌;如结节中发现脂肪密度,错构瘤诊断无疑。④支气管及血管受累情况:结节邻近的支气管有截断、阻塞等狭窄,管壁局部增厚,血管受侵,恶性可能大。如结节相邻支气管扩张与狭窄相间出现,管壁局部无增厚,为良性。⑤淋巴结受累以恶性为主。⑥胸膜凹陷征提示为肺癌。⑦CT 值:CT 值在结节定性诊断中价值不一。目前,一般利用增强扫描 CT 值净增数,即 ΔCT 值来评估,恶性结节 ΔCT 值为 30.23HU,良性结节平均仅增强(9.8 ± 7.2)HU,故对良恶性有一定价值。有明显强化者,恶性可能大,无强化倾向者,一般为良性。

(三)癌性空洞的鉴别

引起空洞的肺部疾病较多,除癌性空洞外,最常见的有肺结核、肺脓肿、肺囊肿和肺曲菌球等。癌性空洞常见于鳞癌,空洞往往有特征性表现:空洞壁较厚,>3mm,如>15mm 恶性可能性更大;空洞直径>3cm;空洞外壁不规则,或呈分叶状,内缘不光整,呈结节状;空洞小时多偏心性,大时也可呈中心性,注意也有少数癌性空洞呈薄壁空洞,但其内壁有小结节;偏心空洞是肺癌较具特征性的 X 线表现,动态观察,若空洞体积短期内增大,更有助于癌性空洞的诊断;腺癌发生空洞较鳞癌少,其空洞形态也不尽相同,常呈圆形或椭圆形薄壁空洞,可见分叶或短细毛刺,周围边界线清楚。

(四)转移性肺癌的鉴别

常见发生肺转移的原发肿瘤为肾癌、甲状腺癌、前列腺癌、肺癌、肾上腺癌,其次为乳腺癌、食管癌、胰腺癌、胃癌、膀胱癌、结肠癌、绒毛膜上皮癌等。转移癌的 X 线影像学形态多样,有孤立大结节型、多发大结节型、多发小结节型、淋巴管炎型、肺门纵隔淋巴结转移型等。

多发小结节型双肺多数小结节,3～5mm,边界清,密度稍高。需与肺部真菌感染、淋巴瘤样肉芽肿病、韦格纳肉芽肿病及肺奴卡菌病等鉴别,特别需与肺泡癌鉴别。

转移性肺癌呈弥漫性肺部多发小结节或粟粒性病变,需与粟粒性肺结核、肺部真菌感染、韦格纳肉芽肿病、特发性肺含铁血黄素沉积症及肺奴卡菌病等相鉴别。必要时应做 TBNA 或经皮肺活检,行组织学、细胞学、病原菌涂片及培养等检查明确。

(五)胸腔积液的鉴别

肺癌病人在首次诊断时,约 15％已有恶性胸腔积液,随病情进展,约 50％最终有恶性胸腔积液,其中肺腺癌最多见。需与以下疾病鉴别。

1. **其他脏器的转移性恶性胸腔积液** 如乳腺癌(25％)、淋巴瘤(8％)、卵巢癌(4％)、胃癌(3％)等,均易发生胸腔转移,产生恶性胸腔积液。一般为血性时,诊断即可确立,但还需寻找原发癌。

2. **结核性渗出性胸膜炎** 本病以青壮年发病居多,近年中老年发病有增加趋势。多数病人伴有结核中毒症状,如发热、盗汗、乏力等。胸腔积液为中等量,肺野内常有结核病灶,胸液为典型渗出液,多为草黄色、透明,少数为血性(1.5％～2％),老年人血性积液可达 23.8％。胸液中腺苷酸脱氨酶(ADA)及溶菌酶升高有利于结核诊断,而恶性积液 ADA 活性降低。胸液涂片找结核菌是快速诊断方法,胸液结核菌培养也是必须的,目前,在 1～3 周内可获得培养结果。胸膜活检,阳性率可达30.4％～80％。

肺癌合并胸膜转移颇为常见,但易被误诊为结核性渗出性胸膜炎,其胸液多为血性,生长迅速。若癌肿阻塞性肺炎引起的可呈草黄色,癌肿阻塞淋巴管引起者为漏出液。恶性胸液中抗酸菌涂片阴性,CEA 及 CYFRA21-1 可明显升高,胸液中瘤细胞阳性率可达 60％,胸膜活检阳性率 39％～75％,必要时行支气管镜、胸腔镜或开胸活组织检查明确。抽胸液后再行肺 CT 检查,可发现胸液掩盖的新生物及胸膜表面的软组织结节等,均有助于诊断。

3. **弥漫性恶性胸膜间皮瘤** 恶性胸膜间皮瘤并胸腔积液有如下特点:常有石棉接触史,但需仔细询问病史,剧烈胸痛(88.9％)、咳嗽、进行性气短伴恶病质;胸片显示患者胸廓呈大片状浓密阴影,纵隔向健侧移位不明显,肋间隙变窄,胸膜广泛不规则增厚和结节状突出的致密模糊阴影;胸部 CT 能清晰显示恶性间皮瘤的病变部位、形态、病变范围及胸膜表面有弥漫性或分叶样不规则肿块。病变沿肋膈角伸展,逐渐包围肺组织,也可伸入肺叶间裂扩散到纵隔及心包,甚至对侧胸腔。胸腔积液常为中到大量,单侧积液多,血性多见,较为黏稠,抽胸液困难。胸液抽出后又迅速出现明显的胸膜增厚,多次穿刺胸壁局部出现弹性结节。胸腔积液持续诊断不明或久治不愈。胸液的比重较高,1.020～1.028,镜下可见大量增生型间皮细胞,有时可找到间皮瘤细胞,此时恶性间皮瘤即可诊断。由于胸液细胞学阳性率不高,需反复多次做胸膜活检明确,必要时需行胸腔镜或开胸探查胸膜活组织检验确诊。恶性间皮瘤往往与肺腺癌不易鉴别,需通过组织学、免疫组化及电镜鉴别。

十、肺癌分期

经病史、体检和完善一系列检查,应行初始治疗评估,确定病人分期。

(一)分期类型

①临床诊断分期(CTNM):指经非手术或非组织学证实者;②外科评价分期(STNM):指外科开胸探查和(或)活检;③手术后病理分期(PTNM):指有完整的切除标本及病理检查结果;④再治疗分期(RTNM):治疗失败后再分期;⑤尸检分期(ATNM):分期依据来自尸检。

(二)2002 年 AJCC/UICC NSCLC 肺癌第 6 版 TNM 分期

见表 39-6,表 39-7。

表 39-6　2002 年 AJCC 修订的 TNM 定义

原发肿瘤(T)

Tx:原发肿瘤不能评价;或痰、支气管冲洗液找到癌细胞,但影像学或支气管镜无可视肿瘤

T0:无原发肿瘤的证据

Tis:原位癌

T1:肿瘤最大径≤3cm,周围为肺或脏层胸膜所包绕,支气管镜下肿瘤侵犯没有超出叶支气管*(即未累及主支气管)

T2:肿瘤大小或范围符合以下任何一项:

　　　　肿瘤最大径>3cm

　　　　累及脏层胸膜

　　　　扩展到肺门的肺不张或阻塞性肺炎,但不累及全肺

　　　　支气管镜下,肿瘤累及主支气管,但距隆突≥2cm

T3:任何大小的肿瘤已直接侵犯了下述结构之一者:

　　　　胸壁(包括肺上沟瘤)、膈肌、纵隔胸膜、心包

　　　　肿瘤位于距隆突 2cm 以内的主支气管,但尚未累及隆突

　　　　全肺的肺不张或阻塞性炎症

T4:任何大小的肿瘤已直接侵犯了下述结构之一者:

　　　　纵隔、心脏、大血管、气管、食管、椎体、隆突;或同一叶内出现多个病灶或恶性胸腔积液**;原发肿瘤同一叶内出现单个或多个的卫星结节

区域淋巴结(N)

Nx:区域淋巴结不能评价

N0:没有区域淋巴结转移

N1:转移至同侧支气管周围淋巴结和(或)同侧肺门淋巴结和肺内淋巴结包括原发肿瘤的直接侵犯

N2:转移至同侧纵隔和(或)隆突下淋巴结

N3:转移至对侧纵隔、对侧肺门淋巴结,同侧或对侧斜角肌或锁骨上淋巴结

远处转移(M)

Mx:远处转移不能评价

M0:没有远处转移

M1:有远处转移***

　*任何大小的、非常见的表浅肿瘤,只要局限于支气管壁,即使累及主支气管,也定义为 T1

　**大多数肺癌患者的胸腔积液由肿瘤引起。但是有极少数患者的胸腔积液细胞学检查呈阴性。胸液为非血性,亦非渗出液。这些患者应接受 VATS 和胸膜活检进一步评估。如综合考虑这些因素并结合临床确定积液与肿瘤无关时,积液将不作为分期依据,患者仍按 T1、T2 或 T3 分期

　***M1 包括同侧或对侧非原发性肿瘤所在叶的其他肺叶出现的转移性的癌性结节

表 39-7　2002 年修订的肺癌国际分期标准(TNM)

分期	TNM
0 期	原位癌
ⅠA 期	T1,N0,M0
ⅠB 期	T2,N0,M0
ⅡA 期	T1,N1,M0
	T2,N1,M0
ⅡB 期	T3,N0,M0
	T1-3,N2,M0
ⅢA 期	T3,N1,M0
	T4,任何 N,M0
ⅢB 期	任何 T,N3,M0
Ⅳ 期	任何 T,任何 N,M1

隐匿性癌 Tx,N0,M0 不涉及分期

(三)2007 年 UICC 第 7 版肺癌分期

根据预后〔中位生存期(MST)及 5 年生存率〕改版——目前尚未临床应用,将由 AJCC 于 2009 年出版。

(四)SCLC 的分期

采用美国退伍军人医院的 VALG 分期,分为局限期(LD)和广泛期(ED)。局限期(LD)病变局限于一侧胸腔,并可被单个可耐受的放射野包括在内;广泛期(ED)为超过局限期的病变范围。国内肺癌常用的局限期定义为病变局限于一侧胸腔、纵隔、前斜角肌及锁骨上淋巴结,但不能有明显上腔静脉压迫、声带麻痹和胸腔积液。NCCN 指南将同

侧恶性胸腔积液及心包积液归属于广泛期。对局限期 SCLC 应进一步按 TNM 分期,以决定能否有手术指征。

十一、非小细胞肺癌(NSCLC)的治疗

为了提高肺癌的治愈率、病人的生活质量及延长病人的生存,必须采用综合治疗,美国国立综合癌症网(National Conprehensive Cancer Network,NCCN)指南不断按循证医学进行修改,以更适合于 NSCLC 的治疗,中国也在此基础上,每年通过肺癌专家讨论,结合具体的国内实践也建立了 NCCN 非小细胞肺癌实践指南(中国版),故以下治疗遵循 2008 年版指南。

(一)手术切除

1. 手术切除原则

(1)在任一非急诊手术治疗前,应完成全面治疗计划的制定和必要的影像学检查;

(2)强烈推荐由以肺癌外科手术为主要专业的胸部肿瘤外科医师来评估手术切除的可能性;

(3)如身体状况允许,则行肺叶切除或全肺切除术;

(4)如身体条件不允许,心肺功能储备差,则行局限性切除(首选肺段切除,或楔形切除);

(5)如患者的肿瘤能手术切除,又无肿瘤学及胸部手术原则的限制,电视辅助胸腔镜外科手术(VATS)被认为是一个选择;

(6)N1、N2 淋巴结切除后应标明位置(最少对 3 个 N2 淋巴结进行取样或行淋巴结清扫);

(7)如解剖位置合适又能够做到切缘阴性,保留肺组织的解剖性切除术(袖状切除术)确优于全肺切除术。

2. 手术切除相关概念

(1)完全性切除:①所有切缘包括支气管、动脉、静脉、支气管周围组织和肿瘤附近的组织为肿瘤阴性;②行系统性或叶系统性淋巴结清扫,必须包括 6 组淋巴结,其中 3 组来自肺内(叶、叶间或段)和肺门淋巴结,3 组包括隆突下淋巴结在内的纵隔淋巴结;③分别切除的纵隔淋巴结或切除肺叶的边缘淋巴结均不能有结外侵犯;④最高组纵隔淋巴结必须切除,且镜下肿瘤阴性。同时满足以上 4 条才能列为完全性切除。

(2)不完全性切除:①切缘肿瘤残留;②病理检查纵隔淋巴结或切除肺叶的边缘淋巴结有结外侵犯;③不能切除阳性淋巴结(R2);④胸膜腔或心包腔积液癌细胞阳性。

(3)不确定切除:所有切缘镜下呈肿瘤阴性,但出现下述 4 种情况之一者除外:①淋巴结清扫没有达到完全性切除;②最高纵隔淋巴结阳性,并已切除;③支气管切缘为原位癌;④胸膜腔冲洗液细胞学阳性。

3. 与手术相关的化疗

(1)新辅助化疗——术前化疗(primary chemotherapy):术前化疗也称新辅助化疗(neo-adjuvant chemotherapy)、诱导化疗(inductive chemotherapy),通过化疗使肿瘤负荷减低,达到可手术的目的。已证明术前辅助化疗(含铂方案)的模式有利于 III_A(N 2)患者的长期生存。2006 年 Burddet 的 Meta 分析显示,患者 5 年生存率由 14% 提高到 20%。临床试验也显示术前新辅助化疗是安全的,可增加 III 期 NSCLC 患者肿瘤切除率,降低肿瘤分期,消除微小转移灶,减少耐药细胞株的数量,减少术后局部复发,并可改善长期生存率,不增加手术合并症。术前化疗最佳方案及周数尚待进一步研究。

(2)术后辅助化疗或化放疗:NSCLC 完全切除术后所行化疗称辅助化疗(adjvant chemotherapy),以减少微转移,提高生存,特别是无病生存率。但完全切除的 NSCLC 仍有 50% 患者发生复发及转移。因此,完全切除的 NSCLC 患者是否在术后进行辅助化疗,一直是大家关注及争议的。意大利国际肺癌(IALT)手术后辅助治疗研究项目显示:若能接受足够剂量的顺铂(DDP),生存优势增加,已成为共识。

应注意术后辅助化疗必须权衡治疗的利弊,凡 I_A 期、细支气管肺泡癌、年迈、全肺切除者(尤其右全肺切除)或术后康复缓慢,PS≥2 或脏器功能不适宜使用铂类的患者,建议不行术后辅助化疗。

目前,对于术后辅助化疗时机的选择各异,仍未明确何时最佳,一般在术后 1 个月左右给予。化疗可单独给予,也可与放疗序贯或同期给予。

辅助化疗方案见表 39-8 和表 39-9,均为含铂方案。对不能耐受顺铂毒性的患者可用卡铂方案或不含铂方案。一般术后辅助化疗以 4 周期为宜。

表 39-8　辅助化疗方案

顺铂 75mg/ m², d1(或总量分 3d 给予) 长春瑞滨 25mg/ m², d1,8	每 28d 重复,共化疗 4 周期
顺铂 100mg/ m², d1 依托泊苷 100mg/ m², d1,3	每 28d 重复,共化疗 4 周期
顺铂 80mg/ m², d1 吉西他滨 1 000mg/ m², d1,8	每 21d 重复,共化疗 4 周期
顺铂 75mg/ m², d1 多西他赛 75mg/ m², d1	每 21d 重复,共化疗 4 周期

表 39-9　存在其他合并症或不能耐受顺铂的患者的辅助化疗方案

吉西他滨 1 000mg/ m², d1,8,15 卡铂 AUC 5, d1	每 28d 重复,共化疗 4 周期
紫杉醇 200mg/ m², d1 卡铂 AUC 6, d1	每 21d 重复,共化疗 4 周期
多西他赛 75mg/ m², d1 卡铂 AUC 6, d1	每 21d 重复,共化疗 4 周期
吉西他滨 1 000mg/ m², d1,8 多西他赛 85mg/ m², d8	每 21d 重复,共化疗 8 周期

4.术后辅助放疗　2008NCCN 指南对于 T1～2N0～2 的肺癌术后单独辅助放疗意见不一致。最近在 7 465 名已切除的Ⅱ、Ⅲ期 NSCLC 患者术后放疗研究显示,可提高 N2 患者的生存期,但对 N1 和 N0 患者无此作用。

5.术后随诊　①2008NCCN 指南建议对于Ⅰ～Ⅳ期的患者,在开始 2 年里应每 4～6 个月进行 1 次常规病史回顾和体检,而后每年 1 次。②手术后 2 年内推荐每4～6 个月进行 1 次胸部螺旋增强 CT,而后每年 1 次胸部非增强 CT。③建议患者戒烟将有助于肺癌的治疗以及提高。

(二)放射治疗

1.放疗原则

(1)应在外科、放疗科、肿瘤内科和呼吸科共同研究和(或)讨论后决定 NSCLC 患者的治疗。

(2)Ⅰ期和Ⅱ期 NSCLC 患者,如由于医学原因不能接受外科治疗,体力状态较好和预计生存期较长,应接受根治性放疗±化疗。肿瘤最长径<5cm、淋巴结阴性、外周型病灶的患者可以考虑接受立体定向全身放疗(stereotaxis body radiotherapy, SBRT)。

(3)虽病理示切缘阴性,但纵隔淋巴结阳性,术后应接受辅助化疗,然后行放疗。如切缘阳性,推荐术后同步化放疗。切缘接近和(或)纵隔淋巴结累及,则推荐术后先放疗然后化疗。

(4)接受根治性放疗或放化疗的患者,应尽量避免放疗中断或减少放疗剂量,除非具有高度且不可处理的毒性反应,如Ⅲ度食管炎和血液学毒性。对于毒性和副作用应该予以密切的观察和强有力的支持治疗。

(5)放疗计划应基于与放疗体位相同的 CT 图像。只要可能,CT 扫描时应使用静脉造影剂,以更好地勾画放射靶区和正常组织。勾画临床肿瘤靶区时,在肿瘤伴有明显肺不张的情况下,推荐用 CT/PET 的影像,比单用 CT 好。

(6)对准备进行诱导化疗的患者,应在诱导化疗前取得其基线的 CT 图像。如果可能,开始的放射野应该包括化疗前的肿瘤体积,然后缩小放射野包括化疗后的肿瘤体积,给予加量照射。然而,对肺功能不佳的患者,或肿瘤体积太大的患者,诱导化疗后放疗的靶区可以仅包括化疗后的肿瘤体积,以避免过大的肺毒性。

(7)现代的三维适形放疗技术(3DCRT)和强调放疗技术(IMRT)是目前最先进的放疗技术。在已经建立了 3DCRT 技术的医院,应该把它们广泛应用于肺癌患者。但仍应评估肺、食管、心脏和脊髓的剂量的体积直方图(DVH),以便达到对正常组织的毒性最小。

(8)一般使用4~10MV能量的光子射线。如果患者有大的纵隔肿块,或患者胸腔的前后径超过20cm,则15或18MV的光子射线也可采用。如果肿瘤侵犯椎体、肺上沟癌,或累及双侧纵隔,则强调放疗技术(IMRT)或质子射线应该被使用,以提高肿瘤照射的覆盖,并避免过度照射周围重要组织结构。对还没有上述先进技术的医院,可采用常规的放疗技术,但是必须非常注意对肺、心脏和脊髓的保护,以避免对它们的放射性损伤。推荐的放疗剂量见表39-10

2.放疗模式 目前化放疗联合治疗的模式有4种:①单放疗;②同步化放疗;③同步化放疗→巩固化疗;④序贯化放疗。

(1)同步化放疗

①适应证:不可切除的局部晚期NSCLC(包括ⅢA、无胸腔积液的ⅢB);可切除的局部晚期肺癌,因疾病原因或患者不愿接受手术者;Ⅱ期T3

不宜切除;手术后切缘阳性者。应注意PS>2,体重减轻≥5%及疾病范围大,化放疗联合治疗预后较差。

②标准的治疗为含铂方案的化疗和放疗联合的模式,见表39-11。国际多中心研究中显示,含顺铂方案优于含卡铂方案,顺铂应给予全量。

③优点:可使2年死亡率减少13%~30%,优于单纯放疗。近年的研究已显示同步化放疗模式优于序贯化放疗模式。

④缺点:同步化放疗3或4度食管炎的发生率高于序贯化放疗。

(2)同步化放疗后巩固化疗:Morere报道局部晚期NSCLC患者在同步化放疗后再行巩固化疗,可显著延长无病生存期,已证明ⅢA和ⅢB患者可从紫杉醇/卡铂联合化放疗中获益,但巩固化疗不适用于很晚期的患者。方案见表39-12。

(3)序贯化放疗:对于手术切缘阴性的患者,多数NCCN机构给予化疗序贯化疗。方案见表39-13。

表39-10 推荐的放疗剂量

治疗类型	总剂量	分割剂量
术前	44~45Gy	1.8~2Gy
术后		
切缘阴性	50Gy	1.8~2Gy
淋巴结包膜外浸润	54~60Gy	1.8~2Gy
或镜下阳性切缘	60~66Gy	
肉眼可见肿瘤残留	直到70Gy	1.8~2Gy
根治性		
无同步化疗	直到83.8Gy,体积<25%	1.8~2Gy
	直到77.4Gy,体积在25%~36%	2.15Gy
伴同步化疗(主要为卡铂+紫杉醇)	直到74Gy	2Gy

表39-11 同步化放疗方案

顺铂50mg/m², d1,8,29,36 依托泊苷50mg/m², d1~5,29~33	同期胸部放疗(总量61Gy)
顺铂100mg/m², d1,29 长春花碱5mg/m², 每周1次×5	同期胸部放疗(总量60Gy)
紫杉醇45~50mg/m², 输注1h, 每周1次 卡铂AUC=2,输注0.5h	同期胸部放疗63Gy/7周,分34次

表 39-12　同步化放疗,随后巩固化疗方案

顺铂 50mg/ m²,d1,8,29,36 依托泊苷 50mg/ m²,d1～5,29～33 同期胸部放疗(总量 61Gy)	巩固化疗:化放疗完成 4～6 周后给予多西他赛治疗,起始量为 75mg/ m²
紫杉醇 45～50mg/ m²,输注 1h, 每周 1 次 卡铂 AUC=2mg/(ml·min),输注 0.5h 同期胸部放疗 63Gy,每周 1 次	序贯 2 周期的紫杉醇 200mg/ m² 和卡铂 AUC=6mg/(ml·min)

表 39-13　序贯化放疗方案

顺铂 100mg/ m²,d1,29 长春花碱 5mg/ m²,每周 1 次×5, 即 d1,8,15,22,29	序贯放疗 60Gy,自 50d 开始,分 30 次给予
紫杉醇 200mg/ m²,输注 3h, 每 3 周 1 次,2 个周期 卡铂 AUC=6mg/(ml·min), 每 3 周 1 次,2 个周期	序贯胸部放疗 63Gy,自 42d 开始

(三)化学治疗

1. **晚期或转移性 NSCLC 化疗原则**　晚期 NSCLC,包括ⅢB 伴胸腔、心包积液及Ⅳ期肺癌,均以姑息性化疗治疗为主。①依据分期、体重下降、PS、性别等在内的基线预后因素可预测生存;②与最佳支持治疗相比,含铂类的化疗方案可以延长生存期,改善症状控制,提高生活质量;③PS 较好的患者,新药联合铂类化疗的疗效达到较稳定的水平:总有效率(ORR)≥25%～35%,至疾病进展时间(TTP)为 4～6 个月,中位生存期(MST)为 8～10 个月,1 年生存率为 30%～40%,2 年生存率为 10%～15%;④PS 较好的老年患者应给予适当治疗;⑤PS 较差的任何患者都不能从化疗(细胞毒药物治疗)中获益。

2. **一线治疗**(见表 39-14)

①贝伐单抗＋化疗或单用化疗适用于 PS0～2 的晚期或复发的 NSCLC 患者。

②首选两药联合方案,三药联合方案无进一步优势,但贝伐单抗例外。在未接受过治疗、PS0～1、无咯血史、非鳞癌、无脑转移、目前未进行抗凝治疗的 NSCLC 患者中可以加用贝单抗。

③对于 PS 为 2 的老年患者,单药治疗或含铂的联合治疗是合理的选择,但药物剂量适中。

④全身化疗不适于 PS 为 3 或 4 的患者。

⑤对于局部晚期 NSCLC,化放疗优于单用放疗,同步化放疗优于序贯化放疗。

⑥对于晚期、不可治愈性疾病,含顺铂的化疗方案优于最佳支持治疗:可延长中位生存 6～12 周,1 年生存率提高 1 倍(提高的绝对值为 10～15 个百分点)。

⑦顺铂与卡铂与以下任何一种药物联合都是有效的:紫杉醇、多西他赛、吉西他滨、长春瑞滨、伊立替康、托泊替康、长春花碱等,有相似的缓解率和生存率。

⑧新药/非铂类联合方案在Ⅰ/Ⅱ期临床试验显示有效和毒性可耐受的情况下,可视为替代方案。

⑨如明确有 EGFR 活化突变或基因扩增、无吸烟或少吸烟史者,可考虑厄洛替尼±化疗方案。

3. **二线治疗**　在一线治疗期间或之后疾病进展的患者,单药多西他赛、培美曲塞或酪氨酸激酶抑制药厄洛替尼和吉非替尼可作为二线药物。见表 39-15。

4. **三线治疗**　已证实就生存期而言,厄洛替尼优于最佳支持治疗;对于未用过酪氨酸激酶抑制药的患者,吉非替尼可作为三线治疗。

(四)非小细胞肺癌的综合治疗

早期肺癌(Ⅰ、Ⅱ期)应严格地按照临床分期正确选择多学科的综合治疗方案,并参考 2008 年 NCCN 肿瘤学临床实践指南(中国版)。

1. **Ⅰ期(ⅠA、ⅠB)和Ⅱ期(ⅡA ⅡB)NSCLC**　Ⅰ期和Ⅱ期(T1～2N1)的患者主要选择手术治疗达到根治目的,术中应对纵隔淋巴结标记分组。完

表 39-14　NSCLC 一线化学治疗方案

化疗方案	剂量(mg/m²)	用药时间	时间及周期
EP			
足叶乙苷	100～125	d1～d3	Q21d×4
顺铂	75	d1	
NP			
长春瑞滨	25	d1,d8	Q21d×4
顺铂	80	d1	
NP+恩度			
长春瑞滨	25	d1,d8	Q21d×4
顺铂	80	d1	
恩度	7.5mg(3～4h)	d1～d14	
PT/PC			
紫杉醇	135～175(3h)	d1	Q21d×4
顺铂	75	d2	
或卡铂	AUC=5～6	d1	
PC+贝伐单抗			
紫杉醇	135～175(3h)	d1	Q21d×4,疗程结束后,贝伐单
卡铂	AUC=5～6	d1	抗每21d维持至疾病进展
贝伐单抗	15mg/kg(4h)	d1	
GP/GC			
吉西他滨	1 250	d1,d8	Q21d×4
顺铂	75	d2	
或卡铂	AUC=5～6	d1	
DP/DC			
多西他赛	75	d1	Q21d×4
顺铂	75	d1	
或卡铂	AUC=5～6	d1	
培美曲塞+顺铂			
培美曲塞	1 000	d1	Q21d×4
顺铂	75	d1	
CPT/DDP			
伊立替康	60	d1,d8,d15	Q28d×4
顺铂	60	d1	
GV			
吉西他滨	1 000	d1,d8	Q21d×4
长春瑞滨	20～25	d1,d8	
GD			
吉西他滨	800～1 000	d1,d8	Q21d×4
多西他赛	35～40	d1,d8	

表 39-15　NSCLC 二线化疗方案

化疗方案	剂量(mg/m²)	用药时间	时间及周期
多西他赛	75	d1	Q21d×4
培美曲塞	500	d1	Q21d×4
厄洛替尼	150mg/d(至疾病进展或不能耐受)		
吉非替尼	250mg/d(至疾病进展或不能耐受)		

全切除术后,5 年生存率Ⅰ_A期为 67％、Ⅰ_B期为 57％、ⅡA期为 55％、ⅡB期为 39％。

Ⅰ_A期(T1N0)术后治疗:①术后切缘阴性的患者,可仅接受观察;②有高危特征(低分化癌、脉管受侵、楔形切除术、肿瘤靠近切缘)的患者进行辅助化疗;③如术后切缘阳性,需选择再次手术切除、化疗、放疗。

Ⅰ_B期(T2N0)术后治疗:①术后切缘阴性的肺癌患者可以考虑观察或接受辅助化疗;②如术后切缘阳性,需选择再切除加化疗或放疗加化疗。

ⅡAⅡB期(T1～2N1)术后治疗:①手术切缘阴性,推荐化疗;②有高危因素者(纵隔淋巴结清扫不彻底、包膜外侵犯、多个肺门淋巴结阳性、肿瘤靠近切缘)需接受放疗加化疗;③如术后标本切缘阳性(T1～2N1),需选择再手术切除加辅助化疗或放疗加化疗。

Ⅱ期 T3(T3N0M0)者的特点是没有淋巴结转移,但原发灶有外侵,如侵犯胸壁,包括肺上沟癌(Pancoast 瘤),或侵犯纵隔,侵及距隆突不足 2cm 的支气管,术前评估为可完全手术切除时,应以手术为主,若能达完全切除,术后需进行辅助化疗。若仅侵犯胸壁者,不需辅助放疗。

2.可切除的Ⅲ期局部晚期肺癌　多数已有纵隔淋巴结转移(属 N 2),如同侧纵隔和(或)隆突下淋巴结,经评估为可切除的 N 2,可先行新辅助化疗后手术切除,或手术切除后再辅助化疗。虽手术完全切除率可达 60％,5 年生存率仅为 20％～25％。

(1)Ⅲ_A期:临床诊断Ⅲ_A期(T1～3N2)患者,应根据纵隔镜病理、支气管镜、骨扫描、脑 MRI 或 PET 扫描的检查结果决定治疗方案。纵隔淋巴结活检阴性的患者适合接受手术治疗,在手术时再评估切除肿瘤的可行性。对于可切除病变,应做纵隔淋巴结清扫术,当术中发现纵隔淋巴结阳性(N2)时,

应重新评估分期和肿瘤的可切除性,手术计划应做相应修改,包括纵隔淋巴结清扫在内。因此,提供了两种治疗 T1～2N2 的治疗路线(图 39-1)。

Ⅲ_A(N2——只在手术探查和纵隔淋巴结清扫时才发现)切缘阳性的患者,可予放疗和化疗;切缘阴性的患者可单独化疗加纵隔放疗。

Ⅲ_A(N2——术前已知纵隔淋巴结阳性)的患者:①如在初始化学治疗后无进展,可接受手术治疗或手术联合辅助化疗;如术前未放疗,则术后需行放疗。②如疾病进展以及大块 N2 而不能手术,可只行放疗(如未放疗过)或放疗联合化疗。对以上方案中所提的放化疗大多数 NCCN 机构采用同步化放疗或先化疗后放疗,除非存在肉眼可见的残留病灶,此时应先进行放疗。

(2)对于可切除的肺上沟癌Ⅱ_B、Ⅲ_A、Ⅲ_B期(T3～4N0～1):①建议同步化放疗后手术切除和化疗。或先手术,术后对于切缘阴性的患者,给予化疗再序贯放疗,对于切缘阳性患者,给予同步化放疗±化疗巩固治疗;②对于接近可切除的肺上沟癌(T3～4N0～1),如果经初始(化或放疗)治疗后转为可切除,则行手术治疗加辅助化疗,不可切除者应予根治性放疗继以辅助化疗。

(3)对于胸壁受侵犯的患者(T3N0～1),先给予手术切除,如切缘阴性可单接受辅助化疗;如术后标本切缘阳性,应选择放疗加化疗巩固或再次手术切除加辅助化疗。可切除的接近气道肿瘤或侵犯纵隔(T3N0～1)的肿瘤处理方式与上述相似。

(4)部分Ⅲ_B期患者(T4N0～1),如 T4 呈原发肿瘤同一肺叶内出现单个或多个卫星结节,可选择手术治疗及术后辅助化疗或术前新辅助化疗再手术。术后如切缘阴性,需行辅助化疗;切缘阳性,给予放疗序贯化疗。

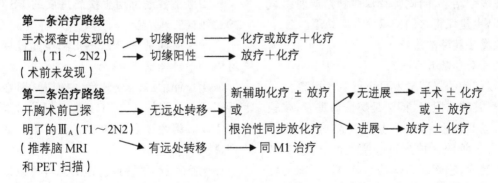

图 39-1　Ⅲ_A期(T1～2N2)NSCLC 两种治疗路线

3. Ⅲ期不可切除的局部晚期 NSCLC 不可切除的肺上沟癌或肿瘤侵犯胸壁ⅡB、ⅢA、ⅢB 期（T3～4N0～1）根据病人的 PS 评分等进行化疗及放疗联合治疗。对未手术者可进行同步放化疗。

ⅢB 期肺癌具有以下临床特征的组群：

（1）对侧纵隔淋巴结转移（T1～3N3）：不建议手术。对怀疑 N3 者，推荐通过纵隔镜或其他检查（如锁骨上淋巴结活检、胸腔镜、细针活检、纵隔切开术或 EUS 活检术）获得淋巴结病理学证据。治疗前评估应包括肺功能、PET 和脑 MRI，如果这些检查结果为阴性，则根据相应淋巴结状态选择治疗方案，如果这些检查结果为阳性，推荐同步化放疗之后再巩固化疗。PET 和脑 MRI 证实有远处转移的同Ⅳ期治疗。

（2）被认为不可切除的 T4N2～3 组：不考虑手术，治疗前评估应包括 N3 和 N2 淋巴结活检。如果活检结果阴性，应考虑用与ⅢB 期患者（T1N0～1）相同的治疗；若活检结果阳性，应接受同步化放疗，之后是否进行巩固化疗，尚有争议。

（3）有恶性胸腔或心包积液的ⅢB组：按照 M1 期予局部治疗处理，如胸腔细管引流、胸膜固定术和心包开窗术，其他同Ⅳ期治疗。

4. Ⅳ期 NSCLC 的治疗 Ⅳ期肺癌已有远处转移，应以姑息性化疗为主，治疗目的主要是延长生存，提高生活质量。该期中有一亚型，即肺内或肺外各有一孤立性转移灶，本病灶可行手术切除或立体定向放疗治疗，如孤立性脑、肾上腺、对侧肺或同侧肺叶的孤立性转移结节，而胸部原发病灶按分期原则进行，为Ⅰ、Ⅱ期肺癌，肺原发灶仍应考虑手术切除。单发性脑转移患者推荐术后加全脑照射，或单立体定向照射。肾上腺孤立转移除手术切除外，也可考虑放疗外科治疗，但目前仍有争议。如果同时存在多个结节（同侧肺或双侧肺），即使组织学类型相似，也建议将它们按双原发癌处理。

（五）复发或转移的治疗

1. 复发的局部治疗方法

（1）可以切除的局部复发可再行手术切除。

（2）支气管腔内阻塞，特别是病情危重者，减轻气道阻塞可以延长生存，改善生活质量，方法：①近距离治疗（支气管腔内放疗）；②激光治疗；③支气管腔内支架置入；④光动力学治疗（PDT）。前三种方法为常规方法，可单独使用，也可联合应用。

（3）纵隔淋巴结复发：应同步化放疗（如果尚未行放射治疗）。

（4）上腔静脉（SVC）阻塞：建议放疗或支架置入治疗。

（5）严重咯血治疗方法：近距离放疗、激光治疗、光动力学治疗、栓塞治疗或手术治疗。

局部复发治疗后，无进一步播散的证据，建议予观察或全身化疗；对观察到有播散性转移的患者，应立即行全身化疗和最佳支持治疗。

2. 远处转移伴局部症状、多发性脑转移、有症状的骨转移的患者 应采用外照射放疗；如有骨折风险，需行骨科固定；有骨转移的患者应予双膦酸盐治疗。

3. 其他的单发转移 参见Ⅳ期 NSCLC 治疗模式。

4. 因痰细胞学检查阳性而被怀疑复发 推荐行支气管镜、血卟啉荧光或自身荧光检查进一步评估：

①如发现原位癌，可选择支气管内激光消融、近距离放疗、光动力学治疗和外科手术切除；

②也可每 3 个月复查气管镜，如发现 T1～3 肿瘤，则根据相应的临床分期制定治疗方案；

③检测过程中也可发现新的原发性肺癌，应根据新病变的分期进行治疗。

5. 复发和转移患者的化疗

①PS 为 0～1 且符合治疗标准（非鳞癌、无咯血史、无中枢神经系统转移、无正在进行中的抗凝治疗），可以用贝伐单抗加化疗作为一线治疗。不符合治疗标准或 PS 为 2 的患者应该只接受化疗。

②对不适于用贝伐单抗治疗的晚期患者，推荐给予含铂方案进行一线化疗。目前，尚无证据表明某一含铂化疗方案优于其他方案。

③在一线治疗中或一线治疗后疾病进展的患者（PS 0～2）建议给予多西他赛、培美曲塞、吉非替尼或厄洛替尼单药作为二线治疗。

④厄洛替尼可用于疾病进展的 PS 0～2 患者的二线或三线治疗。

⑤任何期别中 PS 3～4 和疾病进展的患者都可以给予最佳支持治疗。

化疗评估：对治疗过程中何时（即在第一周期后还是第二周期后）行 CT 检查评估肿瘤的反应还有争议。因约 25% 的患者在化疗第一周期后可出现进展。

化疗疗程：缓解或稳定的患者可继续接受总疗程 4～6 周期的化疗。

（六）分子靶向治疗

NSCLC 新的靶向治疗药物见表 39-16。

表 39-16　NSCLC 新的靶向治疗药物

靶点	药物
EGFR 抑制药	
EGFR	Erlotinib(厄洛替尼)(Ⅲ)
	Gefitinib(吉非替尼、ZD1839)(Ⅲ)
	Cetuximab(Erbitux MoAbs,西妥昔单抗)
Her-2	Trastuzumab(曲妥珠单抗)(Ⅱ)
EGFR+Her-2	BIBW2992 (TOVOK)
EGFR+Her-2+VEFGFR2	XL647
Angiogenesis 抑制药	
VEGF	Bevacizumab(贝伐单抗)(Ⅲ)
	Thalidomide(沙利度胺)(Ⅲ)
	Vandetanb(范得他尼、ZD6474、ZACTIMA)(Ⅲ)
	Cediranib(Recentin、AZD2171)(Ⅲ)
	Axitinib(艾斯替尼、AG-013736)(Ⅲ)
Unclear	Endostatin(血管内皮抑制素)(Ⅲ)
MMP(基质性金属蛋白酶抑制药)	Prinomastat(司立马司他)(Ⅲ)
诱导细胞凋亡	
Bcl-2	Oblimersen(C3139、奥利默森纳)(Ⅰ、Ⅱ)
	ABT-263(Ⅰ、Ⅱ)
	AT-101(Ⅱ)
XIAP	AEG35156(Ⅰ)
Survivin	ISIS23722(Ⅰ)
Src 抑制药	Dasatinib(BMS354825)(Ⅱ)
	ADZ0530(Ⅱ)
其他	
Protein Farnesylation	Lonafarnib(Ⅲ)
Proteosime	Bortezomib(Ⅲ)
B-raf	Sorafennib(索拉非尼、BAY43-9006)(Ⅱ)
	Sunitinib(苏坦特、SU11248、SUTENT)(Ⅱ)
m-TOR	Temsirolimus(CCI-779、Torisel)(Ⅱ)
RXR	Bexarotene(Ⅲ)
Vaccine	L-BLP25(Ⅲ)
MOAb-toxin fusion	
TLK286(谷胱甘肽类似物)	(Ⅲ)
Retinoids(视黄类似物)	Bexarotene(Ⅱ、Ⅲ)
胰岛素样生长因子-1 受体	CO751871(Ⅱ)
(IGF-IR)	
Hedgehog(Hh)	GOC-0449(Ⅱ)

1.吉非替尼(IRESSA、易瑞沙)

作用机制:为表皮生长因子受体酪氨酸激酶抑制药,为苯胺喹唑啉化合物,可选择性抑制酪氨酸激酶活化,从而抑制 EGFR 激活,促使细胞周期进程的失控,加速细胞凋亡,抑制血管生成、肿瘤侵袭及转移等。

适应证:①晚期 NSCLC 二线标准治疗方案;②可适用于各种类型的 NSCLC 患者,包括男性患者、吸烟和鳞癌者;③亚太地区 IPASS 的研究结果显示吉非替尼可作为 NSCLC 特选人群(不吸烟或少吸烟,具 EGFR 点突变的腺癌患者)的一线治疗。

有效率:对晚期 NSCLC 的有效率为 12% ～18.4%。女性优于男性,腺癌有效率为 13%,其中肺泡癌有效率达 25%～35%;非吸烟者疗效较好。

目前,研究吉非替尼的有效率与 EGFR 的表达水平无关,与 EGFR-TKI 结构突变、Her-2(＋)、磷酸化表皮生长因子受体(P-EGFR)活性有关。

用法:250mg 1/d,口服。副作用:主要是皮疹和腹泻。

中位生存期:6.5～6.56 个月。

2.厄洛替尼(Tarceva、特罗凯)

作用机制:为喹唑啉胺,是另一种表皮生长因子受体酪氨酸激酶抑制药,对 Her-1/EGFR 有高度选择性抑制作用,对其他相关受体或细胞质中的酪氨酸激酶的抑制作用很小。对包括 NSCLC 在内的多种实体肿瘤有较强的抑制作用。

适应证:①FDA 于 2004 年批准厄洛替尼用于至少 1 次化疗失败后的局部晚期或转移性 NSCLC 的治疗。②对于明确有 EGFR 活化突变或扩增且无吸烟史的患者,也可考虑厄洛替尼(加或不加化疗)作为一线治疗。

有效率:研究显示对既往已化疗失败的 NSCLC 病人的缓解率为 8.9%。疾病稳定率为 35%。

用法:150mg 1/d,口服。副作用:主要是皮疹和腹泻。皮疹程度可能与药物疗效和生存期有关。

中位生存期:6.7 个月。

3.西妥昔单抗(爱必妥、C225)

作用机制:是 EGFR 的单克隆抗体,其与细胞表面的 EGFR 结合后,可阻止肿瘤细胞生长。

适应证:含铂类的一线方案＋西妥昔单抗具有一定优势;西妥昔单抗＋多西他赛有可能作为二线治疗方案。

用法:首次 400mg/m²,以后维持剂量为 250mg/m²,每周 1 次＋多西他赛 75mg/m²,每周 1 次。

副作用:主要是痤疮、感染及疲劳,少数病人发生过敏反应,甚至停止治疗。但总的耐受性较好。

4.曲妥珠单抗 是 Her-2/neu 受体阻滞药,在腺、鳞癌中均有表达,当 FISH 检测 Her-2 呈卌,应用曲妥珠单抗将有一定的疗效。

5.血管生成抑制药 新的毛细血管网的形成对于肿瘤生长和转移非常重要。血管生成的过程被多数血管生成因子刺激,最重要的是血管内皮生长因子(VEGF),VEGF 连接血管内皮细胞上的两种独特的受体(Fet-1 受体及 KDR 受体)。目前,抑制血管增生靶向药物主要是抑制血管生成的刺激因子或阻断内皮细胞增殖的药物。

(1)贝伐单抗(Avastin)

作用机制:为重组人单克隆 IgG1 抗体,通过与 Fit-1 及 KDR 结合,VEGF-A 的信号传导受到抑制,从而抑制人类血管内皮生长因子的活性,是目前主要的抑制血管生成因子。

适应证:① 2006 年美国食品药物管理局(FDA)批准贝伐单抗用于不能手术、局部晚期、复发或转移的非鳞状细胞 NSCLC 患者。②东部肿瘤协作组(ECOG)推荐贝伐单抗联合紫杉醇加卡铂(PCB 方案)作为晚期 NSCLC(非鳞癌)患者的一线新标准治疗。③排除鳞癌、脑转移、有出血倾向者,严重心脑血管疾病、有血栓形成的高危人群、肾疾病史、>70 岁老年人等。

用法:15mg/kg,21d 为 1 周期。副作用:主要有浅静脉血栓形成、剥脱性皮炎、高血压、胃肠道出血、蛋白尿。也有报道该药引起肾损害,呈一过性及可逆性,可能是机体对贝伐单抗产生的免疫反应,也可能是肾小球正常生理性受到抑制的结果。

因此,接受 VEGR 抑制药治疗者,应监测肾功能、血压和蛋白尿,疗前应特别注意有无肾疾病。任何具有导致血小板减少,造成出血危险的方案与贝伐单抗联合使用时都需谨慎。

(2)ZD6474(范得他尼)

作用机制:主要选择性作用于 VEGF-R2(KDR)酪氨酸酶、EGFR 酪氨酸酶及 RET,直击促使肿瘤细胞生长的两个关键的靶点。

适应证:ZD6474 有可能以单药或联合多西他赛作为 NSCLC 的二线治疗。用法:15mg/kg,21d 为 1 周期。

副作用:主要有蛋白尿、高血压、皮疹、腹泻、无症状性 QTC 延长及血小板减少。

(3)索拉非尼(多吉美)

作用机制:是一种新的口服激酶抑制药,具有多靶点作用,有可能使实体瘤不易逃脱分子的阻断作用。

适应证:Ⅰ、Ⅱ期 NSCLC 的临床试验中已获得满意结果。

用法:400mg 2/d。

副作用:疲乏、食欲缺乏、腹泻、恶心、手足皮肤反应,多数不良事件为轻至中度。

(4)Sunitinib(SUTENT)

作用机制:是多靶点酪氨酸激酶抑制药,有抑制血管生成及抗肿瘤活性,对神经内分泌癌有效。

用法:单药 50mg/d,口服 4 周。

(5)重组人血管内皮抑制素(Edostatin YH-16)

作用机制:本药内源性糖蛋白,能特异性地作用于新生血管的内皮细胞,抑制内皮细胞迁移,并诱导凋亡,从而发生抗血管生成,导致肿瘤细胞休眠或退缩。

YH-16+长春瑞滨+顺铂方案是 NSCLC 的有效方案,具有很好的安全性。

十二、小细胞肺癌(SCLC)的治疗

目前,SCLC 的综合治疗方案——化疗是最基础的治疗方法。

(一)LD-SCLC 患者

目前,化疗方案为 EP:DDP+VP-16×4 周期,为 LD-SCLC 的金标准治疗方案,并在化疗第一或第二周期时开始放疗。联合治疗达到完全缓解后,可考虑预防性脑放疗。见图 39-2。

(二)SCLC 手术治疗适应证

1.病变局限于单个或单侧肺叶;

2.一般情况较好;

3.无系统脏器功能受损表现;

4.PET/CT(代谢/影像)未显示有转移灶,属真正 SCLC 早期(TNM ⅠA 和 ⅠB)的患者。

推荐行术前新辅助化疗后才手术,手术后再辅助化疗 4~6 周期;有淋巴结转移,应进行放化疗联合。

(三)ED-SCLC 的治疗

姑息性化疗为主要手段,一线及二线化疗见表39-17。

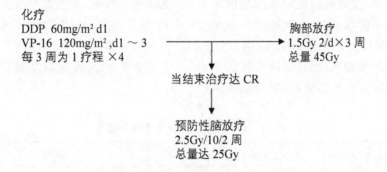

化疗
DDP 60mg/m² d1
VP-16 120mg/m²,d1～3
每 3 周为 1 疗程 ×4

→ 胸部放疗
1.5Gy 2/d×3 周
总量 45Gy

当结束治疗达 CR

↓

预防性脑放疗
2.5Gy/10/2 周
总量达 25Gy

图 39-2 LD-SCLC 治疗方案

表 39-17 ED-SCLC 化疗方案

	方案	周期
一线化疗	DDP 60mg/m² d1 VP-16 120mg/m²,d1～3	Q21d×4～6
	DDP 60mg/m² d1 CPT-11 60mg/m²,d1～3	Q28d×4～6
	CBP AUC=5 d1 VP-16 100～120mg/m²,d1～5	Q28d×4～6
二线化疗	Topotecan 1.25～1.5mg/m² d1 静脉注射>30min	Q21d×4～6
	Topotecan 4mg/m² d1 静脉注射	每周 1 次 12h 连续

在 ED-SCLC 中放疗不是常规治疗方法,仅当患者有局部并发症时才考虑姑息放疗,如有严重的疼痛、气道阻塞及咯血等。

(四)SCLC 复发患者的二线治疗

敏感复发:一线化疗结束到复发的间隔时间超过 3 个月,可以再次应用既往的一线治疗方案。

难治复发:一线化疗结束到复发的间隔时间短于 3 个月,需要考虑用二线化疗方案及其他治疗手段。

1.目前主要的新药有:紫杉醇类(紫杉醇、多西他赛)、拓扑异构酶Ⅰ抑制药(CPT-11)、拓扑异构酶Ⅱ抑制药(氨柔比星)、吉西他滨和长春瑞滨等,上述单药有效率为 30%,联合化疗有效率为 50%左右,中位生存期 8～12 个月,有可能作为 ED-SCLC 的一线或二线方案。

2.CPT-11＋DDP 方案在日本已成为 ED-SCLC 新的标准化疗方案。

3.美国 FDA 已批准拓泊替康为惟一用于 SCLC 复发者的二线化疗药物。

4.氨柔比星＋DDP 有可能用于 SCLC 的一线治疗。

(五)SCLC 的靶向治疗

近年的生物靶向治疗有可能为提高小细胞肺癌的疗效提供更广阔的空间。目前,已有多项临床试验致力于研究那些干扰小细胞肺癌生物信号传导通路的小分子物质,以期改变本疾病的进程,包括蛋白酶抑制药(PI)硼替唑啉、抗血管生成药沙利度胺、贝伐单抗和多种酪氨酸激酶抑制药(TKI)。

第二节　肺部良性肿瘤

一、概　论

肺部良性肿瘤是指生长于气管、支气管和肺实质内的良性肿瘤。其病因及发病机制目前尚不十分清楚。有些良性肿瘤,其细胞分化和形态与正常细胞相似,生长缓慢、不转移;有些良性肿瘤实为低度恶性的肿瘤,并有相应的恶性临床表现;有些肺内病变虽然病理上无肿瘤表现,但其临床和影像学表现均与肿瘤类似,称为肿瘤样变,由于与良性肿瘤难以鉴别,国际肿瘤组织学分类方法已将此类病变归入良性肿瘤。

(一)临床表现

肺部良性肿瘤的临床症状与肿瘤的部位有明显的关系。气管、支气管及肺实质内的良性肿瘤在症状、体征和影像学上有明显不同。详见表 39-18。

(二)分类

主要根据其病理类型进行分类。详见表 39-19。

表 39-18　肺良性肿瘤临床及影像学特点

肿瘤部位	临床症状	影像学	支气管镜	治疗
气管内良性肿瘤	①可无症状 ②也可有胸闷、呼吸困难、哮喘样症状、刺激性干咳、咯血等,持续时间长,进展缓慢 ③若气管内径阻塞一半以上,可有进行性加重的呼吸困难、喘憋,进展较快	①胸片可见气管内阴影 ②确诊需 CT	可发现肿物	①手术切除是根治方法 ②有时也可支气管镜下钳取或激光治疗
支气管内良性肿瘤	同侧肺部反复发作的感染、支气管扩张、肺内单侧哮鸣音、肺不张、阻塞性肺炎及代偿性肺过度通气,偶有咯血	胸片及 CT 往往不能发现肿瘤本身	①支气管镜活检可确诊 ②灌洗及刷检常阴性	①多数情况需手术 ②有时可支气管镜下钳取
肺实质良性肿瘤	多数无症状,常在体检时发现	绝大多数表现为肺内球形孤立病灶	支气管镜多阴性,PET 或经皮肺活检可与恶性肿瘤鉴别	不能明确诊断或需与恶性肿瘤鉴别时,应尽早手术

表 39-19　肺良性肿瘤病理分类

表皮来源肿瘤	软组织来源肿瘤	其他
克拉细胞腺瘤	血管瘤	肺泡腺瘤
唾液腺腺瘤	软骨瘤	血管神经肌瘤
嗜酸性粒细胞腺瘤	纤维瘤	多形腺瘤
鳞状细胞乳头状瘤	纤维黏液瘤	肺脑（脊）膜瘤
	颗粒细胞肌母细胞瘤	肺副神经节瘤
	错构瘤	硬化性血管瘤
	平滑肌瘤	畸胎瘤
	脂肪瘤	
	肺内纤维瘤	
	神经鞘瘤	
	纤维神经瘤	
	肺透明变	
	肉芽肿	

二、常见的肺部良性肿瘤

(一)支气管、肺良性肿瘤

1. 支气管乳头状瘤(bronchial papilloma)　支气管乳头状瘤为少见病,其病因与慢性炎症可能有关,少数发生恶性变。本病可分三种类型:单发支气管乳头状瘤、支气管多发的鳞状乳头状瘤及炎性息肉。

肉眼所见,肿物生长呈疣状,并突入支气管腔内。有报道瘤可来自终末支气管,或瘤呈囊性肿块。

病理组织学显示瘤细胞呈鳞状上皮细胞形。含有结缔组织基质,常常有大量淋巴细胞浸润,瘤表面完全被有纤毛或无纤毛的柱状上皮细胞或鳞状上皮细胞覆盖,也可夹杂多层间变鳞状上皮细胞及分化较好的鳞状上皮细胞。有时呈混合性乳头状瘤,伴有多形性支气管黏液囊性瘤。来自终末支气管或细支气管的瘤可以布散到邻近的肺泡腔,甚至肺泡腔内充满瘤细胞,或延伸至上皮层。

单发支气管乳头状瘤非常罕见,可发生于气管,或叶段支气管,瘤灶约 1.5cm。常见于中年吸烟男性,也可见于儿童。临床表现主要是咯血,并发肺不张及支气管阻塞病变。治疗方法可行支气管内瘤切除术、电灼和激光治疗。

多发性鳞状乳头状瘤多数见于青少年,发生于喉、气管及支气管,为上气道病毒性疾病。通常病变早期位于喉,后期可布散到支气管树及肺内,病灶呈无蒂或有蒂乳头状,衬在扁平鳞状细胞上生长。常可引起咯血、喘鸣,1/3 的病例有呼吸困难、

肺不张和阻塞性肺炎。胸片显示多发结节性病灶,并有空洞形成。少数可发生恶性变。根据儿童期有喉乳头状瘤病史,及支气管镜活组织检查可得到明确病理诊断。如病灶局限,可行手术切除。曾有报道应用干扰素治疗,但不能达到治愈或长期存活。

炎性乳头状瘤常见为单发,为多倍体性肿块,病灶内有丰富的肉芽组织,显然与支气管受慢性刺激有关。常见于如慢性支气管炎、支气管结石、支气管扩张、烧灼、异物吸入等。临床主要表现为支气管受阻塞症状。治疗以手术切除及控制感染为主要治疗原则。

2. 支气管平滑肌瘤(intrabronchial leiomyoma)　支气管平滑肌瘤是起源于支气管平滑肌、肺组织内血管壁的平滑肌和胚胎迷走的平滑肌组织的良性肿瘤。气管平滑肌瘤男性多于女性,以中年人多见。但肺平滑肌瘤多数发生于女性。肿瘤常位于肺周边。

(1)病理:气管和支气管平滑肌瘤为腔内肿瘤,由气管、支气管黏膜下肌层组织长出,向支气管腔内突出,呈息肉状,基底广,瘤体较小,直径 2.5～1.3cm,很少达 4cm。肿瘤外有包膜,呈灰白色圆形实性结节,中度硬。一般蒂不明显,偶有短蒂。切面呈灰白、粉红或灰红鱼肉样。瘤体球状或稍呈分叶状。

气管平滑肌瘤好发于气管下 1/3 段的后壁(膜部)。支气管平滑肌瘤也可发生于各主支气管、叶支气管及段支气管。肺实质平滑肌瘤多数为单发,也有多发。大小不等,最大者为 13cm。瘤呈圆形,

有分叶,有包膜,切面呈黄白或灰白色,质韧实。

镜下瘤细胞呈椭圆形或长梭形,分化良好,成交错排列的细胞束。细胞大小一致,胞质丰富,边界清楚,内有纵行肌原纤维。胞核呈卵圆形或长梭形,核膜明显,无核分裂象。肿瘤表面覆盖复层柱状上皮或鳞状上皮细胞。肿瘤周围的支气管组织正常。在肺平滑肌瘤中纤维组织和血管成分比较多。

(2)临床表现

①气管、支气管平滑肌瘤,位于气管、支气管或叶支气管的平滑肌瘤早期瘤体虽小,但可产生症状,如因肿瘤的刺激易出现咳嗽。当肿瘤增大,可表现为部分或完全性支气管阻塞症状,病人出现咳嗽加重,气短、局限性喘鸣。极易被误诊为支气管哮喘。上述喘鸣可因体位改变而诱发或消失。其他常见如发热、反复性肺炎等。可有咯血,甚至咯血量较多。平滑肌瘤为良性病变,若病变影响到肺组织,并出现不可逆的肺损伤时,预后严重,故需在肺损伤发生前确诊,及早治疗。

②肺平滑肌瘤,多数无症状,在体检中发现。当瘤体较大或邻近支气管受压,可出现咳嗽、胸痛、胸闷、咳血丝痰、乏力等,偶见大量咯血。

(3)实验室检查

①X线表现:正侧位胸片能显示气管内的平滑肌瘤,向气管或支气管腔内突出。气管支气管断层及胸CT清楚显示平滑肌瘤的位置和大小。肺平滑肌瘤在胸片中呈现实质性肿物,边界清,质地均匀而致密,无空洞或钙化。往往与肺癌及其他支气管内肿瘤不易鉴别。当肿瘤压迫支气管时,可发生阻塞性肺炎及肺不张。阻塞的远端支气管呈扩张状态。

②气管及支气管平滑肌瘤在支气管镜下可见到肿瘤,经活组织病理检查即可得到确诊。

(4)治疗:支气管平滑肌瘤可于支气管镜下行肿瘤切除或使用激光氩氦刀消除肿瘤。肺平滑肌瘤可开胸行肿瘤切除术,本病在切除术后的预后良好。

肺平滑肌瘤应注意与转移性良性平滑肌瘤鉴别,后者皆为女性,发病年龄30～74岁,80%病人既往有子宫纤维瘤或子宫平滑肌瘤病史,胸X线片呈多发小结节或两肺弥漫性多发结节,病灶进展缓慢。病理表现主要由平滑肌和结缔组织组成,细胞无异型或核分裂。有的病理学家认为这类病变是属于错构瘤或是多发性原发性肺瘤。多数认为是

子宫肌瘤转移而致的,但它的组织学显示良性。目前,也有认为它可能是分化好的转移性平滑肌肉瘤,此瘤与雌激素和孕酮水平有关,当两激素水平增高,瘤体即增大。分娩后,两激素水平突然下降,瘤体也即缩小。闭经后,瘤体可趋于稳定。若患者仍处于卵巢功能期,宜行全子宫和双附件切除术。

3. 支气管软骨瘤(bronchial chondroma)　呼吸系统软骨肿瘤均来源于气管、支气管及细支气管的软骨,称为支气管软骨瘤。临床罕见。

(1)病理:软骨瘤呈椭圆形,可有分叶,质地较硬,包膜透明。瘤内有钙化,甚至骨化,生长非常缓慢。经纤维支气管镜活检,不易钳取组织。肿瘤切面呈灰白色,因有软骨,所以可见钙化,切开肿瘤时有摩擦感。显微镜下见肿瘤含有玻璃样软骨和纤维软骨组织,表面上皮覆盖,无腺体及其他组织。

(2)临床表现:临床症状多不明显,当肿瘤增大影响支气管分泌物引流时,可造成阻塞远端的肺组织继发性感染。非常罕见软骨瘤病人具有 Garney's 三联征,包括胃上皮样平滑肌瘤、肺软骨瘤和肾上腺外的嗜铬细胞瘤。某些病例只有其中两种组织。多数发生于30岁以下女性,男性只占10%。

(3)X线表现:X线胸片显示单个或多个圆形结节,边界清。它与错构瘤均可显示瘤内有钙化点,故难以鉴别,但后者还含有脂肪、淋巴、上皮或腺体样组织。

(4)治疗:鉴于肺内、气管及支气管腔内软骨瘤和恶性肿瘤在临床上不易区分,故多主张采取积极手术切除治疗。

4. 肺纤维瘤(fibroma of lung)　肺纤维瘤是肺内极少见的一种良性肿瘤。可发生于气管、支气管壁或外周组织。

(1)病理:肺纤维瘤呈白色块状,大小不等,肿块质硬,边缘光整,无包膜。肿块切面呈灰白色,有较多的胶原组织,呈旋涡状,主要由梭形纤维细胞及胶原束构成。纤维细胞核长,内有分布不均匀的染色质。肿瘤中央有明显的玻璃样变。

(2)临床表现:以男性多见,好发年龄20～40岁,但也有文献报道女性多见。患者多无症状,常在X线胸片检查时偶尔发现。支气管腔内的纤维瘤可引起阻塞性肺炎或肺不张。

(3)实验室检查

①胸部X线显示肿物为圆形致密阴影,边缘整齐。胸CT表现与胸片相似,肿物密度均匀,无分叶及毛刺。CT值为软组织密度(35～50HU)。增

强 CT 扫描有轻度强化,少数纤维瘤可见砂粒状钙化。

②支气管镜显示支气管腔内的纤维瘤,经支气管镜行肿物活检,病理可得到正确诊断。肺内的肿瘤可行经皮肿物活检明确诊断。

纤维瘤与肺平滑肌瘤、恶性纤维肉瘤在 CT 图像上难以鉴别,只有通过肿物病理活检后确诊。恶性纤维肉瘤在镜下细胞生长活跃,核分裂不规则,并有异形细胞增多。

(4)治疗:应行手术根治疗法。

5. 肺脂肪瘤(lipoma of lung) 气管内脂肪瘤发生率较低,为所有肺肿瘤的 0.1%。脂肪瘤来自于脂肪组织,因此,可有支气管树、肺及胸膜下脂肪瘤。由于大的支气管黏膜下层脂肪较多,因此,发生于支气管树的脂肪瘤达 80% 以上,很少发生于肺。

(1)病理:经常在大的支气管内发现脂肪瘤。且较多见左侧主支气管及叶支气管内,相对右侧少见。肉眼见瘤体呈典型的脂肪瘤,质软,色淡黄,表面光滑,有薄的包膜。支气管内的瘤体较小,一般在 3cm 以内,肺脂肪瘤的瘤体较大,一般在 3～6cm。脂肪瘤部分呈哑铃状生长,能穿透支气管壁,如息肉样充填于支气管腔内,并有蒂与支气管黏膜相连。由于脂肪瘤生长缓慢,正常的支气管壁逐渐衰退,肌肉萎缩,并为结缔组织替代。偶可见支气管脂肪瘤可完全充填于支气管内,形成支气管样的瘤。

镜下见多数脂肪瘤为成熟的脂肪细胞组成。有少数纤维组织,可伴有黏液样变。

(2)临床表现:男性多于女性,高出 4～5 倍。国外报道发病年龄 50～60 岁多见,国内年龄 32～65 岁,中位年龄 51 岁。

多数肺脂肪瘤无症状,而在体检或其他疾病胸部透视或摄片时被发现。当瘤周肺组织出现炎症时,可产生呼吸道的相应症状。一旦出现症状后,可持续数周至数十年。症状与肿瘤部位、病史的长短、支气管阻塞程度有关。早期表现为干咳、气喘或胸闷,常被误以为慢性支气管炎。随着肿瘤的增大,可产生反复阻塞性肺炎,久之出现肺不张,支气管扩张,或肺实变。体检可发现有局限性哮鸣音。一般因脂肪瘤内缺乏血管,故不易引起咯血,如伴发炎症时,可出现血痰。位于正气道带蒂的脂肪瘤,有时在体位改变时,可突然完全阻塞气道,引起突发的呼吸衰竭而导致死亡。

(3)实验室检查

①X 线检查:支气管内脂肪瘤在常规的胸片检查往往不能显示,故可长期被延误诊断。直至瘤体增大,阻塞管腔,出现阻塞性肺炎、肺不张或全肺不张。气管、支气管断层片对支气管脂肪瘤诊断有帮助,可明确瘤的部位及阻塞程度。胸片显示肺实质脂肪瘤,边界清楚,光滑,密度均匀,阴影较淡,内可见肺纹理,此为脂肪瘤的特征性表现。

胸 CT 对支气管内的脂肪瘤也如支气管体层片一样,清楚显示瘤的部位及性质。CT 对肺实质的脂肪瘤诊断非常正确,常为孤立性结节,位于肺周边,肿物轮廓清楚,光整,极少分叶。CT 值一般在 50HU 以上,并显示脂肪瘤的壁有纤维组织环绕,瘤中间有纤细的纤维索条分隔。有时当 CT 检查改变体位时,肿块形态有轻度的改变。

②支气管镜检查:发生于较大支气管的脂肪瘤,支气管镜下显示息肉样肿物,表面光滑,色淡黄或灰黄,带蒂的肿物易活动。活检常不易成功,且所得脂肪组织难与正常支气管壁的脂肪区别。支气管镜下所见瘤的形态,结合 CT 往往可以作出正确诊断。

(4)治疗:脂肪瘤一旦确诊后,应尽早手术切除,以免日久造成对肺及支气管的永久性损害。支气管内脂肪瘤可行支气管镜下切除,或行支气管切开取脂肪瘤。必要时行肺段、肺叶切除。肺脂肪瘤大都位于脏层胸膜下,因此,可行肿瘤摘除,对肺组织损伤极小。术后一般无复发及转移。

6. 肺良性透明细胞瘤 本病并非罕见,其来源目前尚无明确定论。

(1)病理:肺良性透明细胞瘤瘤体多数在 2～4cm。呈球形,色暗红或灰褐色,表面可有包膜,或包膜不完整或无包膜。瘤体与周围肺组织分界清楚,表面光滑、质韧,如橡皮样。切面似鱼肉。位于肺实质内的瘤体与大血管或支气管不相连通。光镜下见瘤细胞为均匀一致的大透明细胞,排列成腺泡或乳头状,多数呈小巢状或小岛样。胞质含有丰富的糖原,PAS 染色阳性。大透明细胞常被毛细血管包绕,瘤细胞可伸延至薄壁的血管窦中。在肿瘤周边及引流淋巴结区内可见非干酪样结节样肉芽肿。电镜下见瘤细胞有丰富清澈的胞质,内有游离及膜固着的糖原,因此,有"糖肿瘤"之称。

免疫组化特点为瘤细胞及胞质 HMB-45 阳性。

(2)临床表现:发病年龄 30～70 岁,男女无差别。症状轻微,如轻咳、少量痰,偶有血丝痰及咯血、胸痛、胸闷、乏力及发热等。

（3）实验室检查：X线胸片显示肺实质内孤立性结节，边界清晰，密度均匀一致，结节一般＜3cm，有报道达6cm以上。

（4）鉴别诊断

①转移性癌：尤其肾癌肺转移。但转移性肾癌细胞胞质内有大量脂肪，游离的单颗粒糖原为少量，HMB-45阴性，细胞具有恶性细胞特点，故可鉴别。

②透明细胞癌：其一般无膜固着糖原，电镜显示瘤细胞可能为分化差的腺癌或鳞癌，以此可与良性透明细胞瘤鉴别。

（5）治疗：本病治疗主要行肿物摘除或切除术，预后良好，多无复发。

（二）瘤样病变

包括先天性或感染因素引起的临床上酷似肿瘤的病变，常见的病变如肺错构瘤、肺炎型假瘤等。肺错构瘤最常见。

1. **肺错构瘤**（pulmonary hamartoma）　肺错构瘤是肺内最常见的良性肿瘤。是由肺的正常结构成分组成，由于胚胎发育异位组织的组合，形成瘤样畸形。主要成分是软骨和脂肪组织。国内报道在良性肿瘤中发生率为8%。发生于肺实质为90%，支气管内为10%，罕见多发弥漫型。

（1）病理：肺错构瘤表现常呈圆形或椭圆形肿块，边界清，有轻度浅分叶，或有脐凹状，直径一般3cm左右。表面有完整包膜。瘤剖面呈灰白色，肿物质硬、有黏液和囊腔，主要组成成分有软骨细胞、腺体、平滑肌、脂肪、纤维组织及上皮组织。中心有胆固醇结晶、淋巴细胞浸润。钙化发生率报道不一，为3%～84%，钙化多在中心位置，分布均匀，似核桃肉状。肺实质内的错构瘤可呈分叶状，表面覆盖正常黏膜上皮。根部有细蒂与支气管膜状部相连。

（2）临床表现：错构瘤可发生于任何年龄，更多发生于40～60岁，男性多见。

肺内错构瘤一般无临床症状，常在体检时发现，肿瘤增大缓慢。少数患者有咳嗽、咳血痰和胸痛等症状。

位于气管、支气管内的错构瘤，随着瘤体的大小和部位不同，可具有不同的症状。气管内隆突部的错构瘤常有喘鸣。由于瘤体阻塞大的支气管，可产生严重的呼吸困难和发绀，常被误诊为哮喘，常因体位变化和分泌物梗阻，使上述症状加重。位于

叶支气管、一侧主支气管的瘤，如有部分梗阻和狭窄可表现为慢性化脓症，呈反复发作性，日久引起继发支气管扩张、阻塞性肺炎及肺气肿。如完全梗阻时，可发生肺不张、支气管扩张和严重感染。

（3）实验室检查

①胸部X线：瘤体X线呈现类圆形或椭圆形肿物，边缘清楚光滑，有浅分叶，直径多数在4cm以下，也有的在25～30cm，少数为多发。肿物密度不均匀，由于构成成分主要为软骨，因此，有弧形、环形及片状钙化，典型呈"爆米花"状或核桃肉样形态。但胸片仅10%具有典型的钙化。当肿瘤内脂肪成分多，可产生低密度区。肿物的大小长期稳定。支气管内的错构瘤在X线胸片上不易发现，常因支气管梗阻而发生阻塞性肺炎，支气管扩张和肺不张征象。

②CT表现：以薄层平扫或高分辨CT扫描为宜，层厚和间隔一般采用＜3mm，诊断率可达50%以上。特点如上所述。根据错构瘤的组织成分，可分为四种类型：密度较均匀的软组织肿块，且无钙化。肿块内含有较多脂肪，呈低密度灶，CT值在－120～－50HU。在磁共振成像（MRI）检查时，T1加权像表现为高信号区。肿块内含有钙化灶时，呈典型的爆米花状，或斑点状。肿块内含脂肪及钙化灶。上述表现以后两种最具有特征性。

③支气管镜检查：腔内型错构瘤在支气管镜检查时，可直接见到瘤体，质地较硬，表面覆盖有正常黏膜，肿物周边黏膜正常，如肿物带蒂时，呈现活动性改变。由于肿瘤质地坚硬，不易取得满意的组织进行病理检查，因此，如X线影像学已确诊为错构瘤，可不做活检，也有报道对周边型的错构瘤经皮肺活检可得到病理诊断。

（4）鉴别诊断

①结核瘤：它常位于肺上叶尖后段或下叶背段，边缘光滑，密度可均匀或不均，内有钙化，病灶周围有散在的卫星灶。而错构瘤一般位于肺周边及低垂部分，当显示内有爆米花样钙化或脂肪时，可与结核瘤鉴别。但如无钙化及脂肪时，与结核瘤鉴别有一定困难。

②周围型肺癌：肺错构瘤常呈孤立结节病灶，常无症状，故需与早期周围型肺癌鉴别。但肺癌常呈分叶状软组织肿物，周边有毛刺，钙化少见。而错构瘤周边光整，无毛刺，分叶浅，瘤内显示脂肪、钙化、软组织，故两者较易鉴别。

（5）治疗：错构瘤很少发生恶变，但往往存在与

肺癌的鉴别问题,因此,发现肿物原则上应尽快手术,但术前应考虑到本病的可能。开胸时,术者见到肿物,一般能正确地作出错构瘤的诊断,因此,可将肿瘤连同邻近肺实质行楔形切除,尽可能地保留肺组织。当肿瘤位于肺表面,术者又肯定为本病时,可将其剥除,而不切除任何肺组织。当肿瘤位于肺叶深部,剥除将有一定危险,应做肺段或肺叶切除术,但术中应警惕勿将转移癌误诊为错构瘤行剥除术。本瘤术后均无复发。个别报道错构瘤切除后可再发,此时可能为肉瘤样肿物,称为恶性错构瘤。

对气管、支气管腔内型瘤,可切开气管、支气管行肿物摘除。如远端肺组织因反复感染,已发生不可逆改变时,可做肺叶或全肺切除。

2. 肺炎性假瘤(pulmonary inflammatory pseudotumor) 肺炎性假瘤是较少见的肺内炎症增生性病变。国内资料报道为肺内良性肿瘤第一或第二位。其病因尚不清楚,很可能是肺部细菌或病毒感染后引起的局部性非特异性炎症性病变及机化。推测本病与感染后的慢性免疫和炎性反应有关。

(1)病理:肺炎性假瘤常表现为单个孤立性病灶,呈球形或椭圆形,直径多数为5cm左右,范围1.2~16cm。肿物中等硬,无包膜,与周围正常组织分界清楚。切面呈灰白,或黄,或褐色。瘤多数位于肺内,可累及肺门及胸膜。

炎性假瘤的病理组织学表现复杂,常含多种炎性细胞和间质细胞,如浆细胞、淋巴细胞、黄色瘤细胞、肥大细胞及组织细胞等,病变周围通常发生成纤维细胞增殖、肉芽肿、淋巴细胞炎性反应、淋巴样增殖及肺泡纤维化。常见的组织学主要有四种类型:①乳头状增生型,肺泡上皮增生为主;②组织细胞和成纤维细胞增生为主型;③血管瘤样型,以血管和上皮乳头状增生为主;④淋巴瘤样型,以浆细胞增生为主。

肺炎性假瘤多数为良性病变,但可发生恶变,显示为恶性纤维组织细胞瘤。

(2)临床表现:肺炎性假瘤可发生于任何年龄,其范围1~33岁,56%发生于儿童。性别差异不大。50%以上患者无症状。但50%以上病初有呼吸道感染症状,如咳嗽、咳血丝痰。也有病人表现为胸痛、发热、喘息、脓胸、气胸及呼吸困难。其他如关节痛、乏力及体重下降等。一般病程较长,数月至数年,有的长达16年。

(3)诊断:主要依据X线检查,炎性假瘤常表现为密度较低而均匀、边缘清楚及轮廓完整的球形阴影,约钱币大小,偶有钙化及空洞,少数为多发结节,多数位于肺的外周,可累及胸膜。部分病例的病灶可缓慢增大。病变也可累及肺门,引起支气管阻塞及发生肺不张。少数累及肋骨,可引起骨破坏,也有累及食管、纵隔、心包及胸椎。

靠近胸壁的较大瘤灶,可经胸壁针吸、活检有助诊断。应注意与周围型肺癌相鉴别。必要时应开胸探查。

(4)治疗:由于炎性假瘤与肺癌及其他肺部肿瘤难以鉴别,药物治疗无效。因此,应采取手术治疗。可行肺楔形切除或肺段切除。术后预后良好,局部复发罕见。

(三)低度恶性肿瘤

来源于气管、支气管上皮及腺体的瘤为低度恶性肿瘤,自1982年世界卫生组织(WHO)将其分为类癌、腺样囊性癌(圆柱瘤)、黏液表皮样癌。并将此三类瘤归属肺癌的分类中。

1. 支气管类癌(bronchial carcinoid tumor) 支气管类癌属低度恶性,来源于上皮的原发性肺、支气管肿瘤。其发病率在三种低度恶性的肿瘤中占80%~90%。超微结构的研究证实类癌的瘤细胞内含有神经分泌颗粒与Kulchitsky细胞结构相似,因此,其可能来源于支气管黏膜上皮及腺体的嗜银细胞,属于胺前体摄取脱羧(APUD)细胞肿瘤。神经分泌颗粒具有内分泌功能,可分泌具有激素及生物活性物质,如5-羟色胺、组胺和肾上腺皮质激素等20余种肽类激素,因此,部分类癌病人伴有类癌综合征和库欣综合征等。

病理:支气管类癌好发于主支气管及其远端支气管和肺实质内,肿瘤直径为1.2~4cm,呈圆形,边界清楚,质地韧。瘤细胞具有神经内分泌瘤特点。胞质颗粒丰富。可分为典型和不典型两类,不典型类癌仅占10%,凡镜下检查具有下列一项或几项特征,为不典型类癌:①肿瘤细胞有丝分裂增多;②瘤细胞核呈不规则多形性,核大,胞质与胞核比例失常;③部分区域瘤细胞数量增多,排列不规则;④肿瘤内见到有坏死区。

临床表现:发病以成年人多见,性别无差异。周围型类癌都无症状,仅在健康查体的胸部X线发现。若肿瘤位于气管及支气管,常因呼吸道不全梗阻有呼吸困难、气喘及喘鸣,常误为哮喘。伴反复肺感染或咯血,少数为大咯血。少数类癌伴有类癌综合征和库欣综合征。类癌综合征表现为皮肤潮红、腹泻、哮喘、心动过速、心瓣膜病和糙皮病。

诊断:周围型类癌胸部 X 线表现为孤立结节,直径 1.5～2cm。位于支气管腔内的类癌,常表现为远端肺组织有炎性改变。气管正侧位体层、气管分叉或支气管斜位体层可以清晰显示肿瘤的轮廓及位置。

支气管镜检查可显示瘤的部位,通过内镜活检提供病理诊断。但确诊率仅为 50% 左右,因向腔内生长的肿瘤表面常覆盖有完整的支气管黏膜上皮,因此,活检时仅能取到肿瘤的表浅组织,不能获得类癌阳性病理结果。

具有类癌综合征的病人可测定血清素产物、24h 尿 5-H1AA(5-羟吲哚乙酸)、尿 5-羟色胺(5-HT)、血小板 5-HT 和嗜铬素 A,对诊断及术后复发有一定意义。约 84% 类癌病人血液中的血清素含量升高。因活性胺在肿瘤和肝脏中被迅速降解,只有在分泌足够的活性胺时,才表现出典型的类癌综合征,故发生率仅 18%。

治疗:目前已认为类癌为低度恶性的疾病,术后可复发,发生近远处转移,因此,对于支气管类癌应尽可能切除肿瘤,但又要尽可能保存正常肺组织。位于主支气管、中间及叶支气管的肿瘤,如远端肺组织无明显不可逆的病变,可争取做袖状切除或支气管成形术,并清扫肺门转移的淋巴结。如远端肺组织因反复感染已为不可逆病变,需做肺叶或全肺切除术,术后 5 年生存率可达 90% 左右。不典型类癌预后较差,平均生存时间为 27 个月,病人往往死于远处转移。类癌对放疗有一定敏感性,因此,术后也可辅以放射治疗。

化疗对类癌的治疗作用仍有争议,5-FU、氮烯咪胺及表柔比星对神经内分泌瘤有一定疗效。

类癌综合征病人由于激素等的分泌,而产生一系列症状,甚至成为其死亡原因之一。又类癌的发展相对较其他恶性肿瘤缓慢,即使发生转移,5 年生存率仍可达 20%,因此,如何减少胺的分泌,改善病人的生活质量和延长生存将是临床研究的关注问题之一。已证实类癌的原发肿瘤及转移灶普遍存在生长抑素受体,奥曲肽(octreotide)可能为生长抑素类似物,能抑制激素分泌和(或)阻止肿瘤生长。奥曲肽的治疗方案为 150～300μg/d,分 3 次皮下注射,约 70% 的病人有主观症状改善。如每日剂量达 1 500μg,似乎能抑制肿瘤生长。部分病人

有腹痛、脂肪泻、轻度高脂血症。如长期应用,促使胆囊活动能力降低,约 1% 病人可产生胆结石危险。目前,已有长效奥曲肽制剂,每月只需肌注 1 次,可以更好增加病人的依从性,改善病人的生活质量。有报道奥曲肽联用干扰素可使 67% 瘤体缩小。一般常用 α-干扰素 300 万～900 万 U,皮下注射,每周 3 次。

2. 腺样囊性癌(adenoid cystic carcinoma) 发生于支气管及大支气管内,低度恶性,三种肿瘤中腺样囊性癌约占 10%,又称圆柱瘤,起源于黏液腺上皮,为持续性生长,但非常缓慢。在确诊后,部分病人存活 10 年以上。

病理:腺样囊性癌多发生于较大的气管,约 50% 发生于主气管,余主要位于左右主支气管。并可沿气管支气管壁黏膜下层或神经鞘膜浸润生长,可侵犯邻近的组织和器官;瘤可向管腔内外生长,腔外部分病变较广泛。镜下见肿瘤呈筛状,即使转移至其他脏器时,也保持这种形态。

临床表现:男女发病率为 1:1。多发生于 40～50 岁人群。因其主要生长于气管、隆突部及大支气管,主要表现为喘鸣和吸气性呼吸困难。早期因肿瘤较小,一般无临床症状,偶有干咳,咳血丝痰。症状持续时间较长,进展极缓慢,长期被误诊为慢性支气管炎及支气管扩张并感染。当瘤体占管腔内径 1/2 以上时,可有较明显的高调喘鸣,呼吸困难,患侧反复发生肺部感染。此时病情恶化较快,因经常有喘息发作,又被误为支气管哮喘或喘息持续状态。如若注意到其喘息与体位姿势有关,并有吸气性呼吸困难时,往往可与哮喘鉴别。严重时可出现发绀,急性呼吸衰竭。以原发灶远处转移为首发症状很少见。

胸部 X 线往往无异常发现。摄气管、支气管正侧位、斜位断层像及胸 CT,可发现气管或支气管内有占位性肿块。位于主支气管内的肿瘤,可发生患侧反复肺部炎症,或全肺不张。支气管镜检查可使病人早期获得确诊。为了确定正气道内的肿瘤能否切除,因此,行支气管镜检查时必须测量声带到隆突的长度、肿瘤上方距声带的距离和肿瘤底部距离隆突的距离。如肿瘤占气道的 1/2 长度时能被安全切除,并行气道重建。如肿瘤侵袭范围>5～6cm,就不宜行手术。

治疗:腺样囊性癌的恶性程度较类癌为高,因此,应积极手术切除。按瘤的位置及侵犯的部位决定手术范围,可行肺叶切除或局部切除,甚至可行

气管、隆突切除重建,支气管袖式切除。当累及食管时可行食管切除和部分食管切除,同时行气管切除术,但病例必须严格选择。即使已发生远处转移,仍不失手术的机会。如病灶切除彻底,10年生存率可达60%以上。由于本瘤沿黏膜下和神经鞘膜扩散,因此,40%～50%病例手术切缘肿瘤阳性,10年生存率仅30%～45%。如不宜彻底切除,可行姑息性切除后加用放疗,本瘤对放疗有一定敏感性,可降低复发率。延长复发时间,病人可长期带瘤生存。对于少数的肺转移灶可行微病灶切除术。

气管、支气管腔内近距离放射治疗可作为本病放射治疗的增强治疗方法之一,或局部复发的辅助治疗。有报道当病人接受了50Gy的外照射后,再接受近距离腔内照射,部分病人可达到完全缓解,中位生存期达34个月。

3. 黏液表皮样瘤(mucoepidermoid tumors)也称黏液表皮样癌,本病类似于唾液腺的黏液表皮样癌。黏液表皮样癌来自于气管、支气管树的唾液腺。在组织上其与类癌、腺样囊性癌均属支气管腺瘤。目前认为其是恶性肿瘤。本病罕见,在肺癌中仅占0.2%。在支气管瘤中约占5%。

病理:黏液表皮样癌多数发生于大气道,局限于正气管占10%,位于主支气管15%,约75%位于叶、段支气管。瘤呈灰色或粉红色。突出于支气管腔内,肿瘤表面有光滑的黏膜覆盖。

光镜下显示瘤主要由鳞状细胞、未分化(中间型)细胞聚集而成,内包含有腺腔,腺腔内有黏液。

依据它们的生物学特性,可分为两类,即低度恶性及高度恶性。前者很少有有丝分裂,不沿黏膜下浸润性生长。高度恶性中有丝分裂活跃,坏死明显,细胞核呈多形性,约100%均发生于近端气道,组织学上与腺鳞癌相似。

临床表现:黏液表皮样癌发病倾向于较年轻的人,也可发生于儿童。平均年龄35岁。凡<16岁者,96%为低度恶性,<30岁者51%为低度恶性。

因病变主要发生于主气道,故临床表现类似于腺样囊性癌。约20%病人无症状。主要表现为气道阻塞性症状,如反复肺炎、咯血、咳嗽、喘鸣及呼吸困难等。胸痛往往也是常见症状,可能与感染有关。病程可以很慢,自症状开始,平均可达5.5年。在确定诊断时,约27%病人有转移。尤高度恶性的病人中,42%已属晚期。

本病诊断常被延误。对于有气道阻塞症状病人应行支气管镜检查,镜下见支气管内不规则肿物,向腔内突出,多数肿块也可显示不清晰,因表面由平滑的黏膜覆盖。

治疗:这类肿瘤具有浸润性,并可转移至区域性淋巴结。治疗原则以手术切除为主,可行肺叶或全肺切除,并行肺门淋巴结清扫。术后再辅以放射治疗。预后较腺样囊性癌、类癌差。国内报道1年生存率为83.3%。

完全切除的低度恶性型,术后可能存活5～9年以上,一般无复发。甚至切缘阳性病人,部分于2～9年后才局部复发,高度恶性型生存时间较短。

(李龙芸　魏丽娟)

■ 参考文献

[1] 孙燕.临床肿瘤学进展.北京:中国协和医科大学出版社,2005:256-273

[2] 储大同.肺癌.北京:北京大学医学出版社,2007:121-139

[3] 非小细胞肺癌临床实践指南(中国版).www.nccn.org,2008:1-14

[4] Henschke CI, Yankelevit DE, Libby DM, et al. The International Early Lung Cancer Action Program Investigators. Survival of patients with stage I lung cancer detected on CT screening. N Engl J Med, 2006, 355 (17): 1763-1771

[5] Bach PB, Silvestri GA, Hanger M, Jett JR. Screening for lung cancer: ACCP evidence-based clinical practice guidelines (2nd edition). Chest, 2007, 132(3 Suppl):69S-77S

[6] Bach PB, Jett JR, Pastorino U, et al. Computed tomography screening and lung cancer outcomes. JAMA, 2007, 297(9):953-961

[7] Cappuzzo F, Ligorio C, Toschi L, et al. EGFR and HER2 gene copy number and response to first-line chemotherapy in patients with advanced non-small cell lung cancer (NSCLC). J Thorac Oncol,2007,2(5):423-429

[8] 中国抗癌协会专业委员会.中国肺癌临床指南.北京:人民卫生出版社,2007:10-25

[9] Blons H, Cote JF, Le Corre D, et al. Epidermal growth factor receptor mutation in lung cancer are linked to bronchioloalveolar differentiation. Am J Surg Pathol, 2006, 30 (10): 1309-1315

[10] Sequist LV, Joshi VA, Janne PA, et al. Response to treatment and survival of patients with non-small cell lung cancer undergoing somatic EGFR mutation testing. Oncologist, 2007, 12 (1): 90-98

[11] Shigematsu H, Gazdar AF. Somatic mutations of epidermal growth factor

receptor signaling pathway in lung cancers. Int J Cancer, 2006, 118 (2): 257-262

[12] Goldstraw P, Crowley J, Chansky K, et al. The IASLC Lung Cancer Staging Project: proposals for the revision of the TNM stage groupings in the forthcoming (seventh) edition of the TNM Classification of malignant tumours. J Thorac Oncol, 2007, 2 (8): 706-714

[13] Allen MS, Darling GE, Pechet TT, et al. Morbidity and mortality of major pulmonary resections in patients with early-stage lung cancer: initial results of the randomized, prospective ACOSOG Z0030 trial. Ann Thorac Surg, 2006, 81 (3): 1013-1019; discussion 1019-1020

[14] Kong FM, Hayman JA, Griffith KA, et al. Final toxicity results of a radiation-dose escalation study in patients with non-small-cell lung cancer (NSCLC): predictors for radiation pneumonitis and fibrosis. Int J Radiat Oncol Biol Phys, 2006, 65 (4): 1075-1086. Epub 2006 May 2

[15] Wang S, Liao Z, Wei X, et al. Analysis of clinical and dosimetric factors associated with treatment-related pneumonitis (TRP) in patients with non-small-cell lung cancer (NSCLC) treated with concurrent chemotherapy and three-dimensional conformal radiotherapy (3D-CRT). Int J Radiat Oncol Biol Phys, 2006, 66 (5): 1399-1407. Epub 2006 Sep 25

[16] Rusch VW, Giroux DJ, Kraut MJ, et al. Induction chemoradiation and surgical resection for superior sulcus non-small-cell lung carcinomas: long-term results of Southwest Oncology Group Trial 9416 (Intergroup Trial 0160). J Clin Oncol, 2007, 25 (3): 313-318

[17] Chen M, Hayman JA, Ten Haken RK, et al. Long-term results of high-dose conformal radiotherapy for patients with medically inoperable T1-3N0 non-small-cell lung cancer: is low incidence of regional failure due to incidental nodal irradiation? Int J Radiat Oncol Biol Phys, 2006, 64 (1): 120-126. Epub 2005 Sep 29

[18] Baisden JM, Romney DA, Reish AG, et al. Dose as a function of lung volume and planned treatment volume in helical tomotherapy intensity-modulated radiation therapy-based stereotactic body radiation therapy for small lung tumors. Int J Radiat Oncol Biol Phys, 2007, 68 (4): 1229-1237. Epub 2007 May 21

[19] Douillard JY, Rosell R, De Lena M, et al. Adjuvant vinorelbine plus cisplatin versus observation in patients with completely resected stage I B-III A non-small-cell lung cancer (Adjuvant Navelbine International Trialist Association [ANITA]): a randomised controlled trial. Lancet oncol, 2006, 7 (9): 719-727

[20] Bernstein ED, Herbert SM, Hanna NH. Chemotherapy and radiotherapy in the treatment of resectable non-small-cell lung cancer. Ann Surg Oncol, 2006, 13 (3): 291-301. Epub 2006 Feb 1. Review

[21] Huber RM, Flentje M, Schmidt M, et al. Simultaneous chemoradiotherapy compared with radiotherapy alone after induction chemotherapy in inoperable stage III A or III B non-small-cell lung cancer: study CTRT99/97 by the Bronchial Carcinoma Therapy Group. J Clin Oncol, 2006, 24 (27): 4397-4404

[22] De Leyn P, Stroobants S, De Wever W, et al. Prospective comparative study of integrated positron emission tomography-computed tomography scan compared with remediastinoscopy in the assessment of residual mediastinal lymph node disease after induction chemotherapy for mediastinoscopy-proven stage III A-N2 Non-small-cell lung cancer: a Leuven Lung Cancer Group Study. J Clin Oncol, 2006, 24 (21): 3333-3339

[23] Cerfolio RJ, Bryant AS, Ojha B. Restaging patients with N2 (stage III a) non-small cell lung cancer after neoadjuvant chemoradiotherapy: a prospective study. Erratum in: J Thorac Cardiovasc Surg. 2006 Jun; 131 (6): 1229-1235. Erratum in: J Thorac Cardiovasc Surg, 2006, 132 (3): 565-567

[24] Lally BE, Zelterman D, Colasanto Jm, et al. Postoperative radiotherapy for stage II or III non-small-cell lung cancer using the surveillance, epidemiology, and end results database. J Clin Oncol, 2006, 24 (19): 2998-3006. Epub 2006 Jun 12

[25] 朱元珏. 呼吸病学. 北京: 人民卫生出版社, 2003: 1047-1066

[26] 罗慰慈. 现代呼吸病学. 北京: 人民军医出版社, 1997: 831

[27] Nakagawa M, Hara M, Shibamoto Y, et al. CT findings of bronchial glandular papilloma. J Thorac Imaging, 2008, 23 (3): 210-212

[28] Shimizu K, Okita R, Hamai Y. Intrabronchial leiomyoma treated with endoscopic resection: report of a case. Kyobu Geka, 2008, 61 (2): 168-171 (Japanese)

[29] Vilas Iglesias A, Palacios Bartolomé A, et al. Endobronchial chondroma. An Med Interna, 2003, 20 (7): 387 (Spanish)

[30] Andino L, Cagle PT, Murer B, et al. Pleuropulmonary desmoid tumors: immunohistochemical comparison with solitary fibrous tumors and assessment of beta-catenin and cyclin D1 expression. Arch Pathol Lab Med, 2006, 130 (10): 1503-1509

[31] Erkiliç S, Koçer NE, Tunçozgür B. Peripheral intrapulmonary lipoma: a case report. Acta Chir Belg, 2007, 107 (6): 700-702

[32] Hernández Gonzalo D, Salinas Martín MV, et al. Benign clear cell tumor of the lung. A case report and diagnostic featuresCir Esp, 2008, 83 (6): 330-331

[33] Wood B, Swarbrick N, Frost F. Diagnosis of pulmonary hamartoma by fine needle biopsy. Acta Cytol, 2008, 52 (4): 412-417

[34] Takeda S, Onishi Y, Kawamura T, et al. Clinical spectrum of pulmonary inflammatory myofibroblastic tumor. Interact Cardiovasc Thorac Surg, 2008, 7 (4): 629-633

[35] Atoui R, Almarzooqi S, Saleh W, et al. Bronchopulmonary carcinoid tumor associated with cushing syndrome. Ann

Thorac Surg,2008,86(5):1688-1690

[36] Murray J,Kielkowski D,Leiman G. The prevalence and age distribution of peripheral pulmonary hamartomas in adult males. An autopsy-based study. S Afr Med J,1991,79(5):247-249

[37] Yesner R,Bronchial gland tumors. In: Yesner. Eds. Atlas of lung cancer. Hong kong: Lippincott-Raven, 1998: 199

第 40 章

胸 膜 疾 病

第一节 概 述

胸膜腔不是一个真正的空腔,而是位于肺和胸壁之间的一个潜在的腔隙。胸膜腔作为肺和胸壁之间的联结系统而成为呼吸系统结构的重要部分。胸膜由以间皮细胞覆盖的疏松的、不规则的结缔组织所组成。覆盖在肺实质表面上的浆膜称为脏层胸膜,覆盖在其余胸膜腔的部分称为壁层胸膜。在两层胸膜表面上有一层很薄的液体(厚 $2\sim10\mu m$),在呼吸运动时起润滑作用。胸膜腔和其中的液体并非处于静止状态,在每一次呼吸周期中胸膜腔形状和压力均有很大变化,使胸腔内液体持续滤出和吸收并处于动态平衡。

胸膜和胸膜腔的功能至今仍未完全明确。胸膜的主要功能是把胸壁的压力传导到肺,可帮助维持肺的形状,亦与胸液的形成和吸收有关。胸膜主要由间皮细胞和结缔组织组成。间皮细胞直径 $6\sim12\mu m$,扫描电子显微镜发现整个胸膜表面覆盖着微绒毛,微绒毛直径约 $0.1\mu m$,长度 $0.5\sim1.9\mu m$。微绒毛的功能以往认为是增加脏层胸膜吸收胸液的能力,后来研究认为是保持胸液和减少肺和胸壁的摩擦。近十多年来的研究已经证明间皮细胞是活泼的细胞,对许多刺激有反应。体外培养的间皮细胞可以表达大量的生长因子或细胞因子,以及其他的介质,在胸膜的发育、对损伤的反应,或间皮瘤的形成中可能起相当重要的作用。目前,人类胸膜间皮细胞体外培养已用于结核性胸膜炎、类肺炎性胸腔积液、石棉性胸膜病变、恶性胸腔积液、间皮瘤和化学性胸膜固定术等的机制研究。

20 世纪 80 年代中期以前,一直认为胸液是从壁层胸膜产生,脏层胸膜吸收的。主要基于壁层和脏层胸膜之间的静水压、胶体渗透压和胸膜腔内负压的梯度对比。这一结论来自对薄胸膜动物的实验研究。脏层胸膜薄的动物(如兔)其壁层胸膜主要由肋间动脉供血,毛细血管压高,而脏层胸膜由肺动脉供血,毛细血管压低,所以受压力的驱动,液体从壁层胸膜滤过进入胸膜腔,脏层胸膜以相仿的压力将胸液回吸收。但是从 20 世纪 80 年代以后,由于发现脏层胸膜厚的动物(包括人类、绵羊等)其壁层胸膜间皮细胞间存在淋巴管微孔(stomas),脏层胸膜由体循环的支气管动脉和肺循环供血,故对胸液的产生和吸收机制达成共识,即胸液由于压力梯度从壁层和脏层胸膜的体循环血管通过有渗漏性的胸膜进入胸膜腔,然后通过壁层胸膜的淋巴管微孔经淋巴管回吸收,这一形式类似于机体的任何间质腔(图 40-1)。正常情况下脏层胸膜对胸液循环的作用较小。

胸膜腔是肺和胸壁的连续密闭系统,因此,是呼吸器官的重要特征。胸腔内压对于心肺生理学是重要的,因为它是肺和心脏的外表面和胸腔内表面的压力。由于肺、心脏和胸腔均是可扩张的器官,一个可扩张的物体的容量决定于该物体内外的压力差及其顺应性,因此,胸腔内压对这三个重要的结构的容量起重要的决定作用。但是,胸膜腔的功能到底有多重要,过去已有研究认为胸膜与胸膜腔的存在从生理角度上看并非十分重要,胸膜腔的消失对肺功能没有明显影响。但是胸膜腔在许多疾病,例如气胸和胸腔积液中确实起重要的病理生理作用,只要这一潜在的腔隙容量扩大了,就可引起症状甚至死亡。

肺-胸膜医学实践中一个逐渐受到重视的重要部分是肺和(或)系统性疾病的胸膜损害。10％的

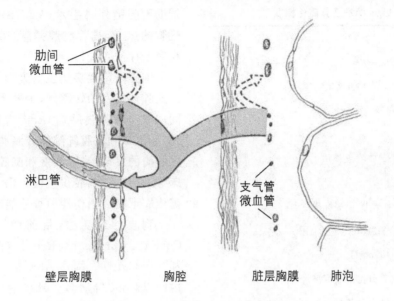

图 40-1　胸液循环的现代机制

内科住院患者伴有胸腔积液,25%～30%的呼吸系统疾病与胸膜病变有关。而且,近年来的文献表明胸膜疾病的发病率正在上升。胸膜疾病可以原发于胸膜本身,或继发于肺内病变,亦可来源于全身病变。不同病因的胸膜疾病在影像学上可表现为 3 大类:胸腔积液、气胸和胸膜增厚。

　　胸腔积液是胸膜疾病最常见的表现,美国每年胸腔积液新病例数估计为 133.7 万。按此推算,我国每年约有 672 万胸腔积液患者。我国 4 个较大样本胸腔积液的综合分析显示结核性胸腔积液占 46.7%,恶性胸腔积液占 28.2%。诊断胸腔积液,首先应确定胸腔积液的存在,然后分辨胸腔积液的性质为漏出液或渗出液,最后确定胸腔积液的病因,以病因诊断最为重要。

　　临床上判断患者是否有胸腔积液一般并不困难,中量以上的胸腔积液症状和体征均较明显。少量积液(0.3L)在立位 X 线胸片上可仅表现为肋膈角变钝,有时易与胸膜粘连混淆,可行患侧卧位胸片,液体可散开于肺外带。体征上需与胸膜增厚鉴别,胸膜增厚叩诊浊音,听诊呼吸音减弱,但往往伴有胸廓扁平或塌陷,肋间隙变窄,气管向患侧移位等体征。B 超、CT 等检查可确定有无胸腔积液。

　　诊断性胸腔穿刺可区别胸腔积液的性质。漏出液外观清澈透明,无色或浅黄色,不凝固;而渗出液外观颜色深,呈透明或浑浊的草黄或棕黄色,或血性,可自行凝固。两者划分标准多根据比重(以 1.018 为界)、蛋白质含量(以 30g/L 为界)、细胞数

(以 500×10^6/L 为界),小于以上界限为漏出液,反之为渗出液,但其诊断的敏感性和特异性较差。目前多根据 Light 标准,尤其对蛋白质浓度在 25～35g/L 者,符合以下任何 1 条可诊断为渗出液:①胸腔积液/血清蛋白比例＞0.5;②胸腔积液/血清乳酸脱氢酶(LDH)比例＞0.6;③胸腔积液 LDH 水平大于血清正常值高限的 2/3。最近 Heffner 等对七项胸腔积液的研究做了 Meta 分析,共 1 448 例患者,发现 Light 标准总的诊断准确率为 93%,结果显示胸腔积液 LDH 及胸腔积液与血清 LDH 比值有较高的相关性,可以去掉其中一个标准,称为简化 Light 标准,简化的 Light 标准在鉴别渗出性胸腔积液与漏出性胸腔积液的诊断效能与 Light 标准相当,只进行胸腔积液检查,经济、方便,且不降低诊断的效能。此外,诊断渗出液的指标还有胸腔积液胆固醇浓度＞1.56mmol/L,胸腔积液/血清胆红素比例＞0.6,血清-胸腔积液白蛋白梯度＜12g/L。见表 40-1。有些积液难以确切地划入漏出液或渗出液,可见于恶性胸腔积液,系由于多种机制参与了胸腔积液的形成。

　　胸腔积液病因的鉴别一直是临床上重视的问题。漏出液的常见病因是充血性心力衰竭、肝硬化、肾病综合征和低蛋白血症等。充血性心力衰竭多为双侧胸腔积液,积液量右侧多于左侧,强烈利尿可引起假性渗出液。肝硬化的胸腔积液多伴有腹水。肾病综合征的胸腔积液多为双侧,可表现为肺底积液。低蛋白血症的胸腔积液多伴有全

表 40-1 Light 标准及其简化标准

Light 标准

  胸腔积液/血清 LDH>0.6

  胸腔积液 LDH>2/3 血清正常值上限

  胸腔积液/血清蛋白>0.5

简化 Light 标准

  胸腔积液 LDH>2/3 血清正常值上限

  胸腔积液/血清蛋白>0.5

不需要血液检测的两个胸腔积液标准

  胸腔积液 LDH>2/3 血清正常值上限

  胸腔积液胆固醇>450mg/L

不需要血液检测的三个胸腔积液标准

  胸腔积液 LDH>2/3 血清正常值上限

  胸腔积液胆固醇>450mg/L

  胸腔积液蛋白>30g/L

身水肿。腹膜透析的胸腔积液类似于腹透液,葡萄糖高,蛋白质<1.0g/L。如不符合以上特点,或伴有发热、胸痛等症状应行诊断性胸腔穿刺。在我国渗出液的主要病因是结核性胸膜炎、恶性胸腔积液和类肺炎性胸腔积液。胸腔积液的外观、常规、生化和酶学、细菌学、细胞学,以及免疫学和肿瘤标志物等检查都有助于渗出液的病因鉴别。经皮闭式胸膜活检、胸腔镜活检对确诊结核性胸膜炎和恶性胸腔积液有重要意义。

气胸的诊断临床上不难,经常规 X 线检查即可确定。近年来对气胸的处理方面有几个较明显的变化。首先,对大多数原发性自发性气胸,推荐单纯针刺抽气治疗。对继发性自发性气胸,推荐用滑石粉浆或四环素衍生物行胸膜固定术。对于持续漏气的患者或肺不能膨胀的患者,推荐早期行电视辅助胸腔镜外科手术(VATS)。对于艾滋病伴发气胸的患者,推荐胸腔插管(带 Heimlich 活瓣)后在家治疗或 VATS。

胸膜增厚性疾病主要为胸腔内肿瘤,常来自肺内或肺外器官的转移瘤,少数为原发于胸膜组织的间皮瘤。除胸膜肿瘤外,尚有胸膜增厚或胸膜钙化、纤维球和胸膜纤维瘤或脂肪瘤。确诊有待于原发肿瘤的发现、胸膜改变和胸腔积液的检查。经临床详细检查和胸腔积液检查仍不能明确病因者,常需依靠下列的创伤性检查才能确定。

胸膜针刺活检:目前使用的胸膜活检针有 Cope 针、Abrams 针、Raja 针(改良的 Abrams 针)和 Tru-Cut 针。国外 Abrams 针使用较为普遍,国内则以 Cope 针居多。针刺活检的成功与否,主要决定于操作者的技术,而非选择哪种活检针,临床上 Abrams 针和 Cope 针的诊断率基本相同。

胸腔镜检查:过去十几年在胸膜疾病的诊断和治疗最大的进展当属 VATS,应用这一现代技术,可以达到以往剖胸手术的效果。目前已应用于不明原因胸腔积液、恶性胸腔积液、复杂性类肺炎性胸腔积液、乳糜胸、血胸、气胸和胸膜增厚性病变的诊断和治疗。应该注意的是,内科胸腔镜在这些胸膜疾病的诊断和治疗方面也非常重要,且因为其仅需要局麻,具有简单、费用低、诊断效率高、安全、并发症少等优点,故更适合于临床上不明原因胸腔积液疑为结核性或恶性者的诊断。文献报道胸腔镜对恶性胸腔积液的诊断率为 85% 左右,对结核性胸膜炎的诊断率可高达 100%。

开胸胸膜活检:目前由于胸腔镜的应用已经少用。其主要适应证是进行性的原因不明的胸膜疾病。如果无胸腔镜检查的禁忌证,应优先考虑胸腔镜检查,因后者并发症和死亡率较低。

(谢灿茂 唐可京)

第二节 结核性胸膜炎

结核性胸膜炎可发生于任何年龄,青壮年最为多见。胸膜炎常为单侧,双侧者常提示为血行播散性结核所致。积液量多为少量至中等量。由于结核性胸膜炎渗液中的蛋白质较高,易导致胸膜粘连及肥厚。

【病因和发病途径】

结核性胸膜炎的致病菌是结核分枝杆菌。引起结核性胸膜炎的途径有:①肺门淋巴结核的细菌经淋巴管逆流至胸膜;②邻近胸膜的肺结核病灶破溃,使结核杆菌或结核感染的产物直接进入胸膜腔内;③急性或亚急性血行播散性结核引致胸膜炎;④机体的变应性较高,胸膜对结核毒素出现高度反应引起渗出;⑤胸椎结核和肋骨结核向胸膜腔溃破。以往认为结核性胸腔积液系结核毒素过敏的观点是片面的,因为胸膜针刺活检或胸腔镜活检已经证实 80％结核性胸膜炎壁层胸膜有典型的结核病理改变。因此,结核杆菌直接感染胸膜是结核性胸膜炎的主要发病机制。

【病理】

早期胸膜充血,白细胞浸润,随后为淋巴细胞浸润占优势。胸膜表面有纤维素性渗出,继而出现浆液性渗出。由于大量纤维蛋白沉着于胸膜,可形成包裹性胸腔积液或广泛胸膜增厚。胸膜常有结核结节形成。

【临床表现】

大多数结核性胸膜炎为急性起病。其症状主要表现为结核的全身中毒症状和胸腔积液所致的局部症状。结核中毒症状主要表现为发热、畏寒、出汗、乏力、纳差、盗汗。局部症状有胸痛、干咳和呼吸困难。胸痛多位于胸廓呼吸运动幅度最大的腋前线或腋后线下方,呈锐痛,随深呼吸或咳嗽而加重。由于胸腔内积液逐渐增多,几天后胸痛逐渐减轻或消失。积液对胸膜的刺激可引起反射性干咳,体位转动时更为明显。积液量少时仅有胸闷、气促,大量积液压迫肺、心和纵隔,则可发生呼吸困难。积液产生和聚集越快、越多,呼吸困难越明显,甚至可有端坐呼吸和发绀。

体征与积液量和积聚部位有关。积液量少者或叶间胸膜积液的胸部体征不明显,或早期可闻及胸膜摩擦音。积液中等量以上时患侧胸廓稍凸,肋间隙饱满,呼吸运动受限。气管、纵隔和心脏向健侧移位。患侧语音震颤减弱或消失,叩诊浊音或实音。听诊呼吸音减弱或消失,语音传导减弱。由于接近胸腔积液上界的肺被压缩,在该部听诊时可发现呼吸音不减弱反而增强。如有胸膜粘连与胸膜增厚时,可见患侧胸廓下陷,肋间隙变窄,呼吸运动受限,语音震颤减弱,叩诊浊音,呼吸音减弱。

【辅助检查】

1. 实验室检查　结核性胸膜炎初期,血中白细胞总数可增高或正常,中性粒细胞占优势,而后白细胞计数正常,并转为淋巴细胞为主。红细胞沉降率增快。

胸腔积液外观多为草黄色或深黄色,可为浑浊性,易凝固;20％左右为血性胸腔积液。胸腔积液检查提示为渗出液,细胞学分类急性期以中性粒细胞占优势,而后以淋巴细胞占优势。绝大多数患者胸腔积液间皮细胞计数<5％。胸腔积液蛋白定量多>30g/L,如>50g/L,则更支持结核性胸膜炎的

诊断。

胸腔积液腺苷脱氨酶(ADA)水平增高有助于结核性胸膜炎的诊断,其敏感性和特异性均可达到90％左右。不同的研究中 ADA 用于诊断结核性胸膜炎的界值不同,可波动于 30～70U/L,国内大多使用 ADA>45U/L 作为支持结核性胸膜炎的依据。胸腔积液 ADA 水平越高,患结核性胸膜炎的可能性就越大。需要注意的是,胸腔积液 ADA 水平在脓胸和类风湿胸膜炎患者中亦可增高,此外,在一些罕见的疾病如 Q 热和布鲁斯杆菌病患者中也可增高。

胸腔积液干扰素-γ 水平增高亦有助于结核性胸膜炎的诊断。国外研究显示胸腔积液干扰素-γ>3.7U/ml 诊断结核性胸膜炎的敏感性和特异性均可达到98％。脓胸患者胸腔积液干扰素-γ 水平亦可增高。

胸腔积液结核性抗原和抗体的测定特异性不高,限制了其临床应用。胸腔积液的结核杆菌阳性率低于 25％,如采用胸腔积液离心沉淀后涂片、胸腔积液或胸膜组织培养、聚合酶链反应(PCR)等,可以提高阳性率。

2. 胸膜活检　胸膜针刺活检是诊断结核性胸膜炎的重要手段。活检的胸膜组织除了可行病理检查外,还可行结核杆菌的培养。如壁层胸膜肉芽肿改变提示结核性胸膜炎的诊断,虽然其他的疾病,如真菌性疾病、结节病、土拉菌病(tuaremia)和类风湿胸膜炎均可有肉芽肿病变,但 95％以上的胸膜肉芽肿病变系结核性胸膜炎。如胸膜活检未能发现肉芽肿病变,活检标本应该做抗酸染色。第 1次胸膜活检可发现 60％的结核肉芽肿改变,活检 3次则为 80％左右。如活检标本培养加上显微镜检查,结核的诊断阳性率为 90％。也可用胸腔镜行直视下胸膜活检,阳性率更高。

3. X 线检查　胸腔积液在 300ml 以下时,后前位 X 线胸片可能无阳性发现。少量积液时肋膈角变钝,积液量多在 500ml 以上,仰卧位透视观察,由于积聚于胸腔下部的液体散开,复见锐利的肋膈角。也可患侧卧位摄片,可见肺外侧密度增高的条状影。中等量积液表现为胸腔下部均匀的密度增高阴影,膈影被遮盖,积液呈上缘外侧高,内侧低的弧形阴影。大量胸腔积液时,肺野大部呈均匀浓密阴影,膈影被遮盖,纵隔向健侧移位。

部分结核性胸膜炎可表现为特殊类型,常见的有:①叶间积液,液体积聚于一个或多个叶间隙内。

表现为边缘锐利的梭形阴影或圆形阴影,在侧位胸片上显示积液位置与叶间隙有关。②肺下积液,液体主要积聚于肺底与膈肌之间,常与肋胸膜腔积液同时存在。直立位时,表现为患侧膈影增高,膈顶点由正常的内 1/3 处移到外 1/3 处,中部较平坦。左侧肺底积液表现为膈影与胃泡之间的距离增大,患侧肋膈角变钝。如怀疑肺下积液,嘱患者患侧卧位 20min 后做胸透或胸片检查,此时液体散开,患侧肺外缘呈带状阴影,并显出膈肌影。带状阴影越厚,积液越多。③包裹性积液,系胸膜粘连形成的局限性胸腔积液。肋胸膜腔包裹性积液常发生于下部的后外侧壁,少数可发生在前胸壁。X 线征象直立位或适当倾斜位时可显示底边贴附于胸壁,内缘向肺野突出的边界锐利、密度均等的梭形或椭圆形阴影,阴影边缘与胸壁呈钝角。④纵隔积液,系纵隔胸膜腔的积液。前纵隔积液表现为沿心脏及大血管边沿的阴影,右前上纵隔积液阴影颇似胸腺阴影或右上肺不张阴影。取右侧卧位,左前斜 30°位置 20~30min 后,摄该体位的后前位胸片,显示上纵隔阴影明显增宽。前下纵隔积液须与心脏增大阴影或心包积液相鉴别。后纵隔积液表现为沿脊柱的三角形或带状阴影。

4.超声波检查 超声探测胸腔积液的灵敏度高,定位准确,并可估计胸腔积液的深度和积液量,提示穿刺部位。亦可以和胸膜增厚进行鉴别。

【诊断及鉴别诊断】

结核性胸膜炎的确诊需要胸腔积液或胸膜活检标本中找到结核杆菌,或胸膜活检有典型结核性肉芽肿改变;然而根据病史和临床表现,以及胸腔积液中 ADA 或干扰素-γ 水平增高,临床上也可以诊断结核性胸膜炎。结核性胸膜炎须与细菌性肺炎、类肺炎性胸腔积液以及恶性胸腔积液进行鉴别。

1.细菌性肺炎 结核性胸膜炎的急性期常有发热、胸痛、咳嗽、气促,血白细胞增多,胸片 X 线表现高密度均匀阴影,易误诊为肺炎。肺炎患者的咳嗽多伴有咳痰,肺部有实变体征或有湿性啰音,痰涂片或培养常可发现致病菌。结核性胸膜炎则以干咳为主,胸部为积液体征,PPD 试验可阳性。

2.类肺炎性胸腔积液 发生于细菌性肺炎、肺脓肿和支气管扩张伴有胸腔积液者,患者多有肺部病变的病史,积液量不多,见于病变的同侧。胸腔积液白细胞数明显增高,以中性粒细胞为主,胸腔积液培养可有致病菌生长。

3.恶性胸腔积液 肺癌、乳腺癌、淋巴瘤等的胸膜转移,恶性胸膜间皮瘤等均可产生胸腔积液,而以肺癌伴发恶性胸腔积液最为常见。结核性胸膜炎与恶性胸腔积液的鉴别要点见表 40-2。

结核性胸膜炎有时还须与系统性红斑狼疮性胸膜炎、类风湿胸膜炎等鉴别,这些疾病均有各自的临床特点,鉴别一般并不困难。

【治疗】

结核性胸膜炎的治疗包括一般治疗、胸腔穿刺抽液和抗结核药物治疗。

表 40-2 结核性胸膜炎与恶性胸腔积液鉴别要点

内容	结核性胸膜炎	恶性胸腔积液
年龄	青、少年多见	中、老年
中毒症状	有	无
胸痛	短暂,锐痛	持续,隐痛
血丝痰	无(无肺实质病变者)	可有
胸液量	多为中、少量	多为大量,抽液后生长快
胸液外观	草黄色	多血性
胸液细胞类型	淋巴细胞为主,间皮细胞<5%	大量间皮细胞
胸液 LDH	>200U/L	>500U/L
胸液 ADA	>50U/L	<50U/L
胸液 CEA	<20μg/L	>20μg/L
胸液干扰素-γ	>3.7U/ml	<3.7U/ml
胸液脱落细胞检查	阴性	可找到肿瘤细胞
胸膜活检	结核性肉芽肿	肿瘤组织
CT	肺实质无肿块病变	有肿瘤特征
PPD 皮试	可阳性	阴性

1. 一般治疗　体温 38℃ 以上可卧床休息，一般患者可以适当起床活动。总的休息时间大约以体温恢复正常、胸腔积液消失后仍须持续 2～3 个月。此外，给予营养支持和对症治疗。

2. 胸腔穿刺抽液　由于结核性胸膜炎患者胸腔积液的蛋白含量高，容易引起胸膜粘连，故原则上应尽快抽尽胸腔积液。胸腔抽液有以下作用：① 减轻中毒症状，加速退热；② 解除肺脏和心脏血管受压，改善呼吸及循环功能；③ 防止胸膜粘连、增厚。大量胸腔积液者每周抽液 2～3 次，直至胸腔积液完全消失。首次抽液不要超过 700ml，以后每次抽液量不应超过 1 000ml，最多不要超过 1 500ml。如抽液过快、过多，可由于胸腔内压力骤降发生复张后肺水肿和循环衰竭，表现为剧咳、气促、咳大量泡沫状痰，双肺满布湿性啰音，动脉血氧分压（PaO_2）下降，X 线显示肺水肿征。应立即吸氧，酌情应用糖皮质激素及利尿药，控制液体入量，严密监测病情与酸碱平衡，必要时需气管插管行机械通气。若抽液时发生头晕、冷汗、心悸、面色苍白、脉细等表现应考虑"胸膜反应"，应立即停止抽液，使患者平卧，必要时皮下注射 0.1% 肾上腺素 0.5ml，密切观察病情，注意血压变化，防止休克。

目前，也有学者主张早期给予胸腔插管引流，可减少胸膜增厚和胸膜粘连等并发症。

3. 抗结核药物治疗　其原则与方法和活动性肺结核相同。强化期一般予以异烟肼（INH）、利福平（RFP）、吡嗪酰胺（PZA）和乙胺丁醇（EMB）联合治疗 2 个月；巩固期予以 INH 和 RFP 治疗 4 个月。剂量：INH 0.3g/d，顿服；RFP 0.45～0.6g/d（体重 <50kg 用 0.45g/d，≥50kg 用 0.6g/d），顿服；PZA 1.5g/d，顿服；EMB 0.75g/d，顿服。治疗过程必须注意抗结核药物的副作用，如肝功能损害、周围神经炎、过敏反应等，发生时应根据情况减量或停用。

结核性胸膜炎不主张常规使用糖皮质激素，因其有许多副作用。当大量胸腔积液、吸收不满意或结核中毒症状严重时可用泼尼松 30mg/d，至胸腔积液明显减少或中毒症状减轻时每周减少 5～10mg，一般 4～6 周停药。减药太快或用药时间太短，容易产生胸腔积液或毒性症状的反跳。

胸腔内注射抗结核药物或糖皮质激素没有肯定意义。抗结核药物在胸腔积液的浓度已经足够，胸腔内注射药物对胸腔积液的吸收及预防胸膜增厚与不用药物者没有显著差异。

（唐可京　谢灿茂）

第三节　类肺炎性胸腔积液及脓胸

尽管目前许多强有力的抗生素在临床应用，肺炎仍然是最常见的疾病之一。在美国，肺炎伴胸腔积液位居胸腔积液病因的第二位，渗出性胸腔积液病因的第一位。大多数类肺炎性胸腔积液通过有效的抗生素治疗积液可以自行吸收。约 10% 的胸腔积液需要手术干预。据统计，住院的细菌性肺炎患者约有 40% 伴有胸腔积液，其病死率高于无胸腔积液的肺炎患者。

【定义】

类肺炎性胸腔积液系指细菌性肺炎、肺脓肿和支气管扩张感染引起的胸腔积液；如积液呈稠厚、脓性外观者称为脓胸。类肺炎性胸腔积液中需要治疗性胸腔穿刺或胸腔插管引流才能缓解者称为复杂性类肺炎性胸腔积液。

【病因】

类肺炎性胸腔积液常由于细菌性肺炎累及胸膜所致，尤其是年老体弱、未及时治疗、免疫功能低下或接受免疫抑制药治疗者的发生率更高。此外也可见于肺脓肿、支气管扩张或肺癌合并感染等。

脓胸患者多有肺部感染，但外科手术后脓胸也较见，其他的病因包括气胸行胸腔穿刺术或胸腔插管引流术后的并发症，食管穿孔，邻近部位的化脓性感染（纵隔炎、膈下脓肿、肝脓肿、化脓性心包炎等）直接侵蚀、穿破或通过淋巴引流累及胸膜腔，以及类风湿胸腔积液患者因为胸膜下结节坏死导致的支气管胸膜瘘等。

任何可引起肺部感染的细菌均可产生胸腔积液。既往的类肺炎性胸腔积液以肺炎链球菌或溶血性链球菌最常见，在抗生素普遍应用以后，则以金黄色葡萄球菌为主。近年来厌氧菌和革兰阴性杆菌感染呈上升趋势。根据既往的一些文献报道，类肺炎性胸腔积液的病原体有如下特点：① 需氧性细菌比厌氧性细菌稍多；② 金黄色葡萄球菌和肺炎链球菌占需氧革兰阳性细菌感染的 70% 左右；③ 如胸液为单一的需氧革兰阳性细菌感染，致病菌主要为金黄色葡萄球菌、肺炎链球菌或化脓性链球菌；④ 需氧革兰阳性细菌的感染机会是需氧革兰阴性细菌的 2 倍左右；⑤ 大肠埃希菌是最常见的分离出的需氧革兰阴性细菌,但罕见单独引起胸腔积液; ⑥克雷伯杆菌、假单胞菌和流感嗜血杆菌是其次3种最常见的分离出的需氧革兰阴性细菌,约占单一种需氧革兰阴性细菌所致脓胸的75%;⑦拟杆菌属和胨链球菌(peptostreptococcus)是两种最常见的分离出的厌氧菌;⑧胸液中仅分离出单一厌氧菌的情况比较少见。

【病理生理】

类肺炎性胸腔积液可分成3个阶段,但界限并不十分明确,可逐渐合并在一起。

1. 渗出阶段(exudative stage) 此阶段的特征是无菌性胸液迅速地渗出到胸膜腔。胸液的来源仍未明确,可能来自肺的间质。胸液的特征是白细胞低,LDH低,葡萄糖水平和pH值正常。如果在此阶段适当应用抗生素,胸腔积液不会进行性增多,也不用胸腔内插管引流。

2. 纤维脓性阶段(fibropurulent stage) 如果没有进行适当的治疗,在某些情况下细菌可以从邻近的肺炎入侵到胸液。这一阶段是以大量的胸液为特征,胸液中有许多多形核细胞、细菌和细胞碎屑。纤维蛋白沉积在被累及的脏层和壁层胸膜。当此阶段发展时,积液倾向于形成包裹和形成限制膜。包裹预防了脓胸的扩展,但增加了胸腔插管引流的困难。当发展到这一阶段时,胸液pH和葡萄糖水平进行性下降,LDH水平进行性增高。

3. 机化阶段(organization stage) 成纤维细胞从脏层和壁层胸膜表面向积液处生长,产生一无弹性的膜称为胸膜皮(pleural peel),影响肺的膨胀。胸液浓稠,如未及时治疗,脓液可突破胸壁或肺,形成胸壁脓性窦道或支气管胸膜瘘。

【临床表现】

类肺炎性胸腔积液和脓胸的临床表现主要取决于患者是需氧菌或厌氧菌感染。

需氧菌肺炎伴有或不伴有胸腔积液者的临床表现基本相同。患者表现为急性起病,发热、寒战、胸痛、咳嗽、咳痰和血白细胞增高,有肺部炎症和积液的体征。无胸腔积液的肺部感染患者胸膜炎性胸痛发生率为59%,伴胸腔积液者为64%。患者出现症状未及时就医的时间越长,发生胸腔积液的可能性越大。如抗生素治疗48h以上仍发热,则提示为复杂性类肺炎性胸腔积液。患者如先表现为肺炎然后出现胸腔积液则较易诊断为类肺炎性胸腔积液。年老体弱和(或)接受糖皮质激素及免疫抑制药的患者,可无上述急性症状而发病。

厌氧菌感染累及胸膜者多为亚急性起病,70%的患者多于出现症状后1周就诊。许多患者口腔卫生较差,且有饮酒、意识丧失或误吸史。大多数患者血白细胞明显增高(中位数 23.5×10^9/L)并有轻度贫血。

【诊断】

1. 确定肺部炎症 肺部炎症包括细菌性肺炎、肺脓肿和支气管扩张合并感染,根据临床症状、体征和胸部X线检查诊断并不困难。应尽早行痰培养和药敏,必要时行纤维支气管镜、环甲膜穿刺或经皮穿刺吸取分泌物培养,尽可能查明病原体,以指导临床治疗。

2. 确定有无胸腔积液 对每一例肺炎患者最初的检查都要注意是否有类肺炎性胸腔积液的存在。确定是否有复杂性类肺炎性胸腔积液是非常重要的,因为胸腔插管引流与否与其死亡率有关。

肺部体检结合胸部X线征象对中等量以上的积液确定较易,而少量胸腔积液则要通过细致的检查才能确定。前后位或侧位胸片肋膈角模糊或变钝,或膈肌模糊者提示有胸腔积液,可改变体位透视或侧卧位胸片确定,此时液体散开,肋膈角或膈肌变清晰。胸部CT对胸腔积液诊断效率更高,还可鉴别肺和胸膜病变,了解肺实质病变的位置和特征,有助于鉴别诊断和指导治疗。此外,胸部超声检查也可确定有无胸腔积液的存在和进行穿刺定位。

3. 确定积液的性质 一旦考虑为类肺炎性胸腔积液,应尽早行胸腔穿刺,检查胸液外观、细胞数和分类、胸液生化(pH、蛋白质、葡萄糖、淀粉酶和LDH等)、胸液革兰染色和培养等。胸腔积液早期可表现为无菌性浆液性渗出,pH>7.30,葡萄糖>3.3mmol/L,LDH<500U/L,细胞分类以多形核细胞为主。随病情的进一步加重,类肺炎性胸腔积液的表现更为典型,表现为脓性渗出,pH<7.10,葡萄糖<2.2mmol/L,LDH>1 000U/L,中性粒细胞总数在 10×10^9/L 以上,此时胸腔积液涂片革兰染色或细菌培养可阳性。胸液有臭味常提示厌氧菌感染,然而仅有60%左右的厌氧菌性脓胸有恶臭味。

临床上根据胸液检查的情况决定是否须行胸腔插管引流,需要引流的情况包括:①胸膜腔内积脓;②胸液革兰染色阳性;③胸液葡萄糖<2.2mmol/L;④胸液培养阳性;⑤胸液pH<7.00;⑥胸液LDH>3×正常血清值高限;⑦胸液为包裹性,这些情况也预示着患者预后较差。

【分类】

类肺炎性胸腔积液和脓胸所包括的范围很宽,很少量积液的患者仅需要给予抗生素治疗,而多发包裹性脓胸可能需要行胸膜剥脱术。目前,类肺炎性胸腔积液和脓胸的分类标准主要有 2 个:Light 分类法和美国胸科医师学会(American college of chest physicians,ACCP)分类法。

1. Light 分类法 Light 分类法根据胸液量、胸液外观、胸液生化特征以及胸液是否为包裹性把类肺炎性胸腔积液和脓胸分成 7 类,对临床处理具有较大的指导意义(表 40-3)。

1类:无意义的胸腔积液(nonsignificant pleural effusion)。胸腔积液量少,侧卧位 X 线胸片积液厚度<10mm。1 类患者无须胸腔穿刺,给予适当抗生素治疗。

2类:典型的类肺炎性胸腔积液(typical parapneumonic pleural effusion)。侧卧位 X 线胸片积液厚度>10mm。胸液葡萄糖>2.2mmol/L,pH>7.20,LDH 水平小于正常血清值高限的 3 倍,胸腔积液革兰染色和培养阴性。2 类患者除了初次穿刺以明确胸液性质外一般不须给予其他侵入性操作;但如果胸液量增长速度很快或患者有明显毒性症状,则需要反复行胸腔穿刺抽液。

3类:边缘性复杂性类肺炎性胸腔积液(borderline complicated parapneumonic effusion)。胸腔积液革兰染色和培养阴性,胸液葡萄糖>2.2mmol/L;但 pH 7.00~7.20,LDH 水平高于正常血清值高限的 3 倍,或胸液为包裹性。患者胸液相对较低的 pH 值、相对较高的 LDH 水平以及包裹性胸液均提示患者胸腔内炎症水平较高。部分 3 类患者的胸液可自行缓解,其他则需要侵入性操作。

4类:单纯性复杂性类肺炎性胸腔积液(simple complicated parapneumonic effusion)。胸液 pH <7.00,葡萄糖<2.2mmol/L 或革兰染色或培养阳性。胸腔积液外观非脓性且无包裹。4 类患者的胸液多数不能通过单纯给予抗生素而消失,需要一定的侵入性治疗。

5类:复合性复杂性类肺炎性胸腔积液(complex complicated parapneumonic effusion)。5 类患者符合 4 类患者的标准,但胸液为包裹性。5 类患者需要纤溶药物或可行胸腔镜下松解粘连,部分患者需要开胸行胸膜剥脱术。

6类:单纯性脓胸(simple empyema)。胸液外观为脓性,可以为游离积液或形成单个包裹性。患者需要相对大直径(28~36F)的导管行胸腔插管引流。6 类患者脏层胸膜表面通常形成一层厚的胸膜皮,阻碍了肺膨胀。如果胸腔插管引流数天后仍存在较大的脓腔,则需要考虑行胸膜剥脱术以消灭脓腔。

7类:复合性脓胸(complex empyema)。胸液外观为脓性且形成多发包裹性。患者需要大直径导管行胸腔插管引流,并可在胸腔内使用纤溶药物以促进引流通畅。大部分患者需要侵入性治疗,如胸腔镜下松解粘连或开胸行胸膜剥脱术。

表 40-3 类肺炎性胸腔积液和脓胸的 Light 分类法和治疗方案

1类:无意义的胸腔积液	少量,侧卧位 X 线胸片积液厚度<10mm 无需胸腔穿刺
2类:典型的类肺炎性胸腔积液	积液厚度>10mm 胸液葡萄糖>2.2mmol/L,pH>7.20 LDH<3×正常血清值高限 胸液革兰染色和培养阴性 单纯使用抗生素
3类:边缘性复杂性类肺炎性胸腔积液	7.00<pH<7.20 和(或) LDH>3×正常血清值高限,胸液葡萄糖>2.2mmol/L 胸液革兰染色和培养阴性 抗生素+反复胸腔穿刺抽液
4类:单纯性复杂性类肺炎性胸腔积液	pH<7.00 或葡萄糖<2.2mmol/L 或 革兰染色或培养阳性 胸液外观非脓性且无包裹 胸腔插管引流+抗生素

（续　表）

5类:复合性复杂性类肺炎性胸腔积液	pH<7.00 和(或)葡萄糖<2.2mmol/L 或 革兰染色或培养阳性 多发包裹性 胸腔插管引流＋胸腔内注入纤溶药物(很少需行胸腔镜或开胸行胸膜剥脱术)
6类:单纯性脓胸	胸液外观脓性 游离积液或单个包裹性 胸腔插管引流±胸膜剥脱术
7类:复合性脓胸	胸液外观脓性 多发包裹性 胸腔插管引流±胸腔内注入纤溶药物 常需行胸腔镜或胸膜剥脱术

2. ACCP分类法　2000年ACCP根据胸腔解剖学特征(A)、胸液细菌学(B)和胸液生化(C)三方面把类肺炎性胸腔积液分成4类,并对每类的预后风险性以及是否需要引流进行了评估(表40-4)。

1类:胸液为少量(侧卧位胸片,B超或CT扫描示积液厚度<10mm)游离积液,因为积液量少而不能行胸腔穿刺,故胸液细菌学和生化特征未知。1类胸液患者预后差的风险性很低。

2类:胸液为小至中量(积液厚度>10mm 但<1/2单侧胸腔)游离积液,胸液的培养和革兰染色为阴性,胸液 pH≥7.20。2类胸液患者预后差的风险性较低。

3类:胸液符合以下三项指标中的至少一项。①胸液量>1/2单侧胸腔,胸液为包裹性,或伴有壁层胸膜增厚;②胸液培养和革兰染色阳性;③胸液 pH<7.20,或胸液葡萄糖<3.3mmol/L。3类胸液患者预后差的风险性为中等。

4类:胸液为脓性,该类患者预后差的风险性高。

【治疗】

治疗主要包括两方面,一方面是选择合适的抗生素,另一方面是处理胸腔积液。

1. 抗生素的选择　所有类肺炎性胸腔积液患者均应给予抗生素治疗。胸腔积液革兰染色阳性者有助于指导抗生素的选择。初始的抗生素选择主要基于肺炎是社区获得性抑或医院获得性,以及患者病情的严重程度;另一方面需要考虑抗生素透入胸腔积液的能力。动物实验证明不同抗生素穿透入感染性胸膜腔的程度有很大的差别,甲硝唑穿

透性最好,其次是青霉素、克林霉素、万古霉素和头孢曲松;新喹诺酮类和克拉霉素的穿透性也很好;而氨基糖苷类抗生素不易穿透入胸膜腔。抗生素的使用剂量无需因为胸腔积液的存在而增加,也不推荐常规胸腔内给予抗生素。

对于社区获得性肺炎病情不严重者,推荐的抗生素是单用氟喹诺酮类抗生素(如左氧氟沙星、莫西沙星或吉米沙星),或高级大环内酯类抗生素(阿奇霉素或克拉霉素)联合 β-内酰胺类抗生素(头孢噻肟、头孢曲松、氨苄西林/舒巴坦或厄他培南)。对于严重的社区获得性肺炎,如果没有假单胞菌感染危险者,推荐的抗生素是β-内酰胺类抗生素联合一个高级大环内酯类抗生素或一个呼吸氟喹诺酮类抗生素;如果怀疑有假单胞菌感染者,则抗生素中应包括具有抗假单胞菌活性的抗生素(如氧哌嗪青霉素、氧哌嗪青霉素/他唑巴坦、亚胺培南、美罗培南、头孢吡肟等)。因为类肺炎性胸腔积液中厌氧菌感染所致者占了相当比例,故所有患者应使用覆盖厌氧菌的抗生素(如克林霉素或甲硝唑)。此外,住院患者中很大一部分复杂性类肺炎性胸腔积液的病原体是甲氧西林耐药金黄色葡萄球菌(MR-SA),所以如果培养阳性时应选用万古霉素。抗生素的使用疗程目前尚没有统一意见,目前,临床上一般推荐使用数周。

2. 胸腔积液的处理　类肺炎性胸腔积液的处理方法主要依据胸腔积液的性质而选择,包括临床观察、治疗性胸腔穿刺、胸腔插管引流、胸腔内注入纤溶药物、VATS 松解粘连、开胸行胸膜剥脱术和松解粘连,以及开窗引流。

表 40-4 类肺炎性胸腔积液 ACCP 分类及预后风险性

胸腔解剖学	胸液细菌学	胸液生化	分类	预后差的风险	引流
A_0 少量游离积液(侧卧位胸片,B超或 CT 扫描示积液厚度<10mm)	B_x 培养和革兰染色结果未知	C_x pH 未知	1类	非常低	无需
A_1 小至中量游离积液(>10mm 但< 1/2 单侧胸腔)	B_0 培养和革兰染色阴性	C_0 pH≥7.20	2类	低	无需
A_2 大量游离积液(>1/2 单侧胸腔),或包裹性积液,和(或)积液伴有壁层胸膜增厚	B_1 培养和革兰染色阳性	C_1 pH<7.20	3类	中等	需要
	B_2 脓性		4类	高	需要

(1)临床观察:类肺炎性胸腔积液一旦发现应尽早行胸液检查以明确是否需要引流,故一般来说大多数患者不适于仅仅行临床观察。尽管仅有10%左右的患者需要引流,但对这些需要引流的患者尽早引流非常重要,因为容易引流的游离性胸液在12~24h 后即可形成包裹性而难于被引流。临床观察仅适合于患者在侧卧位胸片,B超或CT扫描时示积液厚度<10mm者。

(2)治疗性胸腔穿刺:反复行胸腔穿刺抽液(可在B超引导下)有助于类肺炎性胸腔积液的治愈,但由于患者需行多次穿刺,并可能因此导致住院时间延长,故目前临床应用逐渐减少。

(3)胸腔插管引流:胸腔插管闭式引流对大多数复杂性类肺炎性胸腔积液患者都是适合的初始引流方法。插管位置应有利于胸液的引流,另一端连接水封瓶。如果患者脏层胸膜已经覆盖有纤维素皮(fibrinous peel),在引流管加用负压吸引装置可能促进肺的膨胀,并加快脓腔的消灭。关于胸腔插管所用的导管,在过去一般推荐使用相对大直径(28~36F)的导管以防止黏稠胸液可能阻塞小直径导管。但目前亦有研究显示用 Seldinger 技术置入8~12F 的猪尾巴管或 10~14F 的 Malecot 导管对于脓胸患者也取得良好的效果,可能与导管位置放置准确有关。

对于复杂性类肺炎性胸腔积液患者,胸腔插管闭式引流成功的标志是患者在24h 内临床情况和影像学得到改善。如果患者插管24h 内没有明显的好转,需要考虑引流不理想或抗生素选择不正确。在这些患者需要重新回顾胸液培养的结果,而引流不理想通常是由于插管位置不正确所致。此外,胸液分房导致引流不充分,脏层胸膜表面纤维素组织覆盖致使肺组织不能膨胀也可导致引流失败。如果引流不充分需要考虑胸部CT 检查以明确是哪方面的问题。如果明确胸液为多房性,需要考虑行 VATS 松解粘连。

如果胸腔插管闭式引流后患者临床情况和影像学得到改善,胸腔导管应留置到每天胸液引流量<50ml,并且引流液颜色转为清澈黄色为止。应每天定量引流液收集系统里的沉淀物(代表胸液白细胞和坏死物),如果沉淀物每天>5ml 则不能停止引流。目前,认为对于类肺炎性胸腔积液 ACCP 分类标准中3类或4类患者,给予单纯的治疗性胸腔穿刺或胸腔插管引流对于大多数患者来说仍不够充分。

(4)胸腔内注入纤溶药物:胸液包裹会致使复杂性类肺炎性胸腔积液的引流困难,胸腔内给予纤溶药物的理论依据是其可以破坏形成包裹的纤维蛋白膜而促进胸液的引流。常用的药物为链激酶,但其有效性目前仍存在很多争论。最近一项大型的多中心、随机、双盲、安慰药对照的临床研究显示,胸腔内给予链激酶治疗复杂性类肺炎性胸腔积液患者,既不能减少患者需要外科手术的可能性也不能缩短住院时间。该组研究者目前正进行另一项胸腔内给予新型的纤溶药物——组织纤溶酶原激活剂(tPA)以及 tPA 联合重组 DNAase(链球菌DNA 酶,链道酶)治疗复杂性类肺炎性胸腔积液的研究。综合而言,在新型纤溶药物被证明有效之前,胸腔内注入纤溶药物不推荐用于常规治疗,对于不能施行 VATS 的医院或者患者不能接受外科手术者则可以考虑使用。

(5)VATS:目前,认为 VATS 对于复杂性类肺炎性胸腔积液的治疗有益,对于此类患者当胸液引流不充分者可考虑 VATS,在此之前应行胸部 CT扫描以明确脓腔的大小和范围,以及胸膜表面是否增厚。VATS 可以松解粘连、打断胸膜腔的多房性以使胸膜腔得到彻底的引流,亦可帮助引流管放置到最合适的位置;另外还可行 VATS 下胸膜剥脱术。如果 VATS 不能使肺完全复张,VATS 的切口可以扩大为开胸术以进行完全的胸膜剥脱术。

(6)胸膜剥脱术:开胸行胸膜剥脱术可以去除脏层胸膜和壁层胸膜上所有的纤维组织,清除胸腔内积脓,促进肺的膨胀。胸膜剥脱术为胸部大手术,需要完全的胸廓切口,因此,不适用于显著衰弱的患者。对于胸膜腔感染急性期的患者,胸膜剥脱术仅在考虑控制胸膜腔的感染时使用,而不适用于仅仅为去除增厚的胸膜,因为这些增厚的胸膜通常在数月后自行缓解。如果 6 个月后患者的胸膜仍有增厚并且患者的肺功能显著下降致使活动受限时则应考虑行胸膜剥脱术,然而这种情况并不多见。

(7)开窗引流:开窗引流(open drainage)适用于胸膜腔的慢性引流。有两种方法可选择:最简单的方法是在脓腔的下部的表面切除 1~3 条肋骨节段,插入 1 支或多支粗短的引流管,引流液可引流到收集袋中。此法比闭式引流的优点是引流更为充分,患者不必连接水封瓶。引流后每天用温和的抗菌溶液冲洗,待脓腔缩小至 10cm 以下时可拔去引流管,然后用凡士林纱布引流条换药。另一相似但较复杂的方法是开窗垫瓣引流(open-flap drainage),切除脓腔表面 2 条以上的肋骨节段,在胸膜腔和胸壁的引流口置以皮肤和肌肉瓣,其优点是创造了皮肤衬垫的瘘管,不用插管而起引流作用。患者可在家自行处理,脓腔可逐渐闭合。需要注意的是开窗引流不能太早用于治疗复杂性类肺炎性胸腔积液,只有确定已经形成包裹性脓胸之后才能使用这一方法,否则会引起气胸。因此,在开窗引流之前,可先留置胸腔导管与大气相通一短暂时间,然后行 X 线胸片检查确定没有气胸后才可进行。

(唐可京 谢灿茂)

第四节 恶性胸腔积液

恶性胸腔积液(malignant pleural effusions)由恶性肿瘤胸膜转移或原发于胸膜的恶性肿瘤所致,是晚期恶性肿瘤的常见并发症,也是临床上渗出性胸腔积液最常见的原因之一。

【发病率和病因】

恶性胸腔积液中由恶性肿瘤胸膜转移所致者占 95%以上,而原发于胸膜的恶性肿瘤少见(主要为恶性胸膜间皮瘤)。恶性胸腔积液病因中肺癌、乳腺癌和淋巴瘤是最常见的 3 大原因,约占恶性胸腔积液的 75%。卵巢癌胸膜转移占恶性胸腔积液病因的第 4 位。其他肿瘤如肉瘤(包括黑色素瘤)、胃肠道肿瘤(胃癌、结肠癌、胰腺癌)和泌尿生殖系统肿瘤(子宫和宫颈癌、卵巢癌、膀胱癌)等也可引起恶性胸腔积液。另有 6%~15%的恶性胸腔积液其原发肿瘤不明。

1.肺癌 肺癌是恶性胸腔积液的首位原因。约 15%的肺癌患者在首次诊断时已经存在胸腔积液。在肺癌的病程中,至少 50%的播散性肺癌患者有胸腔积液的发生。肺癌的各种病理类型均可发生胸腔积液,但以腺癌最为多见;小细胞肺癌患者胸腔积液的发生率较低(3%~10%)。肺癌患者出现胸腔积液提示预后不佳,无论其胸液细胞学阳性与否,几乎均意味着患者已经无法手术治愈。在临床上,对于肺癌伴有同侧细胞学阴性的胸腔积液患者推荐给予胸腔镜检查,如果胸腔镜检查结果为阴性,应行胸部 CT 扫描评价纵隔淋巴结情况。如果 CT 扫描显示纵隔淋巴结肿大则应行纵隔镜检查;如果 CT 扫描显示纵隔淋巴结无肿大且胸腔镜检查结果为阴性,若患者没有其他根治性切除的禁忌证时可以考虑行开胸探查术。

2.乳腺癌 转移性乳腺癌是导致恶性胸腔积液的第 2 位原因。近 50%的播散性乳腺癌患者可出现胸腔积液,且在有淋巴道播散的患者较没有者更为常见。胸腔积液大多位于乳腺癌的同侧胸膜腔(58%~70%),也可位于对侧(20%~26%)或双侧胸膜腔(10%~16%)。从诊断乳腺癌到出现胸腔积液的平均时间大概为 2 年,但也有长达 20 年者。

3.淋巴瘤 淋巴瘤是导致恶性胸腔积液的第 3 位原因。7%~21%的霍奇金淋巴瘤诊断时已伴有胸腔积液,这些患者几乎均有胸内淋巴结累及,而常常没有显微镜下的胸膜侵犯。伴有胸腔积液的霍奇金淋巴瘤患者的病理类型多数为结节硬化型。仅有 3%左右的患者其胸液表现为乳糜胸。非霍奇金淋巴瘤诊断时胸腔积液的发生率为 6%~50%。患者胸腔积液细胞学检查几乎都呈阳性。大约 20%的患者其胸液为乳糜胸。

4.恶性胸膜间皮瘤 恶性胸膜间皮瘤临床上较少见,其恶性程度高,治疗效果不佳,预后极差,多数患者有石棉长期密切接触史。临床上患者胸腔积液多为单侧中至大量,70%以上患者胸液为黏稠血性。

【病理生理】

多种发病机制可导致恶性肿瘤患者的胸腔积液(表 40-5)。过去通常认为淋巴管阻塞是最主要的病理生理机制,但现在认为是不准确的,这是由于正常胸液的形成仅为 15ml/d,故如果淋巴管完全阻塞所致的胸液也仅为 15ml/d,这与临床上患者常常有大量胸腔积液不符合;并且淋巴管阻塞所致的胸腔积液应该为漏出液,但临床上患者常常为渗出液。目前认为恶性肿瘤胸膜转移导致胸腔积液最主要的原因是胸膜的通透性增高,但导致通透性增高的机制尚未完全明确,可能与肿瘤生成血管内皮生长因子(VEGF)有关。恶性肿瘤导致胸腔积液也可因为胸导管阻塞所致,此时表现为乳糜胸。继发于恶性肿瘤的乳糜胸中 75% 左右为淋巴瘤所致。恶性肿瘤导致胸腔积液的另一个机制是支气管阻塞。肿瘤阻塞主支气管或叶支气管后出现阻塞远端的肺不张,其余肺组织需要过度膨胀或者同侧胸廓需要收缩以补偿不张肺组织造成的容量损失,因此,导致胸膜腔内的负压增大,胸膜腔内液体积聚增多。恶性肿瘤累及心包导致心包积液时,体循环和肺循环的静水压增高,可导致漏出性胸腔积液;部分恶性心包积液也可能通过胸膜腔清除,此时可导致渗出性胸腔积液。

恶性肿瘤患者的胸腔积液并不都是由肿瘤胸腔内累及所造成的。部分或完全阻塞的支气管远端肺组织的感染可导致类肺炎性胸腔积液。恶性肿瘤患者肺栓塞的发生率增高,可导致渗出性胸腔积液。胸腔内肿瘤患者常需要接受放射治疗,可因此导致胸腔积液;部分化学治疗也可导致胸腔积液。恶性肿瘤患者常常伴有营养不良和低蛋白血症,在少数情况下也可导致漏出性胸腔积液。此外需要注意的是,并不是所有有胸膜转移的恶性肿瘤患者都会出现胸腔积液,临床上仅有 55%～60% 的此类患者会有胸腔积液的出现。

【临床表现】

恶性胸腔积液患者最常见的症状是呼吸困难,一半以上的患者会有此症状。肿瘤本身所导致的症状也很常见。此外,胸部钝痛、体重减轻、全身乏力、食欲缺乏等也较常见。恶性胸膜间皮瘤患者的胸痛通常较严重,呈酸痛感,难以控制。与非恶性胸腔积液相比,恶性胸腔积液患者发热相对少见。在体征上,患者多有中等量至大量胸腔积液的体征,如患侧胸廓饱满,触觉语颤减弱,局部叩诊浊

表 40-5 恶性肿瘤导致胸腔积液的机制

直接原因
胸膜转移导致胸膜通透性增高
胸膜转移导致胸膜淋巴管阻塞
纵隔淋巴结受累导致胸膜淋巴引流下降
胸导管阻塞(乳糜胸)
支气管阻塞
心包受累
间接原因
低蛋白血症
阻塞性肺炎
肺栓塞
放射治疗后

音,呼吸音减低或消失;可伴有气管、纵隔向健侧移位。此外,还可有原发肿瘤及其他转移灶的体征。

【诊断】

临床上恶性胸腔积液的诊断需要在确定胸腔积液存在的同时,在胸腔积液或胸膜上找到肿瘤转移的病理依据,而后者主要通过胸腔积液的细胞学检查或者胸膜的活检以明确。确诊恶性胸腔积液的患者还应明确原发肿瘤的部位和性质。

1. 影像学检查 胸部 X 线检查对胸腔积液的发现很有帮助。对于肺癌伴有中至大量胸腔积液的患者,抽液后常可发现肺部原发肿瘤。部分淋巴瘤患者胸部 X 线检查可显示肺门或纵隔淋巴结肿大。对于其他部位恶性肿瘤胸膜转移者,除胸腔积液外常无肺部异常,但少数患者亦可同时伴有肺部转移病灶。恶性胸膜间皮瘤患者胸部 X 线检查除单侧中至大量胸腔积液外,常可显示单侧胸膜增厚(结节状或光滑)。胸部 CT 检查对于少量胸腔积液、肺癌或肺内转移性肿瘤或其他病变的部位和范围、胸膜受累程度、肺门和纵隔淋巴结病变等的显示更为清晰,并有助于病因诊断。胸部超声检查可有助于确定胸腔积液的存在并协助胸腔穿刺定位。

2. 胸腔积液检查

(1)胸腔积液常规和生化检查:恶性胸腔积液的外观多为血性或黄色浑浊状,检查大多数提示为渗出液,少数可为漏出液。约 1/3 患者胸腔积液 $pH < 7.30$,$15\% \sim 20\%$ 的患者胸腔积液葡萄糖水平 $< 3.3mmol/L$。胸腔积液低 pH 者通常伴有胸腔积液的低葡萄糖水平,两者均提示胸膜腔内肿瘤

高负荷,这些患者的胸腔积液细胞学检查或者胸膜活检的阳性率高,患者的生存期较短。恶性胸膜间皮瘤患者的胸腔积液多为血性(占70％以上),黏稠,比重高达1.020～1.028;胸腔积液透明质酸可超过0.8g/L,胸腔积液硫紫染色呈紫色。

(2)胸腔积液肿瘤标志物检查:恶性胸腔积液患者胸液多种肿瘤标志物如癌胚抗原(CEA)、糖链抗原(CA)、非小细胞肺癌抗原(CFRA21-1)、神经元特异性烯醇酶(NSE)等的水平较良性胸腔积液显著增高,对提示恶性胸腔积液的诊断有一定帮助,其中以CEA的诊断价值较高。若胸腔积液CEA＞20μg/L或胸腔积液/血清CEA＞1,其诊断恶性胸腔积液的敏感性为40％～60％,特异性为70％～88％。需要注意的是,目前,这些临床运用的胸液肿瘤标志物在良、恶性胸腔积液的水平均有所重叠,故对恶性胸腔积液诊断的特异性受到限制,不推荐单独用于恶性胸腔积液的诊断。

(3)胸腔积液细胞学检查:是确诊恶性胸腔积液最简易的方法。胸腔积液中恶性肿瘤细胞常有核增大且大小不一、核畸变、核深染、核浆比例失常及异常有丝核分裂等特点。恶性胸腔积液中有40％～87％可查到恶性肿瘤细胞,反复多次检查可提高阳性率。胸腔积液细胞学检查的阳性率也常取决于原发肿瘤:多数转移性腺癌的胸腔积液细胞学检查为阳性;鳞状细胞癌的胸腔积液细胞学检查较少呈阳性,因其胸腔积液主要为支气管阻塞或淋巴管阻塞所致;霍奇金淋巴瘤所致的胸腔积液细胞学检查阳性率约为25％,而非霍奇金淋巴瘤的细胞学阳性率为50％～60％。胸腔积液细胞学检查虽然常常可确定肿瘤的组织学类型,但原发肿瘤的部位仍需进一步检查以确定。

3.胸膜针刺活检　恶性胸腔积液患者的胸膜针刺活检阳性率为40％～75％,低于胸腔积液细胞学检查的阳性率,这可能与大约50％的恶性胸腔积液患者其壁层胸膜并未受肿瘤累及有关。CT或B超引导下的胸膜活检可有助于选择胸膜增厚部位进行活检,尤其在恶性胸膜间皮瘤的患者,故可以提高阳性率。如病理确诊为恶性胸膜间皮瘤,术后活检部位应放射治疗。

4.胸腔镜或开胸活检　对临床上怀疑恶性胸腔积液而经上述检查未能确诊者,可考虑行胸腔镜检查。通过胸腔镜能全面检查胸膜腔,观察病变形态特征、分布范围及邻近器官受累情况,且可在直视下多处活检,活检取材较大,必要时也可同时行

肺活检,故对恶性胸腔积液的诊断率较高(约90％)。临床上有少数胸腔积液的病因虽经上述诸种检查仍难以确定,如无特殊禁忌,可考虑行开胸探查和活检。

5.其他检查　对于原发肿瘤未明确者,应酌情行支气管镜、乳腺和妇科B超、腹部和盆腔CT、全身PET-CT、骨髓穿刺、淋巴结活检等检查以尽量明确原发部位。

【治疗】

恶性胸腔积液的治疗目的主要是控制胸腔积液的产生,改善患者的症状和生存质量,以及尽可能地延长患者的生命。选择治疗措施时需要考虑几方面的因素:患者的症状和体力状态,原发肿瘤及其对全身化疗的反应,胸腔积液引流后肺能否重新复张等。如果患者全身化疗无效或不能耐受全身化疗,则主要以减少胸腔积液的聚集为主,主要的措施是埋置胸腔导管引流或给予胸膜固定术。患者存在呼吸困难以及呼吸困难可在治疗性胸腔穿刺抽液后好转的才考虑给予引流胸腔积液或胸膜固定术,如呼吸困难在抽液后不能缓解的则只能给予阿片制剂和吸氧等对症处理。

1.全身化疗　恶性胸腔积液对化疗反应尚好者包括小细胞肺癌、乳腺癌、淋巴瘤、前列腺癌和卵巢癌等。有研究显示给予小细胞肺癌患者全身化疗可完全控制其中36％患者的胸腔积液。近年来使用抗VEGF抗体贝伐单抗,联合标准的非小细胞肺癌(NSCLC)一线化疗方案对NSCLC患者也显示出明显的生存获益。临床上在给予患者全身化疗之前应行治疗性胸腔穿刺抽液,以避免抗肿瘤药物在胸膜腔内聚集导致全身性毒性增加。

2.胸膜腔内化疗　目前的研究结果显示单用胸膜腔内化疗的疗效并不理想,然而如果能够减少胸膜腔内肿瘤细胞的数量,胸腔积液的生成速度可以减慢。有研究显示对NSCLC患者联合全身化疗、胸膜腔内化疗和放射治疗可以控制55％患者的胸腔积液,并使患者的中位生存期提高到18个月,远远高于伴有恶性胸腔积液的NSCLC患者的平均中位生存期3.0个月。

3.纵隔放射治疗　在因肿瘤累及胸导管导致乳糜胸的患者可考虑给予纵隔放疗。一项研究显示纵隔放疗使68％的淋巴瘤患者和50％的转移癌患者中发生的乳糜胸得到完全控制。

4.埋置胸腔导管引流　经皮埋置胸腔导管(PleurX导管)引流可作为控制难治性、症状性恶性

胸腔积液,包括合并肺萎陷者或行化学性胸膜固定术失败者的姑息性治疗选择之一,患者可隔日或按需自行引流胸腔积液以缓解呼吸困难症状。长期埋置 PleurX 导管引流的优点是患者住院时间短,可用于门诊,且导管本身较细、弹性好,患者较为舒适,导管经过皮下隧道可减少胸膜腔感染或意外导管移位的可能性,故较常规的胸腔插管引流为优。长期埋置 PleurX 导管引流时其引流胸腔积液排出体外丢弃,与胸-腹腔分流术相比,其不存在造成恶性肿瘤腹膜腔种植或小肠梗阻的风险。此外,约50%的 PleurX 导管引流患者可出现自发的胸膜固定。然而,长期埋置 PleurX 导管引流也可出现并发症,如导管阻塞、胸膜腔感染和局部皮肤的蜂窝织炎,造成包裹性胸腔积液等,罕见的可有肿瘤沿导管的种植,故对于导管已放置 7~14d 但每周的胸腔积液生成量仍超过 1 000ml 的患者,应尝试经 PleurX 导管行化学性胸膜固定术。

5. 化学性胸膜固定术　其通过在胸膜腔内注入硬化药,使脏层胸膜和壁层胸膜产生无菌性炎症而发生粘连,达到消灭胸膜腔间隙从而控制胸腔积液积聚的目的。化学性胸膜固定术可作为复发性及症状性恶性胸腔积液患者的一项姑息性治疗手段,其主要目的是通过控制胸腔积液以改善患者的生活质量,但不能改善患者的生存时间。目前,可用于固定术的硬化药有多种,最常用的是滑石粉、四环素衍生物(四环素、米诺环素、多西环素)、抗肿瘤药物(博来霉素、氮芥、米托蒽醌等)以及硝酸银等。总的来说,非抗肿瘤的致纤维化性药物(滑石粉、四环素衍生物、硝酸银等)的胸膜固定术的成功率较抗肿瘤药物的成功率高,且其治疗费用和毒性反应也较低,故在治疗选择上有更大的优势。胸膜固定术最常见的不良反应为胸痛和发热,在用滑石粉作为硬化药时少数患者可发生急性呼吸窘迫综合征(ARDS)。

胸膜固定术的成功与否与胸腔积液引流后肺能否完全复张以使脏层胸膜和壁层胸膜充分贴近有重要关系,故在给予固定术之前,需要先给予胸腔插管引流以尽量排尽胸腔积液,并行胸部 X 线检查以明确肺是否已完全复张。一旦肺完全复张后即可给予胸膜固定术。若胸腔积液引流后患者呼吸困难症状不能缓解、肺不能完全复张时,临床医生需要考虑是否存在肺萎陷、肺不张、近端大气道阻塞、淋巴管转移癌、肿瘤栓子和肺栓塞等情况,此时,若行胸膜固定术则往往无效。

胸膜固定术时常伴随胸痛,尤其在以四环素衍生物作为硬化药时,故应给予镇痛药物。国外一般使用静脉镇静药劳拉西泮或咪达唑仑,国内则普遍使用利多卡因行胸膜腔内局部麻醉。胸膜腔内注射硬化药后应给予 50~100ml 生理盐水冲管,然后夹闭引流管至少 1h,接着开放引流管并可给予负压吸引。负压吸引应持续至少 24h,直至引流量<150ml/d。一般给予硬化药后 96h 即可拔除胸腔引流管,因没有证据证明延长引流时间对患者有益。当胸膜固定术后胸腔积液引流量仍持续超过250ml/d 时,可能需要使用其他硬化药再次行固定术。

使用胸腔镜直视下喷洒滑石粉或胶原粉行胸膜固定术控制恶性胸腔积液的效果亦理想,但治疗费用昂贵。胸腔镜下机械摩擦的方法也可造成有效的胸膜固定。VATS 在治疗合并肺萎陷的恶性胸腔积液时可打开分隔,释放粘连,促使肺复张和脏、壁层胸膜之间的贴近以利于行滑石粉胸膜固定术。

6. 其他处理方法　对于不适合行化学性胸膜固定术或 PleurX 导管引流的恶性胸腔积液患者,可考虑给予症状治疗、胸-腹腔分流术、反复胸腔穿刺抽液或胸膜切除术等。

(1)症状治疗:与恶性胸腔积液有关的主要症状是胸痛和呼吸困难。应给予患者足量的镇痛药以缓解疼痛。呼吸困难无法行胸膜固定术或 PleurX 导管引流的患者应给予阿片制剂和吸氧等对症处理,但需要注意阿片制剂对呼吸的抑制作用。

(2)胸-腹腔分流术:对于有肺萎陷、乳糜胸,或行化学性胸膜固定术失败的大量恶性胸腔积液患者来说,胸-腹腔分流术是一项可选择的姑息性治疗手段。手术通过在胸膜腔内置入导管,导管另一端经皮下隧道置入腹膜腔,患者通过手动泵和单向阀控制胸腔积液从患侧胸膜腔流向腹膜腔。此项操作患者的耐受性较好,术后患者的死亡率较低。并发症包括分流闭塞,感染和肿瘤的腹膜腔种植等。分流闭塞发生率在 12%~25%,通常需要更换导管。存在胸膜腔感染、胸膜腔多房分隔或无力操作手动泵的患者是胸-腹腔分流术的禁忌证。

(3)胸膜切除术:胸膜切除术在部分经仔细选择的患者中可考虑选用,一是不明原因的胸腔积液患者在行诊断性胸腔镜检查时发现恶性病变,即给予壁层胸膜切除术以防止胸腔积液复发,手术方法为胸腔镜下从胸廓内和纵隔上剥离所有的壁层胸膜;二是有症状的持续性胸腔积液患者因同侧肺萎陷而不能行胸膜固定术时,给予外科手术行萎陷肺的脏层胸膜剥离术,并同时行壁层胸膜切除术。胸膜切除术可控制90%以上患者的胸腔积液,但手术较大,并发症多,死亡率在10%左右,需慎重选用。

(4)反复胸腔穿刺抽液:姑息性的反复胸腔穿刺抽液在有呼吸困难症状的恶性胸腔积液患者,其已是疾病终末期,预计存活时间不长且体力状态很差时应作为首选方法,用以暂时缓解症状;也可用于胸腔插管引流和胸膜固定术失败的晚期衰弱患者。

7.恶性胸膜间皮瘤的治疗 迄今为止,对恶性胸膜间皮瘤的治疗仍没有满意的方案,手术治疗、放射治疗和化疗等手段均仅能起到有限的延长生存期或者改善生存质量的姑息作用。

(1)手术治疗:是主要的治疗手段,术前应对肿瘤分期、心脏功能和肺功能进行评价。目前,采用的手术方式有:①胸膜切除(剥脱)术;②胸膜肺切除术;③胸膜外肺切除术;④广泛清扫术(包括胸膜、肺、淋巴结、同侧心包和膈肌切除)。亦有学者不主张手术治疗,认为手术死亡率较高,治愈的可能性很小。

(2)全身化疗:恶性胸膜间皮瘤患者单药化疗的有效率均低于20%,包括多柔比星、表柔比星、丝裂霉素、环磷酰胺、异环磷酰胺、顺铂、卡铂等。目前,推荐使用的一线化疗方案为顺铂联合培美曲塞或雷替曲塞,为患者取得了一定的生存时间的改善,可能为恶性胸膜间皮瘤的治疗带来新的希望。

(3)放射治疗:对恶性胸膜间皮瘤效果不佳。目前,临床上应用的有体外、胸腔内或肿瘤内植入放射治疗。一般都用于手术后或不能手术者的辅助治疗,部分可起到减轻胸痛、减少胸腔积液的作用,但不能延长患者的生存时间。体外放射治疗对局限性胸膜间皮瘤效果不佳,且对肺有严重毒性,目前已不推荐使用。预防性的局部放疗用以防止诊断性检查时所致的局部种植性转移有效,一般推荐在胸腔镜手术后或胸腔穿刺后的局部给予21Gy(每次7Gy用3d)的放射剂量。

(4)其他治疗:恶性胸膜间皮瘤患者常因难治性的单侧大量胸腔积液而有明显的呼吸困难症状,故控制胸腔积液是缓解患者症状,改善生存质量的重要措施。除了上述包括手术治疗、化疗和放射治疗的综合治疗措施外,针对胸腔积液的治疗措施还包括埋置胸腔导管引流、胸膜固定术、胸-腹腔分流术等。对胸痛患者应给予镇痛治疗,包括局部姑息性放射治疗、麻醉性镇痛药、神经阻滞术等。其他治疗措施,如免疫治疗、热疗、光动力疗法和基因治疗等辅助治疗措施也可试用于恶性胸膜间皮瘤,其前景及临床有效性有待于进一步验证。

【预后】

恶性胸腔积液患者的预后不佳。确诊后1个月时患者的存活率为80%,3个月时为54%,6个月时为31%,1年时仅为13%。影响患者生存期的因素主要取决于原发肿瘤,肺癌患者的中位生存期约为3.0个月,胃肠道肿瘤患者为2.3个月,乳腺癌患者为5.0个月,胸膜间皮瘤患者为6.0个月,淋巴瘤患者为9.0个月。其次,影响患者生存期的因素为患者的Karnofsky功能状态评分(KPS),健康状况越差的患者生存期越短。其他的因素如胸腔积液pH<7.30,葡萄糖<3.3mmol/L等也提示着预后不佳。

【案例分析】

患者,男性,62岁。退休干部。

主诉:进行性胸闷、气促1个月余。

现病史:患者1个余月前无明显诱因渐出现胸闷、活动后气促,伴有干咳,无咳痰、胸痛、发热等,患者未行诊治。近1周患者自觉胸闷、气促明显加重,平路行走即有呼吸困难,夜间不能平卧,尤以右侧卧位呼吸困难明显。今日患者家人陪同患者至本院门诊,行胸部X线检查提示"左侧大量胸腔积液",为进一步诊治收入院。起病以来,无寒战、发热,无午后潮热、盗汗,无夜间阵发性呼吸困难及咳粉红色泡沫样痰,无双下肢水肿。自觉乏力,精神、胃纳较差,大、小便正常,无尿少。体重下降约2kg。

既往史:"高血压"病史10年,用"波依定"治疗,平时血压稳定在130~140/80~85mmHg。否认糖尿病、冠心病病史,否认肝炎、结核等传染病史。无药物、食物过敏史,无外伤、手术史,预防接种史不详。

个人史:原籍广东省增城市,35年前至广州定居至今。高中文化,退休前为文职干部。吸烟史有50年,约20支/d;偶饮酒。否认冶游史。

婚育史:结婚40年,育有1子。儿子和妻子均健康。

家族史:父母已过世(具体不详)。患者有3个哥哥、2个妹妹均健康。否认家族遗传病和肿瘤病史。

体格检查：体温 36.8℃，呼吸 25/min，脉搏 96/min，血压 135/80mmHg。发育正常，营养中等，神志清楚，半坐卧位，查体合作。全身皮肤黏膜无出血点及黄染，全身浅表淋巴结未扪及肿大。头颅五官无畸形，双侧瞳孔等大等圆，直径约 3mm，对光反应灵敏。口唇无明显发绀，咽无充血，双侧扁桃体无肿大。颈软，气管右侧偏斜，甲状腺未扪及肿大。呼吸浅促，左侧胸廓较饱满，左侧触觉语颤明显减弱，叩诊左肺浊音，听诊左肺呼吸音明显减弱，无干湿性啰音，未闻及胸膜摩擦音。心率 96/min，律齐，各瓣膜听诊区未闻及病理性杂音。腹部平软，无压痛及反跳痛，未扪及腹部包块，肝脾肋下未扪及，Murphy 征阴性。腹部叩诊呈鼓音，移动性浊音（－），双肾区无叩击痛，肠鸣音 3～4/min，无亢进或减弱。肛门、外生殖器无异常。脊柱四肢无畸形，生理反射存在，病理反射未引出。

实验室及器械检查：胸部正位 X 线胸片示左侧大量胸腔积液，左肺显示不清，建议治疗后复查。

入院初步诊断：

左侧大量胸腔积液查因：

恶性胸腔积液？

结核性胸膜炎？

入院后病情分析：患者为老年男性，主要症状为进行性加重的胸闷、气促，体格检查和门诊胸部 X 线检查均提示左侧大量胸腔积液，故该患者为"胸腔积液查因"患者。对于胸腔积液患者，首先，应明确胸腔积液的性质为漏出液或渗出液，再根据胸腔积液的性质进一步行相应检查以明确病因诊断。因患者既往无充血性心力衰竭、肝硬化、肾病综合征等常见的引起漏出性胸腔积液的病史，起病后也无夜间阵发性呼吸困难、咳粉红色泡沫样痰、双下肢水肿、尿少等心功能不全症状，且漏出液多为双侧性胸腔积液，故估计该患者的胸腔积液以渗出性可能性较大。为缓解呼吸困难症状并尽快明确患者的诊断，可行诊断性胸腔穿刺并胸膜针刺活检，并同时在胸膜腔置入细管引流胸腔积液。

入院后给予完善血常规、尿常规、大便常规、生化、肝功能、心电图、腹部 B 超等常规检查，并行血肿瘤标志物、PPD 皮试检查。在征得患者同意并签署操作知情同意书后，给予行诊断性胸腔穿刺抽取血性胸腔积液 600ml，并行胸膜针刺活检，然后在胸膜腔内置入细管引流胸腔积液。

上述检查结果显示：

血常规：白细胞计数 7.55×10⁹/L，中性分叶粒细胞百分率 60.6%，淋巴细胞百分率 26.5%；红细胞计数 3.82×10¹²/L，血红蛋白 118g/L；血小板计数 245×10⁹/L。

尿常规、大便常规：正常范围。

生化：钠 141mmol/L，钾 4.2mmol/L，氯 108mmol/L，葡萄糖 4.7mmol/L，尿素氮 5.1mmol/L，肌酐 79μmol/L，尿酸 318μmol/L。

肝功能：谷草转氨酶 23U/L，谷丙转氨酶 21U/L，乳酸脱氢酶（LDH）105U/L（正常值 114～240U/L），总胆红素 9.4μmol/L，总蛋白 65g/L，清蛋白 35g/L，球蛋白 30g/L。

心电图：V2～V6 导联低电压。

腹部 B 超：左侧大量胸腔积液。肝囊肿，S7。胆囊、胆管、胰腺、脾脏超声检查未见异常。

血肿瘤标志物：神经元特异性烯醇酶（NSE）12.87ng/ml（正常值 0～16.30ng/ml）；非小细胞肺癌抗原（CFRA21-1）2.35ng/ml（正常值 0～3.30ng/ml）；癌胚抗原（CEA）20.52ng/ml（正常值 0～3.40ng/ml）。

PPD 皮试：2U（＋），5U（＋）。

胸腔积液检查：

胸腔积液常规：红色，浑浊，无凝块，李凡他试验＋，白细胞计数 1 430×10⁶/L，单个核细胞百分比 25%，多个核细胞百分比 75%，红细胞卌。

胸腔积液生化：总蛋白 56g/L，清蛋白 35g/L，葡萄糖 3.8mmol/L，氯 110mmol/L，腺苷脱氨酶（ADA）10.10U/L（正常值 4～20U/L），LDH 309U/L。

胸腔积液肿瘤标志物：NSE 24.43ng/ml；CFRA21-1 125.40ng/ml；CEA 353.90ng/ml。

胸腔积液浓缩集菌抗酸菌检测：未找到抗酸菌。

胸腔积液细菌培养：未发现致病菌。

胸腔积液细胞学检查：离心沉淀涂片：见少量成小团状分布，细胞核质比增大的高度可疑癌细胞。

胸膜针刺活检病理：（胸膜）送检直径 0.1cm 组织三个，全埋制片。镜下：送检少许穿刺组织，局部见轻度异型细胞呈条索状或不规则腺样浸润。免疫组化：异型细胞 CK（＋），M-CEA（＋），TTF-1（＋），CK7 部分（＋），MC（－），CR（－）。结合 HE 形态及免疫组化结果，病变符合肺腺癌浸润。

综合目前胸腔积液检查结果显示患者胸腔积液细胞数＞500×10⁶/L，总蛋白＞30g/L，胸腔积液/血清蛋白比例＞0.5,胸腔积液/血清 LDH＞0.6,胸腔积液 LDH 水平大于血清正常值高限(240U/L)的 2/3,血清-胸腔积液清蛋白梯度＜12g/L,故患者的胸腔积液符合渗出液标准。临床上渗出性胸腔积液的主要病因是结核性胸膜炎、恶性胸腔积液和类肺炎性胸腔积液。该患者无结核中毒症状,无胸痛、发热,PPD 皮试仅(＋),胸腔积液白细胞分类以多个核细胞为主,ADA 水平不高,找抗酸杆菌阴性,胸膜活检未提示肉芽肿改变,故不支持结核性胸膜炎的诊断。患者无寒战、发热,无胸痛,血常规白细胞计数和中性分叶粒细胞百分率正常,胸腔积液为血性而非脓性,细菌培养阴性等均不支持类肺炎性胸腔积液的诊断。患者为老年男性,亚急性起病,既往有重度吸烟史,起病来有体重下降,血清 CEA 升高,胸腔积液为血性,胸腔积液多种肿瘤标志物(NSE、CFRA21-1、CEA)均显著增高,胸腔积液/血清 CEA＞1,故病因上考虑恶性胸腔积液的可能性较大。结合患者胸腔积液的细胞学检查和胸膜针刺活检病理,可确诊患者为腺癌胸膜转移导致的恶性胸腔积液。

患者下一步的诊断是找出原发肿瘤的部位。肺癌、乳腺癌和淋巴瘤是最常见的导致恶性胸腔积液的 3 大原因。患者为男性,病理类型为腺癌,故首先考虑肺癌的胸膜转移。由于患者入院时的 X 线胸片显示左侧大量胸腔积液,故左肺内情况显示不清,现在给予胸腔内置入细管引流胸腔积液 5d,每日引流的血性胸腔积液量波动于 500～800ml,体格检查时患者左肺叩诊已转为清音,听诊呼吸音较入院时明显增强,考虑左侧胸腔积液量已明显减少,左肺内情况应该较入院时显示更为清楚,故给予复查 X 线胸片。

复查胸部正位 X 线胸片结果显示:①左上肺占位性病变(3.2cm×2.4cm),考虑为周围型肺癌可能性大,建议做 CT 检查,以进一步明确诊断;②左下肺炎症;③左侧胸腔少量积液。

为进一步了解左上肺占位性病变的性质,以及有无其他肺内病变,并了解胸膜受累程度和肺门、纵隔淋巴结的情况,给予患者胸部 CT 检查。

胸部 CT 平扫＋增强＋三维结果显示:①左上肺周围型肺癌(3.6cm×2.6cm)并纵隔淋巴结、左侧胸膜多发转移,左侧少量胸腔积液;②肺气肿,右肺尖肺大疱;③扫描到的层面示肝多发囊肿。

至此,患者胸腔积液的原因已明确为"左上肺周围型肺癌(腺癌)胸膜转移所导致的恶性胸腔积液"。

下一步诊疗计划:

①行全身 PET-CT 检查了解有无全身其他部位的转移,进一步明确患者肺癌的临床分期。

②患者目前已无外科手术机会,但患者一般情况较好,治疗的目的主要是控制胸腔积液的产生,改善患者的症状和生存质量,以及尽可能地延长患者的生命。本患者给予引流胸腔积液后呼吸困难症状明显好转,胸部 CT 未显示肺萎陷,故治疗上主要给予 NSCLC 标准的一线化疗方案(顺铂＋紫杉醇或顺铂＋吉西他滨)行全身化疗(根据治疗反应而定,一般可以化疗 4～6 个疗程),并在胸腔积液引流完全后给予化学性胸膜固定术(国内目前选用的硬化药主要是四环素衍生物或抗肿瘤药物)。此外,给予足够的营养支持和其他对症治疗措施,以减少患者全身化疗可能出现的不良反应。

(谢灿茂)

第五节　气　胸

气胸(pneumothorax)是指气体进入胸膜腔造成积气状态。气胸可分成自发性、外伤性和医源性三类。自发性气胸又可分成原发性(PSP)和继发性(SSP),前者发生在无明显基础肺疾病的人群,后者常发生在有基础肺疾病的患者,如慢性阻塞性肺疾病(COPD)等。外伤性气胸系胸壁的直接或间接损伤引起的气胸。医源性气胸由诊断和治疗操作所致,如:肺活检后的气胸。本章主要讨论自发性气胸。

【流行病学】

气胸是常见的内科急症,国外的报道 PSP 的发病率男性为(18～28)/10 万人口,女性为(1.2～6.0)/10 万人口。SSP 的发病率男性为 6.3/10 万人口,女性为 2.0/10 万人口。我国缺乏明确的流行病学数据。

【病因和发病机制】

正常情况下胸膜腔内没有气体,在平静呼气末所有呼吸肌放松(功能残气位)的前提下,胸腔内压为负压。此负压系胸廓向外的弹性回缩力与肺向内弹性回缩对抗产生的。气体进入胸腔的途径包括:①脏层胸膜破裂,气体从肺泡或支气管胸膜漏管进入胸腔。②胸壁损伤产生胸腔与空气的通路,空气进入胸腔。③其他途径,包括食管胸膜漏管、纵隔气肿伴纵隔壁层胸膜破裂、手术后气体残留、胸腔内有产气的微生物等。当胸膜破裂或胸膜粘连带撕裂过程中伴有血管破裂可形成自发性血气胸。

PSP 的病因,由于常规 X 线检查肺部无显著病变,过去认为多数没有明确的原因。随着高分辨 CT 的普及应用,多数 PSP 可发现胸膜下肺大疱(pleural bleb),多在肺尖部,此种胸膜下肺大疱的原因尚不清楚,与吸烟、身高和小气道炎症可能有关,也可能与非特异性炎症瘢痕或弹性纤维先天性发育不良有关。

SSP 多继发于气道阻塞性肺疾病或肺结构破坏和纤维化的肺疾病,如 COPD、肺结核、间质性肺疾病、肺脓肿、肺癌、尘肺等。月经性气胸仅在月经来潮前后 24~72h 内发生,病理机制尚不清楚,可能是胸膜上有异位子宫内膜破裂所致。

【病理生理学】

当气体进入胸腔后,胸腔的压力升高(负压减低,甚至出现正压),对肺、胸廓和血循环产生一系列的病理生理学异常变化。

1. 气胸的分型　根据脏层胸膜破裂情况不同及其发生后对胸腔内压力的影响,自发性气胸通常分为以下三种类型:

(1)闭合性(单纯性)气胸:胸膜破裂口较小,随肺萎缩而闭合,空气不再继续进入胸膜腔。胸膜腔内压接近或略超过大气压,测定时可为正压亦可为负压,视气体量多少而定。抽气后压力下降而不复升,表明其破裂口不再漏气。

(2)交通性(开放性)气胸:破裂口较大或因两层胸膜间有粘连或牵拉,使破口持续开放,吸气与呼气时空气自由进出胸膜腔。胸膜腔内压在 $0cmH_2O$ 上下波动;抽气后可呈负压,但观察数分钟,压力又复升至抽气前水平。

(3)张力性(高压性)气胸:破裂口呈单向活瓣或活塞作用,吸气时胸廓扩大,胸膜腔内压下降,空气进入胸膜腔;呼气时胸膜腔内压升高,压迫活瓣使之关闭,最终致使胸膜腔内空气越积越多,内压持续升高,使肺脏受压,纵隔向健侧移位,影响心脏血液回流。此型气胸胸膜腔内压测定常超过 $10cmH_2O$,抽气后胸膜腔内压可下降,但又迅速复升,对机体呼吸循环功能的影响最大,必须紧急抢救处理。

2. 对胸、肺和循环的影响

(1)对肺的影响:胸腔内有升高使肺的开放牵引作用减弱,甚至出现正压时直接压迫肺,使肺出现限制性通气功能障碍的变化,表现为容积缩小、肺活量减低、最大通气量降低等。

(2)对胸廓的影响:胸廓容量增加,使吸气肌肉的初长缩短,可产生的吸气压力和容量变化减少。

(3)肺通气血流比例的异常:由于肺容积缩小和肺泡通气量减少,而初期肺血流量并不能成比例地减少,产生通气/血流比例减少,导致动静脉分流效应引起低氧血症。

(4)对循环血量的影响:正常的胸腔负压通过吸引作用而有利于回心的血流。尽管轻度的气胸对血循环的影响不大,但大量气胸和张力性气胸时,胸膜腔内正压对血管和心脏的压迫,使回心血量减少、心脏充盈降低,心搏出量降低,引起心率加快、血压降低,甚至休克。严重者可以窒息死亡。

【临床表现】

气胸症状的轻重与有无肺基础疾病及功能状态、气胸发生的速度、胸膜腔内积气量及其压力大小三个因素有关。若原已存在严重肺功能减退,即使气胸量小,也可有明显的呼吸困难;年轻人即使大量的气胸亦可以症状轻微。

1. 症状　起病前部分患者有下列的诱发因素,包括:用力抬举或牵拉重物、剧咳、屏气、剧烈运动、大笑、机械通气(尤其是气道内正压过高和人机不协调时)以及特殊作业(如航空、潜水时,从高压环境突然进入低压环境)等,但多数患者无明确的诱因。

大多数起病急骤,主要症状是呼吸困难和胸痛。典型的发病经过是:患者突感一侧胸痛,继之胸闷和呼吸困难,个别病人伴有干咳。胸痛的程度因人而异,可以几乎没有至剧烈针刺样或刀割样胸痛,与是否存在胸膜粘连有关。呼吸困难可以是轻微至严重呼吸困难,患者不能平卧,与基础肺功能、气胸发生速度、肺压缩程度和胸腔内压力有关。部分患者在气胸侧向上的侧卧位时,可以减轻呼吸困难。

张力性气胸时胸膜腔内压骤然升高,肺被压缩,纵隔移位,迅速出现严重呼吸循环障碍;患者表情紧张、胸闷、挣扎坐起、烦躁不安、发绀、冷汗、脉速、虚脱、心律失常等。如果处理不及时,可以导致呼吸心搏骤停。

如果合并有明显的血气胸,可以出现胸腔内出血的相应表现。

2. 体征 取决于积气量的多少和是否伴有胸腔积液。少量气胸和有严重肺气肿基础者,体征不明显。典型的体征表现为,气管向健侧移位,患侧胸部隆起,呼吸运动与触觉语颤减弱,叩诊呈过清音或鼓音,心或肝浊音界缩小或消失,听诊呼吸音减弱或消失。左侧少量气胸或纵隔气肿时,有时可在左心缘处听到与心跳一致的附加音,称 Hamman 征。液气胸时,胸内有振水声。血气胸如失血量过多,可使血压下降,甚至发生失血性休克。

【影像学检查】

X 线胸片检查是诊断气胸的重要方法,可显示肺受压程度,肺内病变情况以及有无胸膜粘连、胸腔积液及纵隔移位等。气胸在正位 X 线片的典型表现为外凸弧形的细线条形阴影,称为气胸线,线外透亮度增高,无肺纹理,线内为压缩的肺组织。大量气胸时,肺脏向肺门回缩,呈圆球形阴影。大量气胸或张力性气胸常显示纵隔及心脏向健侧移位。合并纵隔气肿在纵隔旁和心缘旁可见透光带。胸膜粘连导致的局限性气胸有时在正位胸片中没有气胸的表现,需要侧位胸片或在 X 线透视下转动体位观察是否有气胸的表现来协助诊断。对于常规胸片难以判断的气胸,CT 检查能够作出准确的判断。尽管 CT 不是常规的检查,但能够对基础肺部疾病、气体在胸腔内的分别和肺压缩的程度判断等方面作出更加准确地判断。

气胸容量(肺压缩程度)的判断通常依据正位 X 线胸片判断。由于气胸容量近似肺直径立方与单侧胸腔直径立方的比率[(单侧胸腔直径^3 — 肺直径^3)/单侧胸腔直径^3)],均匀压缩肺的气胸,侧胸壁至压缩肺边缘的距离为 1cm 时,占单侧胸腔容量的 25% 左右,2cm 时约 50%。肺压缩不规则的气胸,需要综合估算气胸容量。

胸部 X 线检查同时需要判断肺部的基础疾病(如肺大疱、陈旧性肺结核、胸膜粘连等)、伴发病(如肺部炎症等)和并发症(如胸腔积液、皮下气肿等)。

【诊断和鉴别诊断】

1. 诊断标准 根据临床症状、体征及影像学表现,气胸的诊断通常并不困难。X 线或 CT 显示气胸线是确诊依据。若病情十分危重无法搬动,做 X 线检查时,应权衡利弊和当机立断在患侧胸腔气胸体征最明显处试验穿刺,如抽出气体,可证实气胸的诊断。

2. 气胸容量和病情的判断

(1)依据胸片气胸容量判断:分为小量和大量气胸。从侧胸壁与肺边缘的距离 ≥2cm 为大量气胸,< 2cm 为小量气胸。另一个评估的方法是用肺尖气胸线至胸腔顶部距离估计气胸大小,距离 ≥ 3cm 为大量气胸,< 3cm 为小量气胸。

(2)依据临床的病情判断:分为稳定型和不稳定型气胸。如果存在下列表现者为不稳定型:呼吸频率 >24/min;心率 >120/min;低血压;呼吸室内空气时 $SaO_2 <90\%$;两次呼吸间讲话不成句。

3. 鉴别诊断 自发性气胸需要与引起气促和胸痛的疾病鉴别。老年人和原有心、肺慢性疾病基础者,需要提高警惕性,进行鉴别诊断相关的检查。

(1)支气管哮喘与慢性阻塞性肺疾病急性发作:两者均有不同程度的呼吸困难,肺容量增加的体征。尤其是在上述疾病的基础上继发的气胸,其临床表现相似。当哮喘及 COPD 患者突发呼吸困难加重,对支气管舒张药和抗感染药物等治疗效果不好时,应考虑并发气胸的可能,及时做胸部 X 线检查进行鉴别。

(2)急性心肌梗死:患者亦有突然胸痛、胸闷,甚至呼吸困难、休克等临床表现与气胸相似,但常有高血压、动脉粥样硬化、冠状动脉粥样硬化性心脏病史。及时的胸部 X 线检查、心电图、血清酶学检查是鉴别诊断的关键。

(3)肺血栓栓塞症:肺栓塞可表现为突发呼吸困难、胸痛等,临床上类似自发性气胸。胸部 X 线检查是与气胸鉴别的主要依据。有血栓的危险因素(下肢或盆腔血栓症、骨折、手术后、长期卧床等)、血 D-二聚体升高等提示肺血栓症,CT 或 MRI 肺动脉造影、肺通气-灌注扫描或肺动脉造影可以明确肺血栓症的诊断。

(4)肺大疱:位于肺周边的肺大疱,尤其是巨大肺大疱在影像学上有时易被误认为气胸。肺大疱通常起病缓慢,没有突发的呼吸困难加重,而气胸症状多突然发生和加重。影像学上,肺大疱气腔呈圆形或类圆形,疱内偶有细小的条纹理,为肺小叶或血管的残遗物。肺大疱向周围膨胀,将肺压向肺尖区、肋膈角及心膈角,透亮区与胸壁的交角成锐角。而气胸则呈胸外侧的透光带,其中无肺纹理可见,与胸壁的交角成钝角。鉴别困难者可以通过 CT 检查进行鉴别。

【治疗】

自发性气胸的治疗目的是促进患侧肺复张和减少复发,同时考虑是否有可能消除病因。治疗具体措施有非手术治疗和手术治疗。非手术治疗措施包括观察（非手术治疗）、胸腔穿刺抽气、胸腔闭式引流和胸膜固定（粘连）术；手术治疗包括经胸腔镜手术和开胸手术。应根据气胸的类型与病因、发生频次、肺压缩程度、病情状态及有无并发症等适当选择。多数患者可经非手术治疗治愈，但少数患者（10%～20%）需手术治疗。

影响肺复张的因素包括患者年龄、基础肺疾病、气胸类型、肺萎陷时间长短以及治疗措施等。老年患者、有基础肺疾病、交通性气胸、肺萎陷时间长者肺复张时间较长；存在支气管胸膜瘘、脏层胸膜增厚、支气管阻塞者，均可妨碍肺复张。

1. 观察和一般治疗　主要适用于稳定型小量气胸，首次发生的症状较轻的闭合性气胸。应严格卧床休息，酌情予镇静、镇痛等药物。由于胸腔内气体分压和肺毛细血管内气体分压存在压力差，每日可自行吸收胸腔内气体容积（胸片的气胸面积）的 1.25%～1.8%。吸氧可加快胸腔内气体的吸收，如无禁忌证，可以经鼻导管或面罩给予 10 L/min 的氧疗。非手术治疗需密切监测病情改变，尤其在气胸发生后 24～48h 内。如患者的气促症状明显，尤其是年龄偏大，有肺部基础疾病等因素，即使气胸量较小，原则上亦不主张采取单纯的观察治疗。

此外，在气胸的观察和治疗过程中，需要同时治疗基础的肺部疾病，保持气道的通畅性。

2. 胸腔穿刺抽气　适用于稳定型的原发性大量气胸和继发性小量气胸且有明确的穿刺点，而心肺功能尚好的气胸患者。抽气可加速肺复张，迅速缓解症状。通常选择患侧胸部锁骨中线第 2 肋间为穿刺点，局限性气胸则要选择相应的穿刺部位。皮肤消毒和局部麻醉后用气胸针或细穿刺导管直接穿刺入胸腔，随后连接于 50ml 或 100ml 注射器或气胸机抽气并测压，直到患者呼吸困难缓解为止。一次抽气量不宜超过 1 000ml，每日或隔日抽气 1 次。如果抽气后短时观察显示气胸量又迅速增加或胸膜腔内压力为正压，提示张力性气胸时，应该及时改为胸腔闭式引流。

3. 胸腔闭式引流　适用于不稳定型气胸，呼吸困难明显、肺压缩程度较重，交通性或张力性气胸，反复发生气胸或经过胸腔穿刺抽气失败的患者。无论其气胸容量多少，均应尽早行胸腔闭式引流。插管部位一般多取锁骨中线外侧第 2 肋间，或腋中线第 5 肋间；如为局限性气胸或需引流胸腔积液，则应根据 X 线胸片或在 X 线透视下选择适当部位进行插管排气引流。一般选用 16～22F 导管，如有支气管胸膜瘘或机械通气的患者，应选择 24～28F 的大导管。置管的程序包括常规的局部消毒、铺巾、局麻后，沿肋骨上缘平行作 1.5～2cm 皮肤切口，用套管针穿刺进入胸膜腔，拔去针芯，通过套管将灭菌胶管插入胸腔。亦可在切开皮肤后，经钝性分离肋间组织达胸膜，再穿破胸膜将导管直接送入胸膜腔。导管固定后，另一端通过延长管连接水封瓶（引流管在水面下 1～3cm），观察导管有气泡排出和水柱随呼吸而波动，提示引流管成功置入胸腔。也有采用 Heimlich 单向阀门（图 40-2）代替水封瓶。成功地置管后，通常伴有患者的呼吸困难和临床情况改善。对肺压缩严重，时间较长的患者，插管后应夹住引流管分次开放引流，待患者适应后再完全开放持续引流，以避免胸腔内压力骤降产生肺复张后肺水肿。置管后需要注意摆好引流管的方向，在外面再用胶布固定，有利于减轻疼痛和保持引流通畅。术后进行胸部 X 线检查了解肺复张和引流管的位置。如果经过通畅的引流后肺复张不理想，可以考虑加用低负压（−10～20cmH$_2$O）吸引，促进肺复张。引流过程中需要观察患者的临床情况和引流管气泡排出的情况。如果患者症状缓解不明显和引流管无气体排出和水柱波动不理想，应考虑为导管不通畅，需及时调整引流管的角度位置，必要时复查胸部 X 线检查重新评估气胸情况，有指征时及时更换导管或作其他处理。如经过引流后，未见气泡溢出 1～2d，患者气促症状消失，经透视或摄片见肺已全部复张时，可以拔除导管。拔除导管前是否需要夹管观察 4～24h 的程序存在不同的观点，目前，国内多数医院采用先夹管观察，然后拔管的程序。拔管后用凡士林纱布覆盖手术切口。

4. 胸膜固定术　由于气胸复发率高，为了预防复发，可胸腔内注入硬化药，产生无菌性胸膜炎症，使脏层和壁层胸膜粘连从而消灭胸膜腔间隙。主要适应于不宜手术或拒绝手术的下列患者：①持续性或复发性气胸；②双侧气胸；③合并肺大疱；④肺

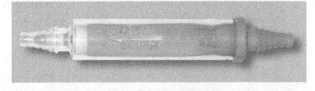

图 40-2　Heimlich 单向阀门。 按照箭头方向，入端接连接胸腔引流管，出端接开放的引流袋

功能不全,不能耐受手术者。常用硬化药有多西环素、滑石粉等,用生理盐水60～100ml稀释后经胸腔导管注入,夹管1～2h后引流;或经胸腔镜直视下喷撒粉剂。胸腔注入硬化药前,尽可能使肺完全复张。为避免药物引起的局部剧痛,先注入适量利多卡因,让患者转动体位,充分麻醉胸膜,15～20min后注入硬化药。若1次无效,可重复注药。观察1～3d,经X线透视或摄片证实气胸已吸收,可拔除引流管。此法成功率高,主要不良反应为胸痛,发热,滑石粉可引起急性呼吸窘迫综合征,应用时应予注意。

5. 手术治疗 经内科治疗无效的气胸可为手术的适应证,主要适应于长期气胸、血气胸、双侧气胸、复发性气胸、张力性气胸引流失败者、胸膜增厚致肺膨胀不全或影像学有多发性肺大疱者。手术治疗成功率高,复发率低。手术方法包括电视辅助胸腔镜手术(VATS)和传统的开胸手术。手术过程中可以切断粘连带,切除胸膜下的肺大疱,缝合破裂。也有采用喷涂纤维蛋白胶或医用ZT胶或补片(牛心包等材料)对破裂口进行修补。手术过程可以同时进行胸膜固定术和治疗基础的肺部疾病。

6. 并发症的防治 气胸的发病和治疗过程中常见的并发症有脓气胸、血气胸和纵隔气肿与皮下气肿。

(1)脓气胸:多数来源于肺部感染性疾病累及胸膜,少数应为源于胸穿或肋间插管引流所致的感染。一旦发生,应该及时插管引流,并根据胸液培养的结果使用有效的抗菌药物治疗。病情多危重,常有支气管胸膜瘘形成。脓液中可查到病原菌。除积极使用抗生素外,应胸腔内生理盐水冲洗,必要时应根据具体情况考虑手术。

(2)血气胸:多数与胸膜粘连带内血管断裂有关,偶尔因为肋间插管导致的血管损伤。如果出血量不多,多数在肺完全复张后出血多能自行停止;若持续出血量大,除抽气排液及适当输血外,应考虑手术(胸腔镜或开胸手术)结扎出血的血管。

(3)纵隔气肿与皮下气肿:纵隔气肿是由于肺泡破裂,气体沿破裂口进入肺间质,形成间质性肺气肿,然后气体沿血管鞘进入纵隔,再经疏散的结缔组织进入皮下组织形成皮下气肿。皮下气肿也可由于抽气、闭式引流或粘连带撕裂导致壁层胸膜破裂,气体经破裂口直接进入皮下或经过胸膜顶或纵隔的疏散的结缔组织进入皮下。皮下气肿多数首先出现在胸部和颈部,可以逐渐扩展到腹部、头部、甚至全身的皮下。皮下气肿可以通过触诊皮下有捻发感(又称握雪感)而建立诊断,纵隔气肿可通过X线检查于纵隔旁或心缘旁(主要为左心缘)可见透明带而诊断。如果皮下气肿及纵隔气肿量不大,没有形成压迫,大多数患者并无症状,但可因皮下积气使颈部变粗、胸壁隆起。大量气体积聚在纵隔间隙可压迫纵隔大血管而出现相应的症状,如:呼吸困难、胸骨后疼痛、发绀、颈静脉怒张、脉速、低血压、心浊音界缩小或消失、心音遥远、心尖部可听到清晰的与心跳同步的"咔嗒"声(Hamman征)等。皮下气肿及纵隔气肿随胸腔内气体排出减压而自行吸收。吸入浓度较高的氧可增加纵隔内氧浓度,有利于气肿消散。严重的皮下气肿可以通过在皮下插入多个粗针头或皮肤切开排气;若纵隔气肿张力过高影响呼吸及循环,可做胸骨上窝切开排气或置管引流。

(谢灿茂 唐可京 陈荣昌)

■ 参考文献

[1] Light RW, Macgregor MI, Luchsinger PC, et al. Pleural effusions: the diagnostic separation of transudates and exudates. Ann Intern Med, 1972, 77 (4):507-513

[2] Light RW. Pleural diseases. Fifth edition. Philadelphia: Lippincott Williams & Wilkins, 2007:386-390

[3] Walsh LJ, Macfarlane JT, Manhire AR, et al. Audit of pleural biopsies: an argument for a pleural biopsy service. Respir Med, 1994,88(7):503-505

[4] Morrone N, Algranti E, Barreto E. Pleural biopsy with Cope and Abrams needles. Chest, 1987, 92 (6):1050-1052

[5] Loddenkemper R. Thoracoscopy——state of the art. Eur Respir J, 1998, 11 (1):213-221

[6] Menzies R, Charbonneau M. Thoracoscopy for the diagnosis of pleural disease. Ann Intern Med, 1991, 114(4): 271-276

[7] Hansen M, Faurschou P, Clementsen P. Medical thoracoscopy, results and complications in 146 patients: a retrospective study. Respir Med, 1998, 92 (2):228-232

[8] Diacon AH, van de Wal BW, Wyser C, et al. Diagnostic tools in tuberculous pleurisy: a direct comparative study. Eur Respir J, 2003, 22(4):589-591

[9] Light RW. Pleural diseases. Fifth edition. Philadelphia: Lippincott Williams & Wilkins, 2007:211-224

[10] Goto M, Noguchi Y, Koyama H, et al. Diagnostic value of adenosine deaminase in tuberculous pleural effusion: a meta-analysis. Ann Clin Biochem, 2003,40(Pt 4):374-381

[11] Villena V, L pez-Encuentra A, Pozo F, et al. Interferon gamma levels in pleu-

ral fluid for the diagnosis of tuberculosis. Am J Med, 2003, 115（5）: 365-370

[12] Light RW. Establishing the diagnosis of tuberculous pleuritis. Arch Intern Med, 1998, 158（18）: 1967-1968

[13] Small PM, Fujiwara PI. Management of tuberculosis in the United States. N Engl J Med, 2001, 345（3）: 189-200

[14] Blumberg HM, Burman WJ, Chaisson RE, et al. American Thoracic Society / Centers for Disease Control and Prevention / Infectious Diseases Society of America: treatment of tuberculosis. Am J Respir Crit Care Med, 2003, 167（4）: 603-662

[15] Light RW. Pleural diseases. Fifth edition. Philadelphia: Lippincott Williams & Wilkins, 2007: 179-210

[16] Colice GL, Curtis A, Deslauriers J, et al. Medical and surgical treatment of parapneumonic effusions: an evidence-based guideline. Chest, 2000, 118（4）: 1158-1171

[17] Teixeira LR, Sasse SA, Villarino MA, et al. Antibiotic levels in empyemic pleural fluid. Chest, 2000, 117（6）: 1734-1739

[18] Liapakis IE, Kottakis I, Tzatzarakis MN, et al. Penetration of newer quinolones in the empyema fluid. Eur Respir J, 2004, 24（3）: 466-470

[19] Liapakis IE, Light RW, Pitiakoudis MS, et al. Penetration of clarithromycin in experimental pleural empyema model fluid. Respiration, 2005, 72（3）: 296-300

[20] Shankar S, Gulati M, Kang M, et al. Image-guided percutaneous drainage of thoracic empyema: can sonography predict the outcome? Eur Radiol, 2000, 10（3）: 495-499

[21] Maskell NA, Davies CW, Nunn AJ, et al. U. K. Controlled trial of intrapleural streptokinase for pleural infection. N Engl J Med, 2005, 352（9）: 865-874

[22] Deslauriers J, Jacques LF, Grégoire J. Role of Eloesser flap and thoracoplasty in the third millennium. Chest Surg Clin N Am, 2002, 12（3）: 605-623

[23] Light RW. Pleural diseases. Fifth edition. Philadelphia: Lippincott Williams & Wilkins, 2007: 133-178

[24] Das DK. Serous effusions in malignant lymphomas: a review. Diagn Cytopathol, 2006, 34（5）: 335-347

[25] Light RW, Hamm H. Malignant pleural effusion: would the real cause please stand up? Eur Respir J, 1997, 10（8）: 1701-1702

[26] Rodriguez-Panadero F, Lopez Mejias J. Low glucose and pH levels in malignant pleural effusions. Diagnostic significance and prognostic value in respect to pleurodesis. Am Rev Respir Dis, 1989, 139（3）: 663-667

[27] Sahn SA, Good JT Jr. Pleural fluid pH in malignant effusions. Diagnostic, prognostic, and therapeutic implications. Ann Intern Med, 1988, 108（3）: 345-349

[28] Light RW. Tumor markers in undiagnosed pleural effusions. Chest, 2004, 126（6）: 1721-1722

[29] Canto A, Rivas J, Saumench J, et al. Points to consider when choosing a biopsy method in cases of pleurisy of unknown origin. Chest, 1983, 84（2）: 176-179

[30] Yano S, Matsumori Y, Ikuta K, et al. Current status and perspective of angiogenesis and antivascular therapeutic strategy: non-small cell lung cancer. Int J Clin Oncol, 2006, 11（2）: 73-81

[31] Li J, Gwilt P. The effect of malignant effusions on methotrexate disposition. Cancer Chemother Pharmacol, 2002, 50（5）: 373-382

[32] Su WC, Lai WW, Chen HH, et al. Combined intrapleural and intravenous chemotherapy, and pulmonary irradiation, for treatment of patients with lung cancer presenting with malignant pleural effusion. A pilot study. Oncology, 2003, 64（1）: 18-24

[33] Roy PH, Carr DT, Payne WS. The problem of chylothorax. Mayo Clin Proc, 1967, 42: 457-467

[34] Tremblay A, Michaud G. Single-center experience with 250 tunnelled pleural catheter insertions for malignant pleural effusion. Chest, 2006, 129（2）: 362-368

[35] Lee YC, Baumann MH, Maskell NA, et al. Pleurodesis practice for malignant pleural effusions in five English-speaking countries: survey of pulmonologists. Chest, 2003, 124（6）: 2229-2238

[36] Ong ST, Vogelzang NJ. Chemotherapy in malignant pleural mesothelioma. A review. J Clin Oncol, 1996, 14（3）: 1007-1017

[37] Ramalingam SS, Belani CP. Recent advances in the treatment of malignant pleural mesothelioma. J Thorac Oncol, 2008, 3（9）: 1056-1064

[38] Heffner JE, Nietert PJ, Barbieri C. Pleural fluid pH as a predictor of survival for patients with malignant pleural effusions. Chest, 2000, 117（1）: 79-86

[39] 朱元珏, 陈文彬. 呼吸病学. 北京: 人民军医出版社, 2002

[40] Tschopp JM, Rami-Porta R, Noppen M, et al. Management of spontaneous pneumothorax: state of the art. Eur Respir J, 2006, 28: 637-650

[41] Henry M, Arnold T, Harvey J. BTS guidelines for the management of spontaneous pneumothorax. Thorax, 2003, 58（Suppl Ⅱ）: 39-52

[42] Baumann MH, Strange C, Heffner JE, et al. Management of spontaneous pneumothorax: an American College of Chest Physicians Delphi consensus statement. Chest, 2001, 119: 590-602

[43] Currie GP, Alluri R, Christie GL, et al, Pneumothorax: an update. Postgrad. Med. J, 2007, 83: 461-465

第 41 章

睡眠呼吸暂停综合征及其他呼吸调节疾病

第一节　睡眠呼吸暂停低通气综合征

【定义/流行病学】

睡眠呼吸暂停低通气综合征(sleep apnea hypopnea syndrome,SAHS)是多种原因引起的上气道阻塞和(或)中枢性呼吸抑制,以睡眠中反复出现伴或不伴鼾声的呼吸变浅或暂停,及日间嗜睡、疲乏等为主要症状的常见睡眠呼吸疾病。其对机体的主要病理生理学损害是间歇性睡眠低氧和睡眠结构的破坏,极易发生心脑血管等多系统合并症,严重者可发生睡眠猝死。临床上根据发生呼吸事件时有无上气道阻塞和中枢神经系统的影响将SAHS分为阻塞性和中枢性二种类型,其中,阻塞性睡眠呼吸暂停低通气综合征(obstructive sleep apnea hypopnea syndrome,OSAHS)发病率远高于中枢性睡眠呼吸暂停(central sleep apnea hypopnea syndrome,CSAHS)。国外流行病学资料显示OSAHS平均患病率为1.6%～5%。我国流行病学调查显示OSAHS平均患病率为3.5%～4.8%。患者多在40岁以上,男性患病率高于女性,而女性在绝经期后患病率增高。

【病因学】

阻塞性睡眠呼吸暂停低通气综合征(OSAHS)的病因复杂且多样,既有上气道解剖上的狭窄,也有上气道及全身功能上的缺陷,呼吸暂停的发生是多种因素综合作用的结果。咽部开放的关键在很大程度上取决于咽部扩张肌的活动,肥胖是导致OSAHS的重要因素,肥胖可导致气道脂肪过度堆积和颈部脂肪压迫,存在上气道结构的异常。颌面部骨性结构和形态异常,如下颌后缩或小颌畸形可以明显减少咽气道体积。导致咽腔变小的因素还包括扁桃体肥大、腭垂或软腭过长、咽部肿瘤、咽壁肥厚、咽部组织水肿等。舌部因素如巨舌症、舌甲状腺、舌下坠也可导致口咽部变狭窄。腺样体肥大是儿童OSAHS最常见病因。鼻腔阻塞和鼻阻力增高性疾病可导致呼吸暂停和低通气,包括鼻中隔偏曲、鼻息肉、肥厚性鼻炎、过敏性鼻炎、鼻窦炎、鼻腔及鼻咽肿瘤、鼻腔异物以及鼻腔填塞等。内分泌性疾病如肢端肥大症和甲状腺功能减退等发病率较高。饮酒或服用镇静安眠类药物,可抑制上气道扩张肌的张力,抑制中枢唤醒机制,延长呼吸暂停时间。

体位对OSAHS的发生有重要影响。有些患者仰卧位时出现呼吸暂停或低通气,而侧卧位呼吸暂停和打鼾消失。OSAHS可以发生在所有年龄组,以中年最为常见。老年人OSAHS发病率虽然增高,但重症者却较少。OSAHS以男性为主,女性患者多发生在绝经后。

CSAHS的病因主要与中枢神经系统疾病特别是脑干和中脑疾病或病变有关,外周因素如心力衰竭和鼻腔阻塞等因素也会导致CSAHS的发生。

【发病机制】

OSAHS发病机制,既有局部的异常又有全身因素的参与,同时也有性别、年龄等因素的影响。其中三个基本特征是明确的,通常出现咽部解剖结构的异常,发生咽部的上气道阻塞,存在咽部肌肉扩张和收缩力的平衡失调。

上气道是由鼻、咽和喉组成的呼吸通道,其中,咽部又分为鼻咽、口咽和喉咽三个水平。上气道的机械性狭窄对睡眠中上气道的塌陷和闭合起到重要作用。上气道任何部位的狭窄都可以发生睡眠呼吸暂停,如鼻腔的肿瘤、鼻甲肥大、鼻中隔弯曲等,扁桃体肥大、软腭肥大下垂、舌体肥大等。咽部是上气道阻塞的高发部位,可以单独发生在咽部的一个水平或同时发生在二个以上水平。

上气道是一段近似圆形管腔结构的器官,从力学角度讲管腔的开放与关闭由以下几个因素决定:管腔内压、管腔外压、跨壁压和管壁的顺应性等。呼吸过程中上气道的腔内压主要决定于吸气肌的收缩力,收缩力越大管腔内的压力越低,腔内压越低管腔越容易塌陷。管腔外压由颌面部器官和组织的重力与围绕在上气道周围的脂肪沉积构成,腔外压越大管腔越容易塌陷和闭合。跨壁压是管腔外压与管腔内压之差,是管腔内外压的合力,跨壁压越大管腔越容易塌陷。上气道的开放与闭合主要是跨壁压与管壁顺应性相互作用的结果,管壁的顺应性决定于管壁自身的张力是管腔保持开放的支撑力。上气道扩张肌的收缩力对降低管壁顺应性,保持管腔的开放和抵抗管腔闭合起主要的作用。与呼吸相关的上气道扩张肌至少有三组,二十几块肌肉,其中颏舌肌(舌体)对保持咽腔的开放最为重要和具代表性,其收缩可以有效地对抗吸气相胸内负压引起的塌陷的作用。

咽部是一个缺乏骨和软骨性支持的管腔型器官,其解剖学特点决定了它具有较高的顺应性和易塌陷性。顺应性增加会加重上气道的狭窄、阻力增加及通气不足会反射性地引起呼吸肌的收缩力增强,出现上气道内压异常降低和跨壁压异常增高,最终发生上气道的不完全和完全闭合。清醒状态OSAS患者咽腔气道的开放主要是依靠上气道扩张肌的代偿作用来维持,睡眠状态支配咽腔扩张肌的神经反射和扩张肌本身的代偿性收缩力减低,咽腔变窄、易于塌陷和闭合,这可以解释为什么是睡眠而不是清醒状态发生呼吸暂停。临界压(Pcrit)是上气道完全闭合的瞬间吸入气流为零时咽部气道内的压力(腔内压)。临床上用以定量上气道倾向于闭合的趋势和严重程度,与上气道阻塞部位以上和以下(胸内)的压力及上气道阻力等因素相关。正常人Pcrit低于$-8cmH_2O$,而轻度OSAHS患者Pcrit低度负值,严重者则>0。

呼吸暂停的发生还与咽部肌肉神经的损害有关。反复发生的呼吸暂停造成体内低氧和高CO_2环境和扩张肌过度收缩,咽部肌肉的体积和组织学都发生了异常改变。OSAHS患者打鼾的物理性震荡和异常压力变化对上气道局部组织的损害,和缺氧对中枢神经系统的损害都可以造成上气道扩张肌收缩的神经反射钝化。损害涉及外周感受器和中枢神经细胞,包括反射的减弱、反应的速度减慢和反射的消失。几乎所有OSAHS发病均有中枢因素的参与,中枢神经通过间断的呼吸抑制作用,可以减弱上气道扩张肌的张力造成上气道狭窄或闭塞。

CSAHS的发病机制可能与睡眠中的呼吸驱动异常、体内的CO_2水平、充血性心力衰竭和中枢神经系统疾病有关。睡眠状态下呼吸中枢的兴奋性在很大程度是靠低氧和高CO_2的刺激来维持,呼吸中枢和感受器对CO_2刺激的敏感性下降,因通气量增加,体内CO_2水平减低,对呼吸中枢的刺激减弱,低氧和CO_2阈值的异常增高都是中枢性呼吸暂停,都影响呼吸中枢的正常活动,发生呼吸减弱和呼吸暂停。同时体内氧和CO_2水平不稳定还会干扰呼吸的节律,发生间歇性呼吸或呼吸暂停。充血性心力衰竭常伴有间歇性呼吸陈-施式呼吸(Cheyne-Stokes),因为循环时间的延迟使低氧或高CO_2的刺激传递速度减慢,感受器不能及时地感知相应的刺激。

【病理生理学】

睡眠中发生不同程度的低通气和呼吸暂停使OSAHS患者整夜睡眠处在间歇低氧、频繁的唤醒反应和异常胸腔内压变化之中。间歇性低氧或称为锯齿状低氧,是睡眠呼吸暂停独有和特征性的病理生理改变,这种间歇低氧之间存在着明确的复氧过程,造成全身的过氧化损伤。间歇低氧作为启动因素引发体内一系列病理生理学改变,其中,炎症反应和氧化应激反应在OSAHS多系统和多器官的靶向损害中起到关键与核心的作用。

间歇性低氧形成的交感神经兴奋性增强是OSAHS患者发生心脑血管合并症的主要病理生理学基础,患者与睡眠分期相关的交感神经兴奋性循环被打乱。间歇低氧致使调节肾上腺系统化学感受器兴奋增强,大量血管活性物质释放,血管内皮功能受损,血管的舒缩功能紊乱,加之呼吸暂停还引起回心血量增加和心搏出量增加。同时肾素-血管紧张素-醛固酮系统活性增加与交感神经兴奋性增高相呼应,成为高血压的病理学基础。

反复的间歇低氧和再氧合会导致大量自由氧离子生成,被称为氧化应激反应。反应性氧族是脂肪过氧化和蛋白硝基化的介质,包括低密度脂蛋白胆固醇的氧化,这些物质有很强的促进动脉粥样硬化作用。反应性氧族作为跨细胞第二信使调节血管平滑肌细胞和结缔组织细胞生化功能。氧化应激反应通过抑制一氧化氮活性，激活血管紧张素Ⅱ和血栓素受体，提高血管内皮因子1水平，进而增强血管收缩和导致内皮功能紊乱。同时，发生的炎症反应使患者体内的炎性因子，如白介素-6、肿瘤坏死因子、C-反应蛋白和血清糖蛋白A增加，血清糖蛋白A作为一种人类急性时相蛋白具有上调炎性因子作用，包括白介素-1和白介素-6，与动脉粥样硬化的形成直接相关。部分患者出现肺动脉高压，其机制主要与低氧有关，严重者还可以发展为肺心病。

交感神经过度兴奋还可以导致心肌的代谢性增强，抑制心肌的收缩力。低氧血症所致的心肌缺血及收缩功能减退，及升高儿茶酚胺的刺激导致心肌细胞损伤或凋亡，对心肌功能的损伤有促进作用。呼吸暂停发生过程中血流动力学改变在充血性心力衰竭患者更加明显，与前述因素共同引发左心肥厚及收缩期与舒张期左心衰竭。

OSAHS患者中普遍存在的胰岛素抵抗状态，且与病情严重程度呈相关关系。导致OSAHS患者产生胰岛素抵抗机制，包括反复间断低氧引起交感兴奋、激素和炎症因子的分泌紊乱、脂肪组织内分泌功能紊乱以及脂蛋白受体的异常等。瘦素、脂联素、抵抗素都是脂肪组织的产物，在OSAHS致胰岛素抵抗中发挥着重要作用。此外，炎性介质TNF-α、IL-6等也参与了OSAHS致胰岛素抵抗的发生。

长期间歇低氧可在脑部许多区域也包括脑部的唤醒区出现硝化和氧化损伤，表现有持续嗜睡，其中，脂质过氧化和唤醒区促炎症反应起重要作用。频发的微觉醒患者睡眠结构的严重损害，伴有间歇性低氧的微觉醒较对睡眠结构的损害更为严重。脑皮质和皮质神经元中氧自由基ROS明显增多，造成脑细胞和神经元的损伤，进而介导神经元凋亡，是导致认知功能障碍的主要原因。

OSAHS患者血小板活化水平的升高、纤溶活性下降，低氧可能触发了平滑肌细胞和巨噬细胞表面组织因子的转录和表达，纤溶作用受到抑制。损伤的血管内皮受损抗血栓功能减弱，止血功能充分表达，故易形成血栓。在缺血性脑卒中的发生起到重要作用。呼吸暂停发生时心搏出量锐减和缺氧引起的脑血管收缩等因素都构成了缺血性脑血管意外发生的条件。OSAHS所引起的红细胞增多症，为夜间间歇低氧刺激肾脏释放促红细胞生成素增加导致的继发性红细胞增多症。红细胞增多、血细胞比容上升和血液黏滞度增高是OSAS患者常见的血液改变。

【临床表现】

典型的OSAHS患者表现为，睡眠中打鼾和他人目击及反复发生的呼吸中断，该症状在饮酒和服用镇静药后加重。严重者睡眠中常做噩梦或因窒息感突然憋醒，睡眠中出现遗尿、肢体多动，部分患者可因胃内容物反流咳呛而醒。多数患者有晨起咽干、头痛，并有夜尿次数和尿量增多。贪食或食欲亢进在部分伴有肥胖的患者中突出，由于进食欲望强烈、体重增长明显。性欲和性功能减低，男性更为明显。日间疲劳和嗜睡常为患者就诊的主要原因。嗜睡程度有很大的不同，轻者可仅有疲劳感，重者则可以在任何环境中入睡，甚至在开车或工作中打瞌睡，导致严重的交通和生产事故。分数越多嗜睡程度越严重。少数患者会表现为入睡困难和不同程度的失眠。还有部分患者会出现神经精神症状，记忆力下降、注意力不能集中、多疑、抑郁、脾气性格异常改变等。

纯粹的CSAHS患者是非常少见的，患者一般睡眠中无鼾声，有他人目击的睡眠呼吸浅慢和呼吸暂停和身体多动。患者多为中老年人，无明显肥胖。多有晨起头痛，日间疲劳、困乏，部分患者有日间嗜睡，亦有失眠者、认知功能障碍和抑郁者。严重者可同时存在呼吸衰竭、肺心病的临床表现。临床上日间嗜睡的量化测定多采用简单易行的Epworth嗜睡评分表（ESS），总计分为0～24分，0～10分为正常，超过10分为异常。

【体格检查】

肥胖在OSAHS患者中常见，主要为向心性或腹型肥胖。多数患者的体重指数（BMI）超过26kg/m^2。颈部短小，有双下颌，颈围多＞40cm。无超重和肥胖的患者不能除外OSAHS，确有部分不胖和体形偏瘦的OSAHS患者。咽腔狭窄是OSAHS患者的主要解剖学异常，扁桃体肿大、软腭肥厚下垂、舌体肥大或巨舌。由于长期打鼾造成咽部的物理性损伤，咽部可见充血、水肿，甚至破溃。部分患者有鼻腔息肉、鼻中隔弯曲和鼻甲肥大等异常。颌面结构异常是OSAHS的重要病因，可表现为下颌后缩、小下颌和手术或外伤造成的颌面畸形。患者常同时患有心脑血管疾病，如高血压、冠心病、心律失常、肺动脉高压、肺心病和缺血性脑血管疾病，及代谢综合征等相应的临床表现。

CSAHS 患者的体格检查,一般无明确异常。部分患者可以有中枢疾病和心源性呼吸紊乱的相关的临床体征。

【实验室检查】

1. 多导睡眠图(PSG)监测 整夜 PSG 监测是诊断睡眠呼吸暂停的金标准,可全面了解睡眠结构及睡眠质量、呼吸、心脏和血氧情况。明确患者是否存在呼吸暂停和(或)低通气,是否符合诊断标准及严重程度。

(1)整夜 PSG 监测:需要整夜不少于 7h 的睡眠。其适用指征为:①临床上怀疑为睡眠呼吸暂停综合征者;②难以解释的白天低氧血症或红细胞增多症;③原因不明的夜间心律失常、夜间心绞痛、清晨高血压;④评价各种治疗手段对睡眠呼吸暂停综合征的治疗效果;⑤监测患者夜间睡眠时低氧程度,为氧疗提供客观依据;⑥诊断和鉴别其他睡眠障碍性疾患。

(2)夜间分段 PSG 监测:同一夜的前 2~4h 进行 PSG 监测,之后进行 2~4h 的持续气道正压通气(CPAP)压力调定。推荐以下情况采用:①AHI>20/h,反复出现持续时间较长的睡眠呼吸暂停或低通气,伴有严重低氧血症;②睡眠后期快动眼相(REM)睡眠增多。CPAP 压力调定的时间应>3h。

2. 便携或初筛诊断仪 一些便携式睡眠监测仪对 OSAHS 的诊断具有良好的敏感性和特异性,还有保证患者睡眠质量、提高诊断速度和节约医疗开支等优势。目前,国内外多采用多导睡眠图监测指标中的部分进行组合,如口鼻气流＋血氧饱和度、口鼻气流＋鼾声＋血氧饱和度＋胸腹运动等进行监测。更适用于基层或初步筛查 OSAHS 患者,也可应用于治疗前后对比及患者随访。

3. 对嗜睡程度的评价

(1)Epworth 嗜睡评分:临床上日间嗜睡的量化测定多采用简单易行的 Epworth 嗜睡评分表(ESS)(表 41-1),总计分为 0~24 分,0~10 分为正常,超过 10 分为异常,分数越多嗜睡越严重。阻塞性睡眠呼吸暂停低通气综合征诊治指南规定 Epworth 嗜睡评分>9 分是诊断 OSAHS 的必备条件。

(2)多次睡眠潜伏期试验(MSLT):通过日间患者一系列的小睡来客观判断其白天嗜睡程度。1/2h,每次小睡持续 30min,计算患者入睡的平均潜伏时间及异常 REM 睡眠出现的次数,睡眠潜伏时间<5min 者为嗜睡,5~10min 为可疑嗜睡,>10min 者为正常。

4. OSAHS 病情分级 见表 41-2。

表 41-1 Epworth 嗜睡评分表

以下情况打瞌睡的可能	从不(0 分)	很少(1 分)	有时(2 分)	经常(3 分)
坐着阅读时				
看电视时				
在公共场所坐着不活动时(如开会)				
坐车时间超过 1h				
坐着与人谈话时				
饭后休息时				
开车等信号灯时				
下午经过休息时				

表 41-2 OSAHS 的病情分级

主要指标	轻度	中度	重度
AHI(次/h)	5~15	16~30	>30
夜间最低 SaO_2(%)	85~89	80~84	<80
SaO_2<90% 占总睡眠时间百分比(%)	5~10	11~25	>25

5. 中枢性睡眠呼吸暂停的实验室诊断　整夜的 PSG 监测是必要的,食管压力监测是诊断确立的重要依据。低通气或呼吸暂停发生时伴有同向胸腹呼吸运动的减低或消失,或伴有食管压力变化的幅度减低或消失。不伴有鼾声的低通气和呼吸暂停对中枢性呼吸暂停的判断是有力的佐证。

【诊断和鉴别诊断】

强调综合考虑病史、症状、体征与实验室 PSG 监测结果等多方面资料来确立诊断。睡眠打鼾与他人目击的呼吸暂停是诊断 OSAHS 的重要临床旁证和病史,打鼾的家族史也有一定参考价值。OSAHS 患者有很高的心脑血管疾病及糖和脂类代谢疾病的发生率,因此,对于高血压、冠心病、糖尿病及代谢综合征患者要高度警惕患 OSAHS 的可能,避免漏诊和延误治疗。其他相关疾病史,还包括甲状腺功能低下、肢端肥大症、垂体功能减退、咽腔淀粉样变性、声带麻痹、小儿麻痹后遗症或其他神经肌肉疾患(如帕金森病)、长期胃食管反流等。

多导睡眠图(PSG)是诊断 OSAHS 的金指标,但是不能仅以 AHI 来确定和排除 OSAHS。PSG 监测提示每夜 7h 睡眠中 AHI 在 30 次以上,或 $AHI \geqslant 5/h$。同时日间嗜睡的评分 >9 分才能确定 OSAHS 诊断。初筛诊断仪由于没有脑电图记录而无法确定严格的睡眠时间和部分信息的不完整,通常把异常呼吸事件 $>15 \sim 20/h$ 为 OSAHS 诊断标准。完整的 OSAHS 诊断应包括 OSAS 严重程度的分级和 OSAHS 合并症的诊断。

OSAHS 的诊断首先要与中枢性呼吸暂停鉴别,PSG 监测低通气或呼吸暂停发生时胸腹运动幅度减低或消失者支持中枢性呼吸暂停的诊断。食管压力的监测,OSAHS 者呈胸腹矛盾呼吸伴有食管负压的增加,中枢性者同向胸腹运动减弱或消失,而食管压力不变或变化幅度减弱。同时,还需要与其他引起白天嗜睡的疾病相鉴别,如上气道阻力综合征、发作性睡眠病和原发性睡眠增多症等。

【合并症】

1. 高血压　OSAHS 与高血压发生有密切的相关关系,至少 50% 的高血压患者伴有 OSAHS,OSAHS 患者中 30% 同时患有高血压,且高血压的程度与呼吸暂停的严重程度相关。OSAHS 是独立于年龄、肥胖、吸烟等因素之外的高血压危险因素。OSAHS 患者即使清醒时血压正常,其 24h 的平均血压也会高于正常。特别是夜间血压的构形下降消失,甚至呈反构形改变。

2. 心脑血管疾病　OSAHS 患者冠心病的发病率是非 OSAHS 患者的 2 倍。OSAHS 不但增高脑血管意外的发病率,而且增加其死亡率。近 60% 的脑血管意外的患者伴有 OSAHS,其中,35% 在睡眠中发病。近 50% 的 OSAHS 患者睡眠中出现心律失常,心律失常的发生多伴有低氧血症,且多发生在 REM 期。当血氧下降到一定程度时,严重的心律失常可发生睡眠猝死。

3. 代谢综合征　以糖代谢和脂质代谢紊乱为主要内容,同时患有高血压、脂质异常、高胰岛素血症和胰岛素抵抗等疾病的临床现象被称为代谢综合征。OSAHS 患者代谢综合征的患病率较高,OSAHS 是代谢综合征的独立危险因素,是多种心血管疾病发生和发展的病理学基础。

4. 肺动脉高压和肺心病　OSAHS 患者肺动脉高压的发生率为 17% ~ 42%,合并慢性阻塞性肺部疾病(COPD)者高达 60% ~ 79%。而肺动脉高压是 OSAHS 患者发展为肺心病的主要病理学基础。

5. 胃食管反流病　观察发现 OSAHS 患者合并胃食管反流病的发生率在 59% ~ 70%。OSAHS 可以引起和加重胃食管反流、反流又会加重 OSAHS,二者互相影响和加重病情。

6. 心理和行为异常　56% 的 OSAHS 患者出现抑郁、29% 的患者有突发的猜疑、嫉妒等行为。且随年龄的增加 OSAHS 和抑郁症呈同步增加,治疗 OSAHS 可使精神症状明显缓解。

7. 日间嗜睡　是 OSAHS 最为常见的临床症状或合并症,特别是中重度患者,患者的嗜睡是无法克服和不可抗拒的。嗜睡的严重程度不尽相同,轻者只是觉得日间疲劳、没精神、早晨不愿意起床。重者可在开会、看书和坐车时打盹,甚至开汽车或骑自行车时打瞌睡而发生生产和交通事故。

另外,对于病情严重者还可以出现红细胞增多症、缺氧性胰岛素抵抗及夜尿增多、蛋白尿等肾损害和肝损害。性功能减低在中重度患者中较为常见。

【治疗和预后】

治疗 OSAHS 不只是单纯地减低和消除鼾声、减少低通气和呼吸暂停次数、提高睡眠血氧水平,而是要以降低患者发生心脑血管疾病的危险性和死亡率,减少生产和交通事故的发生,最终降低 OSAS 相关疾病的总患病率和死亡率,改善和提高生活和生命质量为目的。

1.一般治疗　减肥是治疗的重要措施,试验证实减肥可以减轻肥胖型 OSAHS 患者咽部气道狭窄、降低 AHI 和改善睡眠低氧程度,体重减低 10%可以使 AHI 降低近 50%。对腹型肥胖患者实施胃减容术后,80%的患者可以使 AHI 降低到正常范围。因此,对伴有肥胖的患者,减肥治疗是非常必要的,包括饮食控制、药物和手术等。

至少 60%的 OSAHS 患者病情严重程度与体位有关,其中 20%属于体位性 OSAHS。其特点是仰卧位睡眠的 AHI 是侧卧位的 2 倍或以上,侧位时在至少含有一次快动眼(REM)期的睡眠中AHI<15。多数 OSAHS 患者体位治疗(保持侧卧而非仰卧位睡眠)可以收到一定的疗效,对于体位性 OSAHS 患者来说尤为显著。体位治疗的方法多采用可以改变体位的特制床及软质材料做成的支撑物等。

烟草等有害物质刺激会加重咽局部水肿和分泌物增多,加重上气道狭窄。吸烟还会降低机体对低氧刺激的敏感性,延长患者低氧持续的时间和程度。饮酒,尤其是睡前饮酒会提高机体的觉醒阈值,不但会加重低氧程度还可发生猝死。因此,戒除烟酒应列为 OSAHS 治疗措施之一。为了避免睡眠中机体对低氧和高气道阻力等反射的抑制作用,应禁服镇静药和安眠药,包括起镇静作用的抗高血压药物。

2.器械治疗

(1)持续气道正压通气(CPAP):1981 年 Sulli-van 首先在临床应用 CPAP 治疗 OSAHS,经过长时间和大量的临床观察,已经成为一种公认和首选的治疗措施。其作用机制,除了与 CPAP 的压力降低上气道阻力和克服咽部闭合压外,还可能与使用 CPAP 后呼气肌活动增强及 CPAP 形成的经鼻呼吸对上气道的扩张作用有一定关系。

①CPAP 治疗适应证:AHI≥20 的 OSAHS 患者,无论有无日间症状均应给予治疗,因为,这部分患者合并心血管疾病的发生率和死亡率均显著增加。AHI 为 5~20,伴有日间嗜睡、认知功能异常、性格异常改变、失眠和有客观临床资料证实合并有心血管疾病(高血压、缺血性心脏病和卒中等)者应予治疗。用于手术前后的治疗和手术失败者的非手术治疗。

②CPAP 治疗副作用禁忌证:由于气流和压力对鼻腔刺激造成的鼻塞,鼻罩气味引起或加重的过敏性鼻炎等,可给予麻黄碱和局部皮质激素。面罩

的不匹配和头带过紧等可增加患者不适,发生鼻周围局部皮肤破损,应调换舒适匹配的面罩和加强对患者指导。反复鼻出血、脑脊液鼻漏、肺大疱、气胸、昏迷、严重循环血量不足患者应视为 CPAP 禁忌。

③CPAP 压力滴定与治疗依从性:首夜指导性的压力调定是必须的,把患者在任何体位(尤其仰卧位),任何睡眠期(尤其 REM 期)鼾声消失、血氧饱和度均高于 90%时的最低压力确定为处方压力,压力达 18~20cmH_2O 血氧饱和度仍低于 90%者应同时给予氧疗。没有 REM 期或没有仰卧位的压力调定是不可靠的。必须充分考虑某些影响处方压力的因素,对酗酒者应告诫患者戒酒,服用高剂量抗高血压药物者治疗后可能出现晨间低血压,应注意治疗后的血压和相应药物调整。对于重度患者,及心功能不全、重度低氧和 CO_2 潴留患者,治疗开始的 3~5d 内应住院进行密切监护和及时调整压力。

治疗的依从性主要决定于患者对 CPAP 治疗的意愿和疗效。噪声低、鼻罩柔软、密闭和湿化性能好、价格适宜等条件都会增加依从性。CPAP 压力对依从性有一定的影响,8~12cmH_2O 压力很少有患者感到不适,>15cmH_2O 时感到不适的患者比例明显增高。CPAP 治疗的依从性有很强的可干预性。患者教育、首夜压力调定充分解释和必要技术指导及随访是保证长期依从性的必要措施。

④CPAP 治疗失败的应对措施:患者在 70%的睡眠时间里,每夜使用 CPAP<4h 被定义为治疗失败。对这部分患者,首先要询问和分析失败的原因,协助患者克服心理障碍和焦躁情绪、提高耐受性,尽可能地协助患者解除使用机器的不适感和 CPAP 引起的副作用。必要时对患者进行使用 CPAP 的技术训练。治疗失败后,首先考虑的是不给予任何治疗患者危险性有多大,尤其是那些严重日间嗜睡和有严重多系统合并症伴日间低氧血症者。对仍不能接受 CPAP 治疗的轻、中度患者可以考虑口腔矫治器或颌面及咽部手术,重度患者必要时做气管造口术。夜间氧疗有一定的辅助治疗作用,但不能替代 CPAP。双水平气道正压通气(Bi-PAP)、智能化 CPAP(auto-CPAP)和一些舒适程度较好的 CPAP 的换代产品,比一般的 CPAP 更符合呼吸生理过程,减少患者的不适感,可以作为 CPAP 治疗失败的选择。

(2)口腔矫治器:一种放置在口腔内治疗 OS-

AHS的口腔矫正装置。其工作原理是将软腭上抬以减少振动消除鼾声，或牵引舌体向前伴下颌前移，使上气道前壁向前、上气道扩大，或引导下颌向前伴舌体前移动使气道扩张。临床常用的有软腭作用器、舌牵引器和下颌前移器三种，其中下颌前移器的应用和种类最多。观察发现亚洲人群下颌结构异常发病率高，较适合口腔矫治器治疗，它还有轻便、简便、较易耐受、费用低廉、易于推广等优点。接受治疗者上下颌需分别有10个以上不松动的牙齿、无义齿，下颌关节无活动障碍，下颌可向前移动至少6mm以上。严重的下颌关节和牙体、牙周疾患，牙齿数目过少，有严重鼻塞等应视为禁忌。

（3）手术治疗：是OSAHS治疗的重要组成部分，包括耳鼻喉科手术和口腔矫治手术。对有明确的手术可以解除的上气道解剖学狭窄者，应根据适应证来确定相应的手术治疗，疗效的关键在于准确地判断阻塞的部位和手术可行性。手术治疗的原则和发展趋势强调安全性、有效性、微创性、保持咽部器官的正常功能。单一的、简便安全的手术被称为一期手术包括鼻中隔偏曲的矫正术，肥大鼻甲切除术，单纯扁桃体切除术和腭垂腭咽成形术（UPPP）；正颌外科的颏舌肌前移术及舌骨悬吊术等。一期不能奏效的患者可以考虑二期手术，有下颌前徙术、双颌前徙术、气管切开术和舌体相关手术等。

①腭垂腭咽成形术：Fujita1982年首先用以治疗OSAHS，是目前手术治疗的最常选式，适于口咽部软组织堵塞造成狭窄的患者，如软腭过长和松弛、咽侧壁软组织过多及扁桃体过度增生等。改良的UPPP术式，由于手术保留了腭垂并减少了对上气道扩张肌的损害，有效地减少术后合并症并提高了疗效。值得注意的是术后鼾声减弱或消失并不意味着有效地消除了呼吸暂停，无鼾声的呼吸暂停反而易被误认为OSAHS已被治愈，会延误进一步的治疗。

②正颌手术：通过截骨手术和相应步骤使上下颌骨或舌骨前移，牵拉口咽、下咽水平气道的前壁向前，达到解除该水平气道狭窄的治疗目的。包括下颌前徙术、颏前徙术、颏前徙和舌骨肌肉切断悬吊术、双颌前徙术等。手术适于下颌后缩、小颌畸形、腭盖低平与下颌弓狭窄等患者。可单独进行，也可作为UPPP治疗失败的后继部分。术前应认真确定阻塞的部位，严格限于舌根水平狭窄与非手术治疗无效或不能耐受的轻中度患者。

③气管切开和气管造口术：严重的OSAHS患者，睡眠中氧饱和度低于50%伴严重心律失常、肺感染并发心衰，气管切开可谓"救命措施"。部分患者经造口术后，长期保留造口亦取得良好的治疗效果。

④射频消融术和激光UPPP手术：射频消融术是一种微创手术，可使软组织容积缩小和顺应性降低。它通过低温消融过程中分子间的分离，来取代标准电外科破坏性的热蒸发和高温分解。使咽或鼻部肥大组织体积缩小。其优点是操作简单、可在门诊完成手术，适合部分轻中度患者。

（4）药物治疗：药物对OSAHS的疗效还很不确定，且存在不同程度不良反应。目前，尚未发现任何直接解除上气道解剖学狭窄的药物，药物还没有作为常规治疗手段。

（5）对OSAHS相关全身疾病的治疗：临床观察发现至少有数十种全身疾病可以发生OSAHS，如甲状腺功能低下、肢端肥大症及中枢神经系统疾病造成的咽部扩张肌活动障碍等。在诊断和治疗OSAHS时应首先弄清有无引起OSAHS全身疾病的存在，对存在的相关全身疾病要进行针对性的治疗，会收到满意的效果。

（6）中枢性睡眠呼吸暂停的治疗：要以改善睡眠中通气不足为目标，针对不同病因和临床情况进行治疗，病因在中枢的要以兴奋呼吸中枢为主，病变在外周的需要治疗外周的相关疾病。可以用兴奋呼吸药物，如氨茶碱、乙酰唑胺、甲羟孕酮、都可喜等。夜间氧气治疗对部分患者是必要的，CPAP或同时加氧气治疗会得到一定的疗效，对心力衰竭患者还有改善心功能的作用。

【案例分析】

患者，男性，40岁，出租车司机。

主诉：打鼾10余年，伴睡眠呼吸暂停6年，日间嗜睡渐加重3年。

现病史：患者10余年前，出现睡眠打鼾，鼾声可影响家人休息，未予诊治。6年前，家人发现其出现睡眠呼吸暂停，尤在饮酒、劳累、仰卧位睡眠时明显加重，呼吸暂停时间超过1min，其妻夜间常因其较长时间呼吸暂停，用力将其推醒。有晨起头痛、疲乏无力感。3年前，患者开始出现夜间数次憋醒，多梦和肢体抽动。日间疲劳和嗜睡程度逐渐加重，开车时常打哈欠、打瞌睡，发生数起交通事故，曾开车撞到树上。同时出现晨起头痛、头晕，咽干，反应迟钝、健忘和性格改变，易急躁，同时食量大，体重不断增加，性欲下降和性功能减低。医院就诊发现高血压,高血脂,高血糖"三高"现象,口服药物治疗,疗效不理想。2年前,患者于某院耳鼻喉科经门诊临床检查后行腭垂腭咽成形术(UPPP),术后病情部分得到缓解,术后未进行过任何检查和随访。1年后,上述症状再度加重,患者在心脏科就诊时,因候诊时打瞌睡被呼吸科医生发现,随就医于睡眠呼吸疾病门诊。

既往史:既往体健。否认慢性支气管炎,否认肝炎、结核等传染病史。

个人史:25岁结婚,育有1子。吸烟20年,40支/d;不规律饮酒。

家族史:父患有高血压,有打鼾和睡眠呼吸暂停现象。

体格检查:

T 36.5℃ R 18/min P 90/min BP 170/100mmHg,体重 100kg,BMI 32.65kg/m²,颈围45cm,腰围120cm。

发育正常,肥胖,嗜睡,多血质面容。球结膜充血,小下颌,口唇发绀,咽腔小,呈术后改变,舌体肥大,舌根肥厚。颈短,下颌及颈部较多赘肉。胸壁厚,胸廓对称,双肺呼吸音低,未闻及干湿啰音。心率90/min,偶闻及早搏。腹膨隆,肝脾触诊不满意。双下肢不肿。

初步诊断:

①阻塞性睡眠呼吸暂停低通气综合征?

②高血压病?

③糖尿病?

诊疗过程:

患者中年男性,睡眠打鼾伴呼吸暂停,日间嗜睡(Epworth嗜睡评分20分;总分24分,超过9分可诊断日间嗜睡),多次出现交通事故,伴随多系统损害,体形肥胖,小下颌,咽腔小,颈粗短,临床首先考虑阻塞性睡眠呼吸暂停综合征(OSAHS),为了明确诊断进行了整夜多导睡眠图检测(PSG)。

PSG结果:

①睡眠结构紊乱:REM期消失,NREM期中Ⅲ、Ⅳ期睡眠消失,Ⅰ期睡眠占整夜睡眠时间的42%,Ⅱ期睡眠占整夜睡眠时间的58.2%。

②符合重度睡眠呼吸暂停综合征:AHI(睡眠呼吸暂停-低通气指数)80,呼吸暂停指数62.5,低通气指数17.5。

③符合重度睡眠低氧血症:睡眠最低血氧饱和度60%。

④睡眠相关性高血压:睡前血压170/100mmHg,晨起血压190/100mmHg。

⑤建议CPAP治疗。

睡眠呼吸暂停低通气综合征诊断明确,我们进一步进行了其他相关检查,以明确伴随疾病的种类和程度,并除外其他疾患。

实验室检查:

①血常规:WBC 6.0×10⁹,Hb 181g/L,PLT 310×10⁹。

②尿常规:尿蛋白+,尿糖++。

③肝肾功能:正常。

④血脂:TC 3.21mmol/L,CHO 5.85mmol/L,HDL 0.89mmol/L,LDL 3.82mmol/L。

⑤OGTT(葡萄糖耐量及胰岛素测定):

空腹血糖:8.0mmol/L;胰岛素:33.11mU/L(正常值:3.0~25.0mU/L)

服75g葡萄糖

餐后0.5h血糖:10.37mmol/L;胰岛素:55.48mU/L

餐后1h血糖:11.55mmol/L;胰岛素:72.25mU/L

餐后2h血糖:13.22mmol/L;胰岛素:155.60mU/L

餐后3h血糖:10.62mmol/L;胰岛素:135.20mU/L

⑥心电图:窦性心律,心肌缺血,偶发室性早搏,左室高电压。

⑦肺功能:通气功能大致正常,流速容量环吸气相受限。

⑧胸部X线:双肺纹理增多,心脏向左扩大。

⑨血气分析:pH 7.350,PCO₂ 50mmHg,PO₂ 70mmHg,SaO₂ 95%。

综合上述资料,确定患者存在糖尿病、高脂血症、心律失常、红细胞增多症、蛋白尿。血气分析符合Ⅱ型呼吸衰竭,但患者否认慢性呼吸道疾病史,肺功能、X线不支持慢性阻塞性肺疾病(COPD),考虑与重度OSAHS相关。

修订诊断:

①重度阻塞性睡眠呼吸暂停综合征伴重度睡眠低氧血症

②Ⅱ型呼吸衰竭

③高血压

④2型糖尿病,高胰岛素血症

⑤红细胞增多症

⑥心律失常

⑦蛋白尿

⑧高脂血症

⑨肥胖

患者已进行了 UPPP 手术,疗效欠佳,且较快复发,决定给予 CPAP 治疗。首先进行了整夜 CPAP 的压力滴定。口服降压药物未做调整。

CPAP 压力滴定首夜治疗结果:

①患者耐受良好,自诉很久没有享受过这么安稳、顺畅的睡眠,晨起头脑清楚,既往头痛、头晕症状明显减轻。

②睡眠前血压 170/100mmHg,CPAP 治疗后晨起血压 140/80mmHg(服药数月,血压从未降到过正常)。

③PSG 结果:AHI 1.6,睡眠最低血氧饱和度 92%。

④CPAP 处方压力:16/6 cmH$_2$O。

患者购买 CPAP 呼吸机一台,坚持每晚带机 5h 左右。

CPAP 治疗 3 个月随访:

①患者夜间睡眠安稳,晨起精神饱满,日间嗜睡消失,工作效率提高,健忘情况改善,开车时精力集中,未再出现任何交通事故,性生活质量提高。

②体重下降约 5kg,血压维持在 140/80mmHg 左右,已停用口服降压药。

③血糖控制在空腹 6.0mmol/L,餐后 2h 8.0mmol/L;尿糖,尿蛋白消失。

④血脂正常,血红蛋白下降至 150g/L。

⑤复查心电图,心肌缺血改善,早搏消失。

【病例分析】

该患者是一例典型的 OSAHS 患者,无论是病史、症状还是实验室检查,均有特定的表现,支持阻塞性睡眠呼吸暂停综合征诊断。阻塞性睡眠呼吸暂停综合征对人体的危害,并不完全在疾病的本身,而是它的多系统、严重的、威胁生命和健康的合并症。它们是高血压、冠心病、心律失常、脑栓塞、肺动脉高压、肺心病、代谢紊乱、胃食管反流、精神神经和心理异常改变、性功能障碍等。

从临床角度看,对 OSAHS 的诊断并不复杂,也不困难,关键在于有没有对这个疾病的诊断意识。因此,对临床上有打鼾、日间嗜睡,同时患有高血压、冠心病和代谢综合征的患者要首先考虑 OS-AHS 的可能,医生应主动询问相关病史、进行必要的鼻咽部检查,以做出初步的临床诊断。该患者在发病的早、中期没有被及时地诊断,一是患者本身

没有意识到打鼾可能与疾病有关,二是他接触的医生没有主动的意识去询问病史和作相关的检查。这种情况在临床是非常普遍的,因为 OSAHS 是一个新近才被认识的疾病,普及率还不高。需要各科的医生,主要是呼吸科和 OSAHS 相关合并症的科室的医生要提高认识和诊断意识。而问题的另外一方面是,患者一旦诊断了 OSAHS,医生还要进一步确定患者是否存在相关的合并症,以早期干预治疗。

对于确诊的患者,合理的治疗无论对疾病本身还是对合并症的预防和干预都是非常重要的。在决定治疗方案时,既要结合患者的实际情况,又要尊重患者的意愿。该患者就诊于耳鼻喉科,医生选择了 UPPP 手术治疗。术前没有进行必要的实验室检查,这种现象在基层医院的手术科室是非常普遍的,应该说是不规范的诊断。在患者已经出现多种合并症的情况下,不但要治疗呼吸暂停,更重要的是治疗合并症,因为合并症对身体的危害比疾病本身更严重,单纯的治疗呼吸暂停是很不完全的治疗。本例患者没有进行术后的检查和随访同样是不规范的,术后需要疗效评价,术后 3 个月内应行多导睡眠图监测,以客观地评价疗效,给下一步处理提供根据。因此,该例患者在 UPPP 手术后,究竟效果如何?有没有术后的复发,患者与医生都没有探求的要求,也没有必要的证据。同时,患者还存在着手术可以永久治愈呼吸暂停和手术后鼾声减低就是病情的好转或治愈的误区。一般情况下 UPPP 术后患者的鼾声均有不同程度的减低,甚至之后有临床症状与合并症的加重,并没有鼾声的明显加重。这种误区耽误了诊断和进一步治疗,特别是合并症出现和加重时,患者会认为呼吸暂停已经治愈,不必再去治疗呼吸暂停了。本例患者如不是因为就诊时打瞌睡被呼吸科医生发现,还不知何时才能得到合理的诊断和治疗。

该患者后期的诊断和治疗是规范的,特别是 CPAP 的治疗与合理应用,不但治疗了呼吸暂停,还有效地治疗了合并症,如高血压和代谢紊乱等一系列问题。CPAP 是 OSAHS 治疗的首选和最为重要手段,适合各种可以耐受,并有意愿接受治疗的患者。包括不愿意和不适合手术的患者和手术治疗失败者。本例患者提示了 UPPP 手术失败或复发的患者采用 CPAP 治疗可以收到很好的效果,是该类患者的重要治疗选择。

临床上反复和大数量患者的观察结果显示了

该治疗对 OSAHS 和合并症的预防及治疗作用。CPAP 合理的治疗是强调时间性的,要求患者,特别是重度患者每夜应用,时间不少于 5~6h,这样才能起到治疗和预防合并症的目的。治疗的定期随访,保证了患者的治疗情况在医生的监控之中,对疗效的确定起到重要作用。

第二节　高通气综合征

【定义】

高通气综合征(hyperventilation syndrome)是一种因超出生理需要的通气过度引起的综合征。临床表现为一系列不伴有相应器质性病因的心身症状,如呼吸困难、胸部不适、心慌、头晕、口周和手指麻木、精神紧张、焦虑和恐惧等。高通气综合征的诊断需要具备以下条件:有多个躯体和精神神经症状、有导致过度通气的呼吸调节异常,症状与呼吸调节异常间存在因果关系。患者年龄多在 20~40 岁,女性发病率高于男性。

【发病机制及病理生理】

高通气综合征的主要病理学基础是呼吸控制机制的异常,包括呼吸驱动作用的增强和动脉血 CO_2 负反馈调节作用的逆转,过度通气引起的体内 CO_2 降低非但不抑制呼吸反而增强通气。过度通气使 CO_2 过多地呼出,动脉血 CO_2 迅速下降,出现低碳酸血症和呼吸性碱中毒。体内碱性环境使氧离曲线左移,造成组织缺氧,血清游离钙离子减低,心脑血管收缩并引起相应的脏器缺血和一系列有关的临床症状。

【临床表现】

临床多表现为慢性过程伴急性过度通气发作,急性发作时间在 10~60min,多数发作可自然缓解。表现为非运动性呼吸困难,常在休息状态感觉气短和憋气,同时伴有四肢和唇部麻木。查体可见呼吸频率加快、呼吸节律不齐、呼吸音增强。胸部不适、胸痛(持续钝痛)、心悸甚至出现濒死感,但心脏相关检查均正常。严重的呼吸性碱中毒还可出现头晕、视物模糊、晕厥及焦虑和恐惧感。睡眠中可以出现周期和间歇性呼吸和中枢性睡眠呼吸暂停。部分病人有胃肠功能紊乱、乏力、失眠、多汗和注意力不集中等症状。

【实验室检查】

非发作期动脉血气在正常范围,急性发作期 pH 增高,$PaCO_2 < 35mmHg$,一般不伴有低氧血症。发作期过度通气激发试验阳性。具体做法是:嘱患者以最大的努力做深快呼吸 3min,后转为平静呼吸。立即询问患者的感觉,如出现典型的呼吸系统和循环系统的症状为阳性。

【诊断和鉴别诊断】

诊断前需要充分地排除其他器质性疾病,询问是否有精神紧张、过度劳累和精神创伤等诱因。急性发作期动脉血 CO_2 分压低于 35mmHg、pH 增高,一般不伴有低氧血症。由于急性期时间短暂、多数患者处于慢性过程,因此,血气正常者不能作为排除诊断。过度通气激发试验阳性对诊断的确立有重要临床意义,同时要注意与器质性疾病伴发的高通气状态,如发热、充血性心力衰竭、代谢性酸中毒、肺炎、肺栓塞做鉴别。也要和神经功能性疾病相鉴别,此类疾病患者的高通气在睡眠中消失。

【治疗】

急性发作期采用面罩等措施进行重复呼吸和吸入低浓度的 CO_2,以提高体内 CO_2 水平、尽快缓解症状。焦虑者可进行有针对性心理疏导和适当的应用镇静药,同时训练患者腹式呼吸、缓慢呼吸,可收到一定疗效。

第三节　低通气综合征

【定义】

低通气综合征(hypoventilation syndrome)是由多种原因造成的通气量减低、肺泡通气不足,致使动脉血 CO_2 分压高于 45mmHg 即可称为低通气综合征,但具有临床意义的低通气 CO_2 分压多在 50~80mmHg。由于高碳酸血症和不同程度的低氧血症同时存在,临床表现多为晨起头痛、睡眠质量差、日间嗜睡和疲乏无力等,严重者会出现晕厥、红细胞增多症、肺动脉高压和充血性心力衰竭。

【病因和发病机制】

病因包括代谢性呼吸控制系统、呼吸神经肌肉系统和通气的器官的异常。①人体的呼吸活动是由代谢性和行为性两个系统来控制的,其中代谢性控制系统对于低通气的发生更为重要。与呼吸相关的外周和中枢性化学感受器和脑干呼吸神经元的病变或功能低下,会引起呼吸驱动减弱,如颈动脉体损伤、脊髓灰质炎、脑炎和脑干梗死、出血和脑干脊髓退行性变等。②脊髓和外周神经与呼吸肌的病变会造成呼吸神经肌肉系统的活动减弱,如高位颈椎损伤、运动神经疾病和外周神经炎,重症肌无力、慢性肌病和肌肉萎缩等。③另外胸壁和气道的病变也可以引起低通气,如胸廓畸形、胸膜肥厚、强直性脊柱炎和肥胖等通气限制性因素和咽喉气管狭窄、阻塞性睡眠呼吸暂停综合征、慢性阻塞性肺部疾病阻塞性等因素。

【病理生理】

任何原因引发的低通气综合征,动脉血的 CO_2 升高和呼吸性酸中毒发生都是以肺泡通气减低和肺泡 CO_2 分压增高为基础。肺泡 CO_2 分压的增高会减低肺泡的氧分压,而出现低氧血症。长期严重的低氧刺激红细胞生成素增加,出现继发性红细胞增多症。慢性低氧和高碳酸血症的同时存在还可以引起肺动脉高压、右心室肥厚和充血性心力衰竭。

【临床表现】

早期患者可无任何症状,病情进展多数患者可没有明确的临床症状,或只在睡眠中出现动脉血 CO_2 的增高。可出现晨起头痛、睡眠质量差、日间嗜睡、疲乏无力及智力下降等。病情严重者还会出现活动后呼吸困难,以至安静情况下亦感呼吸困难,晕厥、意识障碍,红细胞增多症、肺动脉高压及充血性心力衰竭等,严重者可造成死亡。

【实验室检查】

1. 动脉血气分析　pH下降、动脉氧分压降低和 CO_2 分压增高>45mmHg,同时伴肺泡动脉氧压差的异常增大。

2. 膈肌肌电图检查　用来判断膈肌收缩状

态,检查可以发现膈肌收缩活动减低。

3. 睡眠监测　监测可见睡眠低通气和中枢性睡眠呼吸暂停的出现。

4. 肺功能　可出现流速容量指标减低、气道阻力和顺应性增加。可见高 CO_2 和低氧的通气反应测定和呼吸驱动测定($P_{0.1}$)减低和最大吸气和最大呼气压减低。具体病变部位的确定需要参考。

【诊断和鉴别诊断】

诊断要靠临床症状和必要的实验室检查,诊断分为两个步骤,第一是否可以确定低通气综合征的诊断及病情严重程度,动脉血气 pH 降低、二氧化碳分压高于 45mmHg 是必需的。第二病因诊断,确定病因的解剖部位,是在代谢性呼吸控制系统、神经肌肉系统还是通气器官本身。睡眠状态呼吸主要由代谢控制系统支配,同时睡眠状态使低通气加重,更易于确定低通气综合征的诊断,尤其对呼吸代谢控制系统异常者。

【治疗】

需要根据不同的病因进行针对性的治疗,要适当地纠正因呼吸性酸中毒过度代偿引起的代谢性碱中毒。给氧是非常必要的治疗,但是可以加重 CO_2 的潴留和伴随的神经症状,因此,需酌情给予,并在有监测的条件下进行。

对呼吸驱动减弱伴神经肌肉疾病患者可给予机械通气治疗,多数患者只需在睡眠时治疗,特别严重者需 24h 治疗。对中枢驱动作用减低而外周神经肌肉正常者膈肌起搏有较好疗效。对呼吸相关神经肌肉疾病者需要通过鼻罩和气管切开,进行间歇正压通气治疗。对只在夜间需要治疗者,CPAP 疗效肯定,对胸壁限制性低通气和慢性阻塞性肺部疾病患者的气道阻塞性低通气都可以进行辅助性通气治疗。

(陈宝元)

■ 参考文献

[1] Kryger MH, Roth T, Dement WC. Principles and practice of sleep medicine. 2000; W. B. Saunders. New York

[2] Kingman PS. 阻塞性睡眠呼吸暂停综合征的诊断及治疗. 中华结核和呼吸杂志, 1998, 21: 453-455

[3] ATS/ACCP/AASM Taskforce Steering Committee. Executive summary on the systematic review and practice parameters for portable monitoring in the investigation of suspected sleep apnea in adults. Am J Respir Crit Care Med 2004, 169: 1160-1163

[4] Daniel IL, Peter CG, Kingman PS, et al. Indications for positive airway pressure treatment of adult obstructive sleep apnea patients. Chest, 1999, 115: 863-866

[5] Bradshaw DA. What are the nonsurgical treatment options for obstructive sleep apnea syndrome? Am J Otolaryngol. 2001, 22: 124-131

[6] Krachman S, Criner G. Hypoventilation syndromes. Clinics in Chest Medicine, 1998, 19: 139-155

[7] 蔡柏蔷. 21 世纪医师丛书. 呼吸内科学分册. 北京: 中国协和医科大学出版社, 2000

学习培训及学分申请办法

一、《国家级继续医学教育项目教材》经国家卫生和计划生育委员会（现更名为国家卫生健康委员会）科教司、全国继续医学教育委员会批准，由全国继续医学教育委员会、中华医学会联合主办，中华医学电子音像出版社编辑出版，面向全国医学领域不同学科、不同专业的临床医生，专门用于继续医学教育培训。

二、学员学习教材后，在规定时间（自出版日期起1年）内可向本教材编委会申请继续医学教育Ⅱ类学分证书，具体办法如下：

方法一：PC 激活

1. 访问"中华医学教育在线"网站 cmeonline. cma-cmc. com. cn，注册、登录。
2. 点击首页右侧"图书答题"按钮，或个人中心"线下图书"按钮。
3. 刮开本书封底防伪标涂层，输入序号激活图书。
4. 在个人中心"我的课程"栏目下，找到本书，按步骤进行考核，成绩必须合格才能申请证书。
5. 在"我的课程"－"已经完成"，或"申请证书"栏目下，申请证书。

方法二：手机激活

1. 微信扫描二维码 关注"中华医学教育在线"官方微信并注册。
2. 点开个人中心"图书激活"，刮开本书封底防伪标涂层，输入序号激活图书。
3. 在个人中心"我的课程"栏目下，找到本书，按步骤进行考核，成绩必须合格才能申请证书。
4. 登录 PC 端网站，在"我的课程"－"已经完成"，或"申请证书"栏目下，申请证书。

三、证书查询

在 PC 端首页右上方帮助中心"查询证书"中输入姓名和课程名称进行查询。

《国家级继续医学教育项目教材》编委会